Référentiel de

Psychiatrie et Addictologie

Psychiatrie de l'adulte. Psychiatrie de l'enfant et de l'adolescent. Addictologie

Conception graphique et couverture :

Charlotte Boutreux • PUFR

Mise en page pour le compte des PUFR :

Pauline Borde • Charlotte Boutreux • Bertrand Jouanneau • Christine Martin • Mickaël Robert

Presses universitaires François-Rabelais

60 rue du Plat d'Étain

BP 12050 • 37020 Tours cedex 1 • France

pufr-editions.fr

Dépôt légal : 1er semestre 2021

ISBN : 978-2-86906-763-9

ISSN : 2428-7946

Collège national des universitaires en psychiatrie
Association pour l'enseignement de la sémiologie psychiatrique
Collège universitaire national des enseignants en addictologie

Référentiel de

Psychiatrie et Addictologie

Psychiatrie de l'adulte. Psychiatrie de l'enfant et de l'adolescent. Addictologie

3e édition

Collection « L'Officiel ECN »
Presses universitaires François-Rabelais
2020

Presses Universitaires François-Rabelais

Sommaire

Généralités

Situations d'urgence

Situations à risque spécifiques

Troubles psychiatriques à tous les âges

Troubles psychotiques

Troubles de l'humeur

Troubles anxieux

Autres troubles

Troubles psychiatriques débutant dans l'enfance ou l'adolescence

Addictologie

Thérapeutiques

TABLE

des auteurs de l'ouvrage

Coordination CNUP-CUNEA

Pr Olivier Bonnot (Nantes)

Pr Olivier Cottencin (Lille)

Pr Cédric Lemogne (Paris)

Pr Marie Rose Moro (Paris)

Pr Diane Purper-Ouakil (Montpellier)

Pr Marie Tournier (Bordeaux)

Coordination AESP

Dr Ali Amad (Lille)

Dr Farid Benzerouk (Reims)

Dr Aïda Cancel (Montpellier)

Dr Thomas Fovet (Lille)

Dr Pierre Alexis Geoffroy (Paris)

Dr Jasmina Mallet (Paris)

Dr Jean-Arthur Micoulaud-Franchi (Bordeaux)

Pr Hugo Peyre (Paris)

Dr Baptiste Pignon (Créteil)

Dr Clélia Quiles (Bordeaux)

Dr Sarah Tebeka (Paris)

Dr Antoine Yrondi (Toulouse)

Liste des auteurs AESP

Dr Ali Amad
Dr Sara Bahadori
Dr Jean-Marie Batail
Dr Rémi Bation
Dr David Bensamoun
Dr Farid Benzerouk
Dr Julien Cabé
Dr Nicolas Cabé
Dr Aïda Cancel
Dr Louise Carton
Dr Sabine Chopin
Dr Romain Colle
Dr Fabienne Cyprien
Dr Marie-Laure Daniel
Dr Alexandra Dereux
Dr Thomas Desmidt
Dr Aude Doudard
Dr Pierre Ellul
Dr Emeline Eyzop
Dr Guillaume Fond
Dr Thomas Fovet
Dr Christophe Gauld
Dr Olivier Gay
Dr Pierre Alexis Geoffroy
Dr Ghina Harika-Germaneau
Dr Nicolas Hoertel
Dr Sylvain Iceta
Dr Romain Icick
Dr Jonathan Lachal
Pr Vincent Laprevote
Dr Régis Lopez
Dr Jasmina Mallet
Dr Brice Martin
Dr Jean-Arthur Micoulaud-Franchi
Dr Nora Milliez
Dr Benjamin Naneix
Pr Florian Naudet
Dr Aesa Parenti
Pr Hugo Peyre
Dr Baptiste Pignon
Dr Clélia Quiles
Dr David Renaud
Dr Élise Riquin
Pr Benjamin Rolland
Dr Pierre-François Rousseau
Dr Ludovic Samalin
Dr Benoît Schreck
Dr Déborah Sebbane
Dr Coline Stordeur
Dr Sarah Tebeka
Dr Vincent Trebossen
Dr Camille Vancauwerberghe
Dr Sebastien Weibel
Dr Fabien Vinckier
Dr Antoine Yrondi

Liste des auteurs CNUP

Pr Bruno Aouizerate
Pr Christophe Arbus
Pr Florence Askenazy
Pr Michel Azorin
Pr Amaria Baghdadli
Pr Jean-Marc Baleyte
Pr Thierry Baubet
Pr Franck Baylé
Pr Frank Bellivier
Pr Michel Benoit
Pr Gilles Bertschy
Pr Philippe Birmes
Pr Bernard Bonin
Pr Frédérique Bonnet-Brilhault
Pr Olivier Bonnot
Pr Michel Botbol
Pr Thierry Bougerol
Pr Manuel Bouvard
Pr Perrine Brazo
Pr Vincent Camus
Pr Jean-Pierre Clément
Pr David Cohen
Pr Emmanuelle Corruble
Pr Philippe Courtet
Pr David da Fonseca
Pr Thierry d'Amato
Pr Anne Danion
Pr Jean-Marie Danion
Pr Roland Dardennes
Pr Pascal Delamillieure
Pr Richard Delorme
Pr Sonia Dollfus
Pr Dominique Drapier
Pr Caroline Dubertret
Pr Philippe Duverger
Pr Wissam El-Hage

Pr Bruno Etain
Pr Éric Fakra
Pr Philippe Fossati
Pr Pierre Fourneret
Pr Nicolas Franck
Pr Raphaël Gaillard
Pr Nicolas Georgieff
Pr Priscille Gerardin
Pr Ludovic Gicquel
Pr Bénédicte Gohier
Pr Philip Gorwood
Pr Bernard Granger
Pr Jean-Marc Guilé
Pr Sébastien Guillaume
Pr Olivier Guillin
Pr Emmanuel Haffen
Pr Patrick Hardy
Pr Marie-Christine Hardy-Baylé
Pr Chantal Henry
Pr Nematollah Jaafari
Pr Isabelle Jalenques
Pr Renaud Jardri
Pr Louis Jehel
Pr Bernard Kabuth
Pr Arthur Kaladjian
Pr Marie-Odile Krebs
Pr Christophe Lançon
Pr Marion Leboyer
Pr Cédric Lemogne
Pr Jean-Pierre Lépine
Pr Fréderic Limosin
Pr Pierre-Michel Llorca
Pr Luc Mallet
Pr Catherine Massoubre
Pr Bruno Millet
Pr Marie Rose Moro
Pr Sylvie Nezelof
Pr Christine Passerieux
Pr Antoine Pelissolo
Pr François Poinso
Pr Mircea Polosan
Pr Emmanuel Poulet
Pr Dominique Pringuey
Pr Émilie Olie
Pr Diane Purper-Ouakil
Pr Jean-Philippe Raynaud
Pr Anne-Catherine Rolland
Pr Frédéric Rouillon
Pr Mohamed Saoud
Pr Anne Sauvaget
Pr Laurent Schmitt
Pr Carmen Schroeder
Pr Franck Schurhoff
Pr Raymund Schwan
Pr Jean-Louis Senon
Pr Mario Speranza
Pr Jean-Louis Terra
Pr Pierre Thomas
Pr Sylvie Tordjman
Pr Marie Tournier
Pr Guillaume Vaiva
Pr Pierre Vandel
Pr Jean-Marie Vanelle
Pr Hélène Verdoux
Pr Pierre Vidailhet
Pr Michel Walter

Liste des auteurs CUNEA

Pr Henri-Jean Aubin
Pr Marc Auriacombe
Pr Nicolas Ballon
Pr Amine Benyamina
Pr Georges Brousse
Dr Paul Brunault
Pr Olivier Cottencin
Pr Alain Dervaux
Pr Maurice Dematteis
Pr Nicolas Franchitto
Pr Marie Grall-Bronnec
Pr Laurent Karila
Dr Xavier Laqueille
Pr Michel Lejoyeux
Pr Romain Moirand
Pr François Paille
Pr Pascal Perney
Pr Michel Reynaud †
Pr Nicolas Simon
Pr Florence Thibaut
Pr Florence Vorspan

AVERTISSEMENTS

POUR L'IDENTIFICATION DES DIFFÉRENTES HIÉRARCHIES DES CONNAISSANCES

Les connaissances de rang A (ou connaissances indispensables), celles que « tout médecin doit acquérir » à l'issue de sa formation initiale, sont identifiées par une accolade verte en marge du texte, à gauche. Elles permettent une visualisation rapide des connaissances fondamentales et peuvent être cochées facilement pendant les révisions.

Tout le reste du texte, sans accolade, relève de **connaissances de rang B** (ou connaissances approfondies) : elles sont nécessaires pour certaines spécialités, en l'occurrence la psychiatrie et l'addictologie, « dès le premier jour de l'internat ».

Très ponctuellement, certaines informations sont mentionnées « **Non exigible à l'ECN** » et placées devant un fond vert. Les auteurs ont souhaité les conserver pour illustrer des connaissances officielles, aider à mieux les comprendre, ou pour anticiper des questionnements en stage. Ces connaissances ne peuvent pas faire l'objet de question aux ECN.

Dans certains cas, des précisions ont été apportées explicitement pour savoir ce qui relève du rang A ou B, par exemple en légende d'un tableau.

PRÉFACE

Voici la troisième édition du référentiel de psychiatrie et d'addictologie.

C'est un défi important pour nos spécialités qui se sont efforcées de proposer un ouvrage adapté aux objectifs pédagogiques des étudiants du deuxième cycle des études médicales et mis à jour pour répondre à la réforme 2020 en couvrant la totalité du programme de psychiatrie et d'addictologie de l'ECNI.

Le Collège national des universitaires de psychiatrie (CNUP), le Collège universitaire national des enseignants en addictologie (CUNEA) et l'Association pour l'enseignement de la sémiologie psychiatrique (AESP) se sont associés afin de mettre à la disposition des étudiants un outil d'acquisition et d'organisation des connaissances actualisé et pragmatique.

La psychiatrie (dans ses différentes composantes, psychiatrie générale, psychiatrie de l'enfant et de l'adolescent, psychiatrie de la personne âgée) et l'addictologie sont des disciplines médicales qui nécessitent d'intégrer les approches biologiques, développementales, psychologiques et sociales de la santé et du fonctionnement humain. L'abord de ces disciplines est parfois complexe pour les étudiants en médecine qui n'auraient pas eu accès à un stage dans les services cliniques.

Les enseignants universitaires se sont donc orientés vers une démarche pédagogique claire, intégrative et structurée. La terminologie utilisée et les recommandations proposées dans cet ouvrage ont fait l'objet d'un important travail de consensus. L'objectif pour l'étudiant est l'acquisition des fondements essentiels à la pratique ici clairement hiérarchisés en rang A et B. En effet, quelle que soit la spécialité médicale vers laquelle les étudiants en médecine s'orienteront, leurs connaissances et savoir-faire en psychiatrie et en addictologie leur seront toujours utiles.

Pr Marie Rose Moro – CNUP

Pr Olivier Cottencin – CUNEA

Dr Ali Amad – AESP

module un

GÉNÉRALITÉS

61

item 61

CONNAÎTRE LES BASES DES CLASSIFICATIONS DES TROUBLES MENTAUX

DE L'ENFANT À LA PERSONNE ÂGÉE

OBJECTIFS PÉDAGOGIQUES

* Connaître les définitions des signes, symptômes et syndromes en psychiatrie.
* Connaître les principaux domaines de l'examen clinique psychiatrique.
* Connaître les critères de définition d'un trouble psychiatrique.
* Connaître les principales classifications catégorielles des troubles mentaux de l'enfant à la personne âgée.

Rang	Rubrique	Intitulé
A	Définition	Signes, symptômes et syndromes en psychiatrie
B	Définition	Approche catégorielle en psychiatrie
A	Définition	Critères pour définir un trouble mental
B	Définition	Systèmes nosographiques existants
A	Définition	Grandes catégories diagnostiques chez l'enfant, l'adolescent et l'adulte

POINTS CLÉS

* Les maladies sont organisées par la classification internationale des maladies, actuellement dans sa version 11 (CIM-11). Cette classification est définie par l'organisation mondiale de la santé (OMS) et s'applique en psychiatrie comme dans le reste de la médecine.
* Un système de classification spécifique des troubles mentaux a été défini par l'association américaine de psychiatrie. Il s'agit du manuel diagnostique et statistique des troubles mentaux, actuellement dans sa version 5, traduit en français (DSM-5).
* Le DSM-5 est plus utilisé que la CIM-10 pour la recherche clinique en psychiatrie. Il tend à faire référence en pratique clinique courante également bien que la CIM 10 reste la référence en France pour le codage hospitalier.

1. De la séméiologie au trouble

1.1. Les principaux signes et symptômes cliniques psychiatriques

1.1.1. Définitions

* **Un signe** est une observation clinique « objective », par exemple le ralentissement psychomoteur.
* **Un symptôme** est une expérience « subjective » décrite par le patient, par exemple l'humeur dépressive.
* **Un syndrome** est un ensemble de signes et symptômes formant un ensemble reconnaissable.

Le recueil de la séméiologie psychiatrique implique :

* une attention au contenu de l'entretien ;
* mais également à son déroulement et à son contexte familial et social.

Par exemple, le clinicien doit tenir compte du degré d'anxiété du sujet au cours de l'entretien, d'éventuelles difficultés de communication et de facteurs socio-culturels susceptibles d'influencer l'expression ou le vécu des troubles (p. ex. : crainte d'une stigmatisation sociale, interprétations subjectives et culturelles des symptômes).

1.1.2. Les domaines sémiologiques de l'examen clinique psychiatrique

L'examen psychiatrique est essentiellement **clinique**. L'analyse séméiologique en psychiatrie consiste à explorer **huit domaines** de l'expérience vécue et des conduites du patient. **L'évolution** de la symptomatologie dans le temps est également importante à explorer.

Nous allons rappeler brièvement l'organisation et les termes séméiologiques importants en psychiatrie, qui seront ensuite approfondis dans chaque item de trouble psychiatrique spécifique.

1.1.2.1. La présentation

Parmi la **présentation** et le **contact** (l'attitude générale et la façon dont le patient est en relation avec les autres), il faut notamment analyser :

* l'**apparence** avec :
  - l'allure qui peut être **extravagante**, **empruntée** ou **bizarre** ;
  - l'hygiène corporelle qui peut être révélatrice d'une **incurie** (manque de soin avec indifférence) ;
* la **mimique**, qui peut être associée à :
  - une **hypermimie** (mimique exagérée) ;
  - une **hypomimie** (diminuée) ;
  - une **amimie** (disparition de toute mimique, pouvant être associée à une **fixité du regard**) ;
  - une **dysmimie**, avec **paramimie** (discordance entre la mimique et le contenu psychoaffectif (comme les sourires immotivés, ou non adaptés), **échomimie** (mimique reproduite en miroir de celle d'autrui) ou **grimace** ;
* et les activités **psychomotrices** qui peuvent être :
  - augmentées : **accélération psychomotrice**, **agitation motrice** (activité motrice excessive associée à un sentiment de tension intérieure), **hyperactivité** (activité motrice excessive sans tension intérieure), **hyperkinésie** (activité motrice augmentée en amplitude et rapidité), **tasykinésie** (besoins impérieux de déambuler), **akathisie** (sensation de tension musculaire et d'impatience conduisant à une incapacité de rester en place), **dyskinésie** (distorsion de mouvement volontaire avec activité motrice involontaire), hypertonie (cocontraction des muscles agoniste/antagoniste), **dystonie** (contraction soutenue d'un groupe de muscle fixant un membre), **réaction de sursaut** (réaction motrice involontaire et réflexe à un

stimulus inattendu) **impulsivité** (acte moteur sans anticipation des conséquences), **raptus** (impulsion motrice très brusque) ;

- diminuées : **ralentissement psychomoteur**, **bradykinésie** (voire akinésie), **stupeur** (absence de toute activité), **prise de posture** (maintien contre gravité d'une posture spontanée), **catalepsie** (maintien contre la gravité de posture imposée), **flexibilité cireuse** (résistance légère et constante à la mobilisation passive), **négativisme** (opposition ou absence de réponse à tout stimuli extérieur) ;
- inadaptées : **maniérisme** (caricature d'action ordinaire emprunt de solennité et de préciosité), **parakinésies** (mouvement parasite d'une activité motrice normal), **stéréotypies motrices** (mouvement non dirigé vers un but répétitif et fréquent), **échopraxie** (reproduction des mouvements d'autrui), **persévérations motrices** (mouvement dirigé vers un but, non efficace, répétitif et fréquent), **répétition motrice** (mouvement dirigé vers un but, efficace, répétitif et fréquent).

1.1.2.2. Le langage et la pensée

Le **discours** est l'association du **langage** et de la **pensée**.

Le **discours** peut être analysé selon sa dynamique (le cours du discours), sa forme et son contenu (les idées).

La **dynamique du langage** peut être :

* augmentée avec : **logorrhée** (discours abondant), **tachyphémie** (débit rapide) ;
* diminuée avec : **pauvreté du discours**, **réponses laconiques**, **alogie** (appauvrissement du cours de la pensée perceptible dans le langage), **bradyphémie** (débit lent, avec augmentation de la latence des réponses), mutisme (absence de réponse verbale).

La **dynamique de la pensée** peut elle-même être :

* augmentée avec : tachypsychie, fuite des idées, relâchement des associations (coq à l'âne), associations par assonance (association de mots en raison de leur similitude de son et non de sens) ;
* diminuée avec : bradypsychie, monoïdéisme, cf. anidéisme (absence de production de pensée) ;
* inadaptée avec : discontinuité (**barrage** : arrêt soudain du cours du discours, **fading** : barrage à minima), **discours incohérents**, peu compréhensibles ou vague du fait d'un cours : **digressif** (qui digresse sans logique apparente), **tangentiel** (discours juste à côté), **circumlocutoire** (qui tourne en rond), **allusif** (discours métaphorique), **diffluent** (qui part dans plusieurs directions), **répétitif**, de phrase ou mot **idiosyncrasique** (en dehors du contexte).

La **forme** du langage peut être altérée :

* au niveau phonétique : prosodie ou « musicalité » diminuée avec possible voix monocorde, voire aprosodie, prosodie augmentée, prosodie altérée (dysprosodie) ;
* au niveau lexico-sémantique : **écholalie** (répétition de mot entendu), **stéréotypie verbale** (répétition de mot ou son), **palilalie** (répétition de sons vides de sens), **néologismes** (invention de mots), **paralogisme** (utilisation de mots pour un autre sens que le sens commun), voire **schizophasie** (invention d'un nouveau langage) ;
* au niveau syntaxique avec agrammatisme (disparition du lien grammatical entre les mots) ;
* au niveau de la pragmatique du langage : langage non verbal (paralangage, contact oculaire, mimique, geste, proxémique) altéré.

Le **contenu** du discours peut retrouver :

* **idée délirante** (croyance erronée fondée sur une déduction incorrecte concernant la réalité extérieure, fermement soutenue en dépit de l'opinion très généralement partagée et de tout ce qui constitue une preuve incontestable et évidente du contraire). L'idée délirante se caractérise par le thème, mécanisme, systématisation, adhésion répercussion émotionnelle et comportementale ;
* idées anxieuses, idées associées à un état d'alerte lié à une anticipation d'une menace future venant :
  - d'une remémoration d'un **événement traumatique** ;

- de **soi** : idées liées à la **crainte de faire une attaque de panique, idées obsessionnelles** (idées intrusives récurrentes reconnues comme inappropriées par le sujet), à thème de contamination, pensées interdites, erreur ;
- de **l'extérieur** : non liées à une situation particulière (**soucis/inquiétude excessive**), liées à une situation particulière (**idée phobique** provoquée par un objet/une situation particulière, idée anxieuse sociale en situation de performance, d'interaction, d'observation ou d'affirmation de soi en lien avec le jugement d'autrui).

* idées liées à l'humeur :
  - si humeur dépressive : idée négative sur soi (**idée de culpabilité**, **honte**, **regret**, **auto dépréciation**), sur le monde (**péjoration de l'avenir, incurabilité**), idée de mort, **idées suicidaires** ;
  - si humeur expansive : idées positives sur soi (**idée de grandeur**, **toute puissance**, **augmentation estime de soi**), sur le monde (**optimisme démesuré**, **invincibilité**) ;
* **idées anxieuses de prendre du poids** ;
* **rumination** : idées répétées dépressives ou anxieuses.

1.1.2.3. La perception

Les modifications de la perception sont notamment :

* les **hallucinations** (perceptions sans objet) qui peuvent être :
  - intrapsychiques : perception ne présente pas les caractéristiques de sensorialité et de spatialité caractérisées par une perte de l'intimité psychique à type de : vol, divulgation, devinement, diffusion, transmission, écho, commentaires de pensée ou d'acte, pensée ou acte imposé ;
  - sensorielles : perceptions sensorielles (un des 5 sens : auditives, visuelles, olfactives, gustatives, tactiles, cénesthésiques) qui procurent la même sensation immédiate de réalité qu'une perception réelle en l'absence de stimulation externe de l'organe sensoriel intéressé. Dans les **hallucinations acoustico verbales** (HAV) peut s'associer des attitudes d'écoute et de la **soliloquie** (réponse formulée au HAV donnant l'impression de parler seul) ;
* les **illusions** (perceptions déformées) qui peuvent se référer aux différentes modalités sensorielles (un des 5 sens : auditives, visuelles, olfactives, gustatives, tactiles, cénesthésiques) comme les hallucinations sensorielles ;
* les modifications de seuil de sensibilité : augmentation de la **perception sensorielle** (hypersensibilité ou hyperesthésie sensorielle) ou la diminution de la perception sensorielle (hyposensibilité ou hypoesthésie sensorielle) pouvant intéresser une ou plusieurs modalités sensorielles (un des 5 sens : auditives, visuelles, olfactives, gustatives, tactiles, cénesthésiques) ;
* les perceptions dissociées : **déréalisation** qui est une perception du monde modifiée avec sentiment d'étrangeté ou d'irréalité et impression d'être comme observateur de la réalité, et **dépersonnalisation** qui est une perception de soi-même comme différent et étrange et impression d'être comme observateur de son propre fonctionnement mental.

1.1.2.4. L'attention et la mémoire

L'**attention** peut être :

* diminuée avec **hypoprosexie** (difficulté de concentration) et **distractibilité** (l'attention est rapidement happée par un distracteur interne ou externe) ;
* augmentée avec **hyperprosexie** (polarisation attentionnelle exagérée sur un stimulus) et **hypervigilance** (alerte attentionnelle).

La **mémoire épisodique** peut être :

* marqué par des **remémorations** (réactivation d'un souvenir d'un événement), **reviviscences** (réactivation involontaire, envahissante et douloureuse d'un souvenir d'un événement), **flashbacks** (reviviscence avec dissociation) ;
* altérée : avec amnésie, paramnésie (remémoration décontextualisée ou déformée).

La **mémoire de travail** peut être altérée avec oubli, erreur, perte, lenteur d'exécution, difficulté d'organisation.

1.1.2.5. L'affectivité

L'affectivité comprend les émotions et l'humeur :

* les **émotions** sont les réponses affectives immédiates à un stimulus. Les émotions peuvent être :
  - augmentées : hyperesthésie affective (augmentation de l'intensité), labilité affective (variabilité anormale du registre des affects) ;
  - diminuées : hypoesthésie affective (diminution de l'intensité), anesthésie affective (disparition complète des affects), affects restreints (diminution du registre des affects) ;
  - d'une qualité particulière : **peur** (réponse émotionnelle plus ou moins durable à une menace imminente réelle ou perçue liée à l'idée de catastrophe), **colère** (réponse émotionnelle intense à une menace imminente réelle ou perçue liée à une conduite agressive), **anxiété** (anticipation d'une menace ou catastrophe future ;
  - inadaptées : **discordance idéo-affective** (discordance entre les affects et le contenu du discours), **réaction affective inappropriée** (affect inapproprié à la situation), **ambivalente affective** (affects contradictoires simultanés pour un même objet) ;
  - liées à un sentiment de satisfaction ressenti (plaisir) modifié : **craving** (envie extrême d'un comportement source de plaisir), **anhédonie** (perte de capacité à éprouver du plaisir), **hyperhédonie** (augmentation des capacités à éprouver du plaisir), **désinhibition** (recherche de plaisir immédiat) ;
* l'**humeur** est la tonalité affective globale et durable qui colore la perception du monde. L'humeur peut être :
  - augmentée : **hyperthymie** (humeur euphorique, expansive, exaltée), souvent associée à une **hypersyntonie** (réactivité thymique exacerbée au contexte et à l'ambiance), humeur **irritable** (facilement contrarié ou en colère) ;
  - diminuée : humeur dépressive (**hypothymie**), **dysphorique** (humeur douloureuse), **athymie** (disparition de l'humeur) ;
  - changeante ou versatile (**labilité** de l'humeur) ;
  - **l'athymhormie** désigne l'association de la disparition de l'humeur (athymie) et d'une **aboulie** (altération de la motivation avec difficulté à initier une action pourtant planifiée). L'aboulie est à différencier de **l'apragmatisme** (difficulté à initier une action par défaut de planification).

1.1.2.6. Les fonctions physiologiques

Le **sommeil** peut être modifié avec :

* symptôme d'insomnie ;
* symptôme d'hypersomnolence ;
* symptôme de cauchemars ;
* sensation de suffocations nocturnes ;
* éveil nocturne.

L'**alimentation** avec :

* symptôme d'anorexie ;
* symptôme d'hyperphagie.

La **sexualité** avec :

* baisse ou augmentation du désir sexuel ;
* baisse ou augmentation de l'excitation sexuelle.

Au niveau **neurovégétatif** on peut retrouver des **signes sympathiques d'anxiété** (palpitations, éréthisme cardiaque, tachycardie, tachypnée, douleur/gêne thoracique, sensation d'étranglement/d'étouffement/de souffle coupé, nausée/gêne abdominale, constipation, vertige instabilité, sentiment d'évanouissement/

tête vide, paresthésies, tremblements, tension/secousses musculaires, frissons, hypersudation, bouffées de chaleur) et **d'hyperréactivité neurovégétative**.

1.1.2.7. Le comportement

Comportements permettant de diminuer l'anxiété :

* **évitements** (micro-évitements : comportements de sécurité utilisés afin de pouvoir affronter une anxiété et macro-évitements : évitements en lien avec une situation anxiogène) ;
* **compulsions** (comportement répétitif ou actes mentaux en réponse à une obsession [vérification, lavage, conjuration]) ;

Comportements **suicidaires** avec recherche de moyens létaux.

Comportement lié au **fonctionnement interpersonnel** :

* diminué : clinophilie (fait de rester au lit tout en restant éveillé), retrait social, déficit de réciprocité sociale ;
* augmentée : comportement désinhibé avec ludisme, familiarité, causticité ;
* agressivité : comportement d'hostilité, voire avec un contrôle des impulsions altéré (avec impulsivité, agressivité, accès de colère, et possible atteinte aux mœurs, conduite à risque et conduite auto ou hétéro agressive) ;
* inadapté avec bizarreries comportementales, comportements insolites, hermétiques, immotivés, étranges.

1.1.2.8. Jugement et conscience du trouble

Le **jugement** peut être :

* diminué (carence de jugement) ;
* altéré (fausseté du jugement) avec **pensée illogique** (postulat juste, raisonnement illogique), **paralogique** (postulat erroné, raisonnement logique), rationalisme morbide (postulat erroné, raisonnement illogique), **capacité d'abstraction altérée** (notamment perte de signification des proverbes).

L'**insight**, c'est-à-dire la conscience de ses symptômes et signes, avec capacité d'attribuer ses expériences mentales inhabituelles et ses répercussions fonctionnelles à sa pathologie, et l'adhésion au traitement peuvent également être altérés.

1.2. Les principaux syndromes psychiatriques

Les principaux syndromes psychiatriques sont :

* syndrome positif (caractérisé par des signes et symptômes cognitifs signant une expérience psychique en « plus » : idées délirantes et hallucinations) ;
* syndrome négatif (caractérisé par des signes et symptômes signant une expérience psychique « diminuée » ou en « moins ») ;
* syndrome de désorganisation (caractérisé par des signes et symptômes signant une expérience psychique « désorganisée ») ;
* syndrome thymique (dépressif ou maniaque) (caractérisé par des signes et symptômes reflétant une diminution ou une augmentation de l'humeur) ;
* syndrome anxieux (cf. syndrome dissociatif) (caractérisé par des signes et symptômes reflétant une réaction d'alerte de l'organisme) ;
* syndrome de dépendance (caractérisé par des signes et symptômes liés à la difficulté à contrôler un comportement source de plaisir) ;
* syndrome suicidaire (caractérisé par des signes et symptômes liés au fait de considérer la mort comme la seule issue de l'épuisement psychique) ;

* syndrome catatonique (caractérisé par des signes et symptômes liés à une perturbation grave de l'organisation psychomotrice) ;
* syndrome d'agitation (caractérisé par des signes et symptômes liés à une augmentation de l'activité motrice) ;

Chez l'enfant on retrouve plus spécifiquement le :

* syndrome d'hyperactivité ;
* syndrome d'inattention ;
* syndrome autistique.

1.3. La prise en compte du contexte

Le recueil séméiologique est couplé au recueil d'informations sur le **contexte**. En particulier :

* l'**âge** ;
* le **sexe** ;
* l'**âge de début** et l'évolution des symptômes et des signes ;
* les **antécédents** psychiatriques et médicaux personnels ;
* les facteurs de risque environnementaux : maltraitance, carence, **stress**, les **événements de vie**, **environnement** familial, social et professionnel ;
* les facteurs de risque génétique (antécédents familiaux).

Ces informations permettent de contextualiser les éléments séméiologiques et de guider les hypothèses diagnostiques.

Certaines variables socio-démographiques ou cliniques sont des facteurs de risque ou protecteurs et constituent ainsi des facteurs pronostiques permettant d'orienter les options thérapeutiques.

1.4. Les troubles mentaux

1.4.1. L'intérêt de l'approche catégorielle en psychiatrie

Un trouble mental (ou trouble psychiatrique) est une entité naturelle mais qui se définit difficilement par une physiopathologie sous-jacente univoque, pour laquelle un pluralisme explicatif est donc nécessaire. C'est d'ailleurs pour cette raison qu'en psychiatrie le terme de « trouble » est préféré au terme de « maladie ». Pour autant, l'association de signes et de symptômes et leur classification en entités morbides (catégorielles) est importante pour :

* étudier l'épidémiologie, avec les facteurs de risque (génétiques et environnementaux) ;
* prévoir une évolution de la maladie (ou pronostic), avec la mortalité (par suicide ou par cause médicale non psychiatrique) et la morbidité (sévérité symptomatique et nombre d'hospitalisations, intégration sociale et qualité de vie) ;
* formuler des hypothèses étiopathogéniques ;
* proposer un traitement fondé sur les données probantes (evidence based medicine) grâce à l'homogénéisation des patients inclus dans les études ;
* favoriser la prise de décision en justifiant une thérapeutique qui permet d'influer le pronostic naturel ;
* instaurer une régulation administrative et financière (notamment en termes de remboursement) ;
* permettre une reconnaissance du vécu du patient ;
* faciliter l'information du patient et de son entourage.

Un trouble mental a donc été défini de manière statistique par un ensemble de critères permettant, lorsqu'ils sont présents, d'identifier des entités qui, en l'absence de prise en charge psychiatrique spécifique, ont une valeur pronostique. L'évolution des connaissances épidémiologiques, pronostiques et thérapeutiques rend parfois nécessaire l'évolution des classifications nosographiques en médecine. L'évolution du DSM (Diagnostic and Statistical Manual) nord-américain dans sa version 5 ou l'évolution de la CIM (Classification Internationale des Maladies de l'OMS) dans sa version 11, s'inscrivent dans cette démarche pragmatique et scientifique. Ces évolutions restent cependant d'un intérêt secondaire pour le non spécialiste.

1.4.2. Les critères pour définir un trouble mental

Pour définir un trouble mental il faut :

* des **critères séméiologiques spécifiques**, avec des symptômes et des signes qui seront le plus souvent organisés en syndromes ;
* des **critères d'évolution temporelle**, par exemple une rupture par rapport à un état antérieur ou des critères de durée d'évolution des symptômes ;
* des **critères fonctionnels** avec :
  - une détresse **psychologique** (souffrance psychique et/ou altération de la qualité de vie) ;
  - et/ou une répercussion fonctionnelle et **sociale** (avec la notion de handicap).

Enfin, le diagnostic d'un trouble mental ne se pose définitivement qu'après avoir éliminé un **diagnostic différentiel :**

* un autre trouble mental (expliquant mieux la séméiologie recueillie) ou un trouble lié à une substance (**intoxication** aiguë ou chronique, ou **sevrage** : à une substance psychoactive, à un autre médicament, ou à un toxique environnemental comme le CO, etc.) ;
* et une pathologie non psychiatrique.

Le diagnostic en psychiatrie est **clinique**. Il n'existe actuellement pas d'examen complémentaire dont la sensibilité ou la spécificité serait suffisante pour confirmer un diagnostic de trouble mental. Par contre, l'élimination d'un diagnostic différentiel lié à une substance ou à une pathologie médicale non psychiatrique peut nécessiter des examens complémentaires.

Non exigible à l'ECN

Commentaires sur la notion de trouble psychiatrique

Un syndrome psychiatrique (syndrome anxieux, dissociatif, positif, négatif, désorganisation, dépressif, maniaque, suicidaire notamment) est différent d'un trouble mental qui implique pour être posé les critères supplémentaires présentés précédemment.

* Par exemple, un syndrome dépressif peut permettre de poser le diagnostic d'un trouble dépressif caractérisé (trouble psychiatrique) à condition que les critères supplémentaires d'évolution temporelle, de répercussions psychologiques, sociales et d'absence de diagnostic différentiel soient remplis.
* Mais si le syndrome dépressif est mieux expliqué par une pathologie non psychiatrique, alors le diagnostic de trouble dépressif caractérisé ne peut être posé ; dans ce cas, le terme de syndrome dépressif secondaire à une étiologie médicale non psychiatrique est à utiliser.

Habituellement, en médecine, le système nosologique de la Classification internationale des maladies (CIM-11) et le système de Classification internationale du fonctionnement (CIF 10) sont séparés puisque le diagnostic d'une maladie ne dépend pas de ses répercussions fonctionnelles mais de sa physiopathologie sous-jacente. Cependant, en psychiatrie, la définition d'un trouble mental implique de tenir compte des répercussions fonctionnelles des symptômes.

Du point de vue sémantique, il faut retenir qu'un trouble mental (ou psychiatrique) est responsable d'un handicap psychique et non pas d'un handicap intellectuel.

2. Nosographie psychiatrique

2.1. Définitions

La séméiologie est la science du recueil des signes et symptômes d'une maladie. Elle implique de connaître un vocabulaire spécifique.

La nosologie est la science de la classification des maladies sur laquelle repose la nosographie.

2.2. Les principaux système nosographique psychiatrique existants

Bien que d'autres classifications existent, deux systèmes nosographiques psychiatriques sont traditionnellement utilisés au niveau international :

* la CIM-11 (classification internationale des maladies, 11e édition), rédigée par l'OMS (organisation mondiale de la santé) qui classe toutes les maladies, dont les troubles psychiatriques ;
* le DSM-5 (5e révision du Diagnostic and Statistical Manual), rédigé par l'APA (association américaine de psychiatrie) qui classe uniquement les troubles psychiatriques.

La CIM-11 est le système nosographique de référence utilisé dans les hôpitaux pour la cotation des actes. Le DSM-5 (et son prédécesseur le DSM-IV-TR) est le système nosographique de référence en recherche psychiatrique. De grandes similitudes existent entre ces deux systèmes nosographiques. Les subtilités et différences de ces systèmes concernent uniquement le spécialiste.

Les critères précis des systèmes classificatoires ne doivent pas être appris sans avoir compris leur pertinence séméiologique, en particulier à quels termes séméiologiques précis et à quel ensemble syndromique ils renvoient. À ce titre, ces deux ouvrages, CIM-11 et DSM-5, ne peuvent pas être considérés à proprement parler comme des manuels de psychiatrie.

Il s'agit cependant de comprendre que certaines constellations spécifiques de signes et symptômes permettent dans certaines circonstances (critères définis précédemment) de poser rigoureusement des diagnostics de troubles mentaux.

2.3. Les principales catégories nosographiques

Les grandes catégories chez l'enfant, l'adolescent et l'adulte sont :

* **les troubles du neurodéveloppement**, caractérisés par un ensemble de troubles qui débutent durant la période du développement psychomoteur, qui regroupent entre autres :
    - troubles du développement intellectuel (ou handicap intellectuel) ;
    - troubles des acquisitions (langage et parole, coordinations motrices) ;
    - troubles des apprentissages (langage écrit, calcul, graphisme) ;
    - trouble déficit de l'attention avec ou sans hyperactivité (TDAH) ;
    - troubles du spectre de l'autisme (TSA) ;
    - tics ;
* **les troubles psychotiques**, caractérisés schématiquement par une altération du contact à la réalité ;
* **les troubles de l'humeur**, caractérisés par « une perturbation des affects et de leurs régulations » accompagnée de modifications cognitives et physiologiques reliées ;
* **les troubles anxieux**, caractérisés par « une anxiété excessive et des perturbations comportementales qui leur sont apparentés ». Les troubles anxieux se distinguent les uns des autres par le type d'objets ou de situations qui induisent l'anxiété ou le comportement d'évitement, et le raisonnement cognitif associé ;

29

* **le trouble obsessionnel compulsif** caractérisé par des idées obsessionnelles et des comportements de compulsions ;
* **les troubles à symptomatologie somatique** caractérisés par la prééminence de symptômes somatiques (physiques) associée à une détresse ou un handicap significatif qui ne peuvent s'expliquer complètement par une pathologie non psychiatrique ;
* **les troubles liés à des traumatismes ou à des facteurs de stress** correspondants à la survenue de symptômes caractéristiques, psychiques, cognitifs, comportementaux et neurovégétatifs à la suite d'une exposition à un événement traumatique ;
* **l'addiction à une substance psychoactives** (appelée aussi « usage avec dépendance », faisant parties des « troubles liés à l'usage d'une substance» comprenant aussi « l'usage nocif ») et l'addiction comportementale caractérisées par « un processus par lequel un comportement, pouvant permettre à la fois une production de plaisir et d'écarter ou d'atténuer une sensation de malaise interne, est employé d'une façon caractérisée par l'impossibilité répétée de contrôler ce comportement et sa poursuite en dépit de la connaissance de ses conséquences négatives ». Il s'agit de pathologies liées à la perte de contrôle de l'usage d'un objet de gratification (qui donne du plaisir, comme une substance psychoactive ou un comportement).

2.4. La spécification

Quatre étapes de délimitation sont à suivre pour aboutir à un diagnostic de trouble mental spécifique et complet.

La première délimitation consiste à identifier dans quelle grande catégorie nosographique présentée précédemment (troubles du neurodéveloppement, troubles psychotiques, troubles de l'humeur, troubles anxieux, troubles somatoformes, troubles dissociatifs et addictions) la séméiologie recueillie pourrait se situer.

La deuxième délimitation consiste à identifier le type de trouble psychiatrique dans le cadre de la grande catégorie. Par exemple, un recueil séméiologique peut faire évoquer la catégorie « trouble psychotique ». Suite à cette première étape, il s'agit de réaliser une deuxième délimitation pour définir un trouble mental spécifique, par exemple « trouble schizophrénique » ou « trouble délirant chronique ».

La troisième délimitation consiste parfois à caractériser ou spécifier le trouble psychiatrique défini. Par exemple, un trouble schizophrénique peut être « de type paranoïde ». Il s'agit en quelque sorte de définir des formes cliniques.

2.5. Les comorbidités

Enfin la quatrième délimitation, est en réalité une ouverture. Le diagnostic d'un trouble mental (p. ex. : la schizophrénie) ne doit pas faire oublier d'évaluer la comorbidité :

* **psychiatrique** (p. ex. : un trouble anxieux associé à un trouble schizophrénique) ;
* **addictive** (p. ex. : une dépendance au tabac associé) ;
* **médicale non psychiatrique** (p. ex. : un diabète sucré de type 2 associé).

En psychiatrie le diagnostic multiple est la règle plus que l'exception. Le diagnostic principal est celui qui est à l'origine de la consultation ou de l'admission à l'hôpital.

2.6. Motifs de recours

2.6.1. Motifs de recours à un psychiatre

Le recours à un psychiatre (de l'adulte ou de l'enfant et de l'adolescent) est à envisager en cas de trouble sévère, de comorbidité (psychiatrique ou non psychiatrique), de résistance au traitement, ou de situation à risque spécifique (p. ex. : grossesse, post-partum).

2.6.2. Motifs d'hospitalisation

Une hospitalisation doit être envisagée en cas de situations d'urgence : crise suicidaire, dissociation aiguë, agitation aiguë, idées délirantes aiguës, catatonie. Une évaluation en service d'urgence afin d'éliminer tout diagnostic différentiel non psychiatrique est parfois nécessaire avant une hospitalisation en psychiatrie.

Pour approfondir

Dico Semio Psy de l'AESP : http://www.asso-aesp.fr/semiologie/outils-pratiques/dicosemiopsy/

Tableaux sémiologiques syndromiques sur la chaine youtube de l'AESP :

- Aspects sémiologiques généraux : https://www.youtube.com/watch?v=NNJXm8nC_iA&t=134s
- Sémiologies des syndromes positif, négatif et de désorganisation : https://www.youtube.com/watch?v=TTo8j9Sr47o&t=393s
- Sémiologie des syndromes manique et dépressif : https://www.youtube.com/watch?v=_vohZ4j3iko&t=57s
- Sémiologie du syndrome catatonique : https://www.youtube.com/watch?v=i9zEJM_OWzE&t=129s

- Sémiologies des syndromes anxieux : https://www.youtube.com/watch?v=ZIxTay55rqY&t=119s

- Le guide de l'examen psychiatrique standardisé de l'AESP : http://www.asso-aesp.fr/semiologie/outils-pratiques/examen-psychiatrique-standardise/

Sémiologie psychiatrique de base et proposition d'une cartographie minimale de la psychiatrie pour l'étudiant en médecine : http://www.asso-aesp.fr/semiologie/semiologie-psychiatrique-de-base/

Pour une introduction à la psychiatrie : https://www.youtube.com/watch?v=G-Kbk8gvDIk&t=8s

0d

60

item 60

CONNAÎTRE LES FACTEURS DE RISQUE, PRÉVENTION, DÉPISTAGE DES TROUBLES PSYCHIQUES

DE L'ENFANT À LA PERSONNE ÂGÉE

OBJECTIFS PÉDAGOGIQUES

* Connaître les facteurs de risque, prévention, dépistage des troubles psychiques de l'enfant à la personne âgée.
* Connaître les différents types de prévention.

Rang	Rubrique	Intitulé
A	Définition	Connaître la définition de la santé mentale
A	Prévalence, épidémiologie	Connaître la prévalence globale des troubles psychiatriques en population générale chez l'enfant, l'adolescent et l'adulte + **Renvoi Item 70** pour le sujet âgé
A	Prévalence, épidémiologie	Connaître l'impact des comorbidités addictives et non psychiatriques sur la réduction d'espérance de vie
B	Prévalence, épidémiologie	Connaître l'impact des troubles psychiatriques en termes de handicap et de surmortalité notamment par suicide chez l'enfant, l'adolescent et l'adulte. Savoir que la présence d'un trouble mental augmente le risque de présenter au moins un autre trouble mental
B	Prévalence, épidémiologie	Connaître le rôle des interactions entre facteurs de risque environnementaux et génétiques dans l'émergence des troubles psychiatriques
A	Prévalence, épidémiologie	Connaître les définitions de facteurs de risque, vulnérabilité, facteurs de stress
B	Prévalence, épidémiologie	Connaître les différents types de facteurs de risque sociaux, environnementaux, biologiques, génétiques
A	Définition	Connaître les différents types de prévention

Points clés

- La santé mentale est un état de bien-être dans lequel une personne peut se réaliser, surmonter les tensions normales de la vie, accomplir un travail productif et contribuer à la vie de sa communauté.
- Un facteur de risque (génétique et/ou environnemental) augmente la probabilité de développer une maladie. Certains sont plus spécifiquement liés à l'âge de l'individu.
- Un facteur de vulnérabilité vis-à-vis d'un trouble est une caractéristique individuelle, liée au fait que la personne dite « vulnérable » présente ou a été exposée à un ou plusieurs facteurs de risque génétiques et/ou environnementaux.
- Un facteur de stress correspond à un changement dans l'équilibre environnemental (biopsychosocial) du sujet.
- Il existe trois types de prévention :
  - la prévention primaire est l'ensemble des actes visant à réduire les risques d'apparition de nouveaux cas (incidence) d'une maladie dans une population ;
  - la prévention secondaire a pour objectif de diminuer la prévalence d'une maladie dans une population ;
  - la prévention tertiaire a pour objectif de diminuer la morbidité (récidives et rechutes), la mortalité et le handicap liés à une maladie.

1. Introduction

1.1. Santé mentale et troubles psychiatriques

La santé est définie comme « *l'ensemble des ressources sociales, personnelles et physiques permettant à l'individu de réaliser ses aspirations et de satisfaire ses besoins* » (cf. **Item 01**). La santé mentale est un élément essentiel de la santé. Elle est définie par l'organisation mondiale de la santé (OMS) comme « un état de bien-être dans lequel une personne peut se réaliser, surmonter les tensions normales de la vie, accomplir un travail productif et contribuer à la vie de sa communauté ». L'OMS rappelle par ailleurs, que :

- la santé mentale fait **partie intégrante de la santé**, en effet, il n'y a pas de santé sans santé mentale ;
- la santé mentale est **plus que l'absence de troubles mentaux** ;
- la santé mentale est déterminée par des **facteurs sociaux, psychologiques et biologiques** ;
- la santé mentale peut **bénéficier de stratégies et d'interventions** d'un bon rapport coût/efficacité pour la promouvoir, la protéger et la recouvrer.

Les troubles psychiatriques sont d'origine multifactorielle. Au même titre que pour toute pathologie médicale complexe (pathologies cardio-vasculaires, cancéreuses, auto-immunes, etc.) des facteurs de risque peuvent être identifiés, et leur connaissance permet de développer des moyens de prévention à l'échelle individuelle et à l'échelle d'une population, par exemple dans les politiques de santé publique.

Dans ce chapitre sont évoqués les facteurs de risque ainsi que les moyens de prévention et de dépistage des troubles psychiatriques. Seuls les aspects généraux sont abordés, nous renvoyons à l'item de chaque trouble psychiatrique s'il existe des spécificités.

1.2. Données générales

1.2.1. Prévalence des troubles psychiatriques

L'épidémiologie descriptive permet d'évaluer la fréquence et les répercussions des troubles psychiatriques.

- en France, **un individu sur cinq**, soit 12 millions de personnes, souffre d'au moins un trouble psychiatrique. La prévalence des troubles psychiatriques **en consultation de médecine générale est élevée** (environ 25 %) ;

* dans le monde, 300 millions de personnes, souffrent d'épisode dépressif caractérisé, 60 millions de personnes souffrent de bipolarité et 23 millions de schizophrénie.

Les troubles psychiatriques sont au **3e rang des maladies les plus fréquentes**, après le cancer et les maladies cardiovasculaires.

Ils sont bien souvent sources de handicap et altèrent la qualité de vie des individus ainsi que celle de leurs proches (cf. **Item 121**). Les principales complications de l'ensemble des troubles psychiatriques sont l'épisode dépressif caractérisé, les troubles liés à l'usage de substances, les répercussions socio-professionnelles et le suicide. D'autre part, **la présence d'un trouble mental augmente le risque de présenter au moins un autre trouble mental**, il faut donc toujours évaluer les comorbidités psychiatriques d'un trouble donné.

1.2.2. Réduction de l'espérance de vie

Les troubles psychiatriques représentent **une cause majeure de handicap** (cf. **Item 121**) et sont associés à **une mortalité élevée**.

Les troubles psychiatriques et addictifs réduisent l'espérance de vie (en moyenne de 16 ans chez les hommes et de 13 ans chez les femmes). Ainsi, l'espérance de vie d'un patient souffrant de trouble psychiatrique sévère est de 20 % inférieure à celle constatée en population générale.

L'usage de drogues illicites (donc sans compter l'usage de tabac et/ou l'alcool) est la cause de **0,8 %** de « l'espérance de vie corrigée de l'incapacité » (années de vie potentielle perdues à cause d'une mort prématurée et années de vie vécues avec un handicap) en 2010 (soit le **19e plus important facteur de risque**).

L'addiction aux opiacés en particulier est responsable de 55 % des années de vie perdues à cause d'une mort prématurée et de 44 % des années de vie perdues à cause d'un handicap. Un total de 43 000 décès a été attribué à la dépendance aux opioïdes en 2010, ce qui suggère que l'espérance de vie a été réduite de 46 ans pour chacun de ces décès.

La **première cause de surmortalité est le suicide**. Jusqu'à 40 % des patients avec une dépendance aux substances rapportent des antécédents de tentative de suicide. Chez des patients hospitalisés en psychiatrie, la surmortalité à 5 ans est due au suicide pour un quart de la tranche d'âge des 18-34 ans.

D'autres facteurs sont à prendre en compte : **un retard au diagnostic et au traitement**, les comorbidités addictives (cf. **Items 75, 76, 77, 78, 79 et 80**), les accidents plus fréquents et les comorbidités médicales non psychiatriques, en particulier les maladies cardiovasculaires et respiratoires dont le taux de comorbidité est compris entre 30 et 60 %.

Certains facteurs sont non modifiables (sexe, appartenance à une minorité, antécédents personnels et familiaux), d'autres peuvent faire l'objet de politiques de prévention et de soins : les troubles liés la consommation d'alcool, de tabac (taux de tabagisme multiplié par 1,5 à 3 chez les patients souffrant de schizophrénie) et d'autres substances psychoactives, l'HTA (hypertension artérielle), les dyslipidémies, le syndrome métabolique (plus fréquent dans les troubles psychiatriques, même sans traitement, mais aussi secondaire au traitement psychotrope), l'obésité, la sédentarité, le diabète et les problèmes dentaires. Ainsi, on note une prévalence de 28 % à 60 % du syndrome métabolique en cas de troubles schizophréniques et de 30 % en cas de troubles bipolaires.

Les troubles psychiatriques et addictifs entraînent des répercussions socio-économiques qui en font un **enjeu majeur de santé publique** (cf. **Item 59**).

1.2.3. Spécificités selon l'âge

1.2.3.1. Chez l'enfant et l'adolescent

La prévalence des troubles psychiatriques chez les enfants et adolescents est estimée à 13 %. Pour exemple, la prévalence des troubles de l'humeur est estimée à 4 %, celle des troubles anxieux à 8 % celle du trouble déficit de l'attention avec ou sans hyperactivité (TDAH) à 5 %, celle du trouble oppositionnel avec provocation (TOP) à 3 % et celle des Troubles du Spectre de l'Autisme (TSA) à 1 % (cf. **Item 67**).

Comme pour l'adulte, les troubles psychiatriques sont fréquemment associés entre eux (comorbidités). Les troubles psychiatriques débutant pendant l'enfance et l'adolescence peuvent retentir sur l'activité socio-professionnelle, l'insertion sociale et la vie familiale des patients à l'âge adulte.

1.2.3.2. Chez le sujet âgé

Cf. **Item 70**.

1.3. Vulnérabilité, risque et prévention

L'épidémiologie analytique opère deux distinctions : une distinction entre des facteurs environnementaux et des facteurs génétiques ; et une distinction entre des facteurs de vulnérabilité, de risque et de prévention.

Un **facteur environnemental** est défini comme toute caractéristique « environnant » le gène (donc non génétique) depuis les facteurs biologiques cellulaires, jusqu'à l'environnement social.

Un **facteur génétique** est défini comme une caractéristique concernant le matériel ADN et peut être héritable.

Les facteurs génétiques et environnementaux peuvent interagir.

Un facteur de risque (génétique et/ou environnemental) augmente la probabilité de développer une maladie. Cela signifie que la survenue du trouble est loin d'être inéluctable chez les personnes exposées à un facteur de risque donné, et que **le trouble peut également survenir en son absence**. Il existe également des **facteurs protecteurs génétiques et/ou environnementaux** (facteurs de prévention) qui diminuent la probabilité de survenue d'une maladie.

La vulnérabilité vis-à-vis d'un trouble est **une caractéristique individuelle**, liée au fait que la personne dite « vulnérable » **présente ou a été exposée à un ou plusieurs facteurs de risque génétiques et/ou environnementaux**. Le fait d'être vulnérable pour une ou plusieurs maladies est très fréquent dans la population générale, ce qui signifie **que la vulnérabilité ne s'exprime sous forme de maladie que pour une fraction des personnes vulnérables**. Il existe des périodes critiques au cours du développement, comme la période périnatale et l'adolescence : si l'exposition à des facteurs de risque survient à ces périodes critiques, cela augmente le risque que la vulnérabilité s'exprime, alors que l'impact est moindre à d'autres périodes de la vie.

Les **facteurs de stress, c'est-à-dire tout changement dans l'équilibre environnemental (biopsychosocial) du sujet,** sont des **facteurs de risque** importants dans le développement de troubles psychiatriques (cf. **Item 01**).

Les concepts de vulnérabilité, de risque et de prévention présentent trois intérêts :

* **l'identification** des sujets « vulnérables » ;
* la **compréhension** des mécanismes étiopathogéniques de vulnérabilité, et de développement de maladie lors de l'exposition à des facteurs de risque ;
* la possibilité de proposer des **mesures préventives** (voire curatives) pour les sujets vulnérables dans certaines situations « à risque ».

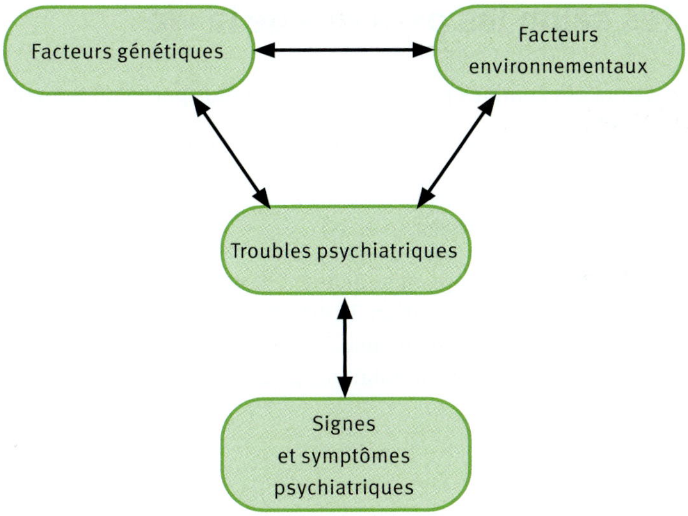

Figure 1. Concept d'interaction gène X environnement : la plupart du temps, l'ensemble de la population générale est exposé aux facteurs de risque mais seule une faible proportion de sujets vulnérables génétiquement va développer un trouble. C'est donc l'interaction entre certains facteurs de risque et certains facteurs de vulnérabilité génétique qui va être responsable de la survenue du trouble.

2. LES FACTEURS DE RISQUE DES TROUBLES PSYCHIATRIQUES

2.1. Les différents niveaux de risque

Les déterminants de la santé mentale (et donc des troubles psychiatriques) sont multiples et regroupent des facteurs :

* **sociaux** : tout **environnement social** (familial, professionnel, scolaire, etc.) **source de stress**, notamment maltraitance, carence affective, négligence, violences physiques et psychologiques, abus sexuel, conditions de travail difficile, deuil (cf. **Item 144**), isolement et précarité (cf. **Item 59**), discrimination et stigmatisation, guerre, catastrophes naturelles ;
* **environnementaux** : pollutions atmosphérique (particules fines), sonore, électromagnétique, chimique (pesticides), perturbateurs endocriniens ;
* **biologiques : antécédents personnels ou familiaux de pathologies médicales chroniques (psychiatriques ou non)** ; exposition à des facteurs de risque perturbant le neurodéveloppement ; **usages de substances psychoactives** (cf. **Items 75, 76, 77, 78, 79 et 80**) ;
* **génétiques : antécédents familiaux de troubles psychiatriques (qui suggèrent une vulnérabilité génétique), présence d'une vulnérabilité personnelle génétique (anomalies chromosomiques ou génétiques).**

Les facteurs psychologiques (personnalité, altération des capacités cognitives et niveau intellectuel) peuvent également diminuer les capacités d'ajustement à un facteur de stress (cf. **Item 01**), et sont la résultante d'interactions entre ces différents facteurs.

2.2. Les spécificités selon les périodes de la vie

Certains **facteurs de risque** des troubles psychiatriques sont plus particulièrement **liés à l'âge de l'individu**.

Voici quelques-uns des principaux facteurs à connaître en fonction des grandes étapes du développement.

2.2.1. La période périnatale (cf. Items 69 et 55)

Tout élément pouvant **altérer le développement pendant et après la grossesse** peut être considéré comme un facteur de risque et notamment : exposition à certains médicaments, agents infectieux, malnutrition, consommation d'alcool et autres substances psychoactives, stress maternel (dont les violences conjugales), complications de l'accouchement, prématurité, etc. (cf. **Items 53 et 61** et **Item 26 du référentiel de gynécologie-obstétrique**).

2.2.2. L'enfance

Les facteurs de risque dans l'enfance peuvent être distingués en problématiques :

* développementales : anomalies du développement cognitif, affectif et relationnel (cf. **Item 55**), malnutrition ;
* **familiales :** maltraitance (p. ex. : la négligence ou les abus sexuels), les troubles psychiatriques présents chez les parents ;
* **scolaires :** échec scolaire et absentéisme scolaire.

2.2.3. L'adolescence (cf. Item 68)

Les facteurs de risque survenant à cette période de la vie **sont particulièrement importants.**

Il faut chercher un **environnement social potentiellement source de stress** (comme chez l'enfant), mais également **l'usage de substances psychoactives** (cf. **Items 75, 76, 77, 78, 79 et 80**).

2.2.4. L'âge adulte

Tout environnement social (en particulier professionnel) source de stress (p. ex. : environnement professionnel délétère, chômage, harcèlement, violences conjugales et interpersonnelles, précarité économique, etc.).

Tout événement de vie difficile [tout événement de santé aigu ou chronique (accident, maladie…), deuil, etc.] (cf. **Item 144**).

L'usage de substances psychoactives (cf. **Items 75, 76, 77, 78, 79 et 80**).

2.2.5. Le sujet âgé (cf. Item 68)

Toute **diminution des capacités perceptuelles ou cognitives** qui diminuerait les capacités d'ajustement (ou coping) à un facteur de stress.

Toute situation **d'isolement social et familial** (deuil, veuvage cf. **Item 144**).

Tout environnement social source de stress (p. ex. : maltraitance, négligence, douleur mal prise en charge, etc.).

3. Prévention et dépistage des troubles psychiatriques

3.1. Les différents types de prévention de l'OMS

Selon l'OMS, la prévention est « l'ensemble des mesures visant à éviter ou réduire le nombre et la gravité des maladies, des accidents et des handicaps ».

L'OMS distingue trois types de prévention (**Figure 2**).

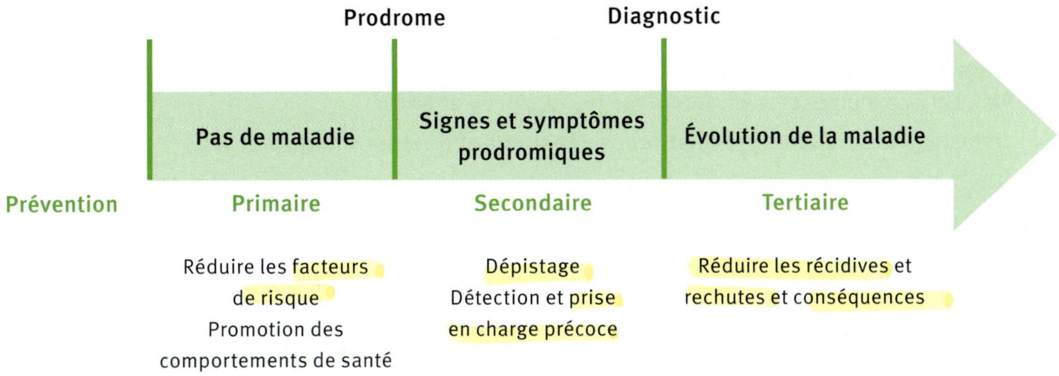

Figure 2. Les différents types de prévention.

3.2. Prévention primaire (à l'échelle de la population)

La prévention primaire est l'ensemble des actes visant à réduire les risques d'apparition de nouveaux cas (**incidence**) d'une maladie dans une population.

Les actions de prévention primaire sont vastes, souvent intégrées dans des politiques de santé publique, et consistent à **diminuer l'exposition à des facteurs de risque** et à **promouvoir les comportements de santé** afin d'éviter la survenue d'un premier épisode de maladie (cf. **Item 01**).

Elles visent à améliorer la **qualité et les conditions de vie** (p. ex. : amélioration des conditions de travail des populations, lutte contre l'isolement social, le chômage, la précarité, les inégalités, l'échec scolaire, apprentissage de stratégies de gestion du stress, prévenir les consommations de substances psychoactives etc.), ainsi que les **comportements de santé des individus** (cf. **Item 01**).

3.3. Prévention secondaire (à l'échelle de l'individu)

La prévention secondaire a pour objectif de diminuer la **prévalence** d'une maladie dans une population.

Les actions de prévention secondaire consistent principalement à agir **au tout début de l'apparition du trouble** afin d'en éviter la récidive. **Cette prévention inclut tous les actes de dépistage, de diagnostic et de prise en charge précoces.**

Les modalités de dépistage et de prise en charge précoce dépendent des différents âges de la vie.

3.3.1. Période périnatale et enfance (cf. Item 55)

Examens pédiatriques obligatoires pour le **suivi du développement psychomoteur** de l'enfant et le dépistage précoce des troubles débutant dans l'enfance (cf. **Item 55**).

3.3.2. Adolescence (cf. Item 55)

* Informations sur les **conduites à risque sexuelles et d'addiction** (dont comportementales, p. ex. : aux jeux vidéo), **d'exclusion sociale**, de **harcèlement**, de **radicalisation**.
* Favoriser les **médias adaptés** (p. ex. : numériques).

3.3.3. L'âge adulte

* Dépistage, entretien motivationnel, aide au sevrage et prévention de la rechute de tout **usage avec dépendance de substance psychoactive** (médecine générale, médecine du travail, milieu carcéral, services de PMI, service d'urgences) (cf. **Items 75, 76, 77, 78, 79 et 80**).
* **Dépistage des troubles psychiatriques débutants et prise en charge précoce**.

3.3.4. Le sujet âgé (cf. Item 70)

* Dépistage des **troubles cognitifs débutants**.
* Dépistage des **troubles perceptuels** (acuité visuelle, hypoacousie).
* Dépistage des troubles psychiatriques débutants, en particulier les **épisodes dépressifs caractérisés**.

3.4. Prévention tertiaire

La prévention tertiaire a pour objectif de diminuer les conséquences liées au trouble :

* **la morbidité** (récidives et rechutes) ;
* **la mortalité** (décès) ;
* **le handicap** (déficiences, limitations d'activités, restrictions de participation).

Elle vise principalement à **diminuer les récidives, les rechutes et les hospitalisations ainsi que les principales complications** de l'ensemble des troubles psychiatriques (l'épisode dépressif caractérisé, les troubles liés à l'usage de substances, les répercussions socio-professionnelles et le suicide) **via** une meilleure optimisation thérapeutique :

* **traitements pharmacologiques** (médicamenteux) (cf. **Item 74**) ;
* **traitements non pharmacologiques** :
    - traitement physique (neuromodulation : ECT [électroconvulsivothérapie], rTMS [stimulation transcrânienne magnétique répétitive]) ;
    - **traitement psychothérapeutique** (psychothérapie de soutien et autres psychothérapies) (cf. **Item 73**) ;
    - **éducation thérapeutique**, afin d'**améliorer la conscience du trouble**, l'**observance thérapeutique et favoriser les stratégies d'ajustement** du sujet face à la maladie (cf. **Items 01 et 73**).
* **réduire les limitations d'activités et restrictions de participations** à l'aide de mesures de remédiation cognitive et de rééducation (orthophonie, psychomotricité, etc.), ainsi que des mesures de réadaptation psychosociale (cf. **Item 121 et la notion de réhabilitation psychosociale**) ;
* **promouvoir les droits et les soins pour les personnes souffrant de troubles psychiatriques** (cf. **Item 121**) ;
* favoriser la **réduction des risques et la motivation dans le domaine des troubles addictifs** (cf. **Items 75, 76, 77, 78, 79 et 80**).

Pour approfondir

Site officiel de l'organisation mondiale de la Santé : www.who.int/fr/ « Les risques pour la santé mentale : aperçu des vulnérabilités et des facteurs de risque » (2012).

Rapport mondial sur les drogues (2014) de l'Office des Nations Unies sur les Drogues et le Crime : http://www.unodc.org/wdr2014/

Fédération Française de Psychiatrie – Conseil National Professionnel de Psychiatrie. « Recommandation de bonne pratique en psychiatrie : Comment améliorer la prise en charge somatique des patients ayant une pathologie psychiatrique sévère et chronique » (Juin 2015, Label HAS).

Rapports de l'IRDES (institut de recherche et documentation en économie de la santé) : www.irdes.com

01

item 01

LA RELATION MÉDECIN-MALADE

OBJECTIFS PÉDAGOGIQUES

* La relation médecin-malade dans le cadre du colloque singulier ou au sein d'une équipe, le cas échéant pluriprofessionnelle. La communication avec le patient et son entourage. L'annonce d'une maladie grave ou létale ou d'un dommage associé aux soins. La formation du patient. La personnalisation de la prise en charge médicale.
* Expliquer les bases de la communication avec le malade, son entourage et la communication interprofessionnelle.
* Établir avec le patient une relation empathique, dans le respect de sa personnalité, de ses attentes et de ses besoins.
* Connaître les fondements psychopathologiques de la psychologie médicale.
* Se comporter de façon appropriée lors de l'annonce d'un diagnostic de maladie grave, de l'incertitude sur l'efficacité d'un traitement, de l'échec d'un projet thérapeutique, d'un handicap, d'un décès ou d'un événement indésirable associé aux soins.
* Favoriser l'évaluation des compétences du patient et envisager, en fonction des potentialités et des contraintes propres à chaque patient, les actions à proposer (à lui ou à son entourage) : éducation thérapeutique programmée ou non, actions d'accompagnement, plan personnalisé de soins (cf. **Item 324**).

Rang	Rubrique	Intitulé
A	Définition	Définition de la relation médecin-malade
A	Définition	Connaître les principaux déterminants de la relation médecin-malade
A	Définition	Connaître les principaux corrélats cliniques de la relation médecin-malade
A	Définition	Connaître les principes de « l'approche centrée sur le patient »
A	Définition	Connaître la notion de représentation de la maladie
A	Définition	Connaître les facteurs influençant l'information délivrée au patient
A	Définition	Connaître la notion d'ajustement au stress
A	Définition	Connaître les principaux mécanismes de défense observés chez les patients/leurs proches/les professionnels de santé dans le cadre de l'annonce d'une mauvaise nouvelle en santé

A	Définition	Connaître la notion d'empathie clinique
A	Définition	Connaître la notion d'alliance thérapeutique
A	Définition	Connaître les principales étapes du processus de changement
A	Définition	Connaître les indications et principes de l'entretien motivationnel
A	Prise en charge	Savoir comment se montrer empathique à l'égard du patient
A	Prise en charge	Connaître les principes d'une communication adaptée, verbale et non verbale, avec le patient et son entourage
A	Prise en charge	Connaître les enjeux et les modalités de l'annonce d'une mauvaise nouvelle en santé

Points clés

* La relation médecin-malade est une relation interpersonnelle qui implique plusieurs personnes (médecins, soignants, patients, entourages) et qui passe par la maladie. Elle est faite d'attentes et d'investissement affectif et s'exerce dans un cadre socio-culturel et éthique. Cette relation implique que le médecin connaisse :
  - certaines techniques d'entretien (prise en compte des stratégies d'ajustement au stress, entretien motivationnel, etc.) ;
  - et certains concepts de psychologie médicale (transfert/contre transfert, mécanisme de défense, etc.).
* Les processus de transaction sont les efforts cognitifs, émotionnels et comportementaux déployés par un individu pour s'ajuster aux situations de stress comme la maladie. Ils déterminent les stratégies d'ajustement au stress que le patient peut mettre en place pour s'adapter à la maladie.
* L'entretien motivationnel est une méthode de communication centrée sur la personne, visant l'augmentation de la motivation intrinsèque par l'exploration et la résolution de l'ambivalence.
* L'alliance thérapeutique permet une collaboration active, le patient et le soignant travaillant ensemble, fondée sur une appréciation partagée des problèmes et un accord sur les solutions possibles.

1. La relation médecin-malade

1.1. Définition

La relation médecin-malade est une **relation interpersonnelle** qui implique plusieurs personnes (médecins, soignants, patients, entourages) et qui passe par la **maladie**. Elle est faite d'attentes et d'investissement affectif et s'exerce dans un **cadre socio-culturel et éthique**.

C'est une relation asymétrique du fait de plusieurs caractéristiques.

	Malade	Médecin
Représentation de la maladie	Dispose d'une expertise du vécu de sa maladie	Dispose d'une expertise médicale, d'un savoir médical sur les aspects objectifs de la maladie
Représentation sur la santé	Considère la santé comme un moyen, au service de sa qualité de vie	Considère la santé comme l'absence de maladie
Position	Est en position de faiblesse du fait de la sollicitation du médecin, de la situation de maladie, du handicap, de la vulnérabilité	Est en position de force du fait de son savoir, de son pouvoir supposé sur la maladie, de sa situation professionnelle
Peur	Redoute la maladie, le handicap, la dépendance, la mort	Redoute d'échouer, de se tromper, de découvrir une maladie sévère ou grave qu'il devra ensuite annoncer
Attente	Attend du médecin, savoir, savoir-faire, savoir être, guérison, soulagement de la douleur, reconnaissance de sa détresse mais aussi de ses ressources	Attend du patient, reconnaissance de sa valeur professionnelle, acceptation des décisions médicales prises

Tableau 1. Les caractéristiques qui rendent asymétrique la relation médecin-malade.

Cette relation dépend :

* de la maladie ;
* des réactions psychologiques du patient et de son entourage à la maladie ;
* des réactions psychologiques des médecins et soignants aux situations qu'ils rencontrent dans leurs pratiques ;
* des déterminants de la qualité de la relation médecin malade, particulièrement utiles pour guider l'annonce d'une « mauvaise nouvelle » en santé.

1.2. Déterminants de la relation médecin-malade

L'augmentation de la fréquence des **maladies chroniques** au XXe siècle a conduit à envisager de nouveaux types de relation médecin-malade. Le type de relation appelé « **actif/passif** » (ou « paternaliste ») parfois adapté aux maladies aiguës graves, a évolué vers une relation appelée « **participative** » (ou « autonomiste ») plus adaptée aux maladies chroniques.

* **La relation actif/passif** n'implique du patient aucune activité, c'est le médecin qui fait son acte thérapeutique. L'exemple paradigmatique est l'acte chirurgical.
* **La relation consensuelle** suppose du patient une acceptation des soins et une coopération. Cependant, dans cette relation, le patient est déjà convaincu de la nécessité de la prise en charge médicale. C'est, par exemple, le cas des fractures et de la nécessité de la pose d'un plâtre.

* **La relation coopérative** implique du patient, comme dans la relation précédente, une acceptation et une coopération au geste médical, mais il doit être convaincu. Le médecin doit faire l'effort d'expliquer et de convaincre le patient de la nécessité de sa coopération. C'est, par exemple, le cas d'un examen gynécologique ou d'un soin dentaire.
* **La relation participative** positionne le patient comme l'acteur privilégié de la rémission et/ou de la guérison qui doit alors changer son style de vie et ses habitudes.

La relation de type « participative » nécessite un savoir et une compétence spécifique de la part du médecin. Son savoir sémiologique, nosographique et thérapeutique sur la maladie ne suffit pas. Le médecin doit, certes, apporter des informations scientifiques, mais aussi un soutien affectif au patient, adapté à ses réactions affectives, et doit **tenir compte également des représentations et des actions du patient concernant sa santé et la maladie** afin de mettre en place progressivement **un compromis réciproque, responsable et acceptable** par le patient comme par le médecin pour la prise en charge de sa maladie chronique.

Cette relation permet un processus appelé « engagement », où le médecin assure par son intérêt, ses attitudes et ses questions, le développement progressif d'un sentiment de confiance permettant au patient de se sentir plus libre de confier ses problèmes. Ce processus d'engagement conduit à ce qui est traditionnellement appelé une « alliance thérapeutique » qui permet une « collaboration active, le patient et le soignant travaillant ensemble, fondée sur une appréciation partagée des problèmes et un accord sur les solutions possibles ».

	Activité/passivité	Consensuel	Coopératif	Participatif
Patient	Passif	Demande d'aide (déjà convaincu)	Accord du patient (à convaincre)	Doit changer ses habitudes
Médecin	Actif	Actif avec l'aide du patient	Le patient suit le médecin	Compromis réciproque et responsable à trouver

Tableau 2. **Les différents types de relation médecin-malade et leurs déterminants.**

2. La position du médecin

2.1. Les représentations de la maladie par le savoir médical

Les études de médecine conduisent à la construction d'une théorie savante des maladies. Le médecin acquiert un savoir :

* sémiologique ;
* nosographique ;
* et thérapeutique ;

dans les buts :

* d'identifier des maladies ;
* et de mettre en place des stratégies thérapeutiques pour modifier le pronostic de la maladie.

Cette théorie savante correspond au savoir biomédical.

Elle ne représente cependant qu'incomplètement ce que les patients vivent, pensent et ressentent quand ils ont une maladie. Le savoir médical se confronte donc à une théorie profane des maladies et de la santé qui influence le comportement des patients, ses actions possibles et leurs relations avec les médecins. Le médecin doit tenir compte à la fois :

* de ses propres représentations concernant la maladie (sa théorie savante, considérée comme « objective ») ;
* et des représentations et valeurs du patient (sa théorie profane) au cours des entretiens, mais également celles de l'entourage familial (entretien réalisé avec le patient en présence de cet entourage), savoir plus « subjectif » mais qui peut s'aborder de manière rigoureuse dans le cadre de la relation médecin-malade. Des techniques spécifiques permettent en effet de mener l'entretien dans ce sens.

2.2. Le processus d'empathie

Le **consentement** du patient ou cours d'un entretien est essentiel à obtenir. Mais un **processus d'engagement** avec le patient est également nécessaire. Celui-ci conduit à une alliance thérapeutique. L'alliance est à rechercher même dans le cadre des soins sans consentement en psychiatrie (cf. **Item 15**).

2.2.1. L'alliance thérapeutique

L'alliance thérapeutique est le résultat du processus d'engagement. Le processus d'engagement s'inscrit dans le processus d'entretien clinique qui doit permettre la mise en place d'une relation de confiance permettant au patient de raconter son problème de santé.

Durant ce processus d'engagement qui nécessite des compétences relationnelles de la part du clinicien, celui-ci sera amené :

* d'une part à traduire en symptômes les plaintes qu'il identifierait comme pertinentes médicalement ;
* d'autre part à « identifier » les représentations, affects, motivations, transfert/contre-transfert, et mécanismes de défense, de l'individu.

Au fil des entretiens successifs, ces deux éléments conduiront le médecin à :

* un diagnostic plus précis du trouble ;
* une évaluation de la théorie profane de l'individu et ses réactions psychologiques face à son problème de santé.

La décision thérapeutique sera ainsi guidée par la confrontation entre la théorie savante du médecin déterminée par les recommandations fondées sur les preuves concernant un type de trouble, et la théorie profane du patient, en prenant en compte les réactions psychologiques du malade (mais aussi du médecin lui-même). Il s'agira alors de trouver un compromis permettant une prise en charge thérapeutique la plus efficiente possible associée à une alliance thérapeutique la plus forte possible.

L'alliance thérapeutique comporte ainsi trois aspects :

* les buts : accord entre le médecin et le malade sur les objectifs de la thérapie ;
* les tâches : accord sur les moyens à mettre en œuvre pour atteindre ces objectifs ;
* la qualité du lien entre le médecin et le malade : lien de confiance et d'estime mutuelle entre les deux.

Un certain nombre de signes comportementaux et émotionnels d'alliance thérapeutique existent, et font partie des compétences du médecin.

Les signes d'alliance sont de deux types : verbaux et non verbaux.

Parmi les signes d'alliance verbaux, on retrouve :

* la durée de l'énoncé, qui est la durée du discours du patient en réponse à une question ;
* le temps de latence à l'énoncé, qui est le temps mis par un patient pour répondre à une question ;
* le pourcentage d'interruption, qui est le nombre de fois où le patient interrompt le médecin.

Un patient qui répondra de manière brève, avec un temps de latence court aux questions, et qui aura tendance à interrompre le médecin caractérise une alliance thérapeutique faible. Les entretiens cliniques sont alors peu efficaces pour le diagnostic et la thérapeutique.

Parmi les signes d'alliance non verbaux, on retrouve :

* la proxémique, qui est la distance à laquelle médecin et patient se situent l'un par rapport à l'autre, et leur orientation l'un face à l'autre ;
* la gestuelle, qui est l'ensemble des attitudes du médecin comme du patient ;
* le paralangage, soit les éléments de timbre, d'intensité et de prosodie du langage ;
* les expressions émotionnelles, qui sont les états affectifs manifestés et vécus par le patient.

Il est important que le médecin tienne compte de ces signes verbaux et non verbaux qu'ils soient identifiés chez le patient ou chez lui-même. L'objectif pour le médecin est d'ajuster au mieux ses réponses verbales et non verbales au cours de l'entretien. Par ailleurs, en psychiatrie, le médecin devra aussi apprendre à confronter et à interpréter les signes dans le contexte du trouble psychiatrique. Les signes et symptômes psychiatriques peuvent en effet modifier les signes comportementaux et émotionnels d'alliance.

2.2.2. L'empathie clinique

L'empathie est la capacité de comprendre les affects et les pensées d'autrui (empathie affective et cognitive) et de lui faire comprendre qu'il est compris (empathie motivationnelle et comportementale).

L'empathie du médecin (« je vois que vous êtes inquiet(e)… ») se différencie de :

* la sympathie de celui-ci : capacité de ressentir la même chose qu'autrui (« je serais inquiet(e) moi aussi ! ») ;
* l'« a-pathie » de certains : incapacité à ressentir la même chose qu'autrui (« vous n'avez pas de raison d'être inquiet(e) »).

L'empathie permet d'éviter une relation trop asymétrique ou trop symétrique.

Une situation de stress comme une maladie peut avoir un impact affectif important. En pratique, valider les affects et représentations du patient passe par la **reformulation** (qui renvoie au patient ses propres affects et représentations et lui signifie qu'il a été entendu et qu'il n'est pas seul). Elle implique du médecin de **l'empathie**.

Il faut noter que le patient n'attend pas simplement d'être compris et de pouvoir raconter son problème de santé. Il attend généralement aussi d'un médecin compétent dans son domaine qu'il lui propose des solutions à son problème de santé. Cependant, ces solutions devront être adaptées aux représentations du patient.

Valider les affects **et représentations** du patient est capital, afin de favoriser l'alliance thérapeutique.

2.2.3. Les techniques d'empathie

Savoir comment se montrer empathique à l'égard du patient est essentiel et nécessite de connaître les principes d'une communication adaptée, verbale et non verbale. La médecine narrative (qui a pour but de porter attention à la mise en récit et à la compétence narrative des malades comme des médecins) permet de renforcer l'empathie au cours des études de médecine.

Les techniques permettant au médecin de montrer son empathie envers le patient se basent sur 5 étapes :

1- Expression d'une pensée ou d'un affect par le patient

La première étape du processus d'empathie est l'expression d'une pensée ou d'un affect par le patient.

2- Reconnaissance de cette pensée ou affect par le médecin

La seconde étape du processus d'empathie est la reconnaissance par le médecin de la pensée ou de l'affect exprimés par le patient. Cette reconnaissance s'accompagne d'une compréhension des représentations et de la vision du monde du patient.

3- Expression de la reconnaissance de cette pensée ou affect par le médecin

La troisième étape du processus d'empathie est l'expression par le médecin de la reconnaissance et la compréhension de la pensée ou affect exprimés par le patient.

Afin d'exprimer cette reconnaissance et compréhension avec justesse, trois dimensions sont à prendre en compte :

* le degré de certitude exprimé dans la reconnaissance ;
* le degré d'interprétation (dans le système de représentations et monde supposé du patient) de la pensée ou de l'affect exprimés dans la reconnaissance ;
* le degré de proximité de la pensée ou de l'affect par rapport aux représentations et monde commun, exprimés dans la reconnaissance.

Des signes non verbaux d'empathie sont également importants (proxémique, gestuelle, paralangage, expression émotionnelle). Le hochement de tête, le fait de se pencher en avant ou le ton de voix encourageant ou les acquiescements du discours associés à des « mmh... » sont par exemple des signes non verbaux fréquemment utilisés dans l'expression de l'empathie afin d'encourager le patient à poursuivre sa description.

La reconnaissance de la pensée ou affect d'autrui peut ainsi être exprimée avec plus (« vous ressentez cela... ») ou moins (« il me semble que/c'est comme si, vous ressentez cela... ») de certitude, avec plus (reformulation dans le système plus global des représentations du patient) ou moins (simple reformulation du propos du patient) d'interprétation, avec plus (« beaucoup de gens ressentent ou pensent cela... ») ou moins (simple reformulation du propos du patient) de proximité avec le monde commun. Les formulations de reconnaissance claires et concises sont à favoriser. Cette formulation n'est pas la répétition exacte de ce que vient de dire le patient, mais plutôt une reformulation qui permet d'indiquer que le clinicien a bien reconnu la pensée ou affect du patient.

4- Réception de la reconnaissance par le patient

La quatrième étape du processus d'empathie est la réception par le patient de la reconnaissance et la compréhension par le médecin de la pensée ou affect. Cette phase de réception est influencée comme la phase d'expression par les symptômes et signes cliniques du syndrome psychiatrique lui-même, et par la situation de la personne souffrant d'un trouble psychiatrique.

5- Réaction en retour par le patient

Un processus empathique efficace permet au patient d'exprimer avec plus de détails son vécu. L'augmentation de la production verbale ainsi que la diminution de l'anxiété évaluée sur des signes non verbaux seront donc des indicateurs de processus d'empathie réussi.

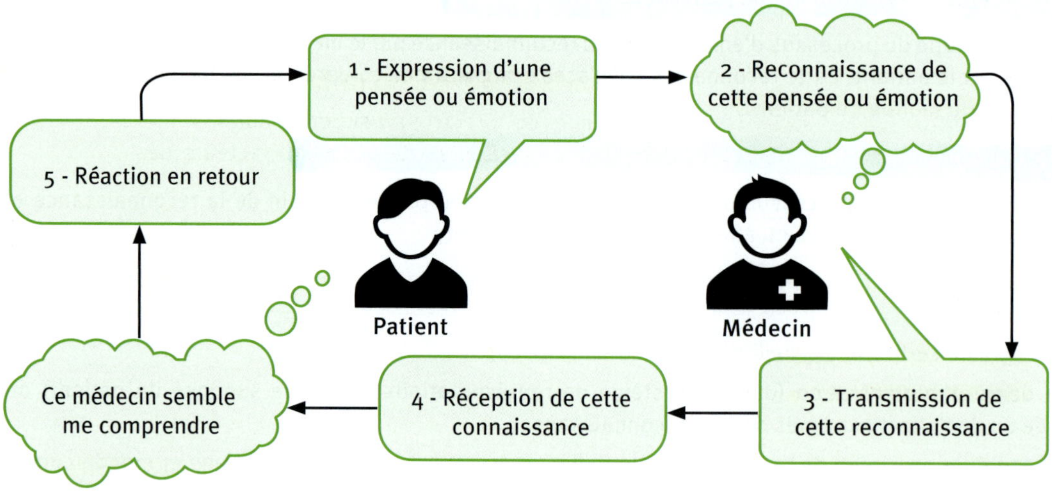

Figure 1. Les étapes du processus d'empathie.

2.3. L'approche centrée sur le patient

La démarche centrée sur le patient s'appuie sur une relation participative pour aboutir à la construction partagée d'une option de soins, au suivi de sa mise en œuvre et à son ajustement dans le temps.

Cette approche considère qu'il existe une complémentarité entre l'expertise des professionnels et l'expérience que le patient a acquise au fur et à mesure de la vie avec ses problèmes de santé.

Elle se fonde sur :

* une personnalisation des soins : sur la base du processus d'empathie ;
* le développement et le renforcement des compétences du patient par l'éducation thérapeutique ;
* une continuité des soins dans le temps en apportant un suivi et un soutien au patient par une même équipe pluridisciplinaire permettant de tenir compte des processus d'ajustement au stress et des étapes de changement.

3. La position du patient

3.1. Les représentations de la maladie par le savoir « profane »

La maladie est une rupture d'équilibre dans un ensemble biologique, psychologique et social. La prise en charge consiste à **redonner au patient l'ensemble des ressources nécessaires pour réaliser ses aspirations et satisfaire à nouveau ses besoins**.

Pour cela il est essentiel que le médecin tienne compte :

* des **représentations** du patient concernant sa santé et la maladie (théorie profane) qui déterminent les comportements que le patient peut mettre en place ;
* des **processus de transaction** que le patient met en place face à la maladie ;
* des étapes de changement en lien avec un comportement problème.

Les représentations de la maladie peuvent concerner :

* les causes (« À quoi est due ma maladie ? ») ;
* le sens de celle-ci (« Pourquoi cette maladie chez moi dans mon histoire personnelle ? »).

Les représentations de la santé et de la maladie sont parfois peu superposables aux « représentations médicales officielles » (théorie savante) et sont dépendantes de multiples facteurs liés à la personne « malade » :

* culture ;
* milieu social ;
* personnalité ;
* histoire personnelle.

La position du patient ne se résume pas à des représentations différentes (ou qui peuvent l'être). Elle est liée à l'expérience du fait d'être malade/à risque, qui constitue un facteur de stress majeur et implique bien souvent une nécessité de changement. Quand bien même ses représentations seraient identiques à celles du médecin, cette position est très différente, et implique des réactions psychologiques à prendre en compte (transfert/contre-transfert, mécanisme de défense).

3.2. Les processus de transaction et ajustement au stress

Les processus de transaction sont les efforts cognitifs, émotionnels et comportementaux déployés par un individu pour s'ajuster aux situations de stress, comme la maladie. Ils déterminent les stratégies d'ajustement que le patient peut mettre en place pour s'adapter à la maladie, également appelées compétences d'adaptation du patient.

Deux phases se succèdent : une phase d'évaluation (primaire et secondaire) et élaboration d'une ou plusieurs stratégies d'ajustement (ou coping).

3.2.1. Phase d'évaluation

Il existe deux mouvements dans cette phase d'évaluation :

* l'évaluation primaire, correspond au « stress perçu » par le sujet dans la situation de stress ;
* l'évaluation secondaire correspond au « contrôle perçu » et au « soutien social perçu » par le sujet pour faire face à la situation de stress. Le contrôle perçu correspond à l'inventaire de ses ressources personnelles et de sa capacité à contrôler la situation par le patient. Le soutien social perçu correspond à l'inventaire des aides, protections et valorisations relationnelles et sociales disponibles pour lui. Un « contrôle perçu » et un « soutien social perçu » sont des prédicteurs positifs de l'état de santé ultérieur car ils réduisent l'impact des événements de vie stressants et facilitent l'adoption de changements de style de vie nécessaires dans la prise en charge de la maladie. Un sentiment de perte de contrôle ou d'absence de soutien social s'avère au contraire délétère.

Évaluations primaires et secondaires sont influencées par des facteurs bio-psycho-sociaux et par la théorie profane du patient. Les individus possédant certains traits de personnalité associés à la croyance généralisée que les événements de vie dépendent de facteurs externes non maîtrisables présentent plutôt un « contrôle perçu » faible, alors qu'à l'inverse les individus possédant certains traits associés à la croyance généralisée que les événements de vie dépendent de facteurs internes en lien avec des aptitudes personnelles présenteront plutôt un contrôle perçu fort. Enfin, un isolement social ou des relations familiales, professionnelles et sociales peu soutenantes seront plutôt associés à un « soutien social perçu » faible.

3.2.2. Phase d'ajustement

La phase d'ajustement ou de coping est l'ensemble des processus transactionnels qu'un individu interpose entre lui et la situation stressante afin de réduire son impact. Elle est déterminée notamment par la phase d'évaluation précédente.

Si le patient pense qu'il peut changer quelque chose à sa situation de maladie, il adoptera des « stratégies centrées sur le problème ».

Si le patient pense qu'il ne peut pas grand-chose face à sa situation de maladie, il adoptera des stratégies tendant à « se modifier lui-même » afin de supporter la situation (« stratégies centrées sur l'émotion »).

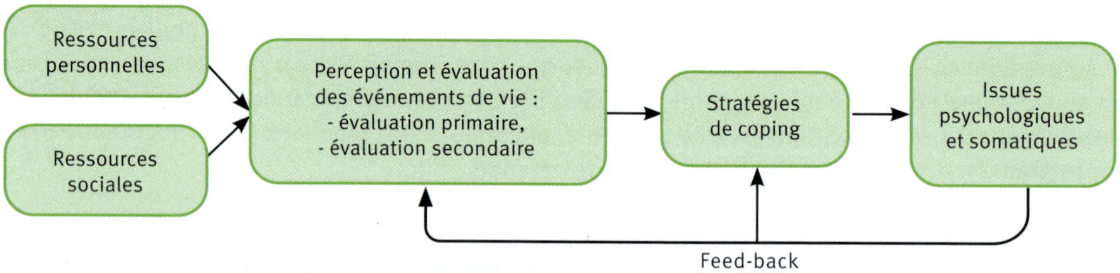

Figure 2. Les processus de transaction, schéma adapté de Bruchon-Schweitzer et Boujut, cf. « Pour approfondir ».

3.3. Les étapes de changement

Il est possible lors d'**entretiens motivationnels** d'aider un patient à identifier ses difficultés à quitter un « comportement problème », afin de l'amener à être plus motivé pour amorcer le changement, tout en lui permettant de conserver un sentiment de liberté, en validant ses ressentis et ses pensées. D'abord appliquée aux conduites addictives, cette technique d'entretien peut s'appliquer à tout type de comportement problème.

L'entretien motivationnel est un **style de d'entretien participatif** permettant de **renforcer la motivation propre d'une personne et son engagement vers le changement**.

Il ne s'agit pas de convaincre le patient de changer (en essayant d'induire une motivation extrinsèque par une argumentation du thérapeute), mais **d'explorer avec lui** les avantages et les inconvénients du comportement problème et du comportement de santé alternatif.

Dans cette situation, le patient est initialement dans une situation d'ambivalence, sorte de statu quo, entre rester dans le comportement problème actuel (qui peut sembler présenter plus d'avantages que d'inconvénients) et changer pour un nouveau comportement (qui peut initialement sembler présenter moins d'avantages que d'inconvénients). De plus une résistance au changement peut apparaître du fait d'un sentiment de menace de perte d'autonomie chez le patient (induit par le nouveau changement à adopter).

L'exploration empathique et sans jugement des représentations et des capacités du patient, l'examen et l'explicitation des ambivalences face à la décision de changer de comportement, lui permettra de développer une **motivation intrinsèque** afin de sortir de l'ambivalence et de prendre la détermination de changer de comportement : le comportement problème lui semblant au cours de l'entretien motivationnel présenter moins d'avantages et plus d'inconvénients que le nouveau comportement de santé, et la mise en place d'un changement efficace lui semblant alors devenu possible sans perte d'autonomie.

Le patient pourra alors mettre en œuvre librement le nouveau comportement et il s'agira alors de renforcer **le sentiment d'efficacité personnelle** et la confiance que le patient a dans la possibilité de maintenir ce comportement. En cas de retour en arrière sur le comportement problème, il s'agira de ne pas induire un sentiment d'échec et d'inefficacité chez le patient, mais de reprendre l'entretien motivationnel, les raisons ayant conduit à l'arrêt du changement, et les nouvelles stratégies qu'il pourrait mettre en œuvre pour essayer à nouveau de changer de comportement.

Il faut retenir que la motivation au changement n'est pas un « trait de caractère du patient » immuable, mais un état qui fluctue en fonction des représentations et du sentiment d'efficacité du patient, ainsi que de la qualité de l'entretien participatif.

Les principes de l'entretien motivationnel, « méthode de communication centrée sur la personne, visant l'augmentation de la motivation intrinsèque par l'exploration et la résolution de l'ambivalence » sont résumés dans l'acronyme **VICTOIRE** :

* **Valoriser :** valoriser toute action, même mineure, en faveur du changement, afin de favoriser le sentiment d'efficacité personnelle ;

* **Intéresser :** susciter l'intérêt du patient sur la question du changement ou sur son ambivalence, afin de l'amener à s'interroger sur son comportement problème ;

* **Comprendre :** montrer qu'on cherche à comprendre le patient (démarche empathique) ;

* **Tolérer :** tolérer les résistances face au changement, avec un jugement positif inconditionnel, voire en légitimant certains arguments du patient contre le changement, et en tout cas en le laissant exprimer ses arguments ;

* **Ouvrir :** Favoriser les questions ouvertes, permettant au patient de ne pas répondre par oui ou non, mais de répondre de manière personnelle et nuancée, en allant du plus général au plus spécifique ;

* **Insister :** insister sur l'ambivalence du patient, c'est-à-dire son positionnement entre des motivations contraires, sans avoir peur de renforcer des motifs de résistance au changement en les explorant, et surtout ne pas prendre parti en argumentant contre les représentations du patient (ce qui pourrait avoir un effet négatif renforçant la résistance) ;

* **Reformuler :** Reprendre le discours du patient (démarche empathique) ;

* **Écouter :** Se laisser informer par le patient sur ses propres représentations (démarche empathique).

Repérer et expliquer les 6 étapes du changement peut également avoir un intérêt. Pour changer un comportement, les individus vont devoir le modifier progressivement en passant par une série d'étapes décrites dans le modèle du changement développé par Prochaska et DiClemente. Les principaux stades de changement sont :

* **pré-contemplation :** l'individu n'a pas encore envisagé de changer son comportement qui présente suivant son point de vue moins d'inconvénients que d'avantages ;
* **contemplation :** le patient pense que les inconvénients sont aussi importants que les avantages ;
* **détermination :** le patient pense que les inconvénients sont plus importants que les avantages et envisage la nécessité du changement ;
* **action :** le patient est activement engagé dans le changement, il pense qu'il peut avoir une efficacité personnelle dans le changement, il met en place librement un changement de comportement ;
* **maintien :** le patient maintient son changement et trouve une confiance en lui dans cette possibilité ;
* **rechute :** le patient abandonne le changement réalisé, mais peut recommencer le cycle des 6 étapes.

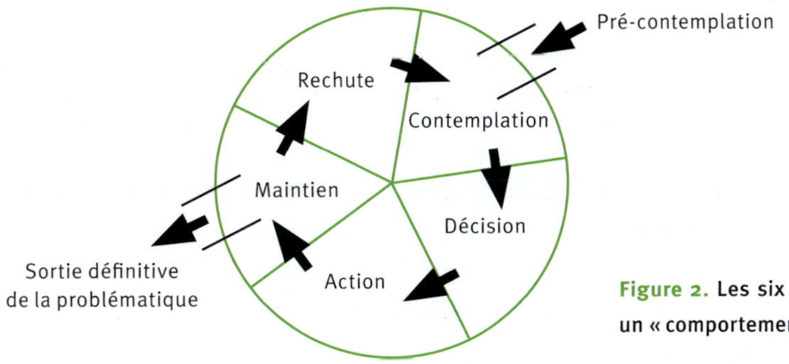

Figure 2. Les six étapes pour changer un « comportement problème ».

4. Le transfert d'information dans la relation médecin-malade

Quelle que soit la situation, l'information transmise doit être loyale, claire, appropriée, adaptée à la situation et comprise par le patient. Celui-ci peut souhaiter que ses proches soient présents lors de la transmission d'informations et cela doit être accepté par le médecin.

Chez les enfants, l'information est transmise aux parents mais également à l'enfant. Chez les adolescents en particulier, il ne faut pas oublier de proposer un moment d'échange seul sans les parents.

4.1. Les principes éthiques déterminants

La pratique médicale est déterminée par des principes éthiques fondamentaux. La référence à ces principes éthiques façonne la transmission d'information dans le cadre de la relation médecin-malade.

* Principe de responsabilité : garantit la mise en œuvre par le médecin des moyens les plus appropriés au bénéfice du malade, dans le strict respect des règles de l'art et de la pratique médicale.
* Principe de non-malfaisance : primum non nocere, garantit le fait de ne pas nuire.
* Principe de justice et d'équité : garantit à chacun, quels que soient sa condition et son statut social d'accéder aux mêmes soins, d'être traité de manière équivalente.
* Principe de bienfaisance : attitude de désintéressement du médecin, témoignant de la volonté prioritaire du soignant du bien pour son patient.
* Principe d'autonomie : garantit le droit du patient à choisir ce qui concerne sa propre santé et à gérer seul sa propre vie, du fait d'une autonomie d'action (capacité d'agir), de pensée (capacité de délibération et de jugement), et de volonté (capacité d'articuler jugement et action).
* Principe de confidentialité : garantit au patient que toute information à laquelle le médecin aura accès du fait de la spécificité de sa fonction, ne saurait être divulguée en dehors du colloque singulier.

La loi du 4 mars 2002 relative aux droits des patients et à la qualité du système de santé a rappelé le caractère intangible de la référence à ces principes éthiques tout en redéfinissant les droits du patient. La loi insiste sur le droit à l'information et à la participation à la prise de décision des malades.

4.2. Les facteurs psychologiques déterminants

La transmission d'information peut être affectée par le transfert et les mécanismes de défense.

4.2.1. Transfert

Le concept de transfert tire son origine de la psychanalyse mais a ensuite été généralisé à la pratique médicale pour explorer les déterminants de la relation médecin-malade.

L'usage extensif en psychologie médicale du terme transfert désigne ainsi tout investissement affectif du patient sur le médecin. Il serait particulièrement favorisé dans la relation médecin-malade du fait de l'asymétrie pouvant réactiver des modalités relationnelles de l'enfance. Le transfert peut être positif ou négatif selon les représentations et les attentes du patient, ainsi que ses styles d'attachement.

* Quand le transfert est positif, le patient présente un sentiment de sympathie envers « son médecin » en qui il a confiance.
* Quand le transfert est négatif, le patient présente un sentiment d'antipathie envers ce médecin de qui il se méfie.

* Le contre-transfert désigne quant à lui l'investissement affectif du médecin (et plus généralement des soignants) envers le patient. Le contre-transfert peut être lui aussi positif ou négatif.
* Quand le contre-transfert est positif, le médecin sera attentif au patient, au risque, s'il l'est trop, de ne pouvoir garder l'objectivité nécessaire à la prise de décisions difficiles.
* Quand le transfert est négatif, le médecin pourra voir des attitudes de rejet, comme un refus d'écoute, une décision prise trop rapidement, etc.

Les groupes de type Balint permettent aux médecins d'être attentifs à ces dimensions affectives de la relation médecin-malade afin d'adapter au mieux leurs comportements (p. ex. : lors de l'annonce d'une mauvaise nouvelle).

4.2.2. Mécanismes de défense

Les mécanismes de défense sont définis comme les processus psychiques inconscients permettant de gérer le stress. Ces mécanismes tirent leurs origines de la psychanalyse mais ont été ensuite généralisés à la pratique médicale pour explorer les déterminants de la relation médecin-malade.

Le terme « mécanisme de défense » désigne ainsi toute réaction psychologique du patient qui a pour but de gérer le stress en lien avec la maladie. Les mécanismes de défense sont complémentaires des processus d'ajustement au stress. Les mécanismes de défense seraient des processus mentaux automatiques, alors que les processus d'ajustement au stress sont liés aux capacités de délibération et de jugement. Mécanismes de défense et stratégie d'ajustement au stress coexistent et contribuent ensemble à l'adaptation à la maladie, pour le malade et le médecin.

Les principaux mécanismes de défense sont :

* **le déni :** défenses maintenant hors de la conscience les pensées et affects liés à la maladie, ce mécanisme est proche des comportements d'évitement ;
* **l'isolation :** défenses séparant les pensées des affects liés à la maladie, ce mécanisme conduit à une rationalisation et une réduction de la maladie à ses facteurs biomédicaux ;
* **le déplacement :** défenses détournant un affect lié à la maladie sur un autre objet que la maladie, ce mécanisme focalise les pensées et les affects sur un autre objet, par exemple la qualité de la nourriture à l'hôpital, et ne permet pas la confrontation directe à la situation de stress ;
* **la projection :** défenses faisant attribuer à autrui ses propres affects liés à la maladie, le médecin pouvant projeter sur le patient la responsabilité de son échec à guérir la maladie, et le patient pouvant projeter sur la mauvaise compétence supposée du médecin l'évolution négative de sa maladie ;
* **la sublimation :** défenses conduisant à gérer un affect lié à la maladie par un comportement socialement acceptable (p. ex. : faire une œuvre d'art sur l'expérience de sa maladie).

4.3. L'annonce d'une mauvaise nouvelle

L'annonce d'une mauvaise nouvelle concernant la santé regroupe :

* l'annonce des situations dans lesquelles le patient court un risque vital à court terme ;
* l'annonce d'une maladie sévère, c'est-à-dire altérant la qualité de vie du patient du fait de la rapidité d'évolution, du risque de rechute et/ou de récidive grave, et du retentissement fonctionnel de la maladie.

Cette annonce ne s'improvise pas et nécessite une succession d'étapes qui peuvent être schématisées de la façon suivante :

1 - Condition de temps et d'espace : choisir un lieu calme, propice (c'est-à-dire garantissant confidentialité et intimité) où le médecin prendra le temps nécessaire, dans le cadre d'une relation personnalisée avec le patient, mais également avec les proches si le patient le souhaite ;

2 - Distinguer ce que le patient sait déjà, souhaite savoir et doit savoir de sa situation ;

3 - Donner l'information progressivement, en s'adaptant au rythme du patient ;

4 - Permettre au patient de reformuler ce qui lui a été annoncé, afin de savoir ce qu'il a effectivement compris de l'information transmise, qui dépend des représentations et de la théorie profane du patient mais aussi de ses réactions affectives et mécanismes de défense ;

5 - Accueillir les manifestations affectives du patient (démarche empathique) ;

6 - Donner un espoir réaliste : permettre au patient de se projeter dans le futur en restant réaliste, en planifiant le suivi, afin de réduire l'incertitude des étapes à venir ;

7 - Proposer un support écrit : non pas pour remplacer les étapes précédentes, mais pour résumer l'information.

POUR APPROFONDIR

Lemogne C. & Consoli SM., *Chapitre 6. Psychologie médicale*, in « Psychiatrie de liaison », Lemogne C., Lavoisier, 2018 : 48-59.

Lemogne C., « L'empathie en médecine, nécessaire mais non dénuée de risques », *La Revue du Praticien,* 2015 : 65(8), 1027-30.

Micoulaud-Franchi JA., Lancon C., « L'inaccessible presque touché. Connaissance minimale en psychologie de la santé à l'usage de l'étudiant en médecine », *Annales médico-psychologiques, Revue psychiatrique,* 2015 : 173(4), 377-383.

Micoulaud-Franchi JA., Geoffroy PA., Amad A., Quiles C., « Le boucher du Prince Wen-houei. De l'art médical du recueil sémiologique valide en psychiatrie », *Annales médico-psychologiques, Revue psychiatrique,* 2016 : 174(5), 402-409.

62

item 62

DÉCRIRE L'ORGANISATION DE L'OFFRE DE SOINS EN PSYCHIATRIE

DE L'ENFANT À LA PERSONNE ÂGÉE

OBJECTIFS PÉDAGOGIQUES

Rang	Rubrique	Intitulé
A	Prévalence, épidémiologie	Contexte épidémiologique
A	Définition	Organisation générale du système de soins en psychiatrie
B	Définition	Modalités de prise en charge en psychiatrie de l'adulte et en psychiatrie de l'enfant et de l'adolescent
B	Définition	Lieux de prise en charge hors secteur (structures médico-sociales)
A	Définition	Offre de soins spécifique
B	Définition	Offre de soins spécifique

POINTS CLÉS

Le secteur :

- La base de l'organisation des soins en psychiatrie.
- Centre médico-psychologique (CMP) = structure pivot du secteur.
- Coordination et continuité des soins.
- Insertion et maintien du patient dans la communauté.
- Développement des prises en charge alternatives à l'hospitalisation temps plein.
- Multidisciplinarité.
- Disparité importante de l'offre de soins.
- Diversification des moyens thérapeutiques.
- Soins de recours pour les situations complexes ou nécessitant un avis spécialisé.

1. Introduction

1.1. Système de santé

1.1.1. Définition

Le système de santé est défini comme l'ensemble des moyens organisationnels, structurels, humains et financiers destinés à réaliser les objectifs d'une politique de santé.

Sa fonction est la promotion de la santé et son objectif est l'amélioration de la santé.

Selon l'OMS, le système de santé s'organise en 3 niveaux distincts :

* **niveau I (soins primaires) :** soins de premier recours, essentiellement ambulatoires, de proximité, dans la communauté, porte d'entrée dans le système de soins, comme définie en France par la notion de **« parcours de soins coordonné »** dont la **médecine générale** constitue le pivot ;
* **niveau II (ou secondaire) :** regroupe des services spécialisés dans le diagnostic et la prise en charge d'un domaine pathologique donné ;
* **niveau III (ou tertiaire) :** constitué de **centres de référence,** offrant les services de soins les plus spécialisés, souvent à vocation d'enseignement et de recherche.

Le système de santé en psychiatrie déploie une offre de soins aux niveaux II et III, autour de 3 types de structure de soins :

* **structures de soins ambulatoires :** psychiatres libéraux et centres médico-psychologiques (CMP) notamment, en lien avec les acteurs de la médecine générale, les maisons de santé pluridisciplinaires, les centres de soins, etc. ;
* **structures intermédiaires :** hôpitaux de jour et centres d'accueil thérapeutique à temps partiel (CATTP) notamment, qui assurent des soins séquentiels dans la communauté ;
* **structures hospitalières :** services d'hospitalisation temps plein des hôpitaux publics ou du secteur privé notamment.

1.1.2. Organisation générale du système de soins en psychiatrie

1.1.2.1. Système de soins

Le système de soins français est fondé sur :

* un **financement par l'assurance maladie ;**
* un **parcours de soins coordonné :** l'assuré désigne un médecin traitant et le recours au spécialiste obtient un taux de remboursement maximal s'il est adressé au spécialiste ;
* des **réseaux de soins :** coordination formalisée de professionnels de santé et des intervenants (travailleurs sociaux, personnel administratif, etc.), qui existent dans certains territoires de santé.

En psychiatrie (et addictologie), il existe une dérogation au parcours de soins coordonné pour les assurés de 16 à 25 ans, afin de faciliter l'accès aux soins psychiatriques.

1.1.2.2. Structures sociales et médico-sociales

La prise en charge au long cours des personnes souffrant de troubles psychiatriques s'appuie également **sur des structures sociales et médico-sociales,** qui ont pour mission d'apporter un accompagnement et une prise en charge à tout public dit « vulnérable » ou en situation de dépendance (personnes âgées, personnes en situation de précarité, d'exclusion, de handicap en particulier). Il s'agit d'une logique d'assistance qui ne concerne pas uniquement la maladie.

Lorsque cette assistance concerne le handicap, c'est la **maison départementale des personnes handicapées (MDPH)** qui coordonne la mise en place d'un **plan personnalisé de compensation du handicap**

avec l'ouverture de droits (cf. **Item 121**). Le financement des dépenses d'aide et d'action sociale dans le secteur social et médico-social est assuré par de multiples acteurs (État, assurance maladie et collectivités territoriales).

1.2. Offre de soins en psychiatrie

Le système de soins en psychiatrie s'organise :

* **aux niveaux secondaire et tertiaire**, dans une logique territoriale qui a pour objectif de garantir un égal accès aux soins psychiatriques à chacun. Il veille à bien s'articuler avec les soins primaires de médecine générale mais aussi le secteur médico-social ;
* **autour d'acteurs du secteur public et privé**. En 2001, on notait 13 000 psychiatres en exercice, l'offre de lits était de 104/100 000 habitants. Le recours au système de soins psychiatriques est en forte augmentation depuis une vingtaine d'années, à la fois au niveau des structures publiques et libérales ;
* **le secteur psychiatrique** correspond à une zone géographique délimitée, au sein de laquelle une équipe multidisciplinaire de psychiatrie publique a la responsabilité de l'offre publique de soins psychiatriques **(ambulatoires, intermédiaires, hospitaliers)** et de la mise en œuvre de toutes les actions de prévention primaire, secondaire et tertiaire.

Le lieu de résidence de chaque patient détermine ainsi le service auprès duquel il peut solliciter une prise en charge par le secteur public bien que le libre choix du médecin demeure le principe général d'organisation du soin.

2. Contexte épidémiologique

La santé mentale représente un enjeu majeur de santé publique (cf. **Item 60**).

Les troubles psychiatriques sont fréquents et évolutifs, le plus souvent chroniques et débutant chez l'adulte jeune, et fréquemment source de handicap (cf. **Item 121**).

On estime que les troubles psychiatriques touchent un individu sur cinq en France, soit 12 millions de personnes pour un coût évalué à 107 milliards d'euros = 3 à 4 % PIB (coûts directs et coûts indirects liés à la perte de qualité de vie, de travail et de productivité pour les patients et leurs familles).

Selon l'OMS, les troubles psychiatriques sont le premier contributeur au fardeau global des maladies non transmissibles, devant les maladies cardiovasculaires et le diabète.

En chiffres :

* prévalence annuelle des troubles psychiatriques en population générale et infanto-juvénile : environ 20 % ;
* les troubles psychiatriques représentent :
  - 12 à 15 % des invalidités (autant que les maladies cardiovasculaires et plus que les cancers) ;
  - 30 % des journées de vie perdues par mortalité évitable ou par invalidité (OMS) ;
* augmentation importante de la demande de soins depuis les années 1990 :
  - file active de psychiatrie adulte égale à 1,3 million de patients (en 2003) ;
  - file active de pédopsychiatrie égale à 464 000 patients (en 2003).

Les objectifs de santé publique en santé mentale sont :

* la lutte contre les troubles psychiatriques (sans oublier les troubles addictifs) : actions de prévention, de dépistage, de diagnostic, de soins, et de réhabilitation psycho-sociale (cf. **Items 60 et 121**) ;
* la lutte contre l'inégalité d'accès aux soins ;

* la promotion des droits et des soins pour les personnes souffrant de troubles psychiatriques (cf. **Item 59**) ;
* la lutte contre la stigmatisation des personnes souffrant de troubles psychiatriques (cf. **Item 121**).

3. Offre de soins en psychiatrie adulte

3.1. Modalités de prise en charge en psychiatrie

Trois grands modes de prise en charge en psychiatrie adulte sont classiquement distingués :

* soins ambulatoires ;
* soins séquentiels à « temps partiel » (hospitalisation de jour ou de nuit, CATTP, etc.) ;
* soins continus en « hospitalisation complète ».

La psychiatrie est la seule discipline médicale pouvant dispenser des soins sans le consentement de la personne (cf. **Item 15**). Les différents types de soins sans consentement (en hospitalisation complète ou ambulatoire) sont le plus souvent délivrés par les services de psychiatrie publique mais certains établissements privés peuvent également assurer ce type de soins s'ils sont autorisés.

3.1.2.1. Soins ambulatoires

Définit l'ensemble des prises en charge qui ne font pas intervenir d'hospitalisation. Il s'organise selon diverses modalités :

* **consultations ambulatoires :** les centres médico-psychologiques (CMP) sont les structures pivot du secteur, en amont et en aval de l'hospitalisation, ils permettent une coordination du parcours de soins psychiatriques. Les soins y sont dispensés gratuitement pour en faciliter l'accès. Les CMP regroupent des compétences multiples au sein d'équipes multidisciplinaires (médecins, infirmiers, psychologues, travailleurs sociaux, ergothérapeutes, etc.) qui assurent une offre diversifiée de soins. Par exemple, les centres d'accueil permanent (CAP) offrent une réponse 24 h/24 ;
* **la psychiatrie de liaison :** répond aux besoins d'interventions psychiatriques en unités d'hospitalisation non psychiatriques, dans les services d'accueil d'urgences des hôpitaux généraux ou dans des structures médico-sociales.

3.1.2.2. Soins séquentiels « à temps partiel »

Ils permettent une prise en charge intensive en ambulatoire.

* **L'hôpital de jour (HDJ) :** il dispense des soins polyvalents et intensifs durant la journée, un ou plusieurs jours par semaine. Il a pour objectif d'éviter la chronicisation et de préparer la réinsertion socio-professionnelle.
* **L'hôpital de nuit :** il permet une prise en charge thérapeutique de fin de journée et une surveillance médicale de nuit, voire en fin de semaine.
* **Les centres d'accueil thérapeutique à temps partiel (CATTP) :** ils dispensent des activités thérapeutiques et occupationnelles. Ils favorisent le renforcement de l'autonomie.

3.1.2.3. Soins continus « en hospitalisation complète »

* **L'hospitalisation temps plein** correspond à l'hospitalisation « traditionnelle » au sein de l'hôpital (24 h/24), pendant la phase aiguë de la maladie. Les unités d'hospitalisation peuvent être localisées dans des hôpitaux généraux ou des EPSM (établissement public de santé mentale). 13 % de l'offre d'hospitalisation est dans le secteur privé (cliniques privées).
* **Les centres de post-cure** sont des unités de moyen séjour, de transition entre l'hôpital et le retour au domicile. Des soins intensifs de réhabilitation psychosociale peuvent y être délivrés. Les soins visent à limiter le handicap et à soutenir le retour à l'autonomie. Ils peuvent durer de plusieurs mois à quelques années.

* **Le centre d'accueil et de crise d'urgence (CAC) ou U72** : il s'agit de structures hospitalières d'accueil des patients en situation de crise, souvent adossées aux services d'accueil d'urgence des hôpitaux généraux. Les durées moyennes de séjour y sont courtes. Elles ont pour objectif de limiter les hospitalisations en service de psychiatrie à partir des dispositifs d'urgences.
* **L'hospitalisation à domicile (HAD)** permet d'offrir des soins « intensifs » au domicile du patient et de limiter le recours à l'hospitalisation temps plein.
* **L'accueil en appartement thérapeutique** à la sortie de l'hôpital et pendant une durée limitée permet de développer les habiletés de la vie quotidienne et de restaurer l'autonomie du patient. Il nécessite le passage quotidien de personnels soignants.

3.2. Professionnels du dispositif de soins psychiatriques

Les soins psychiatriques sont délivrés par une **équipe multidisciplinaire** qui regroupe des compétences diverses :

* le personnel médical : psychiatres ;
* le personnel non médical : cadres, infirmiers, aides-soignants, psychologues, assistants sociaux, personnel de rééducation (psychomotricien, orthophoniste, ergothérapeute), personnel éducatif (animateur, éducateur), secrétaires médicales, agents de services hospitaliers.

Les équipes multidisciplinaires travaillent en **étroit partenariat avec** :

* **les autres professionnels de santé** :
  - les médecins généralistes : ils représentent le premier recours lors de la demande initiale de soins et parfois également le dernier interlocuteur accepté par des patients en rupture de soins avec le secteur ;
  - les autres spécialistes ;
* **les partenaires sociaux et médico-sociaux** impliqués dans les différents besoins d'accompagnement des patients (cf. **Item 121**) : hébergement (foyers de vie, foyers d'accueil médicalisés, maisons d'accueil spécialisées), accompagnement dans la cité **(service d'accompagnement à la vie sociale SAVS** ou **service d'accompagnement médico-social pour adultes handicapés SAMSAH)**, travail en milieu protégé **(établissement et service d'aide par le travail ESAT)** et dispositifs de prise en charge des personnes en situation de précarité (permanences d'accès aux soins de santé, lits haltes soins santé) (cf. **Item 59**) ;
* les maires dans le cadre des conseils locaux de santé mentale (CLSM) ;
* les associations d'usagers ou de familles :
  - UNAFAM (union nationale des familles et amis des malades souffrant de troubles psychiatriques) ;
  - FNAPSY (fédération nationale des associations d'usagers en psychiatrie) ;
* et dans certaines situations rares : les forces de l'ordre et les juges, les personnels pénitentiaires et les conseillers de probations.

4. Offre de soins en pédopsychiatrie

Les soins en pédopsychiatrie sont en relation avec de nombreux partenaires :

* **du champ sanitaire** : protection maternelle et infantile (PMI), médecins généralistes, autres spécialités médicales, etc. ;
* **des champs social**, médico-social et médico-éducatif (p. ex. : aide sociale à l'enfance (ASE), aide éducative en milieu ouvert (AEMO) ;
* **de l'Éducation nationale** ;
* **des services de la MDPH** (maison départementale des personnes handicapées).

Nous détaillerons l'offre de soins en pédopsychiatrie en décrivant les structures de premier recours, les structures spécialisées selon la pathologie et enfin l'hospitalisation en pédopsychiatrie.

4.1. Structures de premier recours

Il s'agit de structures qui accueillent des enfants et des adolescents avec des symptômes psychiatriques très divers et qui constituent les lieux de premier recours pour les soins en pédopsychiatrie.

Les **centres médico-psychologiques** (**CMPP**), les **centres d'action médico-sociale précoce** (**CAMSP**) et les **centres médico-psycho-pédagogiques** (CMPP) assurent les soins à proximité du domicile. Les CMP sont des structures sanitaires, les CAMSP et les CMPP sont des structures médico-sociales.

* Le **CMP** est la structure pivot de l'organisation sectorielle en pédopsychiatrie. Il réunit une équipe multidisciplinaire (pédopsychiatre, psychologue, psychomotricienne, assistante sociale, etc.). Le secteur correspond à une zone géographique délimitée qui a la responsabilité de l'offre publique de soins psychiatriques et de prévention. Le secteur coordonne d'autres dispositifs plus spécialisés et intensifs tel que les **centres d'activité thérapeutique à temps partiel** (**CATTP**).
* Le **CAMSP** est un lieu de soins ambulatoires qui prend en charge les enfants de 0 à 6 ans. Une équipe multidisciplinaire y intervient, dont des pédiatres. Ils ont une mission de prévention et de coordination.
* Le **CMPP** est un lieu de consultation et de soins ambulatoires où travaille une équipe multidisciplinaire (comme dans les CMP). Des enseignants de l'Éducation nationale y sont spécifiquement rattachés.
* Les **psychiatres libéraux** accueillent également des enfants et des adolescents avec des symptômes psychiatriques très divers.

4.2. Structures spécialisées selon la pathologie

Il existe une très grande variété de dispositifs de soins psychiatriques selon la pathologie de l'enfant et de l'adolescent. Les trois dispositifs décrits ci-dessous font suite à une demande MDPH.

4.2.1. Services d'éducation spéciale et de soins à domicile (SESSAD)

Les SESSAD réalisent une prise en charge multidisciplinaire, ambulatoire et intégrée, qui peut se dérouler directement dans les lieux de vie de l'enfant (école, domicile). Certains SESSAD sont spécialisés pour certains troubles du neurodéveloppement (p. ex. : SESSAD autisme ou SESSAD troubles moteurs) ou certains troubles des coordinations motrices (avec intervention des ergothérapeutes à l'école).

4.2.2. Institut médico-éducatif (IME) et les institut médico-professionnel (IMP)

Les IME/IMP ont pour missions : l'éducation thérapeutique, les soins, et l'enseignement général des enfants (IME) et adolescents (IMP) avec des **troubles sévères du neurodéveloppement**. Certains IME/IMP sont spécialisés selon le trouble du neurodéveloppement (p. ex. : TSA, troubles de la communication, etc.). Les enfants et adolescents y sont admis en externat ou en internat.

*Troubles du Spectre autistique

4.2.3. Institut thérapeutique éducatif et pédagogique (ITEP)

Les ITEP ont pour missions : l'éducation thérapeutique, les soins, et l'enseignement des enfants et adolescents présentant des troubles sévères du comportement. Les ITEP assurent une prise en charge globale alliant scolarité aménagée et prise en charge éducative, psychothérapeutique et un accompagnement familial.

4.3. Hospitalisation en pédopsychiatrie

4.3.1. Hôpital de jour (HDJ)

Au sein des HDJ, une équipe multidisciplinaire dispense des soins intensifs durant la journée, un ou plusieurs jours par semaine. Les HDJ ont pour objectif de préparer la réinsertion de l'enfant et de l'adolescent au sein des différents milieux de vie.

4.3.2. Hospitalisation temps plein dans des services de pédopsychiatrie

Il s'agit de l'hospitalisation « traditionnelle » au sein de l'hôpital (24 h/24 h) qui peut être nécessaire lors d'une **phase aiguë** de la maladie. Les unités d'hospitalisation spécialisées en pédopsychiatrie peuvent être localisées au sein des centres hospitaliers publics ou en clinique privé.

4.3.3. Structures de types soins-études

Ces structures proposent une scolarisation ordinaire et complète au cours d'une hospitalisation complète en psychiatrie.

5. Offre de soins spécifiques

5.1. Psychiatrie d'urgence

63

Elle est organisée en majorité par les hôpitaux généraux assurant un service d'accueil d'urgence (SAU).

Dans certains territoires, d'autres réponses ont pu être mises en place : équipes mobiles, permanence téléphonique, médecins/autres professionnels exerçant au sein d'associations (réponse téléphonique, déplacement à domicile).

5.2. Psychiatrie de liaison

Les équipes de psychiatrie de liaison sont multidisciplinaires (psychiatres, psychologues et infirmiers) et interviennent dans les services hospitaliers non psychiatriques pour assurer les soins psychiatriques.

5.3. Addictologie

Cette spécialité implique une grande transversalité et coordination des intervenants (cf. **Item introductif d'addictologie**).

5.4. Psychiatrie de la personne âgée

Il existe une grande transversalité et coordination des intervenants.

On distingue trois types de prise en charge :

* **hospitalière** : complète (unités de soins aigus ou prolongés) ou partielle (HDJ ou hôpital de nuit) ;
* **extra-hospitalière** (ambulatoire) : équipe de secteur, équipe mobile de gérontopsychiatrie (EMPG) ;
* **consultations de psychiatrie de la personne âgée**.

5.5. Secteur pénitentiaire

Il est destiné à la prise en charge de la population carcérale.

On distingue :

* dans l'établissement pénitentiaire : la psychiatrie de liaison et les consultations en milieu carcéral par le secteur ;
* le service médico-psychologique régional (SMPR) : structure de soins psychiatriques située dans l'enceinte de la prison ;
* l'unité hospitalière spécialement aménagée (UHSA) : hôpital qui accueille une population carcérale uniquement.

5.6. Consultations de recours

Dans certaines situations complexes, un avis spécialisé peut être nécessaire. Il s'agit principalement des cas de doutes diagnostiques, de pathologies complexes, de nécessité d'évaluations de soins spécifiques, de résistance au traitement, etc.

Des consultations spécialisées sont donc apparues depuis quelques années : soins partagés avec les médecins généralistes, cellules d'urgences médico-psychologiques, centres experts (de niveau III généralement) pour les patients souffrant de troubles bipolaires, de schizophrénie, de troubles dépressifs caractérisés pharmaco-résistants, de troubles anxieux ou obsessionnels compulsifs sévères, ou encore de trouble du spectre autistique. Ces consultations ont également des missions de recherche clinique et de diffusion de soins innovants dans leur territoire.

Les centres ressource autisme (CRA) constituent des lieux de recours pour l'ensemble des professionnels concernés par le diagnostic et l'évaluation des troubles du spectre de l'autisme, notamment pour les équipes de psychiatrie et de pédiatrie. Chaque région dispose d'un CRA implanté dans un CHU.

module deux

SITUATIONS D'URGENCE

351

item 351

Agitation et délire aigu

Objectifs pédagogiques

* Diagnostiquer une agitation et un délire aigu.
* Identifier les caractéristiques d'urgence de la situation et planifier leur prise en charge pré-hospitalière.

Rang	Rubrique	Intitulé
A	Définition	Agitation
A	Définition	Idées délirantes et hallucinations
A	Définition	Délire aigu
A	Étiologie	Étiologie de l'agitation selon l'âge incluant les causes toxiques
A	Étiologie	Étiologie des syndromes délirants aigus selon l'âge incluant les causes toxiques
A	Diagnostic positif	Agitation
A	Diagnostic positif	Analyse sémiologique d'un syndrome délirant
A	Diagnostic positif	Analyse sémiologique d'un syndrome hallucinatoire
B	Diagnostic positif	Éléments cliniques orientant vers une cause psychiatrique versus non psychiatrique
A	Prise en charge	Indications et mise en œuvre des examens complémentaires dans un contexte d'agitation
A	Prise en charge	Principes de la prise en charge de l'épisode délirant aigu, de l'état d'agitation
A	Prise en charge	Les indications et les modalités de l'hospitalisation libre et sans consentement selon l'âge

Points clés

* Agitation et délire aigu constituent deux syndromes indépendants.
* Ces syndromes peuvent se rencontrer dans de nombreux troubles ou maladies.
* Une cause non psychiatrique doit être systématiquement recherchée.
* En cas d'agitation, l'étiologie est différente en fonction du terrain : s'il s'agit d'un sujet âgé ou jeune, d'un sujet ayant ou non des antécédents psychiatriques.
* En cas de délire aigu, lorsqu'une étiologie non psychiatrique a été éliminée, il faut rechercher les symptômes psychiatriques associés.
* En cas d'étiologie non psychiatrique, la prise en charge thérapeutique en urgence est celle de la pathologie sous-jacente.
* La consommation ponctuelle ou chronique de substances psychoactives doit toujours être recherchée.
* En cas de trouble psychiatrique, la prise en charge en urgence repose sur la sédation et l'anxiolyse.
* Il faut systématiquement rechercher et évaluer le risque suicidaire ou d'hétéroagressivité.

Agitation et délire aigu constituent deux syndromes différents qui peuvent se rencontrer dans de nombreux troubles et qui ne sont pas systématiquement associés. La démarche diagnostique et thérapeutique dépendra de la présence d'un seul ou des deux syndromes. Une cause non psychiatrique doit être systématiquement envisagée.

1. Agitation

Dans le cadre de l'état d'agitation, la demande de soin n'émane généralement pas du sujet mais de son entourage, qui fait souvent appel à des services d'urgence. Cette demande peut aussi émaner des forces de l'ordre intervenues à domicile ou sur la voie publique. L'agitation, qui représente 10 à 15 % des consultations psychiatriques aux urgences, est une situation complexe car le praticien doit apaiser le patient tout en réalisant un diagnostic étiologique.

1.1. Diagnostiquer un état d'agitation

1.1.1. Définition et sémiologie de l'état d'agitation

Un état d'agitation se définit selon le DSM-5 comme « une activité motrice excessive associée à un état de tension intérieure. L'activité est en général improductive et stéréotypée. Elle se traduit par des comportements tels que la marche de long en large, l'impossibilité de tenir en place, des frottements des mains, le fait de tirailler ses vêtements, l'incapacité de rester assis ». Il s'agit donc d'un état de tension et d'hyperactivité improductive physique et psychique.

L'agitation doit être distinguée de l'hyperactivité, dans laquelle la motricité est orientée vers un but.

1.1.2. Interrogatoire

L'interrogatoire du patient ou de son entourage doit permettre de recueillir deux types d'informations qui orienteront la prise en charge : les circonstances de survenue de l'état d'agitation et les antécédents du patient.

1.1.2.1. Circonstances de survenue

La date de début de l'état d'agitation doit être recherchée, ainsi que ses modalités d'apparition : brutale ou progressive, permanente ou intermittente, l'existence éventuelle d'un facteur déclenchant (voyage, événement de vie, etc.) ou d'une prise de substance psychoactive.

1.1.2.2. Antécédents

Les antécédents, psychiatriques et non psychiatriques, doivent être détaillés, l'état d'agitation pouvant entrer dans le cadre de la décompensation aiguë d'une pathologie sous-jacente.

1.1.3. Examen clinique

1.1.3.1. Signes de gravité

La priorité est la recherche de signes et symptômes de gravité mettant en jeu le pronostic vital :

* un syndrome confusionnel : perturbation de la conscience accompagnée de modifications cognitives, altération de la mémoire, désorientation temporo-spatiale, perturbation du langage, perturbation des perceptions (cf. **Item 343**).

La perturbation s'installe en un temps court avec une évolution fluctuante tout au long de la journée. L'histoire de la maladie, l'examen physique, et les examens complémentaires mettent en évidence l'étiologie de la confusion : conséquence physiologique directe d'une pathologie non psychiatrique, de l'intoxication par une substance psychoactive ou d'un sevrage, de l'utilisation d'un médicament, ou d'une combinaison de ces différents facteurs (cf. **Item 343**).

* Autres signes de gravité :
  - des signes de déshydratation sévère, troubles hydro-électrolytiques ;
  - des signes de sepsis, choc cardiovasculaire, détresse respiratoire aiguë.

69

1.1.3.2. Signes non psychiatriques associés

Un examen physique est indispensable afin de rechercher des signes non psychiatriques associés, en priorité :

* des signes orientant vers un diagnostic neurologique (épilepsie, hématome sous-dural, hémorragie méningée, processus tumoral intracrânien, accident vasculaire cérébral ou ischémique transitoire, etc.), à savoir myosis, mydriase, symptômes méningés, signes de localisation neurologique, morsure de langue, etc. ;
* des signes orientant vers un diagnostic endocrinien ou métabolique (hypoglycémie, troubles hydro-électrolytiques, dysthyroïdie, hyperparathyroïdie, hypercorticisme, maladie d'Addison, etc.) à savoir signes de déshydratation, tachycardie, globe urinaire, etc. ;
* des signes orientant vers une origine infectieuse (méningite, encéphalite, septicémie, pneumopathies), à savoir hyperthermie, symptômes méningés, dyspnée, cyanose, sueurs profuses, etc.

1.1.3.3. Symptômes psychiatriques associés

* symptomatologie thymique (symptomatologie dépressive, maniaque) ;
* symptomatologie psychotique (idées délirantes, hallucinations) ;
* symptomatologie anxieuse.

1.1.4. Examens complémentaires

Un bilan biologique minimal est systématique et doit permettre d'éliminer les étiologies mettant en jeu le pronostic vital :

* un bilan biologique avec glycémie et ionogramme, calcémie, hémogramme, CRP, hémostase (en cas de nécessité d'un traitement par injection intramusculaire) ;
* un ECG (en cas de nécessité d'administration d'un traitement antipsychotique à visée sédative).

Les autres examens sont à déterminer en fonction de l'anamnèse et de l'examen clinique complet. Il faut discuter :

* alcoolémie, recherche de toxiques urinaires ;
* bilan hépatique, fonction rénale ;
* TSH ;
* ponction lombaire, imagerie cérébrale, EEG ;
* ECBU, goutte épaisse, radiographie pulmonaire.

1.2. Déterminer l'étiologie de l'état d'agitation

Il est impératif de rechercher prioritairement les étiologies les plus fréquentes et/ou les plus graves en fonction du contexte clinique. Trois situations fréquentes peuvent ainsi être distinguées :

* l'état d'agitation survient de manière aiguë chez une personne âgée ;
* l'état d'agitation survient de manière aiguë chez un sujet jeune, sans antécédents connus ;
* l'état d'agitation survient de manière aiguë chez un sujet ayant des antécédents psychiatriques.

Toutefois, dans ces trois situations, la priorité est d'éliminer une cause non psychiatrique.

1.2.1. Chez une personne âgée

Qu'il existe ou non des antécédents de troubles psychiatriques connus, la priorité est d'éliminer une cause non psychiatrique, notamment :

* une iatrogénie médicamenteuse :
  - les benzodiazépines (syndrome confusionnel à l'instauration ou au sevrage après arrêt brutal) ;
  - les antidépresseurs (confusion, syndrome sérotoninergique, virage maniaque ou hypomaniaque) ;
  - d'autres médicaments parmi lesquels (sans être exhaustifs) : les corticoïdes, les agonistes dopaminergiques, les anticholinergiques, les opiacés, ou, plus rarement, les antipaludéens, l'isoniazide, l'interféron ;
* un trouble hydro-électrolytique (dysnatrémie, hypercalcémie), une pathologie endocrinienne (hyperthyroïdie) ou métabolique (hypoglycémie) ;
* une pathologie neurologique ou neurochirurgicale : accident vasculaire cérébral, hématome sous-dural ou extra-dural, crise convulsive, méningo-encéphalite, tumeur, démence ;
* D'autres étiologies :
  - la douleur (cf. **Item 138**) ;
  - une infection (urinaire, pulmonaire, etc.) ;
  - un globe vésical ou un fécalome ;
  - une intoxication alcoolique aiguë ou un sevrage alcoolique (delirium tremens) ;
  - une intoxication au monoxyde de carbone ;
  - une pathologie cardiovasculaire : embolie pulmonaire, infarctus du myocarde.

Un trouble psychiatrique ne pourra être évoqué qu'après un bilan clinique et paraclinique complet. En effet, l'état d'agitation est très rarement le syndrome inaugural d'un trouble psychiatrique chez une personne âgée. Lorsqu'une étiologie psychiatrique est retenue, les troubles concernés sont :

* un épisode dépressif caractérisé avec agitation anxieuse, associé ou non à des symptômes psychotiques ;
* un épisode maniaque, hypomaniaque ou mixte dans le cadre d'un trouble bipolaire à début tardif ou induit par des médicaments (antidépresseurs, corticoïdes) ;
* une attaque de panique (cf. **Item 352**) isolée ou dans le cadre d'un trouble panique ;
* un trouble délirant persistant (p. ex. : de jalousie ou de persécution).

1.2.2. Chez un adulte jeune

Une pathologie non psychiatrique doit être éliminée. On recherchera de manière prioritaire une étiologie liée à l'intoxication par une substance psychoactive (ou sevrage), iatrogène, infectieuse.

* une intoxication aiguë à des substances psychoactives : alcool, cannabis et autres hallucinogènes (LSD), psychostimulants (cocaïne, amphétamine, ecstasy) ;
* un sevrage de substance psychoactive, notamment alcool, héroïne, autres morphiniques ;
* une iatrogénie médicamenteuse : les antidépresseurs et corticoïdes sont les plus fréquemment en cause. Il faut également connaître les effets paradoxaux des benzodiazépines, plus fréquents chez l'adulte jeune, avec un état d'agitation parfois incoercible. Les antipaludéens (notamment méfloquine) peuvent être impliqués, dans un contexte de voyage récent ;
* une pathologie métabolique (hypoglycémie) ou endocrinienne (hyperthyroïdie) ;
* une pathologie infectieuse : méningo-encéphalite herpétique, neuropaludisme ;
* une pathologie neurologique non infectieuse : crise convulsive, accident vasculaire cérébral hémorragique, pathologies neuro-inflammatoires (neurolupus, SEP, etc.) ;
* une intoxication au monoxyde de carbone ;
* une embolie pulmonaire, etc.

Une fois ces diagnostics éliminés, on peut envisager un diagnostic de trouble psychiatrique. L'agitation est totalement aspécifique, et tous les troubles psychiatriques peuvent entraîner un état d'agitation.

En l'absence d'antécédents connus, les diagnostics étiologiques les plus fréquents sont :

* une attaque de panique (cf. **Item 352**) isolée ou dans le cadre d'un trouble panique ;
* un épisode maniaque, hypomaniaque ou mixte ;
* un épisode dépressif caractérisé avec agitation anxieuse, associé ou non à des caractéristiques psychotiques ;
* un trouble psychotique bref ;
* un trouble psychotique chronique débutant (trouble schizophréniforme, schizophrénie, trouble schizo-affectif, trouble délirant) ;
* enfin, une crise clastique dans le cadre d'un trouble de la personnalité pourrait être évoquée (surtout pour les personnalités borderline, antisociale ou histrionique), mais il s'agit d'un diagnostic d'élimination. Un diagnostic de trouble de la personnalité est en effet impossible à poser dans un contexte d'urgence.

1.2.3. Chez un sujet ayant des antécédents psychiatriques

La même démarche étiologique doit être gardée chez ces sujets. Une pathologie non psychiatrique doit être éliminée en priorité ainsi qu'une cause iatrogène :

* un virage maniaque, hypomaniaque ou mixte suite à l'initiation d'un antidépresseur ;
* un syndrome sérotoninergique ;
* un effet paradoxal des benzodiazépines ;
* des effets secondaires des antipsychotiques (dyskinésie aiguë ou akathisie) ;
* un syndrome confusionnel induit par les psychotropes à action anticholinergique (antidépresseurs tricycliques, antipsychotiques à visée sédative type lévomépromazine ou cyamémazine, correcteurs des effets secondaires extrapyramidaux des antipsychotiques, etc.) (cf. **Items 74 et 343**).

71

1.3. Prise en charge d'un état d'agitation

1.3.1. L'hospitalisation en psychiatrie

La prise en charge d'un état d'agitation est généralement réalisée aux urgences (ou au minimum, après les différentes évaluations cliniques et paracliniques décrites ci-dessus). L'hospitalisation en psychiatrie sera indiquée en cas de trouble psychiatrique sous-jacent nécessitant des soins. Elle sera réalisée en urgence, de préférence en soins libres ou en soins sans consentement si les conditions sont réunies (cf. **Item 15**).

La prévention du risque suicidaire et l'évaluation de la dangerosité pour autrui doivent être systématiques.

1.3.2. Traitements pharmacologiques

Le patient devrait être impliqué autant que possible dans le choix de son traitement et de sa voie d'administration. Le principal objectif du traitement pharmacologique de l'agitation est d'apaiser rapidement le patient sans le sédater de façon trop importante.

Les classes médicamenteuses concernées dans la prise en charge de l'agitation correspondent aux benzodiazépines et aux antipsychotiques.

Dans le cadre d'une agitation d'étiologie non psychiatrique, le traitement médicamenteux est étiologique et curatif. Si un traitement anxiolytique ou sédatif symptomatique est nécessaire du fait de l'intensité de l'agitation ou de l'anxiété, les benzodiazépines à demi-vie courte (p. ex. : oxazépam per os) seront privilégiées. Les antipsychotiques (p. ex. : cyamémazine, loxapine) doivent être réservés aux agitations sévères car ils peuvent aggraver les troubles de la vigilance, et ne devraient pas être administrés sans ECG préalable (risque de troubles de rythme en cas de QT long). Les traitements per os doivent être privilégiés aux traitements intramusculaires. Les doses de traitements anxiolytiques doivent être le plus faible possible, en particulier chez la personne âgée.

Il faut privilégier la monothérapie, évaluer l'effet du premier traitement prescrit, et éviter l'escalade des doses avec des effets cumulatifs différés sur la vigilance.

Une surveillance rapprochée (tolérance sur les fonctions vitales, efficacité sur l'état d'agitation) est indispensable.

Lors d'une agitation dont l'étiologie ne peut être déterminée, les mêmes principes pharmacologiques seront appliqués.

Lorsqu'un trouble psychiatrique est à l'origine de l'état d'agitation, les mêmes règles générales s'appliquent. Le traitement médicamenteux en urgence est exclusivement symptomatique, à visée sédative et/ou anxiolytique. La mise en place d'un traitement adapté au trouble (thymorégulateur, antidépresseur, antipsychotique à visée antidélirante ou antimaniaque) doit se faire de manière différée, afin de permettre une évaluation sémiologique correcte à distance de la situation d'urgence, et après un bilan pré-thérapeutique (cf. **Item 74**).

1.3.3. Traitements non pharmacologiques

L'état d'agitation pose toujours le problème du passage à l'acte, auto ou hétéroagressif.

Un contact verbal instaurant un climat de confiance et facilitant une alliance thérapeutique, ainsi qu'un comportement empathique peuvent prévenir un passage à l'acte.

La prise en charge relationnelle est une obligation médicale puisqu'elle désamorce dans un nombre important de cas d'état d'agitation, mais aussi médico-légale puisque l'utilisation d'une contention physique ou chimique ne peut se justifier qu'après échec de la prise en charge relationnelle. Des techniques de désescalade de l'agressivité sont utilisées.

Des règles générales sont aussi à appliquer :

* environnement le plus calme possible, chambre éclairée ;
* prévention du risque d'auto et hétéro agression, y compris involontaire (enlever tous les objets dangereux, fermer les fenêtres, etc.) ;
* les mesures de contention mécanique ou physique constituent des pratiques de dernier recours. La contention mécanique (utilisation de tous moyens, méthodes, matériels ou vêtements empêchant ou limitant les capacités de mobilisation volontaire de tout ou partie du corps) peut aggraver un syndrome confusionnel associé à l'agitation ou créer un véritable traumatisme psychologique. Elle ne doit donc être envisagée que lorsque des mesures alternatives différenciées moins restrictives, ont été inefficaces ou inappropriées. Lorsqu'elle est indispensable du fait d'un danger important et imminent pour le patient ou autrui, sa durée doit être limitée le temps d'obtenir une sédation médicamenteuse efficace qui doit être systématiquement prescrite. La contention nécessite une information claire et répétée sur ses objectifs ainsi qu'une surveillance régulière des constantes et de la vigilance ainsi qu'une évaluation médicale régulière.

2. Délire aigu

2.1. Diagnostiquer un délire aigu

2.1.1. Définition d'une idée délirante

Les idées délirantes correspondent à des altérations du contenu de la pensée entraînant une perte du contact avec la réalité. Elles font l'objet d'une conviction inébranlable, inaccessible au raisonnement ou à la contestation par les faits. Il s'agit d'une « évidence interne », pouvant être plausible ou invraisemblable, mais qui n'est généralement pas partagée par le groupe socio-culturel du sujet. On définit son caractère aigu par l'apparition récente depuis moins d'un mois.

2.1.2. Caractérisation des idées délirantes

La caractérisation des idées délirantes comprend l'analyse de leur(s) thématique(s), de leur(s) mécanisme(s), de leur systématisation, de l'adhésion du patient à leur contenu et de leur retentissement émotionnel et comportemental. Ces aspects sont détaillés dans l'**Item 63**.

2.1.3. Symptômes psychiatriques associés

2.1.3.1. Autres symptômes psychotiques

Des hallucinations (définies comme des perceptions sans objet) doivent être recherchées (cf. **Item 63**).

La présence d'un syndrome de désorganisation (cognitif, émotionnel ou comportemental), et/ou d'un syndrome négatif (cognitif, émotionnel et comportemental) doit également être recherchée.

2.1.3.2. Symptômes thymiques

Il faut explorer la symptomatologie thymique associée (dépressive, maniaque, mixte).

2.2. Déterminer l'étiologie du délire aigu

En cas de symptômes psychotiques d'apparition aiguë, la même démarche étiologique que celle décrite précédemment pour l'état d'agitation s'applique : la recherche systématique d'une pathologie non psychiatrique est indispensable, quels que soient l'âge et les antécédents du patient.

* Chez la personne âgée, on recherche les mêmes causes que celles évoquées précédemment, avec là encore de manière prioritaire une cause iatrogène, un trouble hydro-électrolytique, une cause neurologique, une infection.

* Chez l'adulte jeune, on recherche de manière prioritaire une cause d'intoxication par une substance psychoactive (ou sevrage), iatrogène, infectieuse, métabolique ou endocrinienne.

En l'absence de pathologie non psychiatrique retrouvée, plusieurs possibilités de diagnostics psychiatriques peuvent être évoquées :

* en présence de symptômes thymiques associés :
  - un épisode maniaque ou mixte avec caractéristiques psychotiques dans le cadre d'un trouble bipolaire ou d'un virage de l'humeur induit par l'initiation d'un traitement antidépresseur. Les idées délirantes sont dans ce cas le plus souvent à thème mégalomaniaque ou de persécution, mais tous les thèmes peuvent se rencontrer. L'existence d'une accélération (excitation psychomotrice, logorrhée), d'une diminution du besoin de sommeil oriente vers ce diagnostic ;
  - un épisode dépressif caractérisé avec caractéristiques psychotiques. Les idées délirantes congruentes à l'humeur sont le plus souvent à thème de culpabilité, de ruine, ou d'hypochondrie. L'existence d'un ralentissement psychomoteur oriente vers ce diagnostic ;
* en présence d'autres symptômes psychotiques associés :
  - un trouble psychotique bref : les idées délirantes, hallucinations, la désorganisation du discours et du comportement sont survenues depuis plus d'un jour et moins d'un mois. Ce diagnostic est souvent posé par excès chez des patients présentant des épisodes maniaques ou mixtes avec caractéristiques psychotiques. Les symptômes thymiques doivent donc être évalués très attentivement ;
  - un trouble psychotique chronique débutant ou non diagnostiqué. Le caractère aigu est ici apparent, le patient est évalué en urgence, le plus souvent dans le cadre d'une agitation ou d'un passage à l'acte, alors que les symptômes psychotiques évoluent depuis plusieurs mois, voire plusieurs années ;
  - des troubles du post-partum avec caractéristiques psychotiques (cf. **Item 67**).

2.3. Prise en charge du délire aigu

La prise en charge d'un état délirant aigu rejoint celle d'un état d'agitation aigu, à savoir :

* hospitalisation, en soins libres ou sans consentement (cf. **Item 15**) ;
* prévention d'un passage à l'acte auto ou hétéro agressif ;
* traitements pharmacologiques : traitement anxiolytique et sédatif par benzodiazépines par voie orale, ou antipsychotiques à visée sédative par voie orale, ou intramusculaire en cas de refus et de mise en danger du patient ou de l'entourage ;
* traitements non pharmacologiques : climat de confiance, calme, alliance thérapeutique.

Pour approfondir

Confusion aiguë chez la personne âgée : prise en charge initiale de l'agitation :
https://www.has-sante.fr/jcms/c_819557/fr/confusion-aigue-chez-la-personne-agee-prise-en-charge-initiale-de-l-agitation

Contention et isolement en psychiatrie générale :
https://www.has-sante.fr/upload/docs/application/pdf/2017-03/isolement_et_contention_en_psychiatrie_generale_-_recommandations_2017-03-13_10-13-59_378.pdf

352

item 352

CRISE D'ANGOISSE AIGUË ET ATTAQUE DE PANIQUE

OBJECTIFS PÉDAGOGIQUES

* Diagnostiquer une crise d'angoisse aiguë et/ou une attaque de panique.
* Identifier les caractéristiques d'urgence de la situation et planifier leur prise en charge pré-hospitalière et hospitalière.

Rang	Rubrique	Intitulé
A	Définition	Définition de la crise d'angoisse et de l'attaque de panique
B	Prévalence, épidémiologie	Prévalence, âges concernés
B	Étiologie	Facteurs de risque et mécanismes psychophysiologiques
A	Diagnostic positif	Diagnostiquer une attaque de panique
A	Diagnostic positif	Diagnostics différentiels psychiatriques et non psychiatriques
A	Prise en charge	Prise en charge de l'attaque de panique en aigu
B	Prise en charge	Prise en charge à distance de l'attaque de panique

Points clés

* L'attaque de panique (AP) correspond à un épisode d'anxiété paroxystique bien délimité dans le temps.
* L'AP peut survenir de manière isolée ou dans le cadre d'un trouble psychiatrique (trouble panique notamment).
* L'AP se manifeste par 3 types de symptômes : physiques (respiratoires, cardiovasculaires, neurovégétatifs, digestifs, etc.), psychiques (cognitions catastrophistes : peur de mourir, de devenir fou), comportementaux (de l'agitation à la prostration).
* Les causes non psychiatriques, les intoxications par une substance psychoactive et les sevrages doivent être éliminés par un interrogatoire et un examen physique rigoureux, complété éventuellement par des examens paracliniques.
* La prise en charge en urgence de l'AP repose sur des mesures non pharmacologiques (mise en condition, réassurance, contrôle respiratoire) et pharmacologiques (traitement anxiolytique type benzodiazépine par voie orale).

1. Introduction

« *Crise d'angoisse aiguë* » et « *attaque de panique* » (AP) désignent la même entité diagnostique.

L'AP est un épisode aigu d'anxiété, bien délimité dans le temps. Il s'agit d'une situation fréquente en pratique clinique.

Il est important de comprendre que l'AP peut survenir chez un sujet en dehors de tout trouble psychiatrique sous-jacent et demeurer unique. Elle peut également être secondaire à un trouble psychiatrique, particulièrement (mais non exclusivement) le trouble panique caractérisé par la répétition de ces AP.

2. Contexte épidémiologique

L'AP est fréquente puisqu'on estime qu'une personne sur vingt fera une crise d'angoisse aiguë au cours de sa vie (prévalence vie entière : 3 à 5 %).

Il s'agit d'un tableau clinique fréquemment rencontré dans les services d'urgence, compte tenu des symptômes physiques qui peuvent faire évoquer une urgence non-psychiatrique médicale ou chirurgicale.

Le terrain le plus fréquent est l'adulte jeune avec une prédominance féminine (le sex-ratio est de deux femmes pour un homme).

Les AP sont rares dans l'enfance (moins de 1 %) et elles présentent un pic à l'adolescence (2,5 % chez les filles, 2 % chez les garçons).

3. Sémiologie psychiatrique

Parmi les symptômes de l'AP, on distingue : des symptômes **physiques**, des symptômes **psychiques** et des symptômes **comportementaux**.

Ces symptômes sont retrouvés de façon variable selon les patients.

La chronologie de l'AP est marquée par :

* un début brutal : une intensité maximale des symptômes atteinte rapidement (quelques minutes voire quelques secondes après le début de l'AP) ;

* des symptômes limités dans le temps : l'AP dure en moyenne 20 à 30 minutes ;
* une décroissance progressive des symptômes de l'AP avec soulagement et parfois asthénie post-critique.

3.1. Symptômes physiques

Les plus fréquents sont résumés ci-dessous :

3.1.1. Symptômes respiratoires

Il s'agit le plus souvent d'une dyspnée avec sensation d'étouffement et surtout de blocage respiratoire pouvant entraîner une hyperventilation.

3.1.2. Symptômes cardiovasculaires

Tachycardie et palpitations sont fréquemment rencontrées ainsi que les sensations d'oppression thoracique voire de véritables douleurs.

3.1.3. Symptômes neurovégétatifs

Sueurs, tremblements, pâleur ou au contraire érythème facial, sensations d'étourdissement ou de vertige peuvent survenir au cours des épisodes d'AP.

3.1.4. Symptômes digestifs

Il peut s'agir de douleurs abdominales, de nausées/vomissements ou de diarrhée.

3.1.5. Autres symptômes physiques

Il peut s'agir de symptômes génito-urinaires (pollakiurie, etc.) ou neurologiques (tremblements, impression de paralysie, etc.).

3.2. Symptômes psychiques

Il s'agit en premier lieu d'une peur intense, volontiers sans objet (sensation de catastrophe imminente) et d'une sensation de perte de contrôle.

Les cognitions associées sont dites catastrophistes, essentiellement centrées sur « la peur de mourir » et « la peur de devenir fou ».

Peuvent s'associer également des symptômes dissociatifs :

* des symptômes de dépersonnalisation : sentiment d'étrangeté et de n'être plus soi-même (impression d'être détaché de soi et de son corps, d'être *« comme spectateur de la scène »*) ;
* des symptômes de déréalisation : sentiment que le monde autour de soi est irréel, étrange.

3.3. Symptômes comportementaux

Le comportement du patient lors de la survenue d'une AP est variable, pouvant aller de l'agitation psychomotrice à la prostration. La principale complication, rare mais grave, est le passage à l'acte auto-agressif.

4. L'ATTAQUE DE PANIQUE

4.1. Diagnostic positif

Le diagnostic de l'AP est un diagnostic **clinique**. L'interrogatoire de l'entourage peut être très informatif.

Dans le DSM-5, l'AP est définie comme une période bien délimitée de crainte ou de malaise intense, dans laquelle au minimum quatre des symptômes suivants sont survenus de façon brutale et ont atteint leur acmé en moins de dix minutes :

* palpitations, battements de cœur ou accélération du rythme cardiaque ;
* transpiration ;
* tremblements ou secousses musculaires ;
* sensations de « souffle coupé » ou impression d'étouffement ;
* sensation d'étranglement ;
* douleur ou gêne thoracique ;
* nausée ou gêne abdominale ;
* sensation de vertige, d'instabilité, de tête vide ou impression d'évanouissement ;
* déréalisation (sentiment d'irréalité) ou dépersonnalisation (être détaché de soi) ;
* peur de perdre le contrôle ou de devenir fou ;
* peur de mourir ;
* paresthésies (sensations d'engourdissement ou de picotements) ;
* frissons ou bouffées de chaleur.

Le DSM-5 propose également de différencier deux types d'AP : « attendues » et « non attendues ». Les AP « inattendues » correspondent aux AP « non prévisibles » survenant sans facteur déclenchant et seraient donc plus spécifiques du trouble panique. Les AP « attendues » seraient quant à elles les AP plus prévisibles et réactionnelles (p. ex. : exposition brutale au stimulus phobogène dans la phobie spécifique).

4.2. Diagnostics différentiels

Il s'agit essentiellement des pathologies **non psychiatriques** et des **intoxications par des substances psychoactives** qu'il faut impérativement éliminer avant de poser le diagnostic d'AP.

4.2.1. Pathologies non psychiatriques

Compte tenu des symptômes physiques au premier plan dans l'AP, il faut éliminer une étiologie non psychiatrique. Les principales pathologies à éliminer sont :

* des pathologies **cardiovasculaires** : syndrome coronarien aigu, poussée d'insuffisance cardiaque, dissection aortique, hypertension artérielle, troubles du rythme, etc. ;
* des pathologies de **l'appareil respiratoire** : asthme, embolie pulmonaire, pneumopathie, etc. ;
* des pathologies **neurologiques** : épilepsie (notamment les crises partielles temporales), crises migraineuses, accidents ischémiques transitoires, etc. ;
* des pathologies **endocriniennes** : hypoglycémie, phéochromocytome, hyperthyroïdie, syndrome de Cushing, hypoparathyroïdie, etc.

Ces pathologies doivent être recherchées au moyen d'un examen **clinique complet**, appareil par appareil, complété si besoin par des examens paracliniques orientés par l'examen physique (électrocardiogramme, radiographie thoracique, hémogramme, glycémie, ionogramme sanguin, troponine, etc.). Cet examen clinique doit s'efforcer de ne pas renforcer le patient dans sa conviction de souffrir d'une pathologie non psychiatrique grave.

4.2.2. Intoxications par une substance psychoactive et sevrages

Les **intoxications aiguës** par une substance psychoactive (alcool, cannabis, cocaïne, ecstasy, etc.) doivent être recherchées. Il s'agit ici plus d'un élément déclencheur particulier de l'AP que d'un véritable diagnostic différentiel, certaines substances pouvant générer de véritables AP.

Les **causes iatrogènes** doivent également être évoquées, certains traitements pouvant favoriser les AP en cas de surdosage (corticoïdes, hormones thyroïdiennes, etc.).

Un contexte de **sevrage** doit aussi être recherché (alcool, benzodiazépines, etc.).

4.3. Notions de physiopathologie

La physiopathologie de l'AP reste mal connue. Certaines manifestations physiques pourraient être liées à l'hypocapnie secondaire à l'hyperventilation (sensations vertigineuses, paresthésies, etc.).

Différents facteurs sont impliqués dans l'AP : des facteurs biologiques avec un dysfonctionnement dans la régulation de certains neurotransmetteurs (certaines substances comme la cholécystokinine ou le lactate de sodium sont capables de provoquer de véritables AP), des facteurs psychologiques (auto-renforcement des cognitions catastrophistes par la survenue des symptômes physiques) et environnementaux (inquiétude de l'entourage renforçant les cognitions catastrophistes).

Les facteurs de risque comprennent des facteurs génétiques, des facteurs environnementaux (facteurs de stress récents, consommation de certaines substances psychoactives, etc.) et des facteurs tempéramentaux (affectivité négative, sensibilité à l'anxiété, etc.).

5. Le pronostic et l'évolution

5.1. Attaque de panique isolée

Un épisode d'AP peut demeurer unique. Il s'agit alors le plus souvent d'une AP réactionnelle à une situation de stress.

5.2. Attaque de panique dans le cadre d'un trouble psychiatrique

L'AP peut s'inscrire dans le cadre d'un trouble psychiatrique.

5.2.1. Le trouble panique (cf. **Item 66c**)

Il se définit par :

* la répétition des AP qui surviennent, au moins en début d'évolution du trouble de manière imprévisible et sans facteur déclenchant ;
* le développement d'une anxiété anticipatoire.

5.2.2. Autres troubles psychiatriques

L'AP peut également survenir dans le cadre d'autres troubles psychiatriques, notamment :

* confrontation à une situation phobogène (cf. **Item 66d : phobie simple, phobie sociale**) ou évocatrice d'un traumatisme (cf. **Item 66f : trouble stress post-traumatique**) ;
* à l'acmé de ruminations anxieuses ou dépressives (cf. **Items 66a et 66b : trouble anxiété généralisée, épisode dépressif caractérisé**).

6. La prise en charge psychiatrique

6.1. Prise en charge en urgence

Devant une AP, un certain nombre de mesures (pharmacologiques et non pharmacologiques) s'imposent. Outre ces mesures et dans le contexte de l'urgence, il faut aussi impérativement **éliminer une urgence non psychiatrique, une intoxication par une substance psychoactive ou un sevrage**.

6.1.1. Traitement non pharmacologique

Les mesures de prise en charge non pharmacologiques sont primordiales :

* **mise en condition** : installation au calme (suppression des éléments anxiogènes, isolement), attitude empathique ;
* **réassurance du patient** : délivrer un diagnostic positif (« *il s'agit d'une attaque de panique* »), informer sur l'absence de danger de mort, sur le caractère spontanément résolutif de l'AP. Il s'agit ici de reconnaître la souffrance subjective du patient. Les symptômes sont réels et particulièrement désagréables, mais pas graves dans le sens d'un danger de mort ;
* **mesures de contrôle respiratoire** (allongement du temps d'expiration, au mieux à lèvres pincées) : permettent de stimuler le tonus vagal, de focaliser l'attention du patient et de limiter l'hyperventilation.

6.1.2. Traitement pharmacologique

Un traitement pharmacologique **anxiolytique** doit aussi être utilisé si l'AP se prolonge.

Le traitement de référence est la prescription d'une **benzodiazépine par voie orale** (cf. **Item 74**).

La voie parentérale ne présente aucun avantage en termes de pharmacocinétique.

Il s'agit d'un traitement ponctuel pour l'AP dans le contexte de l'urgence. Celui-ci ne doit pas être prescrit au long cours (risque de dépendance).

6.2. Prise en charge à distance

La prise en charge à distance de l'épisode aigu dépend du contexte dans lequel s'inscrit l'AP.

6.2.1. Attaque de panique isolée

L'information et l'éducation thérapeutique sont fondamentales avec deux objectifs :

* apprendre au patient à reconnaître une AP en cas de récidive ;
* prévenir une éventuelle récidive grâce à des règles hygiéno-diététiques simples (diminution des consommations de psychostimulants, règles hygiéno-diététiques de sommeil, etc.).

6.2.2. Attaque de panique dans le cadre d'un trouble psychiatrique

L'AP peut s'inscrire dans le cadre d'un trouble psychiatrique. Dans ce cas, la prise en charge du trouble psychiatrique sous-jacent est indispensable.

En cas de répétition des AP, une prise en charge spécifique du trouble panique doit être mise en place (cf. **Item 66c**).

POUR APPROFONDIR

Haute autorité de santé. ALD n° 23 – *Troubles anxieux graves.*

Haute autorité de santé. *Quelle place pour les benzodiazépnies dans l'anxiété ?*

353

item 353

RISQUE ET CONDUITES SUICIDAIRES CHEZ L'ENFANT, L'ADOLESCENT ET L'ADULTE

IDENTIFICATION ET PRISE EN CHARGE

OBJECTIFS PÉDAGOGIQUES

* Détecter les situations à risque suicidaire chez l'enfant, chez l'adolescent et chez l'adulte.
* Argumenter les principes de la prévention et de la prise en charge.

Rang	Rubrique	Intitulé
A	Définition	Suicide, suicidé, suicidant, suicidaire
A	Prévalence, épidémiologie	Suicide et tentatives de suicide, idées suicidaires
A	Diagnostic positif	La crise suicidaire
A	Diagnostic positif	Formes cliniques selon l'âge
A	Diagnostic positif	Évaluation du risque, urgence et dangerosité (RUD) à tous les âges de la vie
B	Suivi et/ou pronostic	Principales mesures de prévention primaire, secondaire et tertiaire
B	Prise en charge	Aborder le patient suicidaire, principe de l'entretien
A	Prise en charge	CAT en urgence
B	Prise en charge	Indications d'hospitalisations
B	Prise en charge	Spécificités chez l'enfant et l'adolescent
B	Prise en charge	Spécificités chez le sujet âgé

Points clés

- Environ 9 000 suicides par an en France.
- L'évaluation du risque suicidaire repose sur la triade risque/urgence/dangerosité.
- Il est important de prendre en charge les troubles psychiatriques quasi constamment associés aux conduites suicidaires.
- Une hospitalisation en psychiatrie est indiquée en cas d'urgence élevée et doit être discutée dans les autres situations lors d'urgence faible ou moyenne.
- Une réévaluation rapide est prévue en cas de prise en charge ambulatoire.
- L'évaluation du risque suicidaire (et donc interroger sur la présence d'idées suicidaires) est un réflexe en médecine.

1. Introduction

1.1. Définitions

Les conduites suicidaires comprennent les suicides et les tentatives de suicide.

Le **suicide** est l'acte délibéré de mettre fin à sa propre vie. Attention, quand une personne décède par suicide, on parle de suicide « abouti » et pas de suicide « réussi ».

La personne **suicidée** est l'individu qui s'est donné la mort volontairement.

La **tentative de suicide (TS)** est un comportement auto-infligé avec intention de mourir sans issue fatale. Les moyens les plus fréquemment utilisés sont l'intoxication médicamenteuse volontaire, la phlébotomie, le saut d'une grande hauteur et la pendaison. La TS est à différencier des conduites d'automutilation, des prises de risque, d'une mauvaise observance à un traitement ou d'un refus de soins en cas de maladie grave du fait de l'absence d'intention de mourir.

La personne **suicidante** est l'individu survivant à sa TS.

Les **idées suicidaires** correspondent aux pensées concernant le désir et la méthode de se donner la mort. Elles constituent un continuum allant des idées morbides vagues et floues jusqu'à une planification élevée avec un scénario établi.

La personne **suicidaire** est l'individu ayant et/ou exprimant verbalement ou non verbalement des idées suicidaires.

1.2. La crise suicidaire

La **crise suicidaire** est une crise psychique s'inscrivant dans un contexte de vulnérabilité avec émergence et expression d'idées suicidaires, dont le risque majeur est le suicide.

Il s'agit d'un état réversible et temporaire, à un moment donné (avec un début et une fin), dans la vie d'un individu. Cette crise survient lorsque les ressources adaptatives sont épuisées. L'individu, dont les mécanismes d'ajustement (cf. **Item 01**) sont dépassés, se sent dans une impasse. Les idées suicidaires s'intensifient et se précisent, parallèlement à l'échec des différentes **alternatives** envisagées. Le suicide va progressivement apparaître à l'individu comme l'unique solution permettant de sortir de l'état de crise dans lequel il se trouve.

La figure suivante illustre ce concept :

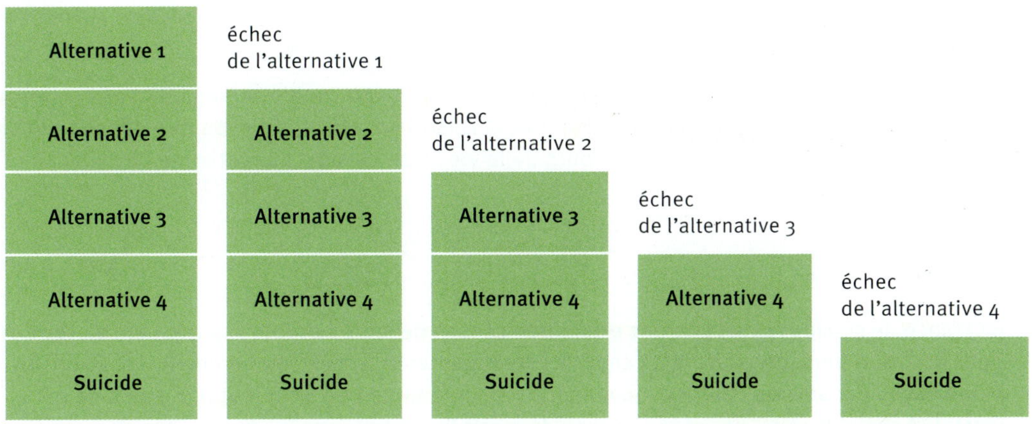

Figure 1. Présentation schématique de la crise suicidaire : les idées de suicide se font de plus en plus présentes au fur et à mesure de l'évolution de la crise suicidaire.

Cliniquement, **la crise suicidaire peut se manifester initialement par :**

* des symptômes non spécifiques du registre dépressif ou anxieux ;
* une consommation de substances psychoactives (alcool, substances illicites, tabac) ;
* des prises de risque inconsidérées ;
* un retrait par rapport aux marques d'affection et au contact physique ;
* un isolement.

Puis **cette crise peut se manifester par certaines idées et comportements préoccupants :**

* un sentiment de désespoir ;
* une souffrance psychique intense ;
* une réduction du sens des valeurs ;
* un cynisme ;
* un goût pour le morbide ;
* une recherche soudaine de moyens létaux (p. ex. : armes à feu).

Les **comportements de départ** (rédaction de lettres, dispositions testamentaires, dons, etc.) sont des signes devant faire évoquer un risque de passage à l'acte suicidaire imminent.

Au cours de l'évolution, **une accalmie peut faire craindre un syndrome présuicidaire de Ringel.**

Le syndrome présuicidaire de Ringel est caractérisé par un calme apparent, une attitude de retrait, une diminution de la réactivité émotionnelle, de la réactivité affective, de l'agressivité et des échanges interpersonnels. Ces signes doivent faire craindre un passage à l'acte suicidaire imminent.

1.3. Épidémiologie

1.3.1. Les idées suicidaires

Selon les données du Baromètre santé 2017, 4,7 % des personnes interrogées ont déclaré avoir pensé à se suicider au cours des 12 derniers mois.

1.3.2. Les tentatives de suicide (TS)

On estime entre **150 000 et 200 000** le nombre de TS donnant lieu à un contact avec le système de soins en France soit une TS toutes les 4 minutes.

Le Baromètre santé 2017 indique que près de 5 % des 18-75 ans avaient pensé à se suicider au cours des 12 derniers mois et plus de 7 % avaient fait une TS au cours de la vie.

On estime à 40 % la fréquence de récidive après une TS, dont la moitié survenant dans l'année. La mortalité par suicide dans l'année qui suit une TS est de 1 % (soit 50 fois plus élevée que dans la population générale). Le taux de décès par suicide au cours de la vie chez les sujets ayant tenté de se suicider est de plus de 10 %.

1.3.3. Les suicides

En France, le **suicide reste l'une des premières causes de mort évitable** : sa fréquence est de 16,4 suicides pour 100 000 personnes/an (25,3 chez les hommes et 8,0 chez les femmes). En 2019, on dénombrait **9 000 décès par suicide**, soit, en moyenne, un suicide toutes les 40 minutes. **Le suicide est la 2e cause de mortalité chez les 15-24 ans et la 1re cause de mortalité chez les 25-34 ans.**

Il y a une surmortalité masculine nette (sex-ratio H/F d'environ 3).

Les études d'autopsie psychologique montrent que près de 90 % des personnes suicidées présentaient au moins un trouble psychiatrique au moment du passage à l'acte suicidaire.

2. Repérer la crise suicidaire en fonction du terrain et de l'âge

Il ne faut jamais hésiter à **questionner le patient sur l'existence d'idées de suicide**. Interroger sur les idées de suicide ne les fait pas émerger et permet de favoriser leur expression et de mettre en place des mesures de prévention du risque suicidaire.

Le repérage de la crise suicidaire s'articule autour de trois axes :

* **l'expression** d'idées suicidaires ;
* les manifestations d'une situation de **crise suicidaire** ;
* le contexte de **vulnérabilité**.

2.1. La crise suicidaire chez l'enfant et l'adolescent

2.1.1. La crise suicidaire chez l'enfant

Les enfants peuvent exprimer des idées et des intentions suicidaires dès l'âge de 5-6 ans. Les TS existent chez l'enfant même si elles sont bien moins fréquentes que chez l'adolescent. Les moyens utilisés sont principalement la pendaison/strangulation et la défenestration. Tout enfant qui exprime des idées suicidaires ne présente pas nécessairement une crise suicidaire (p. ex. : menace suicidaire sous l'emprise de la colère dans un contexte d'intolérance à la frustration) mais tout propos suicidaire nécessite une évaluation attentive de l'enfant.

La crise suicidaire peut se manifester par des plaintes physiques, un repli, un isolement, une encoprésie ou une énurésie secondaires, des blessures à répétition, des préoccupations exagérées pour la mort, une tendance à être le souffre-douleur des autres.

Les principaux facteurs de vulnérabilité sont : les troubles psychiatriques, un isolement affectif, une impulsivité, des bouleversements familiaux, l'entrée au collège, un contexte de harcèlement, de maltraitance, de négligence grave.

2.1.2. La crise suicidaire chez l'adolescent

L'expression d'idées et d'intentions suicidaires **ne doit jamais être banalisée** et constitue un motif d'intervention et de prévention. Le moyen utilisé est généralement l'intoxication médicamenteuse volontaire.

La crise suicidaire peut se manifester dans un contexte de baisse des résultats scolaires, d'une attirance pour la marginalité, de conduites excessives ou déviantes (conduites addictives), de conduites ordaliques (le sujet remet sa survie dans les mains du « hasard »), de conduites d'anorexie et/ou de boulimie, de prises de risque inconsidérées (notamment au niveau sexuel), de violence sur soi et sur autrui, de fugues, et de maltraitance.

Les principaux facteurs de vulnérabilité sont : les troubles psychiatriques, les conflits d'autorité, l'isolement affectif, les échecs (notamment scolaires), la déscolarisation, les ruptures sentimentales, la maladie chronique ou le handicap.

2.2. La crise suicidaire chez l'adulte et la personne âgée

2.2.1. La crise suicidaire chez l'adulte

Les idées suicidaires peuvent être peu exprimées ou manifestes.

Les manifestations pouvant témoigner d'une crise suicidaire sont : l'ennui, le sentiment de perte de rôle, d'échec, d'injustice, d'être en décalage, la perte d'investissement au travail, les difficultés relationnelles, les difficultés conjugales, l'incapacité à supporter une hiérarchie, les arrêts de travail à répétition ou au contraire le surinvestissement au travail, des consultations répétées chez le médecin pour des symptômes aspécifiques (douleurs, sensation de fatigue, etc.).

Les conditions suivantes constituent des facteurs de vulnérabilité : situations conjugales, sociales et professionnelles précaires, une ambiance délétère au travail voire un harcèlement professionnel, un trouble addictif, les troubles psychiatriques, les affections médicales générales handicapantes, chroniques, douloureuses ou graves, des situations de violence, une blessure narcissique, l'immigration.

2.2.2. La crise suicidaire chez la personne âgée

Les personnes âgées expriment rarement des idées suicidaires ou elles ont rarement l'occasion de les exprimer. Ces idées ne doivent jamais être banalisées.

Les manifestations de la crise psychique peuvent comporter : un repli sur soi, un refus de s'alimenter, un manque de communication, une perte d'intérêt pour les activités, un refus de soin.

Les éléments suivants sont des facteurs de vulnérabilité : un épisode dépressif caractérisé (quasiment constant) et les autres troubles psychiatriques (notamment trouble de l'usage de l'alcool et troubles de la personnalité), une affection médicale générale à l'origine de handicaps et de douleurs, l'isolement social, des conflits, une maltraitance, un changement d'environnement, le veuvage.

Les conduites suicidaires de la personne âgée présentent des particularités cliniques : une intentionnalité suicidaire élevée, un faible niveau d'impulsivité et d'agressivité, peu d'antécédents personnels de conduite suicidaire.

2.3. La crise suicidaire chez un patient souffrant de trouble psychiatrique

Les patients peuvent facilement exprimer des idées suicidaires ou, plus rarement, les dissimuler.

Les troubles psychiatriques constituent un facteur de risque majeur de suicide. Le risque suicidaire doit être constamment évalué chez les patients souffrant de trouble psychiatrique.

Certains signes peuvent marquer une augmentation du risque suicidaire :

* un isolement avec une décision de rompre les contacts habituels (p. ex. : la visite de l'infirmier de secteur) ;
* une réduction ou un abandon des activités habituelles ;
* une exacerbation des symptômes psychiatriques.

3. Évaluer la crise suicidaire

Il faut être attentif aux manifestations de la crise suicidaire (assez aspécifiques lorsque considérées isolément) et aux facteurs de vulnérabilité puisque leur association conditionne le risque de passage à l'acte suicidaire. Une conduite suicidaire n'est jamais la conséquence d'un seul facteur.

Attention

L'évaluation du risque suicidaire doit être systématique en psychiatrie. Cette évaluation se fait en 3 parties : Risque-Urgence-Dangerosité. RUD +++

3.1. Évaluation du risque : les facteurs de risque et les facteurs protecteurs

Les éléments suivants et leur intrication permettent l'**évaluation du risque suicidaire** :

* facteurs personnels :
  - **antécédents personnels de TS** ;
  - diagnostic de **trouble psychiatrique** (troubles de l'humeur, troubles des conduites alimentaires, troubles de la personnalité, schizophrénie, trouble lié à l'usage de substances, troubles anxieux, etc.) ;
  - **traits de personnalité** : **faible estime de soi**, impulsivité-agressivité, rigidité de la pensée, colère, propension au désespoir ;
  - **expression d'idées suicidaires** ;
  - **santé générale** : pathologie affectant la qualité de vie ;
* facteurs familiaux :
  - **antécédents familiaux de TS et de suicide** ;
* événements de vie et facteurs psychosociaux :
  - **antécédent de maltraitance dans l'enfance** (violences, abus physique, émotionnel ou sexuel) ; et perte d'un parent pendant l'enfance ;
  - **situation socio-économique** : difficultés économiques ou professionnelles ;
  - **isolement social** (réseau social inexistant ou pauvre, problèmes d'intégration), **séparation** ou **perte récente, difficultés avec la loi** (infractions, délits), **échecs** ou événements humiliants ;
  - **difficultés dans le développement** : difficultés scolaires, placement durant l'enfance/adolescence en foyer d'accueil ou en détention, perte parentale précoce ;
  - phénomène de « **contagion** » suite à un suicide : la personne est affectée par le suicide récent d'un proche ;
  - **élément déclencheur** : élément récent entraînant un état de crise chez un sujet.

Les **facteurs protecteurs** sont aussi à envisager comme autant d'éléments préservant du passage à l'acte. On peut citer :

* du point de vue **individuel**, **la résilience** qui peut se définir comme la capacité à fonctionner de manière adaptée en présence d'événements stressants et de faire face à l'adversité, à continuer à se développer et à augmenter ses compétences dans une situation d'adversité ;
* du point de vue **psychosocial**, le **soutien socio-familial perçu** et le fait d'avoir des enfants ;
* la croyance religieuse.

3.2. Évaluation de l'urgence : le projet suicidaire

L'urgence s'évalue par l'existence d'un scénario suicidaire et le délai de mise en œuvre de ce projet.

Un **degré d'urgence élevé** est évoqué si :

* le sujet envisage un scénario suicidaire et a pris des dispositions en vue d'un passage à l'acte (préméditation, lettre, dispositions testamentaires, anticipation de la découverte du corps) ;
* le sujet n'envisage pas d'alternative au suicide (idées envahissantes, ruminations anxieuses, refus des soins) ;
* l'intention a pu être communiquée à des tiers soit directement soit indirectement.

Le **tableau suivant** permet d'établir le degré d'urgence à partir de certains des éléments d'évaluation présentés ci-dessus :

Urgence faible	Urgence moyenne	Urgence élevée
Bonne alliance thérapeutique	Est isolé	Est très isolé
Désire parler et est à la recherche de communication	A besoin d'aide et exprime directement ou indirectement son désarroi	Complètement ralenti par la dépression ou au contraire dans un état d'agitation ; la souffrance et la douleur sont omniprésentes ou complètement tues
Cherche des solutions à ses problèmes	Ne voit pas d'autre recours que le suicide	A le sentiment d'avoir tout fait et tout essayé
Pense au suicide sans scénario suicidaire précis	Envisage un scénario dont l'exécution est reportée	A un accès direct et immédiat à un moyen de se suicider
Envisage encore d'autres moyens pour surmonter la crise	Envisage le suicide avec une intention claire	Décidé, avec un passage à l'acte planifié et prévu dans les jours qui viennent
N'est pas anormalement troublé mais psychologiquement souffrant	Présente un équilibre émotionnel fragile	Coupé de ses émotions, rationalisant sa décision ou au contraire, très émotif, agité ou anxieux

3.3. Évaluation de la dangerosité : les moyens à disposition

La **dangerosité s'évalue selon la létalité potentielle** et **l'accessibilité** du moyen considéré.

4. Principes de prévention

	Prévention primaire	Prévention secondaire	Prévention tertiaire
Prévention du passage à l'acte suicidaire	Elle concerne l'identification des sujets qui ne sont pas en crise suicidaire mais qui présentent des facteurs de risque qu'il faudra identifier. La suppression des facteurs de risque et des facteurs de décompensation auprès des populations à risque a prouvé son efficacité. Il s'agit par exemple du traitement d'un épisode dépressif caractérisé ou de prévenir l'accès aux moyens létaux (posologie totale des boîtes de paracétamol, pharmacie au domicile, etc.). Il s'agit aussi de prévenir le passage à l'acte suicidaire chez les patients hospitalisés en psychiatrie et donc à haut risque.	Elle concerne le dépistage précoce de la crise suicidaire. Ce dépistage est réalisé par tout personnel soignant et doit aboutir à une orientation adaptée en cas de risque de passage à l'acte identifié.	La prise en charge des personnes suicidantes est détaillée plus bas.
	Les réseaux d'accueil et d'écoute sont un moyen privilégié de prévention et peuvent intervenir à tout niveau. La médecine scolaire et la médecine du travail sont également des acteurs importants de la prévention du risque suicidaire.		

6. Principes de prise en charge

6.1. Généralités

L'entretien doit se faire dans un endroit calme, en toute confidentialité et en face-à-face. Il a pour premier but d'évaluer le risque suicidaire.

Les idées suicidaires doivent être abordées directement par exemple avec des questions comme « avez-vous des idées de suicide ? » ou « avez-vous envie de vous donner la mort/de vous faire du mal ? ».

Il ne faut pas banaliser les conduites suicidaires qui constituent une **urgence psychiatrique**.

À l'inverse, il **ne faut pas dramatiser** la situation et les patients doivent se sentir libre d'exprimer leur vécu et leurs idées.

On peut **repérer des soutiens possibles dans l'entourage**. Il est primordial d'avoir un contact avec la famille/l'entourage (tout en respectant le secret médical), quelle que soit la prise en charge proposée.

Lorsqu'une crise suicidaire est dépistée, par exemple par l'entourage proche, les éléments suivants guident la conduite à tenir :

* l'entourage proche doit essayer d'établir un lien et une **relation de confiance** en adoptant une attitude de bienveillance, d'écoute, de dialogue et d'alliance ;
* à partir de ces attitudes, **l'entourage peut accompagner** le patient vers les différents réseaux d'aide et vers les soins.

6.2. Conduite à tenir en urgence

Les services d'urgence accueillent fréquemment des sujets en situation de crise suicidaire, ou dans les suites immédiates d'une TS.

L'accueil doit se faire au calme et doit contribuer à sécuriser le patient.

Un médecin doit décider d'une hospitalisation :

* pour stabiliser un patient au pronostic vital engagé du fait des complications non psychiatriques de sa TS ;
* devant un risque suicidaire avec un degré d'urgence élevé ;
* devant un risque suicidaire avec un degré d'urgence faible ou moyenne associé à des troubles psychiatriques décompensés.

Un avis psychiatrique doit être sollicité pour tout patient suicidaire ou suicidant après **stabilisation de son état clinique non psychiatrique**. Une hospitalisation brève en unité spécialisée peut être recommandée.

Le but de l'entretien psychiatrique est d'évaluer la crise suicidaire (risque/urgence/dangerosité), d'évaluer les troubles psychiatriques associés et d'orienter la prise en charge.

Un **traitement médicamenteux** sédatif ou anxiolytique peut être prescrit en urgence en cas d'agitation ou d'anxiété importante ; un traitement hypnotique en cas d'insomnie sévère transitoire. Leur prescription, à visée symptomatique, devra être limitée dans le temps. En cas d'impulsivité importante, on évitera une première prise de benzodiazépine et on privilégiera un antipsychotique sédatif de type phénothiazine (p. ex. : cyamémazine).

La prise en charge doit être adaptée à la situation du patient par exemple en cas de trouble psychiatrique sous-jacent, d'isolement social, d'entourage potentiellement délétère, de refus d'aide médicale (refus d'un entretien de réévaluation).

Lorsqu'une hospitalisation est indiquée, elle peut être réalisée en soins libres ou en soins sans consentement (cf. **Item 15**).

L'hospitalisation a **plusieurs objectifs** :

* protéger la personne en **limitant le risque de passage à l'acte suicidaire** ;
* **traiter** le **trouble psychiatrique associé** ;
* **faciliter la résolution de la crise** (alternatives) en mettant en place une psychothérapie de soutien (relation de confiance, verbalisation de la souffrance, travail de l'alliance thérapeutique, etc.) ;
* organiser **le suivi ambulatoire ultérieur si nécessaire**.

L'hospitalisation ne permet pas de prévenir tous les suicides puisqu'environ 5 % des suicides ont lieu dans les établissements de soins. Il faut prendre certaines précautions visant à limiter l'accès à des moyens létaux (inventaire des affaires et retrait des objets dangereux, blocage des fenêtres, suppression des points d'appui résistant au poids du corps) et à assurer une **surveillance rapprochée** (passage régulier des équipes soignantes, chambre à proximité de l'infirmerie voire surveillance à vue en permanence).

L'information du patient sur les modalités de prise en charge (lieu, durée d'hospitalisation, fonctionnement de l'équipe) doit être systématique.

91

7. Particularités de prise en charge liées au terrain et à l'âge

En plus des éléments précédemment décrits, il existe certaines particularités liées au terrain à prendre en compte.

7.1. La crise suicidaire chez l'enfant et l'adolescent

Une **évaluation psychosociale**, au décours immédiat de l'évaluation médicale, doit être systématique. Le plus souvent cette évaluation aura lieu dans le service des urgences ou alors, en l'absence de nécessité de soins non psychiatriques, au sein d'un réseau d'intervenants extrahospitaliers habitués à prendre en charge des adolescents.

En cas de crise suicidaire de l'enfant et de l'adolescent, et en particulier au décours d'une TS, **une hospitalisation d'évaluation est nécessaire**.

La prise en charge ambulatoire (en alternative ou suite à une hospitalisation) fait intervenir de multiples acteurs selon les cas : pédopsychiatre, psychologue, médecin traitant (généraliste ou pédiatre), travailleur social, éducateur spécialisé, médecin scolaire et infirmerie scolaire.

Un plan de secours personnalisé est élaboré avec le patient. Ce plan de secours correspond à la liste des ressources (personnes ressources, numéro de téléphone d'urgence, activités apaisantes, technique de réassurance, etc.) que le patient peut utiliser avant et pendant une crise suicidaire.

7.2. La crise suicidaire chez la personne âgée

Lorsqu'une crise suicidaire est dépistée chez une personne âgée, par exemple par le médecin traitant, les éléments suivants guident la conduite à tenir :

* la recherche de troubles psychiatriques comorbides est systématique, notamment celle d'un épisode dépressif caractérisé ;
* tout changement comportemental récent doit faire envisager une douleur physique et/ou une maltraitance ;
* une évaluation psychosociale est systématique.

En cas de crise suicidaire avérée, il est impératif de **rechercher des moyens de mort violente** et de **les enlever du domicile**.

Pour approfondir

Haute autorité de santé. *Tentatives de suicide et risque suicidaire chez l'enfant et l'adolescent : prévention, évaluation, prise en charge – Note de cadrage. Recommandation de bonne pratique* – 2020 – https://www.has-sante.fr/jcms/p_3192952/fr/tentatives-de-suicide-et-risque-suicidaire-chez-l-enfant-et-l-adolescent-prevention-evaluation-prise-en-charge-note-de-cadrage

Haute autorité de santé. *Actes et prestations – La crise suicidaire : reconnaître et prendre en charge Recommandation de bonne pratique* – 2000 – https://www.has-sante.fr/jcms/c_271964/fr/la-crise-suicidaire-reconnaitre-et-prendre-en-charge

Agence nationale d'accréditation et d'évaluation en santé. *Prise en charge hospitalière des adolescents après une tentative de suicide* – 1998 – https://www.has-sante.fr/jcms/c_271908/fr/prise-en-charge-hospitaliere-des-adolescents-apres-une-tentative-de-suicide

module trois

SITUATIONS À RISQUE SPÉCIFIQUES

59

item 59

Sujets en situation de précarité

Objectifs pédagogiques

* Connaître les facteurs de risque.
* Évaluer la situation de précarité, définir les différents types et niveaux de précarité.
* Connaître les morbidités les plus fréquemment rencontrées et leurs particularités.
* Évaluer la situation médicale, psychologique et sociale d'un sujet en situation de précarité.
* Connaître les dispositifs médico-sociaux adaptés.

Rang	Rubrique	Intitulé
A	Définitions	Savoir définir la précarité
A	Diagnostic positif	Savoir distinguer la précarité de la pauvreté, de la grande pauvreté, et de l'exclusion de la marginalisation, et de la vulnérabilité
A	Définitions	Connaître les principales situations à risque de précarité et le caractère dynamique de ces situations
A	Prévalence, épidémiologie	Épidémiologie de la précarité
A	Prise en charge	Démarche pluriprofessionnelle (santé et sociale) nécessaire pour les personnes en situation de précarité
A	Prise en charge	Repérage des personnes en situation de précarité
A	Prise en charge	Obligation de prise en charge des médecins et secret professionnel vis-à-vis d'une personne en situation de précarité
A	Définitions	Connaître la définition des inégalités sociales en santé et les 4 mécanismes principaux qui y participent. Connaître le concept de gradient social de santé et son impact sur l'espérance de vie
A	Épidémiologie, prévalence	Savoir que santé et précarité entretiennent des relations réciproques

Rang	Rubrique	Intitulé
A	Prise en charge	Parcours de soins spécifiques des personnes en situation de précarité : PASS, LHSS, Équipes mobiles psychiatrie-précarité (EMPP), structures associatives
A	Prise en charge	Couverture médicale des personnes en situation de précarité
A	Prise en charge	Aides financières
A	Prise en charge	Connaître l'existence et les moyens de recours aux consultations gratuites
A	Diagnostic positif	Connaître les 5 grands domaines de pathologies les plus fréquentes chez les personnes en situation de précarité
A	Prise en charge	Cumul des risques individuels chez les personnes précaires
A	Prise en charge	Retard de prise en charge, renoncement et abandons des soins curatifs ou préventifs, discontinuité des soins des personnes en situation de précarité

Points clés

* Définitions :
  - la précarité est définie comme un état de fragilité et d'instabilité sociale caractérisé par « l'absence d'une ou plusieurs des sécurités permettant aux personnes et familles d'assumer leurs obligations professionnelles, familiales et sociales et de jouir de leurs droits fondamentaux » ;
  - la pauvreté est un concept économique défini par des ressources inférieures à 60 % du revenu médian national. La grande pauvreté est définie par des ressources inférieures à 40 % du revenu médian ;
  - l'exclusion est caractérisée par l'absence, pendant une période plus ou moins longue, de la possibilité de bénéficier des mêmes droits sociaux qu'un autre individu ;
  - la vulnérabilité sociale représente un état de fragilité matérielle ou morale conférant un risque d'exclusion sociale.
* Facteurs de risque :
  - habitudes de vie associées à des comportements de santé à risque ;
  - difficultés d'accès aux soins de santé et à la prévention.
* Morbi-mortalité associée :
  - non psychiatrique (infectieuse, dentaire, dermatologique) ;
  - psychiatrique (troubles de l'humeur essentiellement, trouble psychotique, troubles anxieux, troubles de l'adaptation, conduites suicidaires) ;
  - troubles addictifs et leurs conséquences.
* Évaluation :
  - médicale non psychiatrique (maladie mettant en jeu le pronostic vital, maladies chroniques, troubles addictifs et leurs complications, handicap) ;
  - médicale psychiatrique (évaluer le degré de souffrance psychique et le risque suicidaire) ;
  - sociale (statut social, conditions de vie, couverture maladie, ressources).
* Prise en charge :

  Multidisciplinaire :
  - médico-sociale (cabinets médicaux, hôpitaux publics, CMP pour la psychiatrie, CDS, CDAG, centres de prévention, PASS, LHSS, EMPP) ;
  - aides financières (Revenus : RSA, AAH, APA ; Prise en charge des frais de santé : PUMA, CSS, AME, AEEH) ;
  - associations à but non lucratif.

1. DÉFINITIONS

1.1. La précarité

La précarité est définie comme un état de fragilité et d'instabilité sociale caractérisé par « **l'absence d'une ou plusieurs des sécurités** permettant aux personnes et familles d'assumer leurs obligations professionnelles, familiales et sociales et de jouir de leurs droits fondamentaux ».

Les sécurités indispensables à la santé, identifiées par l'OMS, sont :

* se loger ;
* accéder à l'éducation et à l'information ;
* se nourrir convenablement en quantité et qualité ;
* disposer d'un revenu suffisant, certain et stable ;
* compter sur un apport durable de ressources ;
* avoir droit à la justice sociale et à un traitement équitable.

La précarité ne caractérise pas une catégorie sociale particulière, mais **un ensemble de situations de non-sécurité et de fragilité économique, sociale et familiale**. C'est une situation **dynamique, réversible et multifactorielle**.

Elle se manifeste dans plusieurs domaines tels que le revenu, le logement, l'emploi, les diplômes, la protection sociale, les loisirs et la culture, la santé.

La précarité est le produit de :

* **dimensions structurelles** (sociales et économiques) de menaces à court ou moyen terme ;
* **dimensions subjectives** (perception de sa situation, stratégie d'ajustement, etc.).

La notion de précarité est plus large que la notion de pauvreté. Ainsi, un sujet en situation de précarité n'est pas forcément pauvre ni exclu.

1.2. La pauvreté et la grande pauvreté

Contrairement à la précarité qui est un concept multidimensionnel, la pauvreté est un concept uniquement économique basé sur des **définitions statistiques relatives**. Le **seuil de pauvreté monétaire** correspond à des ressources inférieures à 60 % du revenu médian national (soit 1 041 € par personne et par mois en 2017). Le **seuil de grande pauvreté** correspond à des ressources inférieures à 40 % du revenu médian.

1.3. Exclusion et marginalisation

L'exclusion est une réalité **dynamique** caractérisée par l'absence pour un individu, pendant une période plus ou moins longue, de la possibilité de bénéficier des mêmes droits sociaux qu'un autre individu.

L'exclusion n'est pas une maladie, mais elle **réduit le soutien social perçu** et crée un **sentiment d'inutilité sociale et de dévalorisation de soi** à l'origine d'une intense souffrance psychique et de la difficulté à s'insérer dans un tissu social. Elle représente en ce sens un facteur de risque de développer certains troubles (cf. **Item 60**). **L'exclusion est la forme extrême de la précarité**.

La **marginalisation** est un concept proche de l'exclusion qui désigne, pour un individu ou un groupe d'individus, une rupture des liens sociaux, suite à une exclusion ou une auto-exclusion de la société.

1.4. La vulnérabilité

La vulnérabilité représente un risque accru de subir un tort, quel qu'il soit. La vulnérabilité sociale représente un état de **fragilité** matérielle ou morale conférant un **risque d'exclusion sociale.** Elle concerne aussi bien des individus que des collectivités.

Comme la précarité, la pauvreté, l'exclusion et la marginalisation, la vulnérabilité est un concept **dynamique**.

2. ÉPIDÉMIOLOGIE ET FACTEURS DE RISQUE DE PRÉCARITÉ

La précarité toucherait 12 à 15 millions de personnes en France, soit **20 à 25 % de l'ensemble de la population**.

La pauvreté touche 8,9 millions de personnes, soit **14,3 % de la population**.

La précarité illustre les inégalités sociales de la santé.

Plusieurs facteurs de risque de précarité sont identifiés, notamment :

* un faible niveau de ressources ;
* le chômage ;
* des conditions de travail à risque ;
* la nationalité étrangère ;
* etc.

3. PRÉCARITÉ ET SANTÉ

3.1. Morbi-mortalité et précarité

Santé et précarité entretiennent des **liens réciproques**, à travers deux mécanismes :

* les habitudes de vie associées à des comportements de santé à risque (malnutrition, sédentarité, troubles de l'usage de substance, etc.) ;
* les difficultés d'accès aux soins de santé et à la prévention.

Les personnes en situation de précarité présentent souvent un cumul de facteurs de risque pour de nombreuses pathologies. Ainsi, la morbi-mortalité est augmentée chez les individus en situation de précarité dans les 5 domaines suivants :

* maladies infectieuses : pulmonaires (notamment tuberculose), ORL, IST (VHC, VIH), surinfections de pathologies dermatologiques ;
* troubles psychiatriques et addictifs (cf. ci-dessous) ;
* cancers ;
* maladies cardiovasculaires ;
* pathologies dermatologiques : gale, pédiculose, plaies, ulcères, etc.

La précarité est un facteur de risque de troubles psychiatriques et addictifs. De même, ces troubles sont des **facteurs de risque de précarité car ils créent souvent une situation de handicap** (cf. **Item 121**) et peuvent avoir un retentissement fonctionnel à l'origine d'une précarisation du patient (difficultés d'insertion professionnelle, isolement social, etc.).

3.2. Les inégalités sociales en santé

Les **inégalités sociales en santé** sont des différences évitables et importantes dans le domaine de la santé observées entre des groupes sociaux. Elles se distinguent des inégalités de santé qui ne relèvent pas de la justice sociale mais d'autres facteurs, pouvant être notamment génétiques ou physiologiques (liées à l'âge, au sexe, etc.).

Les inégalités sociales en santé s'observent selon le **gradient social de santé.** Ce gradient désigne l'association entre la position dans la hiérarchie sociale et l'état de santé : plus on s'élève dans la hiérarchie sociale meilleur est l'état de santé. Il s'observe au niveau de l'espérance de vie, de l'espérance de vie en bonne santé, ou encore de la santé perçue.

4. Évaluation d'un sujet en situation de précarité

En contexte de soins, il est primordial de savoir repérer, nommer et estimer la précarité dans les situations de soins. Le score **EPICES** (évaluation de la précarité et des inégalités de santé dans les centres d'examens de santé), composé de 11 questions, doit être utilisé en cas de suspicion de précarité. Il s'agit d'un score individuel d'évaluation du niveau de précarité qui permet la **mesure multidimensionnelle de la précarité et de la fragilité sociale pour** permettre d'identifier une population plus à risque de problèmes de santé. Le score est compris entre 0 (pas de précarité) et 100 (maximum de précarité), avec un seuil de précarité situé à 30 (soit 4 réponses en faveur d'une précarité).

En situation de précarité, le médecin doit évaluer les données psycho-sociales suivantes :

* statut social (emploi/scolarité/diplômes/nationalité) ;
* conditions de vie et de logement ;
* **couverture maladie** (assurance maladie et complémentaire) ;
* ressources actuelles (en particulier aides financières).

5. Prise en charge du patient en situation de précarité

5.1. Prise en charge médicale

La précarité est associée à des **retards** de prise en charge, des **discontinuités** de soins, des **difficultés d'observance**, ou encore à des **renoncements** ou **abandons** des soins curatifs et préventifs.

La prise en charge des personnes en situation de précarité est un **devoir déontologique. Elle doit reposer sur les mêmes principes que la prise en charge de toute autre personne. Le respect du secret professionnel est impératif.**

Il importe aussi de déterminer les facteurs qui peuvent entraver la poursuite des soins appropriés, afin de **favoriser l'accès aux soins** et de prévenir les effets négatifs de la précarité sur la santé.

5.2. Dispositifs médico-sociaux et associations pour les personnes en situation de précarité

La prise en charge des personnes en situation de précarité ne se limite pas aux aspects médicaux. La prise en charge est **pluridisciplinaire**, impliquant à la fois des professionnels de la santé et des **travailleurs sociaux**. Différents **dispositifs médico-sociaux** spécifiques existent :

Les dispositifs de droit commun :

* cabinets médicaux avec un rôle fondamental pour le médecin généraliste ;
* hôpitaux publics, centres médico-psychologiques (CMP) favorisant la continuité de la prise en charge par la même équipe médico-sociale, via le secteur géographique psychiatrique (cf. **Item 62**) ;
* centres de santé (CDS) caractérisés par un statut spécifique, intermédiaire entre les cabinets libéraux et les établissements de santé, qui leur permet de bénéficier d'une convention avec l'Assurance maladie.

Les dispositifs de santé publique : centres de dépistage anonyme et gratuit (CDAG), centres de prévention, etc.

Les permanences d'accès aux soins de santé (PASS) : fournissent un accès aux soins **gratuit** au sens large, associant consultations médicales généralistes ou spécialisées, soins odontologiques, soins infirmiers, plateau technique, délivrance de médicaments. Elles permettent à tout patient d'accéder à l'offre de soins de droit commun et de bénéficier d'une continuité de soins conforme à ses besoins. Certaines PASS proposent des soins psychiatriques.

Les lits halte soins santé (LHSS) : fournissent un accueil temporaire des personnes en situation de précarité pour des soins au sens large.

Les équipes mobiles psychiatrie-précarité (EMPP) : sont composées principalement d'infirmiers, psychiatres et psychologues et, dans une moindre mesure, assistants sociaux. Elles interviennent à l'extérieur des établissements, au plus près des lieux de vie des personnes en situation de précarité et des acteurs sociaux qui les suivent. Elles peuvent ainsi accompagner ces personnes dans leur parcours de soins mais également former et conseiller les acteurs sociaux pour leur permettre de mieux appréhender les troubles psychiatriques.

Les **associations** à but non lucratif ayant pour objectif de porter secours et assistance aux plus démunis (dites « caritatives ») jouent un rôle important dans la prise en charge des personnes en situation de précarité. Il peut s'agir d'associations :

* avec leurs propres travailleurs sociaux, souvent gérés par des organisations non gouvernementales (Croix rouge, Médecin du monde, ATD Quart-Monde, etc.) ;
* thématiques (Restos du Cœur, etc.) ;
* orientées vers la prise en charge des immigrés (CIMADE, COMEDE, etc.).

La liste et les compétences de ces associations doivent être connues de tout médecin pour constituer les relais d'amont ou d'aval dans la prise en charge de ces personnes.

5.3. Couverture médicale des personnes en situation de précarité

La **PUMA** (protection universelle maladie) garantit une prise en charge continue des frais de santé par l'Assurance maladie à tous les assurés sociaux non couverts par un régime de Sécurité sociale. Pour en bénéficier, il faut travailler en France, ou y résider de manière stable et régulière.

La **CSS** (complémentaire santé solidaire) donne droit à la prise en charge gratuite de la part complémentaire des dépenses de santé (y compris à l'hôpital) pour toute personne, quelle que soit sa nationalité, résidant régulièrement en France de façon stable (depuis plus de 3 mois) et régulière, ayant des ressources inférieures à un plafond annuel de référence (9 032 euros en 2016).

2.3. Facteurs environnementaux

* Mère célibataire/difficultés conjugales.
* Précarité socio-économique/faible niveau d'éducation/isolement social.
* Antécédents d'abus ou de maltraitance dans l'enfance.
* Facteurs culturels concernant principalement les femmes migrantes : langue, représentations culturelles et rituels différents autour de la maternité et de la grossesse.

3. Les diagnostics différentiels

Devant une symptomatologie aiguë en post-partum, il faudra éliminer les diagnostics différentiels non psychiatriques, en particulier une thrombophlébite cérébrale et les pathologies infectieuses (endométrite). De façon plus générale, les causes non psychiatriques et les intoxications par une substance psychoactive doivent être éliminées par un examen physique rigoureux, complété éventuellement par des examens paracliniques selon les points d'appel.

4. Grossesse et post-partum chez une femme présentant des troubles psychiatriques antérieurs à la grossesse

4.1. Généralités

Toute patiente souffrant d'un trouble psychiatrique chronique doit bénéficier d'une information sur les risques de rechute de son trouble lors de la période périnatale. La grossesse doit s'inscrire au mieux dans le cadre d'un projet individualisé chez une patiente présentant une maladie stabilisée depuis au moins deux ans pour laquelle une possible adaptation thérapeutique a été réalisée en amont de la grossesse (p. ex. : en cas de prescriptions à risque tératogène). La prise en charge est alors multidisciplinaire [psychiatre, gynécologue-obstétricien, services de la protection maternelle et infantile (PMI)] après une évaluation médico-sociale. Les premières rencontres doivent favoriser l'alliance thérapeutique. Il faut éviter toute culpabilisation et stigmatisation. Le suivi psychiatrique sera alors renforcé, et un suivi spécialisé en psychiatrie périnatale pourra être proposé.

4.2. Troubles bipolaires, dépressif récurrent, schizophrénie

La grossesse, et le post-partum de manière plus fréquente, peuvent être l'occasion de décompensation d'un trouble de l'humeur ou d'une schizophrénie.

Les symptômes observés sont ceux habituellement décrits dans ces tableaux cliniques (**Item 63**). **Une particularité existe lors des épisodes thymiques avec caractéristiques psychotiques en post-partum : on retrouve des symptômes confusionnels avec un risque suicidaire et d'infanticide**, on parle de psychose puerpérale.

Ces troubles pouvant entraver les liens précoces avec l'enfant, une prise en charge en unité mère-bébé pourra être proposée à la naissance.

4.3. Troubles addictifs

Toute femme enceinte doit être informée sur les risques de la prise de substances pendant la grossesse.

Le traitement du trouble addictif maternel implique l'évaluation des avantages du sevrage versus le traitement psychotrope. L'évaluation des comorbidités psychiatriques associées doit conduire vers une proposition de suivi spécialisé.

À la naissance, une surveillance pédiatrique du bébé est nécessaire. Une hospitalisation en unité mère-bébé est recommandée pour une prise en charge de la mère et de l'enfant, un accompagnement des interactions précoces et la mise en place du suivi par les services de PMI et sociaux.

4.4. Troubles anxieux

Les symptômes anxieux peuvent être isolés ou associés à d'autres entités cliniques du post-partum.

Ils sont souvent l'expression de troubles anxieux préexistants. Le post-partum est une période propice à leur aggravation, en particulier concernant les troubles obsessionnels compulsifs (TOC) (cf. **Item 66**).

5. LES TROUBLES PSYCHIQUES PENDANT LA GROSSESSE CHEZ UNE FEMME SANS ANTÉCÉDENT PSYCHIATRIQUE

5.1. Troubles anxieux

5.1.1. Épidémiologie

Les troubles anxieux touchent entre 5 à 15 % des femmes dans la période prénatale. Ils sont plus fréquents au premier et dernier trimestre de grossesse.

5.1.2. Sémiologie psychiatrique

L'anxiété spécifique de la grossesse se définit par des inquiétudes et des préoccupations se rapportant directement à la grossesse.

Les thèmes les plus fréquents portent sur :

* les modifications corporelles ;
* le risque de malformation du fœtus ;
* l'angoisse de l'accouchement ;
* la capacité à s'occuper du bébé.

Elle peut se manifester par une crainte permanente, des crises d'angoisse, des conduites d'évitement ou de réassurance, des obsessions, des rituels, de l'irritabilité, des envies alimentaires et/ou des troubles du sommeil.

5.2. Épisode dépressif caractérisé

5.2.1. Épidémiologie

Un épisode dépressif caractérisé anténatal touche environ 10 % des femmes enceintes.

5.2.2. Sémiologie psychiatrique

La symptomatologie n'est pas spécifique de la grossesse, hormis la culpabilité centrée sur le fœtus et le sentiment d'incapacité maternelle.

L'intensité de l'épisode dépressif caractérisé est le plus souvent légère ou moyenne.

Cf. **Item 66** pour description du syndrome dépressif.

5.3. Déni de grossesse

5.3.1. Épidémiologie

Le déni de grossesse concerne environ 3 femmes enceintes sur 1 000.

5.3.2. Facteurs de risque

Pas de profil privilégié de femmes à risque.

Le déni de grossesse n'est pas lié à un antécédent de trouble psychiatrique maternel.

5.3.3. Sémiologie psychiatrique

Il se définit comme la non-prise de conscience de l'état de grossesse à partir de 22 SA (déni partiel) et parfois jusqu'à l'accouchement (déni total).

Il se différencie du phénomène volontaire de dissimulation que l'on peut retrouver lors de grossesse chez une adolescente ou lorsque l'environnement est hostile à une grossesse.

Cliniquement, peu ou aucune modification(s) corporelle(s) habituelle(s) de la grossesse est (sont) observable(s) : poursuite de ménorragies, peu ou pas d'augmentation des seins, aucune ou faible augmentation du volume abdominal, aucune ou faible prise de poids, etc. (À noter que la grande majorité de ces dénis de grossesse sont associés à aucune modification corporelle.) La découverte de la grossesse est souvent fortuite.

Facteurs de risques obstétricaux possibles par manque de suivi médical de la grossesse (retard de croissance intra-utérin, malformations du fœtus, accouchement dans des conditions d'urgence, etc.).

Pas d'évolution vers un trouble psychiatrique pour la femme (sauf si trouble psychiatrique préexistant).

6. Troubles psychiques du post-partum chez une femme sans antécédent psychiatrique

Les complications psychiatriques sont plus nombreuses dans le post-partum que pendant la grossesse.

On retrouve principalement des troubles de l'humeur, mais également des troubles anxieux et les épisodes psychotiques brefs.

6.1. Épisode dépressif caractérisé du post-partum

6.1.1. Épidémiologie

Elle concerne environ 15 % des femmes.

Ce sont en majorité des épisodes dépressifs caractérisés d'intensité légère à modérée sans caractéristique psychotique. Il est important de rechercher les symptômes de caractéristique mixte qui sont souvent présents lors de cette période.

Ces troubles représentent un problème de santé publique de par leur fréquence, leur sous-diagnostic (50 % de ces femmes ne sont pas diagnostiquées) et les risques graves encourus par la mère et le bébé.

Le diagnostic d'épisode dépressif caractérisé du post-partum peut être envisagé dans l'année suivant l'accouchement, avec un pic entre 3 à 6 semaines post-partum. Il peut venir prolonger des symptômes du post-partum blues au-delà de 15 jours, ou encore dans les suites d'un épisode dépressif caractérisé au cours de la grossesse.

Le post-partum blues (ou baby blues) est un diagnostic différentiel classique. Il concerne selon les auteurs 30 à 80 % des accouchées. Cet état transitoire survient entre le 2e et le 5e jour après l'accouchement, avec un pic au 3e jour. Réduit parfois à 24 heures, il dure 4 à 10 jours au maximum.

Il associe : anxiété, irritabilité, labilité émotionnelle, troubles du sommeil, fatigue et plaintes physiques. Les crises de larmes, la susceptibilité, la crainte d'être délaissée ou de ne pas pouvoir s'occuper du bébé surprennent et déroutent l'entourage, surtout lorsque l'accouchement s'est bien déroulé.

Il ne s'agit pas d'un état pathologique (cf. **Item 61**) : il peut être considéré comme un état adaptatif physiologique. Cependant, il faut le considérer comme un facteur de risque de trouble psychiatrique du post-partum lorsqu'il est trop long ou trop sévère.

6.1.2. Sémiologie psychiatrique

Épisode dépressif caractérisé du post-partum sans caractéristique psychotique :

* humeur « triste », avec un sentiment de découragement et d'incapacité concernant la fonction maternelle. Forte culpabilité (« j'ai tout pour être heureuse ») avec minimisation des symptômes, voire dissimulation à l'entourage ;
* plaintes physiques parfois au premier plan (céphalées, douleurs abdominales) ;
* anxiété importante s'exprimant surtout par des phobies d'impulsion, des craintes de faire du mal au bébé, et un évitement du contact avec celui-ci.

Il faut absolument rechercher des signes d'hypomanie (témoignant de caractéristiques mixtes de l'épisode dépressif) qui sont fréquents lors de la période périnatale : tachypsychie, insomnie sans fatigue, hyperréactivité émotionnelle, etc.

Il est important d'évaluer l'impact du trouble maternel sur les interactions précoces mère-enfant qui sont souvent perturbées mais également sur le comportement et développement de l'enfant. Les manifestations devant alerter sur une possible souffrance du bébé sont des troubles du comportement (agitation, apathie), un retard du développement psychomoteur, des troubles psychophysiologiques (sommeil, alimentation) et des pathologies médicales non psychiatriques (coliques, eczéma).

Dans de rares cas l'épisode dépressif caractérisé peut être associé à des caractéristiques psychotiques dont le thème des idées délirantes est classiquement centré sur le bébé (négation de filiation, persécution). La clinique peut alors également être complétée de symptômes confusionnels. Il existe alors un **risque suicidaire et d'infanticide**.

6.1.3. Pronostic/évolution

Un épisode dépressif caractérisé du post-partum est un facteur de risque de récidive dépressive au décours d'une nouvelle grossesse ainsi qu'en dehors de la périnatalité. **Un épisode dépressif caractérisé du post-partum est à risque d'évolution vers un trouble bipolaire, et devra être surveillé** (cf. **Item 64**).

L'impact des épisodes dépressifs caractérisés du post-partum sur le neurodéveloppement de l'enfant n'est pas négligeable lorsque le trouble n'est pas identifié et soigné. La mère doit donc être prise en charge afin que l'épisode ne se prolonge pas et que les interactions précoces évoluent dans les meilleures conditions.

6.2. Épisode maniaque du post-partum

6.2.1. Épidémiologie

Un épisode maniaque dans le post-partum est plus rare qu'un épisode dépressif caractérisé, concernant 1 naissance sur 1 000.

L'épisode débute le plus souvent de façon brutale, dans les semaines après l'accouchement, mais il peut également s'installer au cours du troisième trimestre. 109

6.2.2. Sémiologie psychiatrique

La symptomatologie est celle de l'épisode maniaque tel que décrit en dehors de la période périnatale (cf. **Item 64**) mais avec certaines particularités.

Un post-partum blues sévère avec des éléments de confusion ou de bizarrerie est souvent prodromique. **Ces éléments confusionnels peuvent persister lors de l'épisode.**

L'**épisode maniaque du post-partum** est davantage associé à des caractéristiques mixtes qu'il faudra systématiquement rechercher.

Une **caractéristique psychotique de l'épisode maniaque est également plus fréquente** lors du post-partum qu'en dehors de cette période. Les mécanismes du délire sont classiquement polymorphes et les thématiques centrées sur la maternité, l'accouchement, le bébé ou le conjoint.

Le risque majeur est un **risque suicidaire ou d'infanticide.**

Devant le tableau confusionnel il faut penser aux diagnostics différentiels cités dans le cadre de l'épisode psychotique bref ci-dessous.

6.2.3. Pronostic/évolution

L'épisode permet de poser le diagnostic de trouble bipolaire (cf. **Item 64**). Il restera rarement isolé.

Dans près de la moitié des cas, il y a une récidive au décours d'une grossesse ultérieure : qu'elle se manifeste par un nouvel épisode maniaque ou par un épisode dépressif caractérisé.

6.3. Épisode psychotique bref

6.3.1. Épidémiologie

Elle concerne 1 à 2 naissances sur 1 000.

Elle débute le plus souvent de façon brutale, dans les 4 premières semaines après l'accouchement, avec un pic de fréquence au 10e jour.

6.3.2. Sémiologie psychiatrique

La symptomatologie est celle de l'épisode psychotique tel que décrit en dehors de la période périnatale mais avec présence de symptômes confusionnels. **Les idées délirantes de mécanismes polymorphes ont souvent une thématique centrée sur la maternité, l'accouchement, le bébé ou le conjoint. La participation affective est souvent marquée par une labilité émotionnelle.**

Le risque majeur est un risque suicidaire ou d'infanticide.

Devant le tableau pseudo-confusionnel il faut penser aux diagnostics différentiels : la thrombophlébite cérébrale, la rétention placentaire, les infections, l'intoxication par une substance psychoactive (incluant les médicaments).

6.3.3. Pronostic/évolution

L'évolution se fait dans la majorité des cas vers un trouble psychiatrique chronique (trouble bipolaire essentiellement, parfois schizophrénie). Dans 20 à 30 % des cas, il y a une récidive au décours d'une grossesse ultérieure.

6.4. Troubles anxieux

Les symptômes anxieux peuvent être isolés ou associés à d'autres entités cliniques du post-partum.

Certains tableaux cliniques présentent des spécificités :

* les phobies d'impulsion sont des angoisses de passage à l'acte à l'égard du bébé, qui peuvent aller jusqu'à la phobie d'infanticide. La mère reconnaît le caractère déraisonnable de ses pensées. Ces phobies d'impulsion ne sont pas un facteur de risque de passage à l'acte hétéro agressif ;
* un trouble de stress post-traumatique peut marquer les suites d'un accouchement ayant eu lieu en urgence et/ou avec des complications obstétricales.

7. Principes généraux de prise en charge, spécifiques à la périnatalité

La prise en charge en périnatalité nécessite la bonne articulation d'un réseau de soins s'attachant à la santé de la mère, mais également à celle de l'enfant, et à l'évaluation des interactions précoces. Elle est également marquée par les difficultés de prescription de chimiothérapie en cas de grossesse et d'allaitement qui nécessite une évaluation de la balance bénéfice-risque.

7.1. Précautions d'emploi des psychotropes au cours de la grossesse

Si un traitement psychotrope est indiqué, il convient d'évaluer le rapport bénéfice/risque devant la pathologie de la mère et les effets tératogènes de chaque molécule (en sachant que tous les psychotropes traversent la barrière placentaire) (cf. **Item 27**). Du fait des risques de malformations au premier trimestre, il faudra être d'autant plus vigilant au cours de ces trois premiers mois quant à la prescription d'un psychotrope, qui sera évité si possible. La consultation du centre de référence des agents tératogènes (CRAT) permettra une prescription plus sûre.

Le traitement doit être prescrit à posologie minimale efficace mais il faut savoir que les modifications pharmacocinétiques en cours de grossesse peuvent amener à augmenter la posologie.

L'arrêt brutal d'un traitement lors de la découverte d'une grossesse n'est pas recommandé car il peut entraîner un sevrage ou la décompensation du trouble sous-jacent, avec un retentissement sur le déroulement de la grossesse.

La survenue éventuelle de troubles néonataux transitoires sera systématiquement prise en compte lors de l'examen du nouveau-né de chaque patiente ayant bénéficié d'un traitement psychotrope pendant la grossesse.

! À NOTER

L'acide valproïque est absolument interdit pendant la grossesse et en première intention chez toute femme en âge de procréer.
Tout autre traitement doit être envisagé de selon la balance bénéfice-risque.
Au moindre doute, consulter le site du CRAT (www.lecrat.org) ou le service de pharmacovigilance de votre établissement.

111

7.2. Les unités mère-enfant

La prise en charge de la pathologie mentale en période périnatale peut, dans le cadre de pathologie sévère et/ou d'un environnement social précaire, se réaliser dans des unités de soins spécialisés appelées UME (unités mère-enfant) ou UMB (unités mère-bébé).

L'objectif de ces structures est :

* le soin de la mère ;
* associé au travail du lien mère-enfant ;
* dans une démarche de prévention des troubles du développement de l'enfant.

70

item 70

TROUBLES PSYCHIQUES DU SUJET ÂGÉ

OBJECTIFS PÉDAGOGIQUES

* Connaître les principaux troubles psychiques du sujet âgé en tenant compte des particularités épidémiologiques.
* Connaître les principes de la prise en charge des principaux troubles psychiques du sujet âgé.

Rang	Rubrique	Intitulé
A	Définition	Troubles psychiatriques du sujet âgé
B	Prévalence, épidémiologie	Prévalence des troubles psychiatriques du sujet âgé
B	Prévalence, épidémiologie	Prévalence des symptômes psycho-comportementaux chez le sujet âgé dément
B	Prévalence, épidémiologie	Spécificités en matière de facteurs de risque, pronostic et évolution des troubles psychiatriques du sujet âgé
A	Diagnostic positif	Spécificités sémiologiques des troubles psychiatriques du sujet âgé
A	Diagnostic positif	Sémiologie des symptômes psycho-comportementaux chez le sujet âgé dément
B	Diagnostic positif	Spécificité du diagnostic différentiel et comorbide chez le sujet âgé
B	Examens complémentaires	Bilan clinique et paraclinique spécifique au sujet âgé
A	Prise en charge	Spécificités du maniement des anxiolytiques et hypnotiques chez le sujet âgé
B	Prise en charge	Spécificités du maniement des psychotropes chez le sujet âgé

Points clés

* Les troubles psychiatriques du sujet âgé, notamment les épisodes dépressifs caractérisés, sont sous-diagnostiqués et font l'objet de prescriptions médicamenteuses parfois inappropriées.
* Les troubles psychiatriques du sujet âgé se caractérisent par des spécificités sémiologiques.
* La maladie d'Alzheimer et pathologies apparentées se manifestent non seulement par des altérations cognitives mais également par des manifestations psychocomportementales dont il importe de connaître les modalités de prise en charge.
* Le risque iatrogène lié à l'utilisation des psychotropes est majeur chez le sujet âgé.

1. Spécificités cliniques, physiopathologiques et organisation des soins en psychiatrie du sujet âgé

La psychiatrie de la personne âgée (ou gérontopsychiatrie) est une sur-spécialisation relativement récente de la psychiatrie dont la définition proposée par l'OMS en 1996 indique qu'elle « est une branche de la psychiatrie qui a pour objectifs généraux de dépister, traiter, évaluer, prévenir tous les types de troubles psychiatriques du sujet âgé et leurs conséquences ».

La psychiatrie du sujet âgé s'intéresse :

* aux symptômes psychocomportementaux des démences (SPCD) (troubles neurocognitifs majeurs) ;
* à l'ensemble des troubles psychiatriques de la personne âgée (dont l'âge seuil a été fixé à 65 ans).

On peut distinguer deux grands types de troubles psychiatriques chez le sujet âgé :

* les troubles psychiatriques apparus à un âge plus jeune et qui évoluent avec le vieillissement (p. ex. : la schizophrénie ou le trouble bipolaire) ;
* les troubles psychiatriques qui se déclarent tardivement, à un âge avancé (p. ex. : les formes tardives de schizophrénie ou d'épisode dépressif caractérisé).

Les caractéristiques du vieillissement doivent être prises en compte pour la pratique de la psychiatrie du sujet âgé.

Le vieillissement expose aux événements de vie de type perte, deuil, à la fragilisation tant psychologique que corporelle, à la perte d'autonomie et aux éventuelles difficultés financières.

La forte comorbidité entre troubles psychiatriques et pathologies non psychiatriques chez le sujet âgé modifie significativement la sémiologie et la prise en charge des troubles psychiatriques.

Le risque iatrogène doit toujours être considéré chez le sujet âgé. Ainsi, l'utilisation des psychotropes dans cette population est un véritable enjeu à la fois individuel et de santé publique.

2. PSYCHOPHARMACOLOGIE ET VIEILLISSEMENT

2.1. Particularités de la prescription des psychotropes chez le sujet âgé

Le risque iatrogène, lié notamment aux psychotropes, est une préoccupation constante chez le sujet âgé.

Un tiers des personnes de plus de 65 ans se voient prescrire un traitement par benzodiazépines parfois en dehors des recommandations.

En outre, 3 % des plus de 65 ans, près de 6 % des personnes de plus de 85 ans et 18 % des patients avec une maladie d'Alzheimer consomment de façon régulière des antipsychotiques. Enfin, 13 % des plus de 65 ans et 18 % des plus de 85 ans consomment des antidépresseurs.

Le vieillissement provoque une diminution physiologique des capacités fonctionnelles de la plupart des organes du corps humain. La prise en compte de ces modifications et de leurs conséquences en termes de pharmacocinétique et de pharmacodynamie est nécessaire à une bonne prescription des psychotropes (cf. **Items 321, 330**).

Enfin, les personnes âgées sont sujettes à la polymédication et ainsi particulièrement exposées au risque d'interactions médicamenteuses.

La prudence face au risque d'effets indésirables implique une rigueur dans la prescription. Il s'agit avant tout de ne pas nuire. Les règles fondamentales sont les suivantes :

- débuter à une posologie plus faible que chez l'adulte jeune (généralement demi dose) ;
- les augmentations posologiques, lorsqu'elles sont nécessaires, doivent se faire lentement (règle dite du « *start low, go slow* ») ;
- ne prescrire qu'un seul psychotrope par classe, et éviter les associations ;
- évaluer régulièrement l'efficacité en recourant au besoin à des échelles validées chez le sujet âgé afin de ne pas poursuivre la prescription de traitements non efficaces.

2.2. Principales classes de psychotropes et modalités d'usage chez le sujet âgé

2.2.1. Les anxiolytiques et les hypnotiques

Ces molécules sont efficaces rapidement et bien tolérées chez le sujet âgé, si la prescription respecte les recommandations de bonne pratique :

- faible posologie ;
- durée de prescription limitée, dans tous les cas au maximum 12 semaines pour les anxiolytiques et 4 semaines pour les hypnotiques ;
- privilégier les molécules à demi-vie courte (cf. **Item 74**).

Comme chez l'adulte, les benzodiazépines ne sont pas recommandées dans le traitement des troubles anxieux chroniques (cf. **Items 66, 74**).

Les effets indésirables des benzodiazépines (cf. **Item 74**) peuvent être particulièrement marqués chez le sujet âgé, notamment la sédation, les altérations cognitives, les risques de chute et le risque de dépendance.

Face à une prescription au long cours de benzodiazépines, il est recommandé d'envisager un sevrage progressif.

Les anxiolytiques non benzodiazépines sont peu utilisés chez la personne âgée. L'hydroxyzine (Atarax®) est à éviter du fait des effets indésirables anticholinergiques.

2.2.2. Les antidépresseurs

Les ISRS exposent aux mêmes effets indésirables que chez le sujet jeune (cf. **Item 74**), notamment aux effets digestifs. Il existe, également, un risque de sécrétion inappropriée d'hormone antidiurétique (SIADH).

Les IRSNA, la mirtazapine et la miansérine sont également bien tolérés chez le sujet âgé.

À l'inverse, les antidépresseurs tricycliques (ou imipraminiques) sont déconseillés chez le sujet âgé en raison de leurs effets indésirables importants, notamment cardiotoxiques (augmentation du QT) et anticholinergiques.

2.2.3. Les thymorégulateurs

Le maniement des thymorégulateurs chez le sujet âgé suit les mêmes règles que chez l'adulte plus jeune (cf. **Item 74**), avec cependant un risque d'effets indésirables plus élevé. Le traitement de référence est le lithium mais l'élimination rénale du lithium complique son utilisation chez la personne âgée dont la clairance rénale est souvent diminuée. Par ailleurs, le lithium interagit avec de nombreux médicaments couramment prescrits chez le sujet âgé (diurétiques, IEC, AINS, etc.).

Les anticonvulsivants sont des alternatives au traitement du trouble bipolaire chez le sujet âgé mais ils exposent également à des effets indésirables (cf. **Item 74**).

2.2.4. Les antipsychotiques

Le sujet âgé reste particulièrement exposé au risque d'effets indésirables (extra-pyramidaux notamment) lors de la prescription d'un traitement antipsychotique. En outre, les antipsychotiques exposent à des risques cardiovasculaires potentiellement graves et à des effets anticholinergiques qui peuvent être particulièrement problématiques.

Enfin, dans le cadre de la maladie d'Alzheimer et pathologies apparentées, la prescription d'antipsychotiques de seconde génération est associée à une surmortalité notamment par accident vasculaire cérébral. Leur utilisation dans les SPCD doit donc être prudente et doit se limiter au traitement des idées délirantes et/ou hallucinatoires, ainsi qu'aux troubles du comportement perturbateurs sévères (agitation, agressivité). Parmi les antipsychotiques de deuxième génération, la rispéridone est le traitement de première intention, recommandé dans la plupart des troubles psychotiques du sujet âgé, en particulier en raison d'un moindre risque d'effets parkinsoniens et de sa demi-vie courte (6 h).

3. LES PRINCIPAUX TROUBLES PSYCHIQUES DU SUJET ÂGÉ

3.1. Troubles de l'humeur et troubles anxieux

3.1.1. Épidémiologie

L'épisode dépressif caractérisé est un trouble fréquent (1 à 4 %) chez le sujet âgé de plus de 65 ans.

Contrairement à une idée reçue, l'âge n'est pas en soi un facteur de risque de dépression et le fait de « souffrir et d'être triste quand on vieillit » ne doit donc pas être banalisé.

Néanmoins, plusieurs facteurs de risque d'épisode dépressif caractérisé se retrouvent préférentiellement chez la personne âgée :

* les pathologies non psychiatriques ;

* la perte d'autonomie ;
* les événements de vie stressants (décès de proches, du conjoint, changement de lieu de vie, notamment l'entrée en institution).

La prévalence des troubles anxieux est évaluée à plus de 10 % chez les sujets âgés, le trouble anxieux généralisé et les phobies étant les plus fréquents.

La prévalence des troubles bipolaire est d'environ 1 % chez les sujets de plus de 60 ans. Cela représente une diminution de la prévalence de ce trouble avec l'avancée en âge (liée à une mortalité prématurée par suicide et des comorbidités non psychiatriques notamment).

3.1.2. Sémiologie

3.1.2.1. L'épisode dépressif caractérisé

Les critères diagnostiques de l'épisode dépressif caractérisé du sujet âgé sont les mêmes que pour le sujet jeune (cf. **Item 66**).

Il existe néanmoins certaines spécificités chez la personne âgée :

* souvent, les symptômes au premier plan ne font pas évoquer de manière évidente un syndrome dépressif. Le motif de consultation concerne généralement des symptômes généraux d'allure non psychiatrique comme des manifestations gastro-intestinales, ostéo-articulaires, des troubles du sommeil, de l'appétit, des plaintes mnésiques ;
* des symptômes psychotiques peuvent être présents. Il s'agit le plus souvent, d'idées délirantes sur des thématiques de préjudice, de persécution, de jalousie, de culpabilité, du registre hypocondriaque ou un syndrome de Cotard (cf. **Item 66**) ;
* le risque suicidaire est élevé (cf. **Item 353**) ;
* le ratio tentatives de suicide/suicides est beaucoup plus faible chez les sujets âgés (4/1) par rapport à la population générale (20/1) : lors d'un passage à l'acte, le sujet âgé a une probabilité beaucoup plus élevée de suicide abouti. Ainsi, l'évaluation du risque suicidaire doit être systématique ;
* les symptômes dépressifs sont souvent associés à des pathologies non psychiatriques chez le sujet âgé. Cette association est bidirectionnelle : certaines pathologies non psychiatriques (principalement les pathologies neurodégénératives et les maladies cardiovasculaires) augmentent le risque de développer un épisode dépressif caractérisé, et à l'inverse un épisode dépressif caractérisé augmente le risque de survenue ou d'aggravation de certaines pathologies non psychiatriques ;
* l'épisode dépressif caractérisé de début tardif (premier épisode après 65 ans) est associé à davantage d'altérations cognitives, d'anomalies à l'imagerie cérébrale et à un risque plus élevé d'évolution vers une maladie d'Alzheimer ou pathologies apparentées.

Un épisode dépressif caractérisé du sujet âgé doit être suspecté et dépisté devant une plainte d'allure dépressive mais aussi devant des symptômes généraux d'allure non psychiatrique.

Les signes d'appel les plus fréquemment rapportés par le patient et/ou son entourage sont :

* plaintes médicales d'allure non psychiatrique (douleurs gastro-intestinales, articulaires, etc.) ;
* plainte anxieuse ;
* plainte mnésique ;
* difficultés de concentration ;
* insomnie ;
* perte d'appétit ;
* amaigrissement ;
* asthénie ;
* désintérêt pour les activités habituelles ;
* irritabilité ;
* changement de comportement.

Devant ces symptômes, il est indispensable d'interroger le patient sur :

* une tristesse de l'humeur ;
* des idées de dévalorisation, de découragement, de mort ;
* des idées suicidaires ;
* des pertes récentes d'intérêt et de plaisir.

3.1.2.2. Les troubles anxieux

Il existe peu de spécificités cliniques liées à l'âge. Les troubles anxieux répondent aux mêmes critères diagnostiques chez le sujet âgé que chez le sujet plus jeune (cf. **Item 66**).

Le trouble panique est plus rare chez le sujet âgé et, comme chez l'adulte jeune, ne doit pas faire méconnaître une pathologie non psychiatrique sous-jacente (syndrome coronarien, trouble du rythme cardiaque, embolie pulmonaire, etc.).

3.1.2.3. Les troubles bipolaires et dépressifs récurrents

L'épisode dépressif caractérisé du sujet âgé peut s'inscrire dans le cadre d'un trouble bipolaire ou d'un trouble dépressif récurrent.

La présentation clinique du trouble bipolaire du sujet âgé diffère peu de celle de l'adulte jeune (cf. **Item 64**).

Dans 15 à 20 % des cas, le trouble bipolaire est diagnostiqué après 55 ans.

Comme chez l'adulte jeune, la prise en charge n'est pas la même en cas d'épisode dépressif caractérisé isolé ou en cas de trouble dépressif récurent ou bipolaire (cf. **Items 64, 66**).

3.1.3. Diagnostic positif

Comme chez l'adulte jeune, les diagnostics d'épisode dépressif caractérisé et de trouble anxieux sont retenus lorsque les critères des classifications internationales sont identifiés.

Les comorbidités non psychiatriques (douleurs, pathologies cardiovasculaires, cancers, maladies neurologiques, neurodégénératives, etc.) et psychiatriques (troubles anxieux, addictions, troubles de la personnalité, etc.) doivent être systématiquement recherchées.

Le contexte de vie du patient (décès du conjoint, de proches, isolement, difficultés financières, entrée en institution, etc.) doit faire partie de l'évaluation.

3.1.4. Diagnostics différentiels

3.1.4.1. Les pathologies médicales non psychiatriques

Des troubles ioniques, métaboliques, neurologiques et cardiovasculaires doivent être systématiquement recherchés.

Un examen clinique complet est donc indispensable et orientera le bilan paraclinique éventuellement nécessaire.

Ce bilan peut ainsi comprendre selon les points d'appel : NFS, ionogramme sanguin, calcémie, albuminémie, TSH, vitamines B9-B12, ECG, imagerie cérébrale, etc.

3.1.4.2. Les troubles psychiatriques

Les diagnostics différentiels psychiatriques concernent principalement les troubles délirants (cf. infra) lorsque la symptomatologie dépressive comporte des symptômes psychotiques, les troubles à symptomatologie somatique (cf. **Item 72**) et les troubles de l'adaptation (cf. **Item 66**).

3.1.4.3. La maladie d'Alzheimer et pathologies apparentées

La maladie d'Alzheimer et pathologies apparentées se manifestent non seulement par des altérations cognitives mais également par des manifestations psychocomportementales. Parmi ces dernières, il n'est pas toujours aisé de distinguer celles qui relèvent d'un épisode dépressif caractérisé de celles qui relèvent du processus neurodégénératif (cf. infra). Par exemple, l'anhédonie (retrouvée dans un épisode dépressif caractérisé) et l'apathie se confondent souvent, l'apathie étant principalement rencontrée dans les troubles neurocognitifs mineurs et majeurs (cf. **Item 132**).

Un examen clinique complet est indispensable et orientera le bilan paraclinique.

3.1.5. Prise en charge

Le choix du traitement médicamenteux dépend de la sévérité des symptômes. Les molécules les mieux tolérées doivent être privilégiées. Plus encore que chez le sujet jeune, le rapport efficacité/tolérance est un critère de choix (cf. **2. Psychopharmacologie et vieillissement**).

Dans les épisodes dépressifs caractérisés et les troubles anxieux, les médicaments de première intention sont les antidépresseurs sérotoninergiques : inhibiteurs de recapture de la sérotonine (ISRS). Le traitement du trouble bipolaire du sujet âgé repose sur l'utilisation de thymorégulateurs, en particulier le lithium (cf. **Item 74**).

Dans tous les cas, un suivi et une réévaluation régulière sont nécessaires. Un soutien psychologique et une psychothérapie doivent être proposés. L'adaptation du contexte de vie du patient, pour en limiter les éléments stressants et favoriser les facteurs protecteurs, est à envisager.

Attention, de nombreux traitements médicamenteux (psychotropes, anticancéreux, antihormonaux, etc.) favorisent la survenue de symptômes dépressifs et des adaptations peuvent limiter le risque iatrogène de syndrome dépressif induit.

3.2. Troubles psychotiques vieillis et tardifs

3.2.1. Épidémiologie

La schizophrénie, qui se déclare généralement à l'adolescence ou au début de l'âge adulte, n'est pas rare chez les sujets âgés de plus de 65 ans. En effet, avec l'allongement de l'espérance de vie, de nombreux patients souffrant de schizophrénie atteignent maintenant un âge avancé. La prévalence de la schizophrénie dans la population âgée est tout de même inférieure à celle retrouvée dans la population adulte jeune (0,6 % versus 1 %). Cela peut être expliqué, en partie par un taux de mortalité prématurée, avant 65 ans, 2 à 3 fois plus élevé chez les patients souffrant de schizophrénie qu'en population générale.

Les troubles délirants (cf. **Item 65**) sont également fréquents.

3.2.2. Sémiologie

3.2.2.1. La schizophrénie vieillissante

Les critères diagnostiques et les symptômes de la schizophrénie vieillissante (du sujet âgé ayant déclenché sa schizophrénie au début de l'âge adulte) sont sensiblement les mêmes que ceux du sujet jeune (cf. **Item 63**).

3.2.2.2. La schizophrénie tardive et très tardive

Les schizophrénies tardive (début après 40 ans) et très tardive (début après 60 ans) se distinguent par :

* une prédominance féminine ;
* davantage d'hallucinations (visuelles, cénesthésiques, olfactives) et d'idées délirantes de persécution ;
* moins de symptômes de désorganisation et de symptômes négatifs.

3.2.2.3. Les troubles délirants

Les troubles délirants (cf. **Item 65**) sont fréquents chez le sujet âgé. Ils se distinguent de la schizophrénie par la présence isolée d'idées délirantes sans symptômes de désorganisation, ni de symptômes négatifs.

3.2.3. Diagnostic positif

Le diagnostic positif de schizophrénie, qu'elle soit vieillie ou de début tardif, et du trouble délirant repose sur les mêmes critères que chez le sujet jeune (cf. **Items 63, 65**).

3.2.4. Diagnostics différentiels

3.2.4.1. Troubles de l'humeur avec caractéristiques psychotiques

Comme chez l'adulte jeune, les symptômes thymiques sont fréquents dans la schizophrénie et il est parfois difficile de distinguer la schizophrénie des troubles de l'humeur avec symptômes psychotiques (cf. **Item 63**).

3.2.4.2. Symptômes psychocomportementaux de la démence

Les symptômes psychotiques dans le cadre des symptômes psychocomportementaux de la démence sont fréquents. Les idées délirantes correspondent souvent à des idées de persécution et/ou à des perturbations de l'identification en lien avec les altérations cognitives (cf. infra). La maladie d'Alzheimer et pathologies apparentées constituent la première cause de symptômes psychotiques chez le sujet âgé. Les hallucinations visuelles peuvent aussi constituer des manifestations précoces de la démence à corps de Lewy, pour laquelle la prescription d'antipsychotiques reste déconseillée en raison des symptômes extrapyramidaux fréquemment induits.

Un examen clinique complet est indispensable et orientera le bilan paraclinique.

3.2.4.3. Symptômes psychotiques d'origine non psychiatrique ou induits par une substance psychoactive

La confusion (cf. **Item 108**) est un syndrome très fréquent chez le sujet âgé, et peut être associée à des symptômes psychotiques, notamment des hallucinations visuelles d'apparition brutale.

Les autres causes incluent : les pathologies neurologiques, métaboliques et endocriniennes.

Certaines substances, comme les morphiniques ou les psychotropes, peuvent aussi induire des symptômes psychotiques au même titre que le sevrage des benzodiazépines ou de l'alcool. En général, l'arrêt et/ou le sevrage complet de ces substances conduit à la rémission des symptômes psychotiques.

Un examen clinique complet est indispensable et orientera le bilan paraclinique éventuellement nécessaire.

3.2.5. Prise en charge

Le traitement médicamenteux repose, en première intention, sur l'utilisation d'antipsychotiques de seconde génération. Du fait d'un risque accru d'effets indésirables, le rapport bénéfice/risque doit être évalué avec précision avant la prescription et tout au long du traitement (cf. **2. Psychopharmacologie et vieillissement**).

Les antipsychotiques devront être initiés à faible posologie et l'augmentation devra être progressive. Les conférences de consensus recommandent de maintenir la posologie minimale efficace (cf. **Item 74**).

Il n'existe pas de spécificité de prise en charge chez la personne âgée (cf. **Item 63**). Elle doit, également, comprendre la surveillance des facteurs de risque médicaux non psychiatriques, notamment vasculaires, et viser à limiter les conséquences fonctionnelles et cognitives de la maladie (cf. **Item 121**).

3.3. Symptômes psychiatriques des pathologies neurodégénératives et des pathologies cérébrovasculaires

3.3.1. Épidémiologie

Les manifestations psychocomportementales font partie intégrante du tableau clinique des démences. Il ne s'agit pas de simples comorbidités psychiatriques : ces manifestations sont présentes chez plus de 80 % des patients avec maladie d'Alzheimer ou des maladies apparentées. Ces symptômes sont souvent de survenue précoce. Ils peuvent avoir des conséquences importantes pour le patient et son entourage. Ils sont en grande partie responsables de l'épuisement des soignants et des proches et se révèlent le motif le plus fréquent d'entrée en institution.

Le terme de SPCD (symptômes psychologiques et comportementaux des démences) a été proposé par une conférence de consensus, pour décrire l'ensemble de ces manifestations non cognitives.

Les altérations les plus fréquentes et souvent les plus précoces sont les symptômes dits de retrait (apathie et symptômes dépressifs). Leur prévalence respective dans les démences est estimée à environ 50 %.

Les symptômes psychotiques (idées délirantes, hallucinations) sont également fréquents, et sont souvent d'apparition plus tardive au cours des troubles neurocognitifs majeurs.

Les autres SPCD sont :

* l'agitation/l'agressivité ;
* l'anxiété ;
* l'euphorie ;
* la désinhibition ;
* l'irritabilité ;
* les comportements moteurs aberrants (notamment les stéréotypies) ;
* les troubles du sommeil ;
* et les troubles de l'appétit.

3.3.2. Sémiologie

Les idées délirantes sont classiquement de deux types dans la maladie d'Alzheimer et pathologies apparentées :

* idées de persécution (conviction délirante d'être en danger et/ou que des personnes lui veulent du mal) ;
* perturbations de l'identification correspondent à une interprétation erronée généralement en lien avec les altérations mnésiques et sensorielles (conviction délirante que le patient se fait voler des objets, qu'il occupe un domicile qui n'est pas le sien, qu'une autre personne habite chez lui).

Dans la maladie d'Alzheimer et pathologies apparentées, ce sont les hallucinations visuelles qui sont les plus fréquentes. Elles sont favorisées par les déficits sensoriels (visuel, auditif notamment) qu'il convient de corriger. La présence d'hallucinations visuelles doit faire évoquer une confusion ou une démence à corps de Lewy (dont c'est un critère diagnostique).

Les symptômes dépressifs le plus souvent identifiés dans la maladie d'Alzheimer sont les autres démences de tristesse de l'humeur, de culpabilité, de pessimisme et d'idées de mort.

L'apathie (qui diffère de l'anhédonie) se caractérise par une réduction quantifiable des initiatives et des activités dirigées vers un but par rapport à l'état de fonctionnement antérieur. L'apathie peut se manifester dans les domaines des comportements, des cognitions, des émotions et des interactions sociales.

Les symptômes anxieux peuvent se manifester par des symptômes d'attaque de panique, des ruminations, des cris ou des questionnements répétitifs. L'agitation, l'agressivité et l'irritabilité correspondent souvent à des accès de colère avec violence et opposition.

L'euphorie se caractérise par une joie excessive, une tendance à la régression puérile et à l'humour excessif. La désinhibition correspond à une tendance à l'impulsivité et à une hyper-familiarité avec perte des convenances. Elle s'inscrit souvent dans le cadre d'un syndrome frontal.

3.3.3. Diagnostic positif

Dans les maladies d'Alzheimer et les maladies apparentées, l'évaluation des SPCD doit être systématique. Elle se fait avec le patient mais aussi avec ses proches. Elle consiste en :

* l'identification des SPCD ;
* leur caractérisation sémiologique (notamment pour la distinction entre idées délirantes et perturbations de l'identification, ou encore pour la distinction entre anhédonie et apathie) ;
* l'évaluation du contexte cognitif, médical non psychiatrique, environnemental du patient ;
* l'appréciation du degré d'urgence, de dangerosité ou de risque fonctionnel ;
* le retentissement sur les proches du patient.

Les SPCD ont souvent une origine multifactorielle et doivent faire l'objet d'une enquête étiologique. En particulier, les causes médicales non psychiatriques sont à rechercher en premier lieu.

Un examen médical général, éventuellement complété par des examens paracliniques, recherchera notamment une douleur insuffisamment soulagée, un fécalome, un globe vésical, une infection, etc.

Enfin, les changements environnementaux et/ou les événements de vie stressants favorisant les SPCD sont à identifier.

3.3.4. Diagnostics différentiels

3.3.4.1. Les pathologies non psychiatriques

Le syndrome confusionnel (cf. **Item 108**) comprend à la fois des altérations cognitives et des manifestations psychiatriques (agitation, hallucinations visuelles). Contrairement aux SPCD, le syndrome confusionnel se caractérise par une apparition brutale des symptômes en rapport avec une affection médicale non psychiatrique aiguë (cf. **Item 63**). Les symptômes fluctuent dans la journée ; l'altération de la vigilance et la désorientation temporo-spatiale sont marquées.

Un examen clinique complet est indispensable et orientera le bilan paraclinique éventuellement nécessaire (NFS, ionogramme sanguin, calcémie, CRP, fonction rénale et hépatique, bandelette urinaire, protidémie, albuminémie, glycémie, radiographie du thorax, imagerie cérébrale, etc.).

3.3.4.2. Les troubles psychiatriques

Il s'agit des troubles de l'humeur, des troubles anxieux et des troubles psychotiques.

3.3.5. Prise en charge

La prise en charge est globale. Elle intéresse à la fois le patient, son environnement et les interactions avec ses proches.

Le traitement d'une cause éventuelle aux SPCD est prioritaire, que ce soit une origine médicale non psychiatrique, psychiatrique ou iatrogène.

Les approches non médicamenteuses sont à privilégier.

L'éducation des proches (et des soignants en EHPAD) aux techniques de soins permet souvent de diminuer les SPCD. Les interventions non médicamenteuses par des équipes spécialisées peuvent être indiquées également, notamment par le biais de structures d'accueil spécialisées dans la prise en charge des patients avec maladie d'Alzheimer et pathologies apparentées. Les traitements spécifiques de la maladie

3.2. Troubles anxieux

La douleur, aiguë ou chronique, s'accompagne d'une anxiété qui va retentir sur l'évolution de la douleur : un niveau élevé d'anxiété diminue le seuil de perception et diminue la tolérance à la douleur.

Les symptômes les plus fréquemment retrouvés sont les **douleurs musculaires et articulaires, les douleurs thoraciques ainsi que les douleurs digestives** (dyspepsie, brûlures gastriques, pyrosis).

Les symptômes douloureux font partie des critères diagnostiques de certains troubles anxieux : par exemple l'attaque de panique (douleurs thoraciques ou paresthésies) ; on évoque cependant une douleur aiguë comme symptôme d'anxiété seulement après avoir écarté une étiologie non psychiatrique.

L'association douleur et trouble stress post-traumatique est aussi fréquente : le clinicien pourra rechercher des éléments traumatiques récents ou anciens chez un patient douloureux chronique.

3.3. Schizophrénie et troubles psychotiques chroniques

Les plaintes douloureuses sont classiquement **peu exprimées** par les patients souffrant de schizophrénie, en particulier lorsque les symptômes négatifs sont au-devant du tableau clinique ; elles peuvent aussi être **exprimées de façon inhabituelle** ou bizarre.

Les patients ressentent la douleur mais l'expriment ou y réagissent peu ou mal. Il existe de ce fait une négligence fréquente de la part des patients (et des médecins) pour des pathologies non psychiatriques ; alors que ces pathologies sont plus fréquentes que pour un groupe contrôle, il existe un retard au diagnostic pour des pathologies comme l'ulcère, l'appendicite, les fractures ou l'infarctus de myocarde (cf. **Item 60**).

La plainte douloureuse peut aussi entrer dans le cadre d'une dimension délirante (cf. **Item 63**).

127

3.4. Troubles du spectre de l'autisme et troubles envahissants du développement

Peuvent apparaître contradictoires une apparente insensibilité à la douleur et des réactions vives à des stimulations non nociceptives. Il n'existe cependant pas de données pour soutenir la « croyance » selon laquelle les enfants présentant des troubles du spectre de l'autisme ressentent moins la douleur que les autres enfants. Les troubles du spectre de l'autisme sont par contre caractérisés par des troubles comportementaux et de communications capables de **modifier l'expression douloureuse** avec un risque de retard diagnostique de la douleur et de sa cause.

Face à la douleur (et de façon parfois retardée), l'enfant avec trouble du spectre autistique peut manifester des **comportements inhabituels** à type de retrait, d'agressivité et de mutilations ; ces comportements doivent faire évoquer un processus douloureux.

3.5. Troubles de la personnalité

Les douleurs sont plus fréquemment rencontrées chez les personnes avec un trouble de la personnalité, qui va influencer la façon dont la douleur est ressentie et exprimée.

Personnalité histrionique : la douleur est exprimée de façon théâtrale, imprécise dans sa localisation, fugace, mobile, dramatisée.

Personnalité obsessionnelle : la douleur est précise, détaillée, avec une expression émotionnelle restreinte. L'attitude est rigide, parfois agressive.

Personnalité dépendante : attitude passive, en demande constante de réassurance.

Personnalité narcissique : la douleur est perçue comme plus grave que celle des autres avec une attitude parfois hautaine et peu empathique.

Personnalité borderline : forte coloration émotionnelle avec mode relationnel oscillant entre dévalorisation et idéalisation.

Personnalité paranoïaque : plainte souvent vague, parfois bizarre, interprétative et méfiante.

3.6. Troubles de l'usage de substance

Les douleurs sont présentes chez 89 % des patients souffrant d'un trouble addictif.

••• NON EXIGIBLE À L'ECN

Chez les patients souffrant de troubles de l'usage de substance, il faut :

* **préciser la douleur ;**
* éliminer un syndrome de manque (qui s'accompagne de douleurs) ;
* **rechercher une étiologie à traiter ;**
* évaluer la symptomatologie psychiatrique (symptômes dépressifs ou anxieux) ;
* **repérer des troubles de l'usage de substance comorbides (très fréquents ; médicaments, opiacés, alcool, cannabis) qui peuvent modifier la prise en charge** et rechercher des contre-indications avant de traiter.

Il est important de faire :

* **une évaluation addictologique des patients douloureux :** antécédents personnels/familiaux de troubles addictifs, d'auto-médication, de troubles des conduites alimentaires, existence d'anxiété ou d'épisode dépressif caractérisé, prise d'anxiolytique ou d'hypnotique ;
* **une consultation spécialisée en cas d'escalade de doses d'analgésiques** (en quantité, en fréquence, utilisés pour d'autres problèmes que la douleur, ou multiplication des prescripteurs) ou bien de dépendance à l'alcool ou au cannabis.

4. PRISE EN CHARGE

4.1. Dépistage

Il existe une sur-morbidité et une surmortalité par pathologies non psychiatriques des patients souffrant de troubles psychiatriques. Les explications sont multiples et font notamment intervenir :

* **trouble de communication** du patient ;
* **négligence d'attention aux questions de santé et des soins** :
  - de la part du patient du fait de sa pathologie et de ses conséquences (désocialisation) ;
  - de la part des équipes médicales psychiatriques (méconnaissance des pathologies non psychiatriques et de leurs signes) et médicales non-psychiatriques (stigmatisation des patients psychiatriques).

Il est nécessaire de rechercher chez ces patients à risque un diabète ou toute pathologie susceptible de diminuer la perception douloureuse.

- en contradiction avec les normes adaptées à la culture, la religion ou l'âge ;
- responsables d'une **incapacité fonctionnelle** importante ;
- pratiquement tous les jours et pendant une **durée supérieure à 12 mois (6 mois pour les enfants)**.

Il est essentiel de savoir rechercher les **facteurs de risque** du deuil complexe persistant :

* **concernant les circonstances du décès** : mort soudaine, inattendue, violente ou par suicide, mort d'une personne plus jeune, décès du conjoint ou de l'enfant, perception de la souffrance de l'être cher, etc. ;
* **concernant l'endeuillé** : âge jeune, femme, relation d'attachement avec le défunt, répétition de deuil, antécédents personnels de trouble psychiatrique, stratégie d'ajustement au stress réduite, sentiment de culpabilité, manque de soutien social, manque de compréhension de la situation, et absence de rituels de deuil (cf. **Item 01**).

2.2. Trouble psychiatrique survenant dans la période de deuil

2.2.1. Définition de l'épisode dépressif caractérisé dans un contexte de deuil

Un épisode dépressif caractérisé qui survient dans un contexte de deuil est similaire à un épisode qui survient en dehors d'un deuil. Le pronostic, également, est similaire, que ce soit la durée de l'épisode, les comorbidités et la réponse aux traitements. Comme pour un épisode dépressif caractérisé en général, les antécédents familiaux et personnels de troubles psychiatriques, troubles de l'humeur en particulier, sont des facteurs déterminant du risque d'épisode dépressif caractérisé au cours du deuil (cf. **Item 66a**).

Tous les troubles psychiatriques peuvent apparaître en contexte de deuil. L'épisode dépressif caractérisé est le plus fréquent et les distinctions entre le deuil normal et l'épisode dépressif caractérisé sont résumées dans le **tableau ci-dessous**.

133

Deuil normal	Épisode dépressif caractérisé
L'affect prédominant est un sentiment de vide et de perte lié à l'état de manque du défunt	L'affect prédominant est une humeur dépressive persistante
Les émotions négatives sont susceptibles de diminuer d'intensité avec le temps et surviennent par vagues qui ont tendance à être associées à des pensées ou des souvenirs de la personne décédée	Les émotions tristes et négatives sont intenses avec une douleur morale qui est majeure et persistante, non liée à des pensées ou des préoccupations spécifiques
La douleur du deuil peut être accompagnée par des émotions positives et par de l'humour	Il existe une incapacité à anticiper la joie ou le plaisir (anhédonie)
Le contenu des pensées concerne des préoccupations et des souvenirs concernant la personne décédée	Le contenu des pensées concerne une tendance aux ruminations auto-critiques, fatalistes, culpabilisatrices ou pessimistes
L'estime de soi est généralement préservée	L'estime de soi est faible, voire effondrée, avec des sentiments de dévalorisation et de dégoût de soi
Lorsque des idées de suicide sont présentes, elles impliquent généralement l'idée de « rejoindre » le défunt	Les idées de suicide sont généralement associées à un sentiment de dévalorisation, d'indignité ou d'incapacité à faire face à la douleur

Tableau 1. Principaux critères cliniques permettant de distinguer le deuil normal d'un épisode dépressif caractérisé.

2.2.2. Le risque de suicide

Le risque de suicide est fortement augmenté dans le deuil, notamment dans les quelques jours qui suivent le décès (parfois avec l'intention « d'aller rejoindre le défunt »). Dans la première semaine du deuil, il est multiplié par plus de 50 chez les hommes et par 10 chez les femmes.

2.2.3. Les autres troubles psychiatriques

* Les troubles de stress post-traumatique, qui peuvent survenir en particulier si les conditions ou l'annonce du décès ont été particulièrement brutales (caractère traumatique) (cf. **Item 66f**).
* Les troubles anxieux, en particulier le trouble anxieux généralisé (cf. **Item 66b**).
* Le deuil est un facteur de décompensation de tous les troubles psychiatriques préexistants (troubles liés à l'usage de substance également).

3. PRINCIPE DE PRISE EN CHARGE ET ACCOMPAGNEMENT DE LA PERSONNE EN DEUIL

La consultation médicale de la personne endeuillée doit servir à :

* **une écoute empathique** (cf. **Item 01**) et une **psychothérapie de soutien** (cf. **Item 71**) ;
* **sans surmédicalisation** du deuil normal : il est essentiel de bien **distinguer le deuil normal du deuil pathologique et d'un épisode dépressif caractérisé** ;
* **identifier et expliquer le processus normal du deuil, notamment en termes de réorganisation** ;
* insister sur l'importance de **partager sa souffrance (amis, famille, associations de soutien, etc.)** ;
* **identifier une complication du deuil en fonction des facteurs de risque, et/ou un épisode dépressif caractérisé (cf. Item 66) et/ou une décompensation d'un trouble psychiatrique préexistant, et/ou un risque de passage à l'acte suicidaire** ;
* organiser une surveillance :
  - **la plupart des personnes en deuil n'ont pas besoin de prise en charge médicale.** Il faut rappeler que la phase aiguë du deuil est intense, qu'il s'agit d'une réaction normale et qu'elle se résout progressivement à mesure que la réalité de la perte est intégrée dans la vie quotidienne ;
  - **il faut évaluer la dynamique du processus de deuil**, **identifier les phases** du deuil, les **ressources personnelles**, **sociales et familiales** et **d'ajustement** au stress de la part de l'endeuillé.

À noter que l'assistance d'un médecin est nécessaire dès lors qu'il existe un trouble psychiatrique ou un deuil complexe persistant. Dans ce cas, la **réalisation d'un examen clinique complet** est nécessaire (notamment cardiovasculaire).

3.1. Prise en charge des complications du deuil

3.1.1. Le deuil complexe persistant

Les psychothérapies de type thérapie comportementale et cognitive se sont révélées efficaces (cf. **Item 71**). Il faudra donc savoir orienter vers une prise en charge spécialisée.

3.1.2. L'épisode dépressif caractérisé

La **prise en charge d'un trouble psychiatrique est similaire que l'épisode survienne en dehors ou à l'occasion d'un deuil.** L'attitude du médecin devrait ainsi être la même (cf. **Item 66a**). Il faudra impérativement évaluer et prendre en charge le risque suicidaire (cf. **Item 348**).

À noter, en cas d'épisode dépressif caractérisé, la prescription d'un antidépresseur est indiquée en cas de symptômes sévères et invalidants, plutôt de type ISRS en première intention.

3.1.3. Autres complications psychiatriques

Cf. les items correspondants à chaque trouble.

(après 35 ans) existent. L'âge de début est généralement plus tardif chez la femme par rapport à l'homme. L'émergence des symptômes schizophréniques est généralement précédée par des altérations cognitives, et des symptômes prodromiques non spécifiques peuvent être présents 2 à 5 ans avant l'émergence du trouble. Le sex-ratio est assez équilibré, même s'il existe une légère prédominance chez les hommes (x 1,4).

3. SÉMIOLOGIE PSYCHIATRIQUE

3.1. Syndrome positif

3.1.1. Idées délirantes

Les idées délirantes correspondent à des altérations du contenu de la pensée entraînant une perte du contact avec la réalité. Elles font l'objet d'une conviction généralement inébranlable, inaccessible au raisonnement ou à la contestation par les faits. Il s'agit d'une « évidence interne », pouvant être plausible ou invraisemblable, mais qui n'est généralement pas partagée par le groupe socio-culturel du sujet. Dans la schizophrénie, la prévalence des idées délirantes est estimée à plus de 90 %.

3.1.1.1. Thèmes

Le thème de l'idée délirante correspond au sujet principal sur lequel porte cette idée. Les thématiques peuvent varier largement, être uniques ou multiples, s'associer entre elles de façon plus ou moins logique. Dans la schizophrénie, les thèmes sont multiples et hétérogènes (voir les exemples dans le **Tableau 1**) : de persécution, mégalomaniaque, mystique, de filiation (le sujet étant persuadé d'avoir d'illustres ascendants), somatique, érotomaniaque (cf. **Item 65**), d'influence, de référence, etc.

141

3.1.1.2. Mécanismes

Le mécanisme de l'idée délirante correspond au processus par lequel l'idée délirante s'établit et se construit. Il existe 4 types de mécanisme à l'origine des idées délirantes : les mécanismes interprétatif, hallucinatoire, intuitif et imaginatif (cf. **Tableau 2**).

3.1.1.3. Systématisation

Le degré de systématisation évalue l'organisation et la cohérence des idées délirantes. Elles sont considérées comme peu systématisées lorsque leur organisation est floue, vague et peu cohérente. Dans la schizophrénie, on retrouve dans la majorité des cas des idées délirantes non systématisées, floues, sans logique, incohérentes, contrairement au trouble délirant persistant de type persécution au cours duquel les idées délirantes sont généralement systématisées et la cohérence donne une certaine logique à la production délirante.

3.1.1.4. Adhésion

L'adhésion aux idées délirantes, qui correspond au degré de conviction attaché à ces idées, est variable et évolutive. Lorsque la conviction est inébranlable, inaccessible au raisonnement et aux critiques, l'adhésion est dite « totale ». Lorsque l'adhésion est partielle, le patient est en mesure de critiquer ses idées délirantes.

3.1.1.5. Retentissement émotionnel et comportemental

Le retentissement émotionnel et comportemental doit être évalué systématiquement : le niveau d'anxiété, souvent majeur, le risque suicidaire, et le risque de passage à l'acte hétéroagressif. La dangerosité pour soi-même ou pour autrui peut être la conséquence directe des idées délirantes (échapper au complot, expier ses fautes, se venger d'un persécuteur).

Nom du thème	**Définition**	**Exemple**
Persécution	Idée délirante dans laquelle le thème central consiste pour le sujet à être attaqué, harcelé, trompé, espionné, persécuté ou victime d'une conspiration	« Je sais bien que vous mettez des médicaments dans mon pain pour que je me taise et que je ne révèle pas au monde le soulèvement populaire communiste qui est en train de se préparer. »
Grandeur/ mégalomaniaque	Idée délirante qui implique de la part du sujet un sentiment exagéré de son importance, de son pouvoir, de son savoir, de son identité	« Vous voulez me faire une prise de sang pour le revendre. Mais je suis votre directeur et votre roi, je refuse que vous preniez mon sang. »
Mystique	Idée délirante dont le thème central est la religion	« Je sais que je suis le fils préféré de Dieu, et qu'il m'a confié un rôle spécial sur Terre. »
Somatique	Idée délirante dans laquelle le thème central touche au fonctionnement du corps	« Je sens mauvais parce que mes intestins sont tombés. En plus, avec la ventilation j'ai attrapé des boutons qui sont en fait des caméras microscopiques qui enregistrent tout. »
De référence	Idée délirante dans laquelle le sujet pense que certains éléments de l'environnement posséderaient une signification particulière pour lui, idée dans laquelle le sujet est lui-même la référence	« Le présentateur du journal télévisé s'adresse spécifiquement à moi lorsqu'il annonce qu'un grave accident d'avion a lieu hier. »

Tableau 1. **Thèmes délirants les plus fréquemment retrouvés dans la schizophrénie.**

Type de mécanisme délirant	Définition	Exemple
Interprétatif	Attribution d'un sens erroné à un fait réel	« On est entré chez moi, les objets ont été déplacés et il y a une marque sur la porte. »
Hallucinatoire	Construction d'une idée délirante à partir d'une hallucination	« Je vois les morts, là en ce moment il y a un cadavre décomposé allongé par terre à ma gauche, il me demande de l'aide mais je ne peux pas l'aider ! Alors je suis triste. »
Intuitif	Idée fausse admise sans vérification ni raisonnement logique en dehors de toute donnée objective ou sensorielle	« Je suis l'envoyé de Dieu, je le sais, c'est ainsi. »
Imaginatif	Fabulation ou invention où l'imagination est au premier plan et le sujet y joue un rôle central	« Il faut arrêter les moteurs diesel et utiliser les moteurs à venin de scorpion. J'ai passé plusieurs milliards d'années à extraire du venin de scorpion, c'est le mieux pour les moteurs. »

Tableau 2. Principaux mécanismes délirants retrouvés dans la schizophrénie.

3.1.2. Hallucinations

L'hallucination est définie comme une **perception sans objet**. Dans la schizophrénie, 75 % des patients présentent des hallucinations à un moment de l'histoire de la maladie, le plus souvent en phase aiguë.

3.1.2.1. Psychosensorielles

Il s'agit d'hallucinations relevant de manifestations sensorielles. Dans la schizophrénie, tous les sens peuvent être touchés.

Les hallucinations les plus fréquentes sont les **hallucinations auditives** présentes chez environ 50 % des patients. Il peut s'agir de sons simples (sonnerie, mélodie), mais le plus souvent il s'agit de voix nettement localisées dans l'espace, on parle alors **d'hallucinations acoustico-verbales**. Elles peuvent converser entre elles et s'adresser au sujet à la troisième personne. Il s'agit en général de phrases courtes avec une connotation négative. Des attitudes d'écoute, la mise en place de moyens de protection (écouter de la musique, se concentrer sur une tâche, se boucher les oreilles, des réponses brèves ou en aparté, un soliloque [fait de parler tout seul], une distractibilité pendant l'entretien) sont évocateurs d'hallucinations auditives dont le sujet ne parle pas toujours spontanément.

Les **hallucinations visuelles** touchent quant à elles 30 % des patients souffrant de schizophrénie. Elles peuvent être élémentaires (lumières, taches colorées, phosphènes, ombres, flammes, flashs, parfois formes géométriques), ou plus complexes (objets, figures, scènes, etc.) sous forme de scènes visuelles comme une âme sortant d'un corps, d'un phœnix volant dans le ciel, ou de façon plus angoissante, des démons et des morts sortant du sol.

Les **hallucinations tactiles** (sens du toucher superficiel) sont présentes chez environ 5 % des patients souffrant de schizophrénie. Les patients peuvent sentir des coups de vent sur le visage, des sensations de brûlures, de piqûres, le corps d'un individu à côté d'eux, ou croient toucher des objets, des animaux, etc. Ces hallucinations peuvent être rapportées à des contacts manuels, des phénomènes d'électrisation ou la sensation d'être couvert de parasites. Les sujets « touchent » parfois leurs hallucinations pour tenter de les éliminer (se libérer de liens, écraser les parasites, etc.).

Les hallucinations touchant les autres sens sont moins fréquentes. Parmi elles, on retrouve les **hallucinations gustatives** (p. ex. : modification du goût des aliments), les **hallucinations olfactives** qui portent le plus souvent sur des mauvaises odeurs provenant du patient lui-même, ou les **hallucinations cénesthésiques**, qui intéressent la sensibilité interne. Il peut s'agir d'impressions de transformation du corps dans son ensemble (évidement, éclatement, possession animale ou diabolique, transformation corporelle, sensations d'être traversé de part et d'autre par un voile ou parfois par une balle, etc.) ou d'impressions localisées à une partie du corps, éventuellement la sphère sexuelle.

3.1.2.2. Intrapsychiques

Les hallucinations intrapsychiques correspondent à un phénomène psychique, vécu dans la propre pensée du patient sans manifestation sensorielle. Ces hallucinations ne présentent pas de caractère de sensorialité ni de spatialité ; elles sont perçues comme des phénomènes intrapsychiques étrangers au sujet. La pensée prend alors une forme hallucinatoire avec des voix intérieures, des murmures intrapsychiques. Le sujet souffrant de ce type d'hallucinations peut entendre ses pensées comme si elles venaient d'autrui et a l'impression de vol, de divulgation, de devinement de la pensée, de transmission de la pensée, de pensées imposées, etc. Dans le phénomène d'écho de la pensée, le sujet entend ses propres pensées répétées à voix haute, comme renvoyées par un écho. Ces phénomènes traduisent une « perte de l'intimité psychique ».

3.2. Syndrome négatif

Le syndrome négatif regroupe les signes cliniques qui traduisent un appauvrissement de la vie psychique.

3.2.1. Au niveau affectif : l'émoussement des affects

Les affects sont émoussés et sans réaction aux événements extérieurs. Cela se traduit par l'absence d'émotions dans l'expression du visage et dans l'intonation de la voix. Au niveau physique, le regard est fixe, le corps paraît figé et le sourire rare. L'ensemble de ce tableau donne à l'interlocuteur une impression de froideur, de détachement et d'indifférence.

Une anhédonie, qui se définit comme une perte de capacité à éprouver du plaisir, peut également être présente.

3.2.2. Au niveau cognitif : la pauvreté du discours, ou alogie

La pauvreté du discours (alogie) se manifeste par des difficultés à converser avec des réponses brèves et évasives.

3.2.3. Au niveau comportemental : apragmatisme, aboulie, et retrait social

L'apragmatisme est une incapacité à entreprendre et planifier des actions. Au maximum, le patient peut rester assis ou au lit (clinophilie) à ne rien faire en permanence, jusqu'au point de négliger son hygiène (incurie).

L'aboulie est une incapacité à mettre en œuvre et maintenir une action, marquée par une diminution de la motivation.

4. Le trouble délirant persistant

4.1. Diagnostic positif

4.1.1. Critères DSM-5 Le diagnostic du trouble délirant persistant repose sur les critères du DSM-5 :

A. Le diagnostic sera posé devant la présence d'une ou plusieurs idées délirantes évoluant pendant **un mois ou plus.**

B. La ou les idées délirantes **n'apparaissent pas comme bizarres**, c'est-à-dire que le contenu des idées délirantes apparaît relativement plausible même si la conviction délirante constitue une idée fixe et est inébranlable. Pour poser le diagnostic il ne doit pas exister de syndrome de désorganisation ou de syndrome négatif. Si des hallucinations sont présentes elles ne sont pas au premier plan et sont en rapport avec le contenu des idées délirantes.

C. En dehors de l'impact des idées délirantes, il n'y a **pas d'altération marquée du fonctionnement** ni de bizarrerie manifeste du comportement.

D. La ou les idées délirantes ne sont pas associées à des symptômes maniaques ou dépressifs et si tel est le cas, les symptômes de l'humeur doivent être brefs en comparaison avec la durée des idées délirantes.

E. De plus, les idées délirantes ne doivent pas être attribuables à une pathologie non psychiatrique ou à l'usage d'une substance psychoactive.

4.1.2. Les différentes formes cliniques

157

Les différentes formes (ou sous types) de troubles délirants persistants sont définies en fonction du thème des idées délirantes.

Le trouble délirant persistant de type **érotomaniaque** est caractérisé par des idées délirantes centrées sur la conviction erronée d'être aimé(e) par un individu, le plus souvent d'un niveau social plus élevé. Il découle d'un mécanisme intuitif au départ, puis interprétatif. Il est plus fréquent chez les femmes. Dans sa description initiale, il évolue classiquement en trois phases : d'abord une phase longue d'espoir, à laquelle succède une phase de dépit, puis de rancune durant laquelle les sollicitations deviennent injures et menaces. Le risque de passage à l'acte est alors important et peut justifier des soins psychiatriques sans consentement (cf. **Item 15**).

Le trouble délirant persistant de type **mégalomaniaque** est caractérisé par des idées délirantes centrées sur la conviction d'être doué d'un talent ou d'un pouvoir méconnu, ou d'avoir fait une découverte importante. Il peut aussi porter sur le fait d'avoir des relations haut placées ou d'être soi-même une personnalité importante.

Le trouble délirant persistant de type **de jalousie** est caractérisé par des idées délirantes centrées sur la conviction que son partenaire est infidèle. Cette forme est plus fréquente chez les hommes et un trouble d'usage d'alcool est fréquemment associé.

Le trouble délirant persistant de type **de persécution** est caractérisé par des idées délirantes centrées sur la conviction d'être victime d'un complot, d'un espionnage, de tentatives d'empoisonnement ou d'être victime d'une conspiration visant à empêcher l'aboutissement des projets personnels de l'individu. Ce sous-type peut fréquemment être associé à des recours en justice ou aboutir à des passages à l'acte violents sur la personne désignée comme « persécuteur ».

Le trouble délirant persistant de type **somatique** est caractérisé par des idées délirantes centrées sur les sensations ou les fonctions corporelles. Les plus fréquentes concernent la sensation d'émettre une odeur nauséabonde, d'être infesté par des insectes ou des parasites internes, que certaines parties du corps sont difformes ou encore que certains organes ne fonctionnent pas.

De plus, il peut exister des formes **mixtes** avec des associations de plusieurs thèmes sans qu'aucun ne soit prédominant, ou **indifférenciées** si elles ne correspondent à aucun des sous-types décrits.

4.2. Diagnostics différentiels

4.2.1. Pathologies non psychiatriques

* Troubles neurodégénératifs.

4.2.2. Intoxication par une substance psychoactive

* Cannabis.
* Traitements par L-Dopa ou d'autres agonistes dopaminergiques.

4.2.3. Troubles psychiatriques

* Autres troubles psychotiques : schizophrénie, troubles schizo-affectifs.
* Troubles de l'humeur (manie délirante, mélancolie délirante).
* Troubles de personnalité (notamment les troubles de personnalité paranoïaque, borderline et antisociale).
* Dans certains cas les troubles obsessionnels-compulsifs.

Un examen clinique complet et des examens complémentaires (hémogramme, ionogramme, glycémie, calcémie, TSH, bilan hépatique, toxiques urinaires, ECG et selon la clinique et le contexte imagerie cérébrale) sont indispensables afin d'éliminer ces diagnostics différentiels.

5. La prise en charge psychiatrique

5.1. L'hospitalisation en psychiatrie

L'hospitalisation d'un patient souffrant d'idées délirantes de persécution pose de nombreux problèmes sur le plan thérapeutique car elle accentue souvent le sentiment de persécution et peut aggraver les comportements de revendication fondés sur des idées délirantes.

Si les soins sans consentement sont indiqués, la modalité **des soins psychiatriques sur décision du représentant de l'état (SPDRE)** peut être utilisée (cf. **Item 15**), notamment si l'entourage familial et social correspond au « persécuteur désigné » et qu'il existe donc un risque pour la sûreté des personnes.

5.2. Traitement pharmacologique

Le recours à un **traitement antipsychotique** est recommandé dans les troubles délirants persistants (cf. **Item 74**). Leur efficacité est souvent modérée.

L'association à un traitement **antidépresseur** est parfois nécessaire pour traiter une comorbidité de type épisode dépressif caractérisé ou troubles anxieux.

5.3. Traitement non pharmacologique : la psychothérapie

Une psychothérapie de soutien ou cognitivo-comportementale (cf. **Item 73**) doit systématiquement être proposée en association au traitement médicamenteux. La thérapie individuelle semble plus efficace que la thérapie de groupe.

66a

Troubles de l'humeur

item 66a

Épisode dépressif caractérisé et trouble dépressif récurrent de l'adolescent et de l'adulte

Objectifs pédagogiques

* Diagnostiquer un trouble dépressif.
* Argumenter l'attitude thérapeutique et planifier le suivi aux différents âges et à tous les stades de ces différents troubles.

Rang	Rubrique	Intitulé
A	Définition	Épisode dépressif caractérisé ; trouble dépressif récurrent
B	Prévalence, épidémiologie	Prévalence
B	Prévalence, épidémiologie	Facteurs de risque, pronostic et évolution
B	Étiologie	Savoir que l'étiologie est multifactorielle
A	Diagnostic positif	Sémiologie du syndrome dépressif
B	Diagnostic positif	Spécificités sémiologiques chez l'enfant et l'adolescent
B	Diagnostic positif	Spécificités sémiologiques chez la personne âgée
A	Diagnostic positif	Critères DSM-5 de l'épisode dépressif caractérisé Critères du trouble dépressif récurrent
B	Diagnostic positif	Savoir rechercher un antécédent d'épisode maniaque ou hypomaniaque
B	Diagnostic différentiel	Principaux diagnostics différentiels psychiatriques et non psychiatriques
A	Identifier une urgence	Risque suicidaire

Rang	Rubrique	Intitulé
B	Examens complémentaires	Connaître les indications d'un bilan complémentaire devant un syndrome dépressif
B	Examens complémentaires	Connaître les principaux examens complémentaires devant un syndrome dépressif
A	Prise en charge	Indications du recours au psychiatre
B	Prise en charge	Indications d'hospitalisation en psychiatrie
B	Prise en charge	Indications des traitements non pharmacologiques
B	Prise en charge	Indications des traitements pharmacologiques
B	Prise en charge	Indications des traitements pharmacologiques chez l'enfant et l'adolescent

Points clés

* L'épisode dépressif caractérisé est un trouble fréquent avec une prévalence sur une année en France d'environ 10 % chez les 18-75 ans.
* L'épisode dépressif caractérisé est associé à un risque suicidaire majeur. La symptomatologie est marquée par la présence d'une diminution pathologique de l'humeur (tristesse pathologique) et de l'énergie avec des perturbations psychoaffectives, psychomotrices et physiologiques. Son intensité peut être légère, modérée ou sévère.
* Dans certaines situations, des symptômes peuvent prédominer dans le tableau dépressif et des formes cliniques distinctes sont décrites (mélancoliques, psychotiques, etc.).
* Les principaux diagnostics différentiels dans le cadre du trouble dépressif récurrent sont représentés par les autres troubles de l'humeur, notamment un épisode dépressif caractérisé dans le cadre d'un trouble bipolaire, une schizophrénie ou autre trouble délirant persistant, une cause médicale non psychiatrique, iatrogène ou liée à l'intoxication par une substance psychoactive.
* Les complications sont principalement représentées par le risque de suicide, de désinsertion socio-professionnelle, de récurrences dépressives et de comorbidités psychiatriques et non psychiatriques.
* Pour les formes modérées à sévères, le traitement médicamenteux est toujours nécessaire : antidépresseur (1re intention ISRS) pendant au moins 6 à 8 mois, après rémission des symptômes, associé à une surveillance clinico-biologique incluant l'évaluation régulière du risque suicidaire.
* Une psychothérapie de soutien et/ou spécifique est systématiquement associée.
* L'ECT est indiquée dans les formes les plus sévères d'épisode dépressif en cas d'urgence vitale et/ou en cas de résistance ou de contre-indication au traitement médicamenteux.

1. Introduction

L'épisode dépressif caractérisé est marqué par la présence d'une diminution pathologique de l'humeur (tristesse pathologique) et de l'énergie avec des perturbations psychoaffectives, psychomotrices et physiologiques. Ce trouble est associé à un risque élevé de suicide.

Le trouble dépressif récurrent est défini par la répétition de deux épisodes ou plus, sans antécédent d'épisode (hypo-)maniaque. Le diagnostic doit tenir compte des données suivantes : épisode isolé ou récurrence, sévérité de l'épisode actuel et l'existence de caractéristiques cliniques.

L'épisode dépressif caractérisé s'intègre dans différentes entités nosographiques (isolé, trouble dépressif récurrent, trouble bipolaire) ou peut être comorbide de tout autre trouble psychiatrique (ex : troubles anxieux, troubles addictifs, schizophrénie) ou d'un trouble non psychiatrique. Il peut être isolé ou se répéter (trouble dépressif récurrent) et succéder à des événements de vie.

Le terme « dépression » correspond dans la classification actuelle du DSM-5 à **l'épisode dépressif caractérisé** (anciennement « épisode dépressif majeur »).

Dans ce chapitre, nous ne traitons que de l'épisode dépressif caractérisé isolé ou dans le cadre du trouble dépressif récurrent. L'épisode dépressif caractérisé dans le cadre du trouble bipolaire (parfois appelé « dépression bipolaire ») est traité dans l'item sur les troubles bipolaires (cf. **Item 64**).

La traduction française de la dernière version du DSM-5 a modifié l'ancienne terminologie « épisode dépressif majeur » pour « épisode dépressif caractérisé ». Cette modification permet d'éviter la confusion avec les critères de sévérité de l'épisode (léger, moyen, sévère). En conséquence, nous conseillons d'utiliser le terme épisode dépressif caractérisé.

2. Contexte épidémiologique

Il s'agit d'un trouble fréquent avec une prévalence des épisodes dépressifs caractérisés sur une année en France d'environ 10 % chez les 18-75 ans, les femmes présentant une prévalence 1,5 à 3 fois plus élevée que les hommes.

Il est associé à un risque suicidaire important puisque 30 à 50 % des tentatives de suicide en France sont secondaires à un épisode dépressif caractérisé et que plus de 80 % des suicidés présentent un épisode dépressif caractérisé au moment du passage à l'acte (cf. **Item 353**).

Le premier épisode dépressif caractérisé peut survenir à tout âge. Il survient néanmoins plus fréquemment chez l'adulte jeune avec une médiane d'âge de début à 25 ans.

Il est plus fréquent chez la femme à partir de l'adolescence avec un sex-ratio de 1/2 (1 homme pour 2 femmes).

Il survient indépendamment de l'ethnie et du niveau d'éducation. Il est à l'origine de coûts (directs et indirects) conséquents pour la société et génère un haut niveau de handicap (1re cause d'année de vie perdue en bonne santé dans le monde).

Les facteurs de risques les plus fréquemment retrouvés sont :

* un faible niveau socio-économique ;
* les troubles psychiatriques (ex : troubles addictifs, troubles anxieux, troubles de la personnalité) ;
* les pathologies non psychiatriques ;
* les expériences traumatiques dans l'enfance ;
* les antécédents personnels d'épisode dépressif caractérisé ;
* les antécédents familiaux de troubles dépressifs récurrents.

3. Sémiologie psychiatrique

Un syndrome dépressif est caractérisé par la persistance dans le temps d'une tristesse pathologique de l'humeur et/ou d'une baisse d'énergie. Il est caractérisé par une constellation de symptômes et de signes, qui varie d'un sujet à un autre.

Perturbations psychoaffectives	**Perturbation de l'humeur :** * humeur dépressive/triste ; * il s'agit d'un sentiment pénible, douloureux, envahissant ; * elle est quasi constante dans le temps, indépendamment des circonstances environnantes ou des événements de vie ; * elle prédomine le plus souvent le matin, dès le réveil et a tendance à s'améliorer au cours de la journée. **Perturbation des émotions :** * anhédonie (= perte du plaisir). L'anhédonie est presque toujours présente à des degrés divers. Elle s'évalue en fonction du degré habituel d'intérêt du sujet, très variable d'une personne à l'autre et s'observe dans tous les domaines (vie affective, socio-professionnelle et loisirs) ; * anesthésie affective ; * anxiété ; * Irritabilité (plus fréquent chez l'adolescent). **Altérations du contenu de la pensée :** * idées de culpabilité : reproches pour des actes quotidiens banals ou passés qui n'avaient jusque-là suscité aucun sentiment de culpabilité. Sentiment d'une dette envers sa famille, d'être un poids pour les siens, voire à l'extrême, la culpabilité tourne à l'auto-accusation ; * idées de dévalorisation : perte de l'estime de soi, autodépréciation, conduisent à un sentiment d'incapacité, d'inutilité ou d'indignité ; * idées d'incurabilité. **Pensées de mort :** Il peut s'agir : * de pensées centrées sur la mort (idées de mort), le patient s'interrogeant sur la nécessité de continuer à vivre ; * d'idées suicidaires avec ou sans plan précis pour se suicider.
Perturbations psychomotrices	**Ralentissement psychomoteur ou agitation peuvent alterner ou être associés.** **Perturbations du cours de la pensée :** * bradypsychie (ralentissement des idées) ; * ruminations : pensées répétées, centrées sur soi et à contenu négatif ; * monoidéisme (pensées répétées sur un seul contenu négatif). **Altérations cognitives :** * altérations de la concentration ; * altérations de la mémoire ; * déficit de l'attention ; * indécision. **Ralentissement moteur et comportemental :** * bradykinésie (lenteur des mouvements) ; * hypomimie (diminution des expressions du visage), voire amimie ; * bradyphémie (lenteur du discours) ; * voix monocorde (aprosodie) ; * clinophilie ; * incurie ; * aboulie (= incapacité à exécuter les actes pourtant planifiés, et une grande difficulté à prendre des décisions ≠ apragmatisme = difficultés à entreprendre des actions par incapacité à planifier les activités). L'agitation se manifeste au contraire par des déambulations permanentes, l'incapacité à s'asseoir. Elle est souvent liée à un état de tension interne ou d'anxiété.

Perturbations physiologiques	**Perturbations du sommeil et des rythmes circadiens :** * plainte d'insomnie (le plus fréquent) à type de réveils nocturnes, de réveils précoces et/ou difficultés d'endormissement ; * ou plainte de somnolence (cf. **Item 110**). **Fatigue ou perte d'énergie :** * fatigue : signe d'appel non spécifique mais très fréquent ; * asthénie ou la perte d'énergie peut être présente en permanence. **Perturbations des conduites alimentaires :** * perte d'appétit (anorexie), le plus fréquent ; * dans d'autres cas : augmentation de l'appétit, et/ou modifications des habitudes alimentaires (remplacement des repas par des prises rapides de nourriture, grignotage plus ou moins permanent, appétence pour les sucrés) ; * variations de poids, le plus souvent dans le sens d'une perte, mais parfois d'un gain. **Perturbations de la sexualité** * diminution du désir et de l'excitation sexuelle, hyposexualité. Autres symptômes neurovégétatifs, digestifs, urinaires, cardiovasculaires, douloureux, etc.

Populations spécifiques :

* enfants et adolescents : les critères diagnostiques de l'épisode dépressif caractérisé sont les mêmes que pour les adultes. Cependant, il est souvent sous-diagnostiqué dans cette population. Il faut tenir compte de certaines spécificités sémiologiques :
  - les perturbations de l'humeur peuvent ne pas se manifester par de la tristesse mais par de l'irritabilité (notamment chez les enfants avec un trouble de déficit de l'attention avec hyperactivité : TDAH (cf. **Item 67**) ou encore des **crises de colère** plus fréquentes (notamment chez les enfants avec un trouble du spectre autistique : TSA [cf. **Item 67**]) ;
  - il est essentiel de distinguer une **irritabilité épisodique** (évocatrice d'un épisode dépressif caractérisé) d'une **irritabilité chronique** (évocatrice d'une dérégulation émotionnelle sévère de l'enfant, qui se caractérise par la présence de crises de colères répétées, associées à une irritabilité persistante entre les crises) ;
  - une **altération marquée des performances ou du rendement scolaire** est fréquente dans les épisodes dépressifs caractérisés de l'enfant et l'adolescent ;
  - les modifications du poids doivent être établies en examinant les **courbes staturopondérales**, à la recherche d'un changement de trajectoire des courbes pondérales ;
  - plus le **premier épisode est précoce** plus le risque de récidive et le risque suicidaire est élevé.
* personne âgée : les critères diagnostiques de l'épisode dépressif caractérisé sont les mêmes que pour les adultes plus jeunes. Il existe néanmoins des spécificités comme des plaintes d'allure non psychiatrique (en particulier algiques), des plaintes mnésiques, etc. (cf. **Item 70**).

4. L'ÉPISODE DÉPRESSIF CARACTÉRISÉ

4.1. Diagnostics positifs

4.1.1. Poser le diagnostic d'un épisode dépressif caractérisé

Pour poser le diagnostic d'épisode dépressif caractérisé, il faut :

* une sémiologie telle que décrite précédemment ;
* une évolution depuis **au moins 15 jours** ;
* une **altération marquée du fonctionnement** professionnel, des activités sociales ou des relations interpersonnelles ;
* l'**absence de diagnostic différentiel** (effets physiologiques directs d'une substance ou d'une autre affection médicale).

Au cours de l'évaluation diagnostique, le risque suicidaire doit être, systématiquement, évalué chez l'ensemble des patients présentant un épisode dépressif caractérisé. Plus de 80 % des suicidés présentent un épisode dépressif caractérisé au moment du passage à l'acte (cf. **Item 353**). Il s'agit d'une urgence médicale.

Les critères DSM-5 pour un épisode dépressif caractérisé sont les suivants :

A. Au moins 5 des symptômes suivants doivent avoir été présents pendant une même période d'une **durée de 2 semaines et avoir représenté un changement par rapport à l'état antérieur** ; au moins un des symptômes est soit (1) une humeur dépressive, soit (2) une perte d'intérêt ou de plaisir.
N.B. : ne pas inclure des symptômes qui sont manifestement imputables à une affection générale.

1. **Humeur dépressive** présente pratiquement toute la journée, presque tous les jours, signalée par le sujet (sentiment de tristesse ou vide) ou observée par les autres (pleurs).
N.B. : éventuellement irritabilité chez l'enfant et l'adolescent.
2. **Diminution marquée de l'intérêt ou du plaisir** pour toutes ou presque toutes les activités pratiquement toute la journée, presque tous les jours.
3. **Perte ou gain de poids significatif** (5 %) en l'absence de régime, ou **diminution ou augmentation de l'appétit** tous les jours.
N.B. : chez l'enfant, prendre en compte l'absence de l'augmentation de poids attendue.
4. **Insomnie ou hypersomnie** presque tous les jours.
5. **Agitation ou ralentissement psychomoteur** presque tous les jours.
6. **Fatigue ou perte d'énergie** tous les jours.
7. **Sentiment de dévalorisation ou de culpabilité** excessive ou inappropriée (qui peut être délirante) presque tous les jours (pas seulement se faire grief ou se sentir coupable d'être malade).
8. **Diminution de l'aptitude à penser ou à se concentrer ou indécision** presque tous les jours (signalée par le sujet ou observée par les autres).
9. Pensées de mort récurrentes (pas seulement une peur de mourir), **idées suicidaires** récurrentes sans plan précis ou tentative de suicide ou plan précis pour se suicider.

B. Les symptômes induisent une **détresse cliniquement significative ou une altération du fonctionnement** social, professionnel ou dans d'autres domaines importants.

C. Les symptômes ne sont **pas imputables aux effets physiologiques directs d'une substance ou d'une affection médicale générale**.

D. L'épisode ne répond pas aux critères du trouble schizo-affectif et ne se superpose pas à une schizophrénie, à un trouble schizophréniforme, à un trouble délirant ou à une autre trouble psychotique.

N.B. : la réponse normale et attendue en réponse à un événement impliquant une perte significative (ex : deuil, ruine financière, désastre naturel), incluant un sentiment de tristesse, de la rumination, de l'insomnie, une perte d'appétit et une perte de poids, peut ressembler à un épisode dépressif. La présence de symptômes tels qu'un sentiment de dévalorisation, des idées suicidaires (autres que vouloir rejoindre un être aimé), un ralentissement psychomoteur, et une altération sévère du fonctionnement général suggèrent la présence d'un épisode dépressif caractérisé en plus de la réponse normale à une perte significative.

Le DSM-5 précise des critères d'intensité de l'épisode dépressif caractérisé, gradués en :

* léger (symptômes juste suffisants au diagnostic d'épisode dépressif caractérisé/peu de perturbations sociales ou professionnelles) ;
* moyen (plus de symptômes que nécessaire/perturbations sociales ou professionnelles modérées) ;
* sévère (quasiment tous les symptômes/perturbations sociales ou professionnelles nettes).

4.1.2. Les différentes caractéristiques cliniques de l'épisode dépressif caractérisé actuel

Dans certaines situations, des symptômes peuvent prédominer dans le tableau dépressif et des formes cliniques distinctes sont ainsi décrites. Parmi elles, nous retrouvons (non exhaustif):

* avec caractéristiques mélancoliques ;
* avec caractéristiques psychotiques ;
* avec caractéristiques mixtes ;
* avec caractéristiques catatoniques ;
* avec caractéristiques anxieuses ;
* avec début dans le péri-partum (cf. **Item 64**) ;
* avec caractéristiques saisonnières (cf. **Item 64**).

4.1.2.1. Avec caractéristiques mélancoliques

La caractéristique mélancolique correspond à un épisode dépressif d'intensité particulièrement sévère associée à un risque suicidaire élevé. La souffrance morale est profonde, le ralentissement moteur est majeur et peut être associé à un mutisme.

Elle se caractérise par une anhédonie et/ou un manque de réactivité aux stimuli habituellement agréables (anesthésie affective), associés à plusieurs des symptômes suivants :

* une humeur dépressive marquée par un découragement profond, un sentiment de désespoir, voire d'incurabilité ;
* des symptômes cliniques plus marqués le matin ;
* des troubles du sommeil avec réveils matinaux précoces ;
* une agitation ou un ralentissement psychomoteur marqués ;
* une perte d'appétit ou de poids significative ;
* une culpabilité excessive ou inappropriée.

4.1.2.2. Avec caractéristiques psychotiques

Autrefois appelé « dépression psychotique » ou « mélancolie délirante ».

L'épisode dépressif est associé à la présence d'idées délirantes et/ou d'hallucinations. Les thématiques délirantes sont le plus souvent des idées de ruine, d'incapacité, de maladie, de mort, d'indignité, de culpabilité.

Le **Syndrome de Cotard** ou de négation d'organe est une forme clinique particulière de l'épisode dépressif caractérisé qui associe des idées délirantes de négation d'organes, de négation du temps (immortalité) ou de négation du monde (rien n'existe plus).

4.1.2.3. Avec caractéristiques mixtes

Au moins 3 symptômes maniaques ou hypomaniaques sont présents pendant la majorité des jours de l'épisode dépressif caractérisé.

4.1.2.4. Avec caractéristiques anxieuses

L'épisode dépressif est associé à des signes d'anxiété au 1er plan. **L'agitation anxieuse peut être associée à un risque majeur de passage à l'acte suicidaire** (raptus anxieux).

4.1.2.5. Avec caractéristiques catatoniques

Le syndrome catatonique est marqué par un ensemble de symptômes psychomoteurs qui peuvent comprendre : la catalepsie (flexibilité cireuse), négativisme, stéréotypies, impulsions, écholalie, échopraxie. Les étiologies les plus fréquentes de syndrome catatonique sont les étiologies non psychiatriques ; et dans les étiologies psychiatriques, les étiologies les plus fréquentes sont les troubles de l'humeur.

4.1.3. Les différentes formes cliniques

L'épisode dépressif caractérisé peut être isolé ou récurrent. Les classifications internationales définissent ainsi en fonction du contexte d'apparition et de l'évolution d'un (ou des) épisode(s)dépressif(s) caractérisé(s) différents types de troubles dépressifs :

* **épisode dépressif caractérisé isolé**. Présence d'un unique épisode dépressif caractérisé ;
* **trouble dépressif récurrent**. Présence d'au moins 2 épisodes dépressifs caractérisés séparés d'une période sans symptôme d'au moins 2 mois consécutifs.

4.2. Diagnostics différentiels

Il est nécessaire de rechercher les **diagnostics différentiels psychiatriques** :

* autres troubles de l'humeur, avec recherche d'un antécédent d'épisode hypomaniaque ou maniaque (cf. **Item 64**) : à la recherche d'un épisode dépressif caractérisé bipolaire dans le cadre d'un trouble bipolaire de type I ou II ;
* les troubles délirants persistants (si présence de symptômes psychotiques associés) (cf. **Item 65**) ;
* schizophrénie (cf. **Item 63**) ;
* trouble de personnalité (dont personnalité état-limite) (cf. **Item 66**) ;
* trouble anxieux (cf. **Item 66**) ;
* trouble obsessionnel compulsif (cf. **Item 66**) ;
* troubles addictifs.

Les diagnostics différentiels liés à une étiologie non psychiatrique (guidés par l'examen clinique complet nécessaire), pouvant induire un syndrome dépressif, sont :

* intoxication par une substance psychoactive : usage de substances psychoactives (alcool, cannabis, sevrage d'amphétamines et cocaïne, hallucinogènes). C'est le diagnostic différentiel le plus fréquent +++ (attention un épisode dépressif caractérisé peut néanmoins faire suite à une prise initiale de substance) ;
* neurologiques : tumeur cérébrale, sclérose en plaque, accident vasculaire cérébral, un début de démence (surtout si patients âgé), épilepsie focale (rare) ;
* endocriniennes : troubles thyroïdiens (hypothyroïdie), maladie de Cushing (hypercorticisme) ;
* métaboliques : hypoglycémie, troubles ioniques, maladie de Wilson, etc. ;
* iatrogéniques : médicamenteuses (corticoïdes, interféron-alpha, bêta-bloquants, etc.).

Comme pour tout trouble psychiatrique, notamment si le début est aigu, une étiologie non psychiatrique devra être éliminée à l'aide :

* **bilan clinique complet** : à détailler de manière hiérarchique selon la présentation clinique ;
* **bilan paraclinique** : à la recherche de diagnostic différentiel (cf. **tableau ci-après**).

Bilan sanguin	Glycémie capillaire, voire veineuse Ionogramme, calcémie Bilan rénal initial : urée, créatinémie NFS, plaquettes, CRP TSH_{us} Bilan hépatique
Bilan urinaire	Toxiques urinaires : cannabis, cocaïne, opiacés, amphétamines
Autres examens complémentaires	Selon points d'appels cliniques (IRM cérébrale, EEG)

4.3. Notion de physiopathologie

L'épisode dépressif caractérisé est multifactoriel mêlant des facteurs de risque génétiques et environnementaux.

Chez les patients présentant des troubles dépressifs on observe des déséquilibres de plusieurs systèmes biologiques impliquant la neurotransmission monoaminergiques (sérotonine, noradrénaline, dopamine), l'axe corticotrope, des biomarqueurs inflammatoires, des neurotrophines (BDNF), ainsi que des boucles fronto-sous-corticales.

5. Le pronostic et l'évolution

L'évolution est variable :

* un seul épisode dépressif caractérisé sur la vie (50 %) ;
* récurrence d'épisodes dépressifs caractérisés (trouble dépressif récurrent) avec une fréquence variable (35 %) ;
* chronicité avec une évolution de l'épisode en cours supérieure à 2 ans (15 %).

Certains patients présenteront une résistance au traitement antidépresseur (échec de deux traitements anti-dépresseurs bien conduits en termes de posologie et de durée).

Les facteurs de mauvais pronostic, prédictifs de rechutes ou récurrences dépressives sont :

* le sexe féminin ;
* une histoire familiale de trouble de l'humeur ;
* un âge de début précoce ;
* le nombre d'épisodes passés ;
* une durée plus longue de l'épisode index ;
* une sévérité plus importante de l'épisode index ;
* la persistance de symptômes résiduels dépressifs ;
* la présence d'une comorbidité psychiatrique ou non psychiatrique.

6. Prise en charge psychiatrique d'un épisode dépressif caractérisé isolé ou dans le cadre du trouble dépressif récurrent

6.1. Indications de recours à un psychiatre

Une consultation auprès d'un psychiatre se justifie en cas de :

* risque suicidaire élevé ou de mise en danger ;
* épisode dépressif caractérisé sévère ;
* présence de comorbidités (psychiatrique ou non psychiatrique) ;
* présences de caractéristiques spécifiques : mélancoliques, psychotiques, mixtes, catatoniques ;
* épisode avec une résistance à deux antidépresseurs bien conduit (posologie suffisante et durée suffisante) ;
* situation à risque (p. ex. : grossesse, post-partum).

6.2. Indications d'hospitalisation en psychiatrie

Une hospitalisation se justifie en cas de :

* risque suicidaire élevé ou de mise en danger ;
* épisode dépressif caractérisé sévère ;
* épisode avec caractéristiques mélancoliques, psychotiques ou catatoniques.

Les formes sévères et/ou résistantes au traitement nécessitant une réévaluation diagnostique et thérapeutique, avec comorbidités complexes (psychiatriques : troubles anxieux sévères, troubles addictifs notamment, ou non psychiatriques rendant l'état médical général préoccupant), en particulier dans les situations d'isolement ou de soutien socio-familial réduit, pourront nécessiter également une hospitalisation.

Au mieux, il s'agira d'une hospitalisation libre. Les modalités de soins sans consentement sont à évaluer en fonction de la capacité du patient à donner son consentement.

En cas d'hospitalisation, celle-ci permet en particulier la réévaluation et prévention du risque suicidaire, l'inventaire des effets personnels, la prévention des complications éventuelles d'un alitement prolongé ou de carences alimentaires.

Dans les autres situations cliniques, une prise en charge ambulatoire sera envisagée. Dans ce cas, des consultations rapprochées et régulières (1 fois/semaine) avec réévaluation systématique de l'état clinique, de la réponse thérapeutique et du risque suicidaire seront proposées. Les modalités de soins sans consentement sont à évaluer en fonction de la capacité du patient à donner son consentement (cf. **Item 15**).

6.3. Traitement pharmacologique

6.3.1. Bilan pré-thérapeutique clinique complet et paraclinique

Le bilan pré-thérapeutique clinique sera réalisé avant l'introduction d'un traitement pharmacologique. Il n'existe pas de bilan paraclinique systématique avant l'introduction d'un traitement antidépresseur. La réalisation d'un bilan pré-thérapeutique paraclinique sera guidée par la clinique (cf. **Item 74**).

6.3.2. Traitement antidépresseur

Pour les formes d'épisode dépressif caractérisé d'intensité modérée à sévère, un traitement antidépresseur est recommandé.

En 1re intention : plutôt un inhibiteur sélectif de la recapture de la sérotonine (ISRS) augmenté progressivement à posologie efficace en fonction de la tolérance.

Le délai d'action de l'antidépresseur est de plusieurs semaines et doit être indiqué au patient. L'évaluation de la réponse au traitement nécessite au moins 2 à 4 semaines de traitement à dose efficace.

L'arrêt du traitement médicamenteux d'un premier épisode dépressif caractérisé isolé peut être discuté 6 mois à 1 an après obtention de la rémission clinique (le risque maximum de rechute se situant dans les 6 à 8 mois qui suivent l'arrêt du traitement) (cf. **Item 74**).

N.B. : la notion de résistance thérapeutique se définit par les échecs successifs de 2 antidépresseurs à dose efficace durant une durée suffisante (au moins 6 semaines).

6.3.3. Spécificité en lien avec les caractéristiques cliniques

Lors de caractéristiques psychotiques, un traitement par antipsychotique peut être associé à l'antidépresseur.

En cas d'anxiété importante, en début de traitement, un traitement anxiolytique par benzodiazépine peut être instauré (cf. **Item 74**).

Lors de plainte d'insomnie, un traitement hypnotique pourra être proposé. Du fait des risques de dépendance, la posologie doit être régulièrement réévaluée et la durée de prescription limitée (maximum 4 semaines) (cf. **Item 74**). Les règles d'hygiène du sommeil doivent systématiquement être associées.

Une surveillance régulière clinico-biologique de l'efficacité et de la tolérance du traitement est nécessaire. L'évaluation du risque suicidaire et le risque de virage maniaque de l'humeur sous antidépresseur devront être particulièrement évalués (cf. **Item 74**).

En cas de trouble dépressif récurrent (et notamment dès le 3e épisode dépressif caractérisé) :

* après rémission des symptômes, traitement de maintien par antidépresseurs ;
* +/- psychothérapie pendant une durée de 18 mois à 2 ans ;
* utiliser la molécule et la posologie qui ont permis d'obtenir la rémission complète des symptômes.

6.3.4. Populations spécifiques

En fonction de l'âge :

6.3.4.1. Enfant et adolescent

Indications :

- un traitement non pharmacologique est recommandé en première intention en cas d'intensité légère à modérée ;
- une combinaison de traitements pharmacologiques, au moins 6 mois, (Fluoxétine [PROZAC®] en première intention, autres ISRS en deuxième intention) et non pharmacologique est recommandée en cas d'intensité modérée à sévère.

6.3.4.2. Sujet âgé (cf. Item 70)

Indications :

- un traitement non pharmacologique est recommandé en première intention en cas d'intensité légère à modérée ;
- un traitement pharmacologique (ISRS en première intention : privilégier les molécules les mieux tolérées) est recommandé en cas d'intensité modérée à sévère.

6.3.4.3. Femmes enceintes

Le bénéfice-risque du traitement antidépresseur doit être discuté pour chaque patiente.

6.4. Traitements non pharmacologiques

6.4.1. Traitement physique

L'électroconvulsivothérapie (ECT) peut être utilisée dans les formes les plus sévères d'épisode dépressif caractérisé (formes à caractéristiques mélancoliques, catatoniques ou psychotiques) et/ou en cas de résistance ou de contre-indication au traitement médicamenteux et/ou dans les situations d'urgences vitales (risque suicidaire ou risque de dénutrition/déshydratation). Dans certains cas, des ECT d'entretien sont proposées (généralement 1x/mois) durant plusieurs mois pour prévenir le risque de rechute ou récidive dépressive.

D'autres traitements physiques peuvent également être utilisés dans des situations particulières (ex : la stimulation magnétique transcrânienne).

••• Non exigible à l'ECN

L'électroconvulsivothérapie (ECT)

Le traitement par électroconvulsivothérapie (ECT) consiste en l'administration d'un courant électrique transcrânien de très faible intensité provoquant secondairement une crise tonico-clonique généralisée. Ce traitement est réalisé sous anesthésie générale de courte durée, associant l'utilisation d'un curare d'élimination rapide, limitant les mouvements (et donc le risque de blessures, luxations, fractures) pendant la crise. Le traitement se déroule sous surveillance clinique et tracé électroencéphalographique.

Les indications de ce traitement sont les suivantes :

* troubles de l'humeur :
  - épisode dépressif caractérisé, uni ou bipolaire, en première intention s'il existe un risque vital à court terme (tentatives de suicide, dénutrition, déshydratation), ou en cas de résistance médicamenteuse. L'efficacité du traitement par ECT est alors supérieure à 80 % ;
  - épisode maniaque, de la même manière s'il existe un risque vital à court terme (tentatives de suicide / déshydratation), ou en cas de résistance médicamenteuse.
* troubles psychotiques : syndrome positif résistant dans la schizophrénie, notamment en association avec certains antipsychotiques ;
* syndrome catatonique : en première intention s'il existe un risque vital à court terme (p. ex. : déshydratation, syndrome neurovégétatif) ou en cas de résistance aux benzodiazépines.

La seule contre-indication absolue à un traitement par ECT est l'hypertension intracrânienne. Les autres contre-indications, relatives, sont celles dues à la forte activation du système sympathique lors de la stimulation électrique, et à celles dues à l'anesthésie générale.

Aucun bilan paraclinique pré thérapeutique aux ECT n'est obligatoire. Le bilan clinique et paraclinique pour éliminer un diagnostic différentiel est cependant indispensable et une imagerie cérébrale justifiée pour s'assurer de l'absence d'hypertension intracrânienne.

Au niveau pré thérapeutique, le bilan paraclinique sera déterminé par le psychiatre et l'anesthésiste en fonction du contexte clinique et des comorbidités. Une consultation pré anesthésie est obligatoire. Le bilan biologique minimal systématique pré anesthésie sera réalisé en fonction des recommandations anesthésiques.

Les effets secondaires au décours de la crise peuvent être des céphalées, des nausées. À moyen terme, des altérations cognitives, essentiellement mnésiques antérogrades peuvent être retrouvées, mais disparaissent dans les deux mois suivants le dernier soin par ECT. Des altérations mnésiques rétrogrades peuvent être retrouvées, même des années plus tard, concernant la période entourant le soin par ECT.

La stimulation magnétique transcrânienne répétée (rTMS)

La rTMS agit en stimulant de façon non invasive les neurones du cortex cérébral par induction magnétique en utilisant des champs magnétiques brefs à haute intensité. L'efficacité de cette méthode dans le traitement des épisodes dépressifs caractérisés est en cours d'évaluation.

6.4.2. Psychothérapies

La psychothérapie de soutien est toujours indiquée.

Les psychothérapies dites structurées peuvent être indiquées en monothérapie pour les épisodes dépressifs caractérisés d'intensité légère et en association au traitement médicamenteux pour les épisodes dépressifs caractérisés d'intensité modérés à sévères.

Ainsi, en fonction de la préférence du patient et de l'orientation du médecin, différentes psychothérapies peuvent être envisagées (cf. **Item 73**). Les thérapies ayant les niveaux de preuve les plus élevés sont les thérapies cognitivo-comportementales et les thérapies interpersonnelles (cf. **Item 73**).

6.4.3. Réhabilitation psychosociale

Des stratégies de réadaptation sociale et professionnelle peuvent être mises en place dans le cadre de la prise en charge du handicap (cf. **Item 117**).

Pour approfondir

Vidéo décrivant l'ensemble des signes catatoniques : https://www.youtube.com/watch?v=i9zEJM_OWzE

Vidéo décrivant la sémiologie des syndromes manique et dépressif : https://www.youtube.com/watch?v=_vohZ4j3iko&t=57s

Haute autorité de santé. ALD n° 23 – *Troubles dépressifs récurrents ou persistants de l'adulte*, 2009.

Haute autorité de santé. *Épisode dépressif caractérisé de l'adulte : prise en charge en soins de premier recours*, 2017.

64

TROUBLES DE L'HUMEUR

item 64

TROUBLES BIPOLAIRES DE L'ADOLESCENT ET DE L'ADULTE

OBJECTIFS PÉDAGOGIQUES

* Diagnostiquer un trouble bipolaire.
* Connaître les principes de la prise en charge.

Rang	Rubrique	Intitulé
A	Définition	Épisode maniaque
A	Définition	Épisode hypomaniaque
A	Définition	Épisode dépressif bipolaire
B	Définition	Troubles bipolaires I et II
A	Prévalence, épidémiologie	Prévalence
B	Prévalence, épidémiologie	Facteurs de risque, pronostic et évolution, morbi-mortalité psychiatrique et non psychiatrique
B	Étiologie	Savoir que l'étiologie des troubles bipolaires est multifactorielle
A	Diagnostic positif	Sémiologie des syndromes maniaque et hypomaniaque
A	Diagnostic positif	Sémiologie du syndrome dépressif
A	Diagnostic positif	Caractéristiques évocatrices d'une dépression bipolaire
B	Diagnostic positif	Principaux diagnostics différentiels psychiatriques et non psychiatriques
A	Prise en charge	Principes généraux
A	Prise en charge	Indications du traitement pharmacologique des épisodes aigus
B	Prise en charge	Indications du traitement pharmacologique au long cours
B	Prise en charge	Indications du traitement non pharmacologique au long cours
B	Prise en charge	Prise en charge des comorbidités non psychiatriques des patients souffrant de troubles bipolaires, rôle du médecin généraliste

Points clés

Le début typique des troubles bipolaires se situe entre 15 et 25 ans.
L'épisode maniaque se définit comme la persistance dans le temps d'une augmentation pathologique de l'humeur et de l'énergie ou de l'activité. C'est une urgence médicale.

Le syndrome maniaque est divisé en 3 grandes composantes :

* **perturbations psychoaffectives** : humeur, émotions et contenu des pensées ;
* **perturbations psychomotrices** : accélération du cours de la pensée, altérations des fonctions cognitives, accélération motrice et comportementale ;
* **perturbations physiologiques** : sommeil et rythmes, alimentation et sexualité.

Le traitement médicamenteux comprend un thymorégulateur et/ou un antipsychotique qui doivent être introduits le plus précocement et prescrits au long cours.

Au cours des épisodes aigus, le traitement médicamenteux est le suivant :

* Épisode maniaque :
  - thymorégulateur : Lithium (Teralithe), Divalproate de sodium (Depakote) ou Carbamazépine (Tégrétol) ;
  - antipsychotique de 2e génération : Olanzapine (Zyprexa), Rispéridone (Risperdal), Aripiprazole (Abilify), Quetiapine (Xeroquel) ;
* Épisode dépressif caractérisé dans le cadre d'un trouble bipolaire :
  - thymorégulateur : Lithium (Téralithe), Lamotrigine (Lamictal) ;
  - antipsychotique de 2e génération : Quetiapine (Xeroquel).

La surveillance et la prévention du suicide sont indispensables.
Il est primordial de repérer et traiter les comorbidités.
Une sauvegarde de justice pour protection des biens est parfois nécessaire en urgence.
La prise en charge non médicamenteuse repose sur une psychothérapie et une éducation thérapeutique.

1. Introduction

Le trouble bipolaire est un trouble psychiatrique sévère, chronique et fréquent. Cette maladie se caractérise par des **changements pathologiques de l'humeur, de l'activité et de l'énergie qui peuvent être augmentées (la manie) ou diminuées (la dépression).**

Le trouble bipolaire est souvent associé à d'autres troubles psychiatriques (p. ex. : troubles anxieux ou troubles addictifs) ainsi qu'à des troubles non psychiatriques (p. ex. : pathologies cardiovasculaires, syndrome métabolique, etc.).

Le trouble bipolaire est d'origine multifactorielle, mêlant des facteurs de risque génétiques et environnementaux.

2. Contexte épidémiologique

On considère que **1 à 4 % de la population générale** souffre des formes typiques du trouble bipolaire (sous-types I ou II). C'est le deuxième trouble le plus pourvoyeur de suicides après l'anorexie mentale (cf. **Item 353**).

Le trouble bipolaire est rare chez l'enfant (0,1 %) et plus fréquent chez l'adolescent (> 1 %).

L'âge de début du trouble bipolaire se situe habituellement entre 15 et 25 ans (juste après la puberté). Le sex-ratio est de 1 pour le trouble bipolaire de type I. En ce qui concerne le trouble bipolaire de type 2, il existe une prédominance féminine. Le trouble débute généralement avant 21 ans (plus de la moitié des cas).

Plus de 90 % des personnes ayant présenté un épisode maniaque présenteront d'autres épisodes de troubles de l'humeur. On dit que c'est une maladie chronique car les récidives (quelle que soit la polarité) sont la règle (on estime que 70 à 80 % des patients traités présenteront une récidive thymique dans les deux ans qui suivent un épisode caractérisé).

Une personne débutant son trouble vers 25 ans perd en moyenne : 9 années d'espérance de vie, 12 années en bonne santé et 14 années d'activité professionnelle. **Selon l'OMS, le trouble bipolaire fait partie des dix maladies les plus invalidantes et coûteuses au plan mondial.**

3. Sémiologie psychiatrique

3.1. Syndrome maniaque

Le syndrome maniaque est caractérisé par la **persistance dans le temps** (au moins une semaine) d'une **augmentation pathologique de l'humeur et de l'énergie ou de l'activité**.

L'installation peut être brutale ou progressive, avec ou sans facteur déclenchant. Les altérations du sommeil (réduction du temps de sommeil, plainte d'insomnie sans fatigue) sont souvent prodromiques d'un nouvel épisode.

On peut comparer le sujet avec un syndrome maniaque à une « pile électrique » chez qui tout va trop vite. Cet état entrave le bon fonctionnement du sujet qui présente généralement une faible conscience du caractère pathologique de ses symptômes.

Le syndrome maniaque est une urgence médicale (diagnostique et thérapeutique) et nécessite généralement une hospitalisation.

On distingue 3 grandes composantes dans le syndrome maniaque (cf. **tableau**).

Des symptômes psychotiques peuvent être associés au syndrome maniaque. Ils sont parfois au premier plan, ce qui peut contribuer à égarer le diagnostic (ex : épisode psychotique bref, cf. **Item 61**). Il peut s'agir :

* d'idées délirantes de tout mécanisme, mais le plus souvent imaginatif et interprétatif, sur des thèmes classiquement dits « congruents à l'humeur » (mégalomanie, messianique, etc.) ;
* d'hallucinations (présentes dans 40 à 50 % des syndromes maniaques).

Le syndrome maniaque peut également entraîner des comportements (conduites sexuelles notamment) à risque, la recherche de sensations fortes, la prise de substances psychoactives, des achats pathologiques/dépenses inconsidérées, etc.

Le syndrome maniaque est difficile à diagnostiquer chez l'enfant et l'adolescent. On s'appuiera sur l'irritabilité, voire l'agressivité souvent au premier plan.

3.2. Syndrome hypomaniaque

Le syndrome hypomaniaque est également caractérisé par une période clairement délimitée dans le temps (au moins 4 jours consécutifs) d'une augmentation pathologique de l'humeur et de l'énergie ou de l'activité. Mais la symptomatologie et le retentissement fonctionnel sont moins importants que dans le syndrome maniaque.

Bien que **le tableau clinique soit d'intensité moins sévère que pour l'épisode maniaque, le sujet présente une rupture totale avec l'état antérieur** (souvent constatée par l'entourage) **et il se manifeste, comme pour le syndrome maniaque, par : des perturbations pathologiques psychoaffectives** (humeur, émotions, et contenu de la pensée), **des perturbations psychomotrices** (accélération du cours de la pensée, troubles des fonctions cognitives, accélération motrice) **et des perturbations physiologiques** (sommeil et rythmes circadiens, alimentation, sexualité).

Contrairement au syndrome maniaque, le syndrome hypomaniaque ne nécessite pas d'hospitalisation en milieu de soins spécialisés mais nécessite toutefois d'être rapidement pris en charge.

Perturbations psychoaffectives	**Perturbations de l'humeur :** * humeur élevée, expansive, exaltée, euphorique ; parfois décrite comme « gaie », * cette euphorie peut être remplacée ou s'associer à une irritabilité (attention le vécu subjectif n'est pas toujours agréable pour le sujet). **Perturbations des émotions :** * labilité émotionnelle (émotions versatiles), * hyperréactivité ou hyperesthésie (réponses émotionnelles disproportionnées par rapport aux stimuli émotionnels), * hypersyntonie (participation spontanée et adhésion très rapide à l'ambiance affective du moment). **Altérations du contenu de la pensée :** * augmentation de l'estime de soi, * idées de grandeur, sentiment de toute-puissance, idées mégalomaniaques, * altérations ou absence de la conscience du trouble.
Perturbations psychomotrices	**Perturbations du cours de la pensée (accélération) :** * tachypsychie (accélération des idées), * pensée diffluente, fuites des idées (impression que les idées fusent), * coq-à-l'âne (changement rapide d'une idée à l'autre sans lien apparent), * jeux de mots, ludisme, associations par assonances. **Altérations cognitives :** * hypervigilance, * distractibilité, * altérations de l'attention et de la concentration. **Accélération motrice et comportemental :** * agitation motrice, hyperactivité souvent stérile, * augmentation de l'énergie, * augmentation des activités à but dirigé (professionnelles, sociales ou sexuelles), * logorrhée (augmentation du débit de parole = flot de paroles, incoercible et rapide), * tachyphémie (augmentation de la vitesse de parole), * hypermimie (augmentation des expressions du visage), * désinhibition (contact familier).
Perturbations physiologiques	**Perturbations du sommeil et des rythmes circadiens :** * insomnie partielle ou totale, * réduction du temps de sommeil associée à une absence de sensation de fatigue. **Perturbations des conduites alimentaires :** * anorexie (partielle ou totale) ou au contraire hyperphagie, * amaigrissement (même en cas de prises alimentaires augmentées), * possible déshydratation. **Perturbations de la sexualité :** * augmentation du désir et de l'excitation sexuelle, hypersexualité (comportements sexuels possiblement à risque).

3.3. Syndrome dépressif

Cf. **Item 66a** pour la description du syndrome dépressif et des symptômes associés.

Il est particulièrement délicat de distinguer un syndrome dépressif émaillant l'évolution d'un trouble bipolaire ou non. Certaines caractéristiques doivent pourtant faire évoquer un trouble bipolaire :

* épisode dépressif caractérisé avant 25 ans ;
* épisode dépressif caractérisé en post-partum ;
* épisode dépressif caractérisé de début brutal ;
* antécédents d'épisodes dépressifs caractérisés multiples (3 ou plus) ;
* antécédent familial de trouble de l'humeur ;
* une réponse inadéquate à un traitement antidépresseur (non-réponse thérapeutique ; aggravation des symptômes ; apparition d'une agitation ; apparition de notion d'hypomanie même brève) ;
* certaines caractéristiques cliniques de l'épisode : mélancolique et saisonnier.

4. Le trouble bipolaire

4.1. Diagnostics positifs

177

4.1.1. Poser le diagnostic d'épisode maniaque, hypomaniaque et dépressif du trouble bipolaire

Les critères DSM-5 pour les épisodes maniaque, hypomaniaque et dépressif caractérisé dans les troubles bipolaires sont les suivants :

4.1.1.1. Épisode maniaque

A. Une période nettement délimitée durant laquelle l'humeur est élevée, expansive ou irritable de façon anormale et persistante, avec une augmentation anormale et persistante de l'activité orientée vers un but ou de l'énergie, persistant la plupart du temps, presque tous les jours, **pendant au moins une semaine** (ou toute autre durée si une hospitalisation est nécessaire).

B. Au cours de cette période de perturbation de l'humeur et d'augmentation de l'énergie ou de l'activité, au moins 3 des symptômes suivants (4 si l'humeur est seulement irritable) sont présents avec une intensité significative et représentent un changement notable au comportement habituel :

- **augmentation de l'estime de soi ou idées de grandeur** ;
- **réduction du besoin de sommeil** (p. ex. : le sujet se sent reposé après seulement 3 heures de sommeil) ;
- **plus grande communicabilité que d'habitude ou désir constant de parler** ;
- **fuite des idées ou sensations subjectives que les pensées défilent** ;
- **distractibilité** (p. ex. : l'attention est trop facilement attirée par des stimuli extérieurs sans importance ou insignifiants), rapportée ou observée ;
- **augmentation de l'activité orientée vers un but** (social, professionnel, scolaire ou sexuel) **ou agitation psychomotrice** (c'est-à-dire une activité sans objectif ou non orientée vers un but) ;

- **engagement excessif dans des activités à potentiel élevé de conséquences dommageables** (p. ex. : la personne se lance sans retenue dans des achats inconsidérés, des conduites sexuelles inconséquentes ou des investissements commerciaux déraisonnables).

C. La perturbation de l'humeur est suffisamment grave pour entraîner une altération marquée du fonctionnement professionnel ou des activités sociales, ou pour nécessiter une hospitalisation afin de prévenir des conséquences dommageables pour le sujet ou pour autrui, ou bien il existe des caractéristiques psychotiques.

D. L'épisode n'est pas imputable aux effets physiologiques d'une substance (p. ex. : substance donnant lieu à abus, médicament ou autre traitement) ou à une autre affection médicale générale.

N.B. : un épisode maniaque complet qui apparaît au cours d'un traitement antidépresseur (p. ex. : médicament, électro-convulsivo-thérapie) mais qui persiste et remplit les critères complets d'un épisode au-delà du simple effet physiologique de ce traitement doit être considéré comme un épisode maniaque et conduire, par conséquent, à un diagnostic de trouble bipolaire I.

4.1.1.2. Épisode hypomaniaque

A. Une période nettement délimitée durant laquelle l'humeur est élevée, expansive ou irritable de façon anormale et persistante, avec une augmentation anormale et persistante de l'activité orientée vers un but ou de l'énergie, persistant la plupart du temps, presque tous les jours, **pendant au moins 4 jours consécutifs**.

B. Au cours de cette période de perturbation de l'humeur et d'augmentation de l'énergie ou de l'activité, au moins 3 des symptômes suivants (4 si l'humeur est seulement irritable) sont présents avec une intensité significative et représentent un changement notable au comportement habituel :

- **augmentation de l'estime de soi ou idées de grandeur** ;
- **réduction du besoin de sommeil** (p. ex. : le sujet se sent reposé après seulement 3 heures de sommeil) ;
- **plus grande communicabilité que d'habitude ou désir constant de parler** ;
- **fuite des idées ou sensations subjectives que les pensées défilent** ;
- **distractibilité** (p. ex. : l'attention est trop facilement attirée par des stimuli extérieurs sans importance ou insignifiants), rapportée ou observée ;
- **augmentation de l'activité orientée vers un but** (social, professionnel, scolaire ou sexuel) **ou agitation psychomotrice** (c'est-à-dire une activité sans objectif ou non orientée vers un but) ;
- **engagement excessif dans des activités à potentiel élevé de conséquences dommageables** (p. ex. : la personne se lance sans retenue dans des achats inconsidérés, des conduites sexuelles inconséquentes ou des investissements commerciaux déraisonnables).

C. L'épisode s'accompagne de modifications indiscutables du fonctionnement, qui diffère de celui du sujet hors période symptomatique.

D. La perturbation de l'humeur et la modification du fonctionnement sont manifestes pour les autres.

E. La sévérité de l'épisode n'est pas suffisante pour entraîner une altération marquée du fonctionnement professionnel ou social, ou pour nécessiter une hospitalisation. S'il existe des caractéristiques psychotiques, l'épisode est, par définition, maniaque.

F. L'épisode n'est pas imputable aux effets physiologiques d'une substance (p. ex. : substance donnant lieu à abus, médicament ou autre traitement) ou à une autre affection médicale générale.

N.B. : un épisode hypomaniaque complet qui apparaît au cours d'un traitement antidépresseur (p. ex. : médicament, électro-convulsivo-thérapie*) mais qui persiste et remplit les critères complets d'un épisode au-delà du simple effet physiologique de ce traitement doit être diagnostiqué comme un épisode hypomaniaque. Toutefois, la prudence s'impose car un ou deux symptômes (en particulier une augmentation de l'irritabilité, de la nervosité ou de l'agitation après la prise d'un antidépresseur) ne sont pas suffisants pour un diagnostic d'épisode hypomaniaque, et ne sont pas obligatoirement indicatifs d'une diathèse bipolaire.*

4.1.1.3. Épisode dépressif caractérisé

A. Au moins 5 des symptômes suivants doivent avoir été présents pendant une même période d'une durée de **2 semaines** et représentent un changement par rapport au fonctionnement antérieur ; au moins un des symptômes est soit (1) une humeur dépressive, soit (2) une perte d'intérêt ou de plaisir *[N.B. : ne pas inclure des symptômes qui sont manifestement imputables à une autre affection générale]* :

- **humeur dépressive** présente pratiquement toute la journée, presque tous les jours, signalée par la personne (p. ex. : se sent triste, vide ou sans espoir) ou observée par les autres (p. ex. : pleurs). *[N.B. : éventuellement irritabilité chez l'enfant et l'adolescent]* ;
- **diminution marquée de l'intérêt ou du plaisir** pour toutes ou presque toutes les activités pratiquement toute la journée, presque tous les jours (signalée par la personne ou observée par les autres) ;
- **perte ou gain de poids significatif** en l'absence de régime (p. ex. : modification du poids corporel excédant 5 % en 1 mois), ou diminution ou augmentation de l'appétit presque tous les jours. *[N.B. : chez l'enfant, prendre en compte l'absence de l'augmentation de poids attendue]* ;
- **insomnie ou hypersomnie** presque tous les jours ;
- **agitation ou ralentissement psychomoteur** presque tous les jours (constaté par les autres, non limité à un sentiment subjectif de fébrilité ou de ralentissement intérieur) ;
- **fatigue ou perte d'énergie** tous les jours ;
- **sentiment de dévalorisation ou de culpabilité** excessive ou inappropriée (qui peut être délirante) presque tous les jours (pas seulement se reprocher ou se sentir coupable d'être malade) ;
- **diminution de l'aptitude à penser ou à se concentrer** ou indécision presque tous les jours (signalée par le sujet ou observée par les autres) ;
- **pensées de mort récurrentes** (pas seulement une peur de mourir), idées suicidaires récurrentes sans plan précis ou tentative de suicide ou plan précis pour se suicider.

B. Les symptômes induisent une détresse cliniquement significative ou une altération du fonctionnement social, professionnel ou dans d'autres domaines importants.

C. Les symptômes ne sont pas imputables aux effets physiologiques directs d'une substance ou d'une autre affection médicale générale.

N.B. : les critères A à C définissent un épisode dépressif caractérisé. Les épisodes dépressifs caractérisés sont fréquents au cours du trouble bipolaire de type I mais leur présence n'est pas requise pour son diagnostic.

Concernant le trouble bipolaire de type II, les critères sont remplis pour au moins un épisode hypomaniaque et au moins pour un épisode dépressif caractérisé. Il ne doit jamais y avoir eu d'épisode maniaque.

Les réponses à une perte significative (p. ex. : deuil, ruine, pertes au cours d'une catastrophe naturelle, maladie grave ou handicap), peuvent comprendre des sentiments de tristesse intense, des ruminations à propos de la perte, une insomnie, un manque d'appétit et une perte de poids, symptômes inclus dans le critère A et évoquant un épisode dépressif. Bien que ces symptômes puissent être compréhensibles ou jugés appropriés compte tenu de la perte, la présence d'un épisode dépressif caractérisé, en plus de la réponse normale à une perte importante, doit être considérée attentivement. Cette décision fait appel au jugement clinique qui tiendra compte des antécédents de la personne et des normes culturelles de l'expression de la souffrance dans un contexte de perte.

Le DSM-5 précise des critères d'intensité de l'épisode maniaque et de l'épisode dépressif caractérisé, gradués en :

* **léger** (symptômes justes suffisants au diagnostic d'épisode dépressif caractérisé/peu de perturbations sociales ou professionnelles) ;
* **moyen** (plus de symptômes que nécessaire/perturbations modérées sociales ou professionnelles) ;
* **sévère** (quasiment tous les symptômes/perturbations nettes sociales ou professionnelles).

4.1.2. Les caractéristiques cliniques de l'épisode

4.1.2.1. Avec caractéristiques psychotiques

Un épisode maniaque ou dépressif caractérisé peut s'accompagner **d'idées délirantes et d'hallucinations**. On spécifiera si ces idées délirantes sont congruentes ou non à l'humeur :

* **congruente à l'humeur** dans le cas où le contenu des idées délirantes est consistant avec les thèmes typiques de l'épisode en cours. Par exemple, les idées maniaques de grandeur prennent une véritable organisation délirante mégalomaniaque, d'invulnérabilité ; ou bien par exemple des thèmes délirants de ruine ou de culpabilité au cours d'un épisode dépressif caractérisé ;
* **non congruente à l'humeur** si le contenu des idées délirantes n'est pas en lien avec les thèmes de l'épisode.

4.1.2.2. Avec caractéristiques mixtes

Des symptômes dépressifs d'une durée variable peuvent apparaître au cours d'un épisode maniaque. On parle alors d'épisode maniaque ou hypomaniaque avec caractéristique mixte.

Réciproquement des symptômes maniaques peuvent apparaître au cours d'un épisode dépressif caractérisé. On parle alors d'épisode dépressif caractérisé avec caractéristique mixte.

Il est absolument indispensable d'identifier cette caractéristique car **elle est associée à un risque suicidaire très augmenté** (cf. **Item 353**).

4.1.2.3. Avec caractéristiques anxieuses

Des symptômes anxieux peuvent accompagner un épisode maniaque, hypomaniaque ou dépressif. Ils peuvent se manifester par : une sensation inhabituelle de tension interne, d'énervement ou d'impatience, des difficultés de concentration liées à des inquiétudes (peur que quelque chose de terrible se produise ou de perdre le contrôle).

Cette caractéristique doit être identifiée car elle est associée à un **risque suicidaire augmenté** (cf. **Item 348**), une durée **plus longue de l'épisode**, et une **non-réponse thérapeutique plus fréquente**.

4.1.2.4. Avec début en péri-partum

Cette caractéristique est portée lorsque l'épisode caractérisé se manifeste **au cours de la grossesse et jusqu'à 4 semaines après l'accouchement (post-partum)** (cf. **Item 67**).

4.1.2.5. Avec caractéristiques catatoniques

Le syndrome catatonique est marqué par un ensemble de symptômes psychomoteurs qui peuvent comprendre : la catalepsie (flexibilité cireuse), négativisme, stéréotypies, impulsions, écholalie, échopraxie. Le trouble bipolaire correspond à l'étiologie la plus fréquente du syndrome catatonique.

4.2. Spécifications décrivant l'évolution des épisodes récurrents

4.2.1. Avec caractère saisonnier

Cette spécification concerne **un quart des personnes avec trouble bipolaire** et est associée avec un pronostic plus sévère.

Ce caractère peut être **porté quelle que soit la polarité de l'épisode** (maniaque, hypomaniaque ou dépressif), et doit se manifester par :

* une **relation temporelle régulière** entre la survenue des épisodes maniaques, hypomaniaques ou dépressifs et une période particulière de l'année (p. ex. : en automne ou en hiver), et non liée à des facteurs de stress environnementaux évidemment en lien avec la période (anniversaires traumatiques, etc.) ;
* des **rémissions complètes** – ou virage d'un épisode dépressif caractérisé vers un épisode (hypo) maniaque ou inversement – surviennent aussi au cours d'une période particulière de l'année ;
* **au moins 2 épisodes saisonniers** maniaques, hypomaniaques ou dépressifs **aux cours des deux dernières années** et en l'absence d'épisodes non-saisonniers au cours de la même période ;
* une **vie entière du sujet marquée par nettement plus d'épisodes maniaques, hypomaniaques ou dépressifs saisonniers** que non saisonniers.

4.2.2. Avec cycles rapides

Cette spécification est associée à **pronostic plus sévère et une résistance thérapeutique plus fréquente**.

Elle est définie par la présence **sur les 12 derniers mois d'au moins 4 épisodes de l'humeur** toutes polarités confondues (maniaques, hypomaniaques ou dépressifs).

4.3. Les différentes formes cliniques de troubles bipolaires

Type I : survenue d'un ou plusieurs épisode(s) maniaque(s). Le diagnostic peut être posé même en l'absence d'épisode dépressif caractérisé. Il peut y avoir des épisodes hypomaniaques. Le syndrome maniaque ou dépressif ne doit pas être expliqué par un diagnostic différentiel non psychiatrique, iatrogénique ou d'intoxication par une substance psychoactive. mania

Type II : survenue d'un ou plusieurs épisode(s) hypomaniaque(s) et un ou plusieurs épisodes dépressifs caractérisés. Le syndrome hypomaniaque ou dépressif ne doit pas être expliqué par un diagnostic différentiel non psychiatrique, iatrogénique ou d'intoxication par une substance psychoactive. Il ne doit jamais y avoir eu d'épisode maniaque. X mania

181

4.4. Diagnostics différentiels

Les diagnostics différentiels liés à une étiologie non psychiatrique, pouvant induire des syndromes maniaque, hypomaniaque ou dépressif, sont :

* **substances psychoactives** : usage de substances psychoactives (alcool, cannabis, amphétamines et cocaïne, hallucinogènes). C'est le diagnostic différentiel le plus fréquent (attention un épisode maniaque ou dépressif peut néanmoins faire suite à une prise de substance) ;
* **neurologiques** : tumeur cérébrale, sclérose en plaque, accident vasculaire cérébral, pathologie neuro-dégénérative (surtout si épisode chez un patient de plus de 40 ans), épilepsie focale (rare) ;
* **endocriniennes :** troubles thyroïdiens (hypo- et hyper-thyroïdie), maladie de Cushing (hypercorticisme) ;
* **métaboliques** : hypoglycémie, troubles ioniques, maladie de Wilson, etc. ;
* **Iatrogéniques** : médicamenteuses (corticoïdes, antidépresseurs, interféron-alpha, bêta-bloquants, L-Dopa, etc.).

Comme pour tout trouble psychiatrique, une étiologie non psychiatrique devra être éliminée à l'aide :

* **d'un bilan clinique complet** ;
* **d'un bilan paraclinique** :

Bilan sanguin	Glycémie capillaire, voire veineuse. Ionogramme, calcémie. Bilan urinaire initial : urée, créatinémie. NFS, plaquettes, CRP. TSH_{US}. Bilan hépatique.
Bilan urinaire	Toxiques urinaires : cannabis, cocaïne, opiacés, amphétamines.
Imagerie	Cérébrale : si c'est un premier épisode, au mieux une IRM, en urgence en cas de signe d'appel neurologique ou de manifestations atypiques, sans urgence autrement. EEG (si c'est un premier épisode ou pour les autres épisodes s'il existe des signes d'appel neurologique). ECG (bilan pré-thérapeutique des antipsychotiques et du lithium).
Autres examens complémentaires	Selon points d'appels cliniques.

Les diagnostics différentiels psychiatriques du trouble bipolaire sont :

* trouble dépressif récurrent (cf. **Item 66**) ;
* trouble de personnalité (cf. **Item 66**) ;
* trouble déficit de l'attention avec ou sans hyperactivité (cf. **Item 67**) ;
* schizophrénie (cf. **Item 63**) ;
* trouble anxieux (cf. **Item 66**) ;
* trouble obsessionnel compulsif (cf. **Item 66**) ;
* trouble délirant persistant (cf. **Item 73**) ;
* troubles addictifs (cf. **Item 75 à 79**).

4.5. Comorbidités psychiatriques et non psychiatriques

De par leur fréquence et leur impact, les comorbidités psychiatriques du trouble bipolaire devront systématiquement être recherchées (elles peuvent parfois se confondre avec les symptômes du trouble bipolaire). L'ensemble des troubles psychiatriques sont concernés.

Les **comorbidités non psychiatriques** sont également fréquentes : syndrome métabolique, risque cardio-vasculaire, syndrome d'apnée obstructive du sommeil, pathologies endocriniennes, maladies inflammatoires chroniques, pathologies tumorales, pathologies neurodégénératives, etc.

4.6. Notions de physiopathologie

L'étiopathogénie implique la participation de facteurs génétiques et environnementaux (cf. **Item 60**).

L'héritabilité de la maladie (c'est-à-dire la part d'expression clinique liée aux gènes) est de 60 à 70 %. Il existe par ailleurs un nombre important de facteurs de risque environnementaux dont les traumatismes dans l'enfance (sexuels, affectifs ou émotionnels) et les stress environnementaux plus tardifs (aigus ou répétés). Des hypothèses neurodéveloppementales ont aussi été proposées.

5. LE PRONOSTIC ET L'ÉVOLUTION

Le **pronostic de la maladie dépend en partie d'une prise en charge précoce et adaptée.**

Bien pris en charge, les sujets souffrant de troubles bipolaires peuvent présenter une rémission symptomatique et fonctionnelle avec une bonne insertion familiale, professionnelle et sociale. Néanmoins certains sujets peuvent présenter des symptômes résiduels en dehors des épisodes de l'humeur. Leur impact sur le plan du fonctionnement peut être très important.

Les complications du trouble bipolaire sont l'apparition :

* de **cycles rapides** ;
* de **troubles psychiatriques comorbides** : troubles addictifs, troubles anxieux, troubles du sommeil et des rythmes, etc. ;
* de **pathologies non psychiatriques associées** : maladies cardiovasculaires, syndromes métaboliques, etc. ;
* de **suicide** (15 % des patients ayant un trouble bipolaire décèdent par suicide) ;
* d'**actes médicolégaux** (délits voire crimes liés aux troubles du contenu et du cours de la pensée et à l'accélération psychomotrice) ;
* de **désinsertion** familiale (3 fois plus de divorces chez les sujets souffrant de trouble bipolaire), professionnelle et sociale liée au handicap psychique (cf. **Item 117**).

6. LA PRISE EN CHARGE PSYCHIATRIQUE

6.1. L'hospitalisation en psychiatrie

Un épisode maniaque est une urgence médicale et requiert dans la majorité des situations une hospitalisation en urgence, en psychiatrie, si nécessaire en hospitalisation sans consentement.

Un épisode dépressif caractérisé dans le cadre d'un trouble bipolaire peut être pris en charge en ambulatoire sauf en présence de critères de gravité (caractéristique mélancolique, psychotique, mixte, etc.) avec hospitalisation en psychiatrie, si nécessaire en hospitalisation sans consentement. (cf. **Item 15**).

Dans tous les cas, une hospitalisation se justifie en cas de :

* risque suicidaire élevé ou de mise en danger ;
* épisode avec perturbations importantes du comportement, qui peuvent engendrer des conséquences délétères pour le patient et pour l'entourage et les soignants ;
* risque hétéro agressif, ou complications médico-légales.

6.2. Traitements pharmacologiques

6.2.1. Prise en charge en phase aiguë de l'épisode maniaque

6.2.1.1. Traitement symptomatique

* Prise en charge de l'agitation et du risque hétéroagressif (cf. **Item 346**).
* Prise en charge du risque suicidaire (cf. **Item 348**).
* Réhydratation et correction des troubles hydro-électrolytiques.
* Prise en charge urgente des perturbations du sommeil.

* Prévention du risque lié aux comportements à risque notamment rapports sexuels non protégés et complications (grossesse, MST), en particulier chez l'adolescent.

6.2.1.2. Traitement de l'épisode aigu, « traitement "anti-maniaque" »

* **Arrêt du traitement antidépresseur si présent** (les antidépresseurs peuvent induire un virage maniaque, et prescrits au long cours ils peuvent également favoriser les rechutes et l'accélération des cycles).
* **Traitement pharmacologique** :
  - thymorégulateur : lithium (Téralithe) ou valproate (Depakote), carbamazépine (Tegretol) (en cas d'inefficacité ou de contre-indication au lithium) ;
  - antipsychotique de 2e génération (Olanzapine, Risperidone, Quetiapine, Aripiprazole).

Il est possible de prescrire une combinaison associant thymorégulateur (Lithium ou Valproate) et antipsychotique de 2e génération d'emblée pour les épisodes maniaques sévères.

* **Surveillance clinique et paraclinique de l'efficacité et la tolérance du traitement** (cf. **Item 72**).
* **Mesure de protection juridique : sauvegarde de justice** en cas de dépenses ou achats excessifs (pas de curatelle ni tutelle en urgence) (cf. **Items 56 et 118**).

6.2.2. Prise en charge en phase aiguë de l'épisode dépressif caractérisé du trouble bipolaire

6.2.2.1. Traitement symptomatique

* Prise en charge de l'agitation et du risque hétéroagressif (cf. **Item 351**).
* Prise en charge du risque suicidaire (cf. **Item 353**).
* Réhydratation et corrections des troubles hydro-électrolytiques.

6.2.2.2. Traitement de l'épisode aigu, « traitement "antidépressif" » :

Les options thérapeutiques suivantes sont possibles :

- thymorégulateurs : Lithium (Téralithe) en monothérapie (Cf. **Item 72**) ou Lamotrigine (Lamictal) monothérapie (Cf. **Item 72**) ;
- antipsychotiques : Quetiapine (Xeroquel) monothérapie (Cf. **Item 72**).

En deuxième ligne, si le patient bénéficie déjà d'un thymorégulateur (Lithium ou Valproate) à posologie efficace, un traitement antidépresseur par un inhibiteur sélectif de la recapture de la sérotonine (ISRS) peut être introduit (augmenté progressivement à posologie efficace en fonction de la tolérance).

L'évaluation de la réponse au traitement nécessite au moins 2 semaines de traitement à dose efficace.

Prévention et surveillance des idées suicidaires.

Surveillance clinique et paraclinique de l'efficacité et de la tolérance du traitement (cf. **Item 74**).

6.2.3. Prise en charge au long cours du trouble bipolaire

Les principes du traitement en phase aiguë puis au long cours sont exposés dans le **tableau** :

Polarité de l'épisode du trouble bipolaire	Traitement d'attaque (6-8 semaines) But : rémission symptomatique	Traitement de consolidation (4-6 mois) But : Prévention de la rechute de l'épisode index et rémission fonctionnelle	Traitement prophylactique (long cours) But : prévention des récurrences
Épisode maniaque	Lithium Valproate Antipsychotique de 2e génération	Idem si bonne tolérance Anxiolytique et hypnotiques arrêtés si possible	Traitement prophylactique à adapter au patient pour prévenir les récurrences toutes polarités confondues (thymorégulateur idem le plus souvent, avec adaptations posologiques possibles).
Épisode dépressif caractérisé dans le cadre d'un trouble bipolaire	Lithium Lamotrigine Quetiapine	Idem si bonne tolérance Anxiolytique et hypnotiques arrêtés si possible	

6.3. Traitement non pharmacologique

6.3.1. Traitement physique

L'électroconvulsivothérapie (ECT) est recommandée comme traitement curatif des épisodes lorsqu'une amélioration rapide et à court terme des symptômes sévères est indispensable (pronostic vital engagé) et après échec des autres options thérapeutiques.

Ses principales indications sont donc :

* un épisode dépressif caractérisé d'intensité sévère et/ou avec caractéristiques mélancoliques, et/ou résistant aux traitements ;
* un épisode maniaque sévère et prolongé, et/ou résistant aux traitements ;
* un syndrome catatonique ;
* un trouble bipolaire avec cycles rapides ;
* une mauvaise tolérance des psychotropes, risque de décompensation de maladies comorbides du fait de l'épisode thymique ;
* une contre-indication aux autres traitements (femme enceinte, personne âgée, etc.).

6.3.2. Psychothérapie

La psychothérapie de soutien est toujours indiquée. **La psychothérapie s'associe au traitement médicamenteux sans s'y substituer.**

Ainsi, en fonction de la préférence du patient et de l'orientation du médecin, différentes psychothérapies peuvent être envisagées (cf. **Item 73**). **Les thérapies ayant les niveaux de preuve les plus élevés sont les thérapies cognitivo-comportementales (TCC) et les thérapies interpersonnelles** (cf. **Item 73**).

Dans le cadre de la TCC, la thérapie permettra :

* sur les comportements, d'apprendre à aménager les rythmes de vie à l'aide de plannings d'activités : limiter les activités en cas d'épisode maniaque, augmenter les activités en cas d'épisode dépressif caractérisé ;

* sur les cognitions, d'apprendre à corriger les cognitions déformées (p. ex. : les cognitions de dévalorisation dans l'épisode dépressif caractérisé) et à mettre en évidence les liens entre cognitions, émotions et comportements ;
* sur les émotions, d'apprendre à réguler ses émotions par les thérapies de la 3e vague des TCC (cf. **Item 73**).

6.3.3. Éducation thérapeutique

L'éducation thérapeutique se présente sous la forme de programmes d'information structurée.

L'éducation thérapeutique a démontré une excellente efficacité thérapeutique dans les troubles bipolaires. Elle doit être proposée au patient et/ou à son entourage, en fonction des souhaits du patient et du secret médical.

Les objectifs sont :

* d'améliorer la compréhension du trouble bipolaire ;
* d'améliorer la compréhension des traitements (intérêt, action, effets secondaires, balance bénéfice-risque, etc.) ;
* de développer la capacité à identifier les signes précurseurs de rechute ;
* d'encourager une régularité des rythmes de vie (régulation du sommeil, des rythmes sociaux) ;
* de développer des capacités d'auto-surveillance et d'aptitude à la gestion des facteurs de stress (cf. **Item 01**).

6.3.4. Réhabilitation psychosociale

6.3.4.1. Remédiation cognitive

La remédiation cognitive est destinée à pallier les conséquences des troubles cognitifs (présentes chez 1/3 des patients avec trouble bipolaire) grâce à l'utilisation de méthodes rééducatives.

Cette thérapie se fait après un bilan neuropsychologique afin de définir les objectifs de travail avec le patient et d'en suivre les effets.

Elle peut avoir pour cibles thérapeutiques les altérations : attentionnelles, mnésiques, visuospatiales, exécutives, métacognitives, de cognition sociale.

6.3.4.2. Réadaptation psychosociale

Chez certains patients et sur indication, des stratégies de réadaptation sociale et professionnelle peuvent être mises en place dans le cadre de la prise en charge du handicap (cf. **Item 117**).

L'ALD 30, à 100 %, avec exonération du ticket modérateur ne doit pas être oubliée.

POUR APPROFONDIR

Haute autorité de santé. *Actes et prestations – Affection de longue durée n° 23 troubles bipolaires* – Juin 2017 – https://www.has-sante.fr/upload/docs/application/pdf/2009-09/ald_23__lap_troubles_bipolaires_web.pdf

3. Sémiologie psychiatrique

3.1. Anxiété et soucis excessifs

La caractéristique principale du TAG est une appréhension continue non associée à un événement déclencheur particulier. Le patient présente des **inquiétudes** et des ruminations diverses (d'où l'appellation « généralisé ») concernant l'avenir, pour des petites choses ou des problèmes plus sérieux concernant : la santé, le travail, l'argent, les proches.

Cette **anxiété** apparaît **excessive**, c'est-à-dire **non justifiée** par des éléments réels, et **non contrôlable**, entraînant des problèmes de concentration dans les tâches courantes et fréquemment des perturbations de l'endormissement. Elle est dirigée sur au moins deux thèmes différents. On peut aussi retrouver des symptômes d'**hypervigilance** avec réactions de sursaut au moindre bruit ou à la moindre surprise. Les symptômes sont continus, présents tous les jours ou presque.

3.2. Perturbations des fonctions physiologiques et symptômes physiques

Le TAG comprend également des **perturbations des fonctions physiologiques de base (appétit, sommeil)** et des **symptômes physiques** d'expression clinique variée : myalgies, céphalées, altérations du sommeil, symptômes digestifs, hyperactivité végétative, asthénie, irritabilité, difficultés de concentration, etc.

Ces symptômes retardent fréquemment le diagnostic de TAG.

3.3. Sémiologie en population spécifique

3.3.1. Chez l'enfant et l'adolescent

Les inquiétudes sont fréquemment centrées sur les compétences et la qualité des performances dans les domaines sportifs et scolaires. Si ces inquiétudes concernent préférentiellement de potentielles humiliations, il faut s'interroger sur un diagnostic différentiel de phobie sociale (cf. **Item 64d**). Un perfectionnisme est souvent associé au TAG chez l'enfant et l'adolescent.

L'**anxiété de séparation** est un trouble anxieux dont les manifestations cliniques se rapprochent du TAG chez l'enfant. Ce trouble est associé à un retentissement dans le fonctionnement scolaire, familial ou social. Il est caractérisé par les symptômes suivants :

* des inquiétudes persistantes et excessives concernant la possibilité de perdre ses parents ou qu'il leur arrive quelque chose de mal (maladie, mort, etc.) ;
* des inquiétudes persistantes et excessives concernant la possibilité qu'il lui arrive quelque chose de mal (enlèvement, accident, maladie) ;
* un refus de quitter la maison ou que ses parents quittent la maison ;
* des cauchemars répétés impliquant des thèmes autour de la séparation ;
* des plaintes physiques (céphalées, douleurs abdominales, etc.) dans les situations de séparation.

3.3.2. Chez le sujet âgé

Il n'y a pas de spécificité sémiologique du TAG chez le sujet âgé (cf. **Item 70**).

4. Le trouble anxieux généralisé

4.1. Diagnostic positif

Il repose sur les critères du TAG dans le DSM-5 :

A. Anxiété et soucis excessifs (attente avec appréhension) survenant la plupart du temps durant au moins 6 mois concernant un certain nombre d'événements ou d'activités (tel le travail ou les performances scolaires).

B. La personne éprouve de la difficulté à contrôler cette préoccupation.

C. L'anxiété et les soucis sont associés à trois (ou plus) des six symptômes suivants (dont au moins certains symptômes présents la plupart du temps durant les 6 derniers mois) :

* agitation ou sensation d'être survolté ou à bout ;
* fatigabilité ;
* difficultés de concentration ou trous de la mémoire ;
* irritabilité ;
* tension musculaire ;
* perturbation du sommeil (difficultés d'endormissement ou sommeil interrompu agité et non satisfaisant).

D. L'anxiété, les soucis ou les symptômes physiques entraînent une détresse ou une altération cliniquement significatives du fonctionnement social, professionnel ou dans d'autres domaines importants.

E. La perturbation n'est pas imputable aux effets physiologiques d'une substance (p. ex. : substance donnant lieu à abus, médicament) ou d'une autre affection médicale (p. ex. : hyperthyroïdie).

F. La perturbation n'est pas mieux expliquée par un autre trouble mental.

4.2. Diagnostics différentiels

4.2.1. Pathologies non psychiatriques

Comme devant tout tableau psychiatrique, les **causes non psychiatriques** doivent être éliminées. Il s'agit essentiellement :

* des pathologies cardiovasculaires : syndrome coronarien aigu, hypertension artérielle, troubles du rythme, etc. ;
* des pathologies de l'appareil respiratoire : asthme, pneumopathie, etc. ;
* des pathologies neurologiques : épilepsie, sclérose en plaque, crises migraineuses, accidents ischémiques transitoires, etc. ;
* des pathologies endocriniennes : hypoglycémie, diabète, dysthyroïdie, phéochromocytome, hyperthyroïdie, syndrome de Cushing, hypoparathyroïdie, etc.

4.2.2. Intoxications par une substance psychoactive et sevrages

La prise de certaines substances doit être recherchée : amphétamines, cocaïne, hallucinogènes, cannabis, etc.

Un syndrome de sevrage doit également être éliminé (alcool, benzodiazépines, opiacés, etc.).

4.2.3. Troubles psychiatriques

Il s'agit des autres troubles anxieux, notamment le trouble stress post-traumatique ou le trouble de l'adaptation (contrairement à ces troubles « réactionnels au stress », les patients souffrant de TAG présentent des inquiétudes permanentes, même en dehors de tout événement de vie stressant), le trouble panique et le trouble obsessionnel compulsif. L'hypocondrie doit également être évoquée (cf. **Item 72**), même si une composante hypocondriaque (inquiétudes concernant la santé) est fréquemment retrouvée dans le TAG.

Un épisode dépressif caractérisé constitue également un diagnostic différentiel mais peut très bien compliquer un TAG constitué.

4.3. Notions de physiopathologie

L'origine du TAG est multifactorielle avec l'implication de facteurs de vulnérabilité génétique (tempérament anxieux, sensibilité au stress) mais également de facteurs environnementaux (pression professionnelle, stress divers).

Au niveau cognitif, les principaux mécanismes sont les interprétations erronées avec attribution d'un caractère dangereux et menaçant aux stimuli environnementaux qui ne présentent aucune menace objective (« alerte émotionnelle anormale »). Les modèles actuels insistent également sur le concept d' « intolérance à l'incertitude » dans le TAG qui entraînerait une inquiétude anormale et des comportements de prévoyance ou d'évitement qui apparaissent excessifs.

5. Le pronostic et l'évolution

L'évolution du TAG est chronique, mais avec de possibles fluctuations (atténuation sur quelques semaines ou moins, puis nouveaux épisodes). Les répercussions socio-professionnelles peuvent être importantes (arrêts de travail, perte de productivité). Enfin, l'épisode dépressif caractérisé et les troubles liés à l'usage de substance sont des complications fréquentes.

6. La prise en charge psychiatrique

Le TAG est un trouble chronique qui nécessite donc un **traitement de fond**, au long cours. Le traitement associe une éducation thérapeutique de même que des moyens **psychothérapeutiques** et éventuellement **pharmacologiques**.

6.1. Indication du recours au psychiatre

Le recours à un psychiatre (de l'adulte ou de l'enfant et de l'adolescent) est à envisager en cas de trouble sévère, de comorbidité (psychiatrique ou non psychiatrique), de résistance au traitement ou de situation à risque spécifique (p. ex. : grossesse, post-partum).

L'hospitalisation est rarement nécessaire pour le TAG, sauf en cas de manifestations anxieuses aigues très envahissantes et surtout de risque suicidaire ou de comorbidité dépressive sévère.

6.2. Traitement non pharmacologique

6.2.1. Éducation thérapeutique

L'éducation thérapeutique est centrale dans la prise en charge du TAG. Elle doit associer explications sur les symptômes, réassurance et information sur le trouble.

Des règles hygiéno-diététiques simples mais à installer sur la durée doivent également être expliquées au patient :

* arrêt des excitants : café, tabac, alcool et autres substances psychoactives ;
* bon équilibre alimentaire ;
* règles hygiéno-diététiques de sommeil ;
* pratique d'une activité physique régulière ;
* techniques de relaxation ;
* information sur les risques liés à l'usage des médicaments anxiolytiques (cf. **Item 74**).

6.2.2. Psychothérapie

Les thérapies cognitivo-comportementales (TCC) doivent être privilégiées, ayant largement montré leur intérêt dans ce trouble (cf. **Item 73**). Parmi elles, les stratégies centrées sur la gestion des émotions et des inquiétudes sont les plus pertinentes, avec un apprentissage de techniques de relaxation qui peut être décisif. Chez l'enfant et l'adolescent, elles sont recommandées en première intention si l'intensité du trouble est légère à modérée.

6.3. Traitement pharmacologique

6.3.1. Traitement pharmacologique de fond

Le recours à un traitement médicamenteux au long cours peut se justifier dans les formes sévères et invalidantes, notamment lorsque les mesures précédentes n'ont pas été efficaces ou applicables. Le traitement pharmacologique principal repose sur l'utilisation des antidépresseurs avec en première intention les inhibiteurs sélectifs de la recapture de la sérotonine (ISRS) chez l'adulte comme chez l'enfant et l'adolescent (cf. **Item 74**).

6.3.2. Traitement pharmacologique ponctuel en cas de manifestations anxieuses intenses et invalidantes

Les psychotropes à activité anxiolytique rapide comme les benzodiazépines peuvent également être utilisés de manière ponctuelle et bien limitée dans le temps (maximum 12 semaines) en cas de manifestations anxieuses intenses et invalidantes. Elles peuvent aussi être utilisées transitoirement en association avec les ISRS en attendant une efficacité optimale de ces derniers. L'hydroxyzine (Atarax®) peut constituer une alternative aux benzodiazépines. Ces molécules ne constituent en aucun cas un traitement de fond du TAG.

Pour approfondir

Haute autorité de santé. ALD n° 23 – *Troubles anxieux graves*.

66c

Troubles anxieux

item 66c

Trouble panique

Objectifs pédagogiques

* Diagnostiquer un trouble panique.
* Argumenter l'attitude thérapeutique et planifier le suivi aux différents âges et à tous les stades du trouble panique.

Rang	Rubrique	Intitulé
A	Définition	Trouble panique ; agoraphobie
B	Prévalence, épidémiologie	Prévalence des principaux troubles ; âge de début des troubles
B	Étiologie	Savoir que l'étiologie est multifactorielle
A	Diagnostic positif	Sémiologie des principaux troubles
B	Diagnostic positif	Spécificités chez l'enfant et l'adolescent
B	Diagnostic positif	Spécificités chez la personne âgée
B	Diagnostic positif	Critères diagnostiques DSM-5
B	Diagnostic positif	Principaux diagnostics différentiels psychiatriques et non psychiatriques
B	Examens complémentaires	Connaître les principaux examens complémentaires et leurs indications
A	Prise en charge	Indications du recours au psychiatre
B	Prise en charge	Principes généraux
B	Prise en charge	Indications des traitements non pharmacologiques
B	Prise en charge	Indications des traitements pharmacologiques au long cours chez l'adulte
B	Prise en charge	Indications des traitements pharmacologiques chez l'enfant et l'adolescent

Points clés

- Le trouble panique est un trouble anxieux caractérisé par la répétition d'attaques de panique, pour certaines spontanées et imprévisibles.
- La répétition des crises entraîne l'apparition d'une anxiété anticipatoire qui peut alors se compliquer d'agoraphobie.
- La prise en charge doit combiner une éducation thérapeutique, une psychothérapie (thérapies cognitivo-comportementales), et un traitement pharmacologique basé sur les antidépresseurs (inhibiteur sélectif de la recapture de la sérotonine).

1. Introduction

Le trouble panique (TP) est un trouble anxieux caractérisé par la **répétition des attaques de panique** (AP) et par l'anxiété anticipatoire de leur survenue.

2. Contexte épidémiologique

La prévalence sur la vie entière du TP varie entre 1 et 3 % selon les études en population générale, avec une prédominance féminine.

L'âge de début se situe typiquement entre 20 et 30 ans. Cependant, on retrouve également des débuts plus précoces pendant l'enfance et l'adolescence et sporadiquement à tout âge de la vie (cf. **Item 70** pour le sujet âgé). Ce trouble est sous-diagnostiqué chez l'enfant et l'adolescent. C'est le trouble anxieux pour lequel le risque de développer un épisode dépressif caractérisé est le plus élevé.

3. Sémiologie psychiatrique

3.1. La répétition des attaques de panique

La **répétition des attaques de panique** est la caractéristique principale du TP. Le plus souvent, ces AP sont spontanées et imprévisibles (pas de facteur déclenchant identifié), au moins au début de l'évolution du trouble.

Secondairement, les crises vont être de moins en moins spontanées et être liées à une **anxiété anticipatoire,** souvent associée à la confrontation à des situations redoutées dans le cadre d'une **agoraphobie** compliquant fréquemment le TP.

Pour la description de l'AP : cf. **Item 352**.

3.2. L'anxiété anticipatoire

La répétition des crises entraîne l'apparition d'une **anxiété anticipatoire**.

Cette anxiété se manifeste par une anticipation permanente de la survenue d'une AP : le patient vit dans la crainte de voir se reproduire les AP de manière inopinée (puisqu'elles peuvent survenir effectivement de manière imprévisible). On parle de la « peur d'avoir peur ». Se développent alors des préoccupations concernant les conséquences possibles de l'AP, comme la peur de mourir ou de devenir fou, qui peuvent modifier le comportement du patient, et aboutir à des complications (isolement social, changement des habitudes de vie, etc.).

Finalement, un mécanisme de conditionnement interne se met en place : tous les symptômes d'une potentielle AP débutante, comme des palpitations ou des sensations vertigineuses, deviennent angoissants et peuvent déclencher réellement une AP complète.

3.3. L'agoraphobie

Une **agoraphobie** peut venir compliquer le TP. Le patient craint alors l'ensemble des situations dans lesquelles il ne pourrait pas facilement s'échapper ou dans lesquelles il ne pourrait pas être secouru en cas d'AP (espaces découverts, magasins, files d'attente, foules, lieux publics, endroits clos, etc.). Le patient finit par éviter ces situations, ce qui peut restreindre considérablement son autonomie. L'**agoraphobie** ne désigne donc pas seulement la peur de la « place publique » (*agora*) et des grands espaces, mais la peur de toutes les situations associées au risque d'AP.

Bien que TP et agoraphobie soient fréquemment associés, ces 2 entités diagnostiques peuvent être retrouvées de manière isolée chez certains patients. Il existe ainsi des formes d'agoraphobie sans TP et des formes de TP sans agoraphobie.

4. Le trouble panique

4.1. Diagnostic positif

Le diagnostic du TP repose sur les critères du DSM-5 :

A. Attaques de panique récurrentes et inattendues.

B. Au moins une des attaques a été suivie par une période d'un mois (ou plus) de l'un ou des deux symptômes suivants :
  - crainte persistante ou inquiétude d'autres attaques de panique ou de leurs conséquences (p. ex. : de perdre le contrôle, avoir une crise cardiaque, « devenir fou ») ;
  - changement de comportement significatif et inadapté en relation avec les attaques (p. ex. : comportements en lien avec l'évitement du déclenchement d'une attaque de panique tels que l'évitement d'exercices ou de situations non familières).

C. La perturbation n'est pas imputable aux effets physiologiques d'une substance (p. ex. : substance donnant lieu à abus, médicament) ou d'une autre affection médicale (p. ex. : hyperthyroïdie, affection cardiopulmonaire).

D. La perturbation n'est pas mieux expliquée par un autre trouble mental (p. ex. : l'attaque de panique ne survient pas exclusivement en réponse à des situations sociales redoutées comme l'anxiété sociale, ou en réponse à des objets ou situations phobogènes spécifiques, comme dans la phobie spécifique, ou en réponse à des obsessions, comme dans le trouble obsessionnel compulsif, ou en réponse à un rappel d'événements traumatiques, comme dans un trouble stress post-traumatique, ou en réponse à la séparation des figures d'attachement, comme dans l'anxiété de séparation).

Le diagnostic de l'agoraphobie repose sur les critères du DSM-5 :

A. Peur ou anxiété marquées pour deux (ou plus) des cinq situations suivantes :
  - utiliser les transports en commun (p. ex. : voitures, bus, trains, bateaux, avions) ;
  - être dans des endroits ouverts (p. ex. : parking, marchés, ponts) ;

- être dans des endroits clos (p. ex. : magasins, théâtres, cinémas) ;
- être dans une file d'attente ou dans une foule ;
- être seul à l'extérieur du domicile.

B. La personne craint ou évite ces situations parce qu'elle pense qu'il pourrait être difficile de s'en échapper ou de trouver du secours en cas de survenue de symptômes de panique ou d'autres symptômes incapacitants ou embarrassants (p. ex. : peur de tomber chez les personnes âgées, peur d'une incontinence).

C. Les situations agoraphobogènes provoquent presque toujours une peur ou de l'anxiété.

D. Les situations agoraphobogènes sont activement évitées, nécessitent la présence d'un accompagnant ou sont subies avec une peur intense ou de l'anxiété.

E. La peur ou l'anxiété sont disproportionnées par rapport au danger réel lié aux situations agoraphobogènes et compte tenu du contexte socio-culturel.

F. La peur, l'anxiété ou l'évitement sont persistants, durant typiquement 6 mois ou plus.

G. La peur, l'anxiété ou l'évitement causent une détresse ou une altération cliniquement significative du fonctionnement social, professionnel ou dans d'autres domaines importants.

H. Si une autre affection médicale (p. ex. : maladie inflammatoire de l'intestin, maladie de Parkinson) est présente, la peur, l'anxiété ou l'évitement sont clairement excessifs.

I. La peur, l'anxiété ou l'évitement ne sont pas mieux expliqués par les symptômes d'un autre trouble mental ; par exemple les symptômes ne sont pas limités à une phobie spécifique de type situationnel, ne sont pas uniquement présents dans des situations sociales (comme dans l'anxiété sociale), et ne sont pas liés exclusivement à des obsessions (comme dans le trouble obsessionnel compulsif), à des perceptions de défauts ou d'imperfections dans l'apparence physique (comme l'obsession d'une dysmorphie corporelle), à des rappels d'événements traumatiques (comme dans le trouble stress post-traumatique) ou à une peur de la séparation (comme dans l'anxiété de séparation).

On distingue principalement 2 formes de TP : le TP avec ou sans agoraphobie.

Il existe par ailleurs des formes de sévérité différente, notamment en fonction du nombre d'AP qui peut varier de quelques-unes par an à plusieurs par jour.

4.2. Diagnostics différentiels

4.2.1. Pathologies non psychiatriques

Comme devant tout tableau psychiatrique, les causes non psychiatriques doivent être éliminées. Il s'agit essentiellement :

* des pathologies cardiovasculaires : syndrome coronarien aigu, hypertension artérielle, troubles du rythme, etc. ;
* des pathologies de l'appareil respiratoire : asthme, pneumopathie, etc. ;
* des pathologies neurologiques : épilepsie, sclérose en plaque, crises migraineuses, accidents ischémiques transitoires, etc. ;
* des troubles ORL : pathologies de l'oreille interne ;
* des pathologies endocriniennes : hypoglycémie, diabète, dysthyroïdie, phéochromocytome, hyperthyroïdie, syndrome de Cushing, hypoparathyroïdie, etc.

4.2.2. Intoxications par une substance psychoactive et sevrages

La prise de certaines substances doit être recherchée : amphétamines, cocaïne, hallucinogènes, cannabis, etc.

Un syndrome de sevrage doit également être éliminé (alcool, benzodiazépines, opiacés, etc.).

4.2.3. Troubles psychiatriques

Il s'agit des autres troubles anxieux (phobie sociale, phobie spécifique, trouble stress post-traumatique, etc.). L'hypochondrie doit également être recherchée (cf. **Item 72**), mais elle est souvent associée au TP.

Un épisode dépressif caractérisé constitue également un diagnostic différentiel mais peut très bien compliquer un TP constitué.

4.3. Notions de physiopathologie

Les mécanismes étiopathogéniques du TP ne sont pas connus. L'origine de ce trouble est multifactorielle : facteurs génétiques, neurobiologiques et environnementaux.

Au niveau cognitif, les modèles actuels mettent en avant l'interprétation erronée des sensations internes (c'est le concept de « phobie intéroceptive »). Les patients auraient ainsi tendance à interpréter de manière catastrophiste certaines sensations internes physiologiques. Ceci renforcerait l'anxiété et les symptômes physiques, générant de nouvelles interprétations catastrophistes. Un véritable « cercle vicieux » s'installe alors.

5. Le pronostic et l'évolution

L'évolution du TP est généralement chronique.

Les répercussions socio-professionnelles peuvent être importantes : besoin d'être accompagné, limitation des déplacements par crainte des transports en communs, des lieux publics, de l'éloignement du domicile, etc. Une amélioration partielle est possible spontanément sur le long terme : les AP peuvent s'espacer voire disparaître, mais l'anxiété anticipatoire et surtout l'agoraphobie persistent souvent pendant des années. Le TP peut se compliquer d'un épisode dépressif caractérisé ou de troubles liés à l'usage de substance.

6. La prise en charge psychiatrique

Le TP est un trouble chronique qui nécessite donc un traitement de fond, au long cours. Le traitement associe des moyens **pharmacologiques**, **psychothérapeutiques** et une **éducation thérapeutique**. L'objectif principal est le contrôle des AP.

6.1. Indications du recours au psychiatre

Le recours à un psychiatre (de l'adulte ou de l'enfant et de l'adolescent) est à envisager en cas de trouble sévère, de comorbidité (psychiatrique ou non psychiatrique), de résistance au traitement ou de situation à risque spécifique (p. ex. : grossesse, post-partum).

L'hospitalisation en psychiatrie est rarement nécessaire, sauf en cas de manifestations anxieuses extrêmement envahissantes, de comorbidité dépressive, et/ou de risque suicidaire.

6.2. Traitement non pharmacologique

6.2.1. Éducation thérapeutique

L'**éducation thérapeutique** est centrale dans la prise en charge du TP car il s'agit souvent d'un trouble chronique avec des risques importants de rechute. Elle doit associer explications sur les symptômes de l'AP, réassurance et information sur le trouble.

Des règles hygiéno-diététiques simples doivent également être expliquées au patient :

* arrêt des excitants : café, tabac, alcool et autres substances psychoactives ;
* bon équilibre alimentaire ;
* règles hygiéno-diététiques de sommeil ;
* pratique d'une activité physique régulière ;
* techniques de relaxation ;
* information sur les risques liés à l'usage des médicaments anxiolytiques (cf. **Item 74**).

6.2.2. Psychothérapie

Les thérapies cognitivo-comportementales (TCC) doivent être privilégiées chez l'adulte comme chez l'enfant et l'adolescent, ayant largement montré leur intérêt dans ce trouble (cf. **Item 73**). Les techniques les plus utiles sont centrées sur l'exposition et la désensibilisation aux sensations physiques des AP et aux situations redoutées en cas d'agoraphobie associée. La place des méthodes de relaxation est également importante.

6.3. Traitement pharmacologique

6.3.1. Traitement pharmacologique de fond

Le traitement pharmacologique principal repose sur l'utilisation des **antidépresseurs** avec en première intention **les inhibiteurs sélectifs de la recapture de la sérotonine** (ISRS) (cf. **Item 74**). Cette prescription est justifiée dans les formes sévères, avec des AP fréquentes et un retentissement important.

6.3.2. Traitement pharmacologique ponctuel en cas de manifestations anxieuses intenses et invalidantes

Les psychotropes à activité anxiolytique rapide comme les benzodiazépines peuvent également être utilisés de manière ponctuelle et bien limitée dans le temps (lors des crises ou sur quelques jours au maximum) en cas de manifestations anxieuses intenses et invalidantes. Elles peuvent aussi être utilisées transitoirement en association avec les ISRS en attendant une efficacité optimale de ces derniers, en prévenant le patient des **risques de dépendance** et en associant une prise en charge comportementale. L'hydroxyzine (Atarax®) peut constituer une alternative aux benzodiazépines. Ces molécules ne constituent en aucun cas un traitement de fond du TP.

Pour approfondir

Haute autorité de santé. ALD n° 23 – *Troubles anxieux graves*.

66d

Troubles anxieux

item 66d

Trouble phobique

Objectifs pédagogiques

* Diagnostiquer un trouble phobique.
* Argumenter l'attitude thérapeutique et planifier le suivi aux différents âges et à tous les stades du trouble phobique.

Rang	Rubrique	Intitulé
A	Définition	Phobie sociale ; phobies spécifiques ; refus scolaire anxieux
B	Prévalence, épidémiologie	Prévalence des principaux troubles ; âge de début des troubles
B	Étiologie	Savoir que l'étiologie est multifactorielle
A	Diagnostic positif	Sémiologie des principaux troubles
B	Diagnostic positif	Spécificités chez l'enfant et l'adolescent
B	Diagnostic positif	Spécificités chez la personne âgée
B	Diagnostic positif	Critères diagnostiques DSM-5
B	Diagnostic positif	Principaux diagnostics différentiels psychiatriques et non psychiatriques
B	Examens complémentaires	Connaître les principaux examens complémentaires et leurs indications
A	Prise en charge	Indications du recours au psychiatre
B	Prise en charge	Principes généraux
B	Prise en charge	Indications des traitements non pharmacologiques
B	Prise en charge	Indications des traitements pharmacologiques au long cours chez l'adulte
B	Prise en charge	Indications des traitements pharmacologiques chez l'enfant et l'adolescent

Points clés

- Les troubles phobiques sont des troubles anxieux caractérisés par une peur intense, incontrôlable et irrationnelle d'un objet ou d'une situation donnée. Cette peur est source d'une souffrance intense, d'une anticipation anxieuse et de conduites d'évitement.
- Les phobies spécifiques se limitent à des objets ou des situations très particulières.
- La phobie sociale (ou anxiété sociale) est la peur d'agir de façon embarrassante ou humiliante sous le regard et le jugement d'autrui.
- La prise en charge repose sur les thérapies cognitivo-comportementales (TCC).
- Le traitement médicamenteux par antidépresseurs (inhibiteur sélectif de la recapture de la sérotonine) est utile dans les formes sévères de phobie sociale.

1. Introduction

Un trouble phobique se caractérise par une **peur très intense** et souvent incontrôlable déclenchée par la confrontation à un objet ou une **situation bien définie**.

Lorsque le sujet est confronté à l'objet ou à la situation redoutée (que l'on qualifie alors de « phobogène »), cela se fait au prix d'une anxiété extrême, voire d'une attaque de panique (cf. **Item 352**).

Secondairement, cette peur entraîne fréquemment des conduites d'évitement qui peuvent avoir un retentissement sur le fonctionnement du sujet.

Au sein des troubles phobiques, on distingue la phobie sociale (ou anxiété sociale) et les phobies spécifiques (en plus de l'agoraphobie : cf. **Item 66c**).

Chez l'enfant et l'adolescent, le trouble phobique peut se caractériser par un refus scolaire anxieux.

2. Contexte épidémiologique

Les troubles phobiques sont parmi les troubles psychiatriques les plus fréquents. Au cours de leur vie, 10 à 12 % des sujets présenteront une phobie spécifique et environ 5 % une phobie sociale.

Chez l'enfant, les troubles phobiques sont très fréquents (plus de 20 %). Le refus scolaire anxieux touche quant à lui 1 % des enfants en âge scolaire : entre 5 à 30 % des enfants et adolescents auront une période de refus scolaire anxieux durant leur scolarité.

3. Sémiologie psychiatrique

3.1. Phobies spécifiques

Les phobies spécifiques (ou phobies simples) se définissent par la **crainte irraisonnée** et incontrôlable d'un objet ou d'une situation bien définie. Il s'agit d'une peur « brute » qui peut aller jusqu'à une **attaque de panique** (cf. **Item 352**). Le contact, la vue de l'objet redouté ou même sa simple évocation peut suffire à provoquer cette peur qui disparaît en l'absence de l'objet ou de la situation redoutée. Cette peur apparaît donc disproportionnée par rapport à la menace réelle.

La peur entraîne deux types de réactions : la sidération et les comportements d'**évitement** (non confrontation à la situation, objets ou attitudes de réassurance). On peut aussi observer une anticipation anxieuse avec hypervigilance du sujet pour s'assurer de l'absence de l'objet phobogène.

Les phobies les plus fréquentes concernent les **animaux** (araignées, insectes, souris, serpents, etc.). On parle alors de zoophobie. Mais elles peuvent aussi concerner les **éléments naturels** (orages, hauteurs, vide, eau, etc.), le **sang** et les **procédures médicales** (injections, interventions chirurgicales, etc.) ou certaines situations particulières (tunnels, ponts, lieux clos, hauteurs, etc.).

3.2. Phobie sociale

La phobie sociale est la **crainte** d'agir de façon embarrassante ou humiliante sous le regard et le **jugement d'autrui**. Elle peut donc, contrairement aux phobies spécifiques (limitées à un seul objet bien défini), s'étendre à un grand nombre de situations différentes : peur des interactions sociales formelles et informelles, peur d'être observé (peur de manger ou de boire en public, etc.), peur en situation de performance (parler ou de se produire en public).

On retrouve fréquemment des **symptômes physiques** (tachycardie, rougeur, polypnée, tremblements, sueurs, etc.) associés lorsque le sujet est confronté aux situations redoutées. Dans les situations extrêmes, une attaque de panique peut survenir.

L'anxiété sociale est source d'une grande souffrance et elle aboutit fréquemment secondairement à :

* une **anxiété anticipatoire** : le sujet anticipe d'être humilié par son propre comportement (p. ex. : rougir, bredouiller), mais il anticipe aussi le jugement négatif d'autrui ;
* des **évitements** multiples des situations sociales qui entraînent une altération de la qualité de vie du sujet.

3.3. Sémiologie en population spécifique

3.3.1. Chez l'enfant et l'adolescent

Les phobies spécifiques s'inscrivent généralement dans le **développement normal** de l'enfant. Elles surviennent en général avant 8 ans et les thématiques évoluent avec l'âge : peur des créatures imaginaires, peur des phénomènes naturels (orage, feu, eau), peur de l'obscurité, peur des animaux, etc. On ne les considère comme pathologiques que si leur intensité est importante, si elles persistent de manière prolongée et surtout si elles deviennent envahissantes au point d'avoir un retentissement sur les activités de l'enfant. Dans tous les cas, elles doivent faire rechercher un trouble du neurodéveloppement associé (cf. **Items 55 et 67**).

Le **refus scolaire anxieux** est un comportement qui peut être la conséquence de troubles psychiatriques divers et souvent intriqués (anxiété de séparation, phobie sociale, phobie spécifique, trouble panique, trouble de l'humeur). Les répercussions en termes d'apprentissage scolaire peuvent être importantes.

3.3.2. Chez le sujet âgé

Il n'y a pas de spécificité sémiologique des troubles phobiques chez le sujet âgé (cf. **Item 70**).

4. Les troubles phobiques

4.1. Diagnostic positif

Le diagnostic de la phobie spécifique repose sur les critères du DSM-5 :

A. Peur ou anxiété intenses à propos d'un objet ou d'une situation spécifique (p. ex. : prendre l'avion, hauteurs, animaux, avoir une injection, voir du sang).

B. L'objet ou la situation phobogène provoque presque toujours une peur ou une anxiété immédiate.

C. L'objet ou la situation phobogène est activement évité(e) ou vécu(e) avec une peur ou une anxiété intense.

D. La peur ou l'anxiété est disproportionnée par rapport au danger réel engendré par l'objet ou la situation spécifique et par rapport au contexte socio-culturel.

E. La peur, l'anxiété ou l'évitement sont persistants, habituellement d'une durée de 6 mois ou plus.

F. La peur, l'anxiété ou l'évitement causent une souffrance cliniquement significative ou une altération du fonctionnement social, professionnel ou dans d'autres domaines importants.

G. Le trouble n'est pas mieux expliqué par les symptômes d'un autre trouble mental comprenant la peur, l'anxiété et l'évitement de situations associés à des symptômes semblables aux symptômes de panique ou d'autres symptômes d'incapacité (comme dans l'agoraphobie), des objets ou situations liés à des obsessions (comme dans le trouble obsessionnel-compulsif), des souvenirs d'événements traumatiques (comme dans le trouble stress post-traumatique), une séparation de la maison ou des figures d'attachement (comme dans l'anxiété de séparation ou des situations sociales ; comme dans l'anxiété sociale).

Le diagnostic de la phobie sociale (ou anxiété sociale) repose sur les critères du DSM-5 :

A. Peur ou anxiété intenses d'une ou plusieurs situations sociales durant lesquelles le sujet est exposé à l'éventuelle observation attentive d'autrui. Des exemples de situations incluent des interactions sociales (p. ex. : avoir une conversation, rencontrer des personnes non familières), être observé (p. ex. : en train de manger ou boire) et des situations de performance (p. ex. : faire un discours).

B. La personne craint d'agir ou de montrer des symptômes d'anxiété d'une façon qui sera jugée négativement (p. ex. : humiliante ou embarrassante, conduisant à un rejet par les autres ou à les offenser).

C. Les situations sociales provoquent presque toujours une peur ou une anxiété.

D. Les situations sociales sont évitées ou subies avec une peur ou une anxiété intenses.

E. La peur ou l'anxiété sont disproportionnées par rapport à la menace réelle posée par la situation sociale et compte tenu du contexte socio-culturel.

F. La peur, l'anxiété ou l'évitement sont persistants, durant habituellement 6 mois ou plus.

G. La peur, l'anxiété ou l'évitement entraînent une détresse ou une altération cliniquement significative du fonctionnement social, professionnel ou dans d'autres domaines importants.

H. La peur, l'anxiété ou l'évitement ne sont pas imputables aux effets physiologiques d'une substance (p. ex. : substance donnant lieu à abus, médicament) ni à une autre affection médicale.

I. La peur, l'anxiété ou l'évitement ne sont pas mieux expliqués par les symptômes d'un autre trouble mental tel qu'un trouble panique, une obsession, d'une dysmorphie corporelle, un trouble du spectre de l'autisme.

J. Si une autre affection médicale (p. ex. : maladie de Parkinson, obésité, défigurement secondaire à une brûlure ou une blessure) est présente, la peur, l'anxiété ou l'évitement sont clairement non liés à cette affection ou excessifs.

4.2. Diagnostics différentiels

4.2.1. Pathologies non psychiatriques

Comme devant tout tableau psychiatrique, les causes non psychiatriques doivent être éliminées.

4.2.2. Intoxications par une substance psychoactive et sevrages

La prise de certaines substances doit être recherchée : amphétamines, cocaïne, hallucinogènes, cannabis, etc.

Un syndrome de sevrage doit également être éliminé (alcool, benzodiazépines, opiacés, etc.).

4.2.3. Troubles psychiatriques

Il s'agit essentiellement des autres troubles anxieux : agoraphobie (cf. **Item 66c**), trouble panique (cf. **Item 66c**), trouble de stress post-traumatique (cf. **Item 66f**), trouble anxieux généralisé (cf. **Item 66b**), trouble obsessionnel compulsif (cf. **Item 66e**).

4.3. Notions de physiopathologie

L'origine des troubles phobiques est multifactorielle : facteurs psychologiques (faible estime de soi et perfectionnisme dans la phobie sociale), génétiques, neurobiologiques et environnementaux.

Les événements de vie traumatisants (maltraitances dans l'enfance), l'apprentissage social par imitation de modèles (p. ex. : un des parents présentant lui-même une phobie) ou l'intégration de messages d'alertes (p. ex. : un parent trop anxieux qui souligne les dangers liés à certaines situations) sont des facteurs de risque environnementaux importants.

5. LE PRONOSTIC ET L'ÉVOLUTION

Les phobies spécifiques apparaissent généralement durant l'enfance ou au début de l'adolescence mais la plupart disparaîtront ou s'atténueront au début de l'âge adulte. Par contre, si elles persistent au début de l'âge adulte, leur évolution est le plus souvent chronique.

La phobie sociale apparaît généralement entre 10 et 20 ans. Le début peut être insidieux ou brutal, faisant suite à une expérience stressante ou humiliante. Son évolution est ensuite chronique bien que la sévérité du trouble puisse s'atténuer avec les années. Le principal risque évolutif est lié à son retentissement sur l'insertion socio-professionnelle du sujet.

6. LA PRISE EN CHARGE PSYCHIATRIQUE

6.1. Indications du recours au psychiatre

Le recours à un psychiatre (de l'adulte ou de l'enfant et de l'adolescent) est à envisager en cas de trouble sévère, de comorbidité (psychiatrique ou non psychiatrique), de résistance au traitement ou de situation à risque spécifique (p. ex. : grossesse, post-partum).

L'hospitalisation en psychiatrie doit rester exceptionnelle, en cas de manifestations anxieuses extrêmement envahissantes, de comorbidité dépressive, et/ou de risque suicidaire.

6.2. Traitement non pharmacologique

La prise en charge des troubles phobiques se fait en ambulatoire et repose en premier lieu sur une prise en charge psychothérapeutique chez l'adulte comme chez l'enfant et l'adolescent.

Les thérapies cognitivo-comportementales (TCC) sont validées et efficaces dans le traitement des troubles phobiques. Elles s'appuient sur diverses techniques :

* l'exposition in vivo graduée ou désensibilisation systématique : le sujet s'expose volontairement de façon progressive mais prolongée aux objets ou situations redoutées (y compris aux situations sociales dans le cas de la phobie sociale) ;
* la restructuration cognitive : le patient apprend à identifier puis à modifier ses croyances et pensées automatiques à propos de la situation.

Dans le cas des phobies sociales, les TCC de groupe sont les plus efficaces, car elles permettent des exercices d'exposition au « public », des jeux de rôle et un apprentissage de l'affirmation de soi.

La prise en charge du refus scolaire anxieux repose sur une approche multidisciplinaire et collaborative au sein du triptyque parents/établissement scolaire/professionnels de santé.

6.3. Traitement pharmacologique

Aucun traitement médicamenteux n'est efficace contre les phobies spécifiques. Les anxiolytiques sont souvent utilisés ponctuellement mais ne modifient pas le trouble phobique au long cours et exposent à un risque de dépendance.

En revanche, dans la prise en charge des phobies sociales sévères, le recours aux antidépresseurs de type inhibiteur sélectif de la recapture de la sérotonine (ou inhibiteur de recapture de la sérotonine et de la noradrénaline) peut permettre de diminuer les anticipations anxieuses et les activations émotionnelles en situation sociale (cf. **Item 74**). Une combinaison de traitements pharmacologique et non pharmacologique est recommandée chez l'adulte comme chez l'enfant et l'adolescent si l'intensité est modérée à sévère ou en cas d'échec de la prise en charge par TCC.

En ce qui concerne le refus scolaire anxieux, l'introduction d'un traitement pharmacologique ciblant l'étiologie psychiatrique sous-jacente (le plus souvent un antidépresseur de type inhibiteur sélectif de la recapture de la sérotonine) est indiquée en cas de situation sévère ou ne répondant pas à la prise en charge non pharmacologique.

Pour approfondir

Haute autorité de santé. ALD n° 23 – *Troubles anxieux graves*.

66e

TROUBLES ANXIEUX

item 66e

TROUBLE OBSESSIONNEL COMPULSIF

OBJECTIFS PÉDAGOGIQUES

* Diagnostiquer un trouble obsessionnel compulsif.
* Argumenter l'attitude thérapeutique et planifier le suivi aux différents âges et à tous les stades du trouble obsessionnel compulsif.

Rang	Rubrique	Intitulé
A	Définition	Obsessions ; Compulsions ; Trouble obsessionnel compulsif
B	Prévalence, épidémiologie	Prévalence ; Âge de début des troubles
A	Étiologie	Savoir que l'étiologie est multifactorielle
A	Diagnostic positif	Sémiologie
B	Diagnostic positif	Spécificités chez l'enfant et l'adolescent
B	Diagnostic positif	Spécificités chez la personne âgée
B	Diagnostic positif	Critères diagnostiques DSM-5
B	Diagnostic positif	Principaux diagnostics différentiels psychiatriques et non psychiatriques
B	Prise en charge	Principes généraux
B	Examens complémentaires	Connaître les principaux examens complémentaires et leurs indications
B	Prise en charge	Indications des traitements non pharmacologiques
B	Prise en charge	Indications des traitements pharmacologiques au long cours chez l'adulte
B	Prise en charge	Indications des traitements pharmacologiques chez l'enfant et l'adolescent

Points clés

* Le trouble obsessionnel compulsif est un trouble fréquent débutant généralement dans l'enfance ou chez l'adulte jeune.
* Le diagnostic repose sur la présence d'obsessions et/ou de compulsions, d'un impact fonctionnel des troubles et de l'élimination d'autres troubles psychiatriques.
* Le traitement repose sur : les thérapies cognitivo-comportementales (en particulier celles basées sur la technique d'exposition avec prévention de la réponse) et les antidépresseurs du type inhibiteurs sélectifs de la recapture de la sérotonine (ISRS).

1. Introduction

Le trouble obsessionnel compulsif (TOC) est l'un des troubles psychiatriques les plus fréquents et les plus invalidants. Il associe de façon variable 2 types de symptômes : des obsessions et/ou des compulsions.

2. Contexte épidémiologique

La prévalence du TOC sur la vie entière est estimée à environ 2 %. C'est globalement un trouble du sujet jeune puisque 65 % des patients adultes décrivent un début avant l'âge de 25 ans et environ un tiers dès l'enfance. Le sex-ratio est de 1.

3. Sémiologie psychiatrique

3.1. Les obsessions

Les obsessions sont caractérisées par l'irruption de pensées, de pulsions, d'images en désaccord avec la pensée consciente du sujet, mais perçues comme provenant de son esprit. Elles sont :

* récurrentes et persistantes ;
* ressenties comme intrusives et inappropriées par le sujet ;
* source d'anxiété ou d'inconfort. Le sujet fait des efforts pour ignorer ou réprimer ces pensées, impulsions ou représentations ou pour neutraliser celles-ci par d'autres pensées ou actions.

3.2. Les compulsions et rituels

* Les compulsions sont des comportements répétitifs (se laver, ordonner, ranger, vérifier, etc.) ou des actes mentaux (compter, répéter des mots, etc.) que le sujet se sent forcé d'accomplir en réponse à une obsession ou selon certaines règles qui doivent être appliquées de manière inflexible.
* Ces compulsions sont destinées à neutraliser ou diminuer le sentiment de détresse ou à empêcher un événement ou une situation redoutés. Elles sont soit sans relation réaliste avec ce qu'elles proposent de neutraliser ou de prévenir, soit manifestement excessives. Elles ne sont pas source de plaisir au-delà du soulagement de l'anxiété.

Quand les compulsions sont réalisées de manière très précise et stéréotypée on parle de rituels.

3.3. Conscience du trouble (appelée aussi « *insight* »)

La reconnaissance du caractère pathologique (c'est-à-dire excessif et non raisonnable) des symptômes n'est pas systématique dans le TOC. Elle est variable selon les patients et selon les situations. La majorité des patients ont une bonne conscience de leurs troubles (c'est-à-dire un bon insight), mais 5 à 25 % des patients présentent un insight faible. La prise de conscience peut varier au cours de l'évolution de la pathologie. C'est également un facteur pronostique de l'évolution du trouble à long terme.

3.4. L'évitement

Un grand nombre de patients développent, pour limiter la survenue des obsessions et des compulsions, un comportement d'évitement vis-à-vis des situations favorisant l'émergence de ces symptômes.

3.5. Thématiques

Les obsessions et compulsions peuvent avoir différents thèmes. On peut retenir trois grandes thématiques aux symptômes obsessionnels et compulsifs (cf. **Tableau 1**).

Nom du thème	Caractéristiques
Contamination	**Obsessions** de contamination. **Compulsions** et rituels de lavage (des mains, du corps entier, des objets) et d'évitement (ne pas toucher, porter des gants).
Erreur	**Obsessions** : ordre, symétrie, exactitude Peut être accompagné ou non de pensée magique (ex. peur qu'un accident arrive si les choses ne sont pas rangées dans le bon ordre). **Compulsions et rituels de vérification,** souci extrême de l'ordre, de la symétrie, de l'exactitude. Grande rigidité dans l'enchaînement des actions, leur réalisation selon des critères idiosyncrasiques (alignement des objets, symétrie des objets, marche sur les lignes du sol).
Pensées interdites	**Obsessions** de pensées interdites : *Catastrophe* : survenue d'un accident qui pourrait se produire du fait de la responsabilité du sujet (mettre le feu ou être à l'origine d'un accident par négligence, renverser un piéton en voiture sans s'en rendre compte, etc.) *Impulsion agressive* : crainte de perdre le contrôle de soi, peur de commettre un acte répréhensible contre son gré, crainte de violence envers autrui ou soi-même, images de violence ou d'horreur, peur de laisser échapper des obscénités ou des insultes, peur de faire quelque chose qui mette dans l'embarras, peur de voler des choses, etc. *Thématique sexuelle* : contenu sexuel jugé répréhensible par la personne (homosexualité, inceste, etc.) *Thématique religieuse* : préoccupations liées au bien et au mal, à la moralité, préoccupations liées aux sacrilèges et aux blasphèmes. Elles s'associent possiblement à des prières, des rituels religieux compulsifs ou des rituels mentaux. *Thématique somatique* : peur d'être atteint d'une maladie et obsessions portant sur l'aspect d'une partie de son corps. **Compulsions** et rituels mentaux (mots que les patients se répètent mentalement pour « conjurer » les effets redoutés de l'obsession), vérifications.

Tableau 1. Grandes thématiques du TOC.

3.6. Sémiologie en population spécifique

3.6.1. Chez l'enfant et l'adolescent

Les présentations cliniques du TOC chez les enfants sont généralement similaires à celles de l'adulte. Chez l'enfant et l'adolescent, les obsessions et compulsions sont souvent multiples et leur contenu peut être fluctuant. Certains rituels apparaissant au cours du développement n'ont aucune valeur pathologique (p. ex. : rituels d'endormissement) et ne doivent pas être confondus avec un TOC.

L'entourage familial est souvent impliqué dans la réalisation des compulsions (p. ex. : l'enfant impose à ses parents de répéter une suite en chiffre avant le coucher).

L'enfant et l'adolescent ont souvent une faible conscience de leur trouble. En fonction de l'âge, la verbalisation des symptômes obsessionnels peut être difficile et l'interruption des compulsions peut se manifester par des troubles du comportement (crises de colère, agressivité, irritabilité).

3.6.2. Chez le sujet âgé

Il n'y a pas de spécificité sémiologique du TOC chez le sujet âgé (cf. **Item 70**).

4. Le trouble obsessionnel compulsif

4.1. Diagnostic positif

Le diagnostic du TOC repose sur les critères du DSM-5 :

A. Présence d'obsessions ou de compulsions ou des deux.

B. Les obsessions ou compulsions sont à l'origine d'une perte de temps considérable (p. ex. : prenant plus d'une heure par jour) ou d'une détresse cliniquement significative, ou d'une altération du fonctionnement social, professionnel ou dans d'autres domaines importants.

C. Les symptômes obsessionnels-compulsifs ne sont pas imputables aux effets physiologiques d'une substance ni à une autre affection médicale.

D. La perturbation n'est pas mieux expliquée par les symptômes d'un autre trouble mental.

Spécifier si :

* avec bonne ou assez bonne prise de conscience ou insight ;
* avec mauvaise prise de conscience ou insight ;
* avec absence de prise de conscience ou insight.

4.2. Diagnostics différentiels

4.2.1. Pathologies non psychiatriques

Certaines pathologies neurologiques impliquant les noyaux gris centraux peuvent provoquer des symptômes obsessionnels et compulsifs comme le syndrome Gilles de la Tourette ou la chorée de Huntington.

4.2.2. Troubles psychiatriques

Le principal diagnostic différentiel est celui de **schizophrénie** : la distinction entre idées délirantes et obsessions se fait habituellement sur la conviction inébranlable de l'idée délirante et la reconnaissance du caractère irrationnel des pensées dans le cas des obsessions.

Les autres diagnostics à éliminer sont :

* **l'épisode dépressif caractérisé** : ce dernier peut en effet être marqué par des ruminations anxieuses évocatrices d'obsessions. Le thème de ces ruminations est congruent à l'humeur, c'est-à-dire qu'il s'agit de ruminations anxieuses centrées sur la culpabilité, l'auto-dévalorisation, etc. ;
* **les troubles anxieux** (trouble anxieux généralisé, phobie spécifique notamment) : ces troubles sont souvent liés à des problèmes ou des situations réelles, alors que dans le TOC les situations sont le plus souvent irrationnelles ;
* **l'hypochondrie** (cf. **Item 72**) ;
* **les mouvements anormaux** : tics (mouvements ou vocalisations répétitives involontaires qui ne sont pas dirigés vers un but. Ils ne sont pas précédés d'obsessions) ;
* **le trouble de la personnalité obsessionnelle compulsive** : elle n'est pas caractérisée par la présence d'obsessions ou de compulsions ; elle implique un mode de fonctionnement de pensée centré sur des préoccupations liées à l'ordre, au perfectionnisme et au contrôle.

4.3. Notions de physiopathologie

L'origine du TOC est multifactorielle. Les connaissances actuelles suggèrent une vulnérabilité génétique pour la maladie (gènes codant pour des protéines des systèmes sérotoninergique et dopaminergique notamment). Les facteurs environnementaux restent quant à eux extrêmement mal connus.

5. Le pronostic et l'évolution

En l'absence de prise en charge, l'évolution tend à être péjorative, la mise en place d'évitements de plus en plus importants entraînant un isolement social. Les principales complications sont l'épisode dépressif caractérisé et les troubles liés à l'usage de substance.

Chez l'enfant et l'adolescent, le TOC peut être associé aux autres troubles anxieux, aux troubles de l'humeur (épisode dépressif caractérisé), aux troubles des conduites alimentaires (anorexie mentale), ainsi qu'aux tics chroniques, au syndrome de Gilles de la Tourette et aux autres troubles du neurodéveloppement (cf. **Items 55 et 67**).

6. La prise en charge psychiatrique

6.1. Traitement non pharmacologique

6.1.1. Éducation thérapeutique

L'**éducation thérapeutique** a une place primordiale dans la prise en charge. Le TOC est un trouble chronique souvent considéré par les patients comme honteux et inquiétant (« je deviens fou »), ce qui explique en partie le retard de diagnostic souvent important.

Les objectifs de l'éducation thérapeutique sont :

* rassurer le patient sur le fait qu'il ne va pas perdre le contrôle ou devenir fou ;
* nommer le trouble, souligner sa tendance à la chronicité sans prise en charge, l'impact fonctionnel qu'il peut entraîner ;
* insister sur l'existence de traitements médicamenteux efficaces, leur délai d'action important (6 à 12 semaines), la nécessité d'utiliser des posologies élevées, le rôle limité des anxiolytiques dans la prise en charge au long cours ;
* expliquer la nécessité de réaliser les exercices de la thérapie cognitivo-comportementale (TCC) en dehors des séances ;
* rencontrer l'entourage afin d'expliquer le trouble et impliquer les proches dans la prise en charge. Il est essentiel d'informer l'entourage sur l'importance de ne pas participer aux rituels, ne pas faciliter l'évitement, ne pas répondre aux demandes de réassurances répétées qui peuvent contribuer au maintien du trouble.

6.1.2. Psychothérapie

Les thérapies cognitivo-comportementales (TCC) ont fait la preuve de leur efficacité dans les TOC (environ 50 % de patients répondeurs). Chez l'enfant et l'adolescent, la TCC est recommandée en première intention.

La méthode de référence est l'exposition avec prévention de la réponse (approche comportementale). Elle consiste à exposer le patient aux conditions qui déclenchent les obsessions (exposition in vivo et en imagination), à empêcher toute compulsion (observable ou mentale), à apprendre au patient à faire face à l'anxiété, à apprivoiser les émotions suscitées par les obsessions et à développer son sentiment d'efficacité personnelle face à celles-ci. Cette technique consiste donc à confronter progressivement le patient aux stimuli anxiogènes (idées ou représentations obsédantes) sans recourir à ses rituels qui sont conçus comme des stratégies d'évitement de l'anxiété.

6.2. Traitement pharmacologique

6.2.1. Traitement pharmacologique de fond

Les **antidépresseurs** du type **inhibiteurs sélectifs de la recapture de la sérotonine** (ISRS) ont une efficacité démontrée dans le TOC chez l'adulte comme chez l'enfant et l'adolescent (cf. **Item 74**). Cette efficacité nécessite des **posologies élevées** (souvent le double de la posologie recommandée dans l'épisode dépressif caractérisé) et présente un délai d'apparition plus important que pour la dépression (6 à 12 semaines). Chez l'enfant et l'adolescent, ils sont indiqués en cas d'échec du traitement non pharmacologique seul.

6.2.2. Traitement pharmacologique ponctuel en cas de manifestations anxieuses intenses et invalidantes

Les anxiolytiques sont un palliatif pour diminuer l'anxiété. Ils ne réduisent ni les obsessions, ni les rituels. Leur utilisation doit rester ponctuelle.

Pour approfondir

Haute autorité de santé. *Troubles obsessionnels compulsifs (TOC) résistants : prise en charge et place de la neurochirurgie fonctionnelle* – 2005.

66f

TROUBLES ANXIEUX

item 66f

TROUBLE DE STRESS POST-TRAUMATIQUE

OBJECTIFS PÉDAGOGIQUES

* Diagnostiquer un trouble stress post-traumatique.
* Argumenter l'attitude thérapeutique et planifier le suivi aux différents âges et à tous les stades de ces différents troubles.

Rang	Rubrique	Intitulé
A	Définition	Événement potentiellement traumatique ; trouble stress aigu ; trouble stress post-traumatique ; symptômes dissociatifs
B	Prévalence, épidémiologie	Prévalence
B	Étiologie	Savoir que l'étiologie est multifactorielle
A	Diagnostic positif	Sémiologie
B	Diagnostic positif	Spécificités chez l'enfant et l'adolescent
B	Diagnostic positif	Critères diagnostiques DSM-5 des troubles stress aigu et stress post-traumatique
A	Prise en charge	Principes généraux de la prise en charge immédiate au décours d'un événement potentiellement traumatique
B	Prise en charge	Principes généraux de la prise en charge des troubles stress aigu et post-traumatique
B	Prise en charge	Indications des traitements non pharmacologiques
B	Prise en charge	Indications des traitements pharmacologiques au long cours chez l'adulte

Points clés

* Le diagnostic du trouble stress post-traumatique repose sur : exposition à un événement traumatique associée à un syndrome de répétition, un syndrome d'évitement, une hyperactivation neurovégétative et des altérations négatives des cognitions et de l'humeur évoluant pendant plus d'un mois après le traumatisme.
* On porte le diagnostic de trouble stress aigu lorsque les symptômes évoluent depuis moins d'un mois après le traumatisme.
* La prise en charge du trouble de stress post-traumatique repose d'abord sur les psychothérapies centrées sur le trauma et sur les antidépresseurs.

1. Introduction

Le trouble stress post-traumatique (TSPT) correspond à la survenue de symptômes caractéristiques à la suite de l'**exposition à un événement traumatique**.

Un **événement traumatique** est défini comme un événement au cours duquel le sujet ou d'autres personnes ont pu être menacé(s) de mort, trouver la mort, subir des blessures graves ou des violences sexuelles.

L'exposition peut se faire de différentes façons : en étant directement victime, en étant témoin direct, en apprenant que cela est arrivé à un membre de la famille/une personne proche ou dans un cadre professionnel avec exposition répétée (pompiers, personnels soignants, policiers).

2. Contexte épidémiologique

La prévalence sur la vie entière du TSPT serait comprise entre 5 et 10 % de la population générale. Elle peut être plus importante au sein des populations exposées aux traumatismes comme, par exemple, celles qui ont émigré récemment de zones géographiques instables ou en guerre, ou encore chez les victimes ou les témoins directs d'attaques terroristes.

Les études chez les sujets exposés à un traumatisme retrouvent un risque de développer un TSPT d'environ 10 % mais pouvant aller jusqu'à 50 %, notamment chez les victimes de viol, les survivants de combats, de détention militaire, de génocide et d'internement ethnique ou politique. Le sex-ratio est de 2 femmes pour 1 homme.

Chez l'enfant et l'adolescent, l'exposition directe ou indirecte à un événement traumatique est fréquente (environ 1 sur 4) et 1 enfant sur 10 développe un TSPT avant l'âge de 18 ans.

3. Sémiologie psychiatrique

Pour que la sémiologie psychiatrique du TSPT soit évaluable, il est indispensable que le sujet ait été exposé à un événement traumatique (c'est-à-dire qu'il ait été objectivement exposé à la mort ou une menace de mort, à une blessure grave ou à des violences).

Les victimes, témoins ou personnes ayant été brutalement informés qu'un tel événement est arrivé à un de leurs proches sont également concernés.

3.1. Syndrome de répétition

Les patients souffrant de TSPT présentent des **reviviscences** c'est-à-dire qu'ils **revivent** involontairement, de manière vivace, envahissante, pénible et répétitive certains aspects de l'**expérience traumatique**.

Ces reviviscences peuvent également être nocturnes, il s'agit des **cauchemars traumatiques**.

Enfin, les **réactions dissociatives** sont décrites généralement comme des **flash-backs** au cours desquels le sujet agit ou se sent comme si l'événement allait se reproduire voire se reproduisait. Ainsi « replongé » dans l'événement le sujet perd conscience de la réalité ambiante pendant quelques secondes à quelques minutes.

Ces reviviscences sensorielles et émotionnelles sont généralement accompagnées d'une réactivité physiologique avec symptômes physiques (palpitations, sueurs, tremblement, polypnée, etc.).

3.2. Syndrome d'évitement

L'**évitement** des stimuli qui rappellent au sujet le traumatisme est aussi un symptôme-clé pour le diagnostic de TSPT. Ces stimuli peuvent être des personnes, des lieux, des situations ou des circonstances qui ressemblent ou sont associés au traumatisme.

Les patients souffrant de TSPT s'efforcent de chasser tout souvenir rattaché au traumatisme, par exemple en évitant d'y penser (en se mettant à lire, en allumant la télévision ou en appelant un ami) ou d'en parler de manière détaillée, surtout pour les souvenirs les plus difficiles.

3.3. Hyperactivation neurovégétative

Les **altérations du sommeil sont généralement au premier plan** : difficultés d'endormissement ou sommeil interrompu au moindre bruit. La survenue de cauchemars peut participer à ces altérations du sommeil, parce que l'endormissement est redouté ou parce que le rêve traumatique réveille en sursaut.

L'**irritabilité** est souvent rapportée : tout devient insupportable, « invivable » (le bruit, la foule, certaines situations du quotidien, etc.).

L'**hypervigilance** (état de qui-vive permanent) est un état d'alarme dont l'objectif est de dépister et d'analyser le moindre stimulus environnemental qui peut être interprété comme une nouvelle menace. Cet état s'accompagne souvent de réactions de **sursaut** exagérées au moindre bruit (claquement de porte, bruit de moteur, sonnerie de téléphone, sirène, etc.).

Cette symptomatologie s'accompagne fréquemment d'altérations de la concentration et de la mémoire.

3.4. Altérations négatives des cognitions et de l'humeur

Les distorsions cognitives persistantes concernent non seulement le sujet lui-même (« je suis mauvais », « je n'ai pas su défendre ma famille »), mais également les autres (« ce monstre a détruit ma vie », « on ne peut faire confiance à personne »). Le sujet se blâme ou rumine l'implication d'autres personnes en rapport avec l'événement.

Dans ce contexte, des modifications de l'humeur peuvent également être observées : diminution des intérêts, détachement, incapacité à éprouver des émotions positives. Ces symptômes rendent difficiles le diagnostic d'une éventuelle comorbidité avec l'épisode dépressif caractérisé.

3.5. Sémiologie en population spécifique

Chez l'enfant et l'adolescent, les syndromes de répétition et d'évitement de l'enfant sont difficiles à identifier en raison des moindres capacités d'expression verbale et d'abstraction, que chez l'adulte. Le syndrome de répétition est souvent caractérisé par la répétition de certains aspects de l'événement traumatique dans les jeux, les dessins et les cauchemars. Des comportements agressifs et impulsifs peuvent être au premier plan chez l'adolescent.

4. Le trouble stress post-traumatique

4.1. Diagnostic positif

Le diagnostic de TSPT repose sur les critères du DSM-5 :

A. Exposition à la mort effective ou à une menace de mort, à une blessure grave ou à des violences sexuelles d'une (ou de plusieurs) des façons suivantes :

1. En étant directement exposé à un ou à plusieurs événements traumatiques.
2. En étant témoin direct d'un ou de plusieurs événements traumatiques survenus à d'autres personnes.
3. En apprenant qu'un ou plusieurs événements traumatiques sont arrivés à un membre de la famille proche ou à un ami.
4. En étant exposé de manière répétée ou extrême aux caractéristiques aversives du ou des événements traumatiques (p. ex. : intervenants de première ligne rassemblant des restes humains, policiers exposés à plusieurs reprises à des faits explicites d'abus sexuels d'enfants).

B. Présence d'un (ou de plusieurs) des symptômes envahissants suivants associés à un ou plusieurs événements traumatiques et ayant débuté après la survenue du ou des événements traumatiques en cause :

1. Souvenirs répétitifs, involontaires et envahissants du ou des événements traumatiques provoquant un sentiment de détresse.
2. Rêves répétitifs provoquant un sentiment de détresse dans lesquels le contenu et/ou l'affect du rêve sont liés à l'événement/aux événements traumatiques.
3. Réactions dissociatives au cours desquelles le sujet se sent ou agit comme si le ou les événements traumatiques allaient se reproduire.
4. Sentiment intense ou prolongé de détresse psychique lors de l'exposition à des indices internes ou externes évoquant ou ressemblant à un aspect du ou des événements traumatiques en cause.
5. Réactions physiologiques marquées lors de l'exposition à des indices internes ou externes pouvant évoquer ou ressembler à un aspect du ou des événements traumatiques.

C. Évitement persistant des stimuli associés à un ou plusieurs événements traumatiques, débutant après la survenue du ou des événements traumatiques, comme en témoigne la présence de l'une ou des deux manifestations suivantes :

1. Évitement ou efforts pour éviter les souvenirs, pensées ou sentiments concernant ou étroitement associés à un ou plusieurs événements traumatiques et provoquant un sentiment de détresse.
2. Évitement ou efforts pour éviter les rappels externes (personnes, endroits, conversations, activités, objets, situations) qui réveillent des souvenirs, des pensées ou des sentiments associés à un ou plusieurs événements traumatiques et provoquant un sentiment de détresse.

D. Altérations négatives des cognitions et de l'humeur associées à un ou plusieurs événements traumatiques, débutant ou s'aggravant après la survenue du ou des événements traumatiques, comme en témoignent deux (ou plus) des éléments suivants :

1. Incapacité de se rappeler un aspect important du ou des événements traumatiques.
2. Croyances ou attentes négatives persistantes et exagérées concernant soi-même, d'autres personnes ou le monde.
3. Distorsions cognitives persistantes à propos de la cause ou des conséquences d'un ou de plusieurs événements traumatiques qui poussent le sujet à se blâmer ou à blâmer d'autres personnes.
4. État émotionnel négatif persistant.
5. Réduction nette de l'intérêt pour des activités importantes ou bien réduction de la participation à ces mêmes activités.
6. Sentiment de détachement d'autrui ou bien de devenir étranger par rapport aux autres.
7. Incapacité persistante d'éprouver des émotions positives.

E. Altérations marquées de l'éveil et de la réactivité associées à un ou plusieurs événements traumatiques, débutant ou s'aggravant après la survenue du ou des événements traumatiques, comme en témoignent deux (ou plus) des éléments suivants :

1. Comportement irritable ou accès de colère qui s'exprime typiquement par une agressivité verbale ou physique envers des personnes ou des objets.
2. Comportement irréfléchi ou autodestructeur.
3. Hypervigilance.
4. Réaction de sursaut exagérée.
5. Problèmes de concentration.
6. Perturbation du sommeil.

F. La perturbation (symptômes des critères B, C, D, E) dure plus d'un mois.

G. La perturbation entraîne une souffrance cliniquement significative ou une altération du fonctionnement social, professionnel ou dans d'autres domaines importants.

H. La perturbation n'est pas imputable aux effets physiologiques d'une substance ou à une autre affection médicale.

4.2. Diagnostics différentiels

4.2.1. Trouble stress aigu

Le **trouble stress aigu** (TSA) désigne l'apparition d'une **symptomatologie similaire au TSPT** (syndrome de répétition, syndrome d'évitement, hyperactivation neurovégétative, altérations négatives des cognitions et de l'humeur) dans les jours suivant le traumatisme mais ne perdurant pas au-delà d'un mois.

Le TSA débute typiquement immédiatement après le traumatisme et dure entre 3 jours et 1 mois.

Son évolution est souvent spontanément résolutive, mais peut aussi se compliquer d'un TSPT. Cette évolution défavorable est plus fréquente lorsque le patient présente dans les suites immédiates du traumatisme, une symptomatologie dissociative avec mutisme, errance, état de détachement, dépersonnalisation, déréalisation, voire une amnésie de l'événement ou s'il présente des facteurs de risque (antécédents psychiatriques, antécédents d'autres événements traumatiques).

Le diagnostic de TSA repose sur les critères du DSM-5 :

A. Exposition à la mort effective ou à une menace de mort, à une blessure grave ou à des violences sexuelles d'une (ou de plusieurs) des façons suivantes :

1. En étant directement exposé à un ou à plusieurs événements traumatiques.
2. En étant témoin direct d'un ou de plusieurs événements traumatiques survenus à d'autres personnes.

3. En apprenant qu'un ou plusieurs événements traumatiques sont arrivés à un membre de la famille proche ou à un ami.
4. En étant exposé de manière répétée ou extrême aux caractéristiques aversives du ou des événements traumatiques (p. ex. : intervenants de première ligne rassemblant des restes humains, policiers exposés à plusieurs reprises à des faits explicites d'abus sexuels d'enfants).

B. Présence de neuf (ou plus) des symptômes suivants de n'importe laquelle des cinq catégories suivantes, débutant ou s'aggravant après la survenue du ou des événements traumatiques en cause :

* Symptômes envahissants
  1. Souvenirs répétitifs, involontaires et envahissants du ou des événements traumatiques provoquant un sentiment de détresse.
  2. Rêves répétitifs provoquant un sentiment de détresse dans lesquels le contenu et/ou l'affect du rêve sont liés à l'événement/aux événements traumatiques.
  3. Réactions dissociatives au cours desquelles le sujet se sent ou agit comme si le ou les événements traumatiques allaient se reproduire.
  4. Sentiment intense ou prolongé de détresse psychique lors de l'exposition à des indices internes ou externes évoquant ou ressemblant à un aspect du ou des événements traumatiques en cause.
* Humeur négative :
  5. Incapacité persistante d'éprouver des émotions positives.
* Symptômes dissociatifs
  6. Altération de la perception de la réalité, de son environnement ou de soi-même.
  7. Incapacité de se rappeler un aspect important du ou des événements traumatiques.
* Symptômes d'évitement
  8. Efforts pour éviter les souvenirs, pensées ou sentiments concernant ou étroitement associés à un ou plusieurs événements traumatiques et provoquant un sentiment de détresse.
  9. Efforts pour éviter les rappels externes (personnes, endroits, conversations, activités, objets, situations) qui réveillent des souvenirs, des pensées ou des sentiments associés à un ou plusieurs événements traumatiques et provoquant un sentiment de détresse.
* Symptômes d'éveil
  10. Perturbation du sommeil.
  11. Comportement irritable ou accès de colère qui s'exprime typiquement par une agressivité verbale ou physique envers des personnes ou des objets.
  12. Hypervigilance.
  13. Difficultés de concentration.
  14. Réaction de sursaut exagérée.

C. La durée de la perturbation (des symptômes du critère B) est de 3 jours à 1 mois après l'exposition au traumatisme.

D. La perturbation entraîne une détresse cliniquement significative ou une altération du fonctionnement social, professionnel ou dans d'autres domaines importants.

E. La perturbation n'est pas due aux effets physiologiques d'une substance ou à une autre affection médicale et n'est pas mieux expliquée par un trouble psychotique bref.

4.2.2. Trouble de l'adaptation

Le trouble de l'adaptation se distingue du TSA et du TSPT par sa symptomatologie : absence de syndrome de répétition et de syndrome d'évitement dans le trouble de l'adaptation (cf. **Item 66g**).

4.2.3. Trouble obsessionnel compulsif

Les patients présentant un trouble obsessionnel compulsif peuvent présenter des idées ou images intrusives mais celles-ci ne sont pas en lien avec un événement traumatique (cf. **Item 66e**).

4.3. Notions de physiopathologie

Le TSPT est un trouble secondaire à l'exposition à un événement traumatique. Cependant, il ne survient pas systématiquement après un événement traumatique : chaque individu présente un niveau de vulnérabilité plus ou moins important. Parmi les facteurs de risque de développer un TSPT, on retrouve : des facteurs génétiques, les caractéristiques de l'événement traumatique (type, sévérité, durée et proximité de l'exposition), la faible qualité du soutien social, le sexe féminin, les antécédents psychiatriques (autres troubles anxieux, troubles dépressifs, etc.), les antécédents d'autres événements traumatiques et un niveau socio-économique bas.

5. Le pronostic et l'évolution

La durée des symptômes est variable. Dans environ la moitié des cas, une guérison complète survient en trois mois. D'autres évolutions sont plus péjoratives comme les formes chroniques pour lesquelles la symptomatologie peut persister plus de douze mois après le traumatisme.

Dans tous les cas, le risque suicidaire est augmenté indépendamment de la présence d'une complication du type épisode dépressif caractérisé ou trouble lié à l'usage de substance.

6. La prise en charge psychiatrique

6.1. Prise en charge immédiate au décours d'un événement traumatique

En France, les interventions précoces auprès des victimes sont fréquemment proposées. Ces actions ne constituent qu'une première étape et ne peuvent être suffisantes pour éviter le développement d'un TSPT ou d'un TSA.

À la phase suivant immédiatement le traumatisme, il s'agit de techniques de « defusing » ou « déchocage psychologique » qui visent à réduire la charge émotionnelle et à identifier les personnes les plus vulnérables afin de leur proposer des soins spécialisés.

Les principaux objectifs de ces interventions précoces sont :

* le repérage et le traitement des patients présentant des manifestations aiguës de stress et notamment une symptomatologie dissociative ;
* l'information des victimes et de leurs proches sur les modalités évolutives de leurs symptômes et les possibilités d'aide en cas de persistance de ces derniers ;
* la mise à disposition d'une aide psychologique (possibilité d'une écoute pour les sujets souhaitant verbaliser les émotions souvent violentes ressenties au cours de la situation traumatique).

Au niveau médicamenteux, aucun traitement n'a aujourd'hui une efficacité suffisante pour être recommandé systématiquement après l'exposition à un événement traumatique.

Enfin, il est très important de prendre en compte la dimension sociale et juridique qui a un impact majeur et d'orienter vers des associations spécialisées ou des groupes d'entraide. C'est pourquoi la rédaction d'un certificat médical initial est très importante, même si à cette phase, la personne n'envisage pas de procédure judiciaire. De même, des prélèvements sont à proposer systématiquement en cas d'agression sexuelle.

6.2. Traitement non pharmacologique du TSPT

Il s'agit d'un versant primordial de la prise en charge. La **psychothérapie** est centrale chez l'adulte, comme chez l'enfant et l'adolescent. Plusieurs techniques peuvent être utilisées :

* les **thérapies cognitivo-comportementales** (TCC) centrées sur le traumatisme sont efficaces d'autant qu'elles sont commencées précocement après le traumatisme. Elles ont pour objet la gestion de l'anxiété, la lutte contre les évitements qu'ils soient cognitifs ou comportementaux et utilisent des techniques classiques telles que la relaxation, les techniques d'exposition graduée aux stimuli et la restructuration cognitive ;
* la **thérapie d'exposition prolongée** (TEP) est une technique de désensibilisation vis-à-vis de l'événement traumatisant. L'exposition peut être imaginaire ou réelle. Elle doit être progressive, répétée et contrôlée pour obtenir vis-à-vis du traumatisme un phénomène d'habituation. Il faut amener le patient à expérimenter la diminution de son anxiété face au stimulus problématique autrement que par l'évitement ;
* l'**Eye Movement Desensitization and Reprocessing** (EMDR) repose sur la théorie selon laquelle les symptômes du TSPT sont liés à l'encodage inadéquat des informations attachées à l'événement. La procédure d'EMDR vise à stimuler les processus de traitement de l'information afin que les souvenirs de l'événement traumatique acquièrent le statut de souvenirs débarrassés des émotions négatives initiales. Le patient est invité selon une procédure standardisée à évoquer certains éléments de souvenir alors que son attention est focalisée sur des stimuli bilatéraux visuels.

Ces trois catégories de psychothérapies centrées sur l'événement traumatique sont considérées actuellement comme les traitements de première ligne, plus efficaces que les traitements médicamenteux et donc à proposer en priorité aux patients.

Enfin, le recours à des groupes de paires ou des associations pouvant apporter une **aide sociale et juridique** est très important.

6.3. Traitement pharmacologique du TSPT

Chez les sujets présentant un TSPT constitué (adulte, enfant ou adolescent), le traitement pharmacologique reposant sur l'usage de certains antidépresseurs type **inhibiteurs sélectifs de la recapture de la sérotonine** (ISRS) ne constitue pas un traitement de première intention mais peut être utilisé pour des sujets présentant des symptômes sévères ou chroniques et ceux ne pouvant pas ou ne souhaitant pas suivre une psychothérapie.

Il est important de savoir que l'**usage des benzodiazépines est à éviter** dans les suites d'une exposition traumatique. Le traitement symptomatique de l'insomnie, de l'anxiété ou d'autres troubles, doit donc reposer sur les autres catégories de traitements anxiolytiques (antipsychotiques sédatifs, hydroxyzine).

Pour approfondir

Haute autorité de santé. ALD n° 23 – *Troubles anxieux graves.*

Canini F., El-Hage W. & Garcia R., *Savoir pour soigner : le trouble de stress post-traumatique*, Villers-Les-Nancy, Mona éditions, 2017.

66g

Troubles anxieux

item 66g

Trouble de l'adaptation

Objectifs pédagogiques

* Diagnostiquer un trouble de l'adaptation.
* Argumenter l'attitude thérapeutique et planifier le suivi aux différents âges et à tous les stades du trouble de l'adaptation.

Rang	Rubrique	Intitulé
A	Définition	Stress et adaptation au stress ; troubles de l'adaptation
A	Épidémiologie	Prévalence
B	Prévalence, épidémiologie	Facteurs de risque, pronostic et évolution
A	Diagnostic positif	Sémiologie
B	Diagnostic positif	Spécificités sémiologiques chez l'enfant et l'adolescent
B	Diagnostic positif	Spécificités sémiologiques chez la personne âgée
B	Diagnostic positif	Critères DSM-5 du trouble de l'adaptation
B	Diagnostic positif	Principaux diagnostics différentiels psychiatriques et non psychiatriques
A	Identifier une urgence	Risque suicidaire
A	Prise en charge	Indications du recours au psychiatre
B	Prise en charge	Indications d'hospitalisation en psychiatrie
B	Prise en charge	Indications des traitements pharmacologiques
B	Prise en charge	Indications des traitements pharmacologiques chez l'enfant et l'adolescent
B	Prise en charge	Indications des traitements non pharmacologiques

Points clés

* Le trouble de l'adaptation (TA) est défini par la présence de symptômes réactionnels à un ou des événement(s) de vie au(x)quel(s) le sujet n'arrive pas à s'adapter.
* La prévalence du TA est de 1 %.
* Le TA apparaît dans les 3 mois suivant un événement de vie vécu comme stressant, et disparaît dans les 6 mois après l'arrêt de ce dernier.
* La principale complication est le suicide.

1. Introduction

Le trouble de l'adaptation (TA) est défini par la présence de symptômes **réactionnels** à un ou des événement(s) de vie au(x)quel(s) le sujet n'arrive pas à **s'adapter**.

Le TA survient quand les capacités d'adaptation du patient à son milieu sont momentanément dépassées, mais qu'il n'y a pas de symptômes suffisants pour établir un diagnostic de trouble de l'humeur, de trouble anxieux ou d'un autre trouble relié au stress.

Dans le contexte socio-culturel considéré, la réaction de la personne est jugée excessive par rapport à la réaction habituelle à des facteurs de stress similaires.

2. Contexte épidémiologique

Les TA constituent l'un des motifs de consultation les plus fréquents en médecine générale (entre 10 et 20 %) et en psychiatrie ambulatoire (entre 5 et 20 % des consultations).

Les TA peuvent survenir à tout âge chez l'enfant, l'adolescent et l'adulte. À l'âge adulte, les femmes sont plus touchées que les hommes (2/3), alors que chez l'enfant, l'adolescent et le sujet âgé, le sex-ratio est équilibré.

Le facteur de risque principal pour les adultes est l'existence d'un trouble de personnalité, qui constitue une vulnérabilité psychiatrique limitant les capacités d'adaptation. Les conditions d'existence difficiles associées à des facteurs de stress (pauvreté, isolement social, contexte migratoire, etc.) exposent également à un risque plus élevé de présenter un trouble de l'adaptation.

3. Sémiologie psychiatrique

3.1. Événement(s) stressant(s)

Les **événements de vie** sont centraux dans le TA. En effet, le TA se définit par l'apparition et la persistance de symptômes cliniquement significatifs en réaction à des événements de vie stressants ou à leur répétition.

Le facteur de stress est **identifiable**. Il concerne le domaine professionnel et/ou personnel, et constitue un changement imposant une adaptation de la part du sujet. Il peut être unique ou multiple, récurrent ou continu, concerner le patient seul ou un groupe plus large. Il est souvent associé aux transitions dans le parcours de vie (mariage, rupture sentimentale, changement de métier, difficultés financières, etc.). Le TA peut aussi faire suite à l'annonce diagnostique d'une pathologie invalidante ou à pronostic défavorable.

Par contre, les troubles liés au deuil ne font pas partie des TA et sont regroupés dans les deuils pathologiques (cf. **Item 144**).

Dans tous les cas, l'événement de vie vient déborder les **capacités d'adaptation** du patient. À noter que certains événements d'apparence « non stressants » (naissance, déménagement, promotion professionnelle) peuvent être à l'origine de TA, notamment chez des patients présentant une vulnérabilité.

3.2. Symptômes émotionnels ou comportementaux

Le TA se caractérise par des symptômes **émotionnels** ou **comportementaux** qui ne remplissent pas les critères diagnostiques d'un autre trouble psychiatrique caractérisé (épisode dépressif caractérisé, trouble anxieux). Le caractère pathologique de cette réaction au stress se situe dans l'**altération du fonctionnement socio-professionnel**.

Ces symptômes apparaissent, par définition, au plus tard **dans les 3 mois** suivants le début du facteur stress, et disparaissent **6 mois après** l'arrêt de ce dernier.

3.3. Sémiologie en population spécifique

3.3.1. Chez l'enfant et l'adolescent

Les TA suivront souvent une séparation des parents, une entrée au collège/lycée ou l'échec à un examen.

3.3.2. Chez le sujet âgé

Il n'y a pas de spécificité sémiologique du TA chez le sujet âgé (cf. **Item 70**).

4. LE TROUBLE DE L'ADAPTATION

4.1. Diagnostic positif

Le diagnostic positif du TA repose sur les critères du DSM-5 :

A. Survenue de symptômes émotionnels ou comportementaux en réponse à un ou plusieurs facteur(s) de stress identifiable(s), au cours des 3 mois suivant l'exposition au(x) facteur(s) de stress.

B. Ces symptômes ou comportements sont cliniquement significatifs, comme en témoigne(nt) un ou deux élément(s)suivant(s) :

1. détresse marquée hors de proportion par rapport à la gravité ou à l'intensité du facteur de stress, compte tenu du contexte externe et des facteurs culturels qui pourraient influencer la gravité des symptômes et la présentation ;
2. altération significative du fonctionnement social, professionnel ou dans d'autres domaines importants.

C. La perturbation causée par le facteur de stress ne répond pas aux critères d'un autre trouble mental et n'est pas simplement une exacerbation d'un trouble mental préexistant.

D. Les symptômes ne sont pas ceux d'un deuil normal.

E. Une fois que le facteur de stress ou ses conséquences sont terminés, les symptômes ne persistent pas au-delà d'une période additionnelle de 6 mois.

4.2. Diagnostics différentiels

4.2.1. Réaction adaptée au stress

Le TA se distingue d'une réaction adaptée à un stress extérieur par l'intensité des symptômes et/ou l'altération du fonctionnement occasionnée par cet événement.

4.2.2. Pathologies non psychiatriques

Comme devant tout tableau psychiatrique, la contribution d'une cause médicale non psychiatrique doit être recherchée.

4.2.3. Troubles psychiatriques

Le TA fait partie des **troubles liés au stress**, tout comme le **trouble stress aigu** ou le **trouble stress post-traumatique** (cf. **Item 66f**). Cependant, le TA se distingue de ces troubles par sa symptomatologie (absence de syndrome de répétition et de syndrome d'évitement).

L'**épisode dépressif caractérisé** est également un diagnostic différentiel important (cf. **Item 66a**).

4.3. Notions de physiopathologie

Suite à un événement stressant, la réaction initiale est le choc pendant lequel peuvent coexister un déni et une sidération. Secondairement, les **capacités d'adaptation** du patient vont se mettre en place et lui permettre de réagir. Celles-ci dépendent de facteurs génétiques et de facteurs environnementaux.

5. Le pronostic et l'évolution

Par définition, le TA est **transitoire** et cède dans les 6 mois suivant la fin du facteur de stress.

Le pronostic global d'un TA est généralement favorable, avec 75 % des adultes qui ne présenteront aucune complication ni séquelle. Cependant, il peut parfois se compliquer de troubles thymiques ou anxieux caractérisés.

Les facteurs prédictifs de mauvais pronostic sont la durée d'évolution des symptômes, les troubles du comportement associés, un trouble de la personnalité associé ou encore l'existence d'un trouble lié à l'usage de substance.

Les principales complications sont l'épisode dépressif caractérisé et les troubles liés à l'usage de substance mais surtout le **suicide** : entre 2 et 4 % des patients souffrant de TA font des tentatives de suicide. Les adolescents sont les plus touchés, avec près de 10 % de tentatives de suicides.

6. La prise en charge psychiatrique

Le TA est la plupart du temps **spontanément résolutif**. Des traitements spécifiques sont cependant parfois nécessaires, en raison de l'altération de la qualité de vie et du risque d'évolution vers un trouble anxieux ou thymique caractérisé.

6.1. Indications du recours au psychiatre

Le recours à un psychiatre (de l'adulte ou de l'enfant et de l'adolescent) est à envisager en cas de trouble sévère, de comorbidité (psychiatrique ou non psychiatrique), de résistance au traitement ou de situation à risque spécifique (p. ex. : grossesse, post-partum).

L'hospitalisation en psychiatrie doit rester exceptionnelle. Les indications d'hospitalisation en psychiatrie sont les suivantes :

* prise en charge d'une crise suicidaire (l'évaluation du risque suicidaire doit donc être systématique) ;
* environnement très négatif, aggravant ou causant le TA, afin d'instaurer une mise à distance, d'évaluer et d'intervenir sur cet environnement ;
* chez l'enfant et l'adolescent, ainsi que chez le majeur protégé et la personne âgée, l'évaluation doit porter sur les conditions de vie stressantes et l'existence de traumatismes actuels ou anciens ainsi que sur le risque de survenue de nouveaux traumatismes. Ceci pourra conduire à une hospitalisation à des fins d'évaluation complémentaire et des mesures de protection. Chez l'enfant et l'adolescent, l'évaluation sociale et familiale déterminera s'il y a lieu de procéder à une information préoccupante ou à un signalement.

6.2. Traitement non pharmacologique

Chez l'adulte comme chez l'enfant et l'adolescent, le traitement **psychothérapeutique** est à privilégier, afin de permettre une verbalisation autour de la situation stressante et de ses conséquences sur la vie du sujet.

Différents types de psychothérapie peuvent être indiqués dans le TA (cf. **Item 73**).

6.3. Traitement pharmacologique

Le recours aux médicaments psychotropes est parfois nécessaire, à visée symptomatique. Chez l'adulte, une **anxiolyse** par benzodiazépines peut être indiquée quand les symptômes anxieux sont invalidants. L'hydroxyzine (Atarax®) est une bonne alternative aux benzodiazépines (cf. **Item 74**).

Les **hypnotiques** type zolpidem (Stilnox®) ou zopiclone (Imovane®) sont indiqués en cas de perturbations importantes du sommeil chez l'adulte.

66h

Autres troubles

item 66h

Trouble de personnalité

Objectifs pédagogiques

* Connaître les principes de la prise en charge.

Rang	Rubrique	Intitulé
A	Définition	Personnalité et Troubles de la personnalité (critères diagnostiques généraux DSM-5)
B	Prévalence, épidémiologie	Prévalence
B	Prévalence, épidémiologie	Facteurs de risque, pronostic et évolution
A	Diagnostic	Sémiologie
B	Prise en charge	Principes généraux

Points clés

* La prévalence des troubles de personnalité est de 10 %.
* Les troubles de personnalité sont souvent associés à d'autres troubles psychiatriques dont la prise en charge est primordiale.
* La mortalité par suicide est élevée chez les patients qui souffrent de troubles de personnalité, en particulier dans les troubles du cluster B.

1. Introduction

La **personnalité** désigne ce qu'il y a de stable et unique dans le fonctionnement psychologique d'un individu : c'est sa signature psychologique. Elle résulte de l'intégration de facteurs **cognitifs** et **émotionnels**.

Les **traits de personnalité** définissent un fonctionnement psychologique, une perception de l'environnement et une façon de gérer ses relations interpersonnelles. Ils sont relativement **stables** dans le temps.

La personnalité associe le tempérament et le caractère :

* le **tempérament** fait référence aux aspects biologiques, innés et stables de la personnalité ;
* le **caractère**, qui désigne les dimensions de la personnalité déterminées par les expériences de la vie et l'apprentissage social, est susceptible de varier au cours du temps.

La personnalité « normale » est souple et **adaptable**, elle utilise des modalités de fonctionnement variées.

On parle de **personnalité pathologique ou de trouble de la personnalité** lorsque les traits de personnalité sont particulièrement marqués, rigides, et associés à une **altération du fonctionnement** social et une incapacité à s'adapter aux différentes situations de la vie. Le trouble de personnalité constitue un facteur de vulnérabilité (cf. **Item 60**) à d'autres troubles psychiatriques : troubles dépressifs, anxieux et addictifs essentiellement. Les personnes souffrant de troubles de la personnalité présentent un risque accru d'automutilation et de suicide ainsi que des difficultés relationnelles fréquentes.

La physiopathologie des troubles de la personnalité est complexe et repose sur l'interaction de facteurs de vulnérabilité génétiques et de facteurs environnementaux (traumatismes infantiles, négligences physiques ou émotionnelles dans l'enfance, etc.).

Contrairement aux autres troubles psychiatriques qui font rupture avec un fonctionnement antérieur, l'expression du trouble de la personnalité est intégrée dans la façon d'être du sujet et donc difficilement identifiable par celui-ci. Le trouble s'exprime à travers des modalités relationnelles à l'autre, des styles cognitifs et/ou une impulsivité.

Les critères généraux de diagnostic d'un trouble de personnalité selon le DSM-5 sont les suivants :

A. Modalité durable de l'expérience vécue et des conduites qui dévie notablement de ce qui est attendu dans la culture de l'individu. Cette déviation est manifeste dans au moins deux des domaines suivants :
- la cognition (c'est-à-dire la perception et la vision de soi-même, d'autrui et des événements) ;
- l'affectivité (c'est-à-dire la diversité, l'intensité, la labilité et l'adéquation de la réponse émotionnelle) ;
- le fonctionnement interpersonnel ;
- le contrôle des impulsions.

B. Ces modalités durables sont rigides et envahissent des situations personnelles et sociales très diverses.

C. Ce mode durable entraîne une souffrance cliniquement significative ou une altération du fonctionnement social, professionnel ou dans d'autres domaines importants.

D. Ce mode est stable et prolongé et ses premières manifestations sont décelables au plus tard à l'adolescence ou au début de l'âge adulte.

E. Ce tableau n'est pas mieux expliqué par les manifestations ou les conséquences d'un autre trouble mental.

F. Ce mode durable n'est pas dû aux effets physiologiques directs d'une substance (p. ex. : une drogue donnant lieu à abus ou un médicament) ou d'une pathologie non psychiatrique (p. ex. : un traumatisme crânien).

Sur la base d'analyses statistiques, les différentes personnalités pathologiques ont été regroupées en 3 familles ou « **clusters** » (cf. **Tableau 1**).

Cluster	Caractéristique principale	Troubles de personnalité
A	Psychotique	Personnalité paranoïaque Personnalité schizoïde Personnalité schizotypique
B	Émotionnelle	Personnalité antisociale Personnalité borderline Personnalité histrionique Personnalité narcissique
C	Anxieuse	Personnalité évitante Personnalité dépendante Personnalité obsessionnelle-compulsive

Tableau 1. Les 3 clusters définis par le DSM et les 10 troubles des personnalités.

2. ÉPIDÉMIOLOGIE DES TROUBLES DE PERSONNALITÉ

Les troubles de la personnalité concernent environ **10 % de la population générale**. Chacun des troubles de personnalité concerne entre 1 et 3 % de la population générale. Le trouble de personnalité borderline est le plus fréquent (6 %).

Les troubles de personnalité ne sont pas exclusifs les uns des autres : environ 50 % des patients concernés combinent au moins deux troubles de la personnalité.

3. PRISE EN CHARGE

La prise en charge des troubles de personnalité peut être complexe. Le traitement reposera à la fois sur celui des **troubles associés** (traitements médicamenteux et non médicamenteux) et sur celui de la personnalité pathologique. Pour ce dernier, la **psychothérapie** est centrale (cf. **Item 71**). Le type de psychothérapie dépendra du trouble de personnalité ainsi que des caractéristiques individuelles du patient.

4. L'ÉVOLUTION

Les troubles de la personnalité ont un impact marqué sur la **qualité de vie** des patients et leur **insertion socio-professionnelle**. Leur évolution dépend du type de personnalité, ainsi que des troubles psychiatriques associés. Elle peut être stable au cours du temps, peut s'aggraver ou au contraire s'améliorer avec l'âge.

5. Les aspects spécifiques de chaque trouble de personnalité

5.1. Le trouble de personnalité paranoïaque

Le trouble de personnalité paranoïaque est caractérisé par une **méfiance** généralisée à l'égard d'autrui, une altération du jugement et une **rigidité**. Le sujet exprime très **peu d'émotions**.

Le trouble de personnalité paranoïaque ne doit pas être confondu avec le trouble délirant persistant de persécution, la schizophrénie ou d'autres troubles psychotiques, ces derniers étant marqués par des symptômes psychotiques persistants.

Le plus souvent, l'évolution clinique est fluctuante. Avec l'âge, l'accentuation des traits paranoïaques est fréquente même si certaines évolutions sont favorables. L'apparition d'un **trouble délirant persistant** peut classiquement compliquer l'évolution – avec une inflation des interprétations et la construction d'idées délirantes qui s'accentuent au fil du temps.

5.2. Le trouble de personnalité schizoïde

Le trouble de personnalité schizoïde se caractérise par une tendance à l'isolement, une **absence d'intérêt** pour autrui et les relations sociales, ainsi qu'une **réactivité émotionnelle peu marquée donnant un aspect de froideur**. Les individus présentant une personnalité schizoïde tirent **peu de plaisir à la participation aux activités sociales**. La personnalité schizoïde peut précéder une schizophrénie. On peut se la représenter comme une forme de schizophrénie à minima où le syndrome négatif prédominerait.

5.3. Le trouble de personnalité schizotypique

Le trouble de personnalité schizotypique est caractérisé par des **compétences sociales altérées, une vie psychique relativement riche**, marquée par des croyances bizarres (on parle de distorsions cognitives), ainsi que des champs d'intérêt particuliers et « originaux » (p. ex. : science-fiction, ésotérisme, superstition, phénomènes paranormaux ou magiques).

On retrouve souvent dans l'enfance ou l'adolescence une tendance à la solitude, des relations sociales pauvres ou des manifestations anxieuses en situations sociales. Le discours est parfois flou, digressif ou vague. Les **affects sont pauvres** ou inadéquats.

Lors de certains événements de vie, les sujets souffrant de trouble de personnalité schizotypique peuvent présenter une **symptomatologie psychotique transitoire**, qui est souvent une aggravation des distorsions cognitives préexistantes.

L'évolution du trouble de personnalité schizotypique est le plus souvent stable. Dans certains cas la personnalité schizotypique peut précéder une schizophrénie.

5.4. Le trouble de personnalité antisociale

Le trouble de personnalité antisociale est également nommé **psychopathie**, **sociopathie** ou personnalité **dyssociale**. Il se caractérise par une impulsivité, une tendance au passage à l'acte, une absence de culpabilité, une incapacité à se conformer aux normes sociales, des **transgressions répétées** des droits d'autrui, une tendance à la **manipulation** d'autrui, pour en obtenir des bénéfices souvent immédiats.

Le cadre nosographique du DSM-5 s'est simplifié par rapport au DSM-IV en réduisant le nombre de troubles dans la catégorie des troubles à symptomatologie somatique et apparentés, et cela dans l'objectif de favoriser son usage par les médecins non psychiatres.

* Les troubles « somatisation », « douloureux » et « somatoformes indifférenciés », ainsi que l'hypocondrie en cas de symptômes physiques pénibles ou invalidants, sont désormais réunis dans le « **trouble à symptomatologie somatique** ».
* Lorsqu'elle n'est pas associée à des symptômes physiques pénibles ou invalidants en eux-mêmes, l'hypocondrie devient la « **crainte excessive d'avoir une maladie** ».
* Le « **trouble de conversion** » conserve la même dénomination, mais peut également être nommé « **trouble à symptomatologie neurologique fonctionnelle** », étant donnée la stigmatisation possible du terme de conversion et son renvoi à des mécanismes psychopathologiques hypothétiques.

1.1.3. Définition de la CIM-11

La CIM-11 a retenu une seule grande entité : le « **syndrome de détresse corporelle** » (« Bodily distress syndrome »), défini par au moins 3 symptômes d'au moins un des groupes suivants, entraînant un handicap significatif et pour lesquels les diagnostics différentiels pertinents ont été écartés :

* **activation neurovégétative/cardio-vasculaire** : palpitations/éréthisme cardiaque, précordialgie, essoufflement sans effort, hyperventilation, sueurs, bouche sèche ;
* **activation gastro-intestinale** : douleurs abdominales, selles molles et fréquentes, sensations de ballonnement/de gaz/de distension, régurgitation, diarrhée, nausée, sensation de brûlure à la poitrine ou à l'épigastre ;
* **tension musculo-squelettique** : douleurs aux bras ou aux jambes, douleurs musculaires, douleurs articulaires, sensations de parésie ou de faiblesse localisée, douleurs de dos, douleurs se déplaçant d'un endroit à un autre, sensations d'engourdissement ou de picotement désagréables ;
* **symptômes généraux** : difficultés de concentration, altération de la mémoire, fatigue excessive, maux de tête, vertiges.

La sévérité du syndrome de détresse corporelle est déterminée par le nombre d'organes présentant certains de ces symptômes.

1.1.4. Définition par les systèmes nosographiques spécifiques de spécialités non psychiatriques

Les spécialités non psychiatriques ont plutôt découpé ces troubles en fonction de leur spécialité en développant des critères diagnostiques spécifiques, comme c'est le cas pour la fibromyalgie ou le syndrome de l'intestin irritable.

Il s'agit souvent de tableaux cliniques moins complets mais plus spécifiques à un organe par rapport au trouble à symptomatologie somatique du DSM-5, et qui seraient classés dans le DSM-5 dans la catégorie « autres troubles à symptomatologie somatique spécifié ». Ils n'atteignent en théorie qu'un seul domaine corporel et sont alors fréquemment rattachés à la dénomination de « **syndrome somatique fonctionnel** ».

En effet, les médecins non psychiatres utilisent rarement la catégorie diagnostique des troubles à symptomatologie somatique et ont plus volontiers recours à cette notion de « syndromes somatiques fonctionnels ». C'est ainsi que chaque spécialité a décrit un ou plusieurs syndromes somatiques fonctionnels, réputés spécifiques, mais en réalité bien souvent comorbides et sans physiopathologie spécifique (**Tableau 2**).

Spécialité médicale	Syndrome somatique fonctionnel
Gastroentérologie	Syndrome de l'intestin irritable ; dyspepsie non ulcéreuse
Gynécologie	Syndrome prémenstruel ; algies pelviennes chroniques ; vulvodynies
Rhumatologie	Fibromyalgie (ou syndrome polyalgique idiopathique diffus SPID)
Cardiologie	Précordialgies à coronaires saines
Pneumologie	Syndrome d'hyperventilation
Immunologie	Syndrome de fatigue chronique
Neurologie	Céphalées de tension
Stomatologie	Syndrome algodysfonctionnel de l'appareil manducateur (SADAM) ; glossodynies
ORL	Rhinite chronique non allergique
Allergologie	Intolérance environnementale idiopathique

Tableau 1. Exemples de syndromes somatiques fonctionnels chez l'adulte.

1.2. Définition de ce que ne sont pas des troubles à symptomatologie somatique

Les troubles à symptomatologie somatique et apparentés sont à différencier d'autres troubles mentaux.

Ainsi, la prééminence de la symptomatologie physique explique que le « trouble factice » et les « facteurs psychologiques influençant une autre affection médicale » rejoignent également la section du DSM-5 sur les « troubles à symptomatologie somatique et apparentés ». Cependant, il ne s'agit néanmoins pas à proprement parler des troubles à symptomatologie somatique et apparentés, leurs mécanismes physiopathologiques et prises en charge étant différents.

* **Le trouble factice** correspond à la production intentionnelle de signes ou symptômes physiques ou psychologiques dans le but de jouer le **rôle de malade**. Le trouble factice est également appelé syndrome de Münchhausen. Le trouble factice peut être aussi imposé à autrui, et on parle de trouble factice par procuration, ou syndrome de Münchhausen par procuration.

* En plus des éléments susmentionnés relatifs aux troubles factices, la **simulation** est mise en lien avec des **mobiles externes** tels qu'échapper à des poursuites judiciaires, obtenir des drogues illicites, des indemnités, une pension ou de meilleures conditions de vie.

Tant dans la simulation que dans les troubles factices, le patient est conscient de produire lui-même les symptômes dont il se plaint. Mais dans la simulation, il saurait très bien dans quel but concret et pratique il le fait (motivation « consciente »), ce qui ne serait pas le cas dans les troubles factices (motivation « inconsciente »).

* Les « **facteurs psychologiques influençant une autre affection médicale** », autrefois appelés « troubles psychosomatiques », sont des pathologies médicales non psychiatriques (avec une lésion identifiable) pour lesquels des facteurs psychologiques (en particulier facteurs de stress) jouent un rôle prépondérant comme facteur déclenchant ou entretenant (p. ex. : maladie coronarienne dont le stress psychologique est un facteur de risque indépendant).

* Par ailleurs, **la peur d'une dysmorphie corporelle** n'est plus considérée comme un trouble à symptomatologie somatique et apparenté mais intègre la catégorie des troubles obsessionnels-compulsifs du DSM-5, et sa symptomatologie correspond à des idées obsessionnelles d'imperfection ou des défauts dans l'apparence physique, associé à des compulsions.

2. Contexte épidémiologique

Chez l'adulte la prévalence des troubles à symptomatologie somatique et apparentés (trouble à symptomatologie somatique ; crainte excessive d'avoir une maladie ; trouble de conversion/à symptomatologie neurologique fonctionnelle) est difficile à cerner et dépend des outils diagnostiques et du contexte : elle se situe probablement dans une fourchette de 5 à 10 % pour l'ensemble des troubles en population générale adulte (et bien plus encore dans une population de consultants en médecine).

La prévalence des troubles à symptomatologie somatique est d'environ 5 à 7 %.

La prévalence de la crainte excessive d'avoir une maladie est d'environ 3 à 8 %.

La prévalence des troubles de conversion est d'environ 5 % des consultations en neurologie.

Le ratio selon le sexe est de 2/1, avec une présence plus fréquente chez les femmes.

Chez l'enfant, la prévalence des troubles à symptomatologie somatique et apparentés est d'environ 12 %.

3. Élements physiopathologiques

L'intérêt du DSM-5 a été de proposer un décentrage des manifestations physiques, pour se refocaliser sur la manière dont ces manifestations sont vécues, exprimées, gérées par le patient, en liens avec les mécanismes physiopathologiques intriquant des facteurs biologiques (p. ex. : sensibilisation centrale dans les troubles douloureux), psychologiques (p. ex. : conditionnement) et sociaux (p. ex. : organisation de l'offre de soins) et ont l'avantage de bien différencier ceux qui peuvent favoriser (p. ex. : perfectionnisme), déclencher (p. ex. : épisode infectieux aigu) ou pérenniser (p. ex. : conduites d'évitement) les troubles. En apparence complexe, ce modèle peut être exposé assez simplement aux patients.

Les troubles à symptomatologie somatique, la crainte excessive d'avoir une maladie et les troubles de conversion (à symptomatologie neurologique fonctionnelle) se caractérisent par une préoccupation marquée et une focalisation attentionnelle et émotionnelle sur le corps et les problèmes somatiques.

Des mécanismes cognitifs communs font intervenir :

* d'une part, une **attention excessive** portée aux sensations viscérales et somatiques (avec des vérifications corporelles excessives) ;
* et d'autre part, **l'attribution à ces sensations d'une signification menaçante** en ce qui concerne leur retentissement futur sur la santé (éventuellement associée à des interprétations **catastrophiques – ou catastrophisme**).

Ces interprétations dysfonctionnelles peuvent être favorisées par l'exposition récente ou ancienne à une maladie non psychiatrique, une dimension de personnalité anxieuse (névrosisme) ou alexithymique, c'est-à-dire ayant des difficultés à différencier son état émotionnel des sensations corporelles qui l'accompagnent et à exprimer de manière non somatique des états émotionnels désagréables. Une réactivité physiologique excessive au stress pourrait également faciliter la production de sensations corporelles plus intenses (p. ex. : tachycardie) pouvant donner lieu à des interprétations inquiétantes, notamment si l'individu a du mal à identifier l'état émotionnel qui en est à l'origine. Néanmoins, les modèles les plus récents des troubles somatoformes attribuent les symptômes physiques à une diminution de la sensibilité aux signaux périphériques au profit d'un rôle croissant des prédictions du cerveau sur ce que devrait être la perception corporelle au vu du contexte.

Les mécanismes comportementaux sont dominés par **le conditionnement** et **l'évitement, deux mécanismes** qui renforcent les symptômes. L'évitement des symptômes somatiques renforce négativement ceux-ci par conditionnement opérant (skinnerien). C'est ainsi qu'un stimulus conditionnel (p. ex. : distension du tube digestif) peut acquérir une dimension pénible (p. ex. : douleurs) par association avec un stimulus inconditionnel (p. ex. : gastroentérite aiguë). Secondairement, ce stimulus conditionnel entraînera des symptômes pénibles même en l'absence du stimulus inconditionnel. L'évitement des symptômes physiques risque alors d'empêcher l'extinction de ce conditionnement répondant initial. Un exemple typique concerne aussi les patients souffrant d'un syndrome de fatigue chronique, qui évitent tout effort physique de peur d'augmenter encore leur fatigue à court terme renforcent ainsi par conditionnement opérant leur fatigabilité à long terme. Plus subtilement, l'évitement de l'incertitude qui sous-tend la multiplication des consultations et examens médicaux non psychiatriques renforce paradoxalement l'intolérance du patient à l'incertitude.

Enfin, des **mécanismes sociaux** peuvent renforcer les symptômes, tels que l'obtention d'un statut de malade et l'attention d'autrui induit par les symptômes somatiques.

Chez l'adulte, les facteurs de risque sont les facteurs de stress (de tout type, notamment traumatiques et conflits relationnels), des stratégies d'ajustement au stress réduites (notamment dans le cadre d'un trouble de la personnalité, des troubles anxieux, etc.) ainsi que les antécédents familiaux de troubles à symptomatologie somatique et apparentés.

Chez l'enfant, les facteurs de risque pouvant favoriser l'apparition ou le maintien des troubles à symptomatologie somatique et apparentés sont les facteurs de stress, les comorbidités psychiatriques (les plus fréquentes chez les enfants d'âge scolaire sont les troubles anxieux et dépressifs), certaines dimensions de personnalité, les antécédents familiaux de troubles à symptomatologie somatique et apparentés et également de problèmes de santé plus généraux ou un faible niveau socio-économique (sauf dans le cas de troubles douloureux, davantage liés à un niveau d'études supérieures). Les types de stratégies d'ajustement au stress provenant de la famille peuvent être également impliqués, comme la réponse qu'apporte la famille aux symptômes et les difficultés à communiquer avec la famille efficacement sur des sujets chargés en émotion.

4. Diagnostic des principaux troubles à symptomatologie somatiques et apparentés

4.1. Trouble à symptomatologie somatique

Ce trouble se caractérise par des pensées (avec anticipation des conséquences interprétées comme potentiellement catastrophiques), des émotions anxieuses (avec soucis, préoccupations, inquiétudes sur la santé) et des comportements (consultations, etc.) au sujet **de signes et de symptômes physiques** qui sont mésinterprétés comme relevant exclusivement d'une maladie non psychiatrique potentiellement grave. Il faut spécifier si le trouble à symptomatologie somatique est avec douleur prédominante (ancien « trouble douloureux chronique » du DSM-IV).

4.2. Crainte excessive d'avoir une maladie

Ce trouble se caractérise par des pensées (avec anticipation de l'apparition d'une maladie grave), des émotions anxieuses (avec soucis, préoccupation, inquiétude sur la santé) et des comportements (consultations, etc.) **en l'absence de signes et de symptômes physiques** pénibles ou invalidants par eux-mêmes. Ce trouble est mieux défini et plus restreint que l'ancien concept d'hypocondrie.

4.3. Trouble de conversion (trouble à symptomatologie neurologique fonctionnelle)

Ce trouble se caractérise par un ou des déficits moteurs ou sensoriels incompatibles avec la systématisation du système nerveux mais **suggérant la présence d'un trouble neurologique ou d'un trouble médical autre**. Les pensées, les émotions anxieuses ou les comportements spécifiques sont moins présents que dans les autres troubles à symptomatologie somatique et apparentés. Des facteurs de stress peuvent être retrouvés, mais pas nécessairement. La caractéristique de ces troubles est qu'ils sont plus associés à des mécanismes de dissociation qu'à des cognitions, émotions et comportements anxieux. La dissociation associe des symptômes de déréalisation (expérience d'un détachement et d'être devenu un observateur extérieur du monde) et de dépersonnalisation (expérience d'un détachement et d'être devenu un observateur extérieur de soi). Ces phénomènes seraient impliqués dans la physiopathologie de ces troubles. Ils n'ont cependant pas été listés dans les critères de définition, et l'examen neurologique rigoureux permettant de clairement indiquer l'incompatibilité de la sémiologie avec une maladie neurologique est indispensable. Dans le cadre des crises non épileptiques dites « psychogènes », un électroencéphalogramme montrant l'absence d'activité épileptiforme pendant l'apparition de la symptomatologie est nécessaire, mais il n'exclut bien sûr pas une comorbidité épileptique.

5. Bilan complémentaire

5.1. Diagnostics différentiels

5.1.1. Pathologies médicales psychiatriques

Les plaintes d'allure somatique sont fréquentes dans de nombreux troubles psychiatriques caractérisés : manifestations neurovégétatives de l'anxiété dans les troubles anxieux et notamment le trouble panique ; plaintes douloureuses non systématisées dans le trouble dépressif caractérisé ; sensations corporelles hallucinatoires et idées délirantes hypocondriaques dans les troubles psychotiques, etc. De façon générale, si les symptômes physiques présentés par le patient sont mieux expliqués par un autre trouble psychiatrique, le diagnostic de troubles à symptomatologie somatique et apparentés ne doit pas être porté.

5.1.2. Pathologies médicales non psychiatriques

Le bilan complémentaire sera guidé par les symptômes et le contexte d'apparition. Il permettra d'éliminer une pathologie médicale non psychiatrique pouvant mieux expliquer la sémiologie. Cependant il s'agira de savoir éviter la multiplication inutile des investigations contribuant à pérenniser le trouble.

La prescription d'examens complémentaires ou d'un avis spécialisé ne doit être envisagée qu'après recueil minutieux des explorations déjà pratiquées. Si le praticien envisage de prescrire un examen complémentaire, une attention particulière doit être apportée aux véritables motifs de cette prescription. Il arrive fréquemment que le praticien, anticipant la normalité des examens, envisage leur prescription comme un moyen de rassurer le patient. Il s'agit au mieux d'une non-indication, voire d'une contre-indication. Examens complémentaires et avis médicaux spécialisés peuvent s'avérer nécessaires mais également iatrogènes, en mettant à jour des « incidentalomes » source d'explorations ou traitements inutiles, et renforcent certaines représentations du patient (« les médecins ne savent pas ce que j'ai », « des examens sont nécessaires », « un autre spécialiste pourrait peut-être me dire ce que j'ai », « si on me prescrit cet examen, c'est que le médecin pense à un problème grave », « si on répète cet examen, c'est que les résultats du premier ne sont pas fiables », etc.) et le rendant de moins en moins tolérant à l'incertitude. Il n'est par ailleurs jamais possible de lever à 100 % l'incertitude diagnostique. Une question utile à se poser est alors : « Si le patient n'était pas si inquiet, est-ce que je prescrirais cet examen ? » Une réponse négative devrait aboutir à différer cette prescription en intégrant cette décision dans le cadre d'un modèle explicatif des troubles.

5.2. Comorbidités

5.2.1. Pathologies médicales psychiatriques

Un trouble à symptomatologie somatique et apparenté peut être associé à d'autres troubles psychiatriques comorbides qu'il s'agit d'évaluer, en particulier :

* le trouble dépressif caractérisé ;
* les troubles anxieux ;
* le trouble de l'adaptation ;
* le trouble de stress post-traumatique ;
* les troubles de personnalité.

Les frontières diagnostiques peuvent être difficiles à établir entre un épisode dépressif caractérisé associé à un trouble à symptomatologie somatique avec douleur prédominante et un épisode dépressif caractérisé avec symptômes douloureux (qui sont fréquents chez ces patients). Cependant, dans le deuxième cas, les symptômes douloureux disparaissent lors de l'amélioration de la symptomatologie dépressive.

Les troubles dissociatifs (amnésie dissociative, trouble dépersonnalisation/déréalisation) peuvent être également associés au trouble de conversion.

5.2.2. Pathologies médicales non psychiatriques

Les troubles à symptomatologie somatique et apparentés peuvent être fréquemment comorbides d'une pathologie médicale non psychiatrique qu'il s'agit de ne pas sous-évaluer.

6. La prise en charge

6.1. Principes généraux de la prise en charge

6.1.1. L'hospitalisation

L'hospitalisation est en général non nécessaire. Une hospitalisation courte en médecine peut être parfois indiquée pour réaliser les examens complémentaires permettant d'éliminer un diagnostic différentiel de pathologie médicale non psychiatrique. La présence d'une comorbidité psychiatrique avec signes de gravité peut parfois également nécessiter une hospitalisation en psychiatrie.

En pédopsychiatrie, l'hospitalisation peut être nécessaire pour une évaluation pluridisciplinaire avec double prise en charge systématique et coordonnée :

* pédiatrique avec exploration médicale non psychiatrique pour éliminer les principaux diagnostics différentiels, en ciblant les examens complémentaires utiles et en sachant les limiter, et pour rassurer au mieux l'enfant-l'adolescent et sa famille, tout en ouvrant sur la dimension psychologique ;
* pédopsychiatrique avec observation clinique et recherche des comorbidités psychiatriques, mise en place d'une prise en charge adaptée tout en limitant les facteurs de maintenance et les bénéfices secondaires.

6.1.2. Initier la prise en charge de manière coordonnée

L'objectif est d'éviter de multiplier au-delà du raisonnable des investigations contribuant à pérenniser le trouble, et de savoir orienter le patient sur un suivi adapté. Il faut garder à l'esprit que la démarche de santé normale d'un individu présentant une plainte d'allure non-psychiatrique est de consulter un médecin non psychiatre en première ligne. L'objectif est donc de reconnaître la légitimité de cette démarche et d'informer le patient afin qu'il trouve un intérêt progressif à une démarche de santé tournée vers la santé mentale.

Pour cela des stratégies de communication du diagnostic de trouble à symptomatologie somatique et apparenté peuvent être utilisées. Il faut notamment :

* **reconnaître que les symptômes sont « véritables »** et peuvent être très effrayants et invalidants. La reconnaissance de la pénibilité et du retentissement des symptômes est essentielle tout comme la légitimité de la plainte adressée au corps médical. Il est souhaitable de s'abstenir de disqualifier le parcours antérieur du patient, que celui-ci ait fait appel à la médecine conventionnelle ou à des pratiques complémentaires voire alternatives. Dans certains cas, le défi lancé à la médecine et l'amertume de ne pas être reconnu et soulagé de ses maux peuvent conférer au comportement du patient un aspect revendicateur. Il est alors essentiel de pas confondre cause et conséquence. L'errance diagnostique, le sentiment de ne pas être « pris au sérieux », voire d'être rejeté, gagnent également à être reconnus explicitement par le praticien. La reconnaissance du caractère non volontaire des troubles doit servir de base à l'instauration d'une relation de confiance ;
* **proposer un diagnostic positif** : les termes « troubles fonctionnels » sont souvent bien acceptés par les patients, d'autant qu'il leur sera expliqué qu'il s'agit d'une maladie commune et reconnue. L'absence de diagnostic positif peut renforcer l'errance diagnostique et être à l'origine d'un sentiment de rejet chez les patients. On évitera que le diagnostic de trouble à symptomatologie somatique soit évoqué par élimination (« les examens n'ont rien trouvé, donc cela doit être... »), ce qui le discrédite aux yeux du patient et suggère parallèlement une hiérarchie de valeurs aux yeux du praticien. On évitera surtout de dire à un patient « vous n'avez rien » ou « c'est dans la tête », même si c'est pour le rassurer ;
* **évoquer les facteurs déclenchants et de maintien** : il ne s'agit pas d'une pathologie médicale non psychiatrique avec une lésion au niveau de l'organe ou du système désigné par les symptômes, les examens complémentaires ont permis de l'affirmer et ne sont plus nécessaires. On aura soin d'exposer un modèle explicatif de survenue et de pérennisation des symptômes, même schématique. L'objectif est de crédibiliser les propositions thérapeutiques et d'aider le patient à se les approprier (cf. **3. Éléments physiopathologiques**) ;

Il faut prendre soin de ne pas récuser un diagnostic auquel le patient semble adhérer (p. ex. : fibromyalgie) sauf peut-être s'il implique sans fondement un agent causal externe explicite (p. ex. : « électro-sensibilité », « maladie de Lyme chronique », etc.). Même dans ce cas, il convient de chercher à comprendre ce qui a conduit le patient à investir ce diagnostic et à l'aider à prendre conscience du piège que peut constituer une catégorisation arbitraire et d'allure définitive.

6.1.3. Poursuivre la prise en charge de manière coordonnée

La coordination de la prise en charge par un médecin référent est indispensable, en particulier pour limiter la répétition des examens complémentaires. Il s'agira au minimum de transmettre l'hypothèse diagnostique et les préconisations thérapeutiques à l'ensemble des intervenants impliqués dans la prise en charge du patient dans un courrier synthétique.

L'intervention d'un spécialiste de l'appareil éventuellement désigné par les symptômes ou d'un médecin interniste peut être nécessaire, pour un avis ponctuel concernant la nécessité ou non de poursuivre ou répéter les explorations diagnostiques. Cette expertise ponctuelle, éventuellement répétée de façon espacée, peut permettre au médecin référent de se dégager de la question du diagnostic négatif/différentiel pour se concentrer sur la prise en charge thérapeutique.

Un avis psychiatrique pourra être demandé en cas de comorbidité psychiatrique : épisode dépressif, trouble anxieux caractérisé, état de stress post-traumatique, trouble de la personnalité, etc. En cas de troubles à symptomatologie somatique chroniques ou réfractaires, il est préférable d'orienter vers un praticien expérimenté.

Un objectif prioritaire est de maintenir une alliance thérapeutique de qualité, particulièrement délicate chez ces patients volontiers sceptiques voire réticents à l'idée d'une participation psychologique à leurs symptômes.

* La construction de cette alliance passe par la **négociation des objectifs et des moyens de la thérapie**.
* La construction de cette alliance passe aussi par des **objectifs thérapeutiques modestes et atteignables** mais centrés chez l'adulte sur l'atténuation des symptômes et de leur retentissement psychosocial plutôt que sur la guérison. Il s'agit de rompre avec le cercle vicieux d'attentes irréalistes et de déception mutuelle qui caractérise trop souvent la relation médecin-malade. Une résolution complète est toutefois parfois observée lorsque le trouble est récent.

À partir de cette perspective partagée avec le médecin orientant le patient, une prise en charge psychothérapeutique plus spécifique pourra être réalisée.

6.1.4. Place des traitements psychotropes

* Les médicaments symptomatiques (antalgiques, antispasmodiques, etc.) ne sont pas efficaces.
* Les inhibiteurs sélectifs de la recapture de la sérotonine sont modestement efficaces dans les syndromes fonctionnels intestinaux et la crainte excessive d'avoir une maladie.
* Les inhibiteurs mixtes de la recapture de la sérotonine et de la noradrénaline peuvent soulager certains patients souffrant de troubles à symptomatologie somatique avec douleur prédominante, notamment dans la fibromyalgie.

Il faut cependant tenir compte de la propension accrue aux effets indésirables chez les patients souffrant de troubles à symptomatologie somatique.

La présence d'une comorbidité d'un trouble dépressif caractérisé, d'un trouble anxieux, d'un trouble de l'adaptation ou d'un trouble de personnalité nécessite chez l'adulte une prise en charge spécifique combinant notamment, pour les deux premiers, pharmacothérapie par antidépresseur et psychothérapie, et privilégiant l'abord psychothérapeutique en première intention chez l'enfant et l'adolescent.

6.1.5. Spécificité de l'enfant

Chez l'enfant, il faudra tenir compte des représentations de l'enfant lui-même mais aussi celle des parents. Il est important d'impliquer la famille à chaque étape de l'évaluation et de la prise en charge.

Chez l'enfant, les familles peuvent avoir tendance à continuer à attribuer les symptômes d'allure somatique de leur enfant à une pathologie médicale non psychiatrique sous-jacente. Les familles peuvent aussi expliquer parfois les symptômes d'allure somatique de leurs enfants par des représentations religieuses ou culturelles. Les cliniciens devront tenir compte de ces représentations familiales pour maintenir une alliance thérapeutique et des soins de qualité (cf. **Item 01**). Il faudra qu'ils tiennent compte également des stratégies parentales utilisées pour faire face et diminuer les manifestations symptomatiques chez leur enfant. Le programme d'interventions auprès de l'enfant doit donc inclure la famille.

6.2. Principes de prise en charge spécifique

6.2.1. Psychothérapie

En l'absence de trouble psychiatrique comorbide, des approches thérapeutiques ciblant les mécanismes psychophysiologiques entretenant le trouble à symptomatologie somatique et apparenté permettent d'améliorer les symptômes et signes cliniques.

Les thérapies cognitives et comportementales ont montré leur efficacité dans de nombreux troubles à symptomatologie somatique et apparentés.

Sur le plan cognitif, elles visent une meilleure prise de conscience de la focalisation de l'attention sur les sensations corporelles et du catastrophisme.

L'âge, en particulier l'installation de **la ménopause** ou de **l'andropause**, modifie également l'activité sexuelle du fait du déficit en œstrogènes ou en testostérone. Un **traitement substitutif hormonal** pourra alors être proposé.

2. Diagnostic

2.1. Entretien

Il s'agit d'un moment fondamental du bilan d'une plainte sexuelle. Il se fera idéalement en deux temps : le patient seul puis avec son partenaire habituel.

L'interrogatoire permettra de mettre en place une relation médecin malade de qualité. Il faut veiller à garder une attitude **empathique, bienveillante et sans jugement** sur les représentations des patients (cf. **Item 01**).

On cherchera à identifier le **motif précis de la consultation** (en considérant tout particulièrement la réponse sexuelle et ses différentes phases : excitation, plateau, orgasme, résolution), **l'historique du problème sexuel** (début brutal ou progressif, caractère permanent ou occasionnel) et le **caractère sélectif** situationnel ou généralisé de la plainte (plainte limitée à certains types de situations ou de partenaires ou non).

Ce temps d'entretien permettra d'explorer les quatre composantes principales impliquées dans la sexualité : les facteurs psychologiques du patient et du couple, les facteurs environnementaux comme le contexte culturel et social, l'existence de troubles psychiatriques ou de troubles non psychiatriques.

On cherchera tout d'abord à identifier et comprendre **les facteurs psychologiques, les représentations du patient et le fonctionnement du couple** :

* Quels sont les éléments les plus importants du développement sexuel du patient et l'existence éventuelle d'expériences sexuelles traumatiques ?
* Quelles sont ses relations avec sa famille ? Ses parents ? Son partenaire sexuel (difficultés de couple...) ? Quelles représentations a-t-il du couple et de la sexualité ?
* Quelle est sa perception du genre et les implications de celle-ci dans sa sexualité ?
* Comment s'est construite sa sexualité ? Son couple ? Quelles ont été ou sont ses habitudes et pratiques ? Quelles sont ses attitudes envers la sexualité ?

On cherchera à comprendre **les facteurs environnementaux et le contexte de la sexualité du patient** :

* Quel est son environnement, son contexte culturel ?
* Existe-t-il des facteurs de stress, des événements de vie récents négatifs (deuil, chômage, infertilité...) ou positifs (naissance d'un enfant, nouvelle rencontre...) ?

On recherchera à l'interrogatoire des éléments orientant vers des **pathologies non psychiatriques** pouvant interagir avec la sexualité, en particulier des affections cardiovasculaires, neurologiques, endocriniennes, iatrogènes, urologiques et gynécologiques (détaillés dans le chapitre 2.3. Examen clinique et recherche d'une étiologie non psychiatrique). Chez la femme, on recueillera avec précision toute l'histoire gynéco-obstétricale, en particulier les antécédents chirurgicaux et on recherchera d'éventuelles mutilations sexuelles féminines.

Et enfin **tout antécédent de troubles psychiatriques sera recherché à l'entretien** :

* troubles de l'humeur : épisode dépressif caractérisé (cf. **Item 66a**) ou trouble bipolaire (cf. **Item 64**) ;
* troubles anxieux (cf. **Items 66**) ;
* troubles psychotiques (cf. **Items 63 et 65**) ;
* troubles des conduites alimentaires (cf. **Item 71**) ;
* troubles liés à l'usage de substances, notamment alcool, cocaïne, héroïne, cannabis mais aussi les stimulants sexuels (poppers, GHB, testostérone, dérivés de l'amphétamine, dérivés de la méphédrone, propofol, IPDE5...) (cf. **Items 75 à 80**).

2.2. Les dysfonctions sexuelles

Les dysfonctions sexuelles décrites correspondent aux altérations :

* du **désir** ;
* de l'**excitation** ;
* de l'**orgasme**.

Les **douleurs sexuelles** font partie des dysfonctions sexuelles.

L'historique de la plainte (caractère **permanent** ou **occasionnel** et **ancienneté**), la **sélectivité** (concerne un seul partenaire) ainsi que le **rôle respectif des facteurs psychiatriques et non psychiatriques** sont nécessaires à la description des dysfonctions sexuelles. Leur intensité sera également évaluée ainsi que leur **retentissement psychologique** pour le sujet.

Les facteurs de risque sont multiples dans la majorité des cas. Les **facteurs de risque psychologiques individuels** jouent un rôle de déclenchement ou de maintien très important :

* l'éducation sexuelle reçue, l'existence d'expériences sexuelles antérieures traumatisantes comme un viol ou des violences sexuelles, l'attitude du partenaire (rejet, humiliation, absence de désir, difficultés conjugales, etc.) ;
* **un trouble psychiatrique comorbide** (30 % des cas – épisode dépressif caractérisé, trouble anxieux, trouble lié à l'usage de substances psychoactives, anorexie mentale, etc.) ;
* un trouble de personnalité comorbide.

Les diagnostics différentiels non psychiatriques sont à rechercher systématiquement par un examen clinique.

2.2.1. Troubles du désir sexuel

Il s'agit d'une diminution ou d'une absence du désir et de l'intérêt sexuel.

On peut également, mais plus rarement, observer une aversion pour tout ou partie des activités sexuelles.

Il faut penser à éliminer systématiquement un diagnostic différentiel d'hypogonadisme.

2.2.2. Troubles de l'excitation

2.2.2.1. Chez l'homme

Il s'agit de **troubles de l'érection** qui concerne 30 % des hommes de plus de 50 ans.

Ils peuvent concerner :

* **des difficultés à obtenir l'érection ;**
* **des difficultés à maintenir l'érection jusqu'à la fin de l'activité sexuelle** ;
* **une diminution de la rigidité de l'érection.**

Le maintien des érections matinales est en faveur de l'étiologie psychiatrique du trouble de même que la sélectivité pour un ou une partenaire ou encore le caractère occasionnel de la dysfonction érectile.

Les étiologies non psychiatriques sont fréquentes (environ 50 % après 50 ans) et doivent être éliminées avant d'évoquer une origine psychiatrique au trouble de l'érection.

2.2.2.2. Chez la femme

Il s'agit de troubles de l'excitation avec bien souvent **absence de lubrification vaginale et de tumescence**.

Ils peuvent être responsables de dyspareunies.

Ils sont fréquemment associés aux troubles du désir ou de l'intérêt sexuel.

La ménopause, en l'absence de traitement substitutif, est un diagnostic différentiel non psychiatrique fréquent.

1. Introduction : le sommeil

Chez l'adulte, le sommeil normal survient la nuit, il dure en moyenne 7 à 8 heures, avec de grandes variations interindividuelles en fonction :

* de l'âge ;
* du sexe ;
* de l'individu lui-même (court/long dormeur, sujet du matin/du soir).

Chez l'enfant le sommeil normal est caractérisé par des besoins plus importants qui varient en fonction du développement et de l'âge. Les besoins moyens de sommeil sont de :

* 15 h à 1 an ;
* 14 h à 2 ans ;
* 13 h entre 3 et 4 ans ;
* 12 h entre 5 et 9 ans ;
* 11 h entre 10 et 12 ans ;
* 9 à 10 h entre 12 et 14 ans ;
* 8 h ensuite comme chez l'adulte.

Dans les premières années de la vie, jusqu'à 4 ans, le sommeil se répartit sur le jour et la nuit.

1.1. Rythme veille-sommeil

De façon générale, l'alternance veille-sommeil est régie par deux processus :

* le processus homéostasique (processus S) : « Je dors car je suis fatigué » ;
* le processus circadien (processus C) : « Je dors car c'est (mon) l'heure de dormir ».

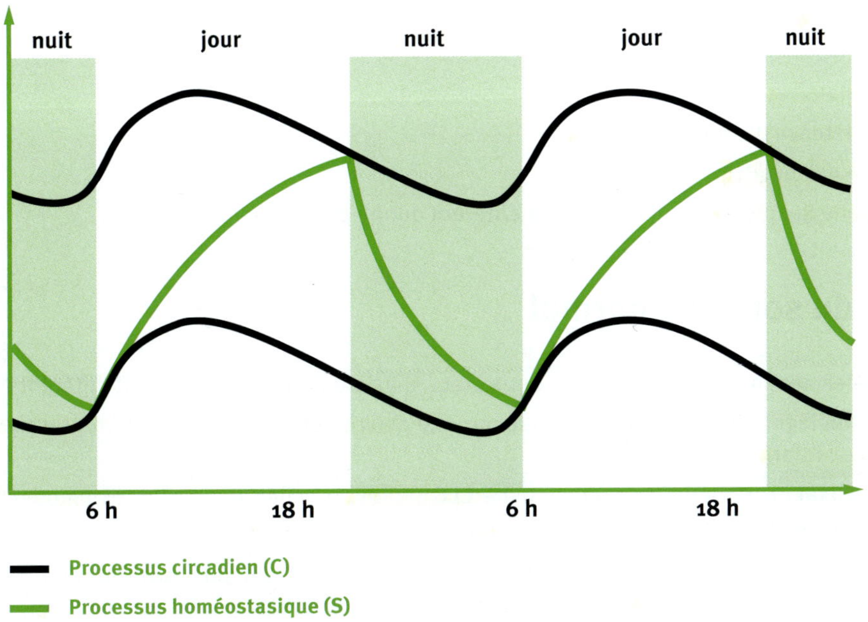

Figure 1. Le processus homéostasique S s'accumule au fur et à mesure de l'éveil, il diminue lors du sommeil. Le processus circadien C définit une propension à l'éveil élevée la journée et faible la nuit avec un nadir vers 4 h du matin. Le déclenchement du sommeil et sa fin sont déterminés par l'interaction des deux processus.

Le processus homéostasique, accumulatif, augmente tout au long de la veille et diminue pendant le sommeil.

Le processus circadien dépend de l'oscillateur circadien que l'on appelle horloge biologique, située dans les noyaux suprachiasmatiques. L'horloge biologique module les états de vigilance mais aussi d'autres paramètres dont les sécrétions hormonales, la température interne, les cycles de division cellulaire et l'humeur. Le rythme endogène de l'oscillateur circadien est le plus souvent légèrement supérieur à 24 h, il doit donc être régulièrement « remis à l'heure » pour être exactement de 24 h. Pour cela, l'horloge biologique est soumise à l'influence de synchroniseurs externes, dont le principal est l'information photique (alternance lumière-obscurité) mais aussi les rythmes sociaux, l'activité physique et l'alimentation.

Les deux processus interagissent entre eux selon le modèle de la **Figure 1**.

1.2. Méthodes d'exploration du sommeil

L'examen de référence pour l'étude du sommeil est la polysomnographie. Il est souvent nécessaire pour confirmer le diagnostic de certains troubles du sommeil (syndrome d'apnées obstructives du sommeil...), mais il n'est pas indiqué à titre systématique dans d'autres troubles du sommeil (insomnie, troubles des rythmes circadiens). Il s'agit d'un enregistrement électro-physiologique qui permet de recueillir durant le sommeil du sujet les paramètres suivants :

* électro-encéphalogramme (EEG) : activité électrique du cortex cérébral ;
* électro-oculogramme (EOG) : détection des mouvements oculaires ;
* électro-myogramme (EMG) : mesure du tonus musculaire ;
* paramètres cardio-respiratoires (détection des variations du débit respiratoire, saturation, mouvements respiratoires thoraciques et abdominaux, rythme cardiaque) ;
* paramètres moteurs : détection des mouvements de jambes ;
* enregistrement vidéo concomitant.

L'EEG, EOG et EMG sont nécessaires à l'interprétation du sommeil normal, les autres paramètres permettent le diagnostic de pathologies du sommeil.

D'autres examens (décrits ci-dessous) peuvent par ailleurs être réalisés :

* agenda de sommeil ;
* actimétrie ;
* polygraphie ventilatoire ;
* tests itératifs de latence d'endormissement ;
* tests de maintien de l'éveil ;
* dosage hypocrétine (ou oréxine, qui est un nom différent donné pour la même molécule).

1.3. Architecture du sommeil normal

Deux types de sommeil sont à distinguer, ce sont deux états physiologiques extrêmement différents :

* **le sommeil lent (de léger à profond) :** caractérisé par une activité EEG qui se ralentit progressivement (50 à 75 % du sommeil total) ;
* **le sommeil paradoxal :** caractérisé par une activité EEG rapide, proche de la veille, des mouvements oculaires rapides et une abolition du tonus musculaire (25 % du sommeil total).

Les états de sommeil lent léger, sommeil lent profond et sommeil paradoxal alternent tout au long de la nuit selon une organisation dite en cycle. Un cycle de sommeil normal débute par du sommeil lent, dont la profondeur augmente progressivement, puis se termine par du sommeil paradoxal. Les cycles se répètent et leur architecture évolue au fur et à mesure que le sommeil dure. En début de nuit, le sommeil lent (et notamment profond) occupe la majeure partie du temps de sommeil, puis il se réduit (voire disparaît) alors

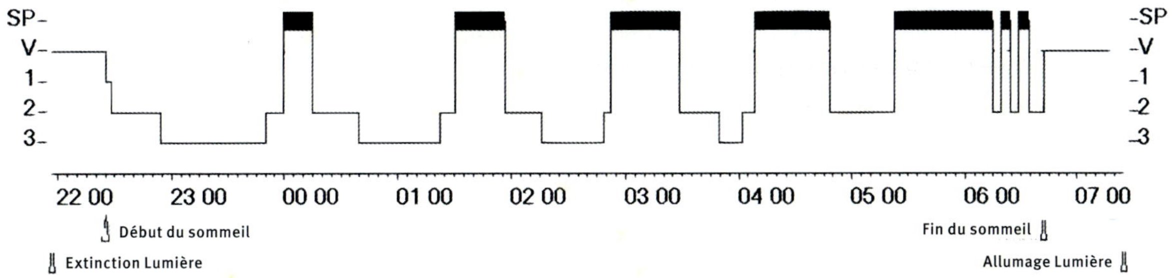

Figure 2. L'hypnogramme est une représentation graphique de la succession des différents stades de vigilance au cours de la nuit qui définit des cycles de sommeil. L'enregistrement débute peu après 22 h et se termine vers 7 h 30. Noter la prédominance du sommeil lent profond en début de nuit et celle du sommeil paradoxal en fin de nuit. V : Veille ; SP : Sommeil paradoxal ; N1 : Stade 1 sommeil lent léger ; N2 : Stade 2 sommeil lent léger ; N3 : Sommeil lent profond.

que le temps de sommeil paradoxal augmente. L'alternance des cycles de sommeil peut être visualisée au moyen de l'hypnogramme.

Chez l'enfant, le sommeil profond est en quantité plus importante que chez l'adulte, et a un rôle majeur dans le développement cérébral et cognitif, l'intégration des connaissances et les apprentissages. Le sommeil lent profond permet aussi la sécrétion d'hormone de croissance et joue un rôle très important dans la croissance.

1.4. Conseils d'hygiène de sommeil

Le sommeil est un comportement de santé. Un comportement de santé correspond à tout comportement ou toute activité faisant partie de la vie quotidienne mais qui influe sur l'état de santé de la personne. Il fait partie intégrante des modes de vie d'un individu. Agir sur les comportements de santé permet d'optimiser la santé et la qualité de vie (prévention). Plus les changements seront durables, plus les bénéfices seront importants, et cela quels que soient l'âge du début ou la sévérité de la maladie.

Le sommeil est un comportement affecté par une multitude de facteurs associés au mode de vie de l'individu : alimentation, activité physique, facteurs environnementaux liés à la chambre à coucher, horaire de coucher et de lever, consommation de psychotropes.

Apprendre les règles d'hygiène de sommeil consiste à entraîner des modifications comportementales en lien avec la physiologie du sommeil. Il s'agit de fournir à l'individu des informations de base sur la physiologie du sommeil, ainsi que sur les facteurs environnementaux et les modes de vie pouvant favoriser la qualité ou la quantité du sommeil de nuit. Le non-respect des règles d'hygiène de sommeil peut perturber la physiologie du sommeil et compliquer un trouble du sommeil et réduire l'impact des prises en charge.

Les conseils pour une bonne hygiène du sommeil sont au niveau de :

* l'alimentation : favoriser la consommation de sucres lents au dîner ;
* l'exercice physique :
  - favoriser l'exercice physique régulier et le matin ;
  - favoriser activités calmes le soir ;
* des facteurs environnementaux liés à la chambre à coucher :
  - environnement calme, silencieux, dans le noir, frais ;
  - favoriser la lumière le matin ;
  - choisir un matelas confortable ;
  - limiter les écrans le soir ;
  - chez l'enfant, favoriser les rituels de coucher, et favoriser l'endormissement seul ;

* des horaires de sommeil :
  - heures de coucher et de lever régulières, jours de semaine et week-end compris ;
  - heure de coucher à déterminer pour couvrir ses besoins de sommeil ;
  - éviter les siestes longues ou tardives chez l'adulte ;
  - chez l'enfant respecter les moments et temps de siestes ;
* des psychotropes :
  - caféine à éviter 4 à 6 heures avant le coucher ;
  - nicotine à éviter 1 heure avant le coucher et lors des réveils de nuit ;
  - alcool : peut faciliter l'endormissement, mais favorise les réveils nocturnes ;
  - hypnotique : informer sur les risques.

1.5. Définition d'un trouble du sommeil

Un trouble du sommeil est un syndrome caractérisé par une perturbation cliniquement significative du sommeil ou de l'éveil d'un individu, qui reflète l'existence d'un dysfonctionnement dans les processus physiologiques, psychologiques ou développementaux de la régulation veille-sommeil, sous-tendant :

* les comportements de sommeil et d'éveil ;
* et la régulation des grandes fonctions physiologiques de l'organisme.

Les troubles du sommeil sont le plus souvent associés à :

* une détresse ;
* ou une altération importante du fonctionnement social, professionnel ou dans d'autres domaines importants.

Pour identifier un trouble du sommeil, il faut repérer :

* des critères sémiologiques spécifiques du sommeil et de l'éveil autour de trois syndromes à spécifier :
  - **symptômes d'hypersomnolence** ;
  - **symptômes d'insomnie** ;
  - **symptômes ou signes de comportements pendant le sommeil** ;
* des critères sémiologiques associés à un dysfonctionnement des grandes fonctions physiologiques pendant le sommeil :
  - pneumologique ;
  - ORL ;
  - cardio-métabolique ;
  - neurologique ;
  - psychiatrique ;
* des critères de détresse psychologique (souffrance) ou de répercussion sur les activités quotidiennes (handicap) ;
* parfois des critères d'évolution temporelle ;
* le **plus souvent des indices physiologiques spécifiques issus d'un examen paraclinique spécifique du sommeil et de l'éveil** (polysomnographie, polygraphie ventilatoire nocturne, TILE, hypocrétine).

1.6. Principales étiologies de troubles du sommeil

Les principaux troubles du sommeil sont classés en fonction des perturbations principales (que l'on pourrait appeler « étiologie ») altérant le sommeil :

* les troubles insomnies caractérisés par des perturbations de **la balance entre système de régulation de l'éveil et du sommeil**. Il s'agit des :
  - troubles insomnie aiguë (< 3 mois) ;
  - troubles insomnie chronique (> 3 mois) ;
* les troubles respiratoires du sommeil caractérisés par des **perturbations de la respiration et/ou ventilation nocturne**. Il s'agit du :
  - syndrome d'apnées et hypopnées obstructives du sommeil (rétrécissement ou fermeture des voies aériennes supérieures pendant le sommeil tandis que l'effort respiratoire persiste) ;
  - syndrome d'apnées et hypopnées centrales du sommeil (réduction ou cessation du flux aérien par diminution ou arrêt de l'effort respiratoire) ;
  - syndrome d'hypoventilation pendant le sommeil, avec notamment le syndrome d'obésité hypoventilation (baisse de la ventilation alvéolaire avec augmentation anormale de la $PaCO_2$ pendant le sommeil) ;
* les troubles hypersomnolence d'origine centrale caractérisés par des **perturbations du fonctionnement des systèmes de l'éveil**. Il s'agit des :
  - narcolepsies de types 1 (avec déficit en hypocrétine) et 2 (sans déficit en hypocrétine) ;
  - hypersomnie idiopathique (HI) ;
  - syndrome de Kleine-Levin (SKL – épisodes d'hypersomnolence récurents-rémittents) ;
  - hypersomnie associée à une autre pathologie (non liée à un trouble du sommeil ou de l'éveil) ;
* les troubles du rythme circadien veille-sommeil caractérisés par des **perturbations du rythme circadien** au regard du rythme jour/nuit. Il s'agit du :
  - syndrome de retard de phase (SRP) ;
  - syndrome d'avance de phase (SAP) ;
  - syndrome de rythme veille-sommeil irrégulier (SRVSI) ;
  - syndrome de rythme libre cours ;
  - syndrome de désadaptation au travail en horaires décalés ou de nuit (S désa) ;
  - syndrome du décalage horaire (S décal) ;
* les troubles parasomnies caractérisés par une **perturbation du fonctionnement des systèmes de sommeil**. Il s'agit des :
  - troubles parasomnies en sommeil lent avec :
    - les éveils confusionnels ;
    - les terreurs nocturnes ;
    - le somnambulisme ;
  - troubles parasomnies en sommeil paradoxal avec :
    - les troubles du comportement en sommeil paradoxal ;
    - les troubles des cauchemars ;
* les troubles moteurs liés au sommeil caractérisés par une **perturbation des processus de régulation motrice** pendant le sommeil. Il s'agit du :
  - syndrome des jambes sans repos (SJSR) ;
  - syndrome des mouvements périodiques de jambes pendant le sommeil (MPJS) ;
  - bruxisme lié au sommeil.

2. La plainte d'insomnie

2.1. Données épidémiologiques

La plainte d'insomnie est extrêmement fréquente en population générale : 30 % des adultes ont présenté durant leur vie une insomnie transitoire, et 10 % un trouble insomnie chronique.

La persistance de plainte d'insomnie dans le contexte d'un trouble psychiatrique chronique est un facteur clairement identifié de rechute et/ou de récurrence de ce dernier.

La prévalence est plus élevée chez les femmes et augmente avec l'âge.

2.2. Diagnostic positif

2.2.1. Le trouble insomnie

Le diagnostic de trouble insomnie est clinique. Après s'être assuré que le sujet a les opportunités suffisantes pour dormir, il s'agit de :

* **difficultés d'endormissement** ;
* et/ou **plusieurs éveils nocturnes** avec difficultés pour se rendormir ;
* et/ou **réveil matinal précoce** avec incapacité de se rendormir.

Le trouble insomnie chez l'enfant peut se traduire aussi par des difficultés d'endormissement avec opposition au coucher ou pleurs, des éveils nocturnes (souvent multiples) ou plus rarement par une nuit écourtée.

Le trouble insomnie doit être responsable d'un **retentissement diurne négatif** sur les activités du sujet et être associé à des symptômes généraux (fatigue, plaintes cognitives, irritabilité, perturbation de l'humeur, mais aussi céphalées, baisse du désir sexuel, symptômes gastro-intestinaux).

De ce fait, le trouble insomnie se manifeste sur la vie de l'individu, et non seulement sur ses nuits.

Le trouble insomnie chronique est associé à des symptômes depuis plus de 3 mois.

Le trouble insomnie aiguë ou transitoire (également appelée insomnie d'ajustement) dure moins de 3 mois et est le plus souvent en lien avec un facteur de stress déclenchant récent évident.

Le trouble insomnie chronique est lié au développement de comportements dysfonctionnels (se coucher trop tôt, faire des grasses matinées pour « récupérer », faire des siestes) entretenus par des schémas de pensée inadaptés (se forcer à dormir, attribuer à l'insomnie un grand nombre de problèmes diurnes, penser que rester dans le lit permettrait de récupérer…). L'échec de ces stratégies génère une anxiété, des ruminations excessives conduisant à un « hyperéveil mental » (pensées intrusives, incapacité perçue à arrêter l'activité mentale qui empêche l'endormissement) et une « hyperactivation » physiologique (incapacité à se détendre). Cet état d'hyperéveil conduit à une **pérennisation de l'insomnie**, on parle ainsi du cercle vicieux de l'insomnie.

Chez l'enfant de moins de 3 ans, le trouble est lié le plus souvent à un conditionnement anormal à l'endormissement : l'enfant ne s'est jamais endormi seul ou ne sait plus s'endormir seul, ou encore il est incapable de s'endormir sans biberon. Une insomnie chez l'enfant peut être favorisée par une absence ou une incohérence des routines de coucher proposées à l'enfant, un manque de fermeté des parents qui se laissent déborder par les multiples demandes de l'enfant pour éviter d'être mis au lit.

2.2.2. Symptôme insomnie versus trouble insomnie

Le trouble insomnie doit être distingué d'une simple plainte d'insomnie (insomnie symptôme). **L'insomnie symptôme se retrouve dans de nombreux troubles psychiatriques**, en particulier

* des troubles de l'humeur :
  - épisode dépressif caractérisé : l'insomnie est l'un des symptômes principaux et souvent manifestée par un réveil trop précoce ;
  - épisode maniaque : l'insomnie est dans ce contexte rarement responsable de fatigue diurne ;
* troubles anxieux : l'insomnie se manifeste souvent par des difficultés d'endormissement ou des réveils nocturnes multiples ;
* trouble stress post-traumatique : l'insomnie est souvent un symptôme central du trouble (syndrome d'hypervigilance), associée à des cauchemars (syndrome de reviviscence).

Dans ces situations, le symptôme insomnie est l'une des manifestations cliniques de la pathologie qui l'expliquera entièrement.

2.2.3. Trouble insomnie chronique comorbide

La distinction entre trouble insomnie primaire et secondaire n'est plus réalisée, au profit de la distinction entre trouble insomnie avec ou sans comorbidité.

Pour parler de trouble insomnie chronique comorbide d'un trouble psychiatrique, il faut que les plaintes d'insomnie soient suffisamment sévères et associées à des répercussions diurnes spécifiques. On parle de comorbidité car la plainte d'insomnie ne peut être expliquée entièrement par la pathologie associée ; il s'agit donc d'un trouble insomnie comorbide.

2.3. Examens complémentaires

Le recueil des informations cliniques peut être complété par un **agenda de sommeil** sur quelques semaines. Le patient indique chaque jour ses heures de lever, coucher, le temps estimé passé à dormir, les horaires de ses réveils nocturnes, la qualité du réveil le matin et de la vigilance la journée.

259

Une actimétrie peut également être réalisée. L'actimètre est un accéléromètre porté au poignet comme une montre. Il peut enregistrer pendant plusieurs semaines les niveaux d'activité du sujet, reflet de l'alternance veille-sommeil. Cet outil permet d'apprécier les rythmes veille-sommeil en conditions écologiques.

2.4. Diagnostic différentiel

Le diagnostic de trouble insomnie ne pose en général pas de difficultés. Cependant, l'insomnie d'endormissement doit être distinguée du **syndrome de retard de phase du sommeil** et du **syndrome de jambe sans repos :**

* **le syndrome de retard de phase du sommeil** est caractérisé par une période propice au sommeil retardée de plusieurs heures, le tableau clinique associe alors un coucher tardif associé à un lever tardif. Ce syndrome est particulièrement fréquent chez l'adolescent ;
* **le syndrome de jambe sans repos** est caractérisé par la présence de 4 critères :
  - sensations désagréables au niveau des jambes responsables d'un besoin irrépressible de les mobiliser (impatiences) ;
  - les symptômes sont aggravés par l'immobilité et la position allongée ;
  - les symptômes sont soulagés par le mouvement ;
  - les symptômes sont plus intenses le soir par rapport à la journée (caractère vespéral).

Dans 80 % des cas, le SJSR est associé à des mouvements périodiques des membres. Il s'agit de flexions périodiques des orteils, du pied, du genou ou de la hanche, durant quelques secondes. Ces contractions, si elles sont nombreuses, sont souvent responsables d'une importante fragmentation du sommeil. Le diagnostic des mouvements périodiques des membres est polysomnographique, le sujet n'en ayant que rarement conscience.

2.5. Principes de prise en charge du trouble insomnie

La thérapie cognitive et comportementale est le traitement de référence du trouble insomnie chronique de l'enfant et de l'adulte.

Son efficacité à court terme est comparable aux traitements hypnotiques, avec des bénéfices qui se maintiennent sur le long terme contrairement aux hypnotiques.

La TCC de l'insomnie permet par ailleurs de réduire ou d'interrompre une prescription chronique inappropriée de médicaments hypnotiques.

La TCC de l'insomnie comporte principalement trois volets :

* **l'éducation à l'hygiène de sommeil** ;
* **des mesures comportementales** ;
* **une restructuration cognitive**.

Des informations sont délivrées au fur et à mesure des séances sur la nature du sommeil normal, ses mécanismes.

Les mesures comportementales sont :

* la restriction du temps passé au lit ;
* le contrôle du stimulus.

Ces mesures sont suivies au moyen d'un agenda de sommeil que le patient complète le long de sa thérapie.

* La technique de restriction du temps passé au lit vise à augmenter l'efficacité du sommeil : temps estimé de sommeil divisé par le temps passé au lit.

* La technique du contrôle du stimulus vise à gérer l'horaire du coucher en fonction de la propension au sommeil afin de réassocier un signal physiologique clair afin de démarrer le sommeil.

La restructuration cognitive a pour but de corriger les pensées dysfonctionnelles qui perpétuent l'insomnie (objectifs irréalistes, anxiété de performance liée au sommeil, tendance à attribuer le mauvais fonctionnement diurne à l'insomnie...). Des techniques de relaxation sont également associées afin de lutter contre l'hyperactivation neurovégétative liée à l'insomnie.

La TCC de l'insomnie est une thérapie brève, conduite en général en 5 à 8 séances structurées de 45 à 60 minutes.

2.6. Prévention du trouble insomnie

La prévention du trouble insomnie chronique passe par les règles d'hygiène du sommeil et les mesures comportementales.

La prévention consiste à limiter aussi la consommation d'hypnotique. Les hypnotiques ne sont indiqués qu'en cas de trouble insomnie aiguë consécutif à un facteur de stress et toujours en association avec les règles d'hygiènes du sommeil et les mesures comportementales. Par ailleurs, si des hypnotiques sont prescrits, ils doivent être prescrits sur une durée limitée à 4 semaines avec anticipation de l'arrêt du traitement.

La TCC de l'insomnie est le traitement de première intention dans le cadre du trouble insomnie chronique. En cas de prescription d'hypnotiques dans le cadre d'un trouble insomnie chronique, il faut envisager le sevrage progressif couplé aux mesures de TCC.

3. La plainte d'hypersomnolence

3.1. Données épidémiologiques

La plainte d'hypersomnolence est extrêmement fréquente en population générale : 15 % de la population présentant une hypersomnolence modérée et 4-5 % une hypersomnolence sévère.

L'hypersomnolence représente un enjeu de santé publique du fait du risque majeur d'accident dont elle peut être responsable. L'hypersomnolence revêt de ce fait des implications médico-légales. En effet, l'hypersomnolence fait partie de la liste des affections médicales incompatibles avec l'obtention ou le maintien du permis de conduire (arrêté du 18 décembre 2015).

3.2. Diagnostic positif

L'hypersomnolence se définit par l'association, à des degrés divers :

* d'un allongement excessif du temps de sommeil de nuit ou de jour évaluable par un agenda du sommeil, voire par une actimétrie ;
* d'une mauvaise qualité de l'éveil durant la journée (somnolence diurne excessive) évaluable par l'échelle de somnolence d'Epworth ;
* d'une inertie du sommeil, correspondant à une difficulté à se réveiller au décours de la nuit.

La somnolence chez l'enfant est souvent accompagnée d'autres symptômes, dont certains peuvent être au premier plan :

* irritabilité ;
* instabilité motrice ;
* baisse de l'attention.

La somnolence chez l'enfant se manifeste volontiers en situation d'inactivité ou de passivité, il est très important de rechercher la notion d'endormissements en classe.

3.3. Examens complémentaires

Deux examens validés permettent d'évaluer de façon objective la plainte d'hypersomnolence. Ils doivent être systématiquement précédés d'un enregistrement polysomnographique : les tests itératifs de latence d'endormissement (TILE) et tests de maintien de l'éveil (TME).

Les tests itératifs de latence d'endormissement (TILE) mesurent la propension du sujet à s'endormir la journée. Les TILE sont utilisés pour poser le diagnostic d'hypersomnies centrales.

Les tests de maintien de l'éveil (TME) mesurent la capacité du sujet à rester éveillé durant la journée. Les TME sont utilisés pour évaluer l'efficacité du traitement de la somnolence. Le TME a de plus une valeur médico-légale (arrêté du 18 décembre 2015).

3.4. Diagnostic différentiel

Deux symptômes sont à distinguer de l'hypersomnolence :

* **la fatigue :**
  - sensation d'affaiblissement physique ou psychique ;
  - survenant le plus souvent à la suite d'efforts physique ou psychique qui en impose l'arrêt ;
  - réversible au moins partiellement avec la mise au repos ;
* **la clinophilie** :
  - rester allongé la journée tout en étant éveillé ;
  - symptôme fréquemment observé dans les troubles de l'humeur.

3.5. Aspects médico-légaux

En cas d'hypersomnolence la loi (arrêté du 18 décembre 2015) fait une distinction entre les conducteurs détenteurs de permis de type léger et les conducteurs détenteurs de permis de type lourd.

Les conducteurs dotés de permis de type léger (voiture, moto) relèvent d'un examen clinique et/ou de tests paracliniques laissés à l'appréciation du médecin avec :

* une interruption temporaire de la conduite en attente de traitement ;
* la reprise peut avoir lieu 1 mois après l'évaluation de l'efficacité thérapeutique (pression positive continue, chirurgie, prothèse, traitement stimulant de l'éveil) pour une compatibilité temporaire de 3 ans. Cette reprise sera proposée à l'issue du bilan spécialisé. L'incompatibilité à la conduite est maintenue tant que persiste une somnolence malgré le traitement.

Les conducteurs dotés de permis de type lourd (camions, autobus, taxis, ambulances...) nécessitent de passer un Test de maintien de l'éveil (TME) pour confirmer l'efficacité thérapeutique et la possible reprise de la conduite, avec :

* une interruption temporaire de la conduite en attente de traitement ;
* la reprise peut avoir lieu 1 mois après l'évaluation de l'efficacité thérapeutique (pression positive continue, chirurgie, prothèse, traitement stimulant de l'éveil), pour une compatibilité temporaire d'un an. L'incompatibilité est maintenue tant que persiste une hypersomnolence malgré le traitement.

3.6. Les causes d'hypersomnolence

3.6.1. Les causes fréquentes

Les causes les plus fréquentes d'hypersomnolence sont la dette de sommeil chronique, l'obésité, l'épisode dépressif caractérisé, les psychotropes et la grossesse (principalement lors du premier trimestre).

La dette de sommeil chronique entraîne un syndrome d'insuffisance de sommeil. Le sujet ne dort pas aussi longtemps qu'il le devrait pour maintenir un niveau d'éveil normal. La somnolence est volontiers plus forte en deuxième partie de journée. Le syndrome d'insuffisance de sommeil s'accompagne par ailleurs de signes fonctionnels divers, notamment cognitifs. L'interrogatoire est le plus souvent suffisant pour retenir le diagnostic en précisant les horaires habituels de sommeil et la notion d'un allongement du temps de sommeil durant les week-ends ou les vacances.

3.6.2. Les causes rares

Les causes rares d'hypersomnolence, mais entraînant des symptômes sévères sont les hypersomnies centrales avec les narcolepsies et les hypersomnies idiopathiques.

Les narcolepsies sont de deux types : 1 et 2.

La narcolepsie de type 1 était anciennement appelée narcolepsie-cataplexie. Sur le plan physiopathologique, la narcolepsie de type 1 est liée à la perte de fonction des neurones à orexine/hypocrétine, un neurotransmetteur sécrété par une petite population de neurones de la partie dorso-latérale de l'hypothalamus. Le diagnostic de narcolepsie de type 1 doit être évoqué devant :

* la tétrade symptomatique qui associe :
  - une somnolence, sévère, caractérisée par des accès de sommeil diurnes multiples et courts, incoercibles, rafraîchissants, souvent accompagnés d'activité onirique ;
  - des cataplexies, abolitions brève et brutale du tonus musculaire, généralisées ou partielles, sans altération de la conscience, déclenchées par une émotion le plus souvent positive (rire, surprise). La cataplexie est un signe pathognomonique de la narcolepsie-cataplexie ;
  - des hallucinations nocturnes (hypnagogiques à l'endormissement, hypnopompiques au réveil) ;
  - des paralysies du sommeil (paralysie complète et transitoire, durant quelques secondes à quelques minutes survenant au moment de l'endormissement ou du réveil) ;
* un sommeil de nuit perturbé (insomnie, agitation nocturne) ;
* une prise de poids involontaire au début des symptômes (30 % des sujets narcoleptiques sont en surpoids).

Le diagnostic de narcolepsie de type 1 repose sur l'observation clinique lorsque les symptômes sont typiques. Il est recommandé cependant de pratiquer une polysomnographie suivie de TILE qui objectivent :

* un sommeil de nuit fragmenté ;
* une latence d'apparition du sommeil paradoxal courte ;
* une latence moyenne d'endormissement aux TILE inférieure à 8 minutes ;
* la présence de sommeil paradoxal sur au moins 2 des 5 TILE.

Le diagnostic formel est apporté par le dosage de l'orexine/hypocrétine dans le liquide céphalo-rachidien, qui révèle un taux bas voire effondré.

Il existe une deuxième forme de narcolepsie, appelée de type 2, au cours de laquelle les cataplexies sont absentes et pour lesquelles le taux d'orexine/hypocrétine reste normal.

L'hypersomnie idiopathique est associée à des accès de sommeil diurnes sont longs (plusieurs heures) et non restaurateurs de vigilance normale. Le sommeil de nuit est très souvent prolongé (supérieur à 10 heures), et d'excellente qualité. Le réveil reste cependant très difficile, définissant l'inertie du réveil, pouvant aller jusqu'à une ivresse du réveil avec confusion.

3.6.3. Le syndrome d'apnées obstructives du sommeil

3.6.3.1. Définition

Le syndrome d'apnées obstructives du sommeil (SAOS) est un trouble respiratoire du sommeil caractérisé par le rétrécissement ou par une fermeture des voies aériennes supérieures pendant le sommeil tandis que l'effort respiratoire persiste, au moins pendant une partie de l'événement.

3.6.3.2. Données épidémiologiques

Le SAOS est une pathologie fréquente, touchant 5-10 % de la population générale, associé dans plus de la moitié des cas à de l'hypersomnolence.

Les facteurs de risques sont :

* sexe masculin ;
* surpoids/obésité, périmètre cervical > 40 cm ;
* hypertrophie amygdalienne, score de Mallampati ≥ 3, macroglossie, obstruction nasale ;
* endognathie, rétrognathie, hypomaxillie ;
* prise de Benzodiazépines.

Les complications de ce syndrome sont d'ordre cardio-vasculaires, métaboliques (hypertension artérielle, manifestations ischémiques cardiaques ou cérébrales, insulino-resistance, syndrome métabolique, diabète) et psychiatriques (troubles de l'humeur en particulier le syndrome dépressif).

Le risque du SAOS est également lié à l'hypersomnolence du fait du risque majeur d'accident dont elle peut être responsable. Le SAOS associé à une hypersomnolence fait partie de la liste des affections médicales incompatibles avec l'obtention ou le maintien du permis de conduire (arrêté du 18 décembre 2015). Il s'agit d'y être particulièrement vigilant chez le chauffeur professionnel.

Chez les enfants les complications de ce syndrome sont également sur le développement cérébral et cognitif, l'intégration des connaissances, les apprentissages, les performances scolaires, et la régulation de l'humeur et des comportements diurnes. Il peut également exister un retard de croissance.

3.6.3.3. Aspects cliniques

Chez ces sujets, le diagnostic de SAOS doit être évoqué devant :

* des symptômes diurnes :
  - somnolence excessive ;
  - sommeil perçu comme non réparateur ;
  - céphalées matinales ;
  - altérations cognitives ;
  - baisse du désir sexuel et baisse de l'excitation sexuelle ;
  - irritabilité ;
* des manifestations nocturnes :
  - ronflement, parfois pauses respiratoires observées par l'entourage ;
  - polyurie nocturne (plus de 2 mictions par nuit) ;
  - hypersalivation ;
  - sueurs nocturnes ;
  - pauses respiratoires constatées par l'entourage ;
  - sensation d'étouffement.

Chez les enfants, les signes évocateurs d'un syndrome d'apnées obstructives du sommeil peuvent être également : sommeil agité, comportements pendant le sommeil, respiration bruyante ou difficile pendant le sommeil, cou en hyper-extension pour respirer pendant le sommeil, réveil difficile.

3.6.3.4. Examens complémentaires

La suspicion diagnostique doit être confirmée par enregistrement nocturne (polygraphie ventilatoire ou polysomnographie). Cet enregistrement met en évidence de nombreux arrêts respiratoires liés à l'obstruction des voies aériennes supérieures :

* apnées : interruption complète de la respiration de plus de 10 secondes ;
* hypopnées : diminution partielle de la respiration de plus de 10 secondes, associés à une désaturation en oxygène et/ou un micro-éveil.

Un index d'apnée/hypopnées (IAH) supérieur ou égal à 5 par heure de sommeil confirme le diagnostic. L'intensité du SAOS se définit par l'IAH :

* légère : IAH entre 5 et 15/h ;
* modérée : IAH entre 15 à 30/h ;
* sévère : IAH supérieur à 30/h.

Chez l'enfant il faut savoir rechercher une **hypertrophie obstructive des végétations adenoïdes** (en particulier devant une respiration buccale principale, avec bouche ouverte la journée, et un contexte d'infection ORL à répétition ou de rhinite allergique) et une **hypertrophie obstructive amygdalienne** (par l'examen endobuccal avec la détermination du grade de Friedman).

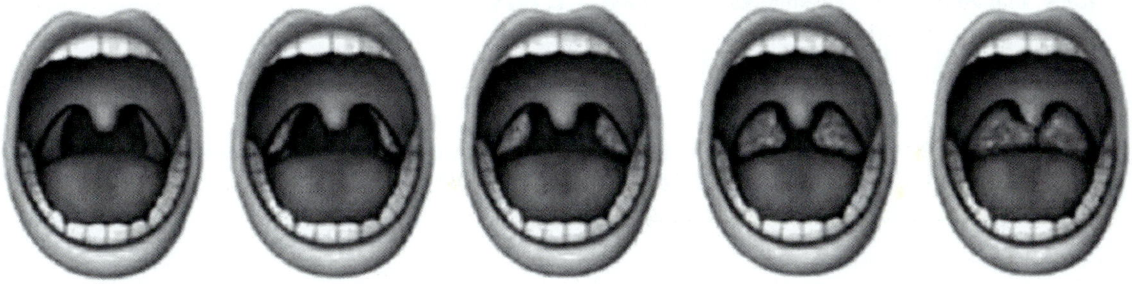

Figure 3. Grades de Friedman (pour le volume amygdalien) : 0 – luette et piliers visibles ; 1 – A cachés dans la loge ; 2 – A dépasse la loge ; 3 – A dépasse loge sans passer le milieu ; 4 – A jointives.

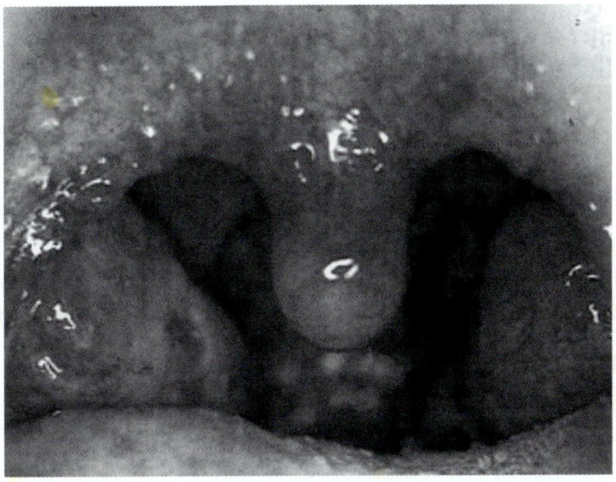

Figure 4.
Hypertrophie obstructive amygdalienne.

Chez l'enfant, le diagnostic est établi au moyen d'une polysomnographie, les critères objectifs permettant de retenir un SAOS chez l'enfant sont plus stricts que chez l'adulte (> 1/h).

3.6.3.5. Principes de prise en charge

Lorsque le SAOS est sévère, le traitement de référence est la pression positive continue (PPC) appliquée au moyen d'un masque.

L'indication d'un traitement pour un SAOS léger à modéré doit être posée en fonction du contexte clinique (retentissement fonctionnel, facteurs de risque cardio-vasculaire), et une alternative à la pression positive continue doit être privilégiée :

* prise en charge d'un éventuel surpoids ou obésité ;
* orthèse d'avancée mandibulaire (Orthèse mandibulaire portée la nuit, induisant une propulsion en avant de la mandibule permettant de libérer les voies aériennes supérieures) ;
* prise en charge chirurgicale ORL (chirurgie du voile du palais, des amygdales, des piliers et de la paroi postérieure du pharynx), dont la balance bénéfice/risque doit être pesée, mais qui peut avoir un intérêt tout particulier chez l'enfant si une hypertrophie obstructive des végétations adenoïdes ou une hypertrophie obstructive amygdalienne est impliquée dans le SAOS.

Il faut y associer des mesures hygiéno-diététiques et une éducation thérapeutique du patient pour favoriser l'observance et une prise en charge des comorbidités cardio-vasculaires et métaboliques. Enfin, un syndrome d'apnées obstructives du sommeil non traité est une contre-indication à la prescription de benzodiazépines.

4. La plainte de comportement pendant le sommeil

Les parasomnies regroupent un ensemble hétérogène de manifestations comportementales survenant au cours du sommeil. Les parasomnies du sommeil lent profond sont particulièrement fréquentes chez l'enfant qui présente plus de sommeil lent que l'adulte.

4.1. Les parasomnies du sommeil lent profond

Les parasomnies du sommeil lent profond (SLP) comportent :

* le somnambulisme ;
* les terreurs nocturnes ;
* les éveils confusionnels.

Ces parasomnies relèvent d'anomalies de la transition entre le sommeil lent profond et la veille. Ces parasomnies surviennent le plus souvent dans le premier tiers de la nuit et sont accompagnées d'une amnésie partielle ou complète des épisodes. Elles concernent volontiers les enfants et disparaissent habituellement au cours de l'adolescence. Le diagnostic est clinique.

Le somnambulisme est caractérisé par des manifestations motrices qui sont au premier plan. L'expression comportementale est en général simple, le sujet s'assoit ou se lève et marche dans sa chambre. Les yeux sont ouverts, le regard est vide, les gestes sont lents, souvent maladroits et relevant d'automatismes.

Les terreurs nocturnes sont généralement initiées par un grand cri. Elles sont caractérisées par l'importance des manifestations comportementales et neurovégétatives de peur (tachycardie, hypersudation, difficultés respiratoires, mydriase, érythrose cutanée). Le sujet est peu accessible à la réassurance. Le contenu mental, lorsqu'il est remémoré est en général peu élaboré, correspondant à une image ou une situation effrayante. Au réveil, et cela contrairement aux cauchemars (cf. infra), l'enfant n'a pas de souvenir de l'épisode et ne présente pas d'anxiété ; le retour au sommeil est alors facile.

Les éveils confusionnels se caractérisent par la faible composante motrice et neurovégétative au cours de l'épisode. Les accès sont volontiers longs, jusqu'à plusieurs dizaines de minutes. Ils sont plus fréquents chez l'enfant et sont caractérisés par une désorientation, un ralentissement psychomoteur avec lenteur idéatoire, difficultés d'élocution et de compréhension. Des comportements instinctuels, sexuels ou alimentaires peuvent survenir.

Les parasomnies du sommeil lent profond peuvent être responsables d'un retentissement diurne, en particulier d'hypersomnolence.

4.2. Le trouble du comportement en sommeil paradoxal

Il s'agit d'une agitation nocturne liée à la mise en acte des rêves du sujet. Elle survient le plus souvent en deuxième partie de nuit et est liée à la perte de l'atonie musculaire habituelle du sommeil paradoxal. Le sujet présente des comportements moteurs plus ou moins élaborés, avec des mouvements brusques, parfois violents pouvant être responsables de chutes du lit, de blessures pour le patient lui-même ou son partenaire. Le diagnostic est clinique et polysomnographique, l'enregistrement révélant un tonus musculaire anormalement élevé en sommeil paradoxal.

Le trouble du comportement en sommeil paradoxal concerne principalement le sujet âgé de sexe masculin. Très souvent, le trouble accompagne ou précède de plusieurs années des pathologies neurodégénératives, essentiellement les **syndromes parkinsoniens**.

4.3. Diagnostic différentiel

L'épilepsie frontale nocturne peut poser un problème diagnostique avec les parasomnies. Cette forme exclusivement nocturne d'épilepsie doit être évoquée devant :

* le caractère stéréotypé des crises ;
* de multiples crises par nuit ;
* des mouvements dystoniques, dyskinétiques.

Le problème diagnostique réside dans le fait que l'EEG de surface est souvent normal.

Le trouble dissociatif nocturne reste un diagnostic d'élimination, il correspond à des manifestations dissociatives d'expression essentiellement nocturne.

POUR APPROFONDIR

Rapport Haute autorité de santé. *Évaluation clinique et économique des dispositifs médicaux et prestations associées pour la prise en charge du syndrome d'apnées hypopnées obstructives du sommeil* (SAHOS), 2014 [https://www.has-sante.fr/upload/docs/application/pdf/2014-09/rapport_sahos_-_evaluation_clinique.pdf].

Rapport Haute autorité de santé. *Prise en charge du patient adulte se plaignant d'insomnie en médecine générale*, 2006 [https://www.has-sante.fr/jcms/c_522637/fr/prise-en-charge-du-patient-adulte-se-plaignant-d-insomnie-en-medecine-generale].

Micoulaud-Franchi JA., Guichard K., Broussin P., Philip P., *Le sommeil et ses pathologies – Approche clinique transversale chez l'adulte*, Paris, Ellipses, 2019.

avec une moyenne de 100 et un écart-type de 15. Un QIT est inférieur à 70 correspond à 2 écarts-types sous la moyenne des enfants du même âge. Les tests standardisés d'intelligence permettent de confirmer un diagnostic de troubles du développement intellectuel (TDI) devant des éléments cliniques et un déficit des fonctions adaptatives. Ils permettent également d'estimer certains domaines de développement (l'intelligence verbale, le raisonnement visuo-spatial, la mémoire de travail, la vitesse de traitement, etc.). La plupart des enfants ont un niveau de fonctionnement intellectuel **homogène** (c'est-à-dire que les scores obtenus dans chacun de ses domaines seront proches) mais certains enfants ont des performances **hétérogènes.**

1.3. Variabilité interindividuelle du développement

Il existe une **variabilité interindividuelle** importante du développement, en particulier pendant la période préscolaire (c'est-à-dire avant l'entrée en CP). Cela signifie qu'à un **âge chronologique** donné, les enfants auront des performances variables selon les domaines examinés (p. ex. : certains enfants marchent à 9 mois, d'autres à 16 mois, etc.).

L'âge développemental est la traduction en termes d'années de la maturation de l'enfant dans différents domaines mesurés par des outils standardisés : développement physique, aptitudes cognitives, sociales et motrices.

1.4. Développement normal et repérage des situations anormales

Dans les **tableaux 1 et 2**, nous indiquons les principales acquisitions dans le développement psychomoteur normal du nourrisson et du petit enfant. Les données des **tableaux ci-après** tiennent compte de la variabilité interindividuelle. En conséquence, l'absence d'une acquisition à la borne supérieure de l'intervalle d'âge doit être considérée comme une **situation anormale**.

Le **tableau 3** indique le principal repère des situations anormales dans le développement de l'alimentation, du sommeil et du contrôle sphinctérien.

273

Âge	Motricité globale	Motricité fine	Contact social	Langage
0-3 mois	Tenue de tête	Suit un objet sur 90°	Sourire-réponse	Vocalise
3-6 mois	Se retourne	Attrape les objets	Sourire spontané	Gazouille
6-9 mois	Assis sans support	Passage d'une main à l'autre Porte à la bouche	Se tourne vers la voix	Bisyllabes
9-12 mois	Marche en se tenant	Pince pouce/doigt	Fait « Bravo » et « coucou » Peur des inconnus	Jargonne
12-18 mois	Marche sans appui	Boit seul au verre	Fait des demandes	Dit « papa » et « maman » de manière dirigée
18-24 mois	Marche à reculons Monte les escaliers	Fait des tours de cubes Enlève ses vêtements	Fait des imitations	Associe deux mots

Tableau 1. Développement psychomoteur normal du nourrisson (3 semaines - 2 ans) et repérage des situations anormales.

Âge	Motricité globale	Motricité fine	Contact social	Langage
2-3 ans	Saute sur place	Mange seul Enfile des vêtements	Jeux à plusieurs (chat)	Compréhension des ordres Nomme des images
3-4 ans	Fait du tricycle	Tient sur un pied	Partage Jeux de faire semblant	Comprend les notions de fatigue, faim, froid
4-5 ans	Saute sur un pied Marche sur une ligne	S'habille sans aide	Séparation facile avec les parents	Connaît les couleurs Comprend les notions de « sur », « sous », « devant », « derrière »
5-6 ans	Tient sur un pied › 10 sec	Dessine un bonhomme complexe	Comprend les règles sociales Cherche l'approbation de l'adulte	Peut définir un mot

Tableau 2. Développement psychomoteur normal du petit enfant (2 ans - 6 ans) et repérage des situations anormales.

Domaine	Principal repère
Propreté diurne et nocturne	Propreté diurne non acquise à 30 mois (urines + selles) 2,5ans
Alimentation	Peut mastiquer des aliments solides à 12 mois 1an
Sommeil	Absence de périodicité jour/nuit à 6 mois

Tableau 3. Principaux repères des situations anormales dans le développement de l'alimentation, du sommeil et du contrôle sphinctérien.

2. TROUBLES DU NEURODÉVELOPPEMENT

2.1. Description générale des troubles du neurodéveloppement

Les troubles neurodéveloppementaux sont définis par les **4 critères suivants** :

2.1.1. Présence d'un déficit du développement

L'évaluation clinique des déficits du développement relève d'une **approche multidisciplinaire** (pédopsychiatre, pédiatre, psychologues, paramédicaux, etc.).

Devant l'hypothèse d'un trouble du neurodéveloppement, il est essentiel de **réaliser une évaluation standardisée des domaines du développement jugés déficitaires à l'examen clinique**. Les **bilans paracliniques** sont réalisés par les **psychologues** (évaluation du QI, de l'attention, de la mémoire, des interactions sociales, etc.), les **orthophonistes** (évaluation du langage oral, du langage écrit, du calcul, de la pragmatique du langage, etc.), les **psychomotriciens et ergothérapeutes** (évaluation de la motricité globale, de la motricité fine, du graphisme, etc.).

Des tests standardisés dans les différents domaines du développement sont nécessaires pour une plus grande certitude diagnostique. Des performances basses se caractérisent par des écarts de 1,5 écart-type ou plus, et des notes inférieures aux 7e percentile et sont à confronter au jugement clinique.

2.1.2. Retentissement fonctionnel

Le retentissement fonctionnel correspond au **niveau d'incapacité lié au déficit** dans un ou plusieurs domaines donnés. Il est important d'évaluer le retentissement fonctionnel de ces déficits **dans les différents milieux de vie** de l'enfant (famille, école, activités extrascolaires, etc.).

2.1.3. Début pendant l'enfance mais caractère durable

Ces troubles débutent habituellement pendant l'enfance mais peuvent être diagnostiqués plus tard dans les formes les moins sévères.

2.1.4. Spécificité

Le **critère de spécificité** tient une place centrale dans l'évaluation clinique des troubles neurodéveloppementaux. On considère qu'un déficit du développement d'un domaine est spécifique **s'il n'est pas mieux expliqué par un autre trouble** (autre trouble neurodéveloppemental, pathologie non psychiatrique tels que les déficits sensoriels ou encore un environnement peu stimulant, etc.).

Pour exemples :

* pour un enfant qui présente un trouble du développement intellectuel d'intensité moyenne et des difficultés dans l'apprentissage du langage écrit, on ne parlera pas de trouble spécifique de l'apprentissage du langage écrit associé au handicap intellectuel car les difficultés dans l'apprentissage du langage écrit seront expliquées par le handicap intellectuel ;
* les enfants qui présentent un déficit auditif ont fréquemment un retard de langage oral qui ne correspond pas à un diagnostic de trouble du langage oral.

2.2. Types de troubles neurodéveloppementaux

2.2.1. Troubles du développement intellectuel

Les troubles du développement intellectuel (TDI) ou handicap intellectuel (antérieurement retard mental ou déficience intellectuelle) sont caractérisés par un déficit **global** des capacités mentales comme le raisonnement, la résolution de problème ou encore la pensée abstraite. Ces déficits entraînent une **limitation du fonctionnement adaptatif** dans un ou plusieurs domaines de la vie quotidienne comme la communication ou l'autonomie.

La sévérité actuelle doit être spécifiée ; elle est définie sur la base du fonctionnement adaptatif qui détermine le niveau d'assistance dont la personne a besoin.

* Troubles du développement intellectuel de degré **léger** : difficulté d'acquisition des compétences scolaires ; immaturité dans les interactions sociales ; assistance nécessaire pour les actes complexes du quotidien.
* Troubles du développement intellectuel de degré **moyen** : progression lente et décalée des acquisitions scolaires ; communication et socialisation limitées ; assistance suivie souvent indispensable.
* Troubles du développement intellectuel de degré **grave** : langage parlé limité ; aide pour les activités simples du quotidien.

275

* Troubles du développement intellectuel de degré **profond** : compétences centrées sur le domaine physique ; compréhension limitée de la communication non verbale et symbolique, soutien extérieur indispensable.

2.2.2. Troubles de la communication

Au sein des troubles de la communication on peut distinguer :

* les troubles de la parole, caractérisés par un déficit de l'articulation (troubles articulatoires) ou de la fluence (bégaiement) ;
* les troubles du langage (auparavant nommés **dysphasies**), caractérisés par un déficit de phonologie, du lexique, de la syntaxe ou de la pragmatique (utilisation du langage en contexte social). Ces domaines linguistiques sont évalués sur les versants de l'**expression** et de la **compréhension.**

Un bilan **orthophonique**, réalisé avec des tests standardisés, est indispensable pour une analyse approfondie de ces troubles.

2.2.3. Troubles de l'acquisition des coordinations motrices

Les troubles de l'acquisition des coordinations motrices sont actuellement nommés troubles développementaux de la coordination (TCD) (et auparavant nommés **dyspraxie**). Ils se caractérisent par des difficultés d'automatisation des gestes moteurs malgré un entraînement régulier. Les personnes avec TDC manifestent de la lenteur et de la maladresse dans les tâches motrices avec un retentissement dans la vie quotidienne.

Le TDC inclut certains troubles de l'apprentissage du graphisme (auparavant nommé **dysgraphie**).

Un bilan **psychomoteur** (ou d'**ergothérapie**), réalisé avec des tests standardisés évaluant les performances en graphisme, est indispensable pour l'identification du trouble permet une analyse quantitative des difficultés.

2.2.4. Troubles spécifiques des apprentissages

Ces troubles ont comme point commun une difficulté persistante à apprendre des compétences scolaires fondamentales. Ces troubles ne sont pas la conséquence d'un manque d'opportunités d'apprentissage.

2.2.4.1. Troubles de l'apprentissage du langage écrit (lecture, expression écrite)

Les troubles de l'apprentissage avec déficit de la lecture et avec déficit de l'expression écrite étaient antérieurement nommés **dyslexie et dysorthographie**.

Un **bilan orthophonique**, réalisé avec des tests standardisés évaluant les performances en lecture et en écriture, permet une analyse quantitative des difficultés.

2.2.4.2. Troubles de l'apprentissage avec déficit du calcul

Les troubles de l'apprentissage avec déficit du calcul (**dyscalculie**) sont caractérisés par une mauvaise perception des **quantités numériques**.

Un **bilan orthophonique**, réalisé avec des tests standardisés évaluant les performances en calcul, permet une analyse quantitative des difficultés.

2.2.5. TSA

Cf. **Item 67**.

2.2.6. TDAH

Cf. **Item 67**.

2.2.7. Tics

Un tic est un mouvement (ou une vocalisation) **soudain, rapide et récurrent**. On distingue donc les **tics moteurs** et les **tics vocaux**. Les tics débutent avant l'âge de 18 ans. Les patients ressentent une **impression de tension** avant la survenue des tics. On distingue plusieurs formes cliniques selon :

* la **durée des symptômes** : **tics transitoires** (s'ils persistent depuis moins d'un an) et **tics chroniques** (s'ils persistent depuis plus d'un an) ;
* le **type de tics** dans les formes chroniques : la présence de tics moteurs multiples et de plusieurs tics vocaux (qui peuvent être verbaux, et pour certains patients de type **coprolalie** [mots grossiers ou vulgaires]) indique un **syndrome de Gilles de la Tourette**.

Les tics fluctuent au cours du temps et sont souvent exacerbés par des situations de stress, d'inactivité et de fatigue.

2.3. Épidémiologie et étiologie des troubles du neurodéveloppement

2.3.1. Prévalence des troubles du neurodéveloppement

Les troubles neurodéveloppementaux ont une **prévalence élevée (~ 10 %)** :

* troubles du développement intellectuel : 2,5 % dont 2 % de troubles du développement intellectuel de degré léger et 0,5 % pour les degrés moyens à sévères ;
* troubles des acquisitions et des apprentissages : 8 % ;
* TDAH : 5 % ;
* TSA : 1 % ;
* tics transitoires : 5 à 20 % des enfants ; Syndrome de Gilles de la Tourette : 1 %.

Les troubles neurodéveloppementaux ont une **prévalence plus élevée chez les garçons que chez les filles**. Pour exemples, le **sex-ratio (homme/femme)** des troubles du développement intellectuel ainsi que des troubles des acquisitions et des apprentissages est estimé à 2/1, 3/1 pour le TDAH, 4/1 pour les TSA, 2/1 pour les tics.

2.3.2. Comorbidité des troubles du neurodéveloppement

Les troubles neurodéveloppementaux sont **très fréquemment associés entre eux**. Chez un patient ayant un trouble neurodéveloppemental, les autres troubles neurodéveloppementaux devront être activement recherchés. Par exemple, dans près de 40 % des cas, un enfant concerné par un trouble spécifique des apprentissages a plusieurs troubles. Les troubles spécifiques des apprentissages avec déficit en lecture ou avec déficit du calcul sont fréquemment associés à un TDC ou un TDAH. En outre, un trouble du langage oral sera suivi d'un risque de trouble spécifique des apprentissages avec déficit en lecture dans plus de 50 % des cas.

De plus, chez les patients qui ont des troubles neurodéveloppementaux, les **autres troubles psychiatriques**, notamment les **troubles anxieux**, les **troubles de l'humeur** et les **troubles du comportement** sont plus fréquents qu'en population générale.

2.3.3. Étiologie des troubles du neurodéveloppement : L'enquête étiologique

Les troubles neurodéveloppementaux sont des pathologies d'**étiologie multifactorielle** impliquant des **facteurs génétiques et environnementaux en interaction complexe**. Une **enquête étiologique** (anamnèse, évaluation clinique rigoureuse, examens complémentaires ciblés et consultations spécialisées) doit être réalisée.

L'**enquête étiologique** peut aboutir à deux types de situation selon les cas :

* **pour une minorité de patients (15 %)**, une **anomalie génétique** (p. ex. : un X fragile) ou une **exposition environnementale** (p. ex. : une exposition in utero à l'alcool) sont impliquées dans l'étiologie des anomalies du neurodéveloppement. On parle alors de « **forme syndromique** ». Pour ces patients, l'examen clinique identifiera fréquemment d'autres anomalies à l'examen clinique (p. ex. : une dysmorphie faciale, des anomalies du développement staturopondéral ou du périmètre crânien) ;
* **pour la plupart des patients (85 %)**, des combinaisons de variations génétiques fréquentes en population générale ou des expositions environnementales seront considérées comme des **facteurs probablement impliqués dans l'étiologie** du trouble (on parle alors de **facteurs de risque**).

Plusieurs points importants de l'**examen clinique** doivent être soulignés :

* anamnèse des **antécédents médicaux personnels** ;
* anamnèse des **expositions aux facteurs environnementaux** influençant le neurodéveloppement :
  - complications de la grossesse et de l'accouchement ;
  - prématurité ;
  - petit poids de naissance ;
  - exposition à l'alcool ou à d'autres substances psychoactives pendant la grossesse ;
  - exposition à certains médicaments pendant la grossesse ;
  - âge parental élevé ;
  - faible niveau socio-économique des parents ;
  - carences de stimulation du langage, de la motricité, etc.
* anamnèse des **antécédents médicaux familiaux** (et les représenter sous la forme d'un arbre généalogique) ;
* anamnèse de **l'histoire du développement** de l'enfant et recherche de **signes d'alerte (tableaux 1, 2 et 3)** ;
* des **questionnaires cliniques** (p. ex. : l'ADHD-Rating scale pour la symptomatologie du TDAH) ou des entretiens semi-structurés (p. ex. : l'ADI pour la symptomatologie du TSA) peuvent être utilisés pour évaluer certains symptômes (détails dans l'**item 67**) ;
* **examen clinique complet** :
  - les courbes de poids, taille et périmètre crânien (à rapporter dans le carnet de santé) ;
  - identification du stade pubertaire ;
  - une évaluation clinique rigoureuse orientera en cas de signes d'appel vers :
    • des examens complémentaires ciblés (bilans génétiques, imagerie cérébrale, etc.) ;
    • des consultations spécialisées (neuropédiatrie, ORL, génétique médicale, etc.).

3. Repérage des dysfonctionnements relationnels

3.1. Importance des relations parents-enfant dans le développement

Les **interactions parents-enfants précoces** ont un rôle-clé dans le développement de l'enfant. En effet, la qualité et la fréquence de ces interactions vont lui permettre de développer ses compétences sur le plan du langage, du raisonnement, de l'attention, de la motricité, des émotions, du comportement et de la socialisation.

Des relations parents-enfants **stables et sécurisantes** permettent à l'enfant de construire une image de soi positive, de développer ses capacités à supporter la séparation, gérer les conflits, aller explorer le monde et s'**adapter** à une grande diversité de situations de vie.

La détresse succédant à l'exposition à des facteurs traumatisants est très variable dans son expression clinique : les états de stress post-traumatique (TSPT) et les troubles de l'adaptation existent chez l'enfant et l'adolescent et sont détaillés ailleurs (cf. **Items 66f et 66g**).

3.2. Troubles réactionnels de l'attachement

Certaines séparations précoces avec les parents (ou autres figures d'attachement principales) ou des carences affectives graves, des abus ou maltraitances peuvent entraîner des **troubles réactionnels de l'attachement**. Ces troubles se manifestent par des difficultés émotionnelles, relationnelles et comportementales dans la plupart des milieux de vie de l'enfant. Le trouble réactionnel de l'attachement se caractérise par un comportement inhibé et un retrait relationnel. Des carences extrêmes peuvent aussi conduire à une symptomatologie caractérisée par un contact excessivement familier et indifférencié. À la différence des troubles du neurodéveloppement, l'**exposition à des conditions environnementales adverses** est une condition diagnostique nécessaire pour évoquer des troubles réactionnels de l'attachement.

POUR APPROFONDIR

Mazeau M., Pouhet A., *Neuropsychologie et troubles des apprentissages chez l'enfant*, Elsevier Masson, 2014.

Dossier d'information INSERM coordonné par Yann Mikaeloff, avec Yves Chaix, Franck Ramus, Florence Delteil, Caroline Huron, Catherine Billard, Sandrine Rossi et Céline Lanoë.

https://www.inserm.fr/information-en-sante/dossiers-information/troubles-specifiques-apprentissages

Recommandations de la HAS : https://www.has-sante.fr/jcms/c_2822893/fr/comment-ameliorer-le-parcours-de-sante-d-un-enfant-avec-troubles-specifiques-du-langage-et-des-apprentissages

67

item 67

Principaux troubles du neurodéveloppement

Troubles du spectre de l'autisme et trouble déficit de l'attention avec ou sans hyperactivité

Objectifs pédagogiques

Rang	Rubrique	Intitulé
A	Diagnostic positif	Troubles du spectre de l'autisme : définition et sémiologie
B	Diagnostic positif	Critères diagnostiques DSM-5 des troubles du spectre de l'autisme
A	Définition	Trouble déficit de l'attention hyperactivité (TDAH) : définition et sémiologie
B	Diagnostic positif	Critères diagnostiques DSM-5 du TDAH
B	Diagnostic positif	Critères diagnostiques selon l'âge du TDAH
B	Prise en charge	Principes généraux
B	Prise en charge	Principes des traitements psychosociaux et médicamenteux

Points clés

Les troubles du spectre de l'autisme et le trouble déficit de l'attention avec ou sans hyperactivité sont des troubles du neurodéveloppement (**item 55**).

Les personnes avec un trouble du spectre de l'autisme (TSA) ont des déficits dans deux domaines cliniques : (1) Anomalies de la communication et des interactions sociales et (2) Caractère restreint et répétitif des comportements, des intérêts et des activités.

La prévalence des TSA est de 1 % et le sex-ratio est de 4/1 en faveur des garçons.

Il existe une hétérogénéité clinique importante des TSA. Cette hétérogénéité est liée à la sévérité des symptômes dans les deux domaines cliniques de TSA ainsi qu'à la présence de comorbidités avec les autres troubles neurodéveloppementaux, de comportements auto ou hétéro agressifs, d'une épilepsie, de troubles du sommeil, de troubles anxieux et d'autres troubles mentaux.

Les personnes avec un trouble déficit de l'attention avec ou sans hyperactivité (TDAH) ont un syndrome d'inattention et/ou un syndrome d'hyperactivité/impulsivité.

La prévalence du TDAH est de 5 % et le sex-ratio est de 3/1 en faveur des garçons.

Les comorbidités psychiatriques doivent être recherchées systématiquement : troubles du comportement, autres troubles du neurodéveloppement, mais aussi les troubles anxieux et troubles de l'humeur, troubles addictifs et les troubles du sommeil.

Les mesures thérapeutiques et rééducatives des troubles du neurodéveloppement doivent être précoces, intensives, multidisciplinaires et adaptées au profil clinique de chaque individu.

1. Introduction

Les troubles du spectre de l'autisme (**TSA**) et le trouble déficit de l'attention hyperactivité (TDAH) sont des troubles du neurodéveloppement dont la description générale est traitée dans l'item 55. La prévalence des TSA est de 1 % et le sex-ratio est de 4/1 en faveur des garçons. La prévalence du TDAH est de 5 % et le sex-ratio est de 3/1 en faveur des garçons.

2. Troubles du spectre de l'autisme (TSA)

2.1. Définition et sémiologie des TSA

Le TSA comporte des déficits de la communication et des interactions sociales ainsi que des comportements, intérêts ou activités restreints associés à un retentissement fonctionnel. Les symptômes peuvent exister dans la période actuelle ou dans les antécédents et sont présents depuis la petite enfance. Sa sévérité est variable, notamment en raison des symptômes associés (trouble du développement intellectuel, altération du langage, etc.).

2.1.1. Sémiologie chez l'enfant

2.1.1.1. Anomalies de la communication et des interactions sociales

* Déficits de la réciprocité sociale ou émotionnelle
  - difficultés à **exprimer et comprendre les émotions** et **les affects** :
    - absence ou rareté des **sourires réponses** : lorsque les parents sourient à leur enfant, celui-ci ne leur sourit pas ;
    - absence ou pauvreté de **l'attention conjointe** : l'enfant ne partage pas l'attention d'une personne sur un objet ou une situation. Il ne cherche pas à attirer l'attention d'autrui sur un objet ou une situation. Il ne répond pas quand on l'appelle même de façon insistante alors qu'il n'est pas sourd ;
    - difficultés à avoir des **échanges réciproques** : les conversations ont tendance à être centrées sur les intérêts du patient ;

- difficultés **pragmatiques du langage** : la personne a des difficultés à avoir accès à l'implicite et au langage figuré.

* Déficit des comportements de communication non verbaux utilisés au cours des interactions sociales
  - absence ou pauvreté de l'usage des **gestes instrumentaux à valeur sociale** : l'enfant ne fait pas oui ou non de la tête, « coucou » ou « au revoir » avec la main, ne lève pas les bras pour réclamer le portage, etc. ;
  - absence ou pauvreté de l'utilisation du **pointage** : l'enfant ne pointe pas du doigt en direction d'un objet qui l'intéresse. Deux types de pointages peuvent être distingués :
    - le pointage proto-impératif (servant à l'enfant à montrer pour obtenir un objet) ;
    - le pointage proto-déclaratif (servant à l'enfant à montrer pour attirer l'attention d'autrui sur un objet) ;
  - absence, rareté ou caractère fluctuant du **contact oculaire** : l'enfant ne regarde pas dans les yeux la personne avec laquelle il interagit ;
  - pauvreté de la **communication non verbale**, c'est-à-dire :
    - les expressions faciales : l'enfant a une faible variété d'expressions faciales ;
    - la gestuelle : il n'utilise que rarement de façon spontanée et adaptée au contexte social des gestes expressifs au cours de la communication.

* Anomalies des relations sociales
  - anomalies des **relations sociales** :
    - absence ou anomalie du **jeu** : l'enfant ne participe pas à des jeux sociaux réciproques (ex : « coucous »), il ne partage pas ou très peu de jeux fonctionnels avec ses pairs, il ne joue pas à faire semblant (la dînette, ne crée pas de scénarios avec ses figurines, etc.) ;
  - difficultés de compréhension des **conventions sociales**, aboutissant à :
    - une **maladresse sociale** : les propos de l'enfant sont centrés sur ses propres centres d'intérêt et ne prennent pas en compte le point de vue ni les propos de son interlocuteur pour s'inscrire dans un tour de rôle, etc. ;
    - un **isolement relationnel** : il a des difficultés à se faire des amis ;
  - déficit de **motivation sociale** : l'enfant est peu intéressé par les relations sociales avec ses pairs.

2.1.1.2. Caractère restreint et répétitif des comportements, des intérêts et des activités

* Comportements répétitifs et stéréotypés
  - les **stéréotypies motrices** : l'enfant a des mouvements répétitifs du tronc, de la tête, du buste ou des membres supérieurs (flapping). Parfois les stéréotypies peuvent occasionner des lésions graves lorsque le patient se mord ou se frappe ; on parle alors d'automutilation ;
  - l'utilisation **répétitive des objets** : l'enfant a tendance à aligner ses jouets ou d'autres objets, à faire tourner la roue d'une petite voiture, etc. ;
  - les **stéréotypies verbales** : l'enfant produit des sons de manière répétitive sans intention de communication ;
  - les **écholalies** : l'enfant répète un son ou un mot après l'avoir entendu :
    - écholalies **immédiates** : il répète immédiatement un son ou un mot après l'avoir entendu ;
    - écholalies **différées** : il répète un son ou un mot après l'avoir entendu mais de manière différée ;
  - un **langage idiosyncrasique** : l'enfant invente un langage qui lui est propre (mot ou structure verbale) et l'utilise de façon stable.

* Adhésion inflexible à des routines et intolérance au changement :
  - **adhésion inflexible à des routines** même mineures : l'enfant a besoin de faire les mêmes itinéraires chaque jour, de manger la même nourriture, de porter des vêtements de la même couleur, etc. ;
  - comportements verbaux ou non verbaux **ritualisés** : l'enfant a des questionnements répétitifs, des déambulations autour d'un périmètre de marche, etc. ;

- **intolérance au changement** (également nommée **besoin d'immuabilité**) : l'enfant est en détresse suite à un changement mineur de son environnement comme le changement de tapisserie de la maison, la modification d'un emballage, etc.

* Intérêts restreints et fixes, anormaux soit dans leur intensité, soit dans leur but :
  - **attachement idiosyncratique à des objets insolites** : l'enfant peut être fortement attaché à des objets, tels qu'une casserole, une tige métallique, un caillou, etc. ;
  - **peurs inhabituelles** au regard de l'âge chronologique : l'enfant peut avoir peur des rideaux soulevés par le vent, d'entendre quelqu'un qui tousse ou qui chante ou qu'on lui coupe les cheveux, etc. ;
  - **intérêts excessivement circonscrits et persévérants** : l'enfant a un intérêt excessif pour les chiffres, les lettres, les lignes de métro, le système solaire, les sous-types de coléoptères, etc.

* Particularités sensorielles
  - **hypo ou hyperréactivité** à certaines **stimulations sensorielles** ou **intérêt inhabituel** pour les **aspects sensoriels de l'environnement** : l'enfant a une apparente indifférence à la douleur ou à la température, une sensibilité excessive aux bruits même très discrets, des comportements de flairage des objets, une fascination pour certains stimuli lumineux, etc.

2.1.2. Sémiologie des TSA : particularités selon l'âge

2.1.2.1. Chronologie d'apparition et évolution des symptômes de TSA

Comme pour la plupart des troubles neurodéveloppementaux, les symptômes cliniques apparaissent **pendant l'enfance** (pour le TSA en général avant 36 mois).

Certains symptômes peuvent être observés **très précocement** (p. ex. : l'absence de sourire réponse, ou de réaction à la voix pendant la première année de vie), d'autres ne pourront être évalués que **plus tardivement** car ils nécessitent un certain degré de développement des compétences cognitives (p. ex. : les difficultés à avoir des conversations réciproques).

De plus, certains symptômes peuvent se manifester **à un certain moment du développement** mais ne seront plus observés ultérieurement (p. ex. : les stéréotypies vocales ou motrices).

De ce fait, **l'évaluation diagnostique se base sur la symptomatologie actuelle ainsi que sur la trajectoire développementale du patient** (l'anamnèse vise ainsi à déterminer la présence précoce des symptômes de TSA).

Environ 1/3 des enfants présentent une **stagnation ou une régression du développement socio-communicatif** entre l'âge de 12 et 24 mois, en particulier dans les domaines du langage oral et des interactions sociales. Ces signes sont considérés comme des **signes d'appel** pour un **risque d'autisme** (dans la perspective du dépistage précoce).

2.1.2.2. Sémiologie chez l'adulte

L'étape à laquelle le retentissement fonctionnel devient évident varie selon les personnes et leur environnement. Les adultes avec TSA, surtout ceux n'ayant ni atteinte du langage ni handicap intellectuel associé, ont souvent développé des stratégies de compensation et peuvent contrôler les comportements répétitifs en public. Néanmoins les situations sociales complexes peuvent leur poser problème et leur mode de communication peut se caractériser par un défaut d'intégration de l'attitude corporelle ou de la prosodie.

2.2. Critères diagnostiques du TSA

Les **critères diagnostiques du DSM-5** comprennent les déficits persistants de la communication et des interactions sociales et le caractère restreint des comportements, intérêts et activités. Ces symptômes sont présents dès les étapes précoces du développement.

L'évaluation clinique repose sur l'identification des **critères diagnostiques** du DSM-5 à partir de :

* l'**examen clinique multidisciplinaire** du développement de l'enfant dans divers domaines (langage, communication, intelligence, motricité, etc.) ;
* des entretiens semi-structurés avec ses parents (**ADI-R** : Autism Diagnostic Interview-Revised version, qui examine la **symptomatologie actuelle** ainsi que **l'histoire développementale** de l'enfant) ;
* l'observation semi-structurée de la symptomatologie de l'enfant (**ADOS** : Autism Diagnostic Observation Scale) ;
* afin de caractériser le profil clinique des patients présentant un TSA, il est important d'évaluer la **sévérité clinique sur les deux domaines cliniques**.

Une **enquête étiologique** (anamnèse, évaluation clinique rigoureuse, examens complémentaires ciblés et consultations spécialisées) doit être réalisée (cette partie est traitée dans l'**item 55**).

Des **comportements-problèmes** (agressivité, agitation, comportements auto-vulnérants) sont possibles ; ils peuvent être en rapport avec des modifications dans l'environnement, une **pathologie non psychiatrique** (à rechercher systématiquement) ou des particularités sensorielles.

Les **principaux diagnostics différentiels** à rechercher sont les autres troubles neurodéveloppementaux, la surdité et schizophrénie à début précoce.

Les **principales comorbidités** sont :

* les autres **troubles neurodéveloppementaux**, notamment :
  - le **trouble du développement intellectuel** (40 % des personnes avec TSA ont un trouble du développement intellectuel associé) ;
  - le trouble de l'attention avec hyperactivité (**TDAH**) (30-40 %). Le diagnostic conjoint de TDAH et TSA est possible lorsque les critères des deux troubles sont présents. Des traits sub-syndromiques de TDAH sont fréquents chez les enfants avec TSA et des traits de TSA peuvent être présents chez les enfants avec TDAH ;
  - les troubles de l'acquisition de **la parole et du langage** (20 % des personnes avec TSA n'ont pas de langage verbal) ;
  - le trouble de l'acquisition des **coordinations motrices** ;
  - les troubles spécifiques des **apprentissages** ;
  - les tics ;
* l'**épilepsie**, comorbidité fréquente et grave qu'il faut savoir dépister et traiter. Environ 20 % des individus avec TSA ont à un moment de leur vie une épilepsie ;
* des **troubles du sommeil** ;
* des **troubles anxieux**, notamment les phobies spécifiques, l'anxiété sociale et l'anxiété généralisée ;
* des **symptômes obsessionnels compulsifs** ;
* des **épisodes dépressifs caractérisés**, notamment à l'adolescence ;
* des **syndromes catatoniques**.

Lors d'un diagnostic de TSA, il est nécessaire de **spécifier** si le TSA est associé à un déficit intellectuel, à une altération du langage, à une pathologie médicale, génétique ou à un facteur environnemental connu, à un autre trouble développemental ou mental.

3. Trouble déficit de l'attention avec ou sans hyperactivité

3.1. Définition et sémiologie du TDAH

Le TDAH se caractérise par un mode persistant d'inattention et/ou d'hyperactivité/impulsivité plus important que ce qui est attendu pour l'âge de développement et qui interfère avec le fonctionnement. Les symptômes débutent dans l'enfance et sont durables mais leur expression peut varier selon le contexte.

3.1.1. Syndrome d'inattention

Il se caractérise par les symptômes suivants :

* difficultés à se **concentrer** et à **maintenir sa concentration** (p. ex. : une incapacité à faire attention aux détails, de nombreuses fautes d'étourderie dans ses devoirs) ;
* **distractibilité**, par des distracteurs internes (ses propres pensées) ou externes (les stimuli externes) ;
* difficultés de **planification** et de **mémoire de travail** (c'est-à-dire des fonctions exécutives) qui se manifestent par des **difficultés d'organisation** (p. ex. : des difficultés à gérer son cartable scolaire ou son agenda) ;
* tendance à la **procrastination** (c'est-à-dire, une tendance à remettre systématiquement à plus tard) ;
* évitement et un manque de motivation pour les activités demandant un **effort cognitif durable** (p. ex. : le travail scolaire) ;
* **oublis ou pertes** (p. ex. : des jouets, habits, etc.) ;
* difficultés pour comprendre et suivre les **règles et consignes** ;
* **lenteur d'exécution** (exemple de plaintes de l'entourage de l'enfant : « il est tellement lent que je fais à sa place pour l'aider et aller plus vite, sinon il ne termine jamais »).

3.1.2. Syndrome d'hyperactivité/impulsivité

L'activité est **excessive, désordonnée, mal contrôlée, peu productive ni efficace**, ne correspondant pas à ce qui est normalement attendu pour l'âge ou le contexte. L'enfant a une **instabilité motrice** : il ne parvient pas à rester assis, se lève souvent, sans que cela lui ait été demandé ou que cela soit approprié, court beaucoup partout.

Cette **hyperactivité** est **constatée dans quasiment tous les domaines de sa vie** (familiale, sociale, activités extra scolaires).

Exemple de plaintes de l'entourage de l'enfant : « Il bouge sans arrêt, comme une pile électrique, monté sur ressort, il ne s'arrête jamais, même assis il remue les jambes, c'est épuisant. »

L'impulsivité correspond à **faire ou dire** directement quelque chose **de façon impérieuse, sans pouvoir différer, et sans anticiper** au préalable les conséquences négatives ou positives.

L'impulsivité se manifeste par de la **précipitation** (p. ex. : répondre sans attendre la fin de la question), **une incapacité à attendre son tour** (p. ex. : difficultés à respecter les tours de parole ou à attendre son tour dans les jeux) et des **prises de risques** (p. ex. : ne regarde pas avant de traverser une route).

3.2. Critères diagnostiques du TDAH

Pour poser le diagnostic de TDAH il faut un nombre suffisant de symptômes du syndrome d'inattention et/ou du syndrome d'hyperactivité et d'impulsivité, présents dans au moins deux contextes et associés à un retentissement social, scolaire ou professionnel.

On distingue ainsi 3 présentations cliniques de TDAH :

* présentation **hyperactive/impulsive prédominante**, surtout en période préscolaire, où le syndrome d'hyperactivité/impulsivité est au premier plan par rapport à l'inattention ;
* présentation **combinée**, où les deux dimensions cliniques (le syndrome inattention et le syndrome d'hyperactivité/impulsivité) sont toutes deux au premier plan ;
* présentation **inattentive** prédominante.

Le diagnostic positif se fait sur des critères cliniques après **une observation clinique recueillant** :

* l'**histoire développementale** du patient ;
* la **symptomatologie** actuelle (les symptômes ne correspondent pas au développement normal attendu) ;
* le **retentissement** dans la plupart des domaines de sa vie (au moins 2 domaines parmi : **familial** restreint et élargi, **scolaire**, **activités extra scolaires**, **amical**). Un entretien avec les parents et les autres personnes en contact avec l'enfant et l'adolescent (professeurs, éducateurs) sont utiles à l'analyse sémiologique ;
* la **durée** du trouble (**> 6 mois**) ;
* l'**âge de début** du trouble pendant l'enfance. Le trouble doit avoir **débuté avant 12 ans** ;
* les **tests neuropsychologiques** (tests d'attention, tests de QI), des **questionnaires** (ADHD-Rating scale ou CONNERS) fournissent des **arguments supplémentaires pour le diagnostic**. Des performances altérées aux tests neuropsychologiques d'attention et de fonctionnement exécutif sont fréquentes dans le TDAH mais pas assez spécifiques pour avoir une valeur diagnostique.

Les **principaux diagnostics différentiels** à rechercher sont (80 % des enfants avec un TDAH ont un trouble psychiatrique comorbide) :

* autres troubles du neurodéveloppement : troubles des acquisitions et des apprentissages (présent chez 50 à 80 % des enfants TDAH, handicap intellectuel, trouble du spectre de l'autisme, tics) ;
* troubles du comportement [trouble oppositionnel avec provocation (TOP), troubles des conduites (TC)] : par exemple on retrouve un TOP chez 80 % des formes mixtes de TDAH, et un TC chez 25 % des formes mixtes ; le TOP précède parfois l'apparition d'un TC ; le TOP et surtout les TC sont des facteurs de mauvais pronostic ;
* trouble anxieux (chez 33 % des enfants avec TDAH) ;
* troubles de l'humeur ;
* troubles obsessionnels et compulsifs (TOC) ;
* troubles du sommeil ;
* troubles addictifs.

La difficulté à poser le diagnostic réside dans le fait que l'inattention ou l'hyperactivité/impulsivité peuvent exister dans diverses pathologies médicales psychiatriques ou non psychiatriques. La plupart des comorbidités du TDAH sont aussi des diagnostics différentiels et il faut également penser aux causes iatrogènes.

3.3. Critères diagnostiques du TDAH selon l'âge

Les **premiers signes** (instabilité motrice, impulsivité) sont souvent apparents dès l'âge de la marche et sont en décalage avec le niveau d'activité habituellement observé chez les enfants de même âge et sexe. Cependant, les symptômes sont peu stables avant 4 ans et difficiles à distinguer de l'agitation motrice habituellement observée chez les jeunes enfants.

Le syndrome d'**inattention** devient plus visible en école élémentaire, lorsque l'enfant est confronté à des situations nécessitant un effort de concentration. Lorsque le syndrome d'inattention est prédominant, le diagnostic est souvent tardif, révélé par des difficultés d'apprentissage ou des comorbidités.

Au cours du développement, l'hyperactivité motrice s'atténue ou s'exprime différemment (sensation intérieure d'impatience, besoin de manipuler des objets) mais l'impulsivité et l'inattention restent souvent problématiques. Chez l'adolescent à partir de 18 ans et l'adulte, le diagnostic de TDAH requiert moins de critères que chez l'enfant.

Pour 2/3 des patients, des symptômes de TDAH persistent à l'âge adulte avec un retentissement fonctionnel.

Les **complications scolaires, sociales et professionnelles** sont importantes mais ces risques peuvent être atténués par un traitement adéquat des symptômes de TDAH. L'évolution est influencée par les comorbidités, en particulier par l'existence de troubles du comportement associés qui concernent plus de la moitié des enfants avec TDAH en population clinique (cf. **Item 68**) :

* **sociales** : conflits intrafamiliaux, interactions familiales négatives, difficultés d'intégration sociale, harcèlement, maltraitance ;
* **scolaires et professionnelles** : difficultés dans les apprentissages scolaires, échec scolaire, déscolarisation, difficulté d'intégration professionnelle, chômage, marginalisation, délinquance, criminalisation, conséquences judiciaires ;
* **médicales non psychiatriques** en lien avec des comportements à risque (p. ex. : traumatismes orthopédiques) ;
* **psychiatriques** : troubles anxieux et troubles de l'humeur, troubles addictifs, troubles du sommeil.

Les **filles** ont plus souvent une présentation clinique avec inattention prédominante (l'hyperactivité peut être peu importante ou absente). Chez les filles le diagnostic est souvent tardif.

4. Prise en charge des troubles du neurodéveloppement

La prise en charge des troubles neurodéveloppementaux comprend des interventions communes à l'ensemble de ces troubles et des interventions spécifiques à chacun de ces troubles.

Des mesures thérapeutiques **précoces** (et donc le diagnostic précoce) et **intensives** sont associées à une meilleure évolution clinique. Elles doivent être adaptées à la sévérité des troubles et aux comorbidités.

L'**éducation thérapeutique** des patients, de leur famille et des équipes pédagogiques tient une place centrale dans le projet thérapeutique. Elle doit se faire lorsque le diagnostic est posé, afin d'expliquer au patient et à sa famille : les connaissances actuelles concernant le trouble, son évolution, les stratégies thérapeutiques, rééducatives et de diminution du retentissement.

Les mesures thérapeutiques sont **multidisciplinaires** (c'est-à-dire qu'elles impliquent souvent plusieurs intervenants du domaine sanitaire, social et solaire) et **coordonnées par un médecin référent du soin**.

Le médecin référent coordonne l'**évaluation diagnostique** et les **traitements**. Les médecins référents sont des médecins exerçant dans les structures du secteur infanto-juvénile (CMP, services hospitaliers), dans des CMPP, des services hospitalo-universitaires, ou encore en libéral.

4.1. Généralités sur les traitements des troubles du neurodéveloppement

4.1.1. Coordination de l'évaluation diagnostique

La coordination de l'**évaluation diagnostique** requiert des connaissances sur l'offre de soins en pédopsychiatrie (**Item 62**).

L'organisation nationale d'évaluation diagnostique des troubles du neurodéveloppement s'appuie sur plusieurs niveaux :

* un 1er niveau de repérage précoce qui s'appuie sur les personnels de la petite enfance, ceux de l'Éducation nationale, les médecins de ville (pédiatre, médecin généraliste), ou de **PMI** (Protection maternelle infantile) ;
* un 2e niveau de diagnostic dit « simple » qui s'organise autour d'équipes pluri professionnelles spécialisées de proximité : centres médico-psychologiques (**CMP**), centres médico-psycho-pédagogiques (**CMPP**) et centre d'action médico-sociale précoce (**CAMSP**) ;
* un 3e niveau pour les diagnostics complexes avec un centre ressource autisme (**CRA**) par région mais également des centres experts de référence pour les troubles du langage (centre référent des troubles du langage (**CRTL**) et des consultations spécialisées hospitalières dédiées à chaque trouble du neurodéveloppement et chargées de l'appui au diagnostic complexe, à l'information et l'orientation des patients avec leur famille.

4.1.2. Reconnaissance du handicap auprès de la MDPH

Pour les enfants qui ont un **retentissement fonctionnel significatif**, le médecin référent rédige un certificat médical pour permettre la **reconnaissance du handicap auprès de la MDPH** (maison départementale des personnes handicapées). La constitution d'un dossier MDPH nécessite la rédaction d'un **certificat médical argumenté** décrivant le fonctionnement de l'enfant en termes de besoins de compensation des incapacités. **Les parents et l'enseignant référent (si la demande comporte un volet scolaire) remplissent d'autres volets du dossier de demande**. La reconnaissance du handicap (notification de la MDPH) peut permettre des aides financières : AEEH (allocation enfant handicapé), d'autres mesures de compensation du handicap (ordinateur, AESH, etc.) ou une orientation scolaire adaptée. L'AEEH est une aide financière destinée à la compensation d'un handicap, allouée par le Conseil départemental, sur acceptation du dossier MDPH.

4.1.3. Traitements des troubles du neurodéveloppement

Le traitements des troubles du neurodéveloppement comprennent :

* des traitements non-pharmacologiques : psychothérapie, rééducation, éducation thérapeutique et guidance parentale. Ces interventions doivent être mises en place en première intention ;
* des traitements pharmacologiques : en particulier pour le TDAH. Dans les autres troubles neurodéveloppementaux les traitements pharmacologiques sont surtout indiqués dans les troubles associés ;
* des adaptations de l'environnement pour qu'il corresponde mieux aux compétences de l'enfant (principalement les adaptations scolaires). Il est utile de faire de l'information auprès des équipes pédagogiques avec accord ou par l'intermédiaire de la famille.

Les structures de diagnostic et de soin des patients avec un trouble du neurodéveloppement sont détaillées dans l'**Item 62**. Les principales structures sont :

* les **CMP**, les **CMPP** et les **CAMSP** qui assurent les soins à proximité du domicile. Les CMP sont des structures sanitaires, les CMPP et les CAMSP sont des structures médico-sociales ;
* les **SESSAD** sont des services d'education spéciale et de soins à domicile réalisant une prise en charge multidisciplinaire pour des enfants orientés suite à une demande MDPH. Les interventions ont directement

lieu dans le milieu scolaire, au domicile, ou dans les locaux du SESSAD. Certains SESSAD sont **spécialisés** pour certains troubles du neurodéveloppement (p. ex. : SESSAD autisme ou SESSAD troubles moteurs) ;

* les instituts médico-éducatifs (**IME**) ont pour missions l'éducation thérapeutique, les soins, et l'enseignement général des enfants avec des troubles sévères du neurodéveloppement.

4.1.4. Scolarité des enfants avec un trouble du neurodéveloppement

Le type de scolarité **adapté au patient** dépendra du niveau de sévérité du trouble, de son retentissement fonctionnel et du projet global de la personne.

Les différents dispositifs d'aménagements scolaires sont :

* le projet d'accompagnement personnalisé (**PAP**) et le projet personnalisé de scolarisation (**PPS**) précisent les aménagements pour faciliter la scolarisation en milieu ordinaire ;
* le PPS nécessite une notification de la MDPH (maison départementale des personnes handicapées). Le PPS est élaboré lors d'une réunion multidisciplinaire (auxquels les parents et les rééducateurs assistent) qui a lieu au minimum une fois par an ;
* le PAP est mis en place sous la responsabilité du directeur de l'école ou du chef d'établissement (après avis du médecin scolaire) ;
* le projet d'accueil individualisé (**PAI**) est mis en place en cas de prise de traitement pharmacologique sur le temps scolaire ;
* le programme personnalisé de réussite éducative (**PPRE** ; accompagnement pédagogique pour des élèves en difficulté). Le PPRE est mis en place par l'équipe pédagogique.

Une aide humaine (**AESH** : accompagnant des élèves en situation de handicap) peut être utile pour les enfants qui ont des difficultés dans les apprentissages insuffisamment aidés par un PPRE ou un PAP ou un manque d'autonomie.

Une orientation en classe **ULIS** (unités localisées pour l'inclusion scolaire, primaire et collège) peut être utile pour les enfants qui ont des difficultés pour certains apprentissages en milieu ordinaire :

* l'élève est dans des classes à petits effectifs dans les matières dans lesquelles il est en difficulté ;
* il est inclus dans des classes ordinaires dans les autres matières ;
* certaines ULIS sont dites généralistes (principalement dédiées aux enfants présentant des troubles du développement intellectuel), d'autres sont spécialisées selon le trouble neurodéveloppemental (ULIS TSA, ULIS langage, etc.).

Les enfants ayant un trouble neurodéveloppemental dont le retentissement fonctionnel est majeur relèvent d'une orientation en institut médico-éducatif (**IME**). Certaines IME sont spécialisées selon le trouble neurodéveloppementaux (p. ex. : les troubles du langage, etc.).

La mise en place des aménagements scolaires (PPS, AESH), l'orientation en SESSAD et les orientations scolaires (ULIS, IME, ITEP) nécessitent une notification de la **MDPH**.

4.2. Interventions spécifiques à chaque trouble du neurodéveloppement

4.2.1. Troubles du développement intellectuel

Les interventions sont variables en fonction de la **sévérité du déficit intellectuel** :

* **trouble de degré léger** : rééducations ciblées sur les domaines les plus déficitaires (rééducation psychomotrice, orthophonique, etc.). Orientation scolaire en classe ULIS ;
* **trouble de degré moyen à sévère** : Orientation en IME.

Les interventions pharmacologiques visent des troubles associés aux troubles du développement intellectuel (troubles du comportement, trouble dépressif, trouble anxieux, etc.). Les traitements pharmacologiques doivent être débutés à faible dose et la posologie doit être augmentée très progressivement.

4.2.2. Troubles spécifiques des acquisitions et des apprentissages

Le **type et la fréquence des rééducations** doivent être adaptés à la sévérité du trouble.

Pour les enfants qui poursuivent leur scolarité en milieu ordinaire, la mise en place d'un auxiliaire de vie scolaire (AESH ; à indiquer dans le certificat MDPH) est parfois utile pour aider l'enfant dans son travail scolaire.

Certaines classes ULIS (et certains IME) sont spécialisées dans la prise en charge des troubles spécifiques des acquisitions des apprentissages.

Concernant les troubles de l'acquisition de la parole et du langage. Lorsque le patient a des difficultés d'expression verbale majeures le rendant peu intelligible, la mise en place d'**outils de communication augmentée** est recommandée (utilisation des signes ou des pictogrammes).

Concernant les troubles des coordinations motrices. Les interventions de psychomotricité visent l'entraînement des fonctions motrices alors que les interventions d'ergothérapie visent l'**adaptation** de l'environnement (p. ex. : introduction de l'outil informatique).

4.2.3. TDAH

4.2.3.1. Traitements non pharmacologiques

* **Éducation thérapeutique** adaptée au TDAH et aux troubles associés : il s'agit d'une mesure à proposer systématiquement soit en groupe, soit en individuel.
* **Programmes de renforcement des habiletés parentales** : ces programmes sont basés sur des stratégies cognitivo-comportementales et sur les théories de l'apprentissage et de l'attachement : ils sont utiles en cas de retentissement important ou de comorbidité avec des troubles du comportement.
* Aménagements de la scolarité, renforcement positif des comportements adaptés.
* Psychothérapie **individuelle ou de groupe pour l'enfant : thérapie cognitivo-comportementale ciblant des dimensions souvent associées au TDAH** (**estime de soi**, **affirmation de soi**, **compétences sociales**).
* **Programmes de remédiation cognitive**, en individuel ou en groupe (l'enfant fait des exercices ludiques d'attention, d'inhibition de l'impulsivité, de flexibilité mentale, de planification, etc.).
* Rééducation des troubles des **apprentissages spécifiques** fréquemment associés.
* Les associations de parents sont des partenaires indispensables (p. ex. : Hypersupers).

4.2.3.2. Scolarité des patients présentant un TDAH

Des **conseils simples permettent de limiter la distractibilité et la fatigabilité cognitive en milieu scolaire** : placer l'enfant devant, proche du tableau, loin d'une fenêtre, seul, fractionner par petit temps les moments d'exercices, faire des pauses très régulièrement, donner une seule consigne à la fois, alléger son emploi du temps, lui proposer un environnement structuré et stimulant.

Des **aménagements scolaires** plus détaillés peuvent être mis en place dans le cadre d'un PAP ou d'un PPS.

Pour les enfants qui poursuivent leur scolarité en milieu ordinaire et qui présente un trouble sévère, la mise en place d'un AESH peut-être utile pour aider l'enfant dans son travail scolaire.

4.2.3.3. Traitements pharmacologiques

Le traitement pharmacologique de première intention chez l'enfant et l'adolescent à partir de 6 ans est le **méthylphénidate**, psychostimulant dérivé des amphétamines. Il peut être proposé lorsque les mesures d'aménagement de l'environnement sont insuffisantes.

Ce traitement est efficace pour environ 80 % des patients.

Il existe des formes à libération immédiate (Ritaline® LI) et des formes à libération prolongée (Ritaline® LP, Quasym®, Concerta®, Medikinet®).

Cf. **Item 74, pour les règles de prescription**.

4.2.4. TSA

4.2.4.1. Traitements non pharmacologiques

* Les programmes thérapeutiques développementaux : basés sur les connaissances du développement cérébral et fonctionnel, ces thérapies **centrées sur l'interaction** visent l'activation des systèmes de **synchronisation socio-émotionnelle** et ainsi la **relance de la trajectoire développementale**.
* Les programmes thérapeutiques comportementaux : basés sur les **théories de l'apprentissage**, ils utilisent la **stimulation**, la **répétition** et le **renforcement positif**, pour **favoriser un apprentissage des comportements utiles à la communication et adaptés** socialement.
* Les rééducations orthophoniques :
  - pour les enfants avec TSA et qui ont des **performances faibles en communication verbale** (notamment les patients non verbaux), il existe des **rééducations orthophoniques spécialisées** qui consistent à utiliser des **pictogrammes** (images correspondant à un objet, une activité, etc.) et complètent la rééducation classique du langage oral pour permettre une meilleure communication de l'enfant avec son entourage. Lorsque ce système de **communication augmentée** est utilisé **la famille de l'enfant doit y être associée et formée** ;
  - pour les patients présentant un TSA et qui ont des **difficultés en pragmatique du langage**, des **rééducations orthophoniques** peuvent cibler spécifiquement ces aspects pragmatiques.
* Rééducations des habiletés sociales : Les rééducations des habiletés sociales sont des thérapies de **groupe** proposées sous forme de programmes d'une dizaine de séances et basées habituellement sur une approche en **thérapie cognitive et comportementale** (TCC). Leur but est d'améliorer la **compréhension des conventions sociales** et les **compétences dans les interactions sociales**.
* Les associations de parents sont des partenaires indispensables (p. ex. : Autisme France).

4.2.4.2. Scolarité des patients avec TSA

Les enfants avec **TSA d'intensité légère**, **sans un autre trouble neurodéveloppemental associé**, et avec un **retentissement fonctionnel léger** sont habituellement scolarités en **milieu ordinaire**. La mise en place d'un PPS et d'un **AESH** peut être utile à certains enfants.

Les patients présentant un **TSA d'intensité légère**, **un autre trouble neurodéveloppemental associé** (p. ex. : un trouble du développement intellectuel d'intensité légère), et avec un **retentissement fonctionnel léger ou modéré** sont habituellement scolarisés en classe **UEMA** (unité d'enseignement maternelle autisme) en maternelle, et en **UEEA** (unité d'enseignement élémentaire autisme) ou **ULIS** à partir du primaire. L'appui d'un SESSAD est utile pour favoriser cette inclusion de l'enfant en milieu scolaire et lui proposer des interventions adaptées dans ce milieu de vie.

Les patients présentant un **TSA d'intensité modérée à sévère**, et un **autre trouble neurodéveloppemental associé**, et avec un **retentissement fonctionnel modéré** ou sévère sont habituellement scolarisés en **IME**.

4.2.4.3. Traitements pharmacologiques

Il n'existe à ce jour aucun traitement « curatif » des TSA. Les traitements pharmacologiques sont **symptomatiques** et permettent de traiter les **comorbidités fréquemment associées** :

2.1. Modalités du diagnostic des troubles du comportement

Le diagnostic positif se fait sur des **critères cliniques** et nécessite un recueil des éléments suivants :

* l'**histoire développementale** du patient ;
* la **symptomatologie** passée et actuelle (les symptômes ne correspondent pas au développement normal attendu). Plusieurs sources d'information sont nécessaires : parents + autres personnes en contact avec l'enfant et l'adolescent (professeurs, éducateurs), l'enfant/adolescent lui-même. Il faut noter que l'auto-évaluation de l'enfant/adolescent n'est pas toujours fiable pour les symptômes de TOP/TC ;
* le **retentissement** dans la plupart des domaines de vie (au moins 2 domaines parmi les suivants : **familial**, **scolaire**, **activités extra scolaires**, **social**) ;
* la **durée** du trouble (**> 6 mois**) ;
* l'**âge de début** pendant l'enfance ou l'adolescence.

Les **tests psychométriques** (tests d'attention, tests de QI), les bilans de personnalité et les **questionnaires** fournissent des arguments supplémentaires pour le diagnostic, mais ne sont pas indispensables.

2.2. Le trouble oppositionnel avec provocation (TOP)

2.2.1. Diagnostic positif

Le trouble **débute en général pendant l'enfance**, voire pendant la période préscolaire.

Le syndrome clinique associe de manière **intense**, **persistante**, **répétitive** :

* des comportements d'**opposition** et de **provocation** à l'égard des adultes (p. ex. : s'oppose souvent et volontairement aux consignes des adultes) ;
* des comportements **vindicatifs** et d'**hostilité** envers les autres (p. ex. : l'enfant est décrit comme souvent fâché, rancunier avec des envies de vengeance), une **difficulté à reconnaître ses responsabilités** (attribution des fautes à autrui) ;
* une **irritabilité**, une **susceptibilité** et des **accès de colère**.

Ces comportements sont plus marqués et stables que ce qui est attendu pour l'âge développemental.

Le diagnostic requiert la présence du syndrome clinique (présence d'au moins 4 symptômes) avec des critères de durée et de retentissement.

Chez les enfants avant 5 ans, le syndrome clinique est présent presque tous les jours pendant au moins 6 mois. Après 5 ans, il est présent au moins une fois par semaine pendant au moins 6 mois.

Les symptômes ne sont pas limités aux relations avec la fratrie.

Les symptômes peuvent prédominer dans un contexte (souvent au domicile) mais dans les formes les plus graves les symptômes sont généralisés.

2.2.2. Conséquences fonctionnelles

Difficultés à respecter les règles de base au domicile et à l'école, retentissement sur les relations familiales et sociales et parfois sur la scolarité.

2.2.3. Comorbidités

Le TOP est souvent associé au **TDAH** qui est à rechercher systématiquement tout comme les **troubles des apprentissages et de la communication**.

2.2.4. Évolution

Le TOP est un antécédent fréquent du **trouble des conduites (TC)**. Cependant, tous les enfants avec TOP n'évoluent pas vers un TC. Le risque d'évolution vers le TC est principalement lié à la composante **opposition/provocation** du TOP.

Les **troubles de l'humeur** sont fréquents dans l'évolution du TOP. Ce risque est principalement lié à **l'humeur colérique/irritable**.

Le TOP est lié à un risque de troubles et de **problèmes d'adaptation à l'âge adulte** ; comportements antisociaux troubles du contrôle des impulsions, troubles anxieux et dépressifs, trouble abus de substances.

2.3. Le trouble des conduites (TC)

2.3.1. Diagnostic positif

Le syndrome clinique de TC associe de manière **intense**, **persistante**, **répétitive** des conduites **bafouant les droits fondamentaux d'autrui** et **transgressant les normes sociales** :

* **agressions** envers des personnes ou des animaux :
  - **brutalise/menace/intimide** les autres, commence les bagarres, vols avec confrontation, utilisation d'armes, cruauté physique, coercition sexuelle ;
* **destructions** de biens matériels :
  - met le feu, vandalisme ;
* **vols et fraudes** :
  - effraction dans une propriété privée, vols sans confrontation ;
  - mensonges utilitaires ;
* **violations des règles établies** :
  - fugues, absentéisme scolaire avant 13 ans.

Le TC débute rarement après 16 ans. Le diagnostic requiert la présence du syndrome clinique (au moins 3 symptômes dans les 12 derniers mois et au moins un pendant les 6 derniers mois) avec des critères de retentissement social/familial/scolaire.

Dans le diagnostic de TC il faut spécifier :

* **l'âge de début** : pendant l'enfance (‹ 10 ans) ; pendant l'adolescence, non spécifié ;
* l'existence **d'émotions prosociales limitées** (absence de remords ou de culpabilité, insensibilité/manque d'empathie, désintérêt pour la performance, superficialité des affects) ;
* la **sévérité** : léger, moyen, grave (symptômes nombreux ou causant un dommage considérable à autrui) ;
* le début précoce du TC (avant 10 ans), l'existence d'émotions prosociales limitées et la sévérité des symptômes sont des **facteurs de mauvais pronostic**.

2.3.2. Autres caractéristiques cliniques

Le TC est fréquemment associé à une recherche de sensations, des interprétations sociales hostiles (perception négative des intentions d'autrui), un faible contrôle de soi, une insensibilité à la punition. Les personnes avec TC ont un risque élevé d'idées et de comportements suicidaires.

Chez les filles, les symptômes d'agressivité physique sont moins fréquents que chez les garçons mais l'agressivité relationnelle (exclusion sociale d'autrui, colportage de rumeurs, etc.) est fréquente.

2.3.3. Conséquences fonctionnelles

Difficultés à respecter les règles de base au domicile et à l'école, retentissement familial/social/scolaire, risque accru de tentatives de suicide et de suicide, risque de comportements délictueux (violences intrafamiliales, agressions, vols), comportements à risque (fréquence des accidents et blessures), mésusage de substances, parcours de vie complexes (exclusion scolaire, éducation en milieu institutionnel, placements multiples, etc.).

2.3.4. Comorbidités

Le TC est souvent précédé par un **TOP**. Il est souvent associé au **TDAH** qui est à rechercher systématiquement tout comme les **troubles des apprentissages et de la communication**. Les troubles **anxieux** et **dépressifs** sont plus fréquents qu'en population générale.

2.3.5. Évolution

L'évolution du TC est variable. Dans les formes débutant à l'adolescence et peu sévères, l'évolution est majoritairement favorable. La persistance à l'âge adulte de **comportements agressifs** et de **transgressions sociales sévères** doit faire évoquer une **personnalité antisociale** ; ce risque augmente avec la sévérité du TC et l'âge de début précoce. Les **troubles de l'humeur**, **troubles anxieux**, **troubles du contrôle des impulsions** et **troubles abus de substance** sont également fréquents dans l'évolution du TC.

3. Connaître la prévalence et les facteurs de risque des troubles du comportement de l'enfant et de l'adolescent

3.1. Prévalence

Les troubles du comportement sont parmi les motifs de consultation les plus fréquents chez l'enfant et l'adolescent.

Le TOP a une **prévalence moyenne de 3 %** et un sex-ratio d'1,4 garçon pour 1 fille.

Le TC a une **prévalence de 1,5 %** et un sex-ratio de 3-4 garçons pour 1 fille.

3.2. Facteurs de risque

L'étiologie des troubles du comportement (TOP et TC) est **multifactorielle** avec des facteurs de risque neurobiologiques, cognitifs et environnementaux qui interagissent entre eux.

3.2.1. Facteurs de risque génétiques/neurobiologiques

* **Génétiques** : Il existe une **agrégation familiale** du TOP et TC (fréquence du trouble chez les apparentés) dont l'**héritabilité** estimée varie entre 35-60 % (il s'agit de la contribution des facteurs génétiques à la variance du phénotype). Des **interactions** entre gènes et environnement contribuent au risque de troubles du comportement.

* **Neurobiologiques** : Anomalies de l'activation de certaines zones corticales et limbiques impliquées dans le **déficit d'inhibition** et les **anomalies de la réponse au danger**.

* **Neurophysiologiques** : **Faible réactivité au stress.** les troubles du comportement et en particulier l'**agressivité** sont associés à une moindre réactivité du rythme cardiaque, à une faible réponse du cortisol à l'exposition au stress et à des anomalies de la réactivité du système nerveux autonome. Ces particularités sont impliquées dans la **faible sensibilité aux risques** et dans la **recherche de sensations** des personnes avec troubles du comportement. Ils peuvent aussi contribuer à un moindre ressenti des émotions comme la peur, la honte et la culpabilité.

3.2.2. Facteurs de risque cognitifs

* **Biais d'attribution hostile** dans les relations sociales : les personnes avec TOP ou TC attribuent plus souvent des intentions négatives à autrui dans les interactions neutres. Ce biais peut contribuer à la légitimation de la violence.
* Déficits de **compréhension et d'expression verbale**.
* Déficits de **fonctionnement exécutif** (déficit d'inhibition, de planification et organisation des actions).

3.2.3. Facteurs de risque environnementaux

* **Facteurs périnataux** : complications obstétricales, faible poids de naissance, exposition aux substances psychoactives (tabac, alcool) in utero.
* **Style éducatif coercitif ou inconsistant** : violences physiques ou psychologiques, négligences éducatives.
* **Style d'attachement désorganisé** : réponses parentales imprévisibles.
* **Psychopathologie parentale** : personnalité antisociale, trouble abus de substances.
* **Exposition à la violence intra-familiale**.
* **Environnement criminogène**.
* Affiliation à un **groupe de pairs déviants**.

Certains facteurs de risque comme l'existence d'une psychopathologie parentale peuvent agir à travers des mécanismes génétiques mais aussi par la désorganisation des interactions précoces et par l'apprentissage social de comportements déviants.

Pour approfondir

Gérardin P., Boudailliez B., Duverger P., *Médecine et santé de l'adolescent*, Elsevier Masson, 2019.

Nice Clinical Guidelines. *Antisocial Behaviour and Conduct disorders* – 2013 – https://www.nice.org.uk/guidance/cg158

Textbook de la IACAPAP :

- Trouble oppositionnel avec provocation : https://iacapap.org/content/uploads/D.2-ODD-072012.pdf
- Trouble des conduites : https://iacapap.org/content/uploads/D.3-CONDUCT-DISORDER-072012.pdf

71

item 71

TROUBLES DES CONDUITES ALIMENTAIRES

CHEZ L'ADOLESCENT ET L'ADULTE

OBJECTIFS PÉDAGOGIQUES

Rang	Rubrique	Intitulé
		ANOREXIE MENTALE
A	Définition	Définition et étiopathogénie des TCA
B	Définition	Psychopathologie des TCA
B	Prévalence, épidémiologie	Données épidémiologiques
A	Diagnostic positif	Démarche diagnostique
A	Diagnostic positif	Éléments cliniques associés
A	Diagnostic positif	Diagnostics différentiels
A	Diagnostic positif	Diagnostics associés
A	Suivi et/ou pronostic	Évolution spontanée et sous traitement
B	Examens complémentaires	Connaître le bilan clinique et paraclinique
A	Prise en charge	Connaître les grands principes de la prise en charge
B	Prise en charge	Connaître les indications de l'hospitalisation
B	Prise en charge	Connaître les principes de la psychothérapie
B	Prise en charge	Connaître les principes de la pharmacothérapie
B	Prise en charge	Connaître les principes de la nutrition
		BOULIMIE
B	Prévalence, épidémiologie	Données épidémiologiques
A	Diagnostic positif	Démarche diagnostique

Rang	Rubrique	Intitulé
A	Diagnostic positif	Éléments cliniques associés
A	Diagnostic positif	Diagnostics différentiels
A	Diagnostic positif	Diagnostics associés
A	Suivi et/ou pronostic	Évolution spontanée et sous traitement
A	Prise en charge	Bilan clinique et paraclinique
A	Prise en charge	Connaître les grands principes de la prise en charge
B	Prise en charge	Connaître les indications de l'hospitalisation
B	Prise en charge	Connaître les principes de la psychothérapie
B	Prise en charge	Connaître les principes de la pharmacothérapie
B	Prise en charge	Connaître les principes de la nutrition
HYPERPHAGIE BOULIMIQUE		
B	Prévalence, épidémiologie	Données épidémiologiques
A	Diagnostic positif	Démarche diagnostique
A	Diagnostic positif	Éléments cliniques associés
A	Diagnostic positif	Diagnostics différentiels
A	Diagnostic positif	Diagnostics associés
A	Prise en charge	Connaître les grands principes de la prise en charge
A	Définition	Connaître la définition de la PICA
A	Définition	Connaître la définition du MERYCISME

Points clés

- Trois troubles des conduites alimentaires (TCA) : anorexie, boulimie et l'hyperphagie boulimique.
- Il est important d'éliminer les causes médicales non psychiatriques devant tout TCA ainsi que d'évaluer les nombreuses répercussions de ces troubles.
- Les comorbidités psychiatriques sont fréquentes et doivent être recherchées. Le risque suicidaire doit être systématiquement évalué.
- Les critères d'hospitalisation, notamment pour l'anorexie doivent être connus.
- L'hyperphagie boulimique doit être évoquée chez tous les patients présentant une obésité.

1. Introduction

Les troubles des conduites alimentaires (TCA) sont définis par l'existence de perturbations **significatives** et **durables** de la prise alimentaire. La notion de seuil significatif, pour parler de comportement pathologique, s'établit en tenant compte du contexte culturel, de l'intensité des perturbations, de leurs conséquences sur le plan médical général, de la souffrance psychique et des conséquences sociales.

La classification DSM-5 de l'American Psychiatric Association retient l'existence de 3 grands TCA :

* l'**anorexie mentale** (ou anorexia nervosa) ;
* la **boulimie** (ou bulimia nervosa) ;
* l'**accès hyperphagique** ou hyperphagie boulimique (Binge-Eating Disorder).

L'étiopathogénie des TCA est encore mal connue. Ils sont d'origine **multifactorielle** et en lien avec des **facteurs de vulnérabilité** (« terrain » génétique et/ou anomalies biologiques préexistantes), des **facteurs déclenchants** (régimes alimentaires stricts, événements de vie majeurs, puberté et œstrogènes) et des **facteurs d'entretien** (déséquilibres biologiques induits par le trouble, bénéfices relationnels vis-à-vis de l'environnement, « bénéfices » psychologiques).

Cette classification retient aussi l'existence d'autres troubles dits de l'ingestion d'aliments, tels que la PICA et le mérycisme.

Les modifications des comportements alimentaires seraient initialement des mécanismes adaptatifs à des situations de stress psychique. Ces mécanismes, initialement bénéfiques, sont rapidement débordés et aboutissent à la mise en place d'un comportement contraignant ayant des effets délétères. In fine, ces comportements deviennent durables et aboutissent à de véritables maladies qui peuvent aller jusqu'au décès du patient. 303

2. L'anorexie mentale (ou anorexia nervosa)

2.1. Épidémiologie

Sa prévalence sur la vie est estimée à 1,4 % chez les femmes et à 0,2 % chez les hommes.

Le sex-ratio est de 1 homme pour 8 femmes.

L'anorexie mentale commence dans la majorité des cas entre 15 et 25 ans, mais il existe des formes à début précoce à partir de l'âge de 6-7 ans.

C'est la maladie psychiatrique qui a le taux de mortalité le plus élevé (environ 5 % 10 ans après le début de la maladie), avec le taux de suicide associé le plus important de toutes les maladies psychiatriques.

2.2. Sémiologie psychiatrique

Critères DSM-5	
* **Restriction** des apports énergétiques par rapport aux besoins conduisant à un **poids significativement bas.** * **Peur intense de prendre du poids et de devenir gros,** malgré une insuffisance pondérale. * **Altération de la perception du poids ou de la forme** de son propre corps (dysmorphophobie), **faible estime de soi** (influencée excessivement par le poids ou la forme corporelle), ou manque de reconnaissance persistant de la **gravité** de la maigreur actuelle.	
TYPE RESTRICTIF Au cours des 3 derniers mois : la perte de poids est essentiellement obtenue par le **régime**, le **jeûne** et/ou l'**exercice physique excessif.**	TYPE ACCÈS HYPERPHAGIQUES/PURGATIF Au cours des 3 derniers mois : présence de **crises d'hyperphagie** récurrentes et/ou a recouru à des **vomissements provoqués** ou à des **comportements purgatifs.**

Éléments cliniques	
Début	* Surtout chez les **adolescentes,** avec quelques groupes à risques (sportifs, mannequins, danseurs...). * Débute souvent au moment de l'apparition des transformations corporelles de la **puberté.** * Mode d'entrée fréquent sous la forme d'un **régime restrictif** (du fait d'un léger surpoids pré-morbide).
Perte de poids	* Plus ou moins rapide, **banalisée** par la patiente. * Associée à un sentiment de réassurance initiale, une impression d'**absence de fatigue**, d'**euphorie** voire de **toute puissance.** * Aboutit à l'**effacement des aspects sexués** du corps ainsi qu'à des troubles trophiques (altération des phanères, hypertrichose, lanugo, acrocyanose et œdèmes carentiels). * Responsable d'une **hypotension**, d'une **bradycardie** et d'une **hypothermie.**
Restrictions	* De survenue progressive, **quantitatives** (calories) et **qualitatives** (aliments gras et sucrés surtout). * Restrictions **sélectives** avec des évitements initialement sur les aliments caloriques (gâteaux, pâtisseries, beurre, crème...) puis sur les viandes, les féculents... Elles aboutissent à des **règles inflexibles.**
Autres stratégies de contrôle du poids	* **Vomissements provoqués** : la plus fréquente des stratégies de contrôle, avec risque d'hypokaliémie pourvoyeuse de troubles du rythme cardiaque. * **Prises de laxatifs,** fréquentes, pouvant aboutir à des troubles fonctionnels digestifs et à une hypokaliémie (+/– mélanose colique). * **Prises de diurétiques, coupe-faim, hormones thyroïdiennes ou dérivés des amphétamines.** * **Potomanie** : consommation excessive et souvent compulsive de liquides, non calorique. Cela peut aboutir à une hyponatrémie de dilution avec risque de convulsions et de coma. * **Hyperactivité physique, expositions accrues au froid.**
Distorsions cognitives	* **Absence de conscience du trouble** (insight). * **Perturbation de l'image du corps** : les sujets se perçoivent trop gros malgré un poids en dessous de la normale. * Envahissement et **préoccupations excessives** autour du poids et de l'alimentation. * **Croyances erronées** sur le fonctionnement digestif et les aliments. * **Évitement alimentaire,** induit par le désir de perte de poids, mais aussi par des distorsions cognitives (aliments contaminants, nocifs...). * **Anomalies neuropsychologiques** des fonctions exécutives (surtout caractérisées par une altération de la flexibilité cognitive).

Aménorrhée	* Peut être **primaire** ou **secondaire** et est due à un panhypopituitarisme d'origine hypothalamique avec une infertilité associée. * Parfois absente au début du trouble et de résolution parfois tardive, sa présence est un **facteur de gravité**.
Traits associés	* **Traits obsessionnels fréquents** (perfectionnisme, ascétisme, perte de flexibilité, recherche de contrôle). * **Surinvestissement intellectuel**, au détriment des autres champs relationnels et affectifs. * **Altération de la sexualité :** désinvestie ou à l'inverse hyperactive.
Retentissement	* **Ostéoporose** (carences en vitamine D et hypercatabolisme osseux lié à la carence œstrogénique). * **Amyotrophie.** * **Œdèmes** (surtout dans la forme purgative/avec accès hyperphagiques). * **Troubles hydroélectrolytiques** : hyponatrémie, hypokaliémie, hypocalcémie. * **Insuffisance rénale fonctionnelle.** * **Hypoglycémie**, avec malaise et perte de connaissance. * **Anémie carentielle** (Fer, B9, B12…). * **Thrombopénie, leucopénie** et **lymphopénie** (avec risque d'infection plus important). * **Atteintes cardiovasculaires :** troubles du rythme à chercher systématiquement, cause majeure de surmortalité, hypotension. * **Troubles digestifs** avec brûlures œsophagiennes, retard à la vidange gastrique, hypertrophie des glandes salivaires (mâchoires carrées), érosions dentaires (surtout en cas de vomissements provoqués ou de mérycisme associé).
Spécificité pendant la période prépubère	* AM surtout de type restrictif. * Restriction hydrique fréquente.

305

2.3. Diagnostics différentiels et comorbidités

2.3.1. Diagnostics différentiels

* Certaines **tumeurs cérébrales,** telles les tumeurs du tronc cérébral ou les craniopharyngiomes (scanner et IRM).
* Certaines hémopathies telles que les **leucémies** (NFS).
* Maladies du tractus digestif, telles la maladie de **Crohn** (NFS, VS, endoscopie), l'**achalasie de l'œsophage** (transit œsophagien baryté, endoscopie).
* **Hyperthyroïdie** (TSH, T3, T4).
* **Diabète** insulinodépendant (glycémie, auto anticorps).
* **Panhypopituitarisme**, maladie d'Addison (clinique et dosage des hormones de l'axe corticotrope).
* **Trouble obsessionnel compulsif** (attention, il s'agit aussi d'une comorbidité fréquente).
* Trouble psychotique chronique et notamment **schizophrénie** (idée délirante d'empoisonnement, forme hébéphrène…).
* Autres TCA comme les **troubles de restriction ou d'évitement de l'ingestion des aliments plus communément appelés ARFID** (Avoidant and Restrictive Food Intake Disorder) qui incluent notamment la phobie des vomissements, la phobie de la déglutition, les « petits mangeurs » (TCA restrictif sans cognition ni comportement anorexiques).
* **Épisodes dépressifs caractérisés.**

2.3.2. Comorbidités psychiatriques et addictives

Elles sont **fréquentes** et doivent donc être systématiquement recherchées : épisodes dépressifs caractérisés, troubles obsessionnels et compulsifs, phobie sociale, trouble anxieux généralisé, trouble de la personnalité borderline, troubles addictifs (peu d'alcool, surtout abus et/ou une dépendance aux psychotropes, plutôt de type psychostimulant).

2.4. Le pronostic et l'évolution

2.4.1. Évolution spontanée

La **mortalité** (par suicide ou liée aux complications médicales), est **la plus élevée** des troubles mentaux.

L'évolution se fait souvent vers la **chronicité** (on parle d'anorexie mentale chronique au bout de 5 ans d'évolution) ou l'**enkystement** du trouble.

2.4.2. Évolution sous traitement

L'évolution se fait pour **la moitié environ vers la rémission complète**, **30 % vers la rémission partielle** et entre **20 et 30 % vers une forme chronique ou le décès**.

Les **rechutes** sont **fréquentes** (30-50 % de rechutes dans l'année qui suit une hospitalisation).

Le début chez un **enfant prépubère** ou **à l'âge adulte** est de **mauvais pronostic**.

2.5. Prise en charge de l'anorexie mentale

2.5.1. Principes et objectifs de la prise en charge

Le dépistage et le traitement du trouble doivent être les **plus précoces possible.** L'objectif est de **prévenir le risque d'évolution vers une forme chronique et les complications médicales**, psychiatriques ou psychosociales, en particulier chez les adolescents.

Le projet thérapeutique, qu'il soit ambulatoire ou hospitalier, doit toujours être **pluridisciplinaire** (reposant sur un partenariat entre les psychiatres et d'autres spécialités cliniques), **coordonnée**, **ininterrompue** (programmation des relais, synthèse entre les équipes...) et **prolongée** (un an après la rémission au minimum).

Il est recommandé que la prise en charge initiale s'effectue en **ambulatoire**, sauf en cas d'urgence médicale (non psychiatrique ou psychiatrique).

Les objectifs pondéraux, nutritionnels et psychothérapeutiques doivent être fixés **individuellement** (cf. ci-dessous dans la prise en charge), en tenant compte de l'**avis du patient.** La prise en charge est souvent **contractualisée** (p. ex. : « contrat de poids »).

La famille joue un rôle clé dans le succès du traitement et doit être le plus possible associée à la prise en charge.

Une vigilance toute particulière doit être portée à l'entourage familial afin de les aider à comprendre et supporter la maladie de leur proche, par exemple en les orientant vers les nombreuses associations de malades ou de familles de malades ou vers les groupes de soutien.

Rappel sur l'IMC

IMC = indice de masse corporel = Poids (kg)/Taille² (en m). Pour les enfants et adolescents, se référer à la courbe de l'IMC en fonction de l'âge.

IMC	Interprétation
< 10	Dénutrition grade V
10 à 12,9	Dénutrition grade IV
13 à 14,9	Dénutrition grade III
15 à 16,9	Dénutrition grade II
17 à 18,4	Dénutrition grade I
18,5 à 25	Corpulence normale
25 à 30	Surpoids
30 à 35	Obésité modérée
35 à 40	Obésité sévère
> 40	Obésité morbide

2.5.2. Bilan clinique et paraclinique

Anamnestique	* **Antécédents** médicaux (y compris psychiatriques). * **Histoire pondérale,** pourcentage de perte de poids et cinétique de la perte de poids. * **Restriction** et autres **comportements associés.** * **Comorbidités.** * Évaluation de l'**environnement** social et familial.
Clinique	* **Poids, taille, IMC,** percentile d'IMC pour l'âge et courbe de croissance (IMC, poids et taille) pour les enfants et adolescents. * Évaluation du **stade pubertaire** de Tanner chez l'adolescent (recherche d'un retard pubertaire) et recherche d'une **aménorrhée** (filles) ou d'une **dysfonction érectile** (garçons) chez les pubères. * Fréquence cardiaque, tension artérielle, température. * **Électrocardiogramme** (trouble du rythme, signe d'hypokaliémie sévère, QT long). * Signes de déshydratation. * État cutané et des phanères (dont auto-mutilations), œdèmes, lanugo, acrosyndrome. * Examen général à la recherche de **complications** musculaires, neurologiques et endocriniennes. * Examen clinique **psychiatrique** (état thymique, risque suicidaire, comorbidités...).
Biologique	* NFS, plaquette, ionogramme complet, urée, créatinine, clairance de la créatinine. * Calcémie, phosphorémie, 25OH-D3. * Bilan hépatique : ALAT, ASAT, PAL et TP. * Albumine, préalbumine. * CRP. * TSH, à discuter si doute sur une hyperthyroïdie.
Paraclinique	* **Ostéodensitométrie osseuse** (dès 6 mois d'aménorrhée, à renouveler tous les deux ans). * Imagerie cérébrale à discuter (pour éliminer un diagnostic différentiel).

2.5.3. Quand hospitaliser ?

Anamnestiques	* **Perte de poids ≥ 20 % en 3 mois** chez l'adulte ou perte de poids rapide : plus de 2 kg/semaine chez l'adolescent. * **Malaises**, chutes ou pertes de connaissance. * **Vomissements incoercibles.** * **Échec de la renutrition ambulatoire.** * **Restriction extrême** (refus de manger et/ou boire).
Cliniques	* **Idéations obsédantes** intrusives et permanentes. * **Incapacité à contrôler les comportements compensatoires.** * Nécessité d'une **assistance nutritionnelle** (sonde nasogastrique). * **Amyotrophie** importante avec hypotonie axiale. * **Déshydratation, hypothermie, hypotension artérielle** ou **bradycardie**. * Anomalies de **l'ECG.**
Paracliniques	* **Hypoglycémie.** * **ASAT ou ALAT > 10 N.** * **Troubles hydroélectrolytiques** ou **métaboliques sévères.** * **Insuffisance rénale.** * **Leucopénie** ou **neutropénie.**
Risque suicidaire	* **Tentative de suicide** ou projet suicidaire précis. * **Automutilations** répétées.
Comorbidités	Peuvent à elles seules justifier l'hospitalisation si **sévères** : * épisode dépressif caractérisé ; * abus de substances ; * anxiété sévère ; * symptômes psychotiques ; * troubles obsessionnels compulsifs.
Motivation, coopération	* **Échec** de la prise en charge ambulatoire. * Patient peu coopérant vis-à-vis des soins ambulatoires.
Critères environnementaux et sociaux	
Disponibilité de l'entourage	* **Problèmes familiaux** ou absence de famille. * **Épuisement** de l'entourage.
Stress environnemental	* Critiques environnementales élevées. * **Isolement social** sévère.
Disponibilité des soins	* **Pas de traitement ambulatoire possible** (manque de structures...).

2.5.4. Aspect psychothérapeutique de la prise en charge

Cet aspect de la prise en charge vise à :

* **favoriser l'adhésion aux soins** et l'alliance thérapeutique ;
* comprendre et **accepter** la nécessité de **la renutrition** ;
* réintroduire la notion de **plaisir dans l'alimentation** ;
* **corriger les distorsions cognitives** et les attitudes dysfonctionnelles ;
* **renforcer** l'estime de soi, l'image et l'affirmation de soi ;

* améliorer les relations **interpersonnelles** (sociales et familiales) ;
* traiter les éventuelles **comorbidités psychiatriques** ;
* en cas d'antécédent d'**abus sexuel**, une approche adaptée est à envisager.

La prise en charge psychothérapeutique doit être adaptée à l'état médical général, aux capacités et aux souhaits du patient. Les psychothérapies envisageables (seules ou en association) sont :

* la **thérapie familiale**, approche validée surtout chez l'enfant et l'adolescent ;
* la **thérapie cognitivo-comportementale** (TCC) qui a fait la preuve de son efficacité par des études randomisées ;
* les autres approches comme les **entretiens motivationnels**, la **psychothérapie de soutien**, les **thérapies d'inspiration psychanalytique** et, en association, les approches à **médiation corporelle** (sophrologie, relaxation, psychomotricité, art-thérapie...).

Il est recommandé que la psychothérapie choisie se maintienne **au moins 1 an après une amélioration clinique significative**.

2.5.5. Prise en charge pharmacologique

Il n'existe **pas de traitement pharmacologique spécifique** de l'anorexie mentale. L'utilisation des psychotropes doit par ailleurs être prudente chez le patient souffrant d'anorexie du fait de leurs effets indésirables (allongement du QT). Ils sont surtout utilisés pour traiter les comorbidités. Ils ne sont jamais un axe de traitement à long terme.

2.5.6. Aspect nutritionnel de la prise en charge

Le travail diététique et nutritionnel a pour objectif initial la **renutrition**, c'est-à-dire l'obtention et le maintien d'un poids (ou d'une vitesse de croissance adéquate pour les enfants et les adolescents) et d'un statut nutritionnel adaptés, puis d'assurer la **rééducation nutritionnelle et diététique**, c'est-à-dire l'obtention d'une alimentation qualitativement et quantitativement correcte et des comportements adaptés.

La renutrition doit être **prudente et progressive**, afin d'éviter **les complications de la renutrition (syndrome de renutrition inapproprié**, SRI) : cytolyse hépatique, rétention hydrosodée et état hyperosmolaire, troubles de l'hémostase, hypophosphorémie, hypokaliémie, hypomagnésémie, dysglycémie, carences vitaminiques, insuffisance cardiaque avec risque de trouble du rythme cardiaque). Lors de cette phase, il est parfois nécessaire de recourir à une assistance nutritive, sous la forme d'une **nutrition entérale discontinue d'appoint par sonde nasogastrique**.

3. BOULIMIE (OU BOULIMIA NERVOSA)

3.1. Épidémiologie

La prévalence sur la vie de la boulimie est estimée à 1,9 % chez les femmes et à 0,6 % chez les hommes.

Le sex-ratio est de 1 homme pour 3 femmes.

3.2. Sémiologie psychiatrique

Critères DSM-5
* Survenue d'**épisodes récurrents d'hyperphagie incontrôlée**. C'est-à-dire : - absorptions alimentaires largement supérieures à la moyenne et en peu de temps (p. ex. moins de 2 h) ; - associées à une impression de perdre le contrôle des quantités ingérées ou de la possibilité de s'arrêter. * Mise en œuvre de **comportements compensatoires** visant à éviter la prise de poids (vomissements provoqués, prises de laxatifs ou de diurétiques, jeûnes, exercice excessif). * Avec une fréquence moyenne d'au moins **1 fois par semaine durant au moins 3 mois.** * **L'estime de soi** est perturbée de manière excessive par **la forme du corps et le poids.** * Le trouble **ne survient pas exclusivement** au cours d'une période d'anorexie mentale.

Éléments cliniques	
Début	* Débute souvent dans les suites d'un **régime restrictif et/ou à la suite de vomissements.** * Peut aussi débuter secondairement à un **traumatisme ou une perte.**
Dysménorrhée	* Dysménorrhée secondaire ou troubles des cycles menstruels possibles, **même si la patiente est normopondérée.** Peuvent exceptionnellement être observées une aménorrhée secondaire et une ostéoporose.
Traits associés	* **Symptômes anxio-dépressifs,** voire comorbidités avec un trouble anxieux généralisé ou un épisode dépressif caractérisé. * Les **tentatives de suicide** sont **fréquentes.** * Possible association avec des **troubles addictifs** et des **troubles du contrôle des impulsions** (auto-mutilations, kleptomanie...). * Trouble de la personnalité de type **borderline.** * Forte **impulsivité** et difficultés dans la gestion des émotions. * **Dysfonction sexuelle.**
Retentissement	* **Syndrome pseudo-occlusif.** * **Hypertrophie des glandes salivaires,** érosions dentaires, **œsophagites peptiques** et syndrome de Malory Weiss. * **Prise de poids** (voire exceptionnellement obésité). * Mauvais états nutritionnels, voire **dénutrition.** * **Ostéoporose,** notamment si aménorrhée. * Ingestion de corps étrangers au cours des vomissements provoqués. * **Troubles hydroélectrolytiques** (hyponatrémie, **hypokaliémie,** hypocalcémie). * **Insuffisance rénale fonctionnelle** et œdème, surtout associés aux vomissements.

3.3. Diagnostics différentiels et comorbidités

3.3.1. Diagnostics différentiels

* Certaines **tumeurs cérébrales** et formes **d'épilepsies**.

* **Syndrome de Kleine-Levin** (associant hypersomnie périodique et hyperphagie).

* Épisode dépressif **caractérisé**.

* Trouble de la personnalité de type **borderline** (fréquemment comorbide).

* **Hyperphagie boulimique** (ou Binge Eating Disorder, BED), qui souffre aussi d'épisode de frénésie alimentaire, **mais sans comportement compensateur, d'où l'association systématique avec une obésité**.

* **Anorexie mentale** de type **accès hyperphagiques/purgatif**.

3.3.2. Comorbidités psychiatriques et addictives

Elles sont **fréquentes** et doivent donc être **systématiquement recherchées** : troubles addictifs dans 30 à 40 % des cas (alcool, tabac, médicaments anxiolytiques), épisode dépressif caractérisé, très fréquent, et trouble bipolaire, plus rarement, personnalité borderline ou état limite (avec comportements auto-agressifs et tentatives de suicide), troubles anxieux et phobie sociale.

3.4. Le pronostic et l'évolution

Son évolution est **plus rapidement résolutive** que l'anorexie mentale.

Cependant, le taux de **mortalité** est estimé à **2 %** par tranche de 10 ans.

3.5. Prise en charge de la boulimie

3.5.1. Principes et objectifs de la prise en charge

Le dépistage et la prise en charge précoces de la boulimie sont difficiles. En effet ce trouble est souvent caché et il existe un **retard diagnostique important**. Le motif de consultation peut donc être autre : dysménorrhée, désir de perte de poids (alors qu'il est normal), troubles du sommeil, instabilité de l'humeur, etc.

Les principes et objectifs de la prise en charge de la boulimie ont des points communs avec ceux de l'anorexie mentale : **pluridisciplinaire** (binôme psychiatre/non-psychiatre), **prolongée**, et en premier lieu **ambulatoire** (hospitalisation si critère de gravité).

Les objectifs thérapeutiques sont **individuels**, **tenant compte de l'avis du patient**, et **contractualisés**.

Il convient de prolonger le suivi, qui doit intégrer tous les domaines impactés par le trouble et ses complications.

3.5.2. Bilan clinique et paraclinique

Anamnestique	* **Antécédents** médicaux. * **Histoire pondérale**, fréquence et **intensité des fluctuations**. * Évaluation **quantitative** et **qualitative** des crises (carnet alimentaire). * Recherche des **comportements compensatoires** associés. * **Comorbidités** à rechercher. * Évaluation de **l'environnement social** et **familial**.
Clinique	* **Poids, taille, IMC**, courbe de croissance (P, T, IMC) pour enfant et adolescent. * Évaluation du **stade pubertaire** de Tanner chez l'adolescent. * **Fréquence cardiaque, tension artérielle, température.** * Signes de **déshydratation**. * État cutané : **cicatrices d'auto-mutilations, œdèmes...** * Recherche d'une **hypertrophie parotidienne, d'érosions dentaires...** * État thymique, **risque suicidaire, comorbidités avec les troubles addictifs...**
Biologique	* NFS, Plaquette, TP, TCA. * Ionogramme complet, urée, créatinine, clairance de la créatinine. * Calcémie, phosphorémie, 25OH-D3. * Bilan hépatique : ALAT, ASAT, PAL et TP. * Protidémie, albumine, préalbumine. * CRP. * TSH, à discuter si doute sur une hyperthyroïdie. * Recherche de dans le sang ou les urines au moindre doute.
Paraclinique	* **Ostéodensitométrie osseuse.** * Imagerie cérébrale à discuter (pour éliminer un diagnostic différentiel).

3.5.3. Quand hospitaliser ?

Les critères d'hospitalisation dans le cadre la boulimie ne sont pas aussi clairement définis que dans l'anorexie.

Anamnestiques	* **Modification brutale** du poids ou cassure de la courbe de croissance. * **Sévérité des crises** et **fréquence élevée** (> 8/semaine). * **Échec** de la stratégie ambulatoire. * **Conduite compensatoire mettant en danger la vie du patient.**
Cliniques	* **État de mal boulimique.** * Signes cliniques de **dénutrition.** * **Hypotension artérielle** ou **trouble du rythme cardiaque.** * **Incapacité à contrôler les crises** qui deviennent pluriquotidiennes. * **Incapacité à contrôler les comportements compensatoires** (activité physique ou vomissements). * **Anomalies de l'ECG.**
Paracliniques	* **Atteinte hépatique sévère.** * **Troubles hydroélectrolytiques** ou **métaboliques sévères.** * **Insuffisance rénale** et **déshydratation.**
Risque suicidaire	* **Tentative de suicide** ou projet suicidaire explicite. * **Automutilations répétées.**
Comorbidités	* Peuvent à elles seules justifier l'hospitalisation si sévère : - épisode dépressif caractérisé ; - abus de substances et trouble des conduites ; - anxiété sévère ; - symptômes psychotiques.
Critères environnementaux et sociaux	
Disponibilité de l'entourage	* Problèmes familiaux ou absence de famille. * Épuisement de l'entourage.
Stress environnemental	* Critiques environnementales élevées. * Isolement social sévère.

3.5.4. Aspect psychothérapeutique de la prise en charge

Les objectifs et aspects de la prise en charge sont les mêmes que dans l'anorexie mentale avec en plus le repérage des signes annonciateurs de la crise et les techniques pour y remédier (désamorçage).

Les psychothérapies envisageables sont :

* la **thérapie cognitivo-comportementale** (TCC), qui a démontré son efficacité, bien que partielle (30-40 % de rémission), dans ce trouble. L'utilisation des **observations comportementales** (carnet alimentaire) et des **crises induites** sont utiles dans cette prise en charge ;
* l'éducation thérapeutique et l'affirmation de soi ;
* les autres approches comme les **entretiens motivationnels** (surtout en début de prise en charge), la **psychothérapie de soutien**, les **thérapies d'inspiration psychanalytique** et la **thérapie familiale** chez les enfants et les adolescents.

Les programmes d'**auto-assistance** (self-help) regroupent un ensemble d'outils (livres, site internet...) qui vont permettre au patient d'**augmenter ses connaissances** par rapport à son trouble et lui apporter des **compétences** et des **outils** pour diminuer les symptômes voire les faire disparaître. Ces programmes sont bien validés dans la **boulimie** et **l'hyperphagie boulimique**.

3.5.5. Prise en charge pharmacologique

Un **traitement par antidépresseur ISRS** (fluoxétine à une **dose plus élevée** que dans l'épisode dépressif caractérisé) est efficace dans la prise en charge des patients présentant une boulimie. L'association de la fluoxétine à la TCC n'a cependant pas démontré de supériorité par rapport à la TCC seule.

3.5.6. Aspect nutritionnel de la prise en charge

Le patient souffrant de boulimie doit bénéficier d'un **suivi régulier** par un médecin afin de prendre en charge d'éventuelles **complications**, notamment sur le **plan digestif** (œsophagite), **dentaire (érosions)**, **cardiovasculaire** (hypokaliémie) et **endocrinien** (œstroprogestatifs).

Le travail **diététique** et **nutritionnel** est paradoxalement assez proche de celui effectué dans l'anorexie mentale. Si besoin, il peut commencer par une phase de renutrition. L'approche nutritionnelle vise ensuite à **réapprendre à s'alimenter selon des schémas réguliers** avec une alimentation **diversifiée** et **suffisante**. Il convient aussi de réapprendre la modération alimentaire (pondération).

4. Accès hyperphagiques ou Hyperphagie boulimique (Binge Eating Disorder)

4.1. Épidémiologie

313

Sa prévalence sur la vie entière est estimée à 2,8 % chez les femmes et à 1 % chez les hommes. Le sex-ratio est moins déséquilibré que pour les autres TCA (environ 1 homme pour 2 femmes). Selon diverses études, près de **30 à 50 % des personnes souffrant d'obésité** souffriraient également d'hyperphagie boulimique.

4.2. Sémiologie psychiatrique

Critère DSM-5

* Survenue d'**épisodes récurrents d'hyperphagie incontrôlée**. C'est-à-dire :
  - prises alimentaires largement **supérieures** à la moyenne, **par exemple** en moins de 2 h ;
  - associées à une impression de **perte de contrôle** des quantités ingérées ou de la possibilité de s'arrêter.
* Ces épisodes sont associés avec au moins 3 des éléments suivants :
  - manger beaucoup **plus rapidement** que la normale ;
  - manger jusqu'à éprouver **une sensation pénible de distension abdominale** ;
  - manger de grandes quantités de nourriture **en l'absence d'une sensation physique de faim** ;
  - **manger seul parce que l'on est gêné** de la quantité de nourriture que l'on absorbe ;
  - se sentir **dégoûté de soi-même**, déprimé ou très coupable après avoir mangé.
* **Détresse marquée** en lien avec l'existence de cette hyperphagie.
* Les épisodes d'hyperphagie se produisent au moins **1 fois par semaine pendant au moins 3 mois consécutifs.**
* Le trouble **n'est pas associé à l'utilisation récurrente de comportements compensatoires inappropriés** comme c'est le cas dans des épisodes de boulimie et ne survient pas exclusivement au cours de la boulimie ou de l'anorexie mentale.

	Éléments cliniques
Début	* Débute généralement **dans l'enfance.** * **Traumatisme ou abus sexuel** se retrouvent plus souvent dans les antécédents. * Les régimes sont souvent **secondaires** au début des troubles, à l'inverse de l'anorexie mentale ou de la boulimie.
L'accès hyperphagique	* Phénomène de « **craving** » très important, avec envie **irrépressible de manger.** * **Conscience du trouble** avec souffrance psychique importante.
Traits associés	* **Symptômes anxio-dépressifs,** voire comorbidités avec un **trouble anxieux généralisé** ou un **épisode dépressif caractérisé.** * Possible association avec des troubles addictifs et des **troubles du contrôle des impulsions** (auto-mutilations, kleptomanie...). * Troubles de la **personnalité.** * Forte **impulsivité** et difficultés dans la gestion des émotions. * **Dysfonction sexuelle.**
Retentissement	* **Troubles digestifs** : halitose, reflux gastro-œsophagien, ballonnements et douleurs abdominales, alternance diarrhée-constipation... * **Stéatose hépatique.** * Répercussions indirectes : il faut systématiquement rechercher et prendre en charge toutes les **complications de l'obésité.** * **Mauvais états nutritionnels,** voire **dénutrition.** * **Hypofertilité** voire **infertilité.**

4.3. Diagnostics différentiels et comorbidités

4.3.1. Diagnostics différentiels

Les diagnostics différentiels sont à peu près les mêmes que pour la boulimie :

* **tumeurs cérébrales**, épilepsie, syndrome de Kleine-Levin et syndrome de Klüver-Bucy, etc. ;
* **boulimie** ;
* **obésité** métabolique ou génétique ;
* **épisode dépressif caractérisé** et troubles bipolaires ;
* **troubles de la personnalité** de type borderline et évitante-dépendante.

4.3.2. Comorbidités psychiatriques et addictives

Elles sont **fréquentes** et doivent donc être **systématiquement recherchées** : troubles bipolaires et épisode dépressif caractérisé, troubles anxieux et phobie sociale, troubles addictifs (moins fréquentes que dans la boulimie), risque suicidaire plus faible que dans les autres TCA (mais n'est pas nul !).

4.4. Prise en charge

Le dépistage et la prise en charge **précoces** sont là aussi des éléments clés du succès de la prise en charge. Au vu de la fréquence du trouble en population obèse, le dépistage devrait être **systématique** chez ces patients.

Les bilans, objectifs et principes de la prise en charge de l'hyperphagie boulimique sont aujourd'hui très proches de ceux de la boulimie.

5. Autres troubles de l'ingestion d'aliments

5.1. PICA

Définition : ingestion répétée de substances non nutritives pendant au moins 1 mois (plâtre, plomb, sable, cailloux, cheveux, papier, plastique...).

Apparaît souvent chez le jeune enfant présentant une carence martiale ou en zinc, une négligence, un trouble de l'attachement ou un trouble neurodéveloppemental sévère.

5.2. Mérycisme

Définition : Régurgitations répétées de nourritures pendant une période d'au moins 1 mois. Les aliments peuvent être remastiqués, ré-avalés ou recrachés. Touche principalement les enfants de 3 mois à 1 an, plus rarement les adultes.

Pour approfondir

Recommandation HAS pour l'anorexie mentale :
https://www.has-sante.fr/jcms/c_985715/fr/anorexie-mentale-prise-en-charge

Recommandations HAS pour la boulimie nerveuse et l'hyperphagie boulimique :
https://www.has-sante.fr/jcms/c_2581436/fr/boulimie-et-hyperphagie-boulimique-reperage-et-elements-generaux-de-prise-en-charge

module six

ADDICTOLOGIE

1. Pour comprendre

1.1. Qu'est qu'une addiction ?

L'addiction, ou trouble addictif, a été définie en 1990 comme « un processus par lequel un comportement, pouvant permettre à la fois une production de plaisir et d'écarter ou d'atténuer une sensation de malaise interne, est employé d'une façon caractérisée par « **l'impossibilité répétée de contrôler ce comportement** et **sa poursuite en dépit de la connaissance de ses conséquences négatives** ».

Le comportement peut être la consommation de substances psychoactives (alcool, tabac, opiacés, médicaments, etc.), et on parle alors d'addiction à une substance (ou trouble addictif à une substance) mais il existe aussi des « **addictions sans substance** » ou « **addictions comportementales** » (jeu de hasard et d'argent, jeux vidéo, sexe, internet, achats, exercice physique). *Les troubles des conduites alimentaires peuvent être considérés comme des addictions comportementales, mais ils sont traités à part du chapitre des addictions dans le référentiel.*

Attention, il est possible d'avoir une consommation de substance psychoactive ou un comportement de jeu qui ne réponde pas aux critères de l'addiction (c'est-à-dire d'un « trouble »).

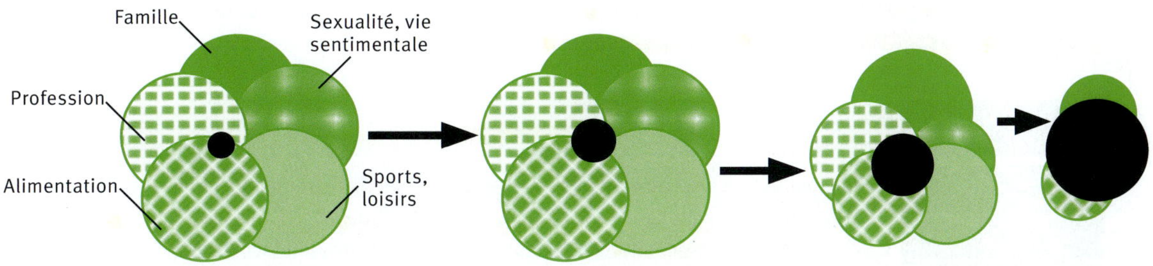

Figure 1. Elle illustre, ici pour l'usage d'alcool, l'aspect progressivement envahissant d'un trouble addictif sur la vie d'un sujet. Au départ, l'usage d'alcool fait partie de comportements intégrés aux habitudes sociales de l'individu. Au fur et à mesure que le trouble addictif se développe, la perte de contrôle sur le comportement d'usage vient répercuter de manière de plus en plus importante les autres sphères de vie de l'individu.

En pratique, on peut séparer trois grands ensembles de symptômes participant aux troubles addictifs :

* des **symptômes comportementaux** : il s'agit de l'envahissement progressif de la vie quotidienne du sujet par les comportements addictifs, au détriment des autres rituels de vie (familiale, professionnelle, etc.). Ces symptômes regroupent la **perte de contrôle progressive**, **l'impossibilité croissante d'arrêter** ou **de réduire** les comportements addictifs, et **l'envie irrépressible (« craving »)** de réaliser sans cesse les comportements addictifs ;
* des **répercussions sociales et/ou médicales** : par définition, les addictions doivent entrainer des **conséquences durables et significatives dans la vie du sujet.** Il existe des **conséquences sociales** qu'on retrouve pour tout type d'addiction (isolement, marginalisation, stigmatisation, perte d'emploi, séparation, difficultés financières, etc.) ainsi que des **répercussions médicales** qui sont plutôt spécifiques au type de trouble. L'usage chronique de substances psychoactives notamment a des conséquences médicales propres, qui se surajoutent au processus addictif lui-même. En pratique, plus la perte de contrôle (symptômes comportementaux) est importante, plus les conséquences psychosociales sont importantes ;
* des **symptômes pharmacologiques** : l'exposition chronique et répétée entraîne des phénomènes d'adaptation cérébrale progressive, menant à l'apparition d'un processus de **tolérance** (perte d'effet à même dose de substance ou à même fréquence du comportement et nécessité d'augmenter les doses de substances ou la fréquence du comportement pour obtenir le même effet) puis de **sevrage**. Ces symptômes ne sont ni systématiques, ni nécessaires pour parler d'addiction.

1.2. Dans le cadre du référentiel

Pour traiter la question des addictions (ou troubles addictifs), il est essentiel de bien repérer les signes, symptômes et syndromes qui y sont rattachés. Le choix a été fait, dans cette partie addictologie du référentiel, d'utiliser la Classification internationale des maladies (**CIM-10**) de l'organisation mondiale de la santé.

Pour les addictions comportementales au programme officiel de l'ECNi mais non définies dans la CIM-10 (jeux vidéo, addictions sexuelles, achats compulsifs, addiction à l'exercice physique), les critères proposés correspondent soit à ceux de la CIM-11 qui entrera en vigueur en 2022 (jeux vidéo) soit à l'application de critères diagnostiques utilisés pour les autres addictions : craving, perte de contrôle, tolérance/sevrage, poursuite du comportement malgré les conséquences négatives.

2. USAGE, MÉSUSAGE, ET TROUBLES LIÉS À L'USAGE DE SUBSTANCES PSYCHOACTIVES

On distingue trois grands types de comportement dans la consommation de substances psychoactives : le non-usage, l'usage à faible risque et le mésusage.

Non-usage	Absence de consommation
Usage simple	Consommation usuelle d'une substance (alcool) ou réalisation d'un comportement sans qu'il ne présente de caractère pathologique. Modulable en fonction de l'environnement, des besoins ou des envies, des effets négatifs, de la disponibilité de la substance **ATTENTION : concernant les substances psychoactives, l'usage à faible risque n'est défini que pour l'alcool**
Mésusage	Toute conduite de consommation d'une ou plusieurs substances psychoactives caractérisée par l'existence de risques et/ou de dommages et/ou de dépendance. **Pour toutes les substances psychoactives décrites plus loin à l'exception de l'alcool et des médicaments, tout usage correspond à un mésusage**

Concernant le mésusage, on distingue :

* **l'usage à risque** correspond à des niveaux de consommation qui exposent à des risques de complications, soit secondaires à la consommation aiguë (accidents ou violence avec l'alcool, syndrome coronarien aigu avec la cocaïne, coma ou décès avec l'héroïne), soit secondaires à la consommation chronique (complications physiques, psychologiques, sociales, passage à la dépendance), mais ces complications ne sont pas encore présentes (et ne le seront peut-être jamais) ;
* **l'usage nocif pour la santé** ou « utilisation nocive pour la santé » correspond à un mode de consommation d'une substance psychoactive qui est préjudiciable à la santé. Les complications peuvent être physiques ou psychiques, mais sans les critères de la dépendance (le patient ne sait pas les liens entre dommage et consommation) ;
* **le syndrome de dépendance définit le trouble addictif à une substance** et consiste en un ensemble de phénomènes comportementaux, cognitifs et physiologiques dans lesquels l'usage d'une substance psychoactive spécifique ou d'une catégorie de substances entraîne un désinvestissement progressif vis-à-vis des autres activités.

Pour un diagnostic de certitude de dépendance, selon la CIM-10, au moins trois des manifestations suivantes doivent habituellement avoir été présentes en même temps au cours de la dernière année :

* désir puissant ou compulsif d'utiliser une substance psychoactive ;
* difficultés à contrôler l'usage de la substance (début ou interruption de la consommation ou niveaux d'usage) ;
* syndrome de sevrage physiologique quand le sujet diminue ou arrête la consommation d'une substance psychoactive, comme en témoignent la survenue d'un syndrome de sevrage caractéristique de la substance ou l'usage de la même substance (ou d'une substance apparentée) pour soulager ou éviter les symptômes de sevrage ;
* mise en évidence d'une tolérance aux effets de la substance psychoactive : le sujet a besoin d'une quantité plus importante de la substance pour obtenir l'effet désiré ;
* abandon progressif d'autres sources de plaisir et d'intérêts au profit de l'usage de la substance psychoactive, et augmentation du temps passé à se procurer la substance, la consommer, ou récupérer de ses effets ;
* poursuite de la consommation de la substance malgré la survenue de conséquences manifestement nocives. On doit s'efforcer de préciser si le sujet était au courant, ou s'il aurait dû être au courant, de la nature et de la gravité des conséquences nocives.

Usage nocif et dépendance constituent les deux types de **troubles liés à l'usage de substance**. Un usage nocif n'est donc pas une addiction, mais ses répercussions en font tout de même un « trouble ». L'usage à risque quant à lui ne constitue pas un « trouble » médical mais plutôt un facteur de risque qu'il est très important de repérer : il est défini par l'OMS comme état pré-morbide avant l'apparition des premières conséquences.

Le DSM-5 définit les troubles de l'usage d'une substance, en utilisant globalement les mêmes critères que la CIM et en graduant leur gravité de léger à sévère. La dépendance (CIM) correspond aux troubles de l'usage de substance (DSM-5) modérés à sévères.

Les objectifs de prise en charge (pour toutes les substances en dehors de l'alcool) visent idéalement à un **arrêt durable du mésusage.** Pour l'alcool, l'objectif de prise en charge vise idéalement à un arrêt complet de l'usage ou à un retour à un usage à faible risque.

Le terme d'arrêt d'usage doit être préféré au terme d'**abstinence**, souvent utilisé en pratique mais connoté moralement et donc stigmatisant pour les patients.

En dehors de ces objectifs idéaux de prise en charge, la **réduction partielle de consommation** est une stratégie qui vise à réduire les niveaux globaux d'usage de substance, et ainsi à **réduire les dommages ainsi que les risques médicaux et sociaux** liés au mésusage. Il s'agit d'un type de prise en charge par défaut lorsque l'arrêt complet du mésusage ne peut être obtenu à un moment donné avec un sujet. Néanmoins, ce type de prise en charge peut parfois constituer une étape dans le parcours de soins d'un patient, et permet ainsi de fixer des objectifs thérapeutiques intermédiaires avec le sujet, avant éventuellement d'atteindre plus tard un arrêt d'usage.

Les deux concepts centraux de la prise en charge addictologique sont de **laisser le sujet fixer lui-même ses objectifs**, afin de **maintenir le lien thérapeutique** avec lui.

3. Les addictions comportementales

Les addictions comportementales se développent à partir de comportements ayant pour fonction de procurer du plaisir ou de soulager un malaise intérieur. Les principaux types sont : le jeu d'argent pathologique (addiction aux jeux de hasard et d'argent), le trouble du jeu vidéo (addiction aux jeux vidéo), l'addiction sexuelle, les achats compulsifs et l'addiction à l'exercice physique.

Le jeu d'argent pathologique se caractérise en particulier par la perte de contrôle sur le comportement et la poursuite en dépit de conséquences négatives. La seule notion de fréquence du comportement de jeu ne permet donc pas de poser un diagnostic de trouble addictif. Le comportement de jeu est motivé par différentes raisons : espoir de gagner de l'argent, recherche de sensations fortes (en particulier ressentir le « thrill », ou frisson), volonté de soulager des émotions négatives, recherche de liens sociaux. Un joueur pathologique est envahi par des envies impérieuses de jouer, que l'on appelle « craving ».

Le trouble du jeu vidéo est défini dans la future CIM-11 comme un comportement lié à la pratique des jeux vidéo ou des jeux numériques, qui se caractérise par une perte de contrôle sur le jeu, une priorité accrue accordée au jeu (au point que celui-ci prenne le pas sur d'autres centres d'intérêt et activités quotidiennes), et par la poursuite ou la pratique croissante du jeu en dépit de répercussions dommageables. Pour que ce trouble soit diagnostiqué en tant que tel, le comportement doit être d'une sévérité suffisante pour entraîner une altération non négligeable des activités personnelles, familiales, sociales, éducatives, professionnelles ou d'autres domaines importants du fonctionnement, et en principe, se manifester clairement sur une période d'au moins 12 mois.

Par souci de simplification pédagogique, nous proposons donc pour les autres addictions d'utiliser des critères diagnostiques communs à l'ensemble des addictions comportementales : envie irrépressible de réaliser le comportement, impossibilité de résister à cette envie et impossibilité de contrôler ce comportement une fois commencé, poursuite du comportement malgré les conséquences négatives, nécessité d'augmenter la fréquence du comportement pour ressentir les mêmes effets comportementaux et psychologiques, temps important passé au détriment d'autres activités (personnelles, familiales, sociales), souffrance significative ou altération du fonctionnement.

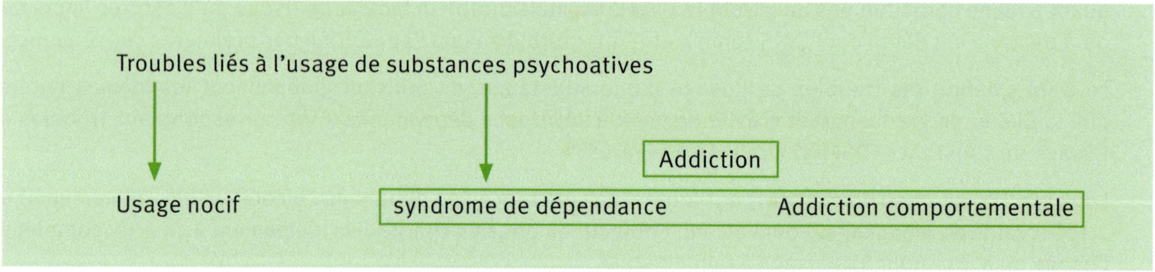

Figure résumant les concepts présentés ci-dessus.

4. Les structures de prise en charge en addictologie

En plus des consultations auprès des médecins généralistes, il existe différents types de structures de prise en charge en addictologie.

Des équipes de prévention interviennent :

* auprès des scolaires et étudiants par la sensibilisation, l'information et le développement des compétences psychosociales, dans une démarche d'éducation et de promotion pour la santé ;
* auprès des milieux festifs et auprès des populations vulnérables par la réduction des risques et des dommages ;
* auprès des entreprises par la formation des personnes relais.

Des **CSAPA** (centre de soins, d'accompagnement et de prévention en addictologie) disposent d'équipes pluridisciplinaires composées de médecins, psychologues, professionnels socio-éducatifs. Ils accueillent toute personne en difficulté avec ses consommations (alcool, tabac, cannabis, opiacés et autres) ou ayant une conduite addictive (jeux, internet, etc.) ainsi que leurs proches.

Les **CAARUD** (centres d'accueil et d'accompagnement à la réduction des risques pour usagers de drogues) accueillent toute personne en difficulté avec un usage de substances illicites qui ne sont pas encore dans le soin.

Les **CJC** (consultations jeunes consommateurs) s'adressent aux personnes mineures ou jeunes majeures présentant des difficultés en lien avec un comportement avec ou sans substance.

Le dispositif de **prise en charge hospitalière** s'appuie sur différentes structures (l'organisation est plus ou moins complète selon les régions) :

* les consultations d'addictologie ;
* les équipes hospitalières de liaison et de soins en addictologie (**ELSA**) ;
* les structures d'hospitalisation qui comportent des consultations hospitalières, des ELSA, des lits de sevrages simples, parfois des lits de sevrages complexes (c'est-à-dire proposant des activités thérapeutiques adaptées) ou un hôpital de jour.
* les **soins de suite et de réadaptation addictologique (SSRA)** sont des structures de post-hospitalisation qui ont pour objectif de prévenir ou de réduire les conséquences fonctionnelles, physiques, cognitives, psychologiques ou sociales des déficiences et des limitations de capacité des patients et de promouvoir leur réadaptation et leur réinsertion.

5. Les groupes d'entraide

Les groupes d'entraide sont des associations de patients qui s'appuient sur le principe de la « pair-aidance ». Ils valorisent le soutien mutuel et facilitent le lien social, tant à l'intérieur qu'à l'extérieur du groupe. Le principal objectif est la lutte contre l'isolement. Ces groupes n'ont pas vocation à délivrer des prestations et des services médico-sociaux, mais peuvent favoriser l'accès aux soins et à un accompagnement médico-social de leurs adhérents, notamment par le développement de relations et de réseaux avec les institutions compétentes en la matière.

item 75

ADDICTION AU TABAC

OBJECTIFS PÉDAGOGIQUES

* Repérer, diagnostiquer, évaluer le retentissement d'une addiction au tabac.
* Connaître les traitements de la dépendance au tabac (pharmacologiques et non pharmacologiques)
* Indications et principes du sevrage thérapeutique.

Rang	Rubrique	Intitulé
A	Définition	Connaître les principaux risques liés au tabagisme actif, au tabagisme passif, et au tabagisme in utero
A	Définition	Connaître les principaux types de dépendance entraînés par le tabac et la façon d'évaluer cette dépendance
B	Définitions	Cigarette électronique
B	Éléments physiopathologiques	Toxicité nicotine, goudrons et fumée de tabac
B	Éléments physiopathologiques	Mécanisme d'atteinte artérielle (Thrombogénicité, vasomotricité, inflammation)
A	Prévalence, épidémiologie	Âge de début, le % de dépendants et la mortalité mondiale et française liée au tabac et les risques
B	Prévalence, épidémiologie	Tendances épidémiologiques du tabagisme au cours du temps
A	Prévalence, épidémiologie	Tabagisme hommes/femmes
A	Prévalence, épidémiologie	Tabagisme chez les jeunes
A	Prévalence, épidémiologie	Tabagisme chez la femme enceinte
A	Prévalence, épidémiologie	Modes de consommation du tabac
A	Prévalence, épidémiologie	Ordre de grandeur du nombre de cas de cancer liés au tabac

Rang	Rubrique	Intitulé
A	Prévalence, épidémiologie	Part du tabac dans la mortalité en France
A	Prévalence, épidémiologie	Mortalité liée au tabagisme actif
A	Prévalence, épidémiologie	Impact sur la mortalité cardiovasculaire
A	Prévalence, épidémiologie	Connaître l'épidémiologie du tabagisme et celles des principales maladies liées au tabac
A	Prévalence, épidémiologie	Tabagisme passif, grandes notions de sur-risque
B	Prévalence, épidémiologie	Catégories socio-professionnelles (CSP) des fumeurs en France
A	Diagnostic positif	Savoir dépister la consommation de tabac
A	Diagnostic positif	Diagnostic de dépendance
A	Diagnostic positif	Signes de sevrage en tabac
A	Diagnostic positif	Complications médicales non psychiatriques
B	Diagnostic positif	Diagnostic des comorbidités psychiatriques et addictives
A	Prise en charge	Moment du sevrage : Proposition d'aide à l'arrêt à chaque contact avec un professionnel de santé
A	Prise en charge	Connaître les moyens de prévention primaire et secondaire
A	Prise en charge	Connaître les traitements de la dépendance au tabac (pharmacologiques et non pharmacologiques)
A	Prise en charge	Outils institutionnels (tabac info service)
B	Prise en charge	Après un événement aigu : infarctus du myocarde, décompensation respiratoire...
B	Prise en charge	Recherche des comorbidités en fonction du terrain
B	Prise en charge	À long terme : savoir que les rechutes sont la règle d'où proposer systématiquement l'arrêt
B	Prise en charge	Aide médicamenteuse autre que traitements substitutifs nicotiniques (TSN)
B	Prise en charge	Savoir quand adresser un patient en consulattion de tabacologie

Points clés

* L'âge moyen lors de la première cigarette est d'environ 14 ans.
* 80 % des décès par cancers broncho-pulmonaires sont liés à l'intoxication tabagique.
* La nicotine est le principal agent responsable de la dépendance.
* La nicotine n'est pas considérée comme cancérigène.
* Les moyens de prise en charge existant sont les psychothérapies, les substituts nicotiniques, la varénicline et le bupropion.
* La prise en charge à long terme permet un maintien de l'arrêt de l'usage, une adaptation du traitement de substitution et une surveillance régulière du patient.

1. Épidémiologie

L'âge moyen de consommation de la première cigarette est stable, aux alentours de 14 ans.

En 2019, 30,4 % des personnes âgées de 18 à 75 ans déclaraient fumer du tabac (34, 6 % des hommes et 26,5 % des femmes). La prévalence du tabagisme quotidien s'élevait à 24 % (27,5 % parmi les hommes et 20,7 % parmi les femmes).

L'intoxication tabagique est responsable, dans le monde, d'un décès sur dix (plus de 5 millions de personnes par an). En France, elle représente la première cause de décès évitable avec 75 000 décès prématurés chaque année.

La durée de l'intoxication tabagique est le facteur de risque le plus important de complications liées au tabac. Doubler la dose multiplie le risque de cancer par 2, alors que doubler la durée le multiplie par 16 voire 23.

En 2014, il y avait 13,3 millions de consommateurs quotidiens de tabac en France métropolitaine parmi les **11-75 ans**. En 2019, par rapport à 2014, le tabagisme quotidien a diminué de 4,5 %.

49 % des fumeurs réguliers présentent des signes de dépendance.

2. Troubles addictologiques liés à l'usage de tabac

2.1. Usage de tabac nocif pour la santé (critères CIM-10)

Cf. **Introduction de la partie addictologie**.

2.2. Dépendance au tabac (critères CIM-10)

Cf. **Introduction de la partie addictologie**.

3. Complications des troubles addictologiques liés à l'usage de tabac

3.1. Complications médicales non psychiatriques

Néoplasiques (L'intoxication tabagique est responsable de 25 % de l'ensemble des cancers)	* Cancer broncho-pulmonaire (80 % des décès par cancers broncho-pulmonaires) * Cancer épidermoïde de l'œsophage * Cancer de la vessie * Cancers oro-pharyngés * Cancer du larynx * Cancer du pancréas * Cancer du rein
Pulmonaires	* Broncho-pneumopathie chronique obstructive (15 % des fumeurs) * Emphysème * Bronchite chronique * Insuffisance respiratoire chronique
Cardiovasculaires (L'intoxication tabagique représente la première cause de mortalité cardiovasculaire évitable et le premier facteur de risque cardiovasculaire de la femme non ménopausée)	* Insuffisance coronarienne : fumer multiplie par 3 le risque d'infarctus du myocarde * Artériopathie oblitérante des membres inférieurs * HTA, cardiopathie hypertensive * Anévrisme de l'aorte abdominale * Accident vasculaire cérébral
Dermatologiques	* Augmentation de la sévérité de l'acné * Accélération du vieillissement cutané * Coloration des ongles * Sécheresse cutanée
Autres	* Colorations brunes ou noires des dents * Parodontopathie * Déchaussement dentaire * Polyglobulie, polynucléose * Diminution de la fécondité * Accouchement prématuré * Retard de croissance intra-utérin * Mort fœtale in utero, GEU, fausse couche
Intoxication passive	* Multiplication du risque de cardiopathies ischémiques et de cancer broncho-pulmonaire par 1,3 * Coronaropathie * Otite, asthme chez l'enfant, bronchite

3.2. Complications médicales psychiatriques

Beaucoup de patients atteints de troubles psychiatriques fument, puisqu'on retrouve 82 % de fumeurs chez les patients atteints de schizophrénie et environ 56 % de fumeurs chez les patients atteints de troubles bipolaires de l'humeur.

Avant un sevrage tabagique, il est nécessaire de repérer l'anxiété et l'épisode dépressif caractérisé éventuels, actuel et sur la vie entière.

Les fumeurs qui ont du mal à arrêter de fumer sont susceptibles de manifester une humeur dépressive.

Les manifestations anxio-dépressives induites par le sevrage durent environ quelques semaines et ne nécessitent en général pas de prise en charge pharmacologique spécifique. Un soutien dans le cadre de la consultation est néanmoins nécessaire. Si les symptômes persistent, il est utile d'envisager une prise en charge spécifique (psychiatrie). Mais en général, à distance du sevrage tabagique, les anciens fumeurs rapportent une amélioration notable des symptômes anxieux et dépressifs, du niveau de stress, ainsi que de leur qualité de vie.

Le tabac pourrait favoriser le trouble panique en raison de ses effets stimulants.

4. Notions de physiopathologie

Une cigarette contient environ 7 000 composés dont 69 cancérigènes. La nicotine n'est pas considérée comme cancérigène.

La nicotine est le principal agent responsable de **la dépendance**. Lorsque le patient fume, il existe un pic rapide de la concentration plasmatique de nicotine, vraisemblablement responsable de l'effet particulièrement addictogène de la cigarette.

329

Les goudrons, agents cancérigènes, sont responsables des modifications des cellules épithéliales. Ces cellules peuvent être remplacées peu à peu par des cellules saines après un arrêt précoce du tabac.

Le monoxyde de carbone (CO) est une cause de troubles cardiovasculaires.

Les radicaux libres de la fumée stimulent la dégradation de la paroi alvéolaire et inhibent les enzymes responsables de sa protection.

Les signes de sevrage apparaissent rapidement après arrêt brutal ou diminution significative de la quantité fumée : humeur dépressive, irritabilité, frustration, colère, insomnie, anxiété, difficultés de concentration, augmentation de l'appétit, prise de poids.

5. Prévention et prise en charge addictologique

5.1. Stratégies de prévention

Tous les professionnels de santé devraient s'impliquer dans la prévention de l'intoxication tabagique (dès l'âge scolaire) et dans l'aide à l'arrêt du tabac.

L'arrêt du tabac réduit la mortalité liée aux maladies cardiovasculaires et au cancer broncho-pulmonaire particulièrement.

Les facteurs les plus prédictifs d'arrêt du tabac sont un bon niveau socio-économique, une faible consommation de tabac, l'absence d'entourage fumeur, une faible consommation d'alcool, un âge de début de l'intoxication tardif, une durée d'intoxication brève, un long délai entre l'éveil et la première cigarette, une forte motivation à l'arrêt.

L'objectif de la prise en charge est l'obtention de l'arrêt de l'usage.

Les stratégies de lutte contre cette intoxication dont disposent les pouvoirs publics sont multiples et peuvent comprendre :

* une **modification de l'environnement de l'individu** : prix du tabac, accessibilité du tabac, réglementation de son usage, réglementation de sa promotion/publicité, offre de soin et prévention (consultations de sevrage, dispositif Tabac Info Service, substituts nicotiniques accessibles et remboursables), interdiction de fumer dans les lieux à usage collectif ;
* une **invitation de l'individu à changer son comportement** : information, communication, éducation pour la santé via des campagnes médiatiques, des documents, des actions de terrain ;
* des **mobilisations collectives** : adaptations organisationnelles, engagement militant, lobbying.

5.2. Dépistage

Tous les patients devraient faire l'objet, de manière systématique, d'une évaluation de leur consommation de tabac et faire l'objet d'un suivi de celle-ci.

Le dépistage débute en posant au patient la question : **« Fumez-vous ? »** Puis en suivant un algorithme décisionnel pouvant déboucher sur la mise en place d'un traitement d'aide à l'arrêt du tabac.

La consommation de tabac évaluée en Paquets-Année (PA) correspond au nombre de paquets par jour multiplié par le nombre d'années d'intoxication tabagique.

Cependant cet index est mauvais. En effet, la durée d'exposition représente un risque beaucoup plus élevé que le nombre de cigarettes consommées par jour.

Si le patient souhaite arrêter, il devra bénéficier d'un temps d'évaluation des croyances et des attentes qu'il a vis-à-vis de ses consommations de tabac et de son arrêt. Il devra également bénéficier d'une évaluation de sa dépendance.

5.3. Modalités de sevrage

5.3.1. Évaluation de la dépendance

Le test de Fagerström en 6 questions sera utilisé même si la qualité psychométrique de cet outil est mauvaise.

Les questions n° 1 et n° 4 du test de Fagerström sont les plus utiles pour caractériser l'intoxication tabagique.

Chez les patients dépendants, il est recommandé de proposer un traitement médicamenteux qui soulagera les symptômes de sevrage, réduira le craving et préviendra les risques de reprise de l'usage de tabac.

À cette évaluation de la dépendance, il faut associer l'évaluation des comorbidités psychiatriques ainsi que l'évaluation des co-addictions.

Le test de Fagerström

1 - Le matin, combien de temps après être réveillé(e) fumez-vous votre première cigarette ?

a/ Dans les 5 minutes	3
b/ 6 à 30 minutes	2
c/ 31 à 60 minutes	1
d/ Plus de 60 minutes	0

2 - Trouvez-vous difficile de vous abstenir de fumer dans les endroits où c'est interdit ?

a/ Oui	1
b/ Non	0

3 - À quelle cigarette renonceriez-vous le plus difficilement ?

a/ À la première de la journée	1
b/ À une autre	0

4 - Combien de cigarettes fumez-vous par jour, en moyenne ?

a/ 10 ou moins	0
b/ 11 à 20	1
c/ 21 à 30	2
d/ 31 ou plus	3

5 - Fumez-vous à intervalles plus rapprochés durant les premières heures de la matinée que durant le reste de la journée ?

a/ Oui	1
b/ Non	0

6 - Fumez-vous lorsque vous êtes malade au point de devoir rester au lit presque toute la journée ?

a/ Oui	1
b/ Non	0

5.3.2. Les traitements pharmacologiques

5.3.2.1. Les substituts nicotiniques

Les traitements de substitution nicotinique (TSN) permettent un apport quotidien de nicotine sous une forme différente du tabac, en évitant la toxicité des cigarettes. Ils ne sont pleinement efficaces que s'ils sont prescrits suffisamment longtemps, à un dosage adapté au patient et que les modes d'utilisation et les effets indésirables éventuels sont bien expliqués au patient.

Ils existent sous plusieurs formes :

* **formes transdermiques :** timbres (ou patchs) **: permettent une administration de nicotine sur 24 heures ou sur 16 heures** ;
* **formes orales** :
  - gommes à mâcher ;
  - comprimés à sucer, pastilles à sucer, comprimés sublinguaux ;
  - inhaleurs ;
  - sprays buccaux.

Lors du traitement, les formes orales peuvent être associées aux patchs.

Les effets indésirables sont modérés.

Ils régressent spontanément et rapidement après retrait du dispositif et dépendent des formes : céphalées, palpitations, dysgueusie, hoquets, nausées, dyspepsie, douleurs et paresthésie au niveau des tissus mous de la cavité buccale, stomatite, hypersécrétion salivaire, brûlure des lèvres, sécheresse de la bouche et/ou de la gorge.

Les patchs peuvent être responsables d'érythème et de prurit au point d'application.

5.3.2.2. Varénicline et Bupropion

5.3.2.3. En seconde intention la varénicline (Champix®) : agoniste partiel des récepteurs nicotiniques

5.3.2.4. En dernière intention le bupropion (Zyban®) : inhibiteur de la recapture de la noradrénaline et de la dopamine

5.3.3. Les traitements non pharmacologiques

Un accompagnement psychothérapique est recommandé lors de la prise en charge. Le patient peut bénéficier :

* d'entretiens motivationnels afin de susciter ou de renforcer la motivation au changement ;
* d'une psychothérapie de soutien ;
* d'une thérapie cognitivo-comportementale (TCC) ;
* d'un accompagnement téléphonique : ligne Tabac Info Service (3989) mise en place par le ministère chargé de la Santé et Santé Publique France.

Il est recommandé d'aider le patient à anticiper les risques de reprise de l'usage de tabac en repérant toute pensée pouvant conduire à la prise d'une cigarette et les situations incitant habituellement le patient à fumer.

5.3.4. Les cigarettes électroniques (principes basiques de fonctionnement)

Les cigarettes électroniques diffusent de la nicotine dans les voies respiratoires (les concentrations des préparations varient de 0 à moins de 20 mg/ml).

Il s'agit de dispositifs à batterie qui dispensent un mélange de propylène-glycol, de nicotine, d'eau, d'arômes et de glycérol (glycérine végétale) propulsé sous forme de vapeur et inhalé par l'utilisateur.

À ce jour, aucun effet indésirable ou cas d'intoxication en lien avec la présence des solvants dans les cigarettes électroniques n'a été rapporté. De nombreuses études chez l'animal suggèrent que le propylène-glycol n'est pas toxique par inhalation (mais pourrait induire des réactions allergiques chez certaines personnes). Les cigarettes électroniques et leurs solutions de recharge sont considérées comme des produits de consommation.

5.3.5. Prise en charge à long terme

Permet une tentative de maintien de l'arrêt de l'usage et une adaptation du traitement médicamenteux, une surveillance de l'état psychique, de la consommation d'autres substances psychoactives. Il est conseillé de proposer un suivi d'au moins six mois.

76

item 76

ADDICTION À L'ALCOOL

OBJECTIFS PÉDAGOGIQUES

Rang	Rubrique	Intitulé
A	Prévalence, épidémiologie	Connaître les principaux chiffres liés à la consommation d'alcool en France (sources BEH 2019)
A	Définition	Connaître les définitions addictologie, non usage, usage à faible risque, mésusage, usage à risque, usage nocif (CIM-11), dépendance (CIM-11)
A	Définition	Comparaison dépendance (CIM-11) et trouble de l'usage de l'alcool (DSM-5)
A	Diagnostic positif	Connaître les repères de consommation d'alcool définissant l'usage à faible risque
A	Diagnostic positif	Savoir diagnostiquer usage nocif et dépendance selon les critères de la CIM 11
A	Diagnostic positif	Savoir dépister un mésusage d'alcool : verres standards, consommation déclarée, AUDIT-C
A	Diagnostic positif	Savoir rechercher et reconnaître les signes d'un syndrome de sevrage de l'alcool et les accidents de sevrage (convulsion et delirium tremens)
A	Identifier une urgence	Savoir diagnostiquer une intoxication alcoolique aiguë avec ou sans coma éthylique (diagnostic différentiel) et rechercher les troubles métaboliques associés
A	Diagnostic positif	Connaître l'association fréquente du mésusage d'alcool avec d'autres pathologies addictives et psychiatriques, qu'elles soient primaires ou secondaires
A	Diagnostic positif	Connaître les principales complications sociales du mésusage d'alcool et le lien avec la précarité
A	Examens complémentaires	Connaître les marqueurs biologiques usuels de consommation d'alcool : alcoolémie, GGT, volume globulaire moyen, transferrine déslalysée

Rang	Rubrique	Intitulé
A	Diagnostic positif	Connaître les complications médicales générales principales de la consommation d'alcool
A	Définition	Connaître les principes de base de la prévention primaire du mésusage d'alcool
B	Prise en charge	Connaître le RPIB (repérage précoce et intervention brève) et son contenu
A	Prise en charge	Connaître les principes de la prise en charge
A	Prise en charge	Connaître les principes de l'entretien motivationnel
B	Prise en charge	Savoir prendre en charge un sevrage encadré d'alcool
B	Prise en charge	Savoir prendre en charge un accident de sevrage (crise convulsive ou delirium tremens)
B	Prise en charge	Connaître l'existente des groupes d'entraide et des structures de soins en addictologie
B	Prise en charge	Connaître l'existence de médicaments spécifiques dans la dépendance à l'alcool

Points clés

* L'alcool est la substance psychoactive la plus consommée en France.
* Le repérage systématique du mésusage d'alcool en population générale est fondamental.
* L'intoxication alcoolique aiguë est une urgence médicale lorsqu'il existe des troubles du comportement ou de conscience, prise en charge en service d'urgence médicale.
* La prise en charge des troubles liés à l'usage d'alcool doit être globale, médico-psycho-sociale et pluridisciplinaire.
* Les objectifs généraux peuvent être : un arrêt complet des consommations ou abstinence, le retour à un usage à faible risque, voire une réduction des consommations dans un objectif de réduction des risques.

1. Définitions

L'alcool est la substance psychoactive la plus consommée en France. Afin de pouvoir la quantifier, on utilise le concept de verre standard d'alcool, c'est-à-dire en France une quantité correspondant à 10 g d'alcool pur. Soit par exemple environ 10 cL de vin, 25 cL de bière à 4°, ou 3 cL d'un alcool fort type whisky à 40°. Cela correspond à la quantité réglementaire qui est servie dans un débit de boisson. On parle d'alcoolisation ponctuelle importante (API) pour une consommation de 6 verres standards ou plus en une occasion.

Autres exemples : 1 bouteille de 75 cL de vin à 12° contient 7 verres standards ; 1 cannette de 50 cL de bière forte à 10° contient 4 verres standards.

1.1. Non-usage (ou abstinence)

Cf. **introduction de la partie addictologie**.

De plus, dans certaines situations particulières, il est recommandé de ne pas consommer d'alcool :

* femmes qui envisagent une grossesse, qui sont enceintes ou qui allaitent ;
* jeunes et adolescents ;
* conduite automobile, manipulation d'outils ou de machines (bricolage, etc.) ;
* pratique de sports à risque ;
* consommation de certains médicaments ou existence de certaines pathologies.

1.2. Usage à faible risque

Toute consommation d'alcool entraîne un risque, soit pour la santé (augmentation du risque de cancer du sein chez la femme dès 1 verre standard par jour ; toxicité hépatique dès 1 verre standard par jour), soit au niveau socio-affectif (troubles du comportement liés aux intoxications aiguës comme chroniques avec des conséquences négatives au niveau socio-professionnel).

Des repères de consommation ont été établis et la consommation dite « à faible » risque correspond à :

* ne pas consommer plus de 10 verres standards par semaine ;
* ne pas consommer plus de 2 verres standards par jour ;
* avoir des jours dans la semaine sans consommation.

Il est également recommandé pour les consommations d'alcool occasionnelles de :

* réduire la quantité totale d'alcool bue à chaque occasion ;
* boire lentement, en mangeant et en alternant avec de l'eau ;
* éviter les lieux et les activités à risque ;
* s'assurer d'avoir des personnes que l'on connaît près de soi et que l'on peut rentrer chez soi en toute sécurité.

1.3. Mésusage

Cf. **introduction de la partie addictologie**.

1.3.1. Usage à risque

Cf. **introduction de la partie addictologie**.

1.3.2. Usage nocif

Cf. **introduction de la partie addictologie**.

1.3.3. Dépendance

Cf. **introduction de la partie addictologie**.

2. Épidémiologie

La France fait partie des pays où la consommation d'alcool est la plus importante :

* près de 90 % des adultes consomment de l'alcool au moins une fois par an ;
* 10 % quotidiennement (sex-ratio de 3/1 en faveur des hommes) ;
* un peu plus d'1 sur 5 a expérimenté une ivresse dans l'année ;
* plus d'un français sur 5 dépasse les repères de consommation à faible risque.

Les consommations régulières concernent plutôt les personnes de 65 ans et plus, tandis que les API et les ivresses ponctuelles sont surtout retrouvées chez les jeunes adultes.

À peine 10 % des patients souffrant de troubles liés à l'usage d'alcool accèdent à des soins spécialisés.

Avec 41 000 décès attribuables chaque année à l'alcool en France, il s'agit de la deuxième cause de mortalité évitable (après le tabagisme), par cancer, maladies hépatiques, maladies cardiovasculaires, accidents, suicides, etc. La part de la mortalité évitable attribuable à l'alcool est particulièrement élevée chez les 20-39 ans (25 %).

3. Diagnostic

3.1. Repérage

Le repérage systématique du mésusage d'alcool en population générale est fondamental. Il doit impliquer l'ensemble de la communauté médicale et soignante, en particulier les médecins généralistes. Il devrait être systématique pour tout nouveau patient, ou lors d'un passage aux urgences, et doit être répété à intervalles réguliers. Il peut parfois également être initié du fait d'un contexte médical particulier : HTA, plaintes psychiques ou du sommeil, asthénie, ou altération de l'état général.

Il repose principalement sur l'interrogatoire qui comportera en premier lieu une évaluation de la consommation déclarée d'alcool (CDA) recherchant la fréquence et la quantité hebdomadaire de verres standards consommés, ainsi que le nombre d'alcoolisation ponctuelle importante (API). Une consommation déclarée supérieure aux repères de l'usage à faible risque signera un mésusage d'alcool. Le risque de mésusage pourra être estimé par le questionnaire AUDIT-C (Alcohol Use Disorder Identification Test - Consumption).

La mise en évidence d'un mésusage d'alcool doit être associée à un bilan addictologique complet intégrant une évaluation médicale, notamment psychiatrique, et sociale.

Questionnaire AUDIT-C

1. Quelle est la fréquence de votre consommation d'alcool ?

Jamais	0
Une fois par mois ou moins	1
2 à 4 fois par mois	2
2 à 3 fois par semaine	3
4 fois ou plus par semaine	4

2. Combien de verres contenant de l'alcool consommez-vous un jour typique où vous buvez ?

3 ou 4	1
5 ou 6	2
7 à 9	3
10 ou plus	4

3. Avec quelle fréquence buvez-vous six verres ou davantage lors d'une occasion particulière ?

Jamais	0
Moins d'une fois par mois	1
Une fois par mois	2
Une fois par semaine	3
Chaque jour ou presque	4

Interprétation

Les questions portent sur la consommation des 12 derniers mois.

Un score supérieur ou égal à 4 chez l'homme et à 3 chez la femme est évocateur d'un mésusage actuel d'alcool.

3.2. Examens complémentaires

Les examens biologiques ne servent pas à établir le diagnostic de dépendance, mais sont utiles pour objectiver un mésusage et en dépister des complications, comme la pancréatite, en cas de déni ou de minimisation des consommations par le patient, mais aussi dans le cadre du suivi de la pathologie addictive (repérage des complications ou d'une rechute) ou à visée motivationnelle et éducative.

En pratique, on retrouve principalement les examens suivants :

* l'alcoolémie, qui est utile aux urgences dans des contextes de chute, malaise, troubles du comportement (idées suicidaires, troubles psychiatriques) ou troubles de la conscience ;
* la GGT (Gamma Glutamyl Transpeptidase), qui est un marqueur de consommation et de souffrance hépatique liée à l'alcool. Elle a une sensibilité et une spécificité médiocre, et doit être interprétée avec l'ensemble du bilan hépatique. Elle est parfois difficile à interpréter en cas de maladie métabolique du foie. Elle baisse plus rapidement que les autres marqueurs, dès la première semaine après l'arrêt de la consommation, et se normalise en 4 à 10 semaines ;
* le VGM (volume globulaire moyen), qui est le marqueur le moins sensible. Il est toutefois assez spécifique et se normalise lentement (trois mois après l'arrêt de consommation d'alcool) ;
* la CDT (transferrine désialylée), qui est très spécifique et se normalise en quelques semaines après arrêt de la consommation, et sa sensibilité, qui reste imparfaite, est meilleure que celle de la GGT.

3.3. Bilan d'une conduite addictive

3.3.1. Évaluation addictologique

Outre l'évaluation spécifique de la consommation d'alcool, il faudra dépister systématiquement les comorbidités addictives. Il s'agira de quantifier l'usage et rechercher les critères diagnostiques de dépendance pour les autres substances psychoactives, ainsi que pour les addictions comportementales (cf. Item 79).

3.3.2. Évaluation médicale

La consommation d'alcool peut entraîner de nombreuses complications médicales. Le risque est synergique avec le tabac, notamment sur les voies aérodigestives supérieures et les cancers.

Cancers	* Facteur de risque fort : - Cancer des voies aérodigestives supérieures et épidermoïde de l'œsophage - Carcinome hépatocellulaire * Facteur de risque modéré : - Cancer colo-rectal - Cancer du sein
Système digestif	* Pathologies hépatiques liées à l'alcool (hépatite alcoolique aiguë, hépatomégalie stéatosique, cirrhose) * Pancréatite aiguë, pancréatite chronique calcifiante * Reflux gastro-œsophagien, œsophagite, pathologie ulcéreuse gastroduodénale * Diarrhée motrice et /ou par atteinte entérocytaire
Système nerveux	* Troubles cognitifs liés à l'alcool, dont troubles cognitifs sévères : syndrome de Korsakoff (favorisé par une carence en vitamine B1), démence alcoolique * Encéphalopathies carentielles et métaboliques : - Encéphalopathie de Gayet-Wernicke (favorisée par une carence en vitamine B1) - Syndrome de démyélinisation osmotique (favorisé par la correction trop rapide d'une hyponatrémie, une dénutrition et un mésusage d'alcool) * Encéphalopathie hépatique * Atrophie cérébelleuse * Crises convulsives de sevrage, épilepsie * Polyneuropathies sensitivomotrices * Neuropathie optique (névrite optique rétro bulbaire) * Traumatismes : hématomes cérébraux ; * Hémorragies cérébrales ou méningées (hypertension artérielle)
Cardiovasculaires	* Hypertension artérielle * Troubles du rythme * Cardiomyopathies, insuffisance cardiaque gauche
Rhumatologiques	* Nécrose de la tête fémorale * Ostéoporose, ostéomalacie
Traumatiques	* Fractures, traumatismes crâniens
Hématologiques	* Macrocytose, anémie, thrombopénie, leucopénie (par toxicité directe, liées à l'hépatopathie alcoolique ou aux carences nutritionnelles)

Métaboliques	* Hypoglycémies, acidocétose alcoolique, intolérance au glucose * Dénutrition, et risque de syndrome de renutrition inapproprié * Hypertriglycéridémie * Hyperuricémie et goutte * Troubles ioniques : - Hypokaliémie (et risque de trouble du rythme cardiaque) - Hyponatrémie (et risque de syndrome de démyélinisation osmotique en cas de correction trop rapide)
Dermatologiques	* Aggravation d'un psoriasis * Rhynophyma
Psychiatriques	* Symptômes voire épisode dépressif caractérisé, troubles anxieux secondaires * Trouble psychotique induit par une substance psychoactive * Aggravation de troubles psychiatriques préexistants (troubles de personnalité, troubles dépressifs et anxieux, troubles psychotiques chroniques) * Conduites suicidaires * Troubles du comportement, conduites à risque
Obstétricales	* Syndrome d'alcoolisation fœtal et autres troubles causés par l'alcoolisation fœtale (dont retard mental isolé)
Génitales	* Dysfonctions sexuelles
Infectieuses	* Complications infectieuses liées aux conduites à risque associées (conduites sexuelles à risque, partage de matériel en cas de consommation d'autres substances associée) : hépatites virales B et C, VIH, autres IST

L'évaluation médicale d'un patient avec mésusage d'alcool s'attache plus particulièrement (outre la recherche de signes fonctionnels et les signes généraux) à rechercher :

* des signes de maladie chronique du foie et/ou d'insuffisance hépatocellulaire ;
* des signes de neuropathie périphérique et de troubles cognitifs ;
* des signes fonctionnels ORL ;
* une dénutrition ;
* des facteurs de risque d'hépatites virales et de maladies sexuellement transmissibles ;
* des comorbidités psychiatriques.

Les comorbidités psychiatriques les plus fréquentes sont les troubles anxieux et les troubles dépressifs. Par ailleurs, on observe des troubles liés à l'usage d'alcool chez les patients souffrant de schizophrénie (20 à 30 %) ou de troubles bipolaires (jusqu'à 40 %). Le risque de suicide est aussi très fortement augmenté, en particulier lors des alcoolisations aiguës.

Ces troubles peuvent être primaires ou secondaires au mésusage apparaissant du fait de la consommation aiguë ou chronique. L'anamnèse ainsi que l'arrêt de la consommation pourront permettre de préciser la chronologie de ces troubles.

3.3.3. Évaluation sociale

Les complications socio-professionnelles sont quasi systématiques, et touchent de nombreux domaines. Elles peuvent toucher toutes les catégories socio-professionnelles. Les troubles liés à l'usage d'alcool sont des facteurs de risque de précarité (cf. **Item 59**). La précarité peut aussi favoriser la rechute.

* Retentissement familial : violences intrafamiliales psychologiques ou physiques, séparations, mise en danger de l'enfance, retentissement sur la santé mentale des proches.
* Retentissement professionnel : avertissement, licenciement, absentéisme, chômage.

* Retentissement financier : dettes, négligence ou abandon des obligations administratives ou sociales, problème de logement.
* Retentissement judiciaire : conduite en état d'ivresse, ivresses publiques manifestes, violence ou délit sous l'effet de l'alcool.

3.4. Diagnostic des complications aiguës

3.4.1. Intoxication alcoolique aiguë

Il existe une grande variabilité individuelle des effets de l'alcool, de sorte qu'à niveau d'alcoolémie égale, la présentation clinique est très variable.

On distingue différents degrés de sévérité :

* à faible dose, l'effet est désinhibiteur et euphorisant, on note :
  - une haleine caractéristique (œnolique) ;
  - l'injection des conjonctives ;
  - la jovialité ou la tristesse, la logorrhée, la désinhibition, parfois l'agressivité ;
  - le temps de réaction est allongé, il peut y avoir une dysarthrie et un syndrome cérébelleux avec incoordination motrice et troubles de l'équilibre.
* à plus forte dose, l'effet dépresseur sur le système nerveux central est responsable de perturbations de la perception, du jugement, de l'affect, des facultés cognitives et du comportement.

Cela peut conduire au coma éthylique : coma calme, avec hypotension artérielle, hypotonie, hypothermie, mydriase bilatérale, symétrique, peu réactive et sans signes de localisation.

Le diagnostic est le plus souvent basé sur des éléments de l'anamnèse et de l'examen clinique, en particulier l'odeur caractéristique de l'haleine. Il faut savoir y penser devant une chute chez la personne âgée, un accident ou une agression. Le diagnostic est étayé par l'alcoolémie (sur prise de sang ou par éthylomètre) et sur la régression des signes en quelques heures.

Diagnostics différentiels : Il est fondamental d'éliminer les principaux diagnostics différentiels (hypoglycémie, hyponatrémie, acidocétose alcoolique, prises d'autres substances psychoactives, traumatisme crânien, hémorragie cérébrale, ischémie cérébrale) en cas de trouble de conscience, de coma ou de crise convulsive. Cela repose sur la prise des constantes, l'examen neurologique, un bilan biologique et une imagerie cérébrale au moindre doute.

3.4.2. Syndrome de sevrage

3.4.2.1. Définition

Il s'agit de signes qui apparaissent systématiquement chez certains patients lorsque l'alcoolémie décroit ou est nulle. Le syndrome de sevrage ne survient que chez certains patients dépendants : au moins un tiers d'entre eux n'ont aucun symptôme de sevrage lors d'un arrêt de consommation.

3.4.2.2. Syndrome de sevrage non compliqué

Les premiers symptômes surviennent dans les heures qui suivent l'arrêt de la consommation, fréquemment le matin au réveil chez les sujets avec forte dépendance. Les signes sont au maximum dans les 72 premières heures, mais peuvent se voir jusqu'à 7-10 jours après un arrêt de l'alcool.

* Les signes et symptômes les plus évocateurs et fréquents sont : des tremblements, des sueurs profuses, de l'anxiété et des vomissements.

* Les autres signes sont :
  - psycho-comportementaux : insomnie, cauchemars, irritabilité, agitation ;
  - neurovégétatifs : tachycardie, hypertension artérielle ;
  - digestifs : nausées, anorexie, diarrhée.

Ces signes et symptômes disparaissent ou diminuent avec la prise de quelques verres d'alcool, ou la prise de benzodiazépines.

3.4.2.3. Accidents de sevrage

En l'absence de prévention ou de traitement adapté, le syndrome de sevrage peut se compliquer de crises convulsives ou d'un delirium tremens, avec un risque de mortalité non négligeable.

Les **crises convulsives de sevrage** surviennent dans la majorité des cas 48 h après l'arrêt ou une forte diminution de l'alcool, mais peuvent survenir de manière plus retardée. Il s'agit le plus souvent de crises généralisées tonico-cloniques. Non traitées, elles risquent de récidiver rapidement, voire d'évoluer vers un état de mal épileptique ou un delirium tremens.

Le **delirium tremens** est un état de confusion agitée et délirante. Sur le plan clinique, on note :

* un syndrome confusionnel ;
* une agitation ;
* des tremblements majeurs ;
* des propos incohérents avec un délire onirique avec vécu délirant intense ;
* des hallucinations pluri-sensorielles, surtout visuelles avec de manière caractéristique des zoopsies, ou un vécu de scène d'agression qui peuvent être la cause de réactions de peur chez le patient (risque de fugue ou d'agressivité) ;
* les signes physiques associent fièvre modérée, sueurs profuses, modification de la tension, tachycardie ;
* il existe un risque de déshydratation, de crises d'épilepsie et de pneumopathie d'inhalation.

4. PRISE EN CHARGE

4.1. Prévention primaire du mésusage d'alcool

La prévention primaire en addictologie a pour objectif principal d'éviter la première consommation de substances psychoactives ou de la retarder, en agissant notamment sur les consommations précoces. Elle prend en compte la personne plutôt que la substance, et doit s'affranchir de toute attitude de jugement ou de stigmatisation.

Les principaux outils de la prévention primaire sont l'information et l'éducation des futurs usagers, afin de réduire les facteurs de risque et de promouvoir les comportements de santé.

4.2. Repérage précoce et intervention brève (RPIB)

Il s'agit d'une action de prévention secondaire qui vise à repérer puis amener un consommateur d'alcool qui est dans le mésusage à réduire sa consommation, idéalement en dessous des repères de l'usage à faible risque.

Le RPIB comprend le dépistage systématique d'un mésusage d'alcool et une intervention brève en cas de mésusage sans dépendance.

L'intervention brève est dispensée individuellement, en un temps court, de 5 à 20 minutes, et peut être répétée. Après l'évaluation de la consommation (repérage précoce) et de son éventuel retentissement, plusieurs éléments sont transmis à la personne dans le cadre de l'intervention brève :

* restitution des résultats de l'évaluation ;
* définition d'un verre standard et des repères de consommation à moindre risque ;
* information sur les risques liés à la consommation, personnels ou situationnels, pertinents pour le patient, et sur les éventuelles complications déjà présentes ;
* échange sur les avantages à diminuer la consommation pour le patient ;
* choix d'un objectif de consommation, si le patient est d'accord pour tenter de modifier son usage actuel, en lui laissant le libre choix ;
* présentation des méthodes de réduction qui peut être proposée si le patient le demande ;
* remise de documentation écrite, orientation vers les structures spécialisées ;
* donner la possibilité d'une réévaluation lors d'un autre entretien.

L'intervention est réalisée de façon empathique, sans jugement, en insistant sur le libre choix du patient à chaque étape.

4.3. Prise en charge de l'intoxication alcoolique aiguë

L'intoxication alcoolique aiguë est une urgence médicale lorsqu'il existe des troubles du comportement ou de conscience. Il faut éliminer une autre cause de trouble de conscience ou d'agitation, assurer une prise en charge symptomatique et protéger le patient (en cas d'agitation, risque de fugue, d'idées suicidaires, etc.) : repos au calme avec surveillance horaire des constantes et de la conscience jusqu'au retour des capacités relationnelles (au mieux en Unité d'hospitalisation de très courte durée), et sédation médicamenteuse si nécessaire.

Il faut dépister l'installation d'un éventuel syndrome de sevrage et le traiter.

Au décours, il faut faire une intervention brève ou faire intervenir l'équipe de liaison et de soin en addictologie (ELSA) pour orienter vers des soins spécialisés lorsqu'il existe une dépendance.

4.4. Prise en charge de la dépendance

4.4.1. Principes de prises en charge

La prise en charge doit être globale, médico-psycho-sociale et pluridisciplinaire.

Les objectifs généraux peuvent être :

* un arrêt complet des consommations ;
* le retour à un usage à faible risque ;
* voire une réduction des consommations dans un objectif de réduction des risques.

En cas de dépendance sévère, l'arrêt de l'usage est l'objectif le plus réaliste, mais c'est le patient qui définit son objectif, celui-ci pouvant changer au cours du temps.

Les stratégies possibles sont :

* un arrêt complet et encadré de l'usage (sevrage) avec maintien ensuite d'un arrêt de l'usage ou d'un usage à faible risque ;
* une diminution progressive de la consommation jusqu'à un usage à faible risque ou un arrêt complet.

Le travail sur la motivation est central dans la prise en charge. L'**entretien motivationnel** est un style d'entretien collaboratif visant à renforcer la motivation au changement et l'adhésion à la prise en charge en explorant l'ambivalence (cf. **Item 01**). C'est un outil indispensable en addictologie.

3. Intoxication aiguë et usage à risque

3.1. Intoxication aiguë aux benzodiazépines

L'intoxication aiguë aux benzodiazépines se caractérise par une sédation, des troubles de la vigilance, une ataxie, une dysarthrie, voire par un coma avec dépression respiratoire. En cas de troubles importants de la vigilance, il s'agit d'une urgence vitale.

L'intoxication aiguë aux benzodiazépines s'observe lorsque les doses de benzodiazépines prises par le sujet dépassent les doses habituellement prescrites. L'intoxication aiguë aux benzodiazépines peut être volontaire, soit pour rechercher des effets thérapeutiques (anxiolytiques, hypnotiques, myorelaxants...) dans des situations de perte progressive d'effets liée à une prescription chronique, soit en cas d'intoxication médicamenteuse volontaire à visée suicidaire.

3.2. Usage à risque de benzodiazépines

Les effets secondaires les plus fréquents avec les benzodiazépines sont la somnolence, la diminution de la vigilance, les troubles mnésiques, la dysarthrie et l'ataxie (augmentant le risque de chute).

En l'absence de trouble addictologique constitué (cf. ci-dessous), il existe un usage à risque de benzodiazépines dans les conditions suivantes :

* toute prescription ou prise de benzodiazépines ou apparentés dont la **durée** dépasse celles recommandées dans les Références médicales opposables ;
* toute prescription ou prise de benzodiazépine ou apparentés en dehors des **indications** précisées dans les Références médicales opposables ;
* toute prescription ou prise de benzodiazépines ou apparentées à des **doses** supérieures à celles indiquées dans les Références médicales opposables ;
* toute prise de benzodiazépines ou apparentés s'effectuant en dehors d'une prescription et d'un **suivi médical**.

Tout usage de benzodiazépines ou d'apparentés en dehors des références médicales opposables doit être considéré comme un usage à risque car il expose le sujet à des conséquences médicales psychiatriques et/ou non psychiatriques, à un risque de dépendance, et à un risque de mortalité plus élevé.

347

4. Troubles addictologiques liés aux benzodiazépines et apparentés

4.1. Usage de benzodiazépines nocif pour la santé (Critères CIM-10)

L'usage nocif pour la santé correspond aux critères CIM-10 lors de troubles répétés de la vigilance, d'hospitalisations répétées pour intoxications, d'accidents répétés, ou bien de conséquences comportementales, sociales, professionnelles répétées.

Pour plus de précisions, cf. **Introduction de la partie addictologie**.

4.2. Dépendance aux benzodiazépines (Critères CIM-10)

Cf. **Introduction de la partie addictologie**.

5. Complications des troubles addictologiques liés aux benzodiazépines et apparentés

5.1. Syndrome de sevrage aux benzodiazépines (Critères CIM-10)

Toute prescription prolongée de benzodiazépines, à fortiori à fortes doses, expose, en cas d'arrêt brutal accidentel (oubli, hospitalisation, etc.), ou volontaire, à un risque de syndrome de sevrage.

Les facteurs suivants sont associés à la sévérité du syndrome de sevrage :

* la rapidité de diminution de la posologie ;
* la consommation d'une posologie élevée de benzodiazépines ;
* la demi-vie courte d'élimination du médicament ;
* l'existence d'une anxiété importante à l'arrêt ;
* l'existence d'un épisode dépressif caractérisé associé ;
* la surconsommation régulière d'alcool ou d'une autre substance psycho active.

	Définition	Symptômes	Délai d'apparition et d'évolution
Syndrome de sevrage	Apparition de signes nouveaux dus à l'arrêt ou la diminution de la consommation.	- Signes généraux fréquents : **Tremblements**, anxiété, insomnie, céphalées. - Signes plus spécifiques : **confusion**, **hallucination**. - Plus rarement : troubles de vigilance, **convulsions**, incoordination motrice, coma.	Apparition possible pendant la réduction de posologie pouvant durer jusqu'à quelques jours après la dernière prise. Atténuation progressive.

5.2. Complications non psychiatriques

* Principaux risques liés à l'intoxication aiguë :
  - décès par surdosage ;
  - accident, agression, viol (par soumission chimique) ;
  - chute (personnes âgées) ;
* Principaux risques liés à l'usage prolongé :
  - il existe une suspicion de troubles cognitifs induits par la prise de benzodiazépines de façon prolongée.

5.3. Complications psychiatriques

Une prescription ou une prise prolongée ou inadaptée de benzodiazépines expose à une majoration de symptômes psychiatriques (anxiété, dépression, idées suicidaires) par effet de tolérance et perte des effets thérapeutiques.

6. Prévention et prise en charge addictologique

6.1. Stratégies de prévention

6.1.1. Règles à suivre pour la prescription

* L'idéal est de prévoir l'arrêt d'une benzodiazépine dès son introduction et de s'interroger, à chaque renouvellement d'ordonnance, sur la pertinence de l'indication et du maintien de la posologie actuelle, et de dépister une tolérance thérapeutique ou une dépendance.
* Formation médicale initiale et continue des médecins sur les psychotropes, en particulier sur les modifications des conditions de prescription et de délivrance des différentes spécialités.
* Encadrement de la prescription et de la délivrance plus rapproché.
* Pour limiter la survenue d'un trouble lié à l'usage de benzodiazépines, il est important que les pratiques de prescription suivent les **Références médicales opposables** :
  - **toujours rechercher la posologie minimale efficace** ;
  - **pas d'association entre deux anxiolytiques dans le traitement de l'anxiété** ;
  - **pas de prescription de benzodiazépines à visée anxiolytique au-delà d'une durée de 12 semaines** ;
  - **pas d'association entre deux hypnotiques dans le traitement de l'insomnie** ;
  - **pas de prescription de benzodiazépines (ou apparentés) à visée hypnotique supérieure à 4 semaines**.

↳ 4 syllabes ↗

6.1.2. Règles à suivre pour l'information des patients

* l'information et l'éducation thérapeutique du patient sont primordiales. Elles jouent un rôle important dans la prévention des reprises de mésusage de médicaments psychotropes ;
* des alternatives telles que les prises en charge psychothérapeutiques doivent être prises en compte. Elles sont souvent plus efficaces que le maintien inadapté d'un traitement par benzodiazépines ou apparentés.

6.2. Stratégies d'arrêt encadré des benzodiazépines (« sevrage »)

Le sevrage est la procédure consistant à atteindre un arrêt de l'usage de benzodiazépines. Contrairement à d'autres substances, le sevrage aux benzodiazépines se fait lentement (cf. plus loin).

Le sevrage peut être ambulatoire (situation la plus fréquente) ou hospitalier.

La décision se prend après **évaluation de la difficulté d'arrêt des benzodiazépines.**

* L'existence de symptômes de sevrage constitue un obstacle important et impose une prise en charge spécifique.
* Les patients prenant des posologies élevées sont à risque de présenter des symptômes de sevrage plus sévères, d'échec à l'arrêt et de reprise du traitement.
* La prise concomitante de plusieurs psychotropes rend l'arrêt des benzodiazépines plus difficile.

* La consommation de benzodiazépines dans l'indication d'anxiolyse est une difficulté supplémentaire.

* La consommation d'alcool ou d'autres substances psychoactives avant l'arrêt augmentent le risque de nouvelle consommation des benzodiazépines.

* Une insomnie sévère, un trouble anxieux mal traité, une détresse psychologique sont des facteurs de risques de reprise de mésusage de médicaments psychotropes.

6.2.1. Le sevrage en ambulatoire

Chez un sujet avec dépendance aux benzodiazépines, l'arrêt des benzodiazépines se fait de manière extrêmement progressive. Il est conduit sur plusieurs semaines voire plusieurs mois pour les utilisations longues ou les posologies élevées.

Il n'existe pas de schéma consensuel de décroissance.

Le sevrage peut être conduit en médecine générale, ou bien en consultation spécialisée d'addictologie (par exemple en CSAPA).

Pour les patients avec complications ou comorbidités médicales importantes, un suivi renforcé doit être mis en place. Le recours à des prises en charges multidisciplinaires doit être considéré au cas par cas.

Au cours de ces consultations, il est nécessaire :

* de repérer les symptômes de sevrage ou des symptômes nouveaux (réapparition de symptômes anxieux) ;
* d'évaluer l'adhésion au protocole d'arrêt ;
* de rechercher une augmentation des consommations associées (alcool, tabac ou autres substances psychoactives) ;
* de titrer la réduction de posologie : demander au patient de ramener les comprimés non utilisés ;
* de favoriser tout renforcement positif du patient en cas de diminution régulière de posologie.

Un suivi ambulatoire régulier doit être maintenu lors des premiers mois suivant l'arrêt.

6.2.2. Le sevrage en milieu hospitalier peut se voir dans deux situations

Un sevrage de benzodiazépines peut être amorcé ou intégralement réalisé à l'hôpital dans les cas suivants :

* **hospitalisation programmée spécifiquement pour sevrage de benzodiazépines.** En cas de doses très élevées de benzodiazépines, insomnie rebelle, dépendance à l'alcool et autre substance psychoactive, troubles psychiatriques sévères, antécédents de syndrome de sevrage sévère et convulsions ;
* **au cours d'une hospitalisation pour un autre motif.** Décision en accord avec le patient et en concertation avec le médecin traitant en informant le pharmacien habituel du patient.

6.3. Stratégies de réduction des dommages et des risques

Bien que l'objectif idéal soit l'arrêt complet de la consommation de benzodiazépines, l'obtention d'une diminution de la posologie doit déjà être considérée comme un résultat favorable. La réduction de la posologie est déjà un facteur pronostic favorable à l'arrêt de la consommation lors d'une tentative d'arrêt ultérieure.

Dans certains cas, certaines mesures d'encadrement peuvent être mises en place : délivrance fractionnée, désignation d'une pharmacie de délivrance, contrat médecin CPAM.

78

item 78

ADDICTION

AU CANNABIS, À LA COCAÏNE, AUX AMPHÉTAMINES, AUX OPIACÉS, AUX DROGUES DE SYNTHÈSE (*voir item 322*)

OBJECTIFS PÉDAGOGIQUES

* Repérer, diagnostiquer, évaluer le retentissement d'une addiction au cannabis, à la cocaïne, aux amphétamines, aux opiacés, aux drogues de synthèse.
* Connaître les principes de prise en charge (sevrage thérapeutique, prévention de la rechute, réduction des risques). Connaître les principes généraux de la prise en charge.

Rang	Rubrique	Intitulé
A	Définition	définition de l'addiction au cannabis, à la cocaïne, aux amphétamines, aux opiacés, aux drogues de synthèse
A	Définition	Principes actifs
A	Définition	Les modes de consommation et les effets
A	Définition	Voies d'administration
B	Définition	Prévalence de l'utilisation des principales drogues psychoactives
A	Définition	Intoxication aiguë
A	Définition	Comorbidités psychiatriques et addictives
A	Diagnostic positif	Syndrome d'intoxication chronique
A	Diagnostic positif	Syndrome de sevrage
A	Diagnostic positif	Usage à risque
A	Diagnostic positif	Usage nocif/dépendance
A	Suivi et/ou pronostic	Connaître les principales complications
B	Examens complémentaires	Indications des examens biologiques
A	Prise en charge	Principes généraux de la prise en charge

Rang	Rubrique	Intitulé
B	Prise en charge	Traitement de l'intoxication aiguë
B	Prise en charge	Traitement du syndrome de sevrage
B	Prise en charge	Traitement de la dépendance
B	Prise en charge	Prescription d'un traitement substitutif aux opiacés (TSO)

CANNABIS

POINTS CLÉS

* Le principe actif est le Delta9-tétra-hydro-cannabinol (Delta9-THC).
* Le mésusage de cannabis constitue un problème de santé publique.
* On distingue :
  - les troubles liés à l'usage de cannabis : intoxication aiguë, chronique et syndrome de sevrage ;
  - les troubles induits par la substance (trouble psychotique, trouble anxieux, syndrome confusionnel).
* Le traitement repose sur la prévention, la prise en charge addictologique, médicale, psychologique, et sociale.
* Le traitement de l'intoxication aiguë/chronique est du sevrage est symptomatique.
* Il n'existe pas de traitement de substitution au cannabis.

1. INTRODUCTION

Le cannabis est issu de la plante Cannabis Sativa. Il se présente principalement sous les formes suivantes, par ordre de concentration croissante en Delta9-THC :

* herbe (marijuana, weed) ;
* résine (haschich, shit) ;
* huile, plus rare.

Le principe psychoactif essentiellement responsable des effets psychotropes du cannabis est le Delta9-tétra-hydro-cannabinol (Delta9-THC). Il agit sur les récepteurs cannabinoïdes CB1 et CB2. Le cannabis est surtout fumé sous forme de cigarettes mélangées à du tabac (joint, stick), mais peut aussi être utilisé sous forme pipe à eau (bang avec ou sans douilles) ou plus rarement ingéré (*space cake*). Le cannabis peut également être vaporisé (sans tabac ajouté) ou consommé par cigarette électronique sous forme de cannabinoides de synthèse.

2. ÉPIDÉMIOLOGIE

Il s'agit d'un problème de santé publique. Le cannabis est la substance illicite la plus consommée en France parmi les 18-64 ans, on estime à 45 % de personnes ayant déjà expérimenté le cannabis (fumer au moins une fois), 7 % d'usagers réguliers (au moins 10 consommations dans le mois). À 17 ans, 39 % des jeunes déclarent avoir déjà expérimenté le cannabis au cours de leur vie. L'expérimentation concerne autant les filles que les garçons. La consommation régulière est surtout masculine, quelle que soit la tranche d'âge. L'usage problématique ou dépendance concerne 3 % des 18-64 ans et 7 % des 17 ans.

3. Intoxication aiguë, chronique, et usage à risques

3.1. Intoxication cannabique aiguë (ou « ivresse cannabique »)

Les effets du cannabis apparaissent environ 15 à 20 minutes après consommation s'il est fumé, après plusieurs heures s'il est ingéré. Les effets durent entre 3 et 6 heures.

Les effets psychotropes du cannabis dépendent de la dose consommée, de la voie d'administration, et de facteurs individuels (psychologiques, tolérance...). Il s'agit d'une euphorie modérée, d'un sentiment de bien-être pouvant être suivis d'une sédation. Il existe des troubles du jugement, un retrait social temporaire, une anxiété possible, des idées de références (« effet parano »). Une sensation subjective de ralentissement du temps, des modifications des perceptions sensorielles pouvant aller jusqu'aux hallucinations peuvent être présentes. On peut également retrouver une altération de la coordination motrice, des troubles de l'équilibre, des troubles cognitifs (mémoire, attention).

Sur le plan physiologique, il existe une hyperhémie conjonctivale, une augmentation de l'appétit, une sensation de bouche sèche, une tachycardie.

3.2. Intoxication cannabique chronique

353

L'usage chronique de cannabis peut entraîner une altération des performances cognitives avec notamment des troubles de la mémoire, des fonctions exécutives et des difficultés attentionnelles.

Lorsqu'il entraîne par ailleurs une indifférence affective, un désinvestissement des relations sociales, une baisse des performances au travail ou à l'école, l'ensemble de ce tableau est qualifié de « syndrome amotivationnel ».

3.3. Usage à risque de cannabis

Tout usage de cannabis peut être considéré comme un mésusage, et en l'absence de trouble addictologique lié à l'usage de cannabis, comme un usage à risque.

Les complications liées à l'usage de cannabis peuvent survenir dès la première prise (cf. **Partie 5**). Il n'existe pas de seuil de dose connu en dessous duquel il n'y a pas ou très peu de risques.

4. Troubles addictologiques liés au cannabis

4.1. Usage de cannabis nocif pour la santé (critères CIM-10)

Cf. **Introduction de la partie addictologie**.

4.2. Dépendance au cannabis (critères CIM-10)

Cf. **Introduction de la partie addictologie**.

5. Complications des troubles addictologiques liés au cannabis et troubles associés

5.1. Syndrome de sevrage

10 à 40 % des usagers de cannabis rapportent des symptômes de sevrage du cannabis. Ce phénomène concerne plus souvent les consommations importantes et régulières. Le syndrome de sevrage peut associer :

* irritabilité, agressivité ;
* anxiété, nervosité ;
* impatience, incapacité à rester en place ;
* humeur triste ;
* troubles du sommeil (insomnies, cauchemars) ;
* diminution de l'appétit et/ou perte de poids ;
* ainsi que certains de ces signes physiques : douleurs abdominales voire vomissements, tremblements, sudation excessive, fièvre, frissons, céphalées.

La plupart des symptômes apparaissent en 24 à 72 heures après l'arrêt des consommations, sont maximaux pendant la première semaine et durent une à 3 semaines. Les troubles du sommeil peuvent durer jusqu'à un mois.

5.2. Syndrome confusionnel par intoxication au cannabis

Le syndrome s'installe en quelques heures ou quelques jours et tend à avoir une évolution fluctuante tout au long de la journée. On retrouve :

* une perturbation de la conscience (baisse d'une prise de conscience claire de l'environnement) avec diminution de la capacité à mobiliser, focaliser, soutenir ou déplacer l'attention ;
* une modification du fonctionnement cognitif (déficit de la mémoire, désorientation, perturbation du langage) ou survenue d'une perturbation des perceptions.

5.3. Complications/comorbidités psychiatriques

5.3.1. Complications

5.3.1.1. Trouble psychotique induit par un usage de cannabis

Un trouble psychotique peut apparaître pendant ou peu après une intoxication aiguë au cannabis (jusqu'à un mois après l'intoxication). La symptomatologie clinique rejoint celle du trouble psychotique bref (cf. **Item 65**). Le traitement implique l'arrêt de l'intoxication et un traitement par antipsychotiques. Un trouble induit par un usage de cannabis est aussi grave que tout trouble psychotique bref, présente les mêmes risques évolutifs et doit donc être traité et surveillé de la même manière.

5.3.1.2. Troubles anxieux

L'intoxication au cannabis peut induire des attaques de panique. La répétition de celles-ci peut conduire à un véritable trouble panique (cf. **Item 66**).

5.3.1.3. Épisode dépressif caractérisé

Le risque de présenter un épisode dépressif caractérisé est augmenté chez l'adolescent et l'adulte ayant un usage régulier de cannabis.

5.3.2. Comorbidités

5.3.2.1. Schizophrénie

L'usage régulier de cannabis peut précipiter l'entrée dans la maladie chez les sujets vulnérables.

Ce risque est modulé par la précocité des consommations, la nature du cannabis consommé, et la présence d'antécédents familiaux d'antécédents d'épisodes délirants ou de schizophrénie.

L'usage régulier peut également altérer l'évolution de la pathologie parmi ceux qui l'ont déjà développée : aggravation des symptômes productifs, augmentation du nombre d'épisodes et du nombre d'hospitalisations.

5.3.2.2. Trouble bipolaire

L'usage de cannabis peut aggraver un trouble bipolaire existant (risque d'épisodes maniaques, cycles rapides).

5.4. Complications non psychiatriques

Ces complications ne doivent pas être sous estimées par rapport aux complications psychiatriques, notamment dans le message préventif délivré aux usagers.

Pulmonaires	* Bronchite chronique * Cancer broncho-pulmonaire * Activité bronchodilatatrice immédiate et transitoire
Cardiovasculaires	* Augmentation du débit cardiaque et cérébral, hypotension artérielle * Vasodilatation périphérique * Bradycardie * Cas d'artériopathie type maladie de Buerger * Syndrome coronarien aigu
Carcinogénicité	* Cancers des voies aérodigestives supérieures (association au tabac) * Cancers broncho-pulmonaires
Ophtalmologiques	* Photosensibilité * Mydriase inconstante

6. Prévention et prise en charge addictologique

6.1. Prévention

Les principaux objectifs de la prévention sont d'éviter la première consommation de substances psychoactives ou la retarder et agir sur les consommations précoces (prévention primaire) ; d'éviter le passage à une dépendance (prévention secondaire) ; de prévenir les risques et réduire les dommages liés à la consommation (prévention tertiaire).

6.2. Prise en charge générale

La prise en charge d'un patient souffrant d'un mésusage de cannabis se décline à plusieurs niveaux :

* **prise en charge globale** : un suivi pluridisciplinaire doit être proposé au patient avec évaluation psychiatrique, médicale et sociale. La prise en charge au long cours nécessite l'engagement du patient dans une démarche de soins, elle ne se fait pas en urgence. Les soins tiennent compte de l'objectif du patient (arrêt ou diminution des consommations) ;
* **prise en charge psychothérapeutique** : plusieurs techniques sont utilisées dont l'entretien motivationnel, les thérapies cognitives et comportementales (technique de prévention de la rechute). La psychothérapie de soutien est d'usage. Les thérapies familiales multi-dimensionnelles (impliquant les intervenants éducatifs ou scolaires) ont démontré leur efficacité pour les jeunes consommateurs ;
* **prise en charge addictologique** : le bilan de la dépendance est la première étape de la prise en charge (histoire, parcours de soins antérieurs, co-dépendances). L'objectif du soin sera l'arrêt du mésusage ou la réduction des consommations ;
* **prise en charge des complications et des comorbidités psychiatriques** (trouble anxieux et trouble de l'humeur), non psychiatriques et des éventuelles co-addictions. Une aide à l'arrêt du tabac doit en particulier être discutée avec le patient.

6.3. Traitement de l'intoxication cannabique aiguë

Il est symptomatique : prescription d'anxiolytiques en cas d'angoisse majeure ou d'agitation (éviter les benzodiazépines, en utilisant en première intention des anxiolytiques histaminergiques de type hydroxyzine), d'antipsychotiques en cas de symptômes psychotiques.

6.4. Traitement du syndrome de sevrage

Le traitement du syndrome de sevrage est également symptomatique, associant anxiolytiques (éviter les benzodiazépines en utilisant en première intention des anxiolytiques histaminergiques de type hydroxyzine).

Cocaïne

Points clés

* La cocaïne se présente sous forme de poudre blanche (chlorhydrate de cocaïne) et sous forme base (crack, freebase).
* Le début des effets et les effets ressentis dépendent de la voie d'administration, des individus et de la dose consommée.
* On peut observer différents effets stimulants proches de la sphère maniaque.
* Le traitement de l'intoxication aiguë ainsi que le traitement du sevrage sont symptomatiques.
* Il n'existe aucun antidote spécifique de l'overdose en cocaïne.
* Il n'existe pas de traitement médicamenteux préventif d'une reprise d'un mésusage de cocaïne validé à ce jour.
* Aucun médicament n'a d'autorisation de mise sur le marché (AMM) en France dans le traitement de l'usage nocif pour la santé et de la dépendance.

1. Introduction

La cocaïne est extraite des feuilles du coca, cultivées principalement en Amérique du Sud, en Indonésie et dans l'Est de l'Afrique.

La cocaïne se présente sous :

* une **forme** poudre blanche (chlorhydrate) obtenue à partir de la feuille de coca, consommée par voie intranasale (sniff) ou par voie intraveineuse (injection, slam, shoot) ;
* une **forme base** (cailloux, galettes de crack ou de *free base*) obtenue après adjonction de bicarbonate de soude (crack) ou d'ammoniaque (freebase) au chlorhydrate de cocaïne afin d'être inhalée (fumée) ou plus rarement injectée après solubilisation.

2. Épidémiologie

La cocaïne est la substance stimulante illicite la plus fréquemment utilisée en Europe. En moyenne, les hommes sont trois à quatre fois plus consommateurs que les femmes. 5,6 % des adultes ont expérimenté la cocaïne et 1,6 % sont des sujets réguliers. 2,8 % des jeunes de 17 ans ont expérimenté la cocaïne. Il y a 400 000 personnes touchées par un problème de consommation de cocaïne en France.

3. Intoxication aiguë et usage à risque

3.1. Intoxication aiguë à la cocaïne

Le début des effets et les effets ressentis dépendent de la voie d'administration, des individus et de la dose consommée.

On observe différents effets rappelant une symptomatologie maniaque :

* euphorie ;
* sensation de bien-être, augmentation de l'énergie ;
* idées de grandeur ;
* tachypsychie ;
* désinhibition ;
* hypervigilance ;
* amélioration biaisée de la concentration ;
* anorexie ;
* augmentation de l'intérêt et de l'excitation sexuelle ;
* insomnie ;
* tachycardie, hypertension artérielle, mydriase, pâleur cutanée.

À la suite de la phase d'euphorie succède une phase transitoire (quelques minutes à quelques heures) de dysrégulation hédonique (« descente ») caractérisée par une dysphorie, une asthénie, une irritabilité, une perte de l'estime de soi, une anxiété.

Les usagers tentent souvent de gérer cette phase par la consommation d'autres psychotropes (alcool, benzodiazépines, opioïdes, cannabis...), pouvant être à l'origine de troubles addictifs secondaires.

3.2. Usage à risque de cocaïne

Les complications (surtout cardiologiques et psychiatriques) liées à l'usage de cocaïne peuvent survenir dès la première prise (cf. infra **5.**). Il n'existe pas de seuil de dose connu en dessous duquel il n'y a pas ou très peu de risques.

En conséquence, tout usage de cocaïne peut être considéré comme un mésusage, et donc, en l'absence de trouble addictologique lié à l'usage de cocaïne, comme un usage à risque.

4. TROUBLES ADDICTOLOGIQUES LIÉS À L'USAGE DE COCAÏNE

4.1. Usage de cocaïne nocif pour la santé (critères CIM-10)

Cf. **Introduction de la partie addictologie**.

4.2. Dépendance à la cocaïne (critères CIM-10)

Cf. **Introduction de la partie addictologie**.

5. COMPLICATIONS DES TROUBLES ADDICTOLOGIQUES LIÉS À LA COCAÏNE

5.1. Syndrome de sevrage de la cocaïne

Les symptômes de sevrage ressemblent à ceux d'un épisode dépressif : humeur dysphorique, asthénie, hypersomnie, augmentation de l'appétit, ralentissement psychomoteur, agitation. Ils apparaissent quelques heures après l'arrêt de la cocaïne et peuvent durer plusieurs semaines.

5.2. Complications psychiatriques

* Épisode et trouble dépressif caractérisé.
* Tentatives de suicide.
* Épisodes délirants aigus induits (pharmacopsychose).
* Attaques de panique induites.
* Paranoïa induite par la cocaïne.
* Syndrome de recherche compulsive de crack (recherche compulsive de cailloux de crack sur le lieu de consommation).

5.3. Complications médicales non psychiatriques

Cardiovasculaires	* Syndrome coronarien aigu * Troubles du rythme cardiaque * Dysfonction ventriculaire gauche * Dissection aortique * Thromboses artérielles et veineuses
Neurologiques	* Accident vasculaire cérébral ischémique ou hémorragique * Crises convulsives
Troubles cognitifs	**Usage aigu** * Amélioration artificielle et ponctuelle des capacités cognitives **Usage chronique** * Altération des capacités attentionnelles (attention soutenue, partagée, focale), mnésiques, des fonctions exécutives (prise de décision, inhibition de réponse) * Atrophie possible des régions préfrontales et temporales
Pulmonaires	* Pneumothorax * Hémorragies * Syndrome respiratoire aigu suite à l'inhalation de crack ou *free base* (*crack lung*)
ORL (lors d'un usage chronique par voie nasale)	* Lésions de la cloison nasale et du palais * Infections naso-sinusiennes liées aux lésions de la cloison nasale
Infectieuses	* Infections virales (VIH, VHB, VHC) * Infections bactériennes (abcès locaux, endocardites, pneumopathies, bactériémies) * Infections sexuellement transmissibles
Association de la cocaïne avec de l'alcool (L'alcool est un facteur de reprise des consommations de cocaïne)	* Augmentation de la consommation de cocaïne et de l'envie de consommer * Syndrome coronarien aigu, arythmie cardiaque, cardiomyopathies * Risque d'AVC * Augmentation des accidents de la route
Grossesse	* RCIU, infarctus placentaires

6. Prévention et prise en charge

6.1. Prévention

Cf. **Cannabis, « Prévention »**.

6.2. Prise en charge générale

Adaptée à la situation clinique du patient et répondant à ses besoins et ses attentes, dans un centre d'addictologie.

Ambulatoire le plus souvent.

Hospitalisation requise en cas de co-addiction ou de troubles médicaux comorbides psychiatriques ou non psychiatriques.

Prise en charge individuelle et en groupe si possible prenant en compte le sujet, le produit, la voie d'administration, les comorbidités et les complications.

6.3. Traitement de l'intoxication aiguë en cocaïne

Le traitement de l'intoxication aiguë est le traitement des symptômes induits par la consommation de cocaïne. Il n'existe aucun antidote spécifique du surdosage (overdose) en cocaïne.

6.4. Traitement du syndrome de sevrage de la cocaïne

Le traitement du sevrage est également symptomatique. L'usage de benzodiazépines sera à éviter et des entretiens motivationnels seront effectués.

6.5. Traitement de la dépendance
Trouble lié à l'usage de cocaïne

Aucun médicament n'a d'autorisation de mise sur le marché (AMM) en France dans le traitement de la dépendance.

Il n'existe aucun traitement médicamenteux préventif d'une reprise d'un mésusage.

La prise en charge doit combiner traitements pharmacologiques et thérapie cognitive et comportementale et un accompagnement médical et psychosocial.

Les stratégies de réduction des risques et des dommages doivent faire partie de la prise en charge : informer les usagers qu'il faut préférer la voie intranasale, ne pas partager son matériel, éviter les associations avec d'autres produits.

Les comorbidités médicales psychiatriques, non psychiatriques et addictologiques sont à rechercher et à prendre en charge.

Amphétamines

Points clés

* Il existe différents types d'amphétamines.
* La MDMA/ecstasy est populaire auprès des jeunes.
* L'intoxication aiguë est marquée par des symptômes stimulants, empathogènes.
* L'hyperthermie maligne est une complication sévère.
* Le risque addictif est important.
* Les entretiens motivationnels, les thérapies cognitives et comportementales doivent être couplées aux traitements pharmacologiques symptomatiques (anxiolytiques non benzodiazépines, antipsychotiques sédatifs).

1. Introduction

L'amphétamine (speed, pilule, pill, pilou, peanut), la méthamphétamine (speed, meth, crystal meth, ice, tina, yaba), la MDMA (forme poudre) ou ecstasy (forme comprimé) (méthylène-dioxy-méthamphétamine) sont des drogues de synthèse. Les amphétamines se présentent sous forme de comprimés à avaler (gober) ou de poudre ou de cristaux (MDMA) à consommer par voie intranasale (sniff) ou à injecter. La méthamphétamine se présente sous forme de cristaux à inhaler, de comprimés ou de poudre.

2. Épidémiologie

5 % des adultes ont expérimenté la MDMA/ecstasy. 1 % sont des usagers actuels. 3,4 % des 17 ans ont expérimenté la MDMA/ecstasy avec 3,9 % des garçons et 2,8 % des filles. La méthamphétamine est très peu consommée en France. Elle circule sous le terme Tina dans les parties sexuelles sous substances (Chemsex). 0,3 % de la population des 18-64 ans a expérimenté les amphétamines.

3. Intoxication aiguë, intoxication chronique, et usage à risque

Le début des effets et les effets ressentis dépendent de la voie d'administration, des individus et de la dose consommée.

3.1. Intoxication aiguë

Il s'agit d'un tableau clinique global stimulant :

* une euphorie et une sensation de bien-être ;
* un renforcement de la confiance en soi ;

* une attention et une concentration accrues ;
* une tachypsychie ;
* une augmentation du désir sexuel ;
* une augmentation de la pression artérielle ;
* une augmentation du rythme cardiaque ;
* une augmentation de la fréquence respiratoire.

La méthamphétamine se distingue par ses effets puissants et durables et par son potentiel addictif majoré. Fumer ou injecter la méthamphétamine produit un « rush » ou « flash » rapide qui se fait sentir de 3 à 5 minutes après l'inhalation tandis que l'effet se fait sentir de 20 à 30 minutes plus tard par voie orale.

Les usagers d'ecstasy/MDMA rapportent des effets euphorisants et « empathogènes » (se mettre à la place d'autrui). Les délais d'action sont de 30 à 120 minutes selon les individus et varient beaucoup avec la dose ingérée.

3.2. Urgence médicale : l'hyperthermie maligne

Principale cause de décès après une ou plusieurs consommations de MDMA/ecstasy/amphétamines.

Le tableau est celui d'un syndrome sérotoninergique.

* **Manifestations centrales** : hyperthermie, agitation, confusion, convulsions, coma, mydriase avec réaction à la lumière conservée, sueurs profuses.
* **Manifestations périphériques** : tachycardie, hypertension, sudation, pâleur par vasoconstriction périphérique, rhabdomyolyse, nausées, vomissements.

3.3. Syndrome d'intoxication chronique

La consommation chronique d'amphétamine entraîne rapidement une tolérance.

Il existe de nombreux signes psychiatriques et non psychiatriques de la consommation chronique d'amphétamines :

* asthénie, perte de poids (effet anorexigène des amphétamines), troubles du sommeil, anxiété, dysphorie, symptômes psychotiques transitoires avec hallucinations, idées délirantes et troubles du comportement ;
* lésions de certains organes (en particulier les reins, l'estomac et l'intestin) ;
* œdème pulmonaire, troubles du rythme cardiaque ;
* sécheresse buccale bouche et de la gorge, des états d'épuisement avec troubles graves du sommeil.

Le risque addictif est important.

3.4. Usage à risque d'amphétamine

Les complications liées à l'usage de l'amphétamine peuvent survenir dès la première prise (cf. **Partie 5**). Il n'existe pas de seuil de dose connu en dessous duquel il n'y a pas ou très peu de risques.

En conséquence, tout usage d'amphétamine peut être considéré comme un mésusage, et donc, en l'absence de trouble addictologique lié à l'usage d'amphétamine, comme un usage à risque.

4. Troubles addictologiques liés aux amphétamines

4.1. Usage d'amphétamines nocif pour la santé (critères CIM-10)

Cf. **Introduction de la partie addictologie**.

4.2. Dépendance aux amphétamines (critères CIM-10)

Cf. **Introduction de la partie addictologie**.

5. Complications des troubles addictologiques liés aux amphétamines

5.1. Syndrome de sevrage

Un syndrome de sevrage peut survenir en quelques jours après l'arrêt et peut durer plusieurs semaines, surtout lorsque la consommation se fait par voie intraveineuse ou par inhalation.

On peut principalement observer une dysphorie, une asthénie intense, une anhédonie, des troubles du sommeil, des troubles de la concentration.

5.2. Complications psychiatriques

* Épisode et trouble dépressifs caractérisés.
* Épisodes délirants aigus (pharmacopsychose).
* Attaques de panique induites.
* Risque suicidaire.
* Troubles cognitifs.
* Aggravation d'un trouble anxieux/de l'humeur.

5.3. Complications non psychiatriques (cf. Tableau 1)

Cardiovasculaires	* Syndrome coronarien aigu * Urgence hypertensive (notamment dissection aortique) * Trouble du rythme * Œdème aigu du poumon * Cardiomyopathies
Neurologiques	* AVC ischémique, hémorragie cérébrale * Manifestations motrices extrapyramidales (tremor, mouvements choréiformes, hyperréflexie, bruxisme, trismus)
Vasculaires	* Insuffisance rénale aiguë (rhabdomyolyse) * Colite ischémique * Coagulation intravasculaire disséminée (CIVD) * Hépatotoxicité avec insuffisance hépatique aiguë * Vascularites nécrosantes * Hypertension artérielle pulmonaire (méthamphétamine+++)
Cutanéo-muqueuses Infectieuses	* Lésions dermatologiques et odontologiques (méthamphétamine) * Infections virales (VIH, VHC, VHB +/- D) et bactériennes (syphilis, gonocoque, chlamydia)

Tableau 1. principales complications non psychiatriques de l'intoxication aux amphétamines.

6. Prévention et prise en charge addictologique

6.1. Stratégies de prévention

Cf. **Cannabis, « Prévention »**.

6.2. Prise en charge médicale des troubles liés à l'usage d'amphétamine

La prise en charge est d'abord ambulatoire dans un centre d'addictologie.

L'hospitalisation s'envisage lorsqu'il existe des comorbidités psychiatriques, addictologiques, médicales non psychiatriques, en cas d'hyperthermie maligne, ou que la solution ambulatoire est insuffisante.

Les entretiens motivationnels, les thérapies cognitives et comportementales doivent être couplées aux traitements pharmacologiques symptomatiques (anxiolytiques non benzodiazépines, antipsychotiques sédatifs).

À ce jour, il n'y a aucune AMM concernant le traitement pharmacologique de l'addiction aux amphétamines.

Prise en charge concomitante des comorbidités psychiatriques et addictologiques

Opiacés/Opioïdes

Points clés

* L'héroïne est l'une des drogues de la classe des opioïdes.
* L'intoxication aiguë associe sensation de bien-être, somnolence, anxiété, troubles cognitifs.
* On distingue :
    - les troubles liés à l'usage des opiacés : intoxication aiguë et syndrome de sevrage ;
    - les troubles induits par les opiacés (trouble psychotique, trouble anxieux, syndrome confusionnel, dysfonction sexuelle, trouble du sommeil).
* Le traitement de l'overdose (surdosage) est une urgence, et repose sur un traitement spécifique par un antagoniste des récepteurs morphiniques : Naloxone (Narcan®).
* Le traitement du syndrome de sevrage peut être symptomatique et se faire par la substitution opiacée.
* L'addiction aux opiacés nécessite habituellement des traitements de substitution par le chlorhydrate de méthadone ou la buprénorphine haut dosage (p. ex. : Subutex®).

1. Introduction

Les opiacés comprennent les opiacés naturels (p. ex. : morphine), semi-synthétiques (p. ex. : héroïne), et des produits synthétiques ayant une action morphinique (p. ex. : codéine, chlorhydrate de méthadone, oxycodone, fentanyl, nouveaux produits de synthèse). Les opiacés ont plusieurs actions : analgésique, anesthésique, antidiarrhéique ou antitussive.

2. Épidémiologie

* 1,3 % des adultes ont expérimenté l'héroïne ; 0,2 % sont des usagers actuels ; 0,7 % des jeunes de 17 ans l'ont expérimentée.
* 45 000 personnes prises en charge en raison de leur consommation d'opioïdes, au cours de l'année dans les centres d'addictologie.
* 180 000 personnes bénéficiant de prescriptions de traitement de substitution aux opioïdes en ville et en centres spécialisés.
* En 2015, 17 % de la population a bénéficié du remboursement d'un antalgique opioïde (tramadol, codéine, opium, morphine, oxycodone, fentanyl), soit près de 10 millions de personnes. La consommation d'antalgiques opioïdes a diminué de 56 % entre 2006 et 2017.

3. Intoxication aiguë aux opiacés et usage à risque

3.1. Intoxication aiguë aux opiacés

L'importance des modifications comportementales et physiologiques qui résultent de l'usage des opiacés dépend de la dose aussi bien que des caractéristiques du sujet qui utilise la substance (p. ex. : tolérance, taux d'absorption, chronicité de l'usage).

Les opiacés peuvent être consommés sous différentes formes : inhalation (fumer), intranasale (sniff), injectés par voie intraveineuse (shoot, fix), ingérés (comprimés, sirop). La cinétique des effets varie selon le mode d'administration et le produit consommé.

L'intoxication aiguë aux opiacés se déroule en trois phases sur le plan psychique :

* « flash orgasmique » : sensation de bien-être intense et immédiat durant moins de 30 minutes en général ;
* somnolence, apathie pendant 2 à 5 heures ;
* anxiété et troubles cognitifs (troubles mnésiques, troubles de l'attention).

L'intoxication aiguë aux opiacés peut entraîner un surdosage (overdose) avec la triade suivante : trouble de la conscience, dépression respiratoire (bradypnée, dyspnée de Cheynes Stocke), et myosis serré. Il existe une hypothermie, des troubles du rythme cardiaque, une hypotension artérielle, des troubles digestifs (nausées, vomissements, douleurs abdominales), un prurit.

3.2. Usage à risque d'opiacés

Les complications liées à l'usage d'opiacés peuvent survenir dès la première prise (cf. **Partie 5**). Il n'existe pas de seuil de dose connu en dessous duquel il n'y a pas ou très peu de risques.

En conséquence, tout usage d'opiacés comme l'héroïne peut être considéré comme un mésusage, et donc, en l'absence de trouble addictologique lié à l'usage d'opiacés, comme un usage à risque.

4. Troubles addictologiques liés aux opiacés

4.1. Usage d'opiacés nocif pour la santé (critères CIM-10)

Cf. **Introduction de la partie addictologie**.

4.2. Dépendance aux opiacés (critères CIM-10)

Cf. **Introduction de la partie addictologie**.

5. Complications des troubles addictologiques liés aux opiacés

5.1. Syndrome de sevrage aux opiacés

Le syndrome de sevrage associe :

* **des signes généraux ressemblant à un syndrome pseudo-grippal** : frissons, tremblements, myalgies avec parfois contractures musculaires, anorexie, douleurs abdominales, diarrhée, nausées et vomissements ;
* **des signes neurovégétatifs** : bâillements, larmoiements, rhinorrhée, mydriase, tachycardie, hypertension artérielle ;
* **des signes psychiatriques et addictologiques** : anxiété avec possible attaque de panique, irritabilité, agressivité, signes de sevrage, craving (envie irrépressible de consommer), insomnie, agitation ;
* **des signes biologiques** : hémoconcentration avec hyperleucocytose, hyperglycémie.

L'intensité du syndrome de sevrage dépend du caractère agoniste fort ou faible de l'opiacé utilisé et de la dose habituellement consommée. Le délai d'apparition et la durée du syndrome de sevrage dépendent de la demi-vie de l'opiacé habituellement ingéré.

Pour les sujets ayant une addiction à des produits à courte durée d'action comme l'héroïne, les symptômes de sevrage surviennent 6 à 12 heures après la dernière dose. Ils durent ensuite de 3 à 7 jours.

Les symptômes peuvent n'apparaître qu'après 2 à 4 jours dans le cas de produits à demi-vie plus longue comme le chlorhydrate de Méthadone. Ils durent alors jusqu'à 3 semaines après l'arrêt.

Anxiété, dysphorie, anhédonie, insomnie peuvent persister dans les semaines et mois qui suivent la fin du syndrome de sevrage.

5.2. Complications et comorbidités psychiatriques

Addiction à l'alcool, à la cocaïne, aux benzodiazépines.

Risque accru d'épisode dépressif et de trouble anxieux au cours de l'intoxication (trouble induit) ou dans les mois suivant l'arrêt.

Troubles délirants induits par les opiacés (pharmacopsychose).

Comorbidités :

* trouble de personnalité antisociale, borderline ;
* état de stress post-traumatique, trouble bipolaire et schizophrénie.

5.3. Complications médicales non psychiatriques

5.3.1. Opiacés consommés par voie intraveineuse

En rapport avec les injections intraveineuses sont retrouvées :

* des marques d'injection sur la partie inférieure des membres supérieurs ;
* des veines sclérosées ;
* à l'extrême, les sujets se mettent à utiliser des veines des jambes, du cou ou des lombes.

Lymphœdème des mains (syndrome de Popeye) : constitue une complication particulière liée à l'injection de Buprénorphine Haut dosage (Subutex®) détourné.

Complications infectieuses locales : cellulites, lymphangites, abcès.

Complications infectieuses générales : endocardite bactérienne, candidose ophtalmique ou articulaire, hépatite B et C, virus de l'immunodéficience humaine (VIH). Les taux d'infection par le VIH sont de l'ordre de 10 % chez les usagers de drogue par voie veineuse en France, et de l'ordre de 30 % pour le VHC.

5.3.2. Opiacés consommés par voie intranasale

Irritation de la muqueuse nasale, quelquefois accompagnée d'une perforation de la cloison, sinusites.

5.3.3. Pour toutes les voies

Overdose+++ (en particulier l'héroïne) : Survient préférentiellement après une période d'arrêt du mésusage, d'hospitalisation ou d'incarcération par injection des mêmes doses qu'auparavant ou lors des réintroductions trop rapides de traitement de substitution.

Amaigrissement, lésions dentaires.

Chez les femmes : aménorrhée, grossesses de découverte tardive, retard de croissance intra-utérin, risque de fausse couche.

Les nouveau-nés peuvent présenter un syndrome de sevrage en opiacés, que la mère ait consommé de l'héroïne ou ait été sous traitement de substitution.

Complications sociales

Comportements délictueux, vols, prostitution, trafic.

6. PRÉVENTION ET PRISE EN CHARGE ADDICTOLOGIQUE

6.1. Prévention

Cf. **Cannabis, « Prévention »**.

6.2. Prise en charge générale

Prise en charge globale pluridisciplinaire : elle doit être proposée au patient avec évaluation psychiatrique, médicale générale et sociale. La prise en charge au long cours nécessite l'engagement du patient dans une démarche de soins, elle ne se fait jamais en urgence sauf en cas de grossesse où l'instauration d'un traitement de substitution opiacée doit se faire en quelques jours. Le sevrage est contre-indiqué chez la femme enceinte (risque de fausse couche).

Prise en charge addictologique : le bilan de la dépendance est la première étape de la prise en charge (histoire, parcours de soins antérieurs, co-addictions).

Prise en charge psychothérapeutique : entretien motivationnel, thérapie cognitive et comportementale, avec technique de prévention de la reprise du mésusage.

Prise en charge des complications et des comorbidités psychiatriques (trouble anxieux et trouble de l'humeur), médicales non psychiatriques et des éventuelles coaddictions.

Mise à disposition de traitements de substitution opiacée (Méthadone en centre spécialisé, buprénorphine haut dosage en médecine générale et en centre spécialisé).

6.3. Traitement de l'intoxication aiguë aux opiacés

Traitement du surdosage :

Hospitalisation en urgence et prise en charge en réanimation (VVP macromolécules puis G5 % + NaCl + KCl, scope, réchauffement) avec surveillance régulière (fréquence respiratoire, fréquence cardiaque, conscience, SaO2).

Traitement spécifique par un antagoniste des récepteurs morphiniques : Naloxone, (Narcan®) 0,4-0,8 mg en IVD toutes les 20 minutes jusqu'à reprise du rythme respiratoire (maximum 24 mg/12 h).

Des dispositifs de Naloxone® par voie intramusculaire et intranasale sont disponibles. Le traitement doit être maintenu à la seringue électrique aussi longtemps que nécessaire (parfois plusieurs jours en cas d'intoxication par de la Méthadone).

Traitement symptomatique de la dépression respiratoire (ventilation au masque voire intubation) et des symptômes associés.

Traitement des complications : 1 ampoule de diazépam (Valium) IM si convulsions, si hypoglycémie (car prise concomitante d'alcool) resucrage au moyen de la VVP, antibiothérapie probabiliste sur point d'appel/fièvre.

Bilan infectieux (infection parfois à l'origine du surdosage) : radiographie thoracique, hémocultures, prélèvements cutanés aux points d'injection, ECBU, sérologies VHB VHC VIH. Vaccination antitétanique au décours à prévoir.

6.4. Traitement du syndrome de sevrage

Traitement symptomatique : Il doit être adapté aux symptômes présentés par le patient (signes généraux, neurovégétatifs ou psychiatriques). Il associe antalgiques non opiacés, antispasmodiques, antiémétiques, antidiarrhéiques, anxiolytiques non benzodiazépiniques comme antipsychotiques sédatifs (cyamémazine) ou antihistaminiques (hydroxyzine).

Mise sous traitement de substitution opiacée : choix majoritaire et préférentiel.

6.5. Traitement de la dépendance

6.5.1. Traitement de substitution opiacée

Le traitement de substitution opiacé (TSO) est le traitement de choix de la dépendance aux opiacés. Ce traitement peut être proposé quelques mois, quelques années ou à vie selon le degré de dépendance du sujet et son choix de prise en charge.

Trois traitements ont l'autorisation de mise sur le marché en France :

* le chlorhydrate de méthadone ;
* la buprénorphine haut dosage (Subutex® ou génériques) ;
* l'association buprénorphine haut dosage – naloxone (Suboxone®).

La substitution opiacée s'inscrit dans un protocole de soins qui peut viser autant l'arrêt du mésusage que la diminution des consommations d'opiacés dans une dimension de réduction des risques et des dommages. Cette prescription s'inscrit dans un protocole de soins global associant psychothérapie, traitement des comorbidités psychiatriques et non psychiatriques et réinsertion sociale.

Les TSO sont efficaces à condition d'être intégrés dans un cadre thérapeutique associant le contrôle de la délivrance, les dosages urinaires et une posologie adaptée. Il existe un usage détourné des TSO.

6.5.2. Réduction des risques et des dommages (RDRD)

Elle consiste à réduire les risques et des dommages liés à l'usage de substances psychoactives et aux pratiques sexuelles qui lui sont liées par une réponse médicale, psychosociale et communautaire. Les CAARUD (centres d'accueil et d'accompagnement à la réduction des risques pour usagers de drogues) et les CSAPA (centre de soins, d'accompagnement et de prévention en addictologie) peuvent répondre à cette mission de soins dits de « bas seuil ». Ses principaux éléments sont :

* accueil sans condition des usagers quelle que soit leur situation ;
* contact avec les populations ne voulant ou ne pouvant pas interrompre leurs consommations ;
* informer les personnes sur les risques associés aux usages de drogues et leur prévention par différents supports, par des conseils personnalisés, ou des interventions en groupe ;
* distribution et promotion de matériels de prévention de la transmission interhumaine d'agents infectieux et des risques septiques (seringues, préservatifs, kits crack...) ;
* existence de salles de consommation à moindre risque dans plusieurs villes de France ;
* récupération du matériel de consommation usagé ;
* favoriser l'accès aux droits et aux soins, orienter vers des dispositifs spécialisés ;
* favoriser le soutien par l'action des groupes d'entraide.

	Chlorhydrate de méthadone	Buprénorphine haut dosage (Subutex®)	Buprénorphine haut dosage et naloxone (Suboxone®)
	Agoniste des récepteurs aux opiacés	Agoniste partiel aux récepteurs des opiacés	Agoniste partiel des récepteurs aux opiacés associé à un antagoniste des récepteurs aux opiacés
Indication	Traitement substitutif des pharmacodépendances majeures aux opiacés dans le cadre d'une prise en charge médicale, sociale et psychologique	Traitement substitutif des pharmacodépendances majeures aux opiacés, dans le cadre d'une prise en charge médicale, sociale et psychologique	Traitement substitutif des pharmacodépendances majeures aux opiacés, dans le cadre d'une prise en charge médicale, sociale et psychologique
Formes	**Sirop** : 5, 10, 20, 40 ou 60 mg par dose **Gélules** : 1, 5, 10, 20 ou 40 mg par gélule	Comprimés sublinguaux à 0,4, 2 ou 8 mg par comprimé	Comprimés sublinguaux à 2 ou 8 mg par comprimé
Prescripteur	**Sirop** Prescription initiée en établissement de santé ou en centre de soins spécialisé. Relais assuré en médecine de ville **Gélule** Prescription initiale semestrielle réservée aux médecins exerçant en centre de soins, d'accompagnement et de prévention en addictologie (CSAPA) ou services spécialisés dans les soins aux toxicomanes. Utilisée qu'en relais de la forme sirop chez des patients traités depuis au moins 1 an et stabilisés	Tout médecin	Tout médecin

Autres drogues : GHB/GBL ; kétamine ; hallucinogènes

Points clés

* En cas d'intoxication aiguë le traitement est symptomatique.
* Un tableau particulier doit faire évoquer une intoxication mixte, sans jamais oublier un possible traumatisme crânien sous-jacent.
* Le traitement du syndrome de sevrage est symptomatique, adapté aux symptômes présentés par le patient (signes généraux, neurovégétatifs ou psychiatriques).
* La thérapie cognitivo-comportementale associée à des mesures générales de prise en charge est utilisée dans le traitement de l'addiction à ces substances.

1. Introduction

Nous ne citerons dans cette section que les hallucinogènes (le diéthylamide d'acide lysergique [LSD] et les champignons hallucinogènes), le gamma-hydroxybutyrate (GHB) et le gamma-butyrolactone (GBL) et la kétamine (K, Ket, spécial K, Vitamine K).

Le LSD est produit sous forme de cristaux dans des laboratoires clandestins. Ces cristaux sont transformés en liquide avant d'être écoulés. Ce liquide est inodore, incolore et a un goût légèrement amer.

Le GHB/GBL se présente sous forme de poudre, de capsules ou de liquide incolore et inodore. Il a parfois un goût salé et savonneux qui disparaît lorsqu'il est mélangé à une boisson sucrée dans une bouteille en verre.

La kétamine se retrouve sous forme de poudre, de liquide, et plus rarement, en comprimés ou en capsules.

2. Épidémiologie

En Europe, chez les jeunes adultes âgés de 15 à 34 ans, les estimations de la prévalence au cours de la vie de la consommation de LSD oscillent entre 0 et 5,4 %.

Les estimations de la prévalence de la consommation de champignons hallucinogènes au cours de la vie chez ces jeunes adultes sont comprises entre 0,3 et 8,1 %.

La prévalence de la consommation de GHB/GBL et de kétamine dans les populations adulte et scolaire est nettement inférieure à celle de l'ecstasy.

3. Intoxication aiguë

Les effets psychoactifs des drogues sont individus, dose et voie dépendants.

Hallucinogènes	* Hallucinations * Distorsions perceptuelles * Agitation * Mydriase * Nystagmus * Hyperthermie * Tachycardie * HTA * Tachypnée
GHB/GBL **Effet dose-dépendant** **Absorption orale rapide** **Effets au bout de 15 minutes** **Durée de 3 à 4 heures**	* Euphorie * Désinhibition * Aphrodisiaque (envie, désir sexuel, intensifie l'acte sexuel, qualité de l'orgasme) * Altération du niveau de conscience * Perte de contrôle * Relaxation, sommeil * Amélioration des effets négatifs des autres drogues psychostimulantes * Absence de phénomène de « descente » si le produit est consommé isolément * Nausées, vomissements * Sensation ébrieuse * Troubles du cours de la pensée * Difficultés d'élocution * Incapacité à prendre des décisions * Hyperthermie Overdoses * Effets physiques aigus : bradypnée, apnée, vertiges, ataxie, asthénie, diplopie, mydriase
Kétamine **Durée de 2 à 4 heures**	* Dépersonnalisation, déréalisation, expériences de mort clinique, flashback, anxiolytique, désinhibition * Khole : Trous noirs avec troubles cognitifs, troubles du comportement, hallucinations et cauchemars proches du bad trip du LSD * Dépression respiratoire modérée et transitoire * Retard prolongé du réveil * Coma * Attaques de panique

4. Troubles addictologiques liés aux hallucinogènes, GHB et à la kétamine

4.1. Troubles liés à l'usage d'hallucinogènes

4.1.1. Usage d'hallucinogènes nocif pour la santé (critères CIM-10)

Cf. **Introduction de la partie addictologie**.

4.1.2. Dépendance aux hallucinogènes (critères CIM-10)

Cf. **Introduction de la partie addictologie**.

4.2. Troubles liés à l'usage de GHB (troubles liés à l'usage d'une substance autre ou inconnue)

4.2.1. Usage de GHB nocif pour la santé (critères CIM-10)

Cf. **Introduction de la partie addictologie**.

4.2.2. Dépendance au GHB (critères CIM-10)

Cf. **Introduction de la partie addictologie**.

4.3. Troubles liés à l'usage de kétamine (troubles liés à la phencyclidine ou aux substances similaires)

4.3.1. Usage de kétamine nocif pour la santé (critères CIM-10)

Cf. **Introduction de la partie addictologie**.

4.3.2. Dépendance à la kétamine (critères CIM-10)

Cf. **Introduction de la partie addictologie**.

5. Complications des troubles addictologiques liés aux hallucinogènes, GHB et à la kétamine

Elles dépendent des différentes substances.

5.1. Syndrome de sevrage

Hallucinogènes	* Hallucinations géométriques * Fausses perceptions de mouvement à la périphérie du champ visuel * Flashs de couleurs
GHB/GBL 1 à 6 heures après la dernière prise Pic au cours des 24 premières heures Dure jusqu'à 14 jours	* Agitation * Hallucinations surtout auditives et visuelles * Trouble psychotique bref * Trouble dépressif caractérisé * Anxiété * Insomnie * Confusion * Trémor * Tachycardie * Hypertension
Kétamine Pas de syndrome de sevrage spécifique décrit	* Anxiété * Tremblements * Palpitations

5.2. Complications psychiatriques

* Attaques de panique.
* Passages à l'acte hétéro ou auto-agressif.
* Trouble psychotique bref.
* Trouble dépressif caractérisé.
* Troubles dépressifs.
* Troubles cognitifs.

5.3. Complications non psychiatriques

Les complications non psychiatriques ne sont pas strictement spécifiques aux consommations des substances en question. La liste ci-dessous est loin d'être exhaustive.

* Altération de l'état général : perte d'appétit, amaigrissement, baisse de la libido.
* Troubles cardiovasculaires (palpitations, tachycardie...).
* Troubles neurologiques (trismus, acouphènes, crises convulsives...).

6. PRÉVENTION ET PRISE EN CHARGE

6.1. Prévention

Cf. **Cannabis, « Introduction »**.

6.2. Traitement de l'intoxication aiguë

En cas d'intoxication aiguë, le traitement est le plus souvent symptomatique. Un tableau particulier doit faire évoquer une intoxication mixte, sans jamais oublier un possible traumatisme crânien sous-jacent.

6.3. Traitement du syndrome de sevrage

Le traitement du syndrome de sevrage est symptomatique, adapté aux symptômes présentés par le patient (signes généraux, neurovégétatifs ou psychiatriques).

6.4. Traitement de la dépendance

L'usage chronique d'hallucinogènes, de GHB/GBL et de kétamine entraîne une dépendance avec les critères diagnostiques habituels.

Pour toutes ces substances, il n'existe pas de traitement de substitution.

La prise en charge est multimodale avec un traitement pharmacologique symptomatique associé à une thérapie cognitivo-comportementale.

item 79
ADDICTIONS COMPORTEMENTALES

OBJECTIFS PÉDAGOGIQUES

* Connaître les principaux types d'addictions comportementales (jeu de hasard et d'argent, sexe, internet, achats, exercice physique) et les principes de leur prise en charge.

Rang	Rubrique	Intitulé
A	Définition	Addiction comportementale
B	Prévalence, épidémiologie	Prévalence du jeu d'argent pathologique
B	Prévalence, épidémiologie	Facteurs de risque, évolution, pronostic
A	Diagnostic positif	Connaître les principaux types d'addiction comportementale
A	Diagnostic positif	Comorbidités psychiatriques et addictives
B	Prise en charge	Principes et objectifs
B	Prise en charge	Principes généraux de la prévention primaire et secondaire
B	Prise en charge	Mesures associées

POINTS CLÉS

* Les addictions comportementales sont des troubles d'origine multifactorielle (associant des facteurs biologiques, psychologiques, et des facteurs sociaux individuels et environnementaux).
* Les comorbidités psychiatriques (TDAH, troubles anxieux, troubles de l'humeur de type épisode dépressif caractérisé ou trouble bipolaire, autres addictions) touchent 50 à 75 % des patients avec addictions comportementales.
* La prise en charge des addictions comportementales est ambulatoire en première intention.
* Une hospitalisation peut être proposée en deuxième intention si échec ambulatoire, nécessité d'une évaluation des troubles associés ou ajustement thérapeutique.
* Il faut systématiquement dépister et prendre en charge les conséquences les plus fréquentes de ces comportements (IST, grossesse ou conséquences légales si addiction sexuelle; surendettement et conséquences légales si jeu d'argent pathologique ou achats compulsifs; désinsertion sociale ou professionnelle si trouble du jeu vidéo).

1. Introduction

Il est possible de développer une addiction comportementale vis-à-vis de différentes activités : pratique des jeux de hasard et d'argent, jeux vidéo, activités sexuelles, usage d'internet, achats, exercice physique.

Deux addictions comportementales peuvent être considérées comme officiellement reconnues comme telles dans les classifications diagnostiques internationales :

* **le jeu d'argent pathologique** (*gambling disorder*, déjà intégré dans la CIM-10), qui consiste en une addiction vis-à-vis des jeux de hasard et d'argent (jeux de grattage, tirage, paris hippiques, paris sportifs ou poker) ;
* **le trouble du jeu vidéo**, qui consiste en une addiction aux jeux vidéo, en ligne ou hors ligne (prochainement intégré dans la CIM-11).

La notion d'addiction à internet est à considérer à part car elle est encore discutée. Pour cette raison, nous ne la détaillerons pas comme un trouble addictif à part entière.

2. Physiopathologie des addictions comportementales

Les mécanismes de l'addiction comportementale partagent les bases physiopathologiques décrites dans les troubles liés à l'usage de substances. Plusieurs systèmes neurobiologiques sont impliqués, le principal étant le système dopaminergique de la récompense.

Les addictions comportementales sont d'origine multifactorielle (modèle bio-psycho-social). Il existe des facteurs de prédisposition génétiques, mais aussi d'autres facteurs de risque individuels (sexe, âge, traits de personnalité de type recherche de sensations fortes ou impulsivité). Les autres facteurs de risque ou de vulnérabilité sont les comorbidités psychiatriques (troubles de l'humeur, troubles anxieux, trouble déficit de l'attention avec ou sans hyperactivité, trouble de la personnalité antisociale), les comorbidités addictives (troubles de l'usage de substances, autres addictions comportementales), ainsi que d'autres facteurs individuels ou environnementaux (début précoce du comportement, forte disponibilité, faible coût, milieu parental et usage par les parents, comportement des pairs, échec scolaire, événements de vie stressants, traumatismes physiques et psychiques, violence familiale).

3. Le jeu d'argent pathologique

3.1. Définition

Les jeux de hasard et d'argent (JHA) sont des jeux pour lesquels le sujet mise de façon irréversible un bien (argent ou objet) et dont l'issue du jeu aboutit à une perte ou un gain, en fonction partiellement ou totalement du hasard. Par définition, il est impossible de prédire ou de contrôler l'issue d'un JHA. Les JHA, qui peuvent être pratiqués en ligne (sur internet) ou hors ligne (dans des lieux de jeu), incluent les « jeux de hasard purs » (loteries, jeux de grattage, machines à sous, roulette), les « jeux de hasard avec quasi-adresse » (paris sportifs et hippiques, black jack) et les « jeux de hasard et d'adresse, mais sans possibilité de gains à long terme » (poker).

3.2. Épidémiologie

La prévalence du jeu d'argent pathologique en France est de 0,5 %, celle du jeu à risque d'environ 5 %. En France, le chiffre d'affaire des jeux de hasard et d'argent était de 48,1 milliards d'euros en 2017. Environ 40 % de ce chiffre d'affaire est généré par l'activité des « joueurs problématiques » (qui incluent les joueurs pathologiques et les joueurs à risque, soit 5,5 % de la population).

La pratique des JHA est interdite aux moins de 18 ans. Néanmoins, la prévalence du jeu d'argent pathologique chez les mineurs est deux à trois fois plus importante que chez les adultes, et environ un tiers des mineurs ont déjà joué à un JHA avant 18 ans.

3.3. Facteurs de risque

Figure 1.
Facteurs de risque du jeu d'argent pathologique

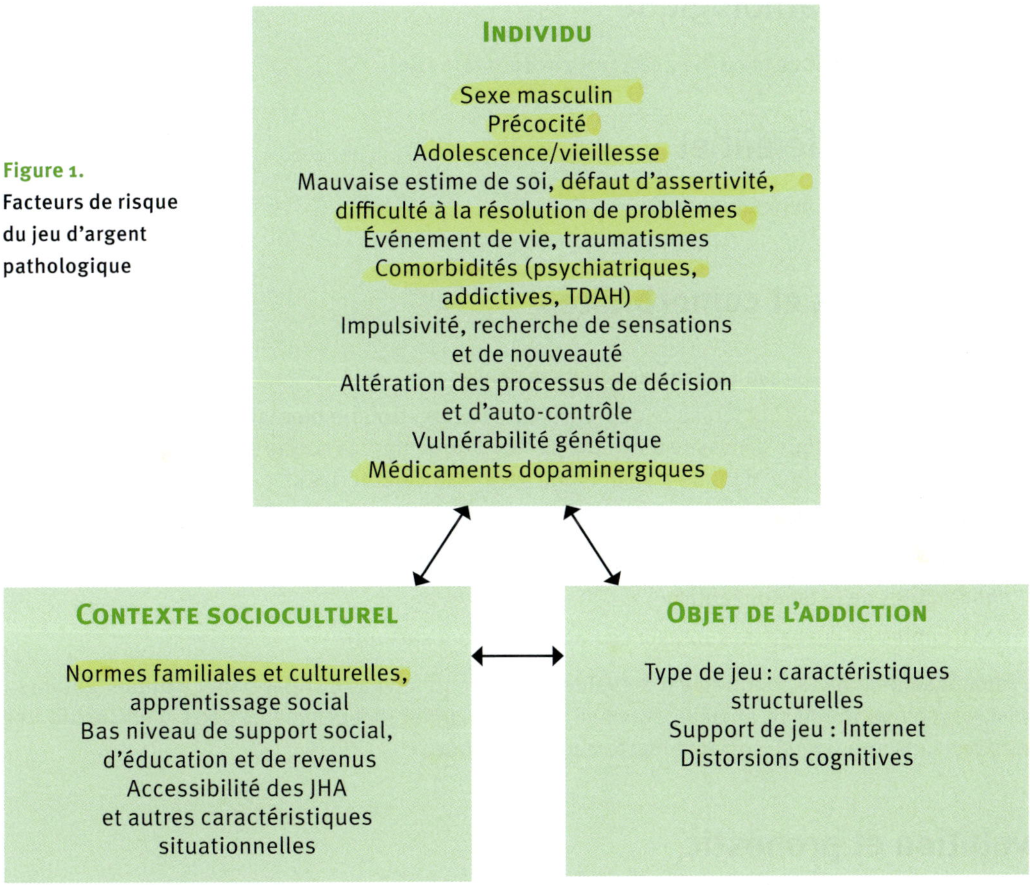

Légendes (définitions). TDAH : trouble du déficit de l'attention avec ou sans hyperactivité ; JHA : jeux de hasard et d'argent ; assertivité : capacité d'une personne à exprimer son opinion, ses sentiments et ses besoins sans empiéter sur ceux des autres (c'est ce que l'on appelle aussi l'affirmation de soi).
Exemples de caractéristiques structurelles de jeu : modes de paiement, niveau et fréquence des gains, délai entre la mise et le gain, part de stratégie dans le jeu.
Distorsions cognitives : pensées erronées sur la place du hasard dans les JHA (p. ex. : aux dés, penser qu'il existe plus de chances de faire un six si on lance le dé plus fort).

Le parcours du joueur pathologique typique comporte trois phases successives :

* la phase de gain, plus ou moins initiée par un gain important (« *big win* »), durant laquelle le jeu est agréable, rapportant des gains ;
* la phase de pertes. Les pertes sont vécues comme une attaque et poussent le joueur à rejouer pour tenter de regagner l'argent perdu et de « se refaire » (« *chasing* »). Les conséquences négatives du jeu apparaissent (difficultés financières principalement) ;
* la phase de désespoir où les dommages sont importants et pendant laquelle le sujet est à fort risque de développer un risque suicidaire (avec ou sans épisode dépressif caractérisé).

3.4. Trouble addictologique

3.4.1. Jeu d'argent pathologique

Cf. **chapitre introductif de la partie addictologie du référentiel**.

3.4.2. Diagnostic différentiel

Épisode maniaque ou hypomaniaque.

3.5. Complications et comorbidités

Le jeu d'argent pathologique est souvent co-occurrent :

* des troubles de l'humeur (épisode dépressif caractérisé, trouble bipolaire). Attention, un diagnostic de jeu d'argent pathologique nécessite d'évaluer systématiquement le risque suicidaire, qui peut être élevé et qui n'est pas systématiquement lié à un épisode dépressif caractérisé ;
* des troubles anxieux ;
* du TDAH (trouble déficit de l'attention avec ou sans hyperactivité) ;
* des troubles de la personnalité ;
* des troubles de l'usage de substances (tabac et alcool surtout).

Le retentissement de la conduite est à évaluer à différents niveaux : relationnel (couple, enfants, famille, amis), psychique (humeur, anxiété, sommeil), professionnel (licenciement, perte d'efficacité), légal/judiciaire (vols, escroqueries), social (endettement), physique.

3.6. Évolution et pronostic

Le jeu d'argent pathologique est une maladie qui, en l'absence de prise en charge, expose à un risque élevé de rechute.

Une des difficultés de cette addiction réside dans le faible pourcentage de personnes malades qui demandent des soins (10 à 20 % selon les études). Les soins interviennent le plus souvent plusieurs années après le début de la conduite, avec un risque élevé de perdus de vue (entre 15 et 50 %).

3.7. Prévention

Les principes de **prévention primaire** reposent sur **l'information et l'éducation des joueurs.** Ces principes de prévention doivent idéalement impliquer les responsables de casinos, salles de jeux, ou sites de jeux en ligne.

La **prévention secondaire** repose notamment sur la **formation de personnel spécialisé** (psychologues) ou **non spécialisé** (croupiers, personnel de salle...) pouvant repérer directement les individus ayant des comportements évocateurs de jeu d'argent pathologique. Le repérage précoce est capital dans un but de prévention secondaire et afin de limiter l'installation des troubles et l'apparition de dommages trop importants.

3.8. Prise en charge

3.8.1. Principes généraux de prévention et prise en charge

* Prise en charge préférentiellement ambulatoire, mais une hospitalisation peut être proposée en seconde intention (échec de l'ambulatoire, troubles associés, ajustements thérapeutiques).
* Prise en charge de type **bio-psycho-sociale** (psychothérapie, pharmacothérapie, dépistage et prise en charge des comorbidités, accompagnement social).
* Si l'objectif à long terme de toute prise en charge est le **retour durable à une pratique contrôlée de jeu, il est possible d'y arriver soit par un arrêt complet,** soit par une diminution de la fréquence de jeu. Il est important de **laisser le choix de son objectif au patient** (arrêt complet du jeu ou diminution de la fréquence de jeu).

3.8.2. Psychothérapie

Les psychothérapies ayant fait la preuve de leur efficacité dans le jeu d'argent pathologique sont l'**entretien motivationnel** et les **thérapies cognitivo-comportementales** (TCC).

La thérapie cognitivo-comportementale a fait la preuve de son efficacité dans le jeu, tant au niveau individuel que groupal.

Par ailleurs, les **associations de joueurs pathologiques** (p. ex. : *Gamblers Anonymous*), les forums de joueurs et le soutien de pairs sont des moyens thérapeutiques utiles. Les manuels de self-help semblent utiles (sujets peu désireux de s'engager dans des soins, ou trop éloignés d'un lieu de soin, ou en association à un soin avec un professionnel).

3.8.3. Pharmacothérapie

Il n'existe pas à l'heure actuelle de traitement médicamenteux ayant une Autorisation de mise sur le marché pour ce trouble.

3.8.4. Prise en charge des comorbidités psychiatriques et addictologiques

Le dépistage et la prise en charge des troubles psychiatriques et addictologiques associés au jeu d'argent pathologique doivent être systématiques. En cas de trouble co-occurrent, une prise en charge conjointe psychiatrique et addictologique est recommandée.

387

3.8.5. Accompagnement social

Le joueur sera invité, si besoin, à des **mesures d'accompagnements bancaires**, des **mesures d'interdiction de jeu** (en France, les casinos et les sites internet légaux ont l'obligation de proposer ces mesures ; le patient peut faire une démarche d'interdiction d'accès auprès des opérateurs de jeux ou des casinos par inscription sur la liste nationale des interdits de jeu) ou des **mesures de protection des biens** (**sauvegarde de justice**, voire de **tutelle** ou de **curatelle**) afin de limiter ou éviter les problèmes de dettes et endettement.

3.8.6. Accompagnement et prise en charge de l'entourage

Il est recommandé d'associer l'entourage à la prise en charge (consultations conjointes) car il peut être dans l'incompréhension du caractère pathologique du comportement du sujet, voire éprouver une détresse psychologique importante du fait des conséquences relationnelles et financières du comportement de jeu d'argent pathologique.

4. Autres addictions comportementales (trouble du jeu vidéo, addiction sexuelle, achats compulsifs, addiction à l'exercice physique)

4.1. Critères diagnostiques

Cf. **chapitre introductif de la partie addictologie du référentiel**.

4.2. Comorbidités

Les troubles psychiatriques doivent être recherchés systématiquement (présents chez 50 à 75 % des patients avec addiction comportementale). Ils constituent souvent le motif initial de consultation. Les troubles psychiatriques sont encore plus fréquents en cas de co-addictions (au moins deux troubles addictifs co-occurents) :

* trouble déficit de l'attention avec ou sans hyperactivité (TDAH) ;
* troubles de l'humeur (épisode dépressif caractérisé, trouble bipolaire) ;
* troubles anxieux (trouble de stress post-traumatique, trouble anxiété généralisée, trouble panique, TOC, trouble anxiété sociale) ;
* troubles de l'usage de substance (alcool, tabac, cannabis) et autres addictions comportementales ;
* troubles de la personnalité.

4.3. Diagnostic différentiel

Épisode maniaque ou hypomaniaque (diagnostic différentiel si l'addiction survient exclusivement durant ces épisodes).

80

item 80

DOPAGE ET CONDUITES DOPANTES

OBJECTIFS PÉDAGOGIQUES

* Savoir distinguer le dopage et les conduites dopantes.
* Connaître les principales substances utilisées à des fins de dopage dans la pratique du sport.
* Connaître les circonstances du dépistage, la prise en charge médicale de l'utilisateur.
* Connaître les principes, règles, méthodes, et organisations de la lutte contre le dopage.

Rang	Rubrique	Intitulé
A	Définition	Dopage. Conduites dopantes
A	Définition	Savoir comment un produit est qualifié de dopant, comment une méthode est qualifiée de dopante
B	Définition	Connaître les principales substances et méhodes dopantes
B	Définition	Connaître l'existence des diverses formes de dopage
B	Prévalence, épidémiologie	Prévalence générale
B	Définition	Connaître les principes, règles, méthodes, et organisations de la lutte contre le dopage
B	Définition	Savoir à qui s'applique la règlementation anti-dopage
A	Prise en charge	Savoir rechercher le caractère dopant ou non d'une prescription médicale
B	Suivi et/ou pronostic	Connaître les risques liés au dopage et aux conduites dopantes
B	Prise en charge	Connaître les grands principes de la politique de prévention du dopage

Points clés

* Le dopage est l'utilisation de méthodes ou de substances interdites, destinées à augmenter les capacités physiques ou mentales d'un sportif.
* Autorisation d'usage à des fins thérapeutiques (AUT) : possibilité pour certains sportifs d'avoir recours à certains traitements pour prendre en charge un problème de santé intercurrent aigu ou chronique.
* Prise en charge médicale de l'utilisateur : recherche du caractère dopant ou non d'une prescription médicale en se référant à la notice des médicaments et au site AFLD, rôle central des antennes médicales de prévention contre le dopage : consultations anonymes, prise en charge médicale spécifique, coordination de la prise en charge multidisciplinaire, coordination, enseignement et prévention des pratiques dopantes, recherche, recueil de données épidémiologiques, veille sanitaire.
* En cas de contrôle antidopage positif : sanctions sportives et parfois sanctions pénales, pouvant concerner l'entourage ou les soignants du sportif.

1. Introduction

Les **conduites dopantes** correspondent à l'utilisation intentionnelle de produits et de méthodes de modification de certaines compétences de la personne afin d'affronter un obstacle, réel ou ressenti, ou/et pour améliorer ses performances, qu'elles soient physiques, intellectuelles, artistiques...

Le **dopage** ne concerne que les sportifs qui, dans le cadre de compétitions ou de manifestations organisées par les fédérations, utilisent des substances ou des méthodes inscrites sur une liste mise à jour chaque année par l'**agence mondiale anti-dopage (AMA)**, disponible sur http://list.wada-ama.org/fr/.

L'**agence française de lutte contre le dopage (AFLD)** propose un moteur de recherche pour vérifier si un médicament est interdit : https://www.afld.fr/finder/produits-dopants.

2. Substances et méthodes utilisées à des fins de dopage dans la pratique du sport

2.1. Les différentes substances

Les produits et méthodes considérés comme dopants sont ceux qui sont inscrits dans une liste publiée annuellement par l'AMA.

Les différentes substances utilisées à des fins de dopage sont décrites dans le **Tableau 1**. Certaines de ces substances sont interdites en permanence, d'autres uniquement pendant les périodes de compétition. Les molécules mentionnées dans chaque catégorie sont données à titre indicatif et ne représentent pas la liste exhaustive des substances interdites, cette dernière étant disponible sur le site de l'AFLD.

L'exception à la règle : la procédure d'**autorisation d'usage à des fins thérapeutiques (AUT). Elle permet aux sportifs de suivre un traitement à base de médicaments contenant une substance interdite.**

Catégorie de substance	Exemples de molécules concernées	Effet recherché
SUBSTANCES INTERDITES EN ET HORS COMPÉTITION		
S0. Substances non approuvées	Toute substance pharmacologique non incluse ci-dessous et non approuvée pour une utilisation thérapeutique chez l'Homme par une autorité gouvernementale de la santé (p. ex. : médicaments en développement pré-clinique ou clinique)	
S1. Agents anabolisants	Stéroïdes anabolisants androgènes, autres agents anabolisants	Augmentation de la masse musculaire, action sur la performance et la résistance à la fatigue
S2. Hormones peptidiques, facteurs de croissance et substances apparentées	Érythropoïétine (EPO) et agents affectant l'érythropoïèse, hormones peptidiques et leurs facteurs de libération, facteurs de croissance et modulateurs de facteurs de croissance	Augmentation de l'érythropoïèse qui accroît la capacité de transport de l'oxygène et améliore l'endurance Augmentation de la masse musculaire avec la GH
S3. Bêta-2-agonistes	Interdiction de tous les bêta-2 agonistes sélectifs ou non sélectifs (sauf salbutamol, formotérol, salmétérol sous forme inhalée et sous un certain seuil)	Amélioration de la fonction respiratoire Augmentation de la capacité d'effort et de résistance
S4. Modulateurs hormonaux et métaboliques	Inhibiteur d'aromatase, modulateurs sélectifs des récepteurs aux œstrogènes, autres substances antiœstrogéniques, agents prévenant l'activation du récepteur IIB de l'activine, modulateurs métaboliques	Suppression des effets indésirables d'un mésusage d'agents anabolisants Augmentation de la masse musculaire
S5. Diurétiques et agents masquant	*Détail disponible sur le site de l'AFLD*	Aide à la perte de poids Masquage d'autres produits dopants
SUBSTANCES INTERDITES EN COMPÉTITION		
S6. Stimulants	Amphétamines, cocaïne, cathinones, méthylphénidate, modafinil, etc.	Réduction de la sensation de fatigue Amélioration des temps de réaction Augmentation de l'attention et de la concentration
S7. Narcotiques	Analgésiques dérivés des opiacés : morphine, buprénorphine, méthadone, etc.	Diminution de la sensation de douleur Effet sédatif Effet euphorisant
S8. Cannabinoïdes naturels et synthétiques	Cannabis et produits de cannabis, tetrahydrocannabinols (THCs) naturels ou synthétiques, cannabinoïdes synthétiques (sauf CBD)	Amélioration du relâchement musculaire Diminution de l'anxiété Amélioration du sommeil
S9. Glucocorticoïdes	Tous les glucocorticoïdes lorsqu'ils sont administrés par voie orale, veineuse, intraveineuse, intramusculaire, rectale	Psychostimulant Augmentation de la performance en endurance et de la tolérance à la douleur
SUBSTANCES INTERDITES DANS CERTAINS SPORTS		
P1. Bêta-bloquants	En compétition : automobile, billard, fléchettes, golf, ski, sports subaquatiques En et hors compétition : tir, tir à l'arc	Anxiolyse, réduction de la fréquence cardiaque et diminution des tremblements

Tableau 1. **Principales substances utilisées à des fins de dopage et effets recherchés.**

AFLD = agence française de lutte contre le dopage, CBD = cannabidiol, EPO = érythropoïétine, THC = tetrahydrocannabinol.

2.2. Les principales méthodes utilisées à des fins de dopage

Ces méthodes sont interdites à la fois EN et HORS compétition.

2.2.1. La manipulation de sang ou de composants sanguins

Les deux méthodes suivantes sont interdites :

* administration ou réintroduction de n'importe quelle quantité de sang autologue, allogénique (homologue) ou hétérologue ou de globules rouges de toute origine dans le système circulatoire ;
* amélioration artificielle de la consommation, du transport ou de la libération de l'oxygène.

2.2.2. Les manipulations chimiques et physiques

Il s'agit de l'usage de substances et de procédés qui modifient, tentent de modifier ou risquent raisonnablement de **modifier l'intégrité et la validité des échantillons** utilisés lors des contrôles de dopage.

Parmi ces substances et méthodes figurent entre autres la cathétérisation, la substitution ou l'altération des échantillons, mais également les perfusions intraveineuses et/ou injections.

2.2.3. Le dopage génétique

Il est défini par :

* l'utilisation d'acides nucléiques ou de séquences d'acides nucléiques qui pourrait modifier les séquences génomiques et/ou altérer l'expression génétique par tout mécanisme ;
* l'utilisation de cellules normales ou génétiquement modifiées.

3. Circonstances de dépistage

La détection du dopage repose principalement sur 2 stratégies :

* une mesure directe : les contrôles antidopage ;
* une mesure indirecte : l'utilisation des données du passeport biologique de l'athlète.

3.1. Une mesure directe : les contrôles antidopage

Tout sportif (licencié ou non) participant à une compétition ou à une manifestation agréée par une fédération sportive peut être contrôlé, qu'il soit **professionnel ou amateur. Il ne peut se soustraire au contrôle**. En cas de refus ou d'abstention, il est sanctionné de la même façon que s'il était convaincu de dopage.

Les contrôles peuvent avoir lieu **lors de compétition** mais aussi **au cours des entraînements** à ces compétitions ou manifestations.

Ils sont **mis en place par l'AFLD**.

3.2. Une mesure indirecte : l'utilisation des données du passeport biologique de l'athlète

Le **passeport biologique de l'athlète** est basé sur le suivi au fil du temps de variables biologiques sélectionnées, permettant de mettre en évidence le dopage par ses **effets sur l'organisme**.

Le passeport biologique est utile pour dépister les effets hématologiques des transfusions autologues et des injections d'EPO, dans la mesure où la modification des paramètres biologiques permet de déterminer si les changements constatés sont de nature physiologique ou non.

Cette méthode ne permet cependant pas de dépister toutes les situations de dopage.

Il comprend 2 modules :

* **hématologique (matrice d'étude : sang) :** vise à dépister les méthodes d'amélioration du transport de l'oxygène y compris le recours aux agents stimulants de l'érythropoïèse et toutes les formes de transfusion ou de manipulation sanguine ;
* **endocrinien (matrice d'étude : urines) :** vise à détecter certains stéroïdes anabolisants androgènes endogènes non produits par l'organisme du sportif, ainsi que tous les autres agents anabolisants.

Il existe un 3e module visant à dépister le dopage par hormone de croissance, en cours d'élaboration.

4. Prise en charge médicale de l'utilisateur

Elle passe d'abord par la recherche du caractère dopant ou non d'une prescription médicale en se référant à la notice des médicaments et au site AFLD.

La prise en charge est variable en fonction du produit concerné, de ses conséquences médicales psychiatriques et non psychiatriques et du niveau d'utilisation.

Les **antennes médicales de prévention et de lutte contre le dopage (AMPD)** sont des centres ressources capables de donner un avis spécialisé et autorisé pour le suivi médical des sportifs.

Elles sont implantées au sein des structures hospitalières et sont attachées, soit aux unités de médecine du sport, soit aux unités d'addictologie.

Leurs missions sont :

* **consultations anonymes**, ouvertes aux personnes ayant eu recours à des pratiques de dopage ;
* **mise en place d'un suivi ou d'une prise en charge médicale spécifique** pour les sportifs concernés. Les sportifs positifs à un contrôle antidopage sont dans l'obligation d'être suivis par l'AMPD. Le médecin responsable de l'antenne délivre un certificat nominatif au sportif sanctionné, témoignant ainsi de sa démarche de prise en charge ;
* **coordination de la prise en charge multidisciplinaire** des sportifs convaincus de dopage, en fonction du type de produit utilisé (addictologie, psychiatrie, pharmacologie, hématologie, endocrinologie, médecine du sport) ;
* **enseignement, prévention et information sur les pratiques dopantes** ;
* **recherche autour des conduites dopantes** ;
* **recueil de données épidémiologiques** ;
* **veille sanitaire**.

Il existe un numéro vert « Écoute et dopage » ouvert aux sportifs, à leurs proches et à leurs encadrants, ayant pour but d'aider et d'orienter les personnes concernées par le dopage.

5. Principes, règles, méthodes, et organisations de la lutte contre le dopage

5.1. Les différentes instances

La lutte contre le dopage dans le sport repose sur un travail de coordination entre :

* **l'AFLD :** exerce son activité de contrôle antidopage conformément au code mondial antidopage et au standard international pour les contrôles et les enquêtes de l'AMA. Elle peut organiser des contrôles lors de compétitions internationales en coordination avec les fédérations internationales compétentes ou l'AMA ;
* **l'AMA :** supervision des activités antidopage dans le monde entier pour assurer la mise en place et le respect appropriés du Code mondial antidopage ;
* **les Fédérations** ;
* **les AMPD.**

5.2. Aspect législatif

La France a été l'un des premiers pays à avoir légiféré à propos du dopage.

Loi du 5 avril 2006 :

* **volet répressif :** il existe une liste de substances et de procédés interdits. Il appartient à chaque athlète de s'assurer que tout médicament, supplément, préparation en vente libre ou toute autre substance qu'il utilise ne contient pas de substance interdite ;
* **volet préventif :** instauration d'un suivi médical longitudinal (sportifs de haut niveau), incluant un suivi médical.

Dans ce cadre, tout médecin amené à déceler des signes évoquant une pratique de dopage, est tenu de refuser la délivrance d'un ou des certificats médicaux habituels, doit informer son patient des risques encourus et lui proposer de l'orienter vers une AMPD pour recevoir les soins nécessaires.

Il doit informer son patient de l'obligation de transmission des données recueillies au médecin responsable de l'AMPD de sa région, dans le respect du secret médical et en préservant donc l'anonymat du sportif. Des sanctions disciplinaires sont prévues dans la loi contre les médecins qui n'auraient pas signalé un cas de dopage à l'AMPD.

En cas de contrôle antidopage positif :

* sanctions sportives (d'une simple suspension de sa fédération pendant une période donnée jusqu'à une radiation à vie) et parfois sanctions pénales ;
* sanctions pouvant également concerner l'entourage ou les soignants du sportif, si ces derniers ont facilité l'usage de produits dopants ou ont incité le sportif à son usage.

module sept

THÉRAPEUTIQUES

15

item 15

Soins psychiatriques sans consentement

Objectifs pédagogiques

* Principes de la loi de juillet 2011 : argumenter les indications, les modalités d'application et les conséquences de ces procédures.
* Hospitalisation par ordonnance de placement provisoire : argumenter les indications, les modalités d'application et les conséquences de ces procédures.

Rang	Rubrique	Intitulé
B	Définition	Principes du soin psychiatrique sans consentement
A	Identifier une urgence	Connaître les indications à une hospitalisation en psychiatrie sans consentement
B	Prise en charge	Principes de la loi de juillet 2011 : modalités d'application et conséquences de ces procédures
B	Définition	Hospitalisation par ordonnance de placement provisoire
A	Identifier une urgence	Hospitalisation par ordonnance de placement provisoire : argumenter les indications
B	Prise en charge	Hospitalisation par ordonnance de placement provisoire : modalités d'application et conséquences de ces procédures

Points clés

* Les soins psychiatriques sans consentement sont définis par la loi du 5 juillet 2011, modifiée par la loi du 27 septembre 2013.
* On distingue SPDT (soins psychiatriques à la demande d'un tiers), SPPI (soins psychiatriques en péril imminent), SPDRE (soins psychiatriques sur décision d'un représentant de l'État).
* L'indication de SPDT ou de SPPI repose sur les critères suivants :
  - l'état mental du patient nécessite des soins immédiats assortis d'une surveillance médicale constante ou régulière ;
  - les troubles mentaux rendent impossible le consentement.
* L'indication de SPDRE repose sur les critères suivants :
  - les troubles mentaux nécessitent des soins ;
  - les troubles mentaux compromettent la sûreté des personnes ou portent atteinte, de façon grave, à l'ordre public.
* Une ordonnance de placement provisoire peut être prise par le juge des enfants pour des mineurs non-émancipés afin que ces derniers soient confiés à un service de (pédo)psychiatrie lorsque le juge l'estime nécessaire à des fins d'évaluation et/ou de traitement spécialisé. Cette mesure est prise, puis le cas échéant est renouvelée, au vu d'avis médicaux.

1. Introduction

Comme dans toutes les spécialités médicales, le recueil du consentement éclairé est un principe fondamental en psychiatrie.

Toutefois, les troubles psychiatriques peuvent induire des perturbations du jugement et des altérations du rapport à la réalité entravant la capacité des patients à consentir aux soins. Aussi, des dispositions particulières sont prévues par la loi pour imposer, dans ces situations, des soins psychiatriques sans consentement (SPSC) :

* les soins psychiatriques à la demande d'un tiers (SPDT) ;
* les soins psychiatriques en péril imminent (SPPI) ;
* les soins psychiatriques sur décision du représentant de l'Etat (SPDRE).

En France, les SPSC concernent environ 92 000 personnes par an, soit 5 % de la file active totale des personnes suivies en psychiatrie et environ un quart des hospitalisations.

2. Soins psychiatriques sans consentement

En France, les SPSC sont régis par la loi du 5 juillet 2011 modifiée par la loi du 27 septembre 2013.

2.1. Indications des SPSC

Les médecins jouent un rôle-clé dans l'instauration et le maintien des mesures de soins sans consentement qu'ils doivent **justifier d'un point de vue médical** dans leurs **certificats**.

La mise en place de SPDT ou de SPPI nécessite obligatoirement que les **deux conditions** suivantes soient réunies :

* un **état mental** qui nécessite des soins immédiats assortis d'une surveillance médicale constante ou régulière ;

* le fait que les troubles mentaux rendent **impossible le consentement**.

La mise en place de SPDRE correspond aux situations dans lesquelles :

* les troubles mentaux **nécessitent des soins** ;
* les troubles mentaux **compromettent la sûreté des personnes ou portent atteinte, de façon grave, à l'ordre public**.

Les mesures de SPSC impliquent des restrictions à l'exercice des libertés individuelles du patient : celles-ci doivent être **adaptées, nécessaires** et **proportionnées** à son état mental et à la mise en œuvre du traitement requis. En toutes circonstances, la dignité des patients doit être respectée.

Les indications précises de chaque mesure figurent dans le **Tableau 1**.

Types de mesures	SPDT (Art. L3212-1 du CSP)	SPDT en urgence (Art. L3212-3 du CSP)	SPPI (Art. L3212-1-II-2 du CSP)	SPDRE (Art. L3213-1 du CSP)
Indications	- Troubles mentaux qui nécessitent des soins immédiats et une surveillance médicale - Les troubles rendent impossibles le consentement			- Troubles mentaux qui nécessitent des soins - Trouble à l'ordre public ou menace à la sûreté des personnes
	Pas de condition supplémentaire	Risque grave d'atteinte à l'intégrité du malade	- Péril imminent - Absence de tiers	
Pièces nécessaires	- 2 CM, dont 1 réalisé par un médecin n'exerçant pas dans l'établissement d'accueil - Demande de Tiers (accompagnée d'une copie de sa pièce d'identité)	- 1 CM réalisé par tout médecin (exerçant ou non dans l'établissement d'accueil) - Demande de tiers (accompagnée d'une copie de sa pièce d'identité)	- 1 CM réalisé par un médecin n'exerçant pas dans l'établissement d'accueil - Relevé des démarches de recherche et d'information de la famille et de proches	- 1 CM réalisé par tout médecin excepté un psychiatre exerçant dans l'établissement d'accueil
Instauration de la mesure	Décision du directeur de l'établissement			Arrêté du représentant de l'État (Préfet)
Période initiale d'observation et de soins	Examen médical somatique complet CM de 24 h par un psychiatre CM de 72 h par un psychiatre			
Hospitalisation complète continue après la période initiale	6ᵉ-8ᵉ jour : Avis motivé Avant le 12ᵉ jour : JLD Tous les mois : CM de maintien par un psychiatre Tous les 6 mois : JLD Tous les ans : Avis d'un collège pluridisciplinaire			
Levée de la mesure	Avis du psychiatre JLD CDSP Tiers (avec possibilité pour le psychiatre de s'y opposer en cas de péril imminent)			Avis du psychiatre JLD CDSP
Droits du patient	Information Écrire/recevoir du courrier ; communiquer avec autorités, commission des usagers, CGLPL Prendre conseil du médecin/avocat de son choix ; droit de vote ; pratiques religieuses			

Tableau 1. Les mesures de soins psychiatriques sans consentement. CSP : code de la santé publique ; CM : certificat médical ; JLD : juge des libertés et de la détention ; CDSP : commission départementale des soins psychiatriques ; CGLPL : contrôleur général des lieux de privation de liberté.

2.2. Conditions générales

Pour chaque territoire de santé, il existe un ou plusieurs **établissements autorisés en psychiatrie.** Ces établissements sont les seuls habilités à accueillir des patients en SPSC.

L'instauration effective de la mesure de SPSC relève :

* d'une décision du directeur de l'établissement d'accueil (pour les SPDT et les SPPI) ;
* d'un arrêté du représentant de l'État (le préfet) dans le département (pour les SPDRE).

Tous les certificats impliqués dans les mesures de SPSC doivent décrire de façon détaillée et circonstanciée les éléments cliniques justifiant la mesure de SPSC choisie.

Les certificats nécessaires à l'instauration des mesures peuvent être établis par tout médecin thésé inscrit au Conseil de l'ordre. Tous les certificats suivants doivent être établis par des médecins psychiatres. Pour contrôler le respect des délais fixés par la loi pour la rédaction des certificats, la date et l'heure doivent être mentionnées.

Il est également requis par la loi que les médecins instaurant la mesure de SPSC ne soient ni parents ni alliés, au quatrième degré inclusivement, ni entre eux, ni du directeur de l'établissement d'accueil qui prononce la décision d'admission, ni de la personne ayant demandé les soins (en cas de SPDT) ou de la personne faisant l'objet de ces soins.

Enfin, il convient de distinguer « certificat médical » et « avis médical ». L'établissement d'un certificat nécessite obligatoirement un examen clinique de la personne. L'avis médical peut être rédigé sans examen clinique mais doit exposer les raisons pour lesquelles l'examen n'a pas été possible.

2.3. Les différentes mesures : modalités d'instauration

2.3.1. SPDT (Article L3212-1-II-1 du Code de la santé publique)

Le directeur de l'établissement prononce la décision d'admission lorsqu'il a été saisi d'une demande présentée par un tiers : un membre de la famille du malade ou une personne justifiant de l'existence de relations avec le malade antérieures à la demande de soins et lui donnant qualité pour agir dans l'intérêt de celui-ci, à l'exclusion des personnels soignants exerçant dans l'établissement prenant en charge la personne malade. Il appartient au directeur de l'établissement de vérifier la conformité de la demande (qui doit être manuscrite) et de s'assurer de l'identité de la personne malade et du tiers demandeur : la demande doit être accompagnée d'un justificatif de l'identité du demandeur (copie de sa pièce d'identité).

Deux certificats médicaux circonstanciés datant de moins de 15 jours sont nécessaires, attestant que les **deux conditions** suivantes sont réunies :

* un état mental qui nécessite des soins immédiats assortis d'une surveillance médicale constante ou régulière ;
* le fait que les troubles mentaux rendent impossible le consentement.

Le premier certificat médical ne peut être établi que par un médecin n'exerçant pas dans l'établissement accueillant le malade. Il doit être confirmé par un certificat d'un second médecin qui peut exercer dans l'établissement accueillant le malade.

2.3.2. SPDT en urgence (article L3212-3 du Code de la santé publique)

En cas d'urgence, lorsqu'il existe un risque grave d'atteinte à l'intégrité du malade, le directeur de l'établissement peut, à titre exceptionnel, prononcer l'admission au vu **d'un seul certificat** médical (pouvant émaner d'un médecin exerçant dans l'établissement d'accueil). Les modalités de la demande par le tiers sont identiques à la procédure classique.

2.3.3. SPPI (Article L3212-1-II-2 du Code de la santé publique)

Lorsqu'il s'avère **impossible d'obtenir une demande** de la part d'un tiers et qu'il existe, à la date d'admission, un péril imminent pour la santé de la personne, dûment constaté par **un certificat médical**, le directeur de l'établissement prononce la décision d'admission au vu de ce seul certificat. Le médecin qui établit ce certificat ne peut exercer dans l'établissement accueillant la personne malade.

2.3.4. SPDRE (articles L3213-1 et L3213-2 du Code de la santé publique)

Les mesures de SPDRE sont prononcées par **arrêté du représentant de l'État** dans le département lorsque **les troubles mentaux nécessitent des soins et compromettent la sûreté des personnes ou portent atteinte, de façon grave, à l'ordre public**.

Selon la procédure prévue par l'article L3213-1 du Code de la santé publique, **un unique certificat médical** ne pouvant émaner d'un psychiatre exerçant dans l'établissement d'accueil, suffit pour prononcer une SPDRE.

En cas de **danger imminent** pour la sûreté des personnes, le maire (ou les commissaires de police à Paris) peut arrêter le début de la prise en charge des SPSC sur la base d'un avis médical (article L3213-2 du Code de la santé publique). La mesure doit ensuite être confirmée par le représentant de l'État.

2.4. La période initiale de soins et d'observation de 72 heures

Les SPSC débutent par une **période initiale d'observation et de soins de 72 h**, nécessairement sous la forme d'une hospitalisation complète.

Au cours de ces 72 h :

* un **examen médical somatique** complet par un médecin est obligatoire dans les 24 h suivant l'admission et doit être tracé dans le dossier médical ;
* **deux certificats médicaux** doivent être établis, respectivement dans les 24 h et dans les 72 h. Ces certificats doivent être rédigés par des psychiatres. Ils décrivent l'état mental du patient et confirment ou non la nécessité de maintenir les soins psychiatriques au regard des conditions d'admission définies de la mesure de SPSC concernée.

Lorsque les deux certificats médicaux ont conclu à la nécessité de maintenir les soins psychiatriques, le psychiatre doit proposer dans le certificat de 72 heures la forme de la prise en charge à la suite de cette période initiale, à savoir :

* hospitalisation complète ;
* programme de soins (le programme de soins doit alors être inclus dans le certificat).

2.5. Le maintien au-delà de 72 heures

Si la mesure est maintenue, la prise en charge peut être poursuivie en hospitalisation complète ou en programme de soins.

2.5.1. Hospitalisation complète continue

Le maintien d'une hospitalisation complète est justifié par la nécessité d'une surveillance médicale constante. Toutefois, même dans ce cadre, les patients peuvent bénéficier d'autorisations de sortie de courte durée, et ce quel que soit le type de mesure d'admission dont ils font l'objet.

2.5.2. Programme de soins

Le programme de soins correspond à toute autre forme de soins qu'une hospitalisation complète. Il peut comporter des soins ambulatoires, des soins voire une hospitalisation à domicile, dispensés par l'établissement d'accueil, des séjours à temps partiel ou de courte durée à temps complet effectués dans l'établissement d'accueil.

Le programme de soins doit être établi par écrit et ne peut être modifié que par un psychiatre de l'établissement d'accueil. Ceci implique que le programme de soins ne peut pas être établi par un médecin non-psychiatre ou par un psychiatre libéral en cabinet.

2.5.3. Modalités de maintien de la mesure

Pour que la mesure de SPSC soit maintenue, un certificat médical circonstancié doit être rédigé chaque mois.

Des mesures de contrôle spécifiques (avis d'un collège pluridisciplinaire) s'appliquent lorsque la durée de soins excède une période continue d'**un an**.

2.6. Modalités de contrôle judiciaire des mesures

Toute situation d'hospitalisation complète fait l'objet d'un examen par le **juge des libertés et de la détention** (JLD) du tribunal de grande instance dont dépend l'établissement d'accueil, dans un délai de 12 jours suivant l'admission (ou la réintégration en cas de passage d'un programme de soins vers une hospitalisation complète) puis tous les six mois tant que se prolonge l'hospitalisation complète.

Un psychiatre de l'établissement d'accueil doit rédiger un avis motivé quant à la nécessité de poursuivre l'hospitalisation complète. Cet avis doit être rédigé avant le huitième jour suivant l'admission.

2.7. Levée de la mesure de SPSC

2.7.1. Sur avis du psychiatre

Le psychiatre rédige un certificat médical circonstancié mentionnant que les conditions ayant motivé la mesure de SPSC ne sont plus réunies.

En SPDT ou en SPPI, le directeur de l'établissement est tenu de lever la mesure sur avis du psychiatre. En SPDRE, c'est le représentant de l'État dans le département qui peut mettre fin à la mesure après avis d'un psychiatre.

2.7.2. Sur ordonnance du JLD

À l'issue du contrôle de la mesure, sur le fond et sur la forme, le JLD peut ordonner la mainlevée avec prise d'effet différée dans un délai maximal de 24 h afin qu'un programme de soins puisse être établi ou la mainlevée immédiate de l'hospitalisation complète.

2.7.3. À la demande de la CDSP

Il existe dans chaque département une **commission départementale des soins psychiatriques** (CDSP) chargée d'examiner la situation des personnes admises en SPCS et qui peut demander la levée de la mesure de SPSC.

2.7.4. À la demande d'une tierce personne

En SPDT ou en SPPI, le directeur de l'établissement peut prononcer la levée de la mesure de soins psychiatriques lorsque celle-ci est demandée par toute personne qui remplit les conditions d'un tiers (toute personne justifiant de l'existence de relations antérieures avec le malade et lui donnant qualité pour agir dans l'intérêt de celui-ci). Cette personne ne correspond pas nécessairement au tiers qui a signé la demande.

Toutefois, le directeur de l'établissement n'est pas tenu de faire droit à cette demande lorsqu'un certificat médical ou, en cas d'impossibilité d'examiner le patient, un avis médical établi par un psychiatre de l'établissement et datant de moins de 24 h, atteste que l'arrêt des soins entraînerait un péril imminent pour la santé du patient. Le directeur de l'établissement informe alors par écrit le demandeur de son refus en lui indiquant les voies de recours prévues auprès du juge des libertés et de la détention dans le ressort duquel se situe l'établissement d'accueil.

2.8. Droits des patients

2.8.1. Information du patient

L'information du patient est une obligation légale. Le patient doit être informé d'une manière appropriée à son état à chaque étape de la prise en charge en SPSC. Cette information n'est pas du seul ressort des médecins : il appartient aux directeurs d'établissements et aux représentants de l'État de notifier leurs décisions aux patients (souvent en leur donnant copie des décisions et arrêtés). L'information donnée doit être tracée dans le dossier du patient.

La loi prévoit qu'avant toute décision, **l'avis du patient sur la mesure de soins et ses modalités** doit être recherché et pris en considération dans toute la mesure du possible ; le patient doit être mis à même de faire valoir ses observations, par tout moyen et de manière appropriée à son état.

2.8.2. Les voies de recours

Le patient a la possibilité de saisir le JLD à tout moment, afin de demander la levée de la mesure de SPSC.

Le patient peut également saisir la commission des relations avec les usagers et de la qualité de la prise en charge de l'établissement dans lequel il se trouve ou la CDSP.

À noter que le patient dispose aussi du droit de communiquer avec les députés, les sénateurs et les représentants au Parlement européen élus en France, ainsi qu'avec le contrôleur général des lieux de privation de liberté (CGLPL).

2.8.3. Des droits préservés

La loi explicite que le patient garde le droit pendant la mesure :

* de prendre conseil d'un médecin ou d'un avocat de son choix (lors de l'audience auprès du JLD, la présence d'un avocat est obligatoire) ;
* d'émettre ou de recevoir des courriers ;
* de consulter le règlement intérieur de l'établissement et de recevoir les explications qui s'y rapportent ;
* d'exercer son droit de vote ;
* de se livrer aux activités religieuses ou philosophiques de son choix.

2.8.4. Informations de tierces personnes

En SPDT, le tiers doit être informé de toute modification dans la forme de la prise en charge, des sorties de courte durée non accompagnées et de la levée de la mesure.

3. Soins psychiatriques des mineurs

3.1. Cadre général

La décision d'admission en soins psychiatriques d'un mineur et la levée de cette mesure sont demandées par les personnes titulaires de l'autorité parentale ou par le tuteur. En cas de désaccord entre les titulaires de l'exercice de l'autorité parentale, c'est le juge aux affaires familiales qui doit être saisi et statuer.

3.2. Hospitalisation par ordonnance de placement provisoire

3.2.1. Généralités

L'ordonnance de placement provisoire (OPP) est une mesure définie par les articles 375 et suivants du Code civil relatifs à l'assistance éducative.

Elle permet le placement d'un mineur non émancipé auprès d'une personne (un des parents ; un autre membre de la famille ou un tiers digne de confiance) ou dans une structure (service départemental de l'aide sociale à l'enfance ; service ou à établissement habilité pour l'accueil de mineurs à la journée ou suivant toute autre modalité de prise en charge ; service ou établissement sanitaire ou d'éducation, ordinaire ou spécialisé) susceptible d'assurer son accueil et son hébergement.

3.2.2. Indications

La décision d'OPP est prise par le juge des enfants lorsque la santé, la sécurité ou la moralité du mineur sont en danger, ou si les conditions de son éducation ou de son développement physique, affectif, intellectuel et social sont gravement compromises.

Dans ce cadre-là, le mineur peut être confié à un établissement habilité à recevoir des personnes hospitalisées en raison de troubles mentaux lorsque le juge l'estime nécessaire à des fins d'évaluation et/ou de traitement spécialisé. Cette mesure constitue ainsi, chez les mineurs non émancipés, une modalité spécifique de soins psychiatriques sans consentement en dehors des dispositions de la loi de juillet 2011, sous la forme obligatoire d'une hospitalisation sur décision du juge des enfants.

3.2.3. Procédure

La décision d'OPP nécessite une évaluation médicale préalable. Un avis médical circonstancié doit être établi par un médecin extérieur à l'établissement. La décision initiale du juge est prise pour une durée ne pouvant excéder 15 jours. La mesure peut être renouvelée, après avis médical conforme d'un psychiatre de l'établissement d'accueil, pour une durée d'un mois renouvelable.

Le juge peut statuer à la requête du père et de la mère conjointement, ou de l'un d'eux, de la personne ou du service à qui l'enfant a été confié, du tuteur, du mineur lui-même ou du ministère public.

En cas d'urgence, le procureur de la République du lieu où le mineur a été trouvé a le même pouvoir que le juge des enfants pour décider d'une OPP, à charge de saisir dans les huit jours le juge compétent, qui maintiendra, modifiera ou rapportera la mesure.

Les parents conservent un droit de correspondance ainsi qu'un droit de visite et d'hébergement. Le juge en fixe les modalités et peut, si l'intérêt du mineur l'exige, décider que l'exercice de ces droits, ou de l'un d'eux, est provisoirement suspendu. Il peut également décider que le droit de visite du ou des parent(s) ne peut être exercé qu'en présence d'un tiers désigné par l'établissement auquel le mineur est confié. Si l'intérêt du mineur le nécessite ou en cas de danger, le juge décide de l'anonymat du lieu d'accueil.

Pour approfondir

Tous les codes et textes de lois sont accessibles sur : http://legifrance.gouv.fr/

Haute autorité de santé. *Modalités de prise de décision concernant l'indication en urgence d'une hospitalisation sans consentement d'une personne présentant des troubles mentaux.*

Haute autorité de santé. *Aide à la rédaction des certificats et avis médicaux dans le cadre des soins psychiatriques sans consentement d'une personne majeure à l'issue de la période d'observation de 72 h.*

Cert'In, logiciel d'aide à la rédaction de certificats médicaux initiaux pour les mesures de soins psychiatriques sans consentement est disponible sur : https://www.f2rsmpsy.fr/cert-in.html

73

item 73

DIFFÉRENTS TYPES DE TECHNIQUES PSYCHOTHÉRAPEUTIQUES

OBJECTIFS PÉDAGOGIQUES

* Expliquer les principaux contextes théoriques et les principes de base.

Rang	Rubrique	Intitulé
A	Définition	Définition du terme psychothérapie
A	Définition	Connaître ce qui relève de la psychothérapie, ce qui s'en rapproche, ce qui n'en est pas
B	Définition	Aspects réglementaires
A	Définition	Principaux courants psychothérapeutiques
B	Prise en charge	La psychothérapie de soutien
B	Prise en charge	Principes communs à toutes les psychothérapies
B	Prise en charge	Les thérapies cognitivo-comportementales
B	Prise en charge	La remédiation cognitive
B	Prise en charge	Principales indications

POINTS CLÉS

* La psychothérapie correspond à toute utilisation de moyens psychologiques pour traiter un trouble psychiatrique ou pour tout autre problème entraînant une souffrance ou une détresse psychologique.
* La psychothérapie s'intègre dans la prise en charge globale d'un patient.
* Le choix de la psychothérapie doit être adapté au trouble concerné et à la préférence du patient, en l'absence de contre-indication.

1. INTRODUCTION

1.1. Psychothérapie (*Psukhé*, âme ; *Thérapia*, traitement)

1.1.1. Définition

On appelle psychothérapie « **Toute utilisation de moyens psychologiques pour traiter un trouble psychiatrique ou pour tout autre problème entraînant une souffrance ou une détresse psychologique** et qui a pour but de favoriser chez le client des changements significatifs dans son fonctionnement cognitif, émotionnel ou comportemental, dans son système interpersonnel, dans sa personnalité ou dans son état de santé ».

1.1.2. Ce qui relève de la psychothérapie

La psychothérapie implique généralement de la part de l'individu une **demande de soin et de changement**.

Cependant, chez l'enfant/adolescent de nombreuses psychothérapies sont **destinées aux parents** pour améliorer des symptômes de leur enfant. Ce sont par exemple les Programmes d'entraînement des habilités parentales (PEHP) et certaines guidances parentales structurées.

Il y a aussi des psychothérapies pour des personnes qui **ne formulent pas de demande formelle**. C'est le cas des **thérapies comportementales** pour des personnes avec troubles du développement intellectuel qui reposent sur des adaptations de l'environnement. Parfois, la cible du traitement est plutôt un groupe familial ou une dyade dans les cas des thérapies parent-enfant.

Un **objectif thérapeutique** doit être défini. Toute psychothérapie comporte un cadre avec ses règles comme le **nombre de séances**, leur **durée**, le **niveau d'intervention** du thérapeute et un **processus**. Le processus englobe tous les mouvements à l'intérieur de la thérapie : engagement du patient, éléments non-dits, résistance ou transfert.

Les **moyens utilisés sont divers** : échange verbal, utilisation de la relation entre thérapeute et patient, réflexion, suggestion, apprentissage de techniques spécifiques... La psychothérapie vise, selon la technique utilisée, soit à développer des capacités présentes chez la personne, soit à modifier des schémas de pensée, soit enfin à limiter les conséquences négatives de désordres, etc.

Un point commun à toutes ces psychothérapies est **l'établissement d'une relation thérapeutique de qualité, basée sur l'empathie.**

La psychothérapie n'est pas une simple conversation. Pour être reconnue comme « psychothérapie », une méthode d'intervention psychologique doit remplir plusieurs conditions :

* être fondée sur une **théorie scientifique reconnue** ;
* reposer sur des **indications clairement établies** ;
* avoir une **technique codifiée** ;
* avoir des **effets** (favorables et défavorables) qui peuvent être **évalués** ;
* être pratiquée par des **intervenants formés et compétents**.

1.2. Aspects réglementaires

1.2.1. Le titre de psychothérapeute

Un psychothérapeute peut avoir **différents types de formations** : psychiatre, psychologue, ou formation spécifique à la technique psychothérapique. Depuis 2004, le titre de psychothérapeute est **réglementé**, et les professionnels doivent justifier d'une formation suffisante en psychothérapie et être inscrits sur un **registre national**, géré par les Agences régionales de santé (ARS).

Néanmoins, il existe des professionnels dont le titre échappe à toute réglementation : hypnothérapeute, psychopraticien, etc.

1.2.2. Le remboursement des psychothérapies

Les conditions de remboursement des psychothérapies par l'Assurance maladie ou les assurances complémentaires varient selon le praticien.

* Les psychothérapies dispensées par des **psychiatres ou des psychologues dans les établissements du secteur public** psychiatrique (CMP, Hôpitaux de jour...) sont **prises en charge** par l'Assurance maladie.
* Les psychothérapies dispensées par des **psychologues ou des psychothérapeutes non-médecins en cabinet privé** ne sont **pas remboursées** par l'Assurance maladie, mais certaines assurances complémentaires proposent le remboursement au moins partiel d'un certain nombre de séances.

Attent° chgt avec le covid

* Les psychothérapies dispensées par des **psychiatres en cabinet privé** sont **remboursées selon des conditions** définies dans la réforme du parcours de soin : pour bénéficier du taux optimal du remboursement, il est nécessaire de consulter auparavant son médecin traitant (sauf pour les personnes de moins de 26 ans, qui peuvent s'adresser directement à un psychiatre).

1.3. Principaux courants psychothérapeutiques

Il existe de nombreuses **formes de psychothérapies** aujourd'hui : chacune repose sur un courant théorique et une technique propre à la méthode. De manière schématique, elles sont regroupées par grands courants de pensée : cognitivo-comportementale, psychodynamique (analytique), systémique.

On distingue également les psychothérapies dites « **brèves** », qui sont de court terme, orientées vers les solutions et les thérapies de **long terme** dont l'objectif est d'accompagner un changement durable chez la personne.

Les différentes psychothérapies ne sont **pas antinomiques** mais chacune a son hypothèse du fonctionnement du psychisme ; elles abordent donc le soin de manière différente.

2. PRINCIPES THÉORIQUES ET PRATIQUES

2.1. Principes communs sous-tendant l'ensemble des psychothérapies

Une psychothérapie est une **technique thérapeutique basée sur des interventions psychologiques.** Les dimensions communes à toutes ces psychothérapies ont été définies selon les paramètres suivants :

* un **cadre** thérapeutique **stable** et **sécurisant** ;
* l'établissement d'une **relation** thérapeutique de qualité (basée sur l'empathie et l'expression des émotions douloureuses, jusqu'alors évitées) ;
* un processus **d'implication** (engagement) du patient ;
* un processus **d'intervention** offrant un cadre explicatif inspirant ;
* un processus **d'apprentissage cognitif et affectif** caractérisé par l'accroissement de l'espoir, la maîtrise et l'acquisition de nouveaux comportements.

Dans toutes les psychothérapies, **l'engagement va dépendre des attentes du patient** (qui sont guidées par une situation de vie, un symptôme, un comportement) (cf. **Item 01**). Il est également important de prendre en considération la **place de la psychothérapie** par rapport aux autres interventions (mesures de réhabilitation, mesures éducatives et sociales (cf. **Item 121**), approches médicamenteuses (cf. **Item 74**).

2.2. Principales approches

* La **psychothérapie de soutien** : psychothérapie la plus utilisée et la moins théorisée, elle repose principalement sur des procédés de soutien mais peut également permettre des modifications du fonctionnement psychologique plus durables.

* Les **thérapies cognitivo-comportementales** (TCC) : le postulat des TCC est que les symptômes présentés par un patient constituent des réponses comportementales et/ou cognitives dysfonctionnelles. Il peut s'agir de pensées erronées (dites « automatiques »), de symptômes comme l'évitement d'une situation anxiogène (ce qui renforce l'anxiété anticipatoire du patient vis-à-vis de la situation), de troubles constitués (comme une phobie ou un trouble panique). Dans toute psychothérapie comportementale ou cognitive, on repère les situations ou comportements à problèmes, les pensées qui s'y relient, les émotions qui surgissent. Puis, on tente de réfléchir à des stratégies alternatives pour les pensées ou les émotions. Une des stratégies de gestion des symptômes peut reposer sur le principe général du conditionnement : il s'agit d'un apprentissage social et de renforcement qui peut permettre de modifier une réponse à un stimulus.

* La **psychothérapie psychodynamique ou psychanalytique** : cette approche psychodynamique regroupe des pratiques qui vont de la psychanalyse traditionnelle (sujet allongé sur un « divan ») aux psychothérapies psychanalytiques longues ou brèves (les entretiens peuvent se faire en face à face et moins fréquemment). Elle repose en grande partie sur les travaux de Sigmund Freud. Selon cette approche, les difficultés actuelles/symptômes du patient sont liées à des conflits inconscients non résolus depuis l'enfance.

* Les **thérapies familiales/systémiques** : le modèle systémique envisage la famille (ou le couple) comme un système dynamique où les membres sont en perpétuelle interaction. Les symptômes d'un des sujets du système (le « patient-désigné ») sont inclus dans cette dynamique et n'appartiennent pas qu'au patient. Ils relatent un dysfonctionnement communicationnel ou interrelationnel du système.

* **Éducation thérapeutique du patient** (ETP) : selon la HAS, l'ETP permet aux patients souffrant de pathologies chroniques d'acquérir et de mobiliser fréquemment des compétences d'auto-soins et d'adaptation, de les renforcer et de les maintenir dans le temps.

Pour les spécificités liées à la pédopsychiatrie (interventions psycho-éducatives avec les parents) (cf. **Item 67**).

Les programmes structurés peuvent se faire en individuel ou en groupe (généralement cinq à dix patients, avec deux thérapeutes). L'éducation thérapeutique du patient doit être intégrée dans le parcours de soins (ambulatoire ou hospitalier) des patients souffrant d'une pathologie chronique. Le but de l'ETP est cependant plus préventif que thérapeutique.

* **Remédiation cognitive** : elle est définie comme une approche « permettant d'améliorer le fonctionnement cognitif, soit en entraînant les fonctions déficitaires, soit en permettant aux patients d'acquérir des stratégies leur permettant d'exploiter au mieux leurs fonctions résiduelles ». Cf. **Item 121**.

2.3. Psychothérapie de soutien

2.3.1. Principes théoriques

Elle repose sur une théorie composite qui emprunte aux théories analytique et cognitivo-comportementale, à l'expérience humaine et professionnelle, et à l'utilisation des ressources relationnelles.

Elle vise à accompagner et aider le patient face à une situation de vie difficile et stressante : l'annonce d'une maladie grave (cf. **Item 01**), la survenue d'un traumatisme, le deuil (cf. **Item 144**), une anxiété réactionnelle (cf. **Item 66f**), mais aussi l'accompagnement dans des troubles psychiatriques en complément d'autres approches thérapeutiques.

2.3.2. Objectifs

* Faciliter l'expression d'émotions douloureuses.
* Favoriser les stratégies d'ajustement du patient face à une situation de stress (cf. **Item 01**).
* Donner de l'espoir.
* Améliorer l'estime de soi et le sentiment d'efficacité personnelle.

2.3.3. Modalités pratiques

* Repérer et structurer la demande du patient.
* Écoute attentive, empathique, compréhensive, validant les ressentis en nommant, clarifiant le contenu des représentations et des émotions (cf. **Item 01**).
* Dépister les résistances (cf. **Item 01**).
* Soutenir et renforcer le sentiment de liberté et d'efficacité personnelle en réassurant, encourageant, valorisant, conseillant (cf. **Item 01**).

2.4. Thérapies cognitivo-comportementales (TCC)

2.4.1. Principes théoriques

Les TCC sont une famille de thérapies basées sur un corpus théorique commun. Elles ont connu 3 évolutions successives :

* une première, comportementale (première moitié du XXe siècle), basée sur les théories du conditionnement classique et opérant, qui proposent d'expliquer comment les comportements sont appris et comment l'environnement influe sur le comportement ;
* une seconde, qui correspond à la « révolution cognitive » (à partir de 1960), qui s'enrichit de conceptualisations sur les émotions et les pensées. L'individu traite l'information en fonction de schémas cognitifs acquis par apprentissage qui donnent lieu à des pensées automatiques, qui elles-mêmes guident les comportements ;
* une troisième, la vague « émotionnelle » (à partir des années 2000), dont les thérapies ont mis l'accent sur l'acceptation et la pleine conscience, en plus des interventions comportementales traditionnelles. Exemples de thérapies ayant prouvé leur efficacité (liste non exhaustive) : thérapie d'acceptation et d'engagement (ACT : Acceptance and Commitment Therapy), thérapie comportementale dialectique (DBT, Dialectical Behavioral Therapy) dans le cadre du trouble de personnalité borderline, thérapie cognitive basée sur la pleine conscience (MBCT : Mindfulness Based Cognitive Therapy), réduction du stress par la pleine conscience (MBSR : Mindfulness Based Stress Reduction), activation comportementale.

Chez l'enfant et l'adolescent, les TCC s'adressent soit à l'enfant soit aux parents ou proposent des programmes mixtes avec des modules parent et enfant. Chez les plus jeunes, il s'agit surtout d'apprentissage de stratégies pour améliorer, selon les besoins, les habiletés sociales, l'affirmation de soi, les capacités d'inhibition. Les techniques utilisées sont variées et s'appuient principalement sur l'apprentissage, l'imitation, le renforcement positif, l'exposition, les jeux de rôle et la généralisation avec des exercices à la maison.

2.4.2. Objectifs

Les TCC sont des psychothérapies principalement verbales dont le but est de faire acquérir au patient des compétences psychologiques afin de l'aider à mieux faire face à ses problèmes.

413

2.4.3. Modalités pratiques

Les TCC appartiennent aux thérapies brèves. Les objectifs sont déterminés avec le patient (traiter une problématique circonscrite), avec une évaluation objective et partagée de l'efficacité (utilisation d'échelles et de questionnaires). Elles font initialement appel à une analyse fonctionnelle de la problématique (c'est-à-dire, étude de la problématique du patient par une évaluation objective de ses comportements, pensées et émotions dans les situations problèmes), et un « contrat » thérapeutique est fait entre le thérapeute et le patient.

Les modalités de la thérapie dépendant beaucoup de la technique utilisée. Voici les grandes lignes communes :

* **méthode comportementale :**
    - désensibilisation par confrontation en imagination au stimulus anxiogène ;
    - exposition par confrontation in vivo (graduée) au stimulus anxiogène, avec « modeling » participatif (le thérapeute montre de nouveaux comportements) ;
    - immersion (« flooding ») : confrontation directe, non graduée, à un stimulus anxiogène maximal ;
* **méthode cognitive :**
    - identification et remise en question des pensées automatiques et in fine des schémas cognitifs ;
    - thérapie rationnelle d'Ellis et méthode de Beck : étude des biais de raisonnement comme le fait de surgénéraliser, d'avoir une pensée dichotomique ou de tirer des conclusions arbitraires d'un fait, et développement de pensées alternatives plus adaptées ;
    - affirmation de soi ;
    - développement des compétences sociales ;
* **méthode émotionnelle :**
    - acceptation et engagement dans des changements en accord avec ses valeurs ;
    - techniques de tolérance à la détresse et de gestion des émotions ;
    - méditation de pleine conscience.

2.5. La remédiation cognitive

Cf. **Item 121**.

2.6. Principales indications

Psychothérapie	Indications principales	Autres indications/ contre-indications à connaître
Psychothérapie de soutien	Toutes les pathologies médicales psychiatriques et non psychiatriques.	
Thérapie cognitivo-comportementale	* Préférence du patient. * Dans le cadre d'une prise en charge globale. * Tous les troubles psychiatriques (troubles anxieux, de l'humeur, du neurodéveloppement, de la personnalité) et troubles du sommeil : - TCC seule dans les troubles légers à modérés ; - TCC associée à une pharmacothérapie dans les troubles plus sévères (y compris schizophrénie).	* Tous les troubles psychiatriques (y compris troubles schizophréniques, troubles liés à l'usage de substances). * Certains autres troubles non psychiatriques (douleur chronique).

Psychothérapie psychodynamique/ psychanalytique	* Préférence du patient. * Dans le cadre d'une prise en charge globale. * Les troubles anxieux, phobies, troubles somatoformes, troubles de personnalité, troubles de l'adaptation et trouble stress post-traumatique, troubles de l'humeur.	Le patient doit être demandeur, motivé, avec un bon insight et des représentations psychiques adaptées à celle de la psychanalyse. Les troubles psychotiques sévères ou décompensés sont donc une contre-indication.
Thérapies familiales/ systémiques	* Préférence du patient. * Dans le cadre d'une prise en charge globale (pharmacothérapie, suivi, hospitalisation...). * Troubles psychiatriques en lien avec des facteurs de risque et de maintien en rapport avec des facteurs de stress liés aux interactions familiales. * Troubles ayant un retentissement familial ou nécessitant une implication familiale notamment chez l'enfant et l'adolescent : - TCA (anorexie notamment) ; - Troubles liés à l'usage de substances ; - Troubles schizophréniques ; - Trouble oppositionnel avec provocation/Troubles des conduites/ TDAH (programmes d'entraînement des habiletés parentales et thérapie multisystémique).	Tout trouble psychiatrique si des facteurs de stress liés aux interactions familiales sont identifiés ou nécessitant une implication particulière du milieu.
Remédiation cognitive	* Préférence du patient. * Dans le cadre d'une prise en charge globale. * Dès qu'une évaluation neuropsychologique a objectivé des troubles cognitifs (difficulté à mémoriser une information, à planifier des tâches, etc.), que ces troubles cognitifs ont des répercussions sur la vie de tous les jours et que la réduction de ces répercussions favorisera la mise en œuvre d'un projet concret (cf. **Item 121**).	
Éducation thérapeutique	Tous les troubles chroniques (psychiatriques ou non).	

POUR APPROFONDIR

Schmitt L., *Premiers pas en psychothérapie, petit manuel du thérapeute*, Elsevier Masson, 2010.

Rapport d'expertise : *Psychothérapie, trois approches évaluées*, Inserm, 2004.

Franck N., *Remédiation cognitive*, Elsevier Masson, 2017.

Haute autorité de santé. *Éducation thérapeutique du patient. Définition, finalités et organisation* – Juin 2007 – www.has-sante.fr

74

item 74

PRESCRIPTION ET SURVEILLANCE DES PSYCHOTROPES

OBJECTIFS PÉDAGOGIQUES

* Prescrire en situation d'urgence et surveiller un médicament appartenant aux principales classes de psychotropes.

Rang	Rubrique	Intitulé
A	Définition	Connaître la définition et les principales classes de psychotropes
B	Prévalence, épidémiologie	Connaître les principaux chiffres d'utilisation des psychotropes en France, notamment chez les patients âgés (usage et mésusage, pharmaco-épidémiologie)
A	Définition	Antipsychotiques : Principales classes et molécules
B	Prise en charge	Antipsychotiques : Indications, non-indications, contre-indications à tous les âges de la vie, notamment chez les patients âgés
B	Prise en charge	Antipsychotiques : Règles de bon usage à tous les âges de la vie, notamment chez les patients âgés et/ou atteints de démence
B	Prise en charge	Antipsychotiques : Effets indésirables fréquents ou graves, principales interactions médicamenteuses à tous les âges de la vie, notamment chez les patients âgés
A	Identifier une urgence	Antipsychotiques : Modalités de prescription en situation d'urgence
A	Définition	Antidépresseurs : Principales classes et molécules
A	Prise en charge	Antidépresseurs : Indications, non-indications, contre-indications
B	Prise en charge	Antidépresseurs : Règles de bon usage à tous les âges de la vie, notamment chez les enfants/adolescents et les patients âgés
A	Prise en charge	Antidépresseurs : Effets indésirables fréquents ou graves, principales interactions médicamenteuses
A	Définition	Anxiolytiques : Principales classes et molécules
A	Prise en charge	Anxiolytiques : Indications, non-indications, contre-indications à tous les âges de la vie, notamment chez les patients âgés

Rang	Rubrique	Intitulé
A	Prise en charge	Anxiolytiques : Règles de bon usage à tous les âges de la vie, notamment chez les patients âgés
A	Prise en charge	Anxiolytiques : Effets indésirables fréquents ou graves, principales interactions médicamenteuses à tous les âges de la vie, notamment chez les patients âgés
A	Prise en charge	Anxiolytiques : Modalités de prescription en situation d'urgence
A	Définition	Hypnotiques : Principales classes et molécules
A	Prise en charge	Hypnotiques : Indications, non-indications, contre-indications à tous les âges de la vie, notamment chez les patients âgés
A	Prise en charge	Hypnotiques : Règles de bon usage à tous les âges de la vie, notamment chez les patients âgés
A	Prise en charge	Hypnotiques : Effets indésirables fréquents ou graves, principales interactions médicamenteuses à tous les âges de la vie, notamment chez les patients âgés
A	Définition	Thymorégulateurs : Principales classes et molécules
B	Prise en charge	Thymorégulateurs : Indications, non-indications, contre-indications à tous les âges de la vie, notamment chez les patients âgés
B	Prise en charge	Thymorégulateurs : Effets indésirables fréquents ou graves, principales interactions médicamenteuses à tous les âges de la vie, notamment chez les patients âgés
A	Définition	Psychostimulants : Principales classes et molécules
B	Prise en charge	Psychostimulants : Indications, non-indications, contre-indications
B	Prise en charge	Psychostimulants : Effets indésirables fréquents ou graves, principales interactions médicamenteuses

POINTS CLÉS

* Une personne sur quatre prend un médicament psychotrope au moins une fois par an. Une personne sur dix en prend régulièrement (sur une durée de plus de trois mois consécutifs).
* Les anxiolytiques et les hypnotiques sont parmi les médicaments les plus consommés en France. Les antidépresseurs arrivent en seconde position.
* Les principales classes de psychotropes utilisées en psychiatrie sont : les antipsychotiques, les antidépresseurs, les thymorégulateurs, les anxiolytiques, les hypnotiques et les psychostimulants.
* Les psychotropes sont régis par des règles de prescription. Une information claire et une éducation thérapeutique sont indispensables dès leur mise en place.

Définition

Les psychotropes sont définis comme l'ensemble des substances chimiques d'origine naturelle ou artificielle qui ont un tropisme « psychologique », c'est-à-dire susceptible de modifier l'activité mentale, sans préjuger du type de cette modification (définition de Delay et Deniker). Les principales classes de psychotropes utilisées en psychiatrie sont :

* les antipsychotiques ;
* les antidépresseurs ;
* les thymorégulateurs ;
* les anxiolytiques ;
* les hypnotiques ;
* les psychostimulants.

Ils sont régis par des **règles de prescription**.

Une **information**, voire une **éducation thérapeutique**, est indispensable dès la mise en place d'un traitement psychotrope.

Épidémiologie

Une personne sur quatre prend un médicament psychotrope au moins une fois par an. Une personne sur dix en prend régulièrement (sur une durée de plus de trois mois consécutifs).

Les anxiolytiques et les hypnotiques sont parmi les médicaments les plus prescrits en France : 15 à 20 % des Français en prennent ponctuellement, 10 % régulièrement.

Les antidépresseurs arrivent en seconde position : 10 % des Français en prennent au moins une fois par an, 5 % régulièrement.

Les trois quarts des usagers des benzodiazépines en prennent sur une durée supérieure à six mois, ce qui est très au-delà des recommandations actuelles. En revanche, les traitements par antidépresseurs sont souvent interrompus trop tôt.

On estime qu'au-delà de 70 ans, une personne sur deux se voit prescrire de façon prolongée des médicaments anxiolytiques ou hypnotiques.

Enfin, les femmes prennent deux fois plus de psychotropes que les hommes.

Antipsychotiques

1. Définition et principales molécules

1.1. Définition

Les traitements antipsychotiques sont indiqués dans le traitement des troubles psychotiques (troubles schizophréniques et troubles délirants persistants, cf. **Items 63 et 65**) et certains d'entre eux sont indiqués à visée antimaniaque et antidépressive dans les troubles bipolaires.

Sur le plan pharmacologique, la caractéristique commune de tous les antipsychotiques est d'être antagoniste des récepteurs dopaminergiques de type D2.

1.2. Principales molécules

	Molécule
Antipsychotiques typiques ou de première génération	Chlorpromazine (Largactil®)
	Cyamémazine (Tercian®)
	Alimémazine (Théralène®)
	Lévomépromazine (Nozinan®)
	Halopéridol (Haldol®)
Antipsychotiques atypiques ou de deuxième génération	Amisulpride (Solian®)
	Loxapine (Loxapac®)
	Olanzapine (Zyprexa®)
	Clozapine (Leponex®)
	Quetiapine (Xeroquel®)
	Risperidone (Risperdal®)
	Paliperidone (Xeplion®)
	Aripiprazole (Abilify®)

2. MODALITÉS DE PRESCRIPTION

2.1. Indications

* Troubles psychotiques :
  - trouble schizo-affectif (cf. **Item 63**) ;
  - troubles schizophréniques (cf. **Items 351 et 63**) ;
  - trouble délirant persistant (cf. **Item 65**) ;
* Troubles de l'humeur (uniquement pour certaines molécules) :
  - épisode maniaque avec ou sans caractéristiques psychotiques (cf. **Items 64 et 351**) ;
  - épisode dépressif caractérisé avec ou sans caractéristiques psychotiques (cf. **Items 66a et 353**) ;
* Traitement symptomatique de courte durée de l'anxiété de l'adulte en cas d'échec des thérapeutiques habituelles (p. ex. : cyamémazine) ;
* Symptômes psycho-comportementaux de la démence (SPCD cf. **Item 70**).
* États d'agitation psychomotrice.

Attention, certains antiémétiques comme le métoclopramide sont des antipsychotiques « cachés » (ayant des propriétés antagonistes des récepteurs dopaminergiques de type D2) et peuvent induire des effets indésirables extrapyramidaux.

2.2. Contre-indications et interactions médicamenteuses

Il n'y a pas de contre-indication absolue commune à tous les antipsychotiques.

Il existe des contre-indications relatives nécessitant des précautions d'emploi selon les molécules :

* hypersensibilité connue à la molécule ;
* allongement de l'espace QT ; bradycardie < 65/minute et hypokaliémie ;
* en cas d'antécédent de syndrome malin des neuroleptiques, prudence extrême : contre-indication à vie de la molécule incriminée et des traitements retards ;
* épilepsie (abaissement du seuil épileptogène) ;
* arythmies, coronaropathie, hypotension orthostatique ;
* maladie de Parkinson (la clozapine est alors à privilégier) ;
* grossesse et allaitement (se référer au site du centre de référence sur les agents tératogènes : **http://www.lecrat.org)** ;
* diabète ou intolérance au glucose (olanzapine et clozapine) ;
* sevrage de l'alcool (si une prescription s'avère nécessaire, choisir le tiapride), des barbituriques et des benzodiazépines.

Des précautions d'emploi sont nécessaires en cas d'insuffisance cardiaque, respiratoire, hépatique ou rénale.

Les interactions médicamenteuses sont nombreuses. Elles peuvent être pharmacocinétiques (diminution de l'absorption, augmentation ou diminution du métabolisme par un inducteur ou un inhibiteur enzymatique, etc.). Elles peuvent être pharmacodynamiques (synergie des effets anticholinergiques, sédatifs, hypotenseur, etc.).

2.3. Règles de bon usage

2.3.1. Galénique

La plupart des molécules sont disponibles par voie orale et par voie intra-musculaire.

Dans les situations d'urgence, la voie d'administration orale doit être privilégiée. En cas d'impossibilité, la voie intramusculaire peut être choisie.

Pour certaines molécules une forme intra-musculaire à libération prolongée existe, on parle de « formes retard » qui peuvent être proposées au patient dans l'objectif d'améliorer l'observance. Attention, ces formes retard ne peuvent être mises en place qu'après une période de stabilisation clinique avec le traitement per os.

2.3.2. Bilan pré-thérapeutique

Le bilan pré-thérapeutique avant un traitement antipsychotique est guidé par la recherche de contre-indications et par le bilan « métabolique » afin de dépister, de suivre l'évolution et éventuellement de traiter un trouble métabolique possiblement induit ou aggravé par ces traitements.

Le bilan clinique est le suivant :

* recherche par l'interrogatoire des antécédents du patient, notamment les antécédents personnels et familiaux d'obésité, de dyslipidémie, de maladie cardiovasculaire et les autres facteurs de risque cardiovasculaire ;
* mesure du périmètre abdominal, de l'IMC, de la pression artérielle ;
* recherche d'une grossesse et d'un allaitement chez les femmes.

Le bilan paraclinique comprend :

* biologie standard : NFS, glycémie à jeun, bilan lipidique, prolactinémie, βHCG chez les femmes ;
* ECG à la recherche d'un trouble du rythme et d'un QTc long.

2.3.3. Règles de prescription

Au moment de l'initiation :

* il est recommandé de toujours débuter avec un antipsychotique de deuxième génération ;
* la molécule est choisie en fonction de l'indication, des antécédents de traitement par antipsychotique (en termes d'efficacité et de tolérance), des contre-indications et des préférences exprimées par le patient ;
* comme pour toute maladie chronique, à efficacité égale, il faut privilégier la molécule qui présente le moins d'effet indésirable.

Au moment du traitement de maintien :

* la posologie minimale efficace est à rechercher ;
* la monothérapie est privilégiée.

En cas d'urgence :

* le recours à des antipsychotiques à visée sédative par voie intra-musculaire doit être réservé aux états d'agitations sévères ;
* l'escalade des doses est à éviter du fait de l'effet cumulatif différé sur la vigilance ;
* la monothérapie est privilégiée ;
* bien qu'il soit parfois difficile à réaliser dans ces situations, un ECG préalable à la prise du traitement reste indispensable.

2.3.4. Durée de traitement

Après un épisode psychotique unique, il est recommandé de poursuivre le traitement au moins 2 ans après avoir obtenu la rémission totale des symptômes psychotiques.

Après un 2e épisode le traitement doit être poursuivi au moins 5 ans après la rémission totale des symptômes psychotiques.

3. Modalités de surveillance

3.1. Surveiller l'efficacité

* Surveillance de la régression des symptômes cibles lors de l'initiation du traitement.
* Surveillance de l'absence de nouvel épisode lors du traitement d'entretien.

3.2. Surveiller la tolérance

3.2.1. Effets indésirables psychiatriques

Les effets indésirables psychiatriques sont :

* l'état d'indifférence psychomotrice manifesté par une passivité, une asthénie, un émoussement affectif, un repli et un désintérêt. Une baisse de la posologie ou un changement de traitement peuvent alors être envisagés ;
* la sédation ;
* la confusion, surtout chez le sujet âgé.

3.2.2. Effets indésirables neurologiques

En dehors des **AVC** et de crises épileptiques, les effets indésirables neurologiques surviennent surtout avec les antipsychotiques de première génération :

* les **dystonies (dyskinésies) aiguës** s'observent à l'initiation du traitement ou lors du changement de posologie. Il s'agit d'un tableau de contracture musculaire, le plus souvent au niveau de l'extrémité céphalique avec trismus, protraction de la langue, contractures orales, péri-orales, difficultés de déglutition, blépharospasme, crises oculogyres (plafonnement oculaire). Plus rarement il s'agit d'un tableau de contracture musculaire au niveau de l'axe corporel (opisthotonos, torticolis). Le traitement repose sur les correcteurs anticholinergiques par voie intramusculaire (p. ex. : la tropatépine, LEPTICUR®) et l'ajustement du traitement antipsychotique ;
* le **syndrome parkinsonien** repose sur la triade akinésie, hypertonie et tremblement. Le traitement repose avant tout sur la modification de la posologie ou sur le passage d'un antipsychotique de première à deuxième génération. Si ces modifications sont impossibles, l'emploi d'un correcteur anticholinergique (p. ex. : la tropatépine, LEPTICUR® per os) peut être utile, mais ne doit **jamais** être prescrit d'emblée en association aux antipsychotiques ;
* l'akathisie correspond à la difficulté à rester assis ou immobile associée à des plaintes d'impatience. Le traitement repose sur la prescription d'un β bloquant non cardiosélectif, d'une benzodiazépine, et/ou d'une adaptation de la posologie de l'antipsychotique ;
* les **dyskinésies tardives** sont des mouvements anormaux, involontaires, répétitifs et incontrôlables touchant la face (mouvements de mastication) et plus rarement le tronc et les membres (balancement, mouvements choréo-athétosiques). Leur survenue est imprévisible (souvent après plusieurs mois, voire années, de traitement). Elles sont parfois irréversibles ;

* une **crise convulsive** iatrogène. Le seuil épileptogène est abaissé de manière différente selon les molécules concernées. La clozapine présente un risque plus élevé.

3.2.3. Effets indésirables endocrino-métaboliques

Ces effets surviennent surtout avec les antipsychotiques de deuxième génération :

* la prise de poids et troubles lipidiques ;
* le diabète ;
* le syndrome métabolique (cf. **Item 222**) ;
* l'hyperprolactinémie : se manifeste par une gynécomastie avec une galactorrhée et une aménorrhée chez la femme et, parfois par une baisse du désir ou de l'excitation sexuelle chez l'homme et la femme.

3.2.4. Effets indésirables neurovégétatifs et cardiovasculaires

Ce sont :

* les effets anticholinergiques : sécheresse buccale, constipation, reflux gastro-œsophagiens, rétention urinaire, tachycardie, troubles de la déglutition avec fausse route, troubles de l'accommodation ou syndrome confusionnel. La fermeture de l'angle irido-cornéen induit la survenue d'un glaucome aigu par fermeture de l'angle ;
* les effets adrénolytiques : hypotension orthostatique ;
* l'augmentation de l'espace QT avec risque de torsades de pointes, de fibrillation ventriculaire et de mort subite. Il faut donc **systématiquement calculer le QT corrigé (QTc)**. Un QTc › 450 ms chez l'homme et › 470 ms chez la femme est considéré comme allongé.

La surveillance d'un traitement par antipsychotiques est décrite dans le **tableau ci-dessous** :

	Avant le traitement	1 mois après le début du traitement	3 mois après le début du traitement	Tous les trimestres	Tous les ans	Tous les 5 ans
Poids et IMC	X	X	X	X		
Périmètre ombilical	X	X			X	
Glycémie à jeun	X		X		X	
Bilan lipidique	X		X			X
Pression artérielle	X		X		X	
ECG (calcul du QTc)	X	X			X	

3.2.5. Effets indésirables allergiques et toxiques

Peuvent survenir une :

* allergie ;
* **agranulocytose médicamenteuse** quelle que soit la molécule (risque particulièrement élevé pour la clozapine soumise à des modalités particulières de surveillance avec NFS obligatoire de façon hebdomadaire puis mensuelle) ;
* photosensibilisation : mesures préventives (protection solaire systématique).

3.3. Un effet indésirable rare mais grave : le syndrome malin des neuroleptiques

Rare mais grave, le syndrome malin des neuroleptiques a été décrit avec la plupart des molécules et engage le pronostic vital. C'est une urgence diagnostique et thérapeutique.

Cliniquement, il associe, sur un mode de début rapidement progressif :

* une hyperthermie (40-41°) ou une hypothermie (< 36°) ;
* une rigidité extrapyramidale ;
* des sueurs profuses ;
* une tachycardie ;
* une hypotension artérielle ;
* des troubles de la vigilance ;
* des troubles cardiorespiratoires ;
* de possibles convulsions.

Chez un patient sous antipsychotique, une hyperthermie avec un syndrome confusionnel doit faire évoquer un syndrome malin et doit faire suspendre immédiatement le traitement.

Biologiquement on retrouve :

* une hyperleucocytose supérieure à 15 000 leucocytes par mm^3, avec augmentation des PNN ;
* des perturbations variées du ionogramme sanguin (hypernatrémie, hyperkaliémie, etc.) ;
* une augmentation des taux de créatine phosphokinase (CPK), LDH, ALAT et ASAT.

Le traitement repose sur :

* le transfert en urgence en réanimation ;
* l'arrêt du médicament concerné ;
* le traitement non spécifique : rééquilibration hydro-électrolytique, lutte contre l'hyperthermie ;
* le traitement spécifique (p. ex. : bromocriptine).

4. Information/Éducation du patient

Le patient doit être informé des bénéfices attendus ainsi que des effets indésirables pouvant survenir.

Il est également informé qu'il s'agit d'un traitement qu'il doit prendre tous les jours, et qui ne peut être arrêté brutalement.

Antidépresseurs

1. Définition et principales molécules

1.1. Définition

Les antidépresseurs sont des psychotropes indiqués dans le traitement des troubles dépressifs et des troubles anxieux.

La classification des antidépresseurs distingue selon leurs mécanismes d'action :

* les inhibiteurs sélectifs de la recapture de la sérotonine (ISRS) ;
* les inhibiteurs de la recapture de la sérotonine et de la noradrénaline (IRSNA) ;
* les imipraminiques (ou tricycliques) ;
* les inhibiteurs de la monoamine oxydase (IMAO) ;
* les « autres antidépresseurs » (de mécanismes pharmacologiques différents).

Les mécanismes d'action principaux des antidépresseurs sont les suivants :

* ISRS : inhibition de la recapture pré-synaptique de la sérotonine ;
* IRSNA : Inhibition de la recapture pré-synaptique de la sérotonine et de la noradrénaline ;
* Imipraminiques : Inhibition moins sélective de la recapture pré-synaptique des monoamines (sérotonine, noradrénaline, dopamine).

1.2. Principales molécules

Classe	Exemples (DCI, Nom commercial)
ISRS	Escitalopram (Seroplex®), Sertraline, (Zoloft®), Paroxétine (Deroxat®)
IRSNA	Venlafaxine (Effexor®)
Imipraminiques	Amitriptyline (Laroxyl®), Clomipramine (Anafranil®)
IMAO	Moclobémide (Moclamine®)
Autres	Mirtazapine (Norset®), Agomélatine (Valdoxan®)

2. Modalités de prescription

2.1. Indications

2.1.1. Troubles de l'humeur

* Épisode dépressif caractérisé : initiation et phase de consolidation (cf. **Item 66a**) ;
* Trouble dépressif récurrent : phase de maintenance avec pour but la prévention des récidives (cf. **Item 66a**).

2.1.2. Troubles anxieux

* Trouble anxieux généralisé, trouble panique, trouble phobique, trouble de stress post-traumatique (TSPT) et trouble obsessionnel compulsif (TOC) (cf. **Item 66**).

2.1.3. Autres indications

* Douleurs neuropathiques (imipraminiques et IRSNA).
* Céphalées rebelles et migraines (imipraminiques et IMAO).
* Certains troubles du sommeil (narcolepsie avec cataplexie, énurésie ; cf. **Item 110**).

2.2. Contre-indications et interactions médicamenteuses

Les principales interactions médicamenteuses concernent les IMAO. **L'association d'un traitement par IMAO à un autre traitement antidépresseur augmente de manière importante le risque de syndrome sérotoninergique (cf. ci-dessous).**

Classe	ISRS/IRSNA	Imipraminiques	IMAO	Autres
Contre-indications absolues	* Association aux IMAO * Hypersensibilité connue	* Glaucome à angle fermé * Adénome de prostate * Infarctus récent et coronaropathie non stabilisée * Insuffisance cardiaque décompensée * Trouble du rythme cardiaque * Association aux IMAO * Hypersensibilité connue	* HTA * Phéochromocytome * AVC * Hypersensibilité connue * Polynévrites	* Association aux IMAO * Hypersensibilité connue
Contre-indications relatives	* Grossesse et allaitement (usage possible en fonction du rapport bénéfice risque) * Insuffisance hépatique et rénale (ajustement des posologies)	* Grossesse et allaitement (usage possible en fonction du rapport bénéfice risque) * Crise épileptique (abaissement du seuil épileptogène) * Insuffisance hépatique et rénale (ajustement des posologies) * Âge supérieur à 75 ans * Trouble démentiel	* Grossesse et allaitement (on préfère cependant les tricycliques et les ISRS) * Alimentation riche en tryptophane et tyramine (fromage fermenté, sauce soja, hareng en saumur, bière, vin, etc.)	* Grossesse et allaitement (usage possible en fonction du rapport bénéfice risque) * Insuffisance hépatique (CI absolue pour agomélatine) et rénale (ajustement des posologies)

2.3. Règles de bon usage

2.3.1. Bilan pré-thérapeutique

Le bilan pré-thérapeutique est guidé par la recherche de contre-indications.

Concernant le bilan pré-thérapeutique paraclinique :

* ISRS et IRSNA : pas de bilan paraclinique systématique ;
* imipraminiques et IMAO : ECG, bilan rénal, bilan hépatique, EEG si antécédent d'épilepsie. Un bilan ophtalmologique est également réalisé en cas de risque de glaucome à ange fermé ;
* agomélatine : bilan hépatique (réglementaire).

2.3.2. Règles de prescription

2.3.2.1. Au moment de l'initiation

Il est recommandé en première intention de prescrire un ISRS ou un IRSNA. La prescription d'un imipraminique ou d'un IMAO se fera en troisième, voire quatrième intention.

La molécule est choisie en fonction de son AMM dans le trouble concerné mais aussi des préférences du patient. La coexistence d'un trouble anxieux et d'un épisode dépressif orientera la prescription vers un antidépresseur ayant une AMM dans ce trouble anxieux.

Dans les troubles anxieux, les posologies devront être débutées à plus faible dose.

Chez le sujet âgé, la posologie initiale doit être la moitié de celle utilisée chez l'adulte et les doses progressivement augmentées.

2.3.2.2. Au moment du traitement de maintien

Le traitement et la posologie sont ceux qui ont permis la sortie de l'épisode dépressif caractérisé.

La monothérapie est privilégiée.

Certains troubles anxieux (TOC) nécessitent des posologies plus élevées que dans l'épisode dépressif caractérisé.

2.3.3. Durée de traitement

La durée du traitement est d'au moins 6 à 8 mois après la rémission d'un épisode dépressif caractérisé. En cas de trouble dépressif récurrent et/ou de trouble anxieux, le traitement est indiqué pour une durée plus longue (par exemple au moins deux ans pour le trouble dépressif récurrent).

Les posologies seront diminuées progressivement pour éviter la survenue d'un syndrome d'arrêt aux antidépresseurs qui se manifeste généralement dans la semaine suivant l'arrêt et dure moins d'une semaine. Ce syndrome associe une anxiété, une irritabilité, des perturbations du sommeil, des sensations vertigineuses, des troubles neurosensoriels comme des troubles de l'équilibre, ou un syndrome pseudo-grippal.

Le risque majeur après plusieurs EDC est le risque de récidive. Ce dernier augmente avec le nombre d'épisodes antérieurs.

3. Modalités de surveillance

3.1. Surveiller l'efficacité

3.1.1. Dans l'épisode dépressif caractérisé

Après initiation du traitement, il convient de surveiller rigoureusement **l'efficacité sur le risque suicidaire.**

Attention, le délai d'action des antidépresseurs est compris entre 2 et 4 semaines quelle que soit la classe choisie. Il est recommandé de ne pas interrompre un traitement antidépresseur en l'absence d'amélioration avant 4 semaines de traitement à posologie efficace.

À l'inverse une réponse trop rapide peut parfois faire évoquer un virage maniaque de l'humeur et donc un trouble bipolaire.

3.1.2. Dans les troubles anxieux

Dans les troubles anxieux, la réponse complète est généralement obtenue après 4 à 8 semaines.

Dans le TOC, le délai d'action est de l'ordre de 4 à 8 semaines et le temps de traitement nécessaire à l'obtention de la réponse thérapeutique maximale de l'ordre de 10 à 12 semaines : le traitement doit être continué au moins 3 mois à posologie efficace avant de conclure à son inefficacité.

3.2. Surveiller la tolérance

L'aggravation d'idées suicidaires est possible à l'initiation du traitement, notamment chez les sujets jeunes (moins de 24 ans) et doit être surveillée régulièrement (surtout chez les adolescents). Une majoration transitoire de l'anxiété est également possible et doit être surveillée les premiers jours du traitement.

L'apparition d'un syndrome maniaque ou de caractéristiques mixtes (« virage de l'humeur ») est possible sous traitement antidépresseur et doit aussi être surveillée régulièrement.

Les effets indésirables les plus fréquents et bénins (digestifs, tremblements, etc.) sont, pour leur majorité, de survenue précoce (en début de traitement ou après augmentation de la posologie), dose-dépendants et transitoires.

Les effets indésirables sexuels peuvent apparaître plus tardivement et persister dans le temps.

Le poids doit être surveillé (risque de prise de poids).

Chez les personnes âgées (65 ans et plus), il est recommandé de surveiller les troubles de l'équilibre et la natrémie (risque d'hyponatrémie) (cf. **Item 70**).

3.3. Un effet indésirable rare mais grave : le syndrome sérotoninergique

Le syndrome sérotoninergique est un effet indésirable grave à rechercher avec l'ensemble des antidépresseurs. Il est notamment favorisé par l'association de plusieurs antidépresseurs.

Il s'agit d'un diagnostic clinique. Les symptômes, généralement peu spécifiques, sont :

* digestifs (nausées, diarrhée) ;
* neurologiques (syndrome confusionnel, agitation, tremblements, myoclonies, rigidité musculaire, hyperéflexie, troubles de la coordination, mydriase, akathisie, hallucinations) ;

* neuro-végétatifs (tachycardie, tachypnée, dyspnée, hyperthermie, sudation, hyper ou hypotension artérielle).

Il existe un risque de choc, de coma, de rhabdomyolyse ou de CIVD.

Ce syndrome impose un bilan étiologique complet incluant un bilan infectieux, métabolique/endocrinien et un bilan d'intoxication ou de sevrage de substance.

Le traitement repose sur :

* le transfert en urgence en réanimation ;
* l'arrêt du médicament concerné ;
* le traitement non spécifique : rééquilibration hydro-électrolytique, lutte contre l'hyperthermie.

4. Information/Éducation du patient

Le patient doit être informé des bénéfices attendus ainsi que des effets indésirables pouvant survenir.

Il est également informé qu'il s'agit d'un traitement qu'il doit prendre tous les jours, qui présente un délai d'action et qui ne peut être arrêté brutalement. La durée du traitement envisagée doit être également expliquée.

Anxiolytiques : généralités

Les anxiolytiques sont indiqués en cas de **manifestations anxieuses intenses et invalidantes**.

On distingue plusieurs classes de médicaments anxiolytiques :

* les **benzodiazépines**,
* les **anxiolytiques non benzodiazépiniques**.

Anxiolytiques : benzodiazépines

1. Définition et principales molécules

1.1. Définition

Les benzodiazépines constituent la classe principale des anxiolytiques.

Elles facilitent la transmission **GABAergique** et permettent donc de diminuer l'hyperexcitabilité neuronale associée à l'anxiété.

Cette propriété leur confère des effets :

* anxiolytiques ;
* sédatifs ;
* anti-convulsifs ;

* myorelaxants ;
* amnésiants ;
* orexigènes.

Les benzodiazépines créent une tolérance pharmacologique qui est à l'origine d'une perte rapide d'efficacité et d'un phénomène de sevrage à l'arrêt du traitement si celui-ci est prolongé.

1.2. Principales molécules

Les principales benzodiazépines sont les suivantes :

* oxazépam (Seresta®) ;
* lorazépam (Temesta®) ;
* alprazolam (Xanax®) ;
* diazépam (Valium®).

Toutes ces molécules diffèrent selon leur demi-vie.

Il faut retenir que **l'oxazépam est un métabolite final de nombreuses benzodiazépines** : c'est donc la benzodiazépine à demi-vie la plus courte qui doit être utilisée préférentiellement chez les patients présentant une insuffisance hépatique et chez les femmes enceintes par exemple.

2. Modalités de prescription

2.1. Indications

Les principales indications sont les suivantes :

* traitement symptomatique des **manifestations anxieuses intenses et/ou invalidantes** ;
* traitement préventif dans le cadre du **sevrage de l'alcool** : prévention du syndrome de sevrage (delirium tremens) ;
* traitement des **crises convulsives** et des **épilepsies** (partielles ou généralisées) ;
* douleur neuropathique.

2.2. Contre-indications et interactions médicamenteuses

Contre-indications absolues	Contre-indications relatives
* Hypersensibilité connue * Insuffisance respiratoire sévère * Insuffisance hépatique (à l'exception de l'oxazépam) * Syndrome d'apnées obstructives du sommeil non traité par pression positive continue (PPC) * Myasthénie	* Grossesse et allaitement * Insuffisance rénale * Antécédent de troubles addictifs * Antécédent de réaction paradoxale (cf. ci-dessous)

Il n'existe pas d'associations médicamenteuses formellement contre-indiquées avec les benzodiazépines. Des précautions sont à prendre en cas d'association de médicaments ayant des effets sédatifs pouvant se potentialiser.

2.3. Règles de bon usage

2.3.1. Galénique

La voie d'administration orale doit être privilégiée.

En cas d'impossibilité, la voie intramusculaire peut être choisie (disponible pour le diazepam, le clorazépate dipotassique, le clonazépam, avec une résorption incomplète et une distribution lente et irrégulière).

La voie intra-veineuse lente est rarement utilisée en pratique mais reste possible pour certaines molécules (disponible pour le diazepam, le clorazépate dipotassique). Cependant, son utilisation augmente le risque de dépression respiratoire et doit donc être réalisée avec un plateau technique de réanimation à proximité.

2.3.2. Bilan pré-thérapeutique

L'interrogatoire et l'examen clinique doivent s'attacher à éliminer toute **contre-indication**.

La prise d'autres traitements médicamenteux doit également être recherchée afin d'anticiper toute **interaction médicamenteuse**.

2.3.3. Règles de prescription

Les règles générales de prescription suivantes doivent être respectées :

* il n'y a pas lieu d'initier une prescription de benzodiazépines, sans respecter les **posologies recommandées.** Le traitement sera prescrit à la dose minimale efficace ;
* il n'y a pas lieu d'associer deux benzodiazépines, y compris pour des indications différentes ;
* un traitement par benzodiazépine ne peut être reconduit au-delà de 4 semaines sans réévaluation médicale chez les patients âgés de 65 ans et plus (date de l'arrêt du traitement doit être stipulée au patient à l'initiation du traitement et consignée dans le dossier médical) ;
* les posologies d'initiation doivent être divisées par deux chez les patients âgés de 65 ans et plus ;
* l'**arrêt** doit toujours être **progressif**, sur une durée adaptée à la durée du traitement.

2.4. Durée de traitement

La durée de prescription maximale réglementaire (incluant la période de sevrage) est de **4 à 12 semaines** pour les benzodiazépines.

La prescription des benzodiazépines doit être régulièrement **réévaluée.** Elle ne doit pas être reconduite systématiquement ni être arrêtée brutalement après un traitement de plusieurs semaines.

3. Modalités de surveillance

3.1. Surveiller l'efficacité

Il est indispensable de surveiller la régression des symptômes ayant justifié la mise en place du traitement.

3.2. Surveiller la tolérance

Les effets indésirables suivants doivent être recherchés :

* **sédation** : somnolence diurne, asthénie, sensation vertigineuse, altération de la vigilance (potentialisée par les consommations d'alcool et la prise d'autres traitements sédatifs) ;
* **altérations cognitives** : altération de la mémoire et des capacités de réaction (confusion possible chez le sujet âgé) ;
* **perturbations du comportement** : effet désinhibiteur (favorisé par les consommations d'alcool) ;
* **réactions paradoxales** : agitation et agressivité (favorisées par les consommations d'alcool et fréquentes chez les adolescents) ;
* **actes automatiques amnésiques** : Il s'agit d'actes automatiques dont le patient ne se souvient pas du fait d'une amnésie antérograde. Chez les patients impulsifs, ils peuvent avoir des conséquences médico-légales ;
* **dépendance** : c'est le principal effet indésirable. Elle associe une perte d'efficacité du traitement à la posologie prescrite et un syndrome de sevrage à l'arrêt du traitement. (cf. **Item 77**) ;
* **rebond des symptômes d'anxiété** : à l'arrêt du traitement, réapparition de symptômes anxieux plus intenses qu'à l'initiation du traitement diminuant en quelques jours ;
* **rebond des symptômes d'insomnie** : à l'arrêt du traitement, réapparition de symptômes d'insomnie diminuant en quelques jours ;
* **risque de chute et de fractures** : chez les personnes âgées du fait de la sédation et des effets cérébelleux.

3.3. Surveiller la toxicité

3.3.1. Surdosage

En cas d'intoxication aiguë et de surdosage, le pronostic vital peut être menacé. Les signes de surdosage se manifestent principalement par une dépression du système nerveux central pouvant aller de la somnolence jusqu'au coma. Un antidote est disponible, il s'agit du flumazénil (Anexate®).

4. INFORMATION/ÉDUCATION DU PATIENT

Certaines modalités de prescription du traitement par benzodiazépines doivent impérativement être expliquées au patient.

Une information claire doit être donnée sur :

* le caractère transitoire du traitement par benzodiazépines ;
* le risque de somnolence et les précautions à prendre en cas de conduite automobile ;
* le risque d'effets indésirables majoré en cas de consommations d'alcool ;
* l'importance de respecter les règles de l'arrêt de traitement (baisse progressive) et le risque de sevrage en cas d'arrêt brutal.

Anxiolytiques : non-benzodiazépines

Parmi les anxiolytiques non-benzodiazépines, on distingue :

* les antihistaminiques ;
* les β-bloquants ;
* la buspirone (Buspar®).

Les molécules concernées ainsi que leurs caractéristiques principales sont regroupées dans le **tableau ci-dessous**. Leur avantage principal par rapport aux benzodiazépines est l'absence de risque de dépendance.

Les antidépresseurs constituent le traitement pharmacologique de fond des troubles anxieux (cf. **Item 66**). Ils sont détaillés dans la partie dédiée.

De même, certains antipsychotiques comme la cyamémazine (Tercian®), la lévomepromazine (Nozinan®) présentent un effet anxiolytique et sédatif. Ils peuvent donc avoir un intérêt dans le traitement symptomatique de courte durée de l'anxiété de l'adulte en cas d'échec des thérapeutiques habituelles.

Les antihistaminiques

Les antihistaminiques, antagonistes des récepteurs H1, peuvent être utilisés en cas de manifestations anxieuses mineures.

Ils peuvent être utilisés en cas de contre-indication à l'utilisation des benzodiazépines. Il s'agit, par ailleurs, de l'anxiolytique de choix chez l'enfant.

Les β-bloquants

Les β-bloquants, antagonistes des récepteurs βadrénergiques, peuvent être utilisés en cas de manifestations physiques de l'anxiété.

La buspirone (Buspar®)

La buspirone (Buspar®) agit au niveau des récepteurs sérotoninergiques de type 5HT1A. Son effet anxiolytique est moins important que celui des benzodiazépines.

Classe	Molécule	Aspects pratiques	Contre-indications absolues
Antihistaminique	Hydroxyzine (Atarax®)	* Anxiolyse moins importante qu'avec les benzodiazépines * Efficacité rapide dès la première prise * Pas de risque de dépendance * Effets anticholinergiques (sécheresse buccale, risque de rétention aiguë d'urine, etc.) * Allongement de l'intervalle QT	* Hypersensibilité connue * Stade précoce de la grossesse * Glaucome à angle fermé * Adénome prostatique * QT long
β-bloquants	Propranolol (Avlocardyl®)	* Efficacité rapide dès la première prise * Traitement des manifestations physiques de l'anxiété associées aux états émotionnels, de manière transitoire * Risque de bradycardie et d'hypotension qui nécessite une surveillance clinique lors de la 1re prise	* Bronchopneumopathie chronique obstructive et asthme * Insuffisance cardiaque non contrôlée * Choc cardiogénique * BAV 2 et 3 non appareillés * Angor de Prinzmetal * Maladie du sinus * Bradycardie (< 45-50 battements par minute) * Phénomène de Raynaud et troubles artériels périphériques * Phéochromocytome * Hypotension artérielle * Hypersensibilité connue * Insuffisance hépatique sévère * Prédisposition à l'hypoglycémie
Autres anxiolytiques non benzodiazépiniques	Buspirone (Buspar®)	* Effet principal : anxiolyse * Action retardée (après une semaine de traitement) * Anxiolyse moins importante qu'avec les benzodiazépines * Pas de risque de dépendance	* Hypersensibilité connue * Association à un IMAO

Hypnotiques

1. Définition et principales molécules

1.1. Définition

Les hypnotiques sont des traitements psychotropes induisant **le sommeil**.

Ces molécules sont proches des anxiolytiques qui par leurs propriétés anxiolytiques et sédatives sont parfois utilisés pour favoriser l'endormissement en réduisant les manifestations anxieuses le soir au coucher, en particulier dans les symptômes d'insomnie liée à des troubles psychiatriques (cf. **Item 110**).

Il existe deux classes d'hypnotiques :

* les hypnotiques benzodiazépiniques ;
* les hypnotiques apparentés aux benzodiazépines ou médicaments dits « en Z ».

1.2. Principales molécules

Les molécules hypnotiques sont :

Classe	Exemples (DCI, Nom commercial)
Benzodiazépines	* le Lormétazépam – (Noctamide®) * le Loprazolam – (Havlane®)
Hypnotiques apparentés aux benzodiazépines « médicaments en Z »	* le Zolpidem – (Stilnox®) * le Zopiclone – (Imovane®)

2. Modalités de prescription

2.1. Indications

Uniquement dans **le trouble insomnie aiguë.**

Le trouble insomnie chronique n'est pas une indication (cf. **Item 110**).

2.2. Contre-indications et interactions médicamenteuses

Le zolpidem et le zopiclone sont contre-indiqués :

* durant la grossesse et l'allaitement ;
* chez l'enfant de moins de 15 ans ;
* dans l'insuffisance respiratoire sévère ;
* dans l'insuffisance hépatique sévère ;
* dans la myasthénie ;
* et en cas d'hypersensibilité.

La prescription d'un hypnotique est strictement contre-indiquée chez les patients souffrant de plainte d'insomnie avec un syndrome d'apnées obstructives du sommeil non traité par appareillage à pression positive continue (PPC) (cf. **Item 110**).

L'association avec d'autres dépresseurs du système nerveux central est déconseillée.

2.3. Règles de bon usage

2.3.1. Bilan pré-thérapeutique

Le bilan est clinique à la recherche de contre-indications.

2.3.2. Règles de prescription

* La prescription du zolpidem doit être réalisée sur ordonnance sécurisée.
* La prescription se fait toujours en association avec les règles d'hygiène du sommeil et les mesures comportementales (cf. **Item 110**).
* Il n'y a pas lieu d'associer deux hypnotiques ou un hypnotique et un anxiolytique pris le soir.
* Le traitement doit être prescrit à la dose minimale efficace.
* Il convient de veiller à la **durée** de prescription (limitée à 4 semaines, incluant la période de sevrage).
* L'**arrêt** doit toujours être anticipé avant le début du traitement, spécifié au patient et consigné dans le dossier médical.
* Chez les personnes âgées, notamment en institution, les règles d'hygiènes du sommeil et les mesures comportementales sont primordiales (cf. **Item 110**).

2.3.3. Durée de traitement

La durée de prescription est **limitée à 4 semaines**. Cette durée est réglementaire.

La prescription n'est pas renouvelable.

3. Modalité de surveillance

3.1. Surveiller l'efficacité

Une évaluation programmée de l'efficacité est indispensable après l'initiation d'un traitement hypnotique.

3.2. Surveiller la tolérance

Les mêmes effets indésirables que pour les benzodiazépines existent, en particulier chez le sujet âgé.

Il faut insister sur :

* le risque de dépendance et de trouble lié à l'usage pour les hypnotiques (cf. **Item 77**) ;
* le risque dépresseur respiratoire chez les patients souffrant de syndrome d'apnées obstructives du sommeil non traité par PPC.

3.3. Surveiller la toxicité

3.3.1. Surdosage

Cf. **partie anxiolytiques, les benzodiazépines.**

3.3.2. Population particulière

Chez le sujet âgé, des posologies plus faibles seront utilisées.

4. INFORMATION/ÉDUCATION DU PATIENT

Le patient doit être informé des bénéfices attendus ainsi que des effets indésirables pouvant survenir. Il s'agit des mêmes principes d'information que dans la section « Anxiolytique ». Concernant les hypnotiques, il faudra insister sur :

* le risque de trouble de l'usage (cf. **Item 77**) ;
* le fait que les hypnotiques peuvent être un facteur d'entretien de l'insomnie, notamment en raison du rebond important d'insomnie qu'ils peuvent induire à l'arrêt.

Le patient est informé qu'il s'agit d'un traitement de courte durée qu'il faudra arrêter dans les 4 semaines de façon progressive. La prescription d'hypnotique doit toujours être associée aux conseils d'hygiène du sommeil et aux mesures comportementales (cf. **Item 110**).

THYMORÉGULATEURS

1. Définition et principales molécules

1.1. Définition

Les thymorégulateurs sont des stabilisateurs de l'humeur dont l'action principale est la diminution de la fréquence, de la durée et de l'intensité des épisodes thymiques (maniaque ou dépressif). On distingue :

* **les sels de lithium** ;
* **certains anti-épileptiques : divalproate de sodium, valpromide, carbamazépine, lamotrigine**.

1.2. Principales molécules

Classe	Exemples (DCI, Nom commercial)
Lithium (traitement de référence)	Carbonate de lithium (Teralithe®)
Anti-épileptique	Divalproate de sodium (Depakote®), valpromide (Depamide®), carbamazépine (Tegretol®), lamotrigine (Lamictal®)

2. Modalités de prescription

2.1. Indications

* Traitement curatif de l'épisode maniaque ou dépressif caractérisé dans le cadre d'un trouble bipolaire.
* Traitement préventif de la récidive dans le trouble bipolaire et le trouble schizo-affectif.

2.2. Contre-indications

Traitement	Lithium	Carbamazépine	Valproate Valpromide	Lamotrigine
Contre-indications absolues	* Insuffisance rénale même modérée (clairance de la créatinine < 85 mL/minute) * Déplétion hydrosodée, hyponatrémie * Régime sans sel ou peu salé * Coronaropathie sévère * Association aux diurétiques * Insuffisance cardiaque instable * Allaitement	* Hypersensibilité connue * Troubles de la conduction cardiaque (bloc auriculo-ventriculaire) * Antécédent de porphyrie aiguë intermittente * Antécédent d'aplasie médullaire * Association aux IMAO * Allaitement * Grossesse * Insuffisance hépatique sévère	* Hypersensibilité connue * Hépatite aiguë * Hépatite chronique * Antécédent personnel ou familial d'hépatite sévère * Porphyrie hépatique * Grossesse * Allaitement * Femme en âge de procréer	* Hypersensibilité connue * Antécédents de syndrome de Stevens-Johnson ou de syndrome de Lyell avec la lamotrigine
Contre-indications relatives	* HTA * Épilepsie * Hypothyroïdie * Grossesse avec risque de malformation congénitale (1er trimestre)	* Glaucome à angle fermé * Adénome de prostate	* Association à la lamotrigine	* Antécédents d'allergie ou d'éruptions cutanées avec d'autres anti-épileptiques

2.3. Interactions médicamenteuses

Traitement	Lithium	Carbamazépine	Valproate Valpromide	Lamotrigine
Principales interactions médicamenteuses	*** Augmentation de la lithiémie :** AINS Diurétiques, IEC, ARA2 *** Diminution de la lithémie :** Corticoïdes Mannitol *** Risque de neurotoxicité en association avec la carbamazépine** *** Augmentation du risque de syndrome malin des neuroleptiques et du syndrome sérotoninergique**	**Les interactions avec la carbamazépine sont très nombreuses et doivent être systématiquement vérifiées en cas de co-prescription.** *** Augmentation de la carbamazépinémie :** Valproate *** Diminution de la carbamazépinémie :** Phenobarbital, Phenytoïne, Théophylline... *** Baisse de la concentration d'autres traitements due à la carbamazépine :** Œstroprogestatif (risque de contraception orale inefficace), Valproate, Clonazépam, Halopéridol *** Hausse de la concentration d'autres traitements due à la carbamazépine :** Phenytoïne, Clomipramine...	*** Diminution des concentrations de l'anticonvulsivant :** Méfloquine Millepertuis *** Risque de syndrome de Lyell :** Lamotrigine *** Nombreuses autres interactions,** notamment avec les autres psychotropes (p. ex. : la carbamazépine), les autres antiépileptiques, l'alcool	*** Augmentation de la concentration de la lamotrigine :** Valproate *** Diminution de la concentration de la lamotrigine :** Phenobarbital Phenytoïne Carbamazépine

2.4. Règles de bon usage

2.4.1. Galénique

La voie d'administration orale est la seule possible pour le lithium et les anti-épileptiques. Pour le lithium, il existe une forme à libération immédiate (250 mg) nécessitant plusieurs prises par jour, et une forme à libération prolongée (400 mg) en une seule prise quotidienne.

2.4.2. Bilan pré-thérapeutique

Le bilan pré-thérapeutique avant un traitement thymorégulateur est guidé par la recherche de contre-indications et d'interactions médicamenteuses.

Traitement	Lithium	Anti-épileptiques
Bilan clinique	Examen clinique complet et interrogatoire sur les traitements	
Bilan paraclinique	* NFS-plaquettes * Glycémie à jeun * Ionogramme sanguin Créatininémie, urémie, clairance de la créatinine, protéinurie, glycosurie * Calcémie * Bilan thyroïdien (TSH) * βHCG (femme en âge de procréer) * ECG	* NFS-plaquettes * Bilan hépatique, TP * βHCG chez une femme en âge de procréer

3. Modalités de surveillance

3.1 Surveiller l'efficacité

Chez un patient avec un trouble bipolaire, l'efficacité sera jugée sur la présence de rechutes ou récidives.

3.2. Surveiller la tolérance

Traitement	Lithium	Carbamazépine	Valproate/Valpromide	Lamotrigine
Effets indésirables	* **Neuropsychiques :** Tremblements (fréquents), signes extrapyramidaux * **Endocriniens :** Prise de poids Hypothyroïdie Goitre Hypercalcémie, hyperparathyroïdie * **Rénaux :** Syndrome polyuro-polydipsique Syndrome néphrotique (Glomérulonéphrite extra-membraneuse) Néphropathie tubulo-interstitielle * **Digestifs :** Nausée Disgueusie Diarrhée Gastralgie * **Cardiovasculaires :** Troubles de la conduction Troubles de la repolarisation Myocardites * **Hématologiques :** Hyperleucocytose avec lymphopénie * **Dermatologiques :** Acné Psoriasis Alopécie Rash cutané Prurit	* **Neuropsychiques :** Confusion Somnolence Vertige Ataxie Céphalées * **Digestifs :** Nausée Vomissement * **Hépatiques :** Hépatite médicamenteuse * **Hématologiques :** Cytopénies diverses voire pancytopénie * **Dermatologique :** Rash cutané Syndrome de Lyell * **Neurovégétatifs :** Effets anticholinergiques Constipation Sécheresse buccale Trouble de l'accommodation * **Métaboliques :** Hyponatrémie Prise de poids	* **Neuropsychiques :** Confusion (cf. encéphalopathie avec hyperamoniémie) Somnolence Tremblement Signes extrapyramidaux Hypotonie * **Hépatiques :** Hépatite médicamenteuse * **Digestifs :** Nausée, vomissement, diarrhée * **Hématologiques :** Hypofibrinogénémie Cytopénies * **Dermatologiques :** Alopécie * **Métaboliques :** Hyponatrémie	* **Neuropsychiques :** Agressivité, irritabilité Céphalées Somnolence * **Hépatiques :** Hépatite médicamenteuse * **Hématologiques :** Cytopénies diverses voire pancytopénie * **Dermatologique :** Éruptions cutanées bénignes et transitoires * **Très rarement :** Éruptions cutanées graves (syndrome de Stevens-Johnson et syndrome de Lyell) * **Neurovégétatifs :** Diplopie, vision floue * **Digestifs :** Nausées, vomissements, diarrhée, sécheresse buccale * **Rhumathologiques :** Arthalgies

La surveillance du traitement par lithium repose également sur le dosage régulier de la lithiémie.

3.3. Surveiller la toxicité

3.3.1. Surdosage

3.3.1.1. Lithium

Le lithium est éliminé quasi exclusivement par le rein, de façon parallèle au sodium, avec une réduction possible par le régime hyposodé, la déshydratation, l'hypovolémie, l'insuffisance cardiaque et rénale ou l'action des anti-inflammatoires non stéroïdiens, des diurétiques, IEC et ARA2.

Une intoxication peut survenir :

* par accident dans des **circonstances faisant augmenter la lithiémie** telles que : prise d'AINS, IEC, ARA2, diurétique, régime hyposodé, et toutes causes de déshydratation : syndrome infectieux pyrétique, diarrhées, vomissements, grande chaleur (faire contrôler la lithiémie lors de ces circonstances pour éventuellement ajuster la posologie) ;
* par **insuffisances rénales, organiques ou fonctionnelles** qui peuvent entraîner un surdosage ;
* par **intoxication médicamenteuse volontaire** (plus grave si prise chronique de lithium que si personne non traitée par lithium) ;

Les principaux symptômes sont :

* neurologiques : **syndrome cérébelleux** (**tremblements**, dysarthrie, perte d'équilibre), **confusion**, **somnolence**, myoclonies, **hypertonie pyramidale**, hypoventilation centrale, encéphalopathie et convulsions ;
* digestifs : **diarrhée**, **vomissements** ;
* cardiaques : troubles de conduction auriculoventriculaire ou intraventriculaire ;
* néphrologique : insuffisance rénale fonctionnelle liée à la déshydratation.

3.3.1.2. Anti-épileptiques

Les symptômes de l'intoxication aiguë massive sont : coma calme, hypotonie musculaire, hyporéflexie, myosis, diminution de l'autonomie respiratoire, acidose métabolique, hypotension et collapsus/choc cardiovasculaire.

4. INFORMATION/ÉDUCATION DU PATIENT

Le patient doit être informé des bénéfices attendus du thymorégulateur ainsi que des effets indésirables pouvant survenir.

Il doit également être informé qu'il s'agit d'un traitement qu'il doit prendre tous les jours, et qui ne peut être arrêté brutalement car il y a un risque très élevé de rechutes et récidives.

Toute femme en âge de procréer doit être informée des effets tératogènes possibles de certains thymorégulateurs et tout projet de grossesse doit être anticipé et accompagné.

Psychostimulants

1. Définition et principales molécules

1.1. Définition

Les psychostimulants stimulent la vigilance. Ils sont prescrits pour améliorer l'attention et réduire la somnolence diurne excessive.

Deux molécules existent :

* le **méthylphénidate** est un inhibiteur de la recapture de la dopamine et dans une moindre mesure de la noradrénaline ;
* le **modafinil** augmente la transmission dopaminergique.

Les psychostimulants possèdent à des degrés divers les propriétés suivantes :

* stimulation de l'attention ;
* amélioration de la vigilance/difficultés d'endormissement ;
* effet anorexigène ;
* stimulation du système cardiovasculaire.

1.2. Principales molécules

Le méthylphénidate existe sous deux formes :

* une forme à libération immédiate (Ritaline®) d'une durée d'action d'environ 3 h ;
* des formes à libération prolongée (Ritaline LP®, Quasym LP®, Concerta LP®, Medikinet LP®), d'une durée d'action comprise entre 6 et 10 heures.

Le modafinil est commercialisé sous le nom Modiodal®.

2. Modalités de prescription

2.1. Indications

2.1.1. Le méthylphénidate

Le méthylphénidate est indiqué dans le traitement du trouble déficit de l'attention avec ou sans hyperactivité chez l'enfant de plus de 6 ans (cf. **Item 67**).

Le méthylphénidate est un traitement de deuxième ligne de la somnolence dans la narcolepsie et l'hypersomnie idiopathique en cas d'échec du modafinil.

2.1.2. Le modafinil

Le modafinil est le traitement de première intention de la somnolence dans la narcolepsie et l'hypersomnie idiopathique (cf. **Item 108**).

2.2. Contre-indications et interactions médicamenteuses

Les contre-indications :

* les psychostimulants ne sont pas recommandés au cours de la grossesse et de l'allaitement ;
* valvulopathies ;
* insuffisance cardiaque ;
* troubles du rythme cardiaque non contrôlés ;
* hypertension artérielle modérée à sévère non contrôlée ;
* hypersensibilité à la molécule.

Les interactions médicamenteuses :

Le méthylphénidate ne doit pas être associé à :

* un vasoconstricteur décongestionnant par voie orale (phényléphrine, pseudoéphédrine) ou un vasoconstricteur par voie nasale (naphazoline, oxymétazoline, éphédrine, sulfate de tuaminoheptane) : risque de crise hypertensive ;
* un MAO non sélectif : un délai d'au moins 15 jours doit être respecté entre la prise de ces 2 médicaments.

Le modafinil peut diminuer l'efficacité des contraceptifs hormonaux.

3. Modalités de surveillance

3.1. Surveiller l'efficacité

Il est indispensable de surveiller l'amélioration des symptômes cibles.

3.2. Surveiller la tolérance

3.2.1. Le méthylphénidate

Les effets indésirables sont **fréquents** mais d'intensité légère. Ils justifient la surveillance mensuelle du poids, de la taille, de la fréquence cardiaque et de la tension artérielle des patients :

* **diminution de l'appétit**, principalement **lors du repas du midi** (notamment avec les formes à libération prolongée). **Il faut donc être vigilant au retentissement sur la croissance staturo-pondérale** ;
* **difficultés d'endormissement. Il faut distinguer les difficultés d'endormissement préalables à l'instauration du traitement qui sont fréquentes chez les enfants souffrant de TDAH. Le méthylphénidate doit être administré à distance du coucher** ;
* **douleurs abdominales, nausées ou céphalées** principalement à l'initiation du traitement et lors des augmentations de posologie ;
* le traitement augmente modérément la fréquence cardiaque et la tension artérielle des patients. Rarement, des **palpitations** sont rapportées. Une surveillance régulière (mensuelle) de ces paramètres cardiovasculaires est recommandée ;
* une tristesse de l'humeur dans de rares cas.

1.3. Le modèle OMS du handicap

Le modèle du handicap de l'OMS distingue trois niveaux :

* déficience ;
* limitation d'activité ;
* restriction de participation.

Il postule que chaque niveau de complexité inférieur a des répercussions sur le niveau supérieur et inversement. D'autre part, ce modèle considère que la situation de handicap résulte de l'interaction entre des problèmes de santé, et deux séries de facteurs : les facteurs personnels et les facteurs environnementaux. Ces facteurs peuvent constituer des obstacles ou des facilitateurs de la participation à la vie sociale.

Les facteurs personnels comprennent tous les éléments constitutifs d'un individu avec en particulier les conceptions issues de la psychologie de la santé : le stress perçu, le soutien social perçu, le contrôle perçu et les stratégies d'adaptation.

Les facteurs environnementaux désignent tous les éléments du contexte de vie de l'individu, et notamment la présence d'aidants, professionnels et/ou naturels, l'adaptation du milieu de vie aux difficultés et l'accessibilité de l'environnement, mais également le traitement pharmacologique et les aides financières.

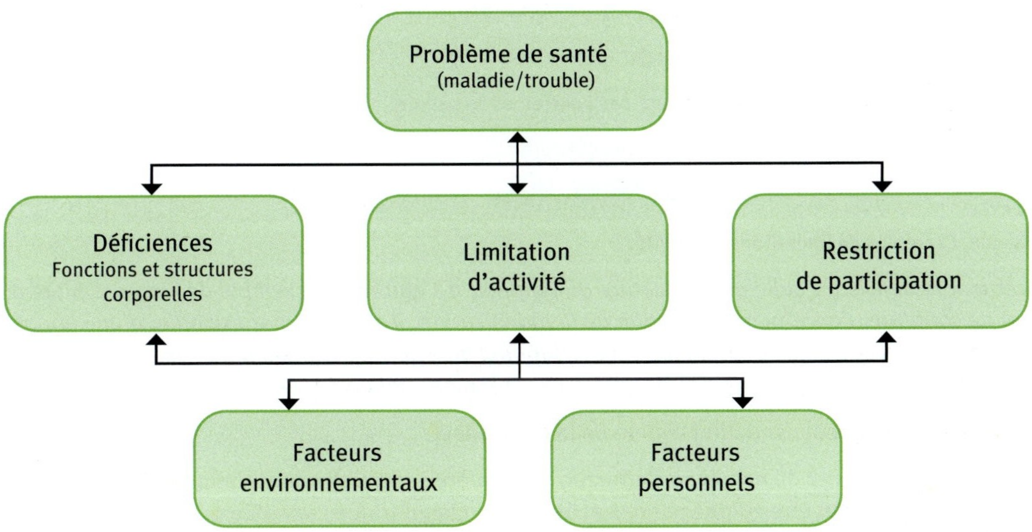

Figure 1. Classification internationale du fonctionnement, du handicap et de la santé (CIF, OMS, 2001).

Les trois niveaux peuvent chacun constituer la cible d'une évaluation et d'une éventuelle prise en charge.

La maison départementale des personnes handicapées (MDPH) fournit un Guide d'ÉVAluation des besoins de compensation de la personne handicapée : le GEVA. Le GEVA est constitué de sept dimensions ou volets prenant en compte des facteurs médicaux, psychologiques et contextuels. Il s'agit donc d'un guide multidimensionnel, non spécifique au handicap psychique, qui permet une approche adaptée à la situation de chaque personne handicapée, et la mise en place d'un plan personnalisé de compensation du handicap avec l'ouverture de droits auprès de la MDPH. (cf. **Item 118**).

1.3.1. La déficience : définition et évaluation

Les déficiences psychiatriques correspondent au dysfonctionnement supposé des structures anatomiques, elles incluent notamment les altérations cognitives, les atteintes de la motivation, etc.

Certaines de ces déficiences peuvent être évaluées cliniquement. D'autres peuvent faire l'objet d'évaluations spécifiques : c'est le cas du bilan neuro-psychologique qui permet d'évaluer la présence de certaines altérations cognitives spécifiques.

Pour comprendre, prenons l'exemple d'une fracture du poignet, limitant la mobilité de celui-ci. En psychiatrie, il peut s'agir, par exemple, d'un épisode psychotique avec modification du fonctionnement cérébral dans le lobe frontal entraînant une altération des fonctions exécutives. Cette dernière peut se manifester par une altération de la planification.

1.3.2. Les limitations d'activité : définition et évaluation

Une activité signifie l'exécution d'une tâche par une personne. Les limitations d'activité désignent les difficultés qu'une personne peut rencontrer du fait de ses déficiences pour accomplir des activités considérées comme normales. Il s'agit là de ce que la personne est capable ou non de faire.

Ci-dessous est présenté un ensemble d'exemples de limitations d'activité.

Difficulté à entreprendre ou faire des projets
Difficulté à prendre soin de soi
Difficulté à entretenir son espace personnel
Difficulté à entrer en relation avec autrui
Difficulté à réprimer son hostilité dans certaines situations
Difficulté à percevoir ses difficultés
Etc.

Tableau 2. Exemples de limitations d'activité.

Concernant la déficience suite à une fracture du poignet, il s'agirait par exemple de l'impossibilité d'ouvrir un pot de confiture. Concernant l'altération de la planification, il s'agirait, par exemple, d'une impossibilité de faire deux choses en même temps (ce qui est habituel dans la vie quotidienne) et de s'organiser pour des situations aussi simples que faire des courses ou penser à acheter un pot de confiture quand il n'y en a plus.

La limitation d'activité dépend directement de la déficience.

L'évaluation de ce niveau du handicap s'effectue de manière essentiellement clinique (p. ex. : à l'aide d'une ergothérapeute) et peut être guidée par des échelles psychométriques adaptées.

1.3.3. Restriction de participation : définition et évaluation

La participation signifie le fait de prendre part à une situation de la vie réelle. Les restrictions de la participation désignent les désavantages sociaux d'une personne en situation de handicap. Elles correspondent au fait que cette personne ne parvient pas à avoir les activités et à occuper les rôles sociaux qu'on attendrait d'une personne du même âge. La restriction de participation dépend à la fois de la personne et de son environnement, y compris sociétal. Elle implique une personne dans une situation de la vie réelle et ne peut donc s'évaluer que de manière écologique, avec le sujet dans sa vie quotidienne.

Impossibilité de trouver ou de garder un emploi
Difficultés à accéder à certains soins psychiatriques ou non
Difficultés à maintenir des liens familiaux (vivre en couple, avoir des enfants)
Difficulté à avoir des liens sociaux et à vivre une vie citoyenne normale
Difficulté d'accès au logement

Tableau 3. Exemples de restrictions de participation.

2. PRISE EN CHARGE DU HANDICAP

2.1. Principes généraux de la prise en charge du handicap psychique

Les soins de réhabilitation psychosociale sont les différentes techniques permettant à la personne de développer des compétences pour faire face, dans une plus ou moins grande mesure, aux déficiences, limitations d'activité et restrictions de participation dont elle souffre. Les soins de réhabilitation psychosociale ont pour objectif d'aider la personne à se rétablir (et de vivre la vie la plus satisfaisante possible avec la pathologie).

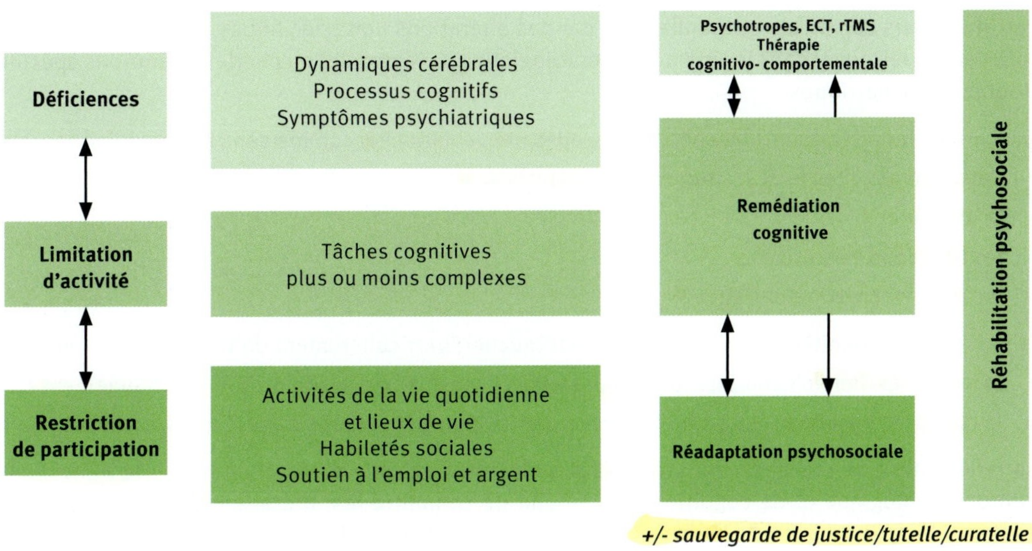

Figure 2. Schéma synthétisant les différents axes de la prise en charge du handicap psychique selon le modèle OMS.

2.2. Prise en charge des déficiences et limitations d'activité

Tous les troubles psychiatriques sévères et persistants sont susceptibles de conduire à une situation de handicap. Le trouble schizophrénique est responsable d'un handicap psychique important; nous le prendrons ici comme exemple.

La prise en charge des déficiences et des limitations d'activité concernent les outils thérapeutiques suivant :

* **l'éducation thérapeutique** de la personne et de sa famille;
* certaines **psychothérapies** visant à réduire le handicap : entraînement aux habiletés sociales et autres techniques de thérapies cognitives et comportementales;
* la **remédiation cognitive**.

Toutes ces techniques ont aujourd'hui fait la preuve de leur efficience.

Ce sont les plus anciennes, les interventions **d'éducation thérapeutique**, en particulier auprès des familles, qui ont le niveau de preuve le plus élevé. L'éducation thérapeutique vise à transmettre à la personne malade et à son entourage les connaissances actuelles sur la maladie et le traitement de personnes atteintes de schizophrénie, et à leur apprendre à gérer aux mieux les difficultés liées à la maladie. Ces interventions psychopédagogiques sont administrées de manière individuelle, familiale ou en groupes à l'aide de matériels didactiques tels que des brochures, des dépliants, des diapositives de présentation, affiches, films, etc. La maladie est abordée dans une perspective multidimensionnelle, comprenant des aspects biologiques, psychologiques et sociaux. Il a été montré que l'éducation thérapeutique réduisait le taux de rechute, de réadmission à l'hôpital et la durée du séjour, et permettait d'améliorer l'observance médicamenteuse, et ce d'autant plus qu'elle intervient précocement dans l'évolution de la pathologie.

Ces soins spécifiques ne sont efficaces que lorsqu'ils sont inclus dans une prise en charge globale de la personne à la fois sur le plan médical (en particulier avec un traitement psychotrope parfaitement adapté et dont les effets secondaires sont contrôlés), que sur le plan social.

À titre d'exemple, nous développons ici la remédiation cognitive.

La **remédiation cognitive** s'apparente aux techniques de rééducation et a pour objectif de diminuer le handicap fonctionnel lié à la présence d'altérations cognitives des patients souffrant de troubles psychiatriques, en particulier schizophrénique :

* soit par un entraînement des processus altérés ;
* soit par un renforcement des processus préservés destinés à compenser les altérations.

Les altérations cognitives se manifestent par des altérations non spécifiques aux troubles psychiatriques (pouvant se retrouver dans les maladies neurologiques par exemple) ou par des altérations spécifiques aux troubles psychiatriques.

Concernant les altérations non spécifiques, elles peuvent toucher comme dans les maladies neurologiques :

* l'attention et vitesse de traitement de l'information ;
* la mémoire ;
* les fonctions exécutives ;
* les fonctions visuo-spatiales.

Les altérations cognitives spécifiques peuvent toucher, particulièrement dans la schizophrénie :

* la métacognition (c'est-à-dire la connaissance et conscience de son propre fonctionnement cognitif) ;
* la cognition sociale (c'est-à-dire les processus cognitifs impliqués dans les interactions sociales).

La remédiation de ces altérations nécessite préalablement une évaluation complète individuelle : bilan neuropsychologique et de cognition sociale afin de connaître les altérations les plus importantes mais également une évaluation de leurs conséquences fonctionnelles dans la vie quotidienne.

Différents programmes sont validés et disponibles en français.

L'objectif de la remédiation n'est pas simplement de cibler les altérations les plus sévères afin d'augmenter les performances cognitives mais aussi et surtout de réduire les répercussions de ces altérations. Ce dernier point nécessite que le patient se soit approprié des notions sur son fonctionnement cognitif, ce que permet l'éducation thérapeutique préalable et complémentaire de la remédiation cognitive.

Il a également été montré que ces soins de remédiation n'ont que peu d'efficacité s'ils ne sont pas associés à des actions de réhabilitation visant à ce que la personne bénéficie d'un environnement stimulant et dans lequel elle peut exercer les compétences travaillées en remédiation. Une situation exemplaire est celle du retour à l'emploi facilité par ces soins auxquels il donne également tout leur sens.

2.3. Prise en charge des restrictions de participation : la réadaptation psychosociale (cf. Item 118)

L'accès à une vie sociale et citoyenne pour les personnes en situation de handicap est l'une des ambitions de la loi de 2005. Pour ce faire elle propose une série de mesures visant à faciliter l'accès au droit commun pour les personnes handicapées (mesures d'accessibilité pour favoriser l'accès aux études, à l'emploi, aux transports, etc.). Dans les cas où cet accès reste réduit, une série de mesures vise à compenser la situation de handicap dans le domaine de l'inclusion sociale, de l'accès à l'emploi et à un logement adapté.

La loi de 2005 a créé les Maisons départementales du handicap (MDPH) dont les missions sont l'accueil, l'évaluation et l'accompagnement des personnes en situation de handicap. Au sein des MDPH, des équipes pluridisciplinaires sont en charge de réunir toutes les informations utiles pour évaluer les situations des personnes en utilisant le GEVA. Ces évaluations sont transmises à CDAPH (commission des droits et de l'autonomie des personnes handicapées) qui prend des décisions concernant trois domaines :

* le logement ;
* le travail ou aides financières ;
* la vie sociale.

2.3.1. Logement

La très grande majorité des personnes en situation de handicap psychique sont hébergées dans leur famille faute de solution alternative en nombre suffisant.

Dans le handicap psychique et pour répondre à la diversité des besoins et à leur évolution tout au long de la vie, il est souhaitable de développer une palette très diversifiée.

Le logement peut être ordinaire, adapté (maisons relais, résidences accueil) ou en appartement communautaire ou associatif. Ces types de logement peuvent s'associer à un accompagnement à la vie sociale permettant de favoriser le maintien dans le logement et l'autonomie dans la vie quotidienne sous la forme :

* d'un SAVS (service d'accompagnement à la vie sociale) ;
* ou d'un SAMSAH (service d'accompagnement médico-social pour adultes handicapés). Ce dernier en plus de l'accompagnement dans la vie quotidienne pour les activités sociales et professionnelles, permet l'accompagnement du patient dans son suivi médical et paramédical.

Des infirmiers à domicile peuvent compléter le suivi médical ambulatoire. Des aides ménagères peuvent s'ajouter également. Par ailleurs, les soins médicaux ambulatoires permettent d'assurer des visites à domicile afin de favoriser un travail de réhabilitation psychosociale en condition écologique.

Dans les cas où une vie autonome à l'extérieur est impossible, la personne peut être orientée dans des établissements d'hébergement collectif :

* foyer de vie (ces foyers s'adressent principalement aux personnes qui ne peuvent pas exercer une activité professionnelle, y compris en structure spécialisée) ;
* Foyer d'accueil médicalisé ou FAM (pour les personnes nécessitant un accompagnement médical et une aide éducative pour favoriser le maintien ou l'acquisition d'une plus grande autonomie dans les actes de la vie courante) ;
* Maison d'accueil spécialisée ou MAS (l'état de santé de la personne handicapée doit nécessiter le recours à une tierce personne pour les actes de la vie courante et une surveillance médicale ainsi que des soins constants).

Ces institutions organisent l'ensemble de la vie quotidienne et des activités du patient avec notamment des éducateurs spécialisés et des ergothérapeutes. Il faut par ailleurs souligner qu'il peut s'agir d'un lieu de vie transitoire, à un moment donné de la vie du patient. En effet, les mesures de réhabilitation, en particulier les mesures sanitaires, dont la remédiation cognitive, peuvent contribuer à modifier la trajectoire de vie des usagers en leur permettant d'exprimer de manière plus efficace leurs potentialités, leur permettant alors de vivre à l'extérieur de manière indépendante.

2.3.2. Travail et aides financières

Le travail peut, selon le handicap, se dérouler en milieu ordinaire avec recherche d'un emploi standard, et si le patient bénéficie de la RQTH (reconnaissance de qualité de travailleur handicapé) par la MDPH, être associé à un aménagement de poste. La RQTH en cas de travail en milieu ordinaire impossible permet le travail en milieu protégé :

* soit en entreprise adaptée ;
* soit en ESAT (établissement et service d'aide par le travail) qui peut s'associer temporairement d'un foyer d'hébergement pour travailleurs handicapés.

Si le travail n'est pas possible le patient peut bénéficier :

* soit d'une pension d'invalidité (versée par la Sécurité sociale) s'il a déjà travaillé ;
* soit d'une allocation pour adulte handicapé (AAH), accordée par la MDPH.

2.3.3. Vie sociale

Les activités sociales peuvent être favorisées sous la forme d'ateliers d'ergothérapie animés par un professionnel (généralement en hôpitaux de jour du suivi ambulatoire) ou sous la forme de la création d'ateliers animés par les patients notamment dans le cadre de GEM (groupe d'entraide mutuelle) et d'associations (club loisirs, etc.).

Les GEM sont destinés à lutter contre l'isolement de personnes souffrant de troubles psychiatriques. Ils constituent des entités juridiques indépendantes organisées en association loi 1901 composées d'adultes présentant des troubles psychiques ou des troubles cognitifs secondaires à des lésions cérébrales.

La loi sur le handicap de 2005 instaure la possibilité d'un financement par l'ARS, et a permis le développement de ce type de structure, dont l'innovation tient à ce que pour la première fois les personnes présentant un handicap psychique sont invitées par les pouvoirs publics à se responsabiliser en prenant une part active à la définition et à l'organisation du projet du GEM dans lequel ils souhaitent s'impliquer.

La pair aidance se développe également ces dernières années. Elle repose sur l'entraide entre personnes souffrant ou ayant souffert d'une même maladie, psychiatrique ou non. Le partage du vécu de la maladie et du parcours de rétablissement constitue les principes fondamentaux de la pair aidance.

2.4. Prise en charge judiciaire

Enfin, en cas de handicap nécessitant d'être conseillé ou contrôlé d'une manière continue dans les actes de la vie civile (et parfois civique), des démarches judiciaires (tribunal de grande instance) spécifiques doivent être initiées par le médecin afin de mettre en place des mesures de protection des biens des majeurs (sauvegarde de justice, tutelle, curatelle) (cf. **Item 118**).

Pour approfondir

Franck N., «Remédiation cognitive dans la schizophrénie», *Encyclopédie médico-chirurgicale*, 2014, 37-820-A-55.

Union nationale des amis et familles de malades psychiques : http://www.unafam.org/

Impression & brochage SEPEC - France
Numéro d'impression : 06365201101 - Dépôt légal : décembre 2020

IMPRIM'VERT®

PEFC 10-31-1470 / Certifié PEFC / Ce produit est issu de forêts gérées durablement et de sources contrôlées. / pefc-france.org

Une Grand-mère se souvient

Pour mes petits-enfants, avec toute ma tendresse

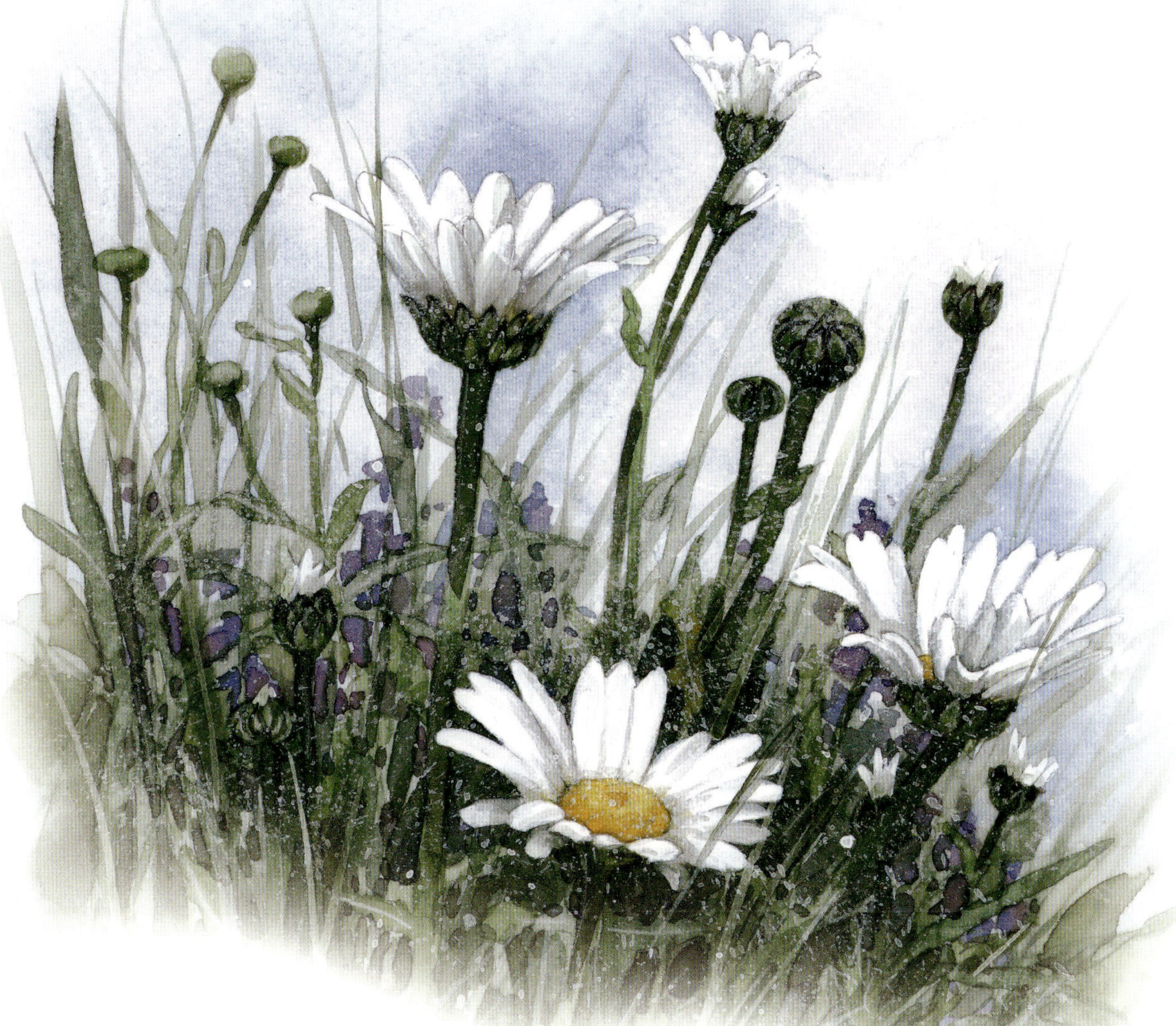

UN LIVRE-CADEAU HELEN EXLEY

Sommaire

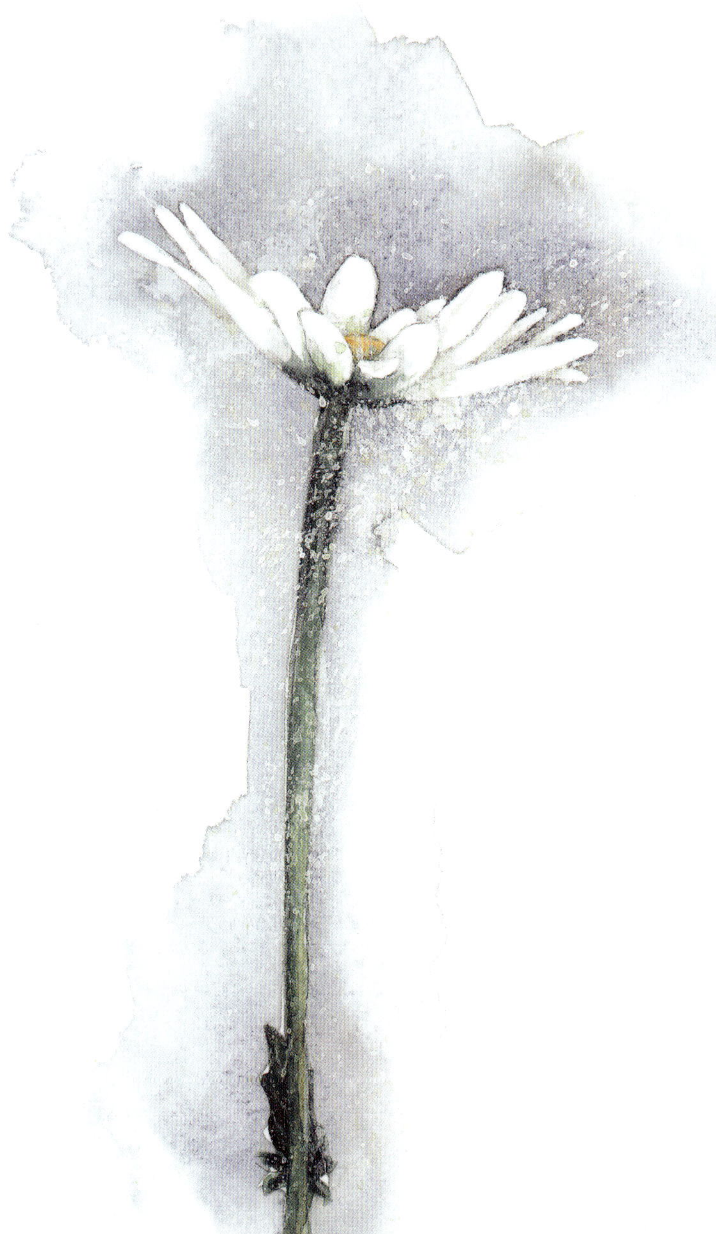

ARRIÈRE-GRAND-MÈRE

ARRIÈRE-GRAND-PÈRE

ARRIÈRE-GRAND-MÈRE

ARRIÈRE-GRAND-PÈRE

GRAND-MÈRE

GRAND-PÈRE

Ta vie est faite
des milliers d'existences
que les membres de ta famille
ont vécues avant toi.
Chacun d'eux t'a offert
quelque chose en cadeau.
Chacun d'eux est responsable
d'une petite partie de toi.

ARRIÈRE-GRAND-MÈRE

ARRIÈRE-GRAND-PÈRE

ARRIÈRE-GRAND-MÈRE

ARRIÈRE-GRAND-PÈRE

GRAND-MÈRE

GRAND-PÈRE

MÈRE

PÈRE

TOI

Ton Arbre Généalogique

Avant toi, il n'a jamais existé personne
qui soit exactement comme toi.
Mais tu as reçu un petit quelque chose de chacun.

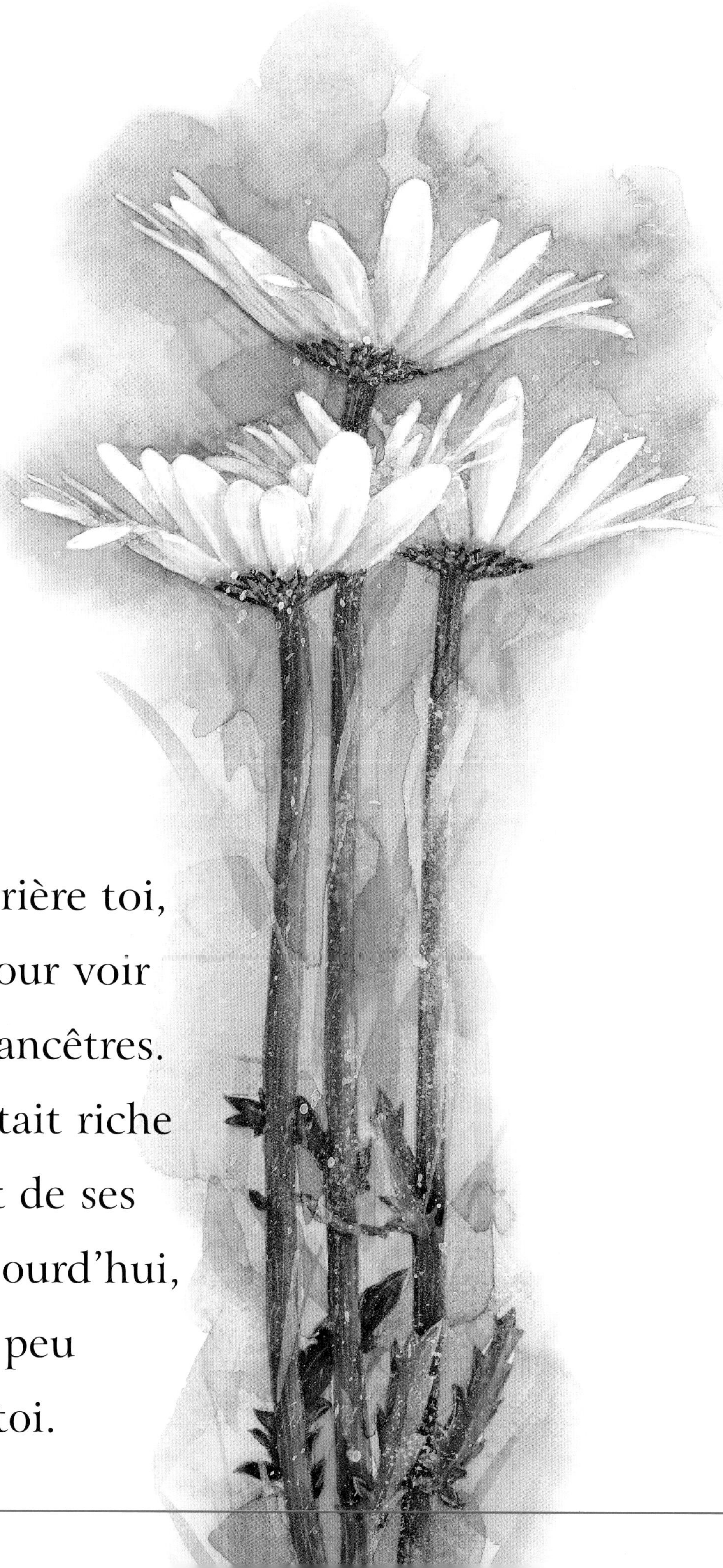

Regarde derrière toi,
mon enfant, pour voir
le défilé de tes ancêtres.
Chacun d'eux était riche
de ses rêves et de ses
souvenirs, et aujourd'hui,
ils font un peu
partie de toi.

Mes grands-parents

La famille de ma mère

Mes grands-parents maternels

L'époque à laquelle ils ont vécu

Le métier de mon grand-père

Leurs talents particuliers

La famille de mon père

Mes grands-parents paternels

L'époque à laquelle ils ont vécu

Le métier de mon grand-père

Leurs talents particuliers

Etat de santé et autres informations importantes

Ce que je sais à propos de leur vie

A l'époque de mes grands-parents

Le souvenir que j'ai gardé d'eux

Ce qu'on m'a raconté sur eux

Les conditions de vie de la famille

Ce qui était différent en ce temps-là

Les inventions et les changements qu'ils ont connus

Les grands événements de cette époque

Les grands événements de leur vie personnelle

Ce qu'ils ont fait pendant leur vie

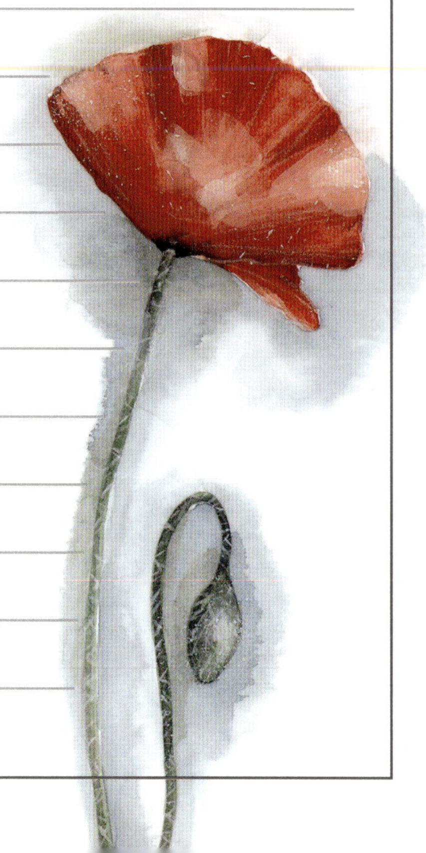

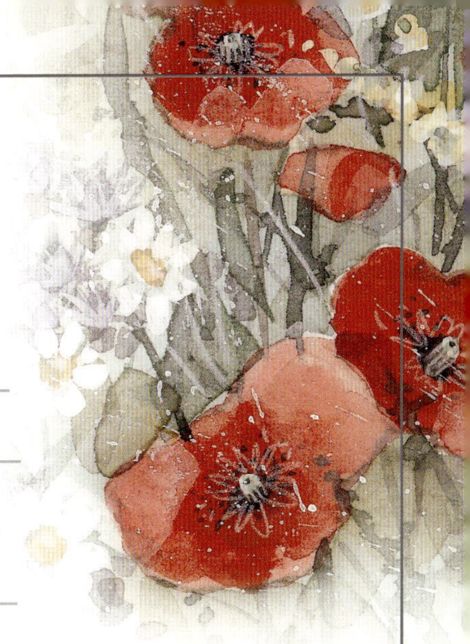

La condition des femmes à cette époque

Les grandes joies

Les grands chagrins

Les choses importantes

Ce que j'aimerais que tu saches sur mes grands-parents

PHOTOS DE MES GRANDS-PARENTS

Vieilles photos de famille

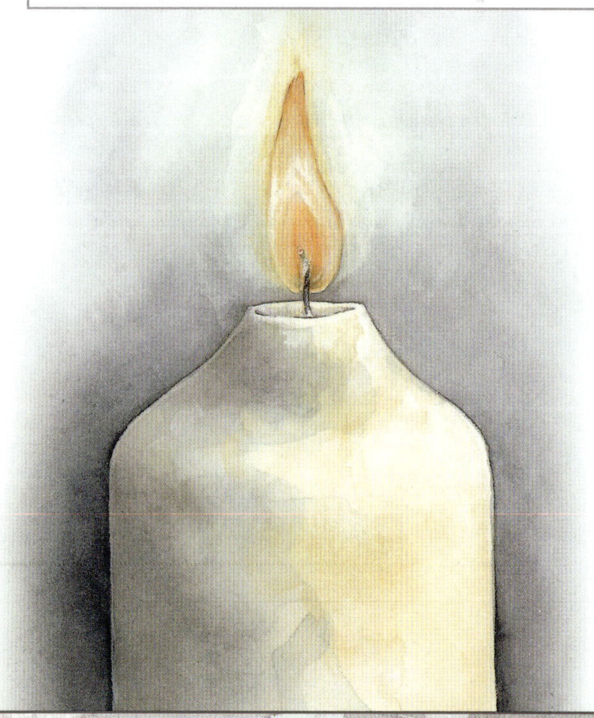

L'histoire de ma famille

Les origines de la famille, ce que je sais à ce sujet

Les grands événements historiques – la guerre, la paix, les catastrophes naturelles

Les changements de société

La situation de fortune

Les événements qui ont marqué la famille

Les graves maladies dont ont souffert des membres de la famille

Les métiers exercés

Les grandes réussites

Autres anecdotes

Le monde tel qu'il était quand ma mère était enfant

Les grands événements survenus pendant son enfance

Comment les événements de l'histoire ont influencé le destin de ma mère et de sa famille

Les grands événements survenus pendant son adolescence

Les progrès de la médecine à cette époque

Les grandes inventions à cette époque

Le développement de la radio, de l'électricité, de la circulation automobile

Les livres, les gens qui ont marqué sa vie

Les changements politiques

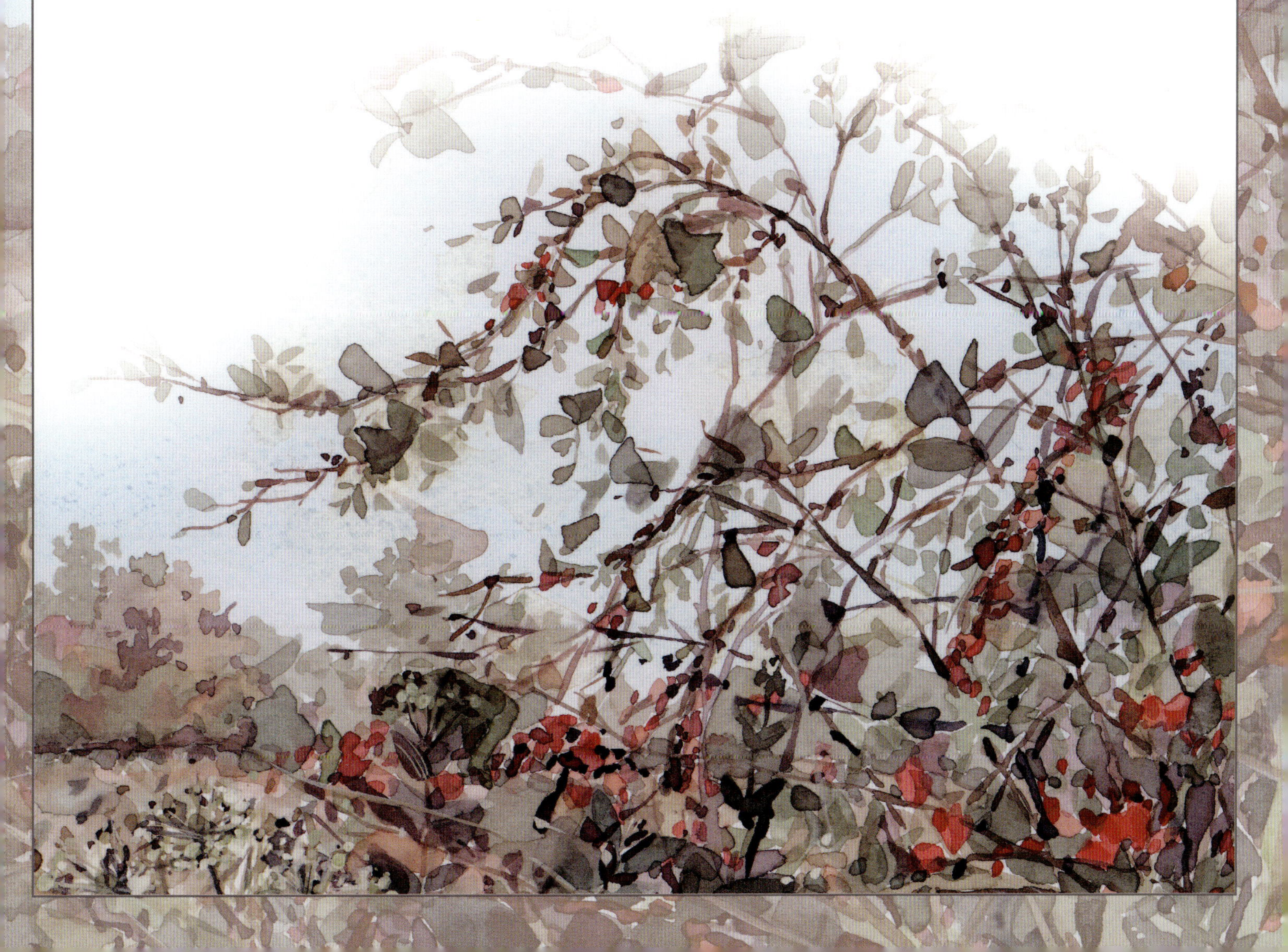

Ma mère (ton arrière-grand-mère)

Son prénom et son nom de jeune fille

Pourquoi lui a-t-on donné ce prénom ?

Sa date, son lieu de naissance et autres détails importants à savoir

Ses études

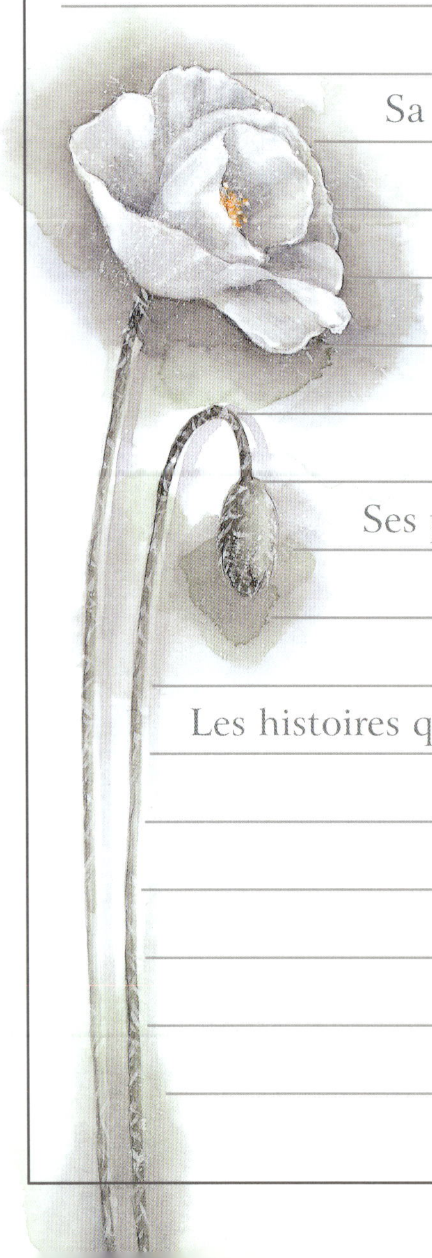

Sa vie de famille

Ses plus grandes aventures

Ses plus grands talents

Les histoires qu'elle m'a racontées

Ses espoirs, ses rêves, ses projets

Ce qu'elle aimait, ce qu'elle détestait

Ce qui lui faisait peur

Les moments difficiles

Ses souvenirs les plus drôles

Les jours heureux

Ses plus grandes réussites

Ce que j'aimerais que tu saches sur ma maman

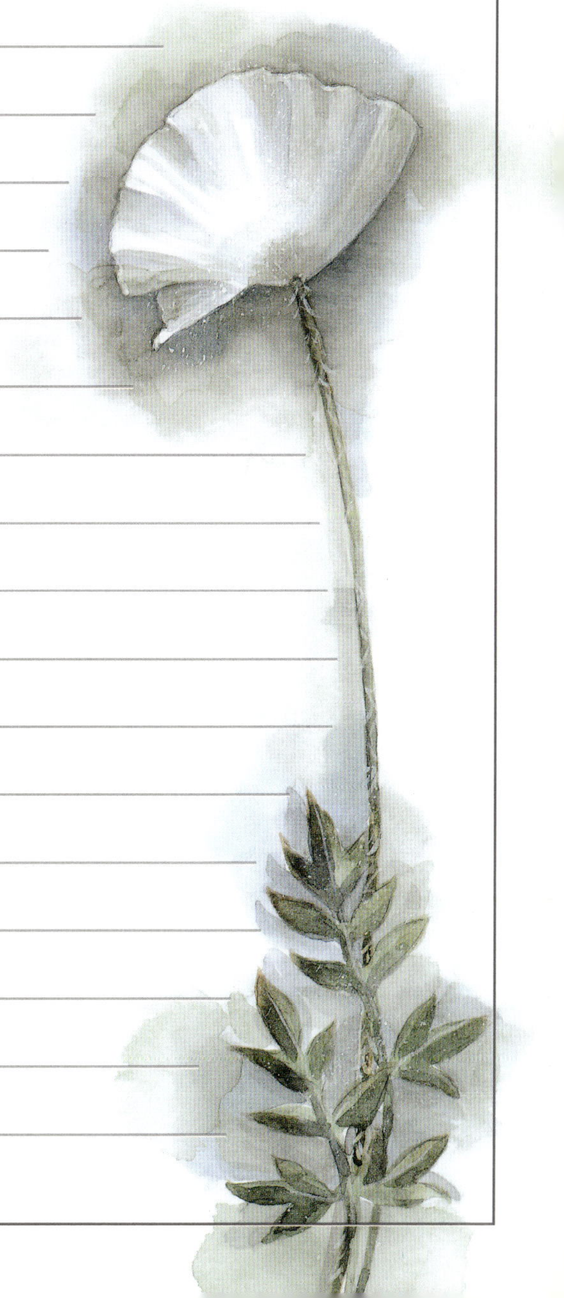

Mon père (ton arrière-grand-père)

Son prénom : pourquoi lui a-t-on donné ce prénom ?

Sa date, son lieu de naissance et autres détails importants à savoir

Ses études

Ses plus grandes réussites

Ses plus grandes déceptions

Ses plus grands talents

Ses espoirs, ses rêves, ses projets

Ce qu'il aimait, ce qu'il détestait

Ce qui lui faisait peur

Les moments difficiles

Les moments de bonheur

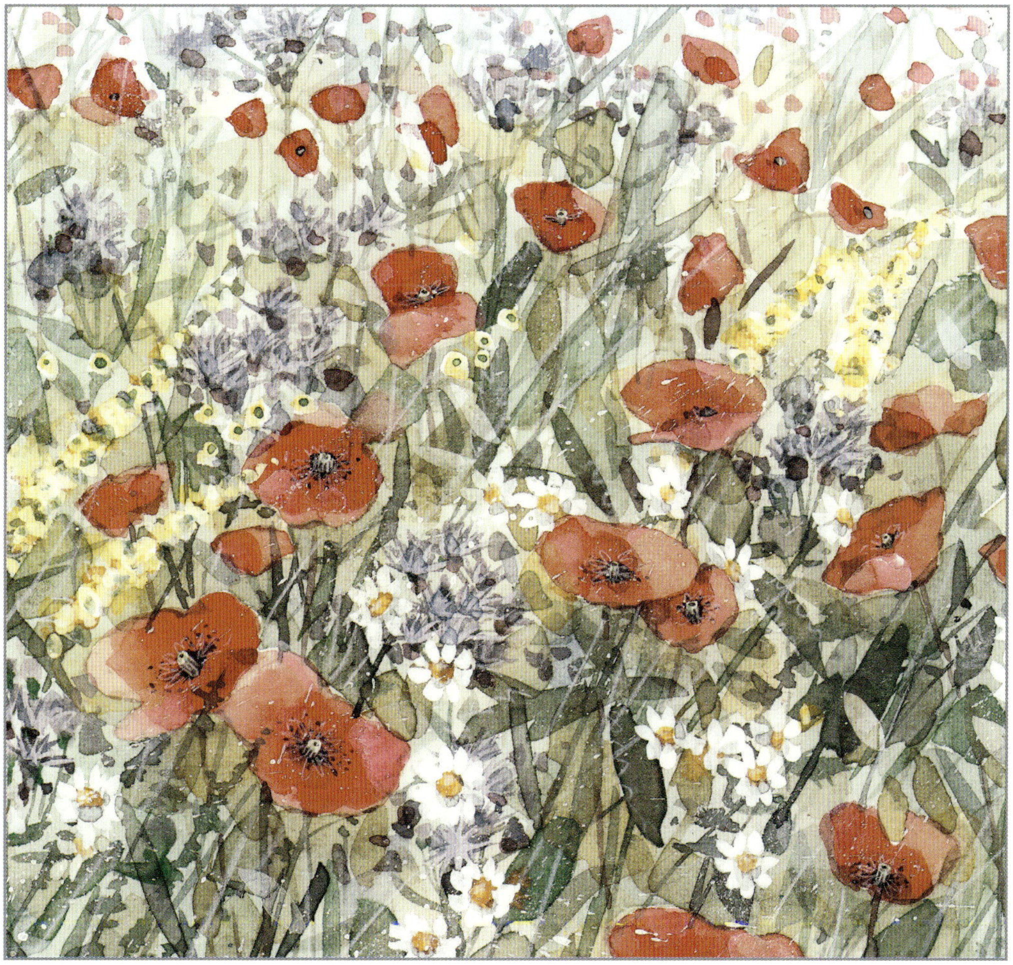

Ses histoires / ses souvenirs les plus drôles

Ce que j'aimerais que tu saches sur mon papa

Photos de ma mère

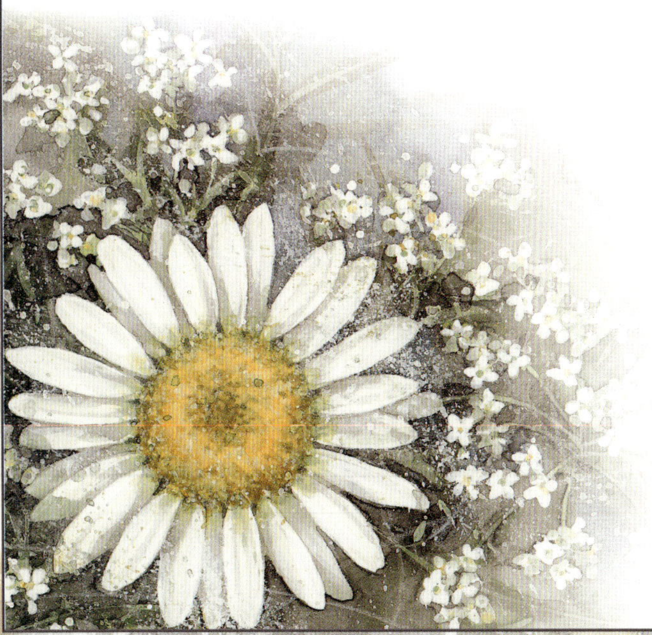

Le rôle des femmes

Ce que maman m'a raconté sur sa jeunesse

Les barrières que rencontraient les femmes

Les obstacles que ma mère a rencontrés

Ses rêves

Ses grandes réussites

Ce qu'elle m'a appris sur mon rôle de femme

Ce qui a changé pour les femmes depuis le temps où j'étais une petite fille

Les obstacles que j'ai rencontrés moi-même

Mes succès et mes échecs

Le mariage de mes parents

Le jour du mariage

Comment mes parents se sont rencontrés

Ce qu'ils m'ont raconté sur leur histoire d'amour

Ce que maman m'a raconté sur son mariage

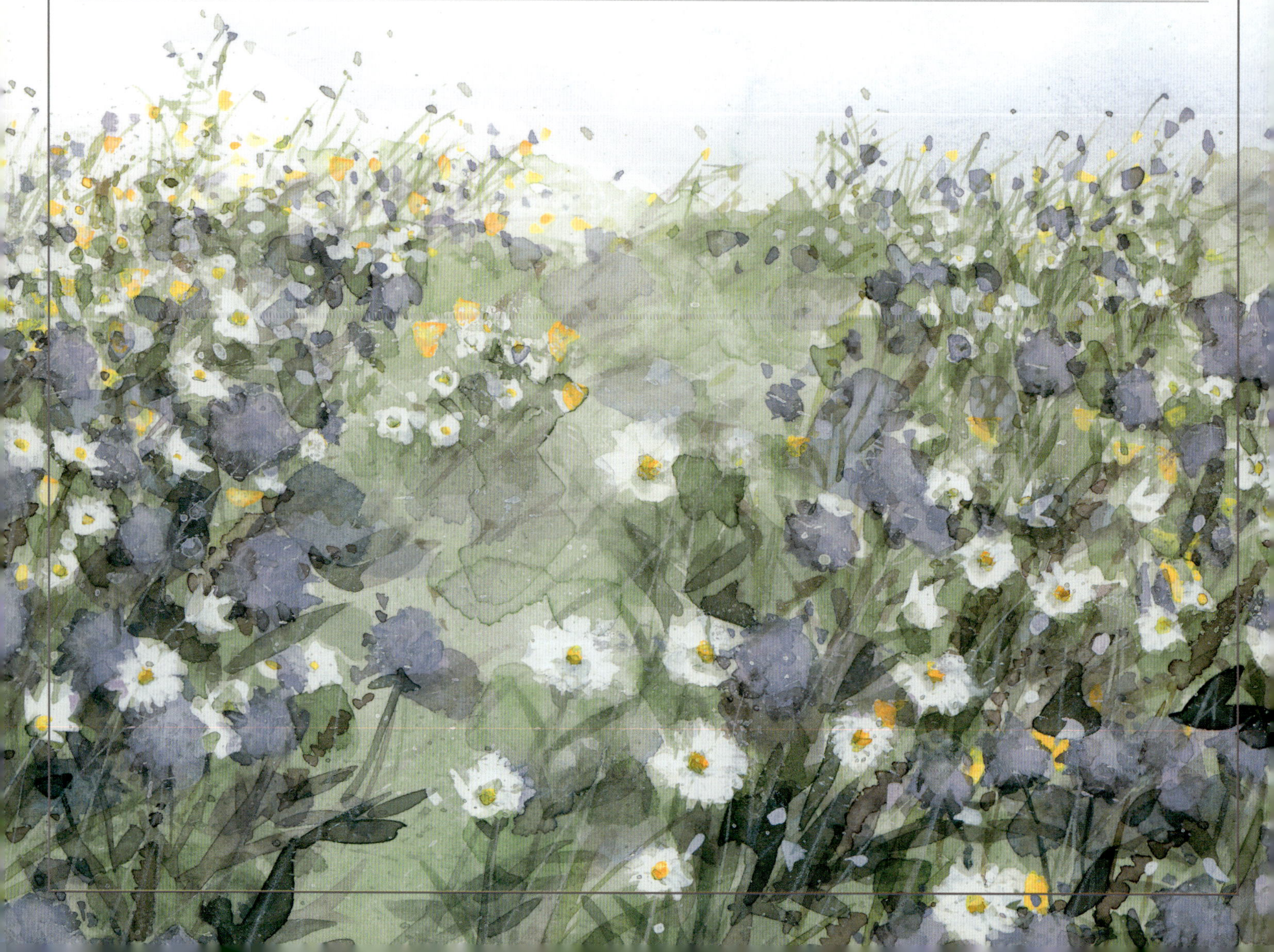

La vie de couple

Où habitaient mes parents ?

A quoi ressemblait leur maison ?

Riches ou pauvres ?

Leurs épreuves

Leurs succès

Leur métier

Ce que chacun appréciait chez l'autre

Comment les événements ont changé leur vie

Ce qu'ils m'ont raconté de leur vie

Anecdotes et histoires de famille

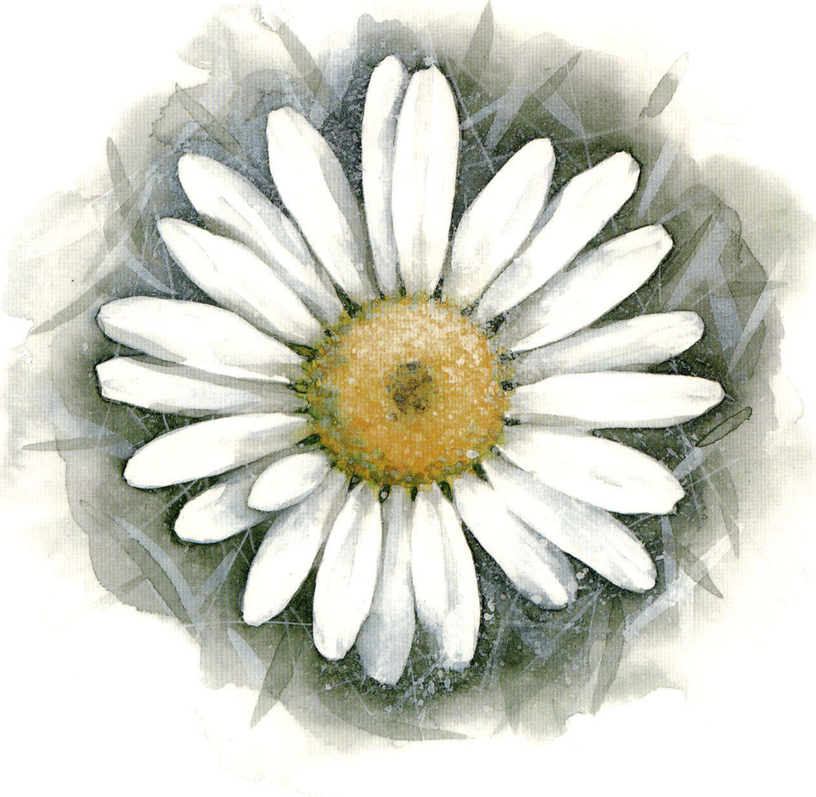

UNE PHOTO DE MOI QUAND J'ÉTAIS PETITE

Moi !

Les prénoms qu'on m'a donnés

Pourquoi ces noms ?

Mes surnoms ou diminutifs

Les choses à savoir

Les souvenirs que j'ai de mon enfance

Ce que je n'aimais pas ou qui me faisait peur

Quand j'étais encore un bébé

Quand j'étais enfant

Mes plus beaux souvenirs

Mes souvenirs d'enfance

Notre famille

Mes frères et sœurs, mes cousins…

Les premières grandes aventures

Les moments de tristesse

Les moments de joie

Ce qui m'a formé le caractère

Mes premières amours – une fleur, un livre, un animal…

Mes premiers talents

Les choses que je détestais par-dessus tout

Les choses qui n'existaient pas quand j'étais petite

Les choses qui ont beaucoup changé

Les choses que je n'oublierai jamais

UNE PHOTO DE MOI QUAND J'ÉTAIS PETITE

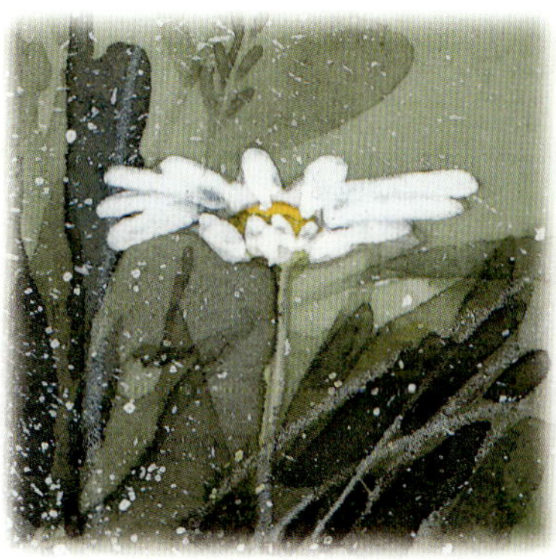 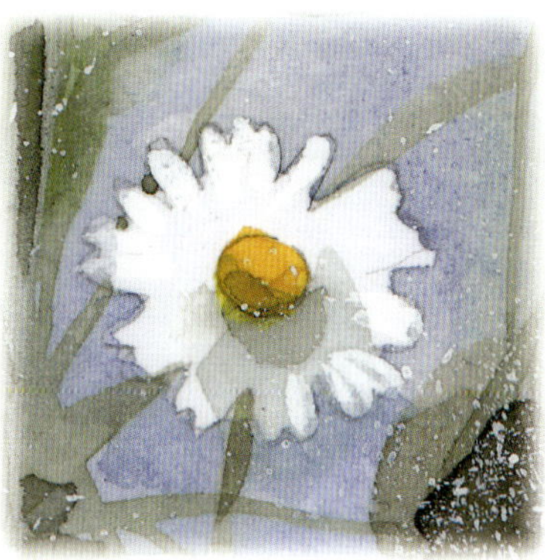 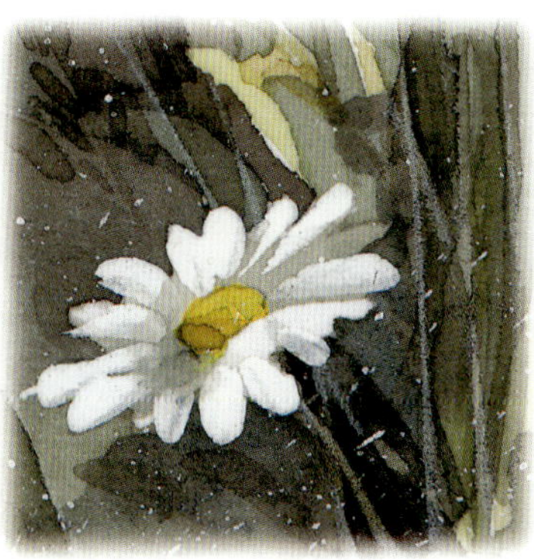

Les années d'école

Mes matières préférées

Le plus pénible

Mes talents, mes réussites

Comment je me rendais à l'école

L'école telle qu'elle était quand j'étais petite

Ce qui est mieux aujourd'hui

Ce qui est moins bien aujourd'hui

A quoi ressemblait la discipline à l'époque

What was discipline like then

Ce qui me faisait rire

Les souvenirs que j'aimerais que tu partages

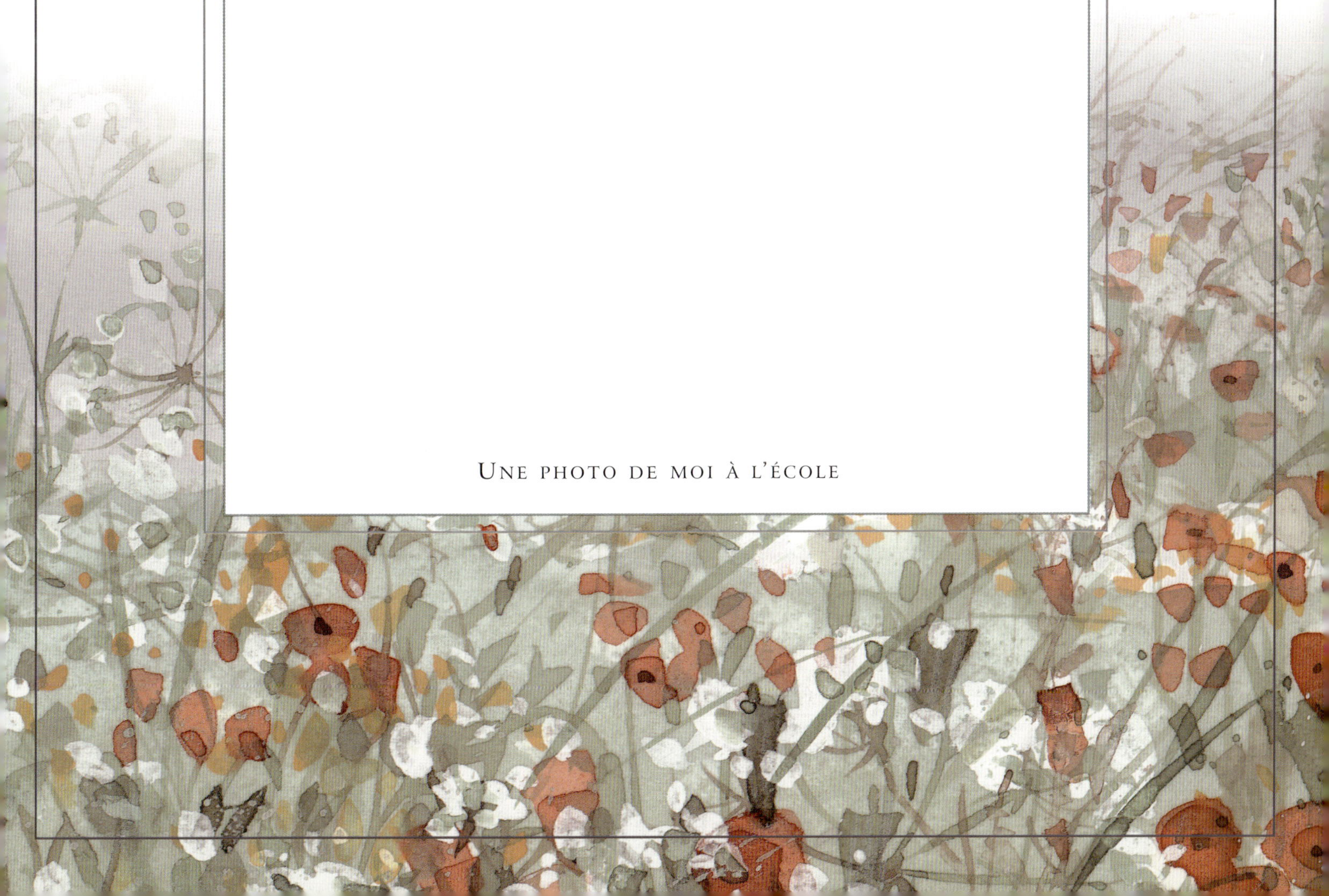

Une photo de moi à l'école

Quand j'étais jeune

La première fois où j'ai vu la mer

Les sports que j'ai pratiqués

Mon premier bal

La musique, les livres que j'aimais

Les voyages

Mes premiers succès

Mes premiers échecs

Mes meilleurs souvenirs

Les valeurs de mon enfance

UNE PHOTO DE MOI ADOLESCENTE

Mes premières passions, mes premiers centres d'intérêt

Autres importantes "premières fois"

Mes rêves

A quoi ressemblaient mes rêves

Les gens, les livres, les événements qui m'ont fait rêver

Ce que je voulais être

Mes espoirs, mes convictions

Mes préoccupations (politiques, sociales, personnelles)

Ce qui me plaisait et ce qui me faisait peur dans le fait de grandir

Les rêves brisés

Les rêves que j'ai gardés ou exaucés

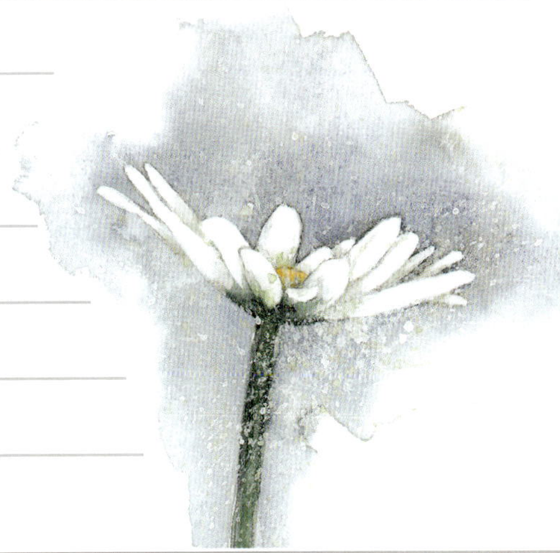

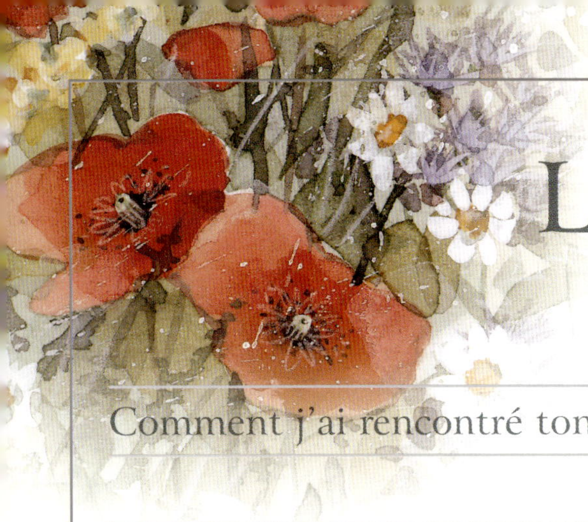

Le grand amour !

Comment j'ai rencontré ton grand-père

Comment je suis tombée amoureuse de lui

Ce qui m'a plu chez lui

Ce qui lui a plu chez moi

Les moments romantiques

«Notre» chanson, les endroits que nous aimions

Ce que nous avons fait ensemble

Nos soucis, nos problèmes

Les souvenirs inoubliables

Nos espoirs, nos rêves

Ton grand-père et moi

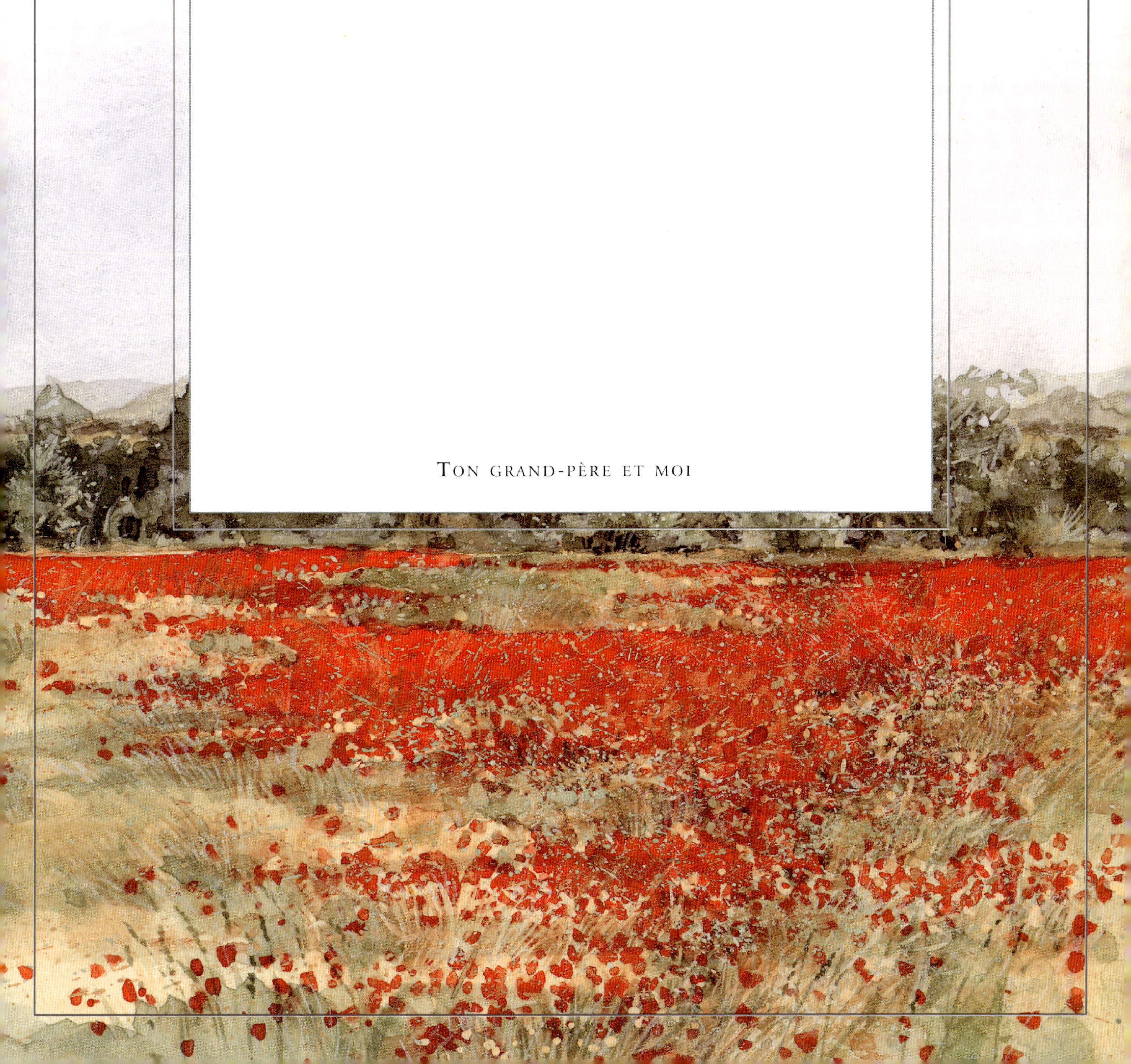

Notre mariage

La date et le lieu

Les nom et prénoms de ton grand-père

Ce qu'il faut savoir – sa vie, son travail, sa famille

La cérémonie du mariage – ma robe, la réception, la musique, etc.

Un jour inoubliable

Ce qui n'a pas marché !

Mes plus beaux souvenirs

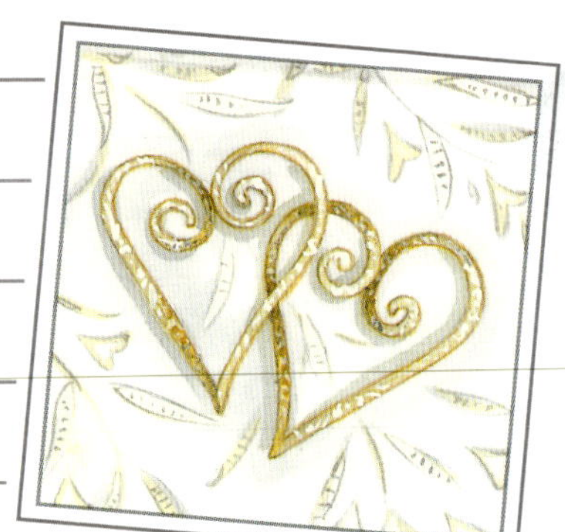

Une photo de notre mariage

On peut vivre une aventure merveilleuse à partir de tout et de rien quand on la partage avec la bonne personne.

KATHLEEN NORRIS (1880-1966)

PHOTOS DE NOS PREMIÈRES ANNÉES DE MARIAGE

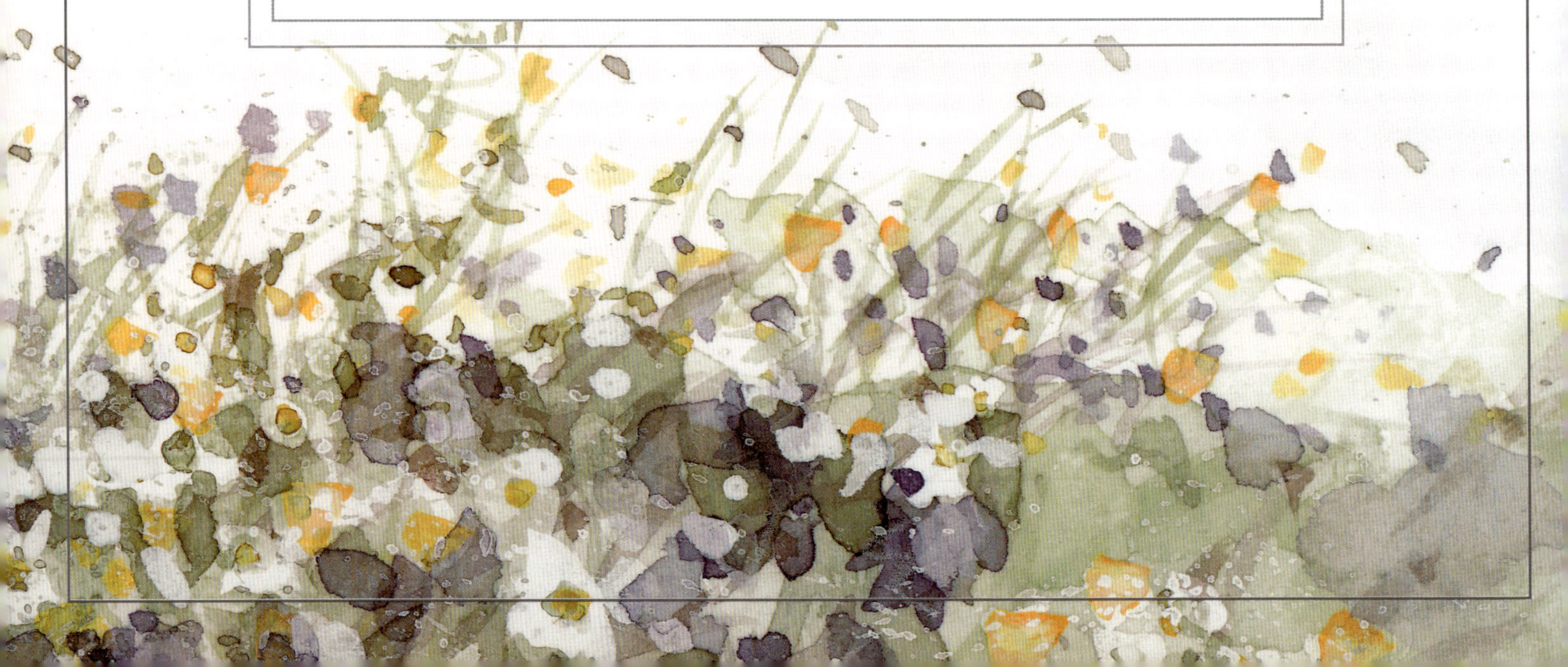

Nos premières années ensemble

Ce que nous avons appris à aimer l'un chez l'autre

Nos villes, nos maisons

Nos premiers problèmes

Les solutions que nous y avons apportées

Construire une famille

Les choses que nous avons achetées ensemble et auxquelles je tiens

Les souvenirs tristes

Les souvenirs heureux

La naissance de ta maman/de ton papa

Les circonstances de sa naissance

Pourquoi ce(s) prénom(s) ?

Comment était mon bébé ?

Ce que j'ai pensé en le voyant

Les premiers soucis

Les moments de bonheur

Les problèmes que posaient les bébés à cette époque

Ce que j'ai tout de suite aimé chez elle/chez lui

Mes plus beaux souvenirs

PHOTOS DE MON ENFANT - TA MAMAN OU TON PAPA

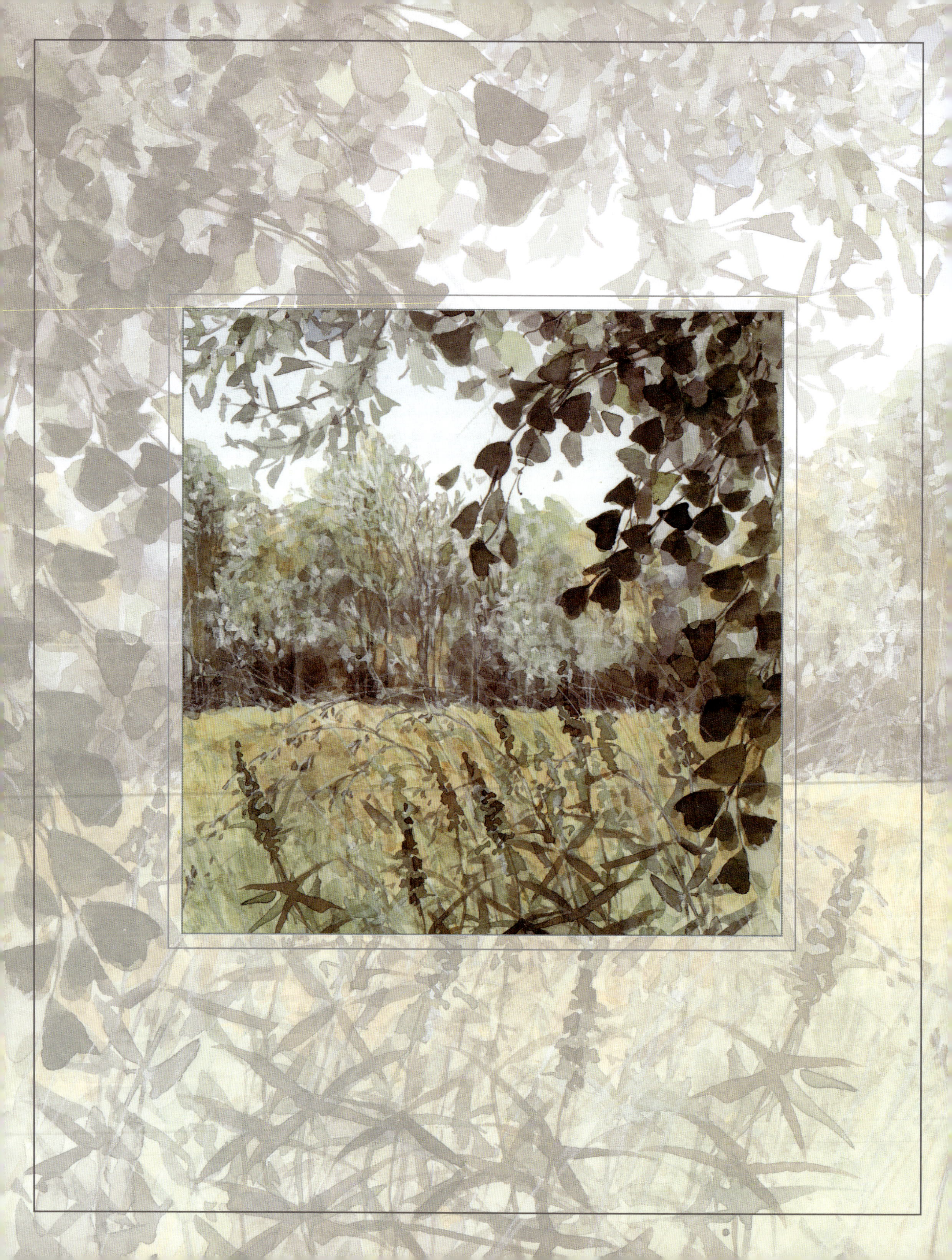

L'enfance de ta maman/ton papa

L'école

Les anecdotes les plus drôles

Les grosses bêtises

Ses talents

Ce qui l'intéressait le plus

Ses rêves

Ses réussites

Ses centres d'intérêt

Mes plus grands sujets de fierté

Une photo de ta maman/ton papa avec moi

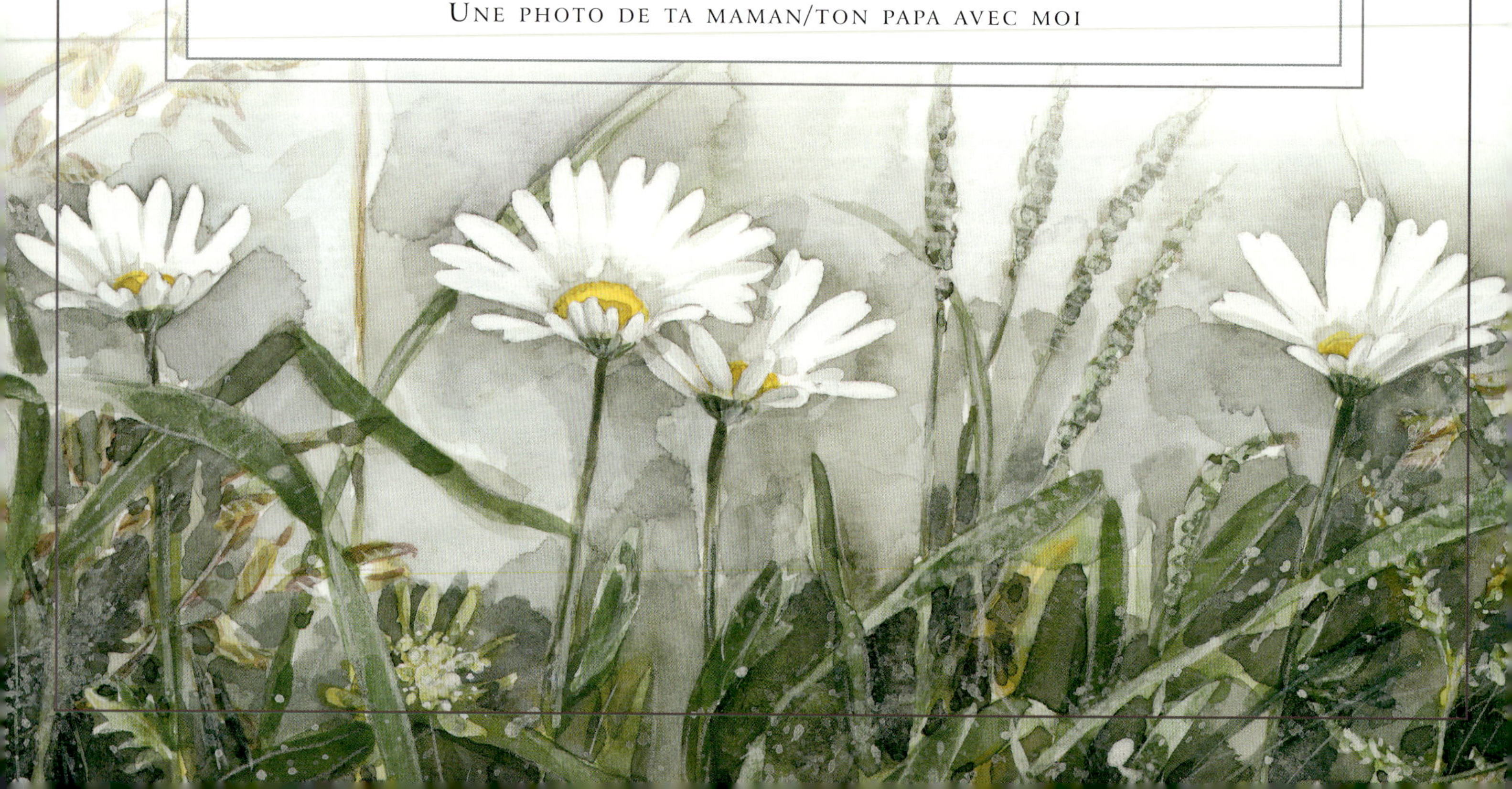

Ta maman/ton papa et moi

Les liens qui se sont tissés entre nous

Comment cet enfant a changé ma vie

Ce qu'il m'a appris

Ce que nous avons en commun

Ce qui est différent entre nous

Ce qui m'a fait rire

Nos forces

Nos chagrins partagés

Les choses que nous aimions faire ensemble

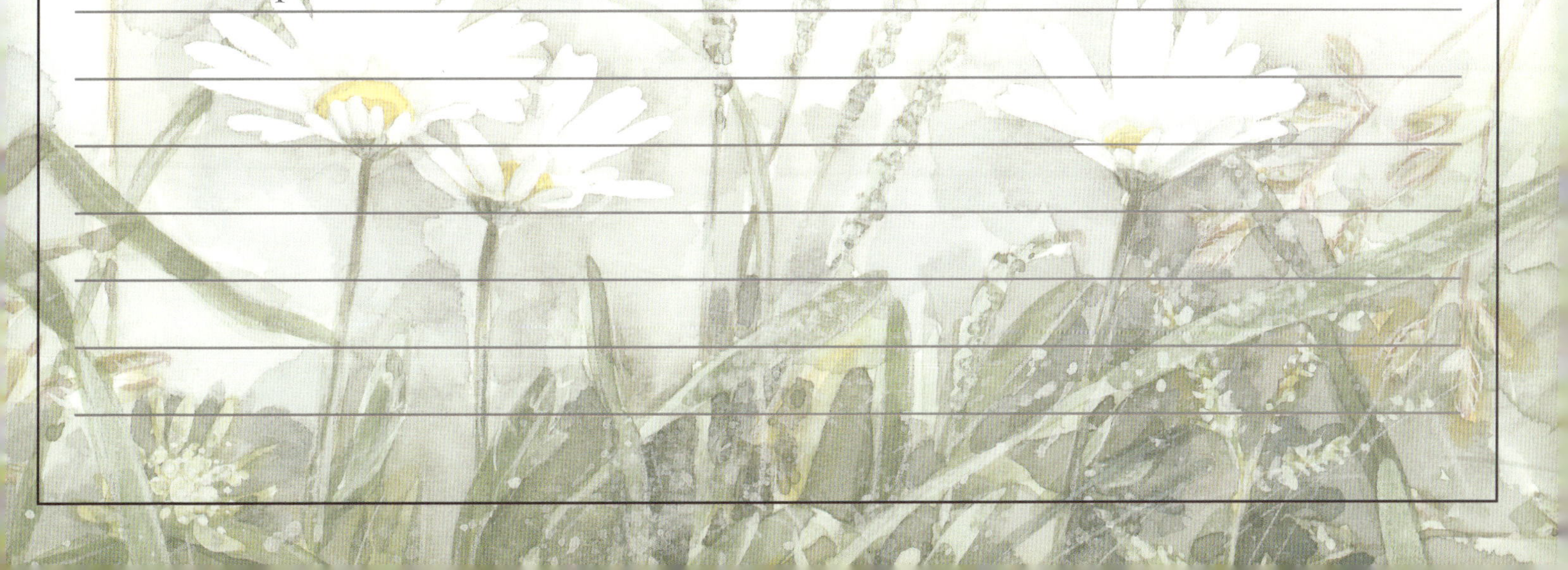

Toi !

Notre première rencontre

Mes espoirs et mes craintes pour toi au moment de ta naissance

Comment ta naissance a changé ma vie

Le monde tel qu'il était à ta naissance

Les choses qui étaient très différentes par rapport à ma propre enfance

Une photo de nous deux

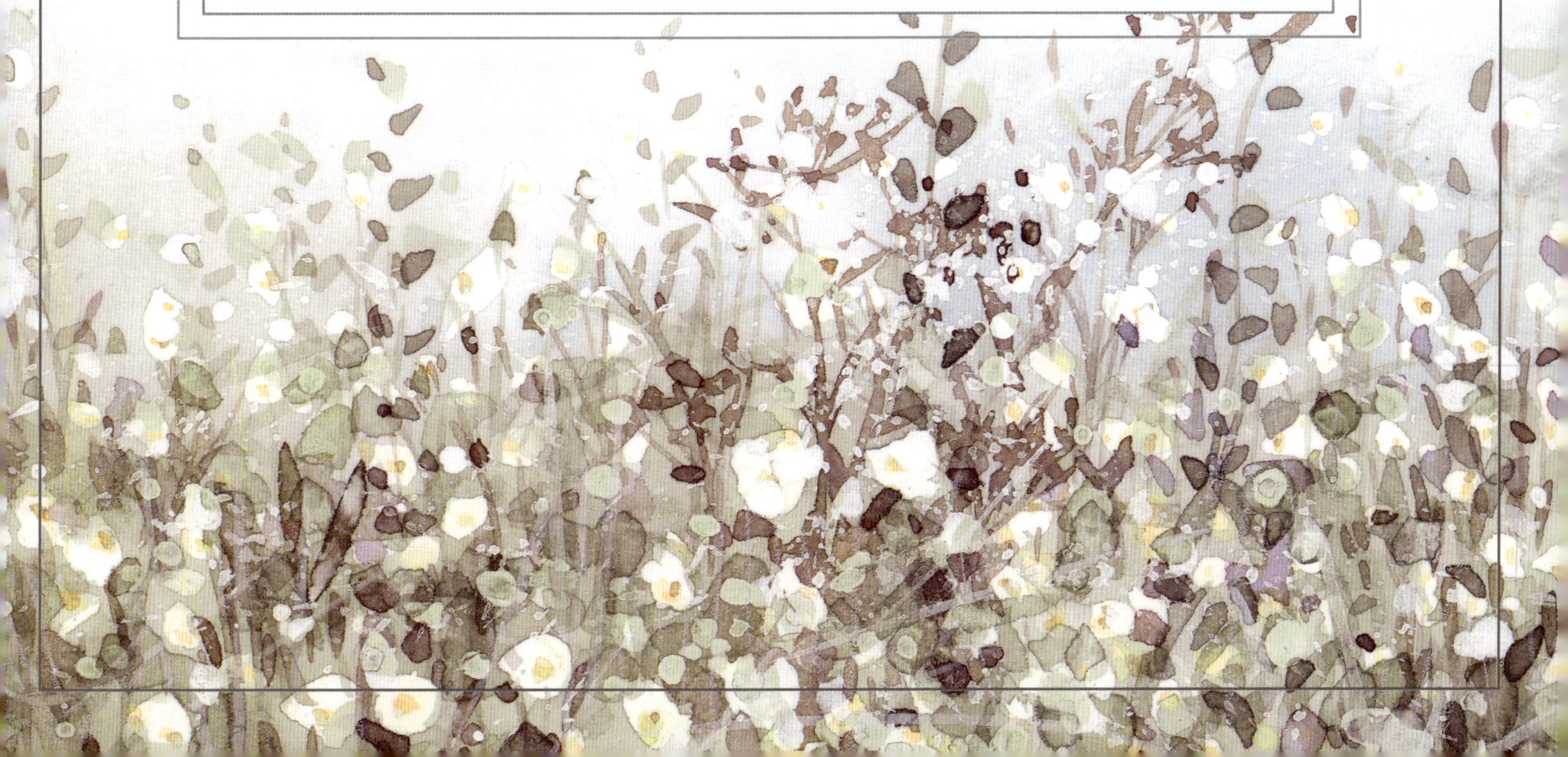

Des photos de toi

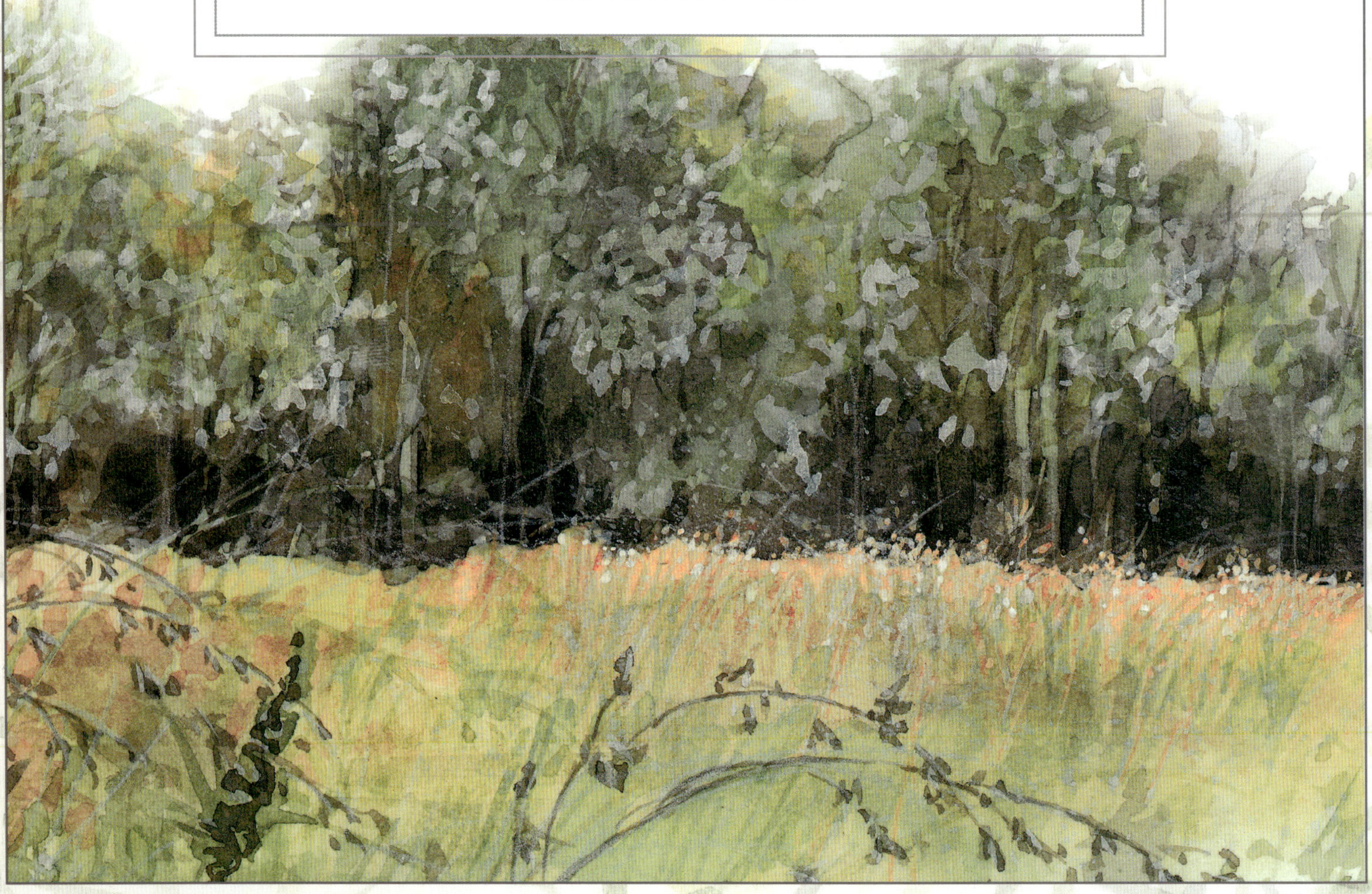

Tes premières années

Ce que j'ai pensé de toi

Les choses qui m'ont fait rire

Les choses dont j'étais fière

Tes premières bêtises, tes mots d'enfants

Les choses que tu aimais

Les choses que nous aimions faire ensemble

Ce qui te faisait peur, ce qui t'amusait

Mes plus beaux souvenirs

Photos de moi ou d'une petite fille de mon époque

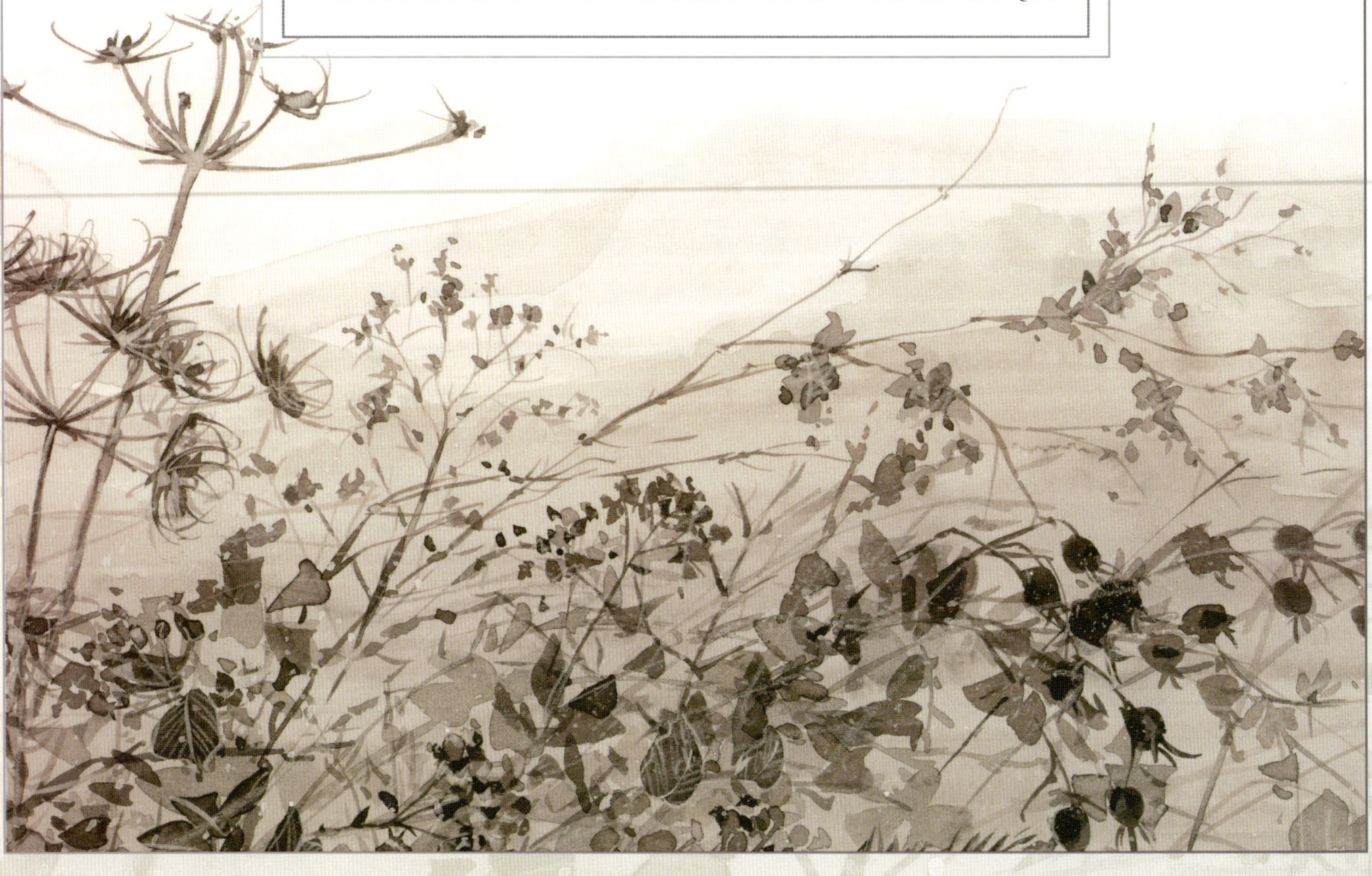

Le monde tel qu'il était quand j'étais petite…

Les grandes inventions

Les tâches ménagères quand j'étais jeune

Les changements démographiques et leurs impacts

Les nouveaux traitements médicaux

Les transports

Les loisirs

La télévision, le développement de la radio

Les événements mondiaux qui ont marqué ma vie ou affecté la famille

Les valeurs de la société

Et beaucoup d'autres choses encore…

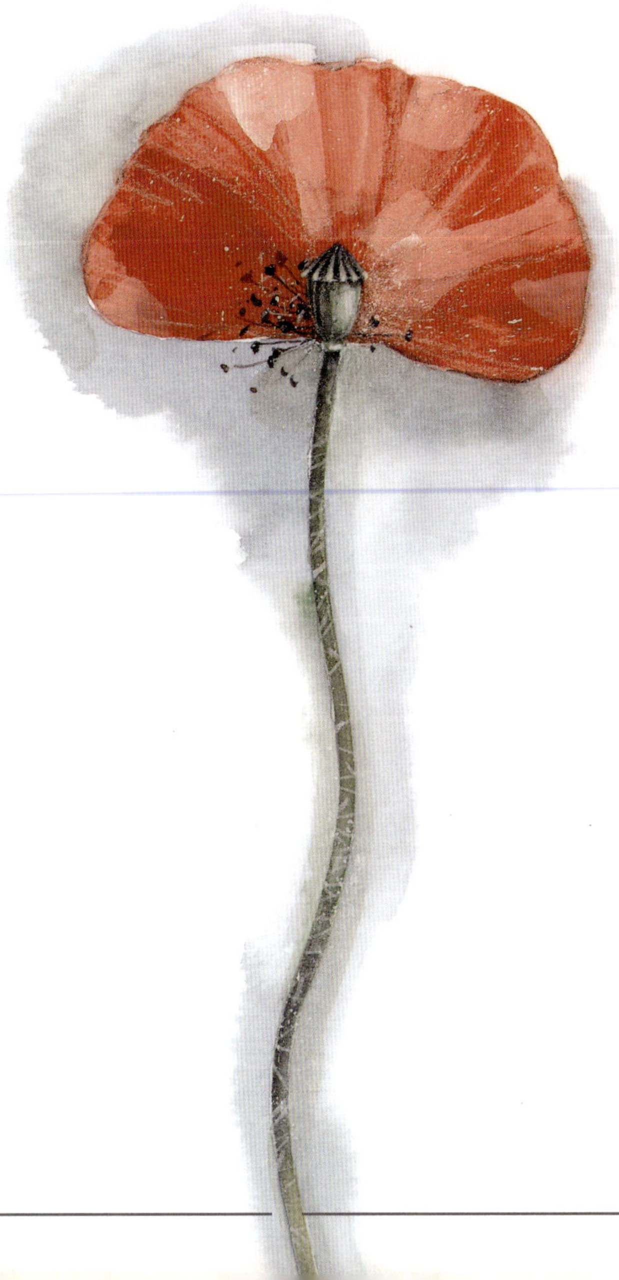

Les chagrins

Les grands chagrins de ma vie

A propos des gens que j'aimais et qui ne sont plus là

Les événements tragiques : les guerres, les épidémies, les catastrophes naturelles

Les choses qui m'inquiètent et mes craintes pour le monde dans lequel tu grandiras

Mes sujets de tristesse et de déception

Ce que je crois, mes passions

Les convictions qui ont inspiré ma vie

Mes «professeurs de vie»

Les dirigeants politiques que j'admire

Les gens «ordinaires» qui m'ont marquée

Les livres qui m'ont influencée

Les films

Les artistes

Les événements historiques qui ont changé mon existence

Les grands événements de ma vie personnelle

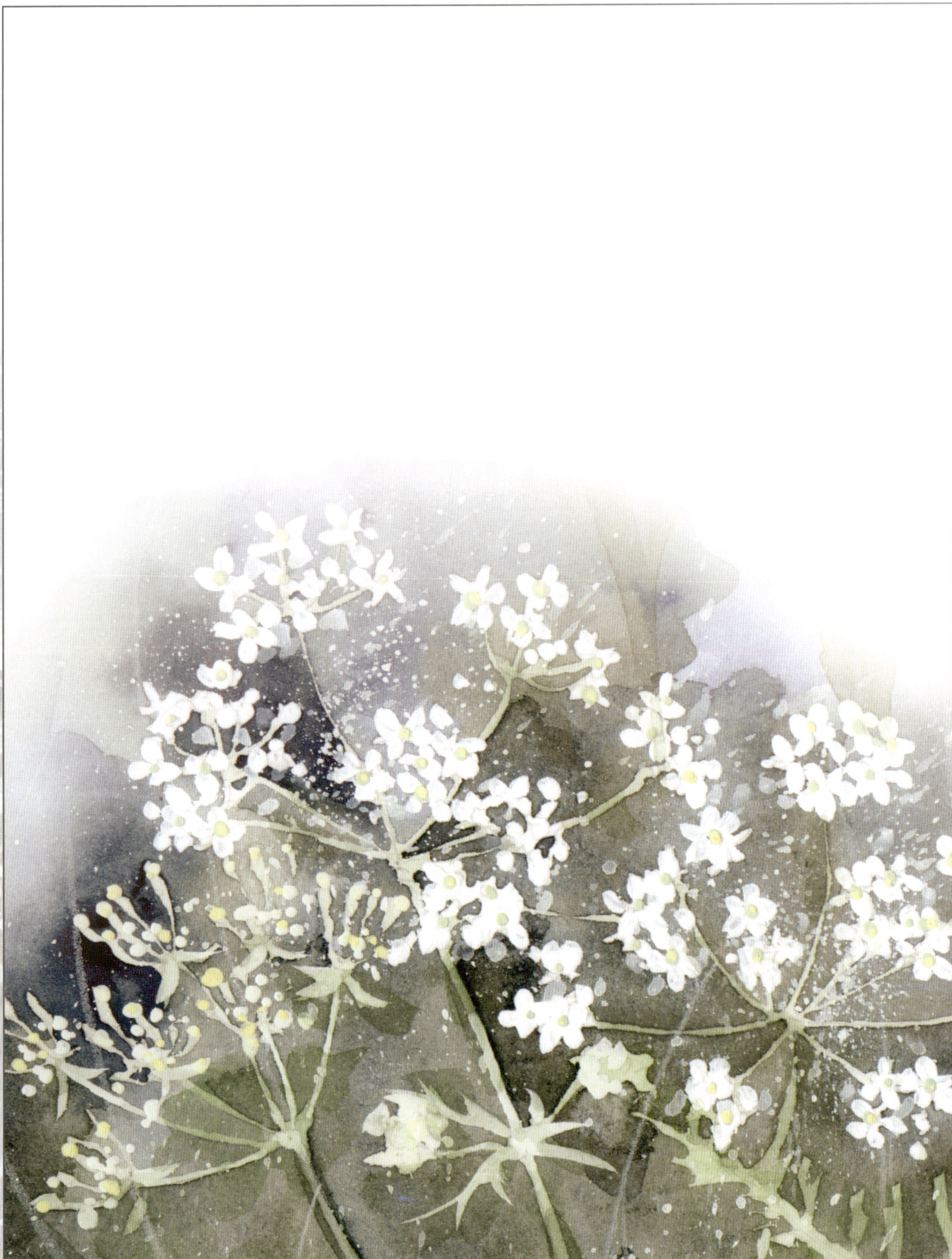

Les choses que j'aime

Les choses que j'aime ou que j'aimais

Les films, les spectacles

La musique, les chansons

Les animaux

La nourriture

Les fleurs, les arbres, la nature

Les pays, les régions

Mes passe-temps favoris

Les choses que j'aimerais partager avec toi

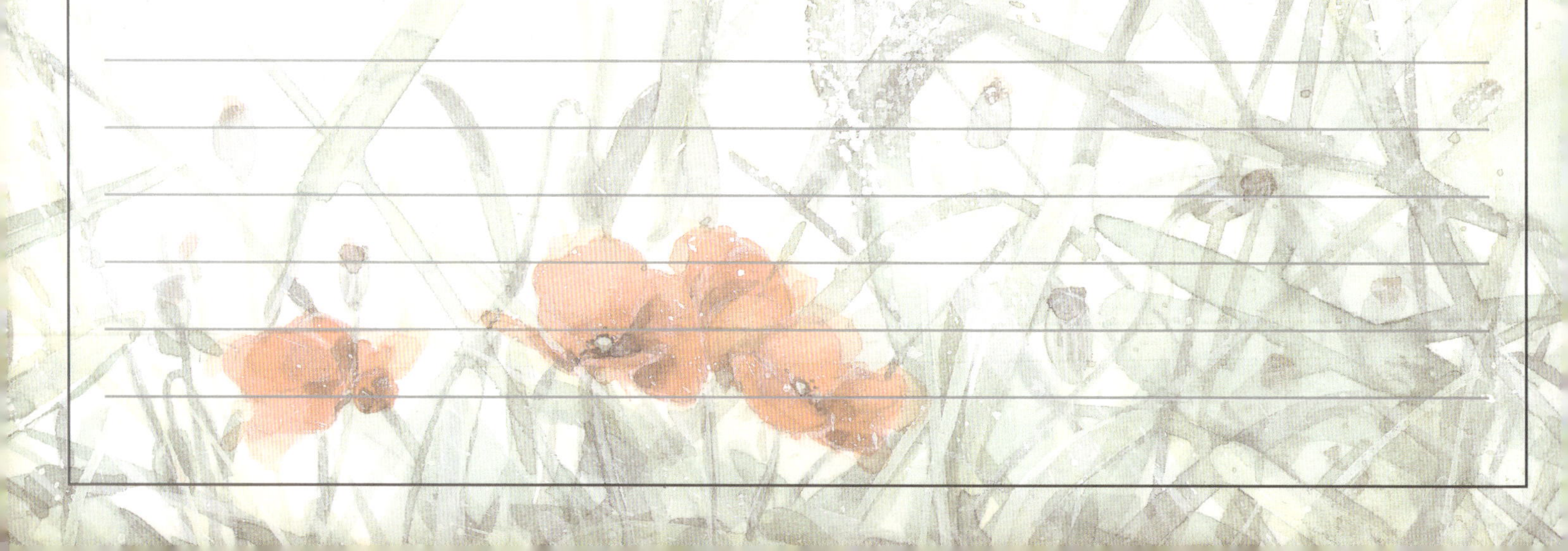

Les plus beaux souvenirs de toute ma vie

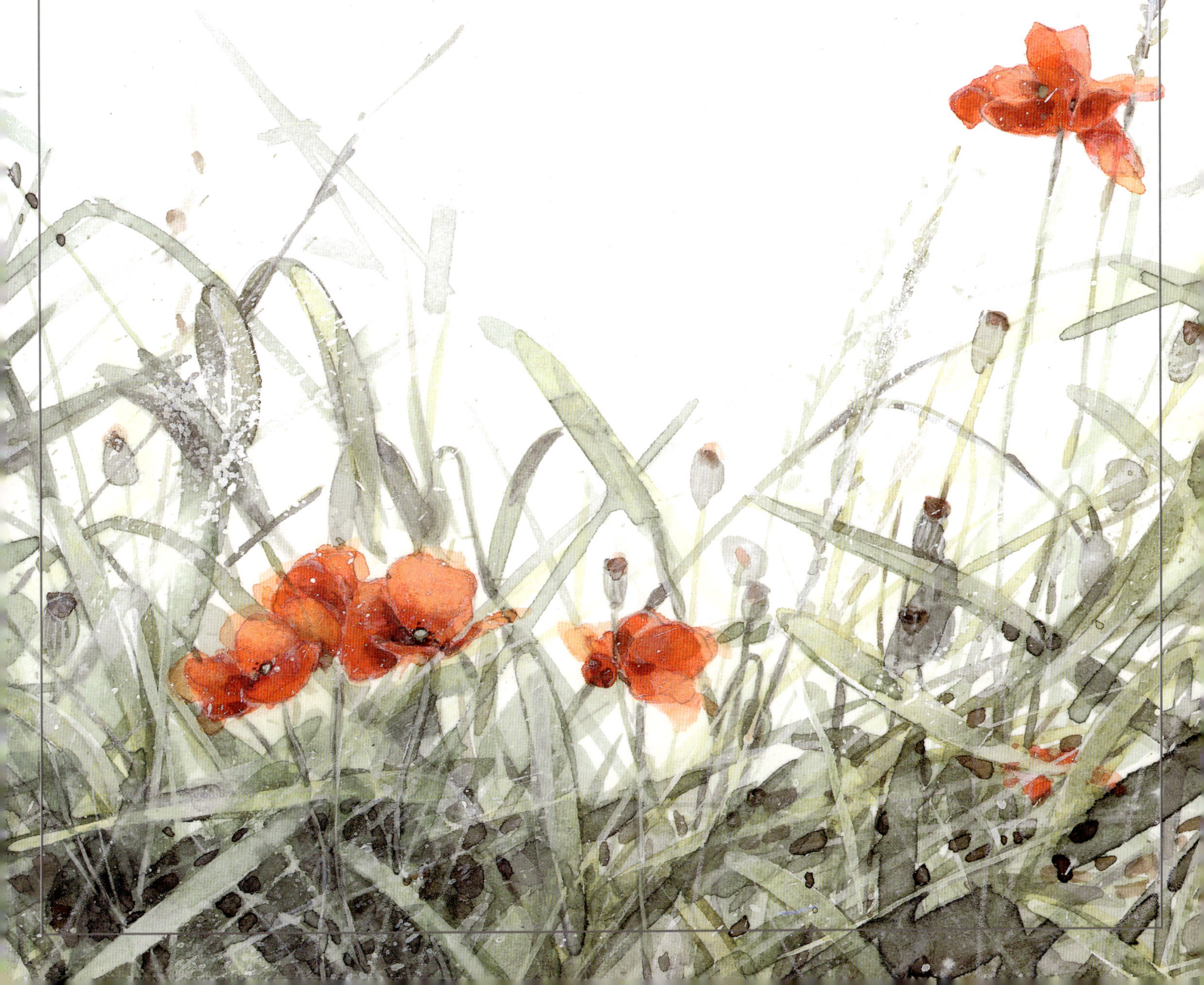

J'espère tant de belles choses pour toi...
Pas la gloire, ni la fortune
(même si je n'ai rien contre), mais surtout l'enthousiasme,
le courage de faire les bons choix, la curiosité,
la volonté d'apprendre, d'agir...
Savoir affronter les orages. Tirer les leçons de tes échecs.
Savoir découvrir ce qui est bon chez les autres.

TEXTE DE PAM BROWN

PHOTOS DE TOI ET MOI

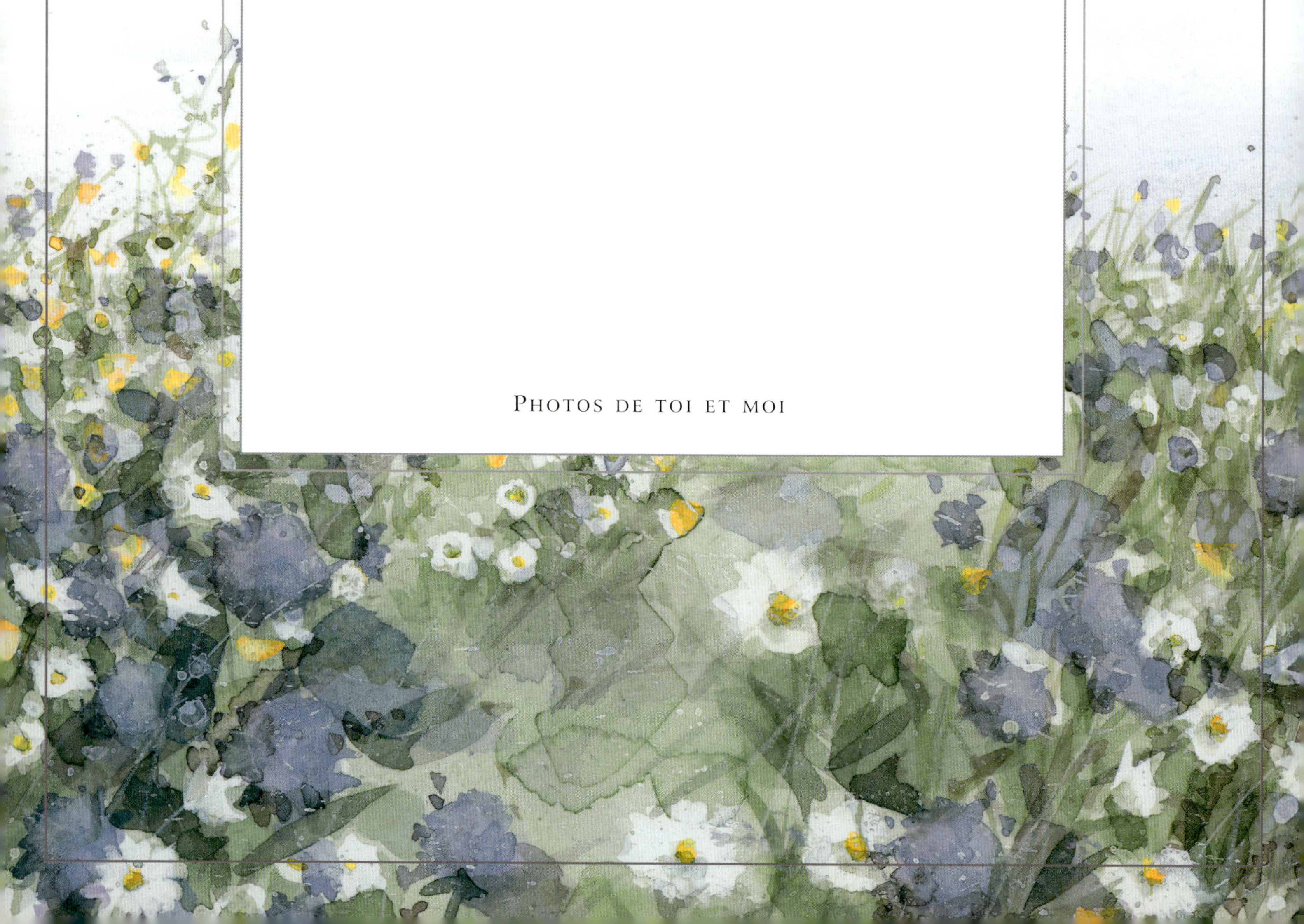

Ce que je te souhaite

Je te souhaite la joie de vibrer pour ces musiques que j'aime

Je te souhaite de voir ces paysages extraordinaires

… de lire ces bons livres, de voir ces bons films

… de visiter ces endroits merveilleux

… de rencontrer l'amour

… de vivre de grandes aventures

Ce que j'aurais aimé comprendre plus tôt

Les choses que je n'ai pas faites, les risques que je n'ai pas pris – tout ce que tu feras peut-être un jour

Et plein d'autres choses encore à aimer

Des lettres, des photos…

Spécialement pour toi, voici des choses qui ont compté pour moi, et que je voudrais partager avec toi.

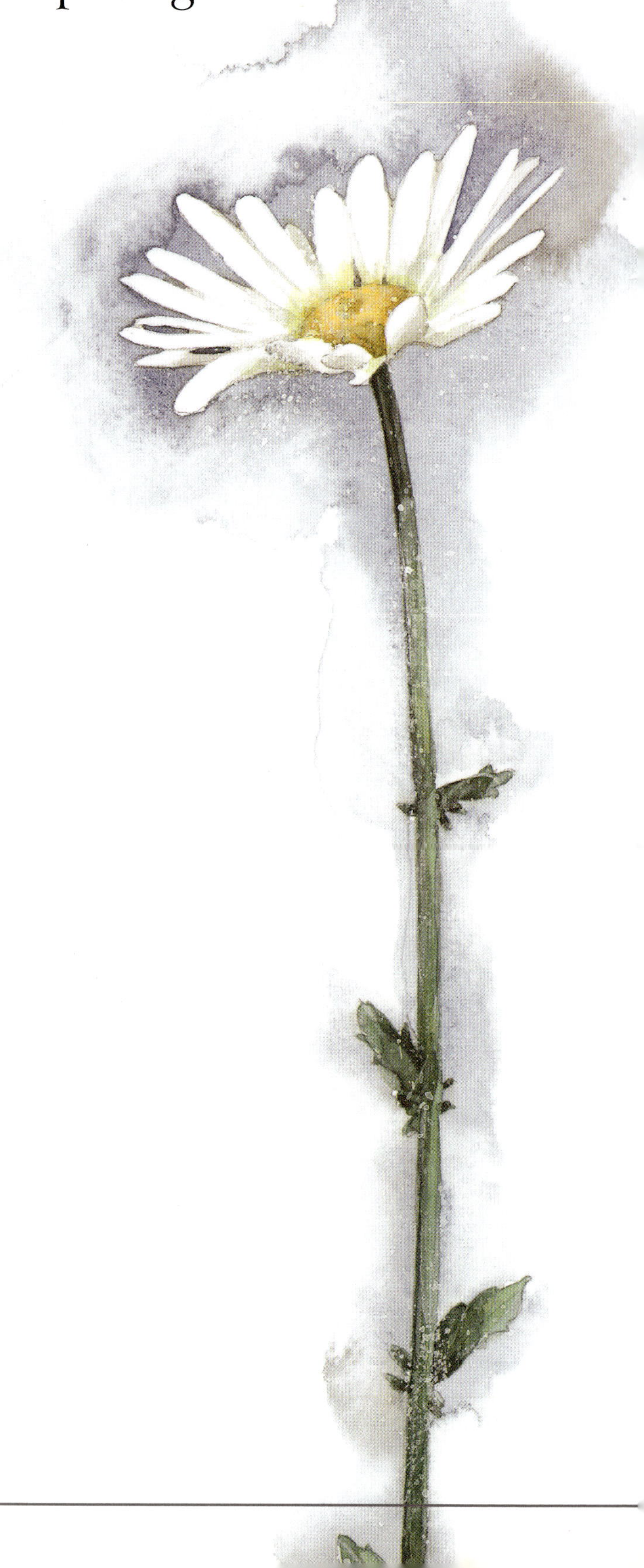

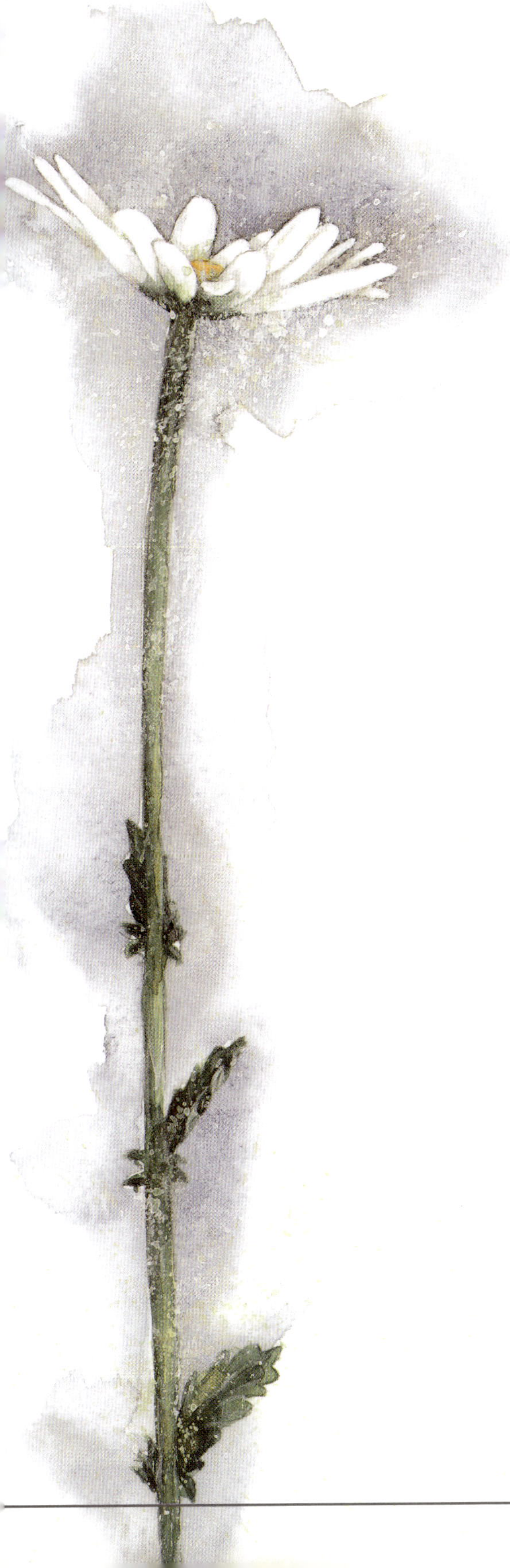

Des souvenirs, encore des souvenirs…

Un espace supplémentaire pour poursuivre
cette conversation entre toi et moi :
des coupures de presse, des remarques personnelles,
un poème que j'aime, une image particulière…

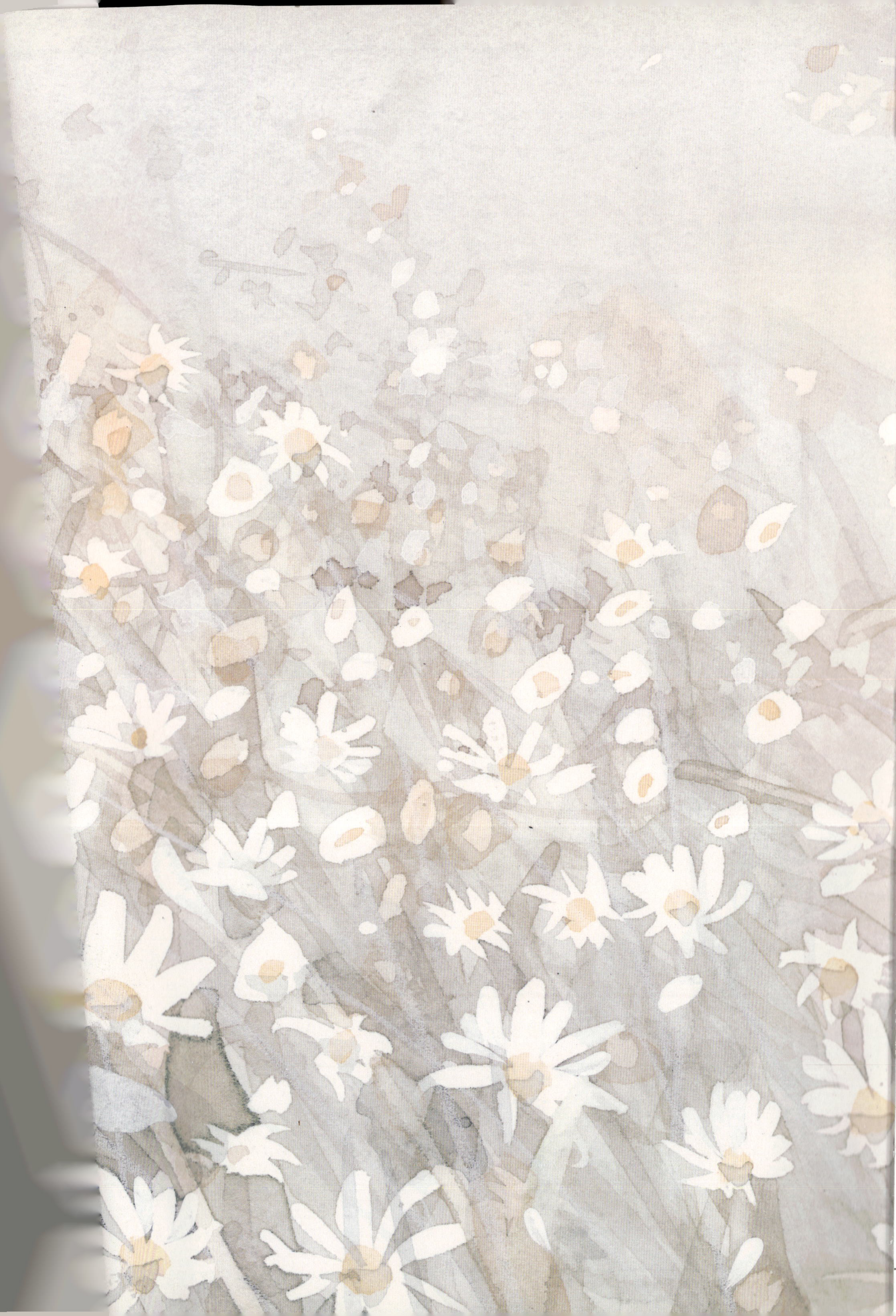

Je te donne tout mon amour, garde-le précieusement.
Qu'il t'accompagne pendant toute ta vie.
Toutes les choses que nous avons vues ensemble,
Toutes les musiques que nous avons écoutées,
Tous les gens que nous avons aimés,
Tous les secrets, tous les fous rires,
Toutes les bêtises que nous avons faites.
Je partagerai ta route
Aussi longtemps qu'il me sera permis de le faire
Et quand viendra le moment de te quitter,
Je te léguerai mes espoirs et la moitié de mon cœur.

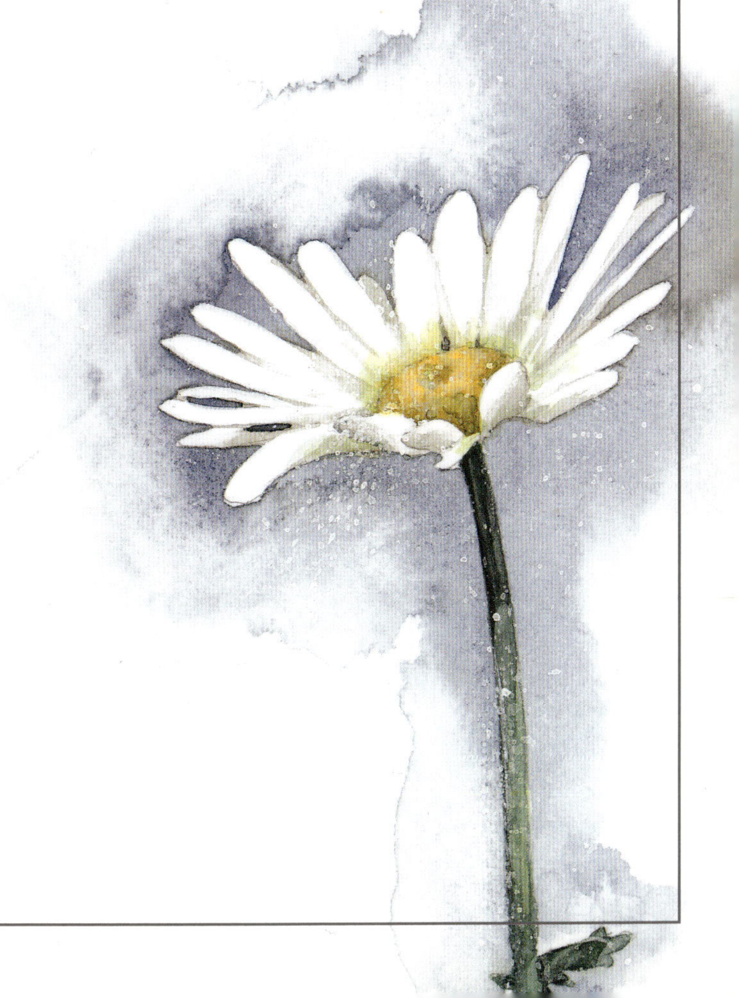

Une lettre rien que pour toi

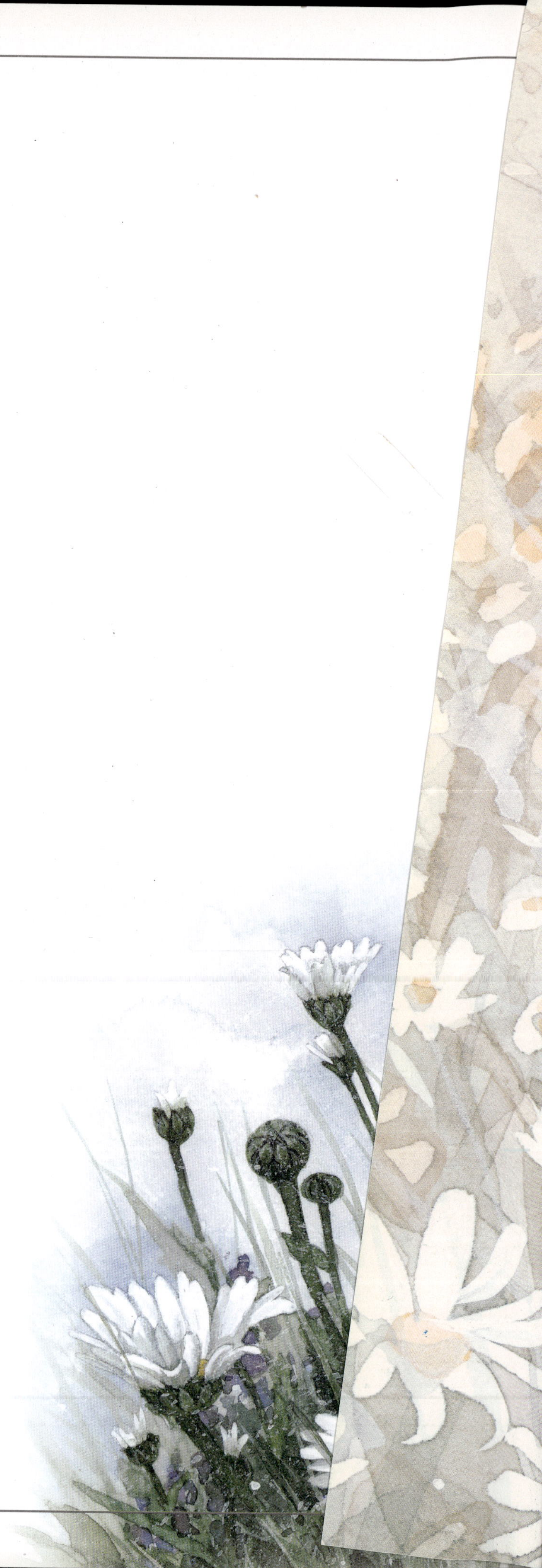

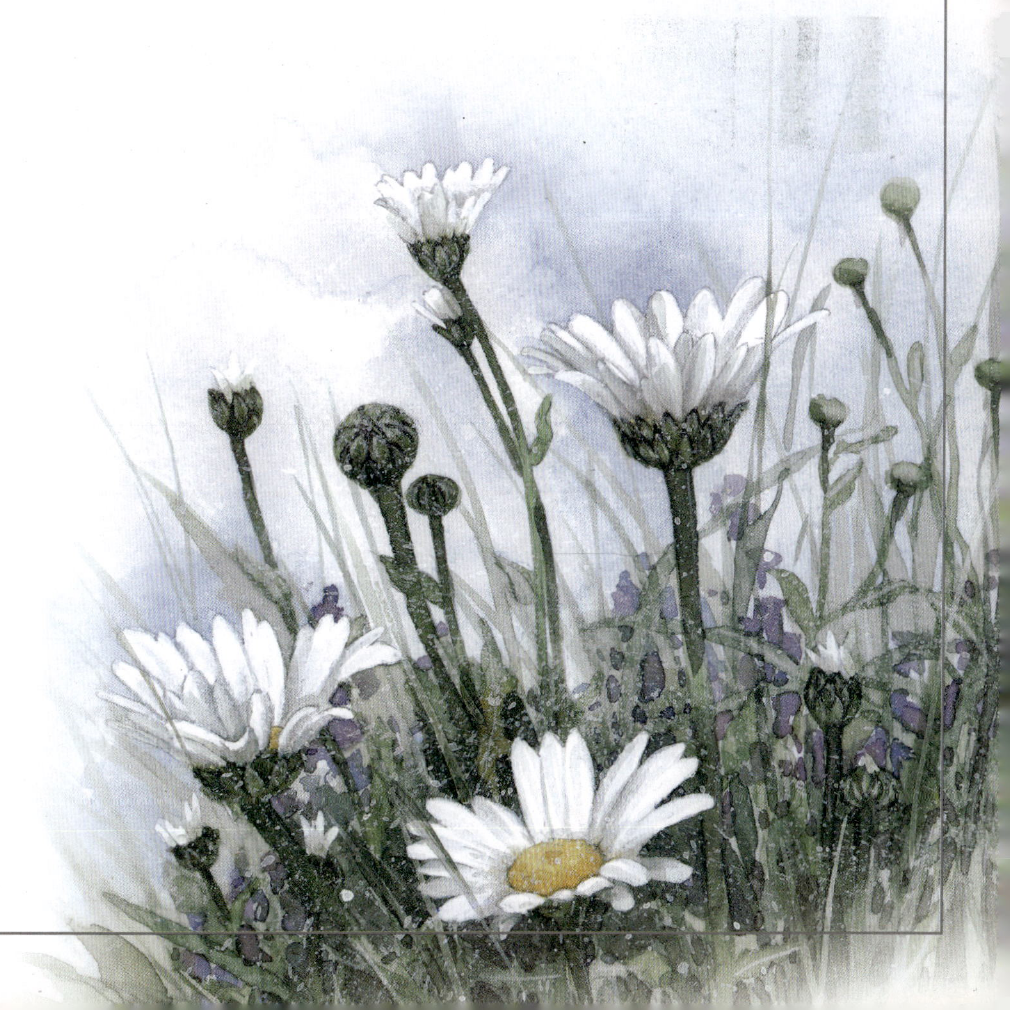

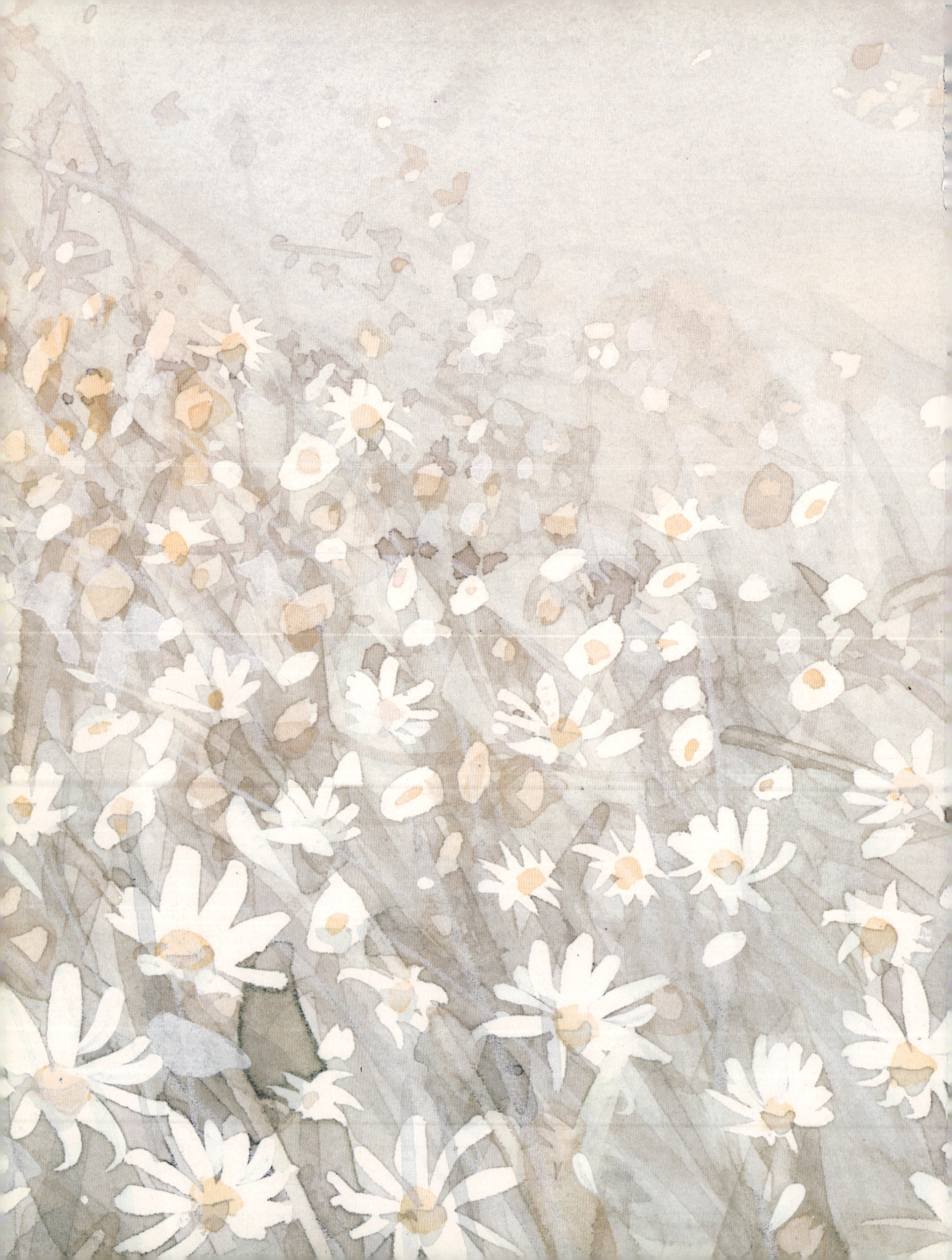

Une lettre rien que pour toi

Je te donne tout mon amour, garde-le précieusement.
Qu'il t'accompagne pendant toute ta vie.
Toutes les choses que nous avons vues ensemble,
Toutes les musiques que nous avons écoutées,
Tous les gens que nous avons aimés,
Tous les secrets, tous les fous rires,
Toutes les bêtises que nous avons faites.
Je partagerai ta route
Aussi longtemps qu'il me sera permis de le faire
Et quand viendra le moment de te quitter,
Je te léguerai mes espoirs et la moitié de mon cœur.

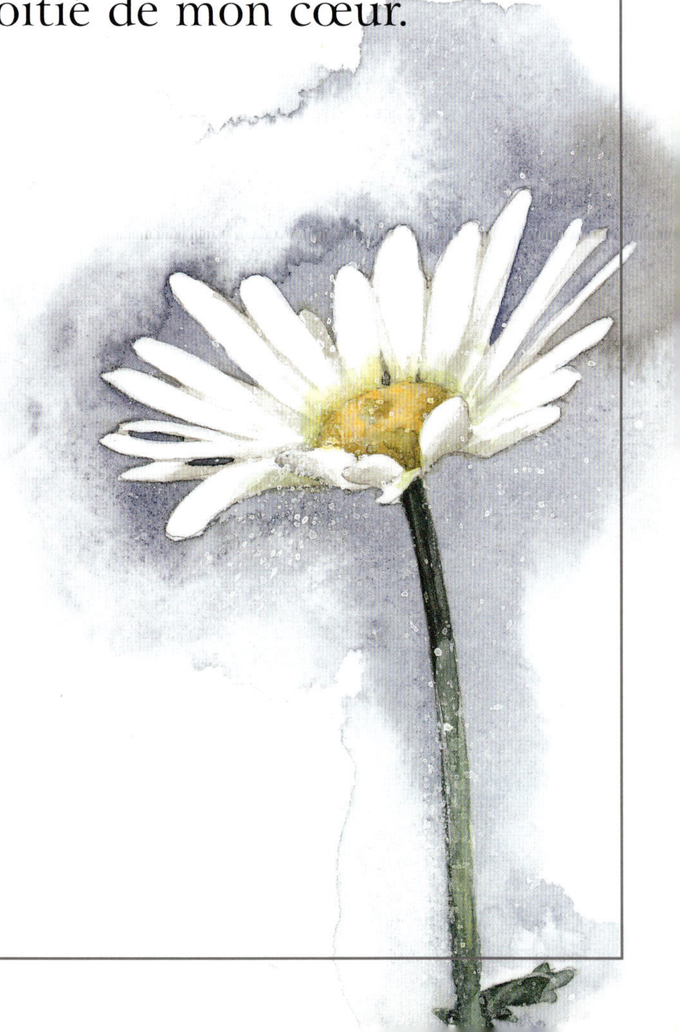

Lehratlas der Mammographie

László Tabár und Peter B. Dean

unter Mitarbeit von Tibor Tot

Deutsche Übersetzung von Ulrich R. Köppen

2., überarbeitete und erweiterte Auflage
mit 547 zum Teil farbigen Abbildungen

Georg Thieme Verlag
Stuttgart · New York

Die Deutsche Bibliothek – CIP-Einheitsaufnahme

Tabár László:
Lehratlas der Mammographie / László Tabár und Peter B. Dean. Unter Mitarb. von Tibor Tot. Dt. Übers. von Ulrich R. Köppen. – 2., überarb. und erw. Aufl.. – Stuttgart ; New York : Thieme, 2002
Engl. Ausg. u. d. T.: Tabár, László: Teaching atlas of mammography

Erste englische Auflage 1983
Zweite englische Auflage 1985
Erste deutsche Auflage 1985
Erste spanische Auflage 1985
Erste italienische Auflage 1986
Erste portugiesische Auflage 1994
Dritte englische Auflage 2001

Autoren

László Tabár, M. D.
Professor
Mammographie-Abteilung
Zentralkrankenhaus Falun
S-79182 Falun/Schweden

Peter B. Dean, M. D.
Professor
Abteilung für Diagnostische Radiologie
Universitäts-Zentralkrankenhaus
SF-20520 Turku/Finnland

Tibor Tot, M. D.
Institut für Pathologie
und Klinische Zytologie
Zentralkrankenhaus Falun
S-79182 Falun/Schweden

Übersetzer

Dipl.-Übers. Dr. med. Ulrich R. Köppen*
Facharzt für Frauenheilkunde
Facharzt für Strahlentherapie
Oberarzt der Radiologischen Klinik
Katharinenhospital/Klinikum Stuttgart
D-70174 Stuttgart

Rüdigerstraße 14,
D-70469 Stuttgart
Unsere Homepage: http://www.thieme.de

Printed in Germany

Umschlaggestaltung: Thieme Verlagsgruppe
Satz: primustype Robert Hurler GmbH, Notzingen
Druck: K. Grammlich, Pliezhausen

ISBN 3-13-666802-2-X 1 2 3 4 5 6

* Anm. d. Übers.: Übersetzen ist oft schwierig. Über eigene Fach- und Sachkompetenz hinaus benötigt man nicht selten den Rat herausragender Spezialisten.
Neben Frau Dr. Anna Gerlach, Ltd. Oberärztin am Radiologischen Institut des Katharinenhospitals/Klinikum Stuttgart, gilt in diesem Zusammenhang mein ganz besonderer Dank dem Pathologen Herrn Prof. Dr. Roland Bässler, Fulda.

Viktória und Arja
gewidmet

Vorwort zur 3. englischen Auflage

Die seit der ersten Auflage verstrichene Zeit ermöglicht nun im Rahmen eines Langzeit-Follow-ups die Ergänzung von Falldarstellungen einiger Patientinnen, bei denen vor 20 Jahren ein Mammakarzinom diagnostiziert wurde und deren Mammogramme in diesem Band enthalten sind. Mehrere Kasuistiken wurden ausgetauscht, um wichtige mammographische Teilaspekte noch besser herauszuarbeiten. Unser Verständnis für Variationen im Bereich der normalen und pathologischen Brustanatomie ist in den zurückliegenden Jahren deutlich gewachsen und dies vor allem auch durch Erkenntnisse, die durch die dreidimensionale Dickschnitthistologie gewonnen werden konnten. Es hat darüber hinaus einige nomenklatorische Veränderungen gegeben, die in diese Auflage integriert wurden. Die Autoren konnten zudem bei dieser Neuausgabe auf gut 15jährige Lehrerfahrung bei der Mammographieausbildung von Kollegen zurückgreifen, was die erheblichen Veränderungen von Text und Bildmaterial gegenüber den früheren Auflagen erklärt.

Enge Zusammenarbeit mit einem erfahrenen Pathologen ist essentiell, wenn der Radiologe die Befunde seiner Patienten besser verstehen lernen will. Unser Dank gilt in diesem Zusammenhang Dr. Tibor Tot, von dem die histopathologischen Bilder dieses Bandes stammen.

László Tabár — Falun, Schweden
Peter B. Dean — Turku, Finnland
September 2000

Vorwort zur 2. englischen Auflage

Dieser Atlas enthält eine systematische Sammlung mammographisch dargestellter gutartiger und bösartiger Brustdrusenveränderungen. Letztere können häufig bereits im Frühstadium, einige in ganz frühen Entwicklungsphasen erfaßt werden. Diese Sammlung reflektiert die typischen im Rahmen eines mammographischen Screenings anzutreffenden Befunde. Es wird davon ausgegangen, daß kleine maligne Veränderungen die Vorstufen größerer, unter Umständen metastasierender Läsionen darstellen. Mit ausreichend früher Entfernung dieser Vorläufer soll ein letztlich zum Tode führendes Karzinomgeschehen durchbrochen werden. Zweifellos führt ein auf hohem Niveau und in ausreichend kurzem zeitlichen Intervall vorgehaltenes Mammographiescreening zur Detektion der meisten Mammakarzinome in einem präklinischen Stadium. Das resultert dann in geringerer Mammakarzinommortalität und weniger verstümmelnden und traumatisierenden Behandlungen, als dies früher der Fall war. Dieses Buch wurde im Vorgriff und Hinblick auf den zu erwartenden Bedarf an versierten Mammographiespezialisten geschrieben. Im Zusammenhang mit einem immer breiter angelegten mammographischen Sreening gehen wir zudem von weiter wachsendem Bedarf an entsprechenden Fachleuten aus.

Diese 2. englische Auflage enthält keine wesentlichen Veränderungen oder zusätzliche Abbildungen. Vielen Kollegen sind wir für konstruktive Kritik dankbar, auf die wir auch mit dieser Neuauflage entsprechend reagieren wollten.

Falun, Schweden — László Tabár
Turku, Finnland — Peter B. Dean
Februar 1986

Einführung

Dieser Atlas soll Radiologen zeigen, wie man Mammogramme analysiert, um so durch entsprechende Interpretation der Befunde zur korrekten Diagnose zu gelangen. Die bebilderten Falldarstellungen decken praktisch das gesamte Spektrum möglicher pathologischer Brustveränderungen ab. Die dargestellten Fälle basieren auf uns zugänglich gemachten Patientenunterlagen sowie unseren ersten 80 000 Screeninguntersuchungen. Diese Neuauflage beinhaltet zudem Ergebnisse und Erkenntnisse aus einem nunmehr 20jährigen Follow-up.
Zwei Grundschritte existieren bei der Auswertung von Mammogrammen, nämlich erstens die Erkennung von Veränderungen sowie zweitens deren Analyse.
Da der größte Nutzen der Mammographie in der Erkennung frühester Brustkrebsstadien liegt, muß jedes Mammogramm systematisch hinsichtlich diskreter Hinweise möglicher Malignität durchgemustert werden. Im vorliegenden Atlas wird in Kapitel 2 eine Methode zur systematischen Analyse von Mammogrammen aufgezeigt. Der Betrachter wird dann anhand einer ganzen Reihe von Mammogrammen mit zunächst unklaren Veränderungen in diese Methode praktisch eingeführt. Mit Hilfe eines Koordinatensystems lassen sich die Läsionen präzise lokalisieren. Die Technik der Detektion solcher pathologischer Prozesse wird in allen Abschnitten dieses Bandes geübt. Nach Entdeckung einer Veränderung im Mammogramm läßt sich die Diagnose durch sorgfältige Analyse der röntgenologischen Charakteristika finden. Zusätzliche Projektionen, entsprechende Tubuskompression und Ausschnittvergrößerungen helfen bei der jeweiligen Analyse und Wertung.
Anstatt die Diagnose an den Anfang zu stellen, um dann typische Befunde zu präsentieren, soll mit diesem Atlas aufgezeigt werden, wie man durch Analyse des Bildes und entsprechende Interpretation mammographischer Charakteristika zur richtigen Diagnose gelangt. Voraussetzung für die Erkennung und Beurteilung solcher typischen mammographischen Zeichen sind eine optimale Technik, entsprechende anatomische Kenntnisse und das Erfassen und Verstehen pathologischer Prozesse, die ihren Niederschlag in den unterschiedlichsten mammographischen Erscheinungsbildern finden.
Brustdrüsenveränderungen umfassen eine extrem heterogene Gruppe von Läsionen. Und es kann kaum erwartet werden, mit einem einzelnen bildgebenden Verfahren alle benignen und malignen Veränderungen in gleicher Trennschärfe erfassen zu können.
Aus dieser Erkenntnis heraus wurden in den vergangenen zwei Jahrzehnten ergänzende bildgebende Methoden und interventionelle Verfahren entwickelt, um Sensitivität und diagnostische Genauigkeit bei der Beurteilung von Mammaläsionen zu verbessern. Mit der wachsenden Zahl zunehmend verfeinerter Diagnostika hat die Notwendigkeit einer sorgfältigen mammographischen Analyse und Interpretation keineswegs an Bedeutung verloren. Im Gegenteil. Eine sorgfältige Analyse auch diskreter mammographischer Zeichen hilft dem Radiologen bei der Auswahl eines oder mehrerer zur Diagnosefindung unter Umständen zusätzlich einzusetzender bildgebender oder interventioneller Verfahren.

Inhaltsverzeichnis

1 Anatomie der Brustdrüse

Der folgenden Darstellung liegen die Arbeiten von Wellings (48, 49, 50) und Azzopardi (4) zugrunde. Beide haben wesentlichen Anteil an der Aufklärung anatomischer Strukturen der Brustdrüse.
Aus anatomischer Sicht läßt sich die Brustdrüse in folgende strukturelle Einheiten unterteilen:

Drüsenlappen (Abb. I): Die menschliche Brust weist 15–18 Drüsenlappen auf. Zu jedem Drüsenlappen gehört ein in die Brustwarze mündender Hauptausführungsgang.

Terminale duktale lobuläre Einheit (TDLE) (Abb. II-IV): Die Hauptausführungsgänge zweigen sich auf und bilden schließlich die terminale duktale lobuläre Einheit, die aus dem endständigen extralobulären Gang und dem Drüsenläppchen besteht (48).

Drüsenläppchen: Der endständige intralobuläre Gang sowie kleinere, von einem speziellen, lockeren intralobulären Bindegewebe umgebene Gangsysteme bilden ein Drüsenläppchen (Abb. II). Abhängig von der jeweiligen Nomenklatur entsprechen diese kleinen Gänge bisweilen den Azini (4).
Die endständigen extralobulären und intralobulären Gänge lassen sich durch zwei Charakteristika voneinander unterscheiden:
- Der endständige extralobuläre Gang ist von elastischem Gewebe umgeben, was für den endständigen intralobulären Gang und kleinere Gänge nicht zutrifft.
- Der endständige extralobuläre Gang ist von zylindrischem Endothel ausgekleidet, während der endständige intralobuläre Gang kubische Zellen aufweist (4).

Solche anatomischen Details sind insofern von Bedeutung, als bestimmte Brustdrüsenerkrankungen anatomisch unterschiedliche Ausgangspunkte aufweisen können (4, 50):

Größere Milchgänge und deren Verzweigungen:
a) Das benigne Papillom und maligne papilläre Tumoren haben ihren Ursprung vornehmlich in größeren Gängen bzw. Gangabschnitten.
b) Die Duktektasie stellt primär eine Erkrankung der Ausführungsgänge dar.

Terminale duktale lobuläre Einheit (TDLE): Nach Wellings (50) ist die terminale duktale lobuläre Einheit von zentraler Bedeutung als Ausgangspunkt für:
a) das duktale Carcinoma in situ,
b) das lobuläre Carcinoma in situ,
c) das infiltrierende duktale Karzinom,
d) das infiltrierende lobuläre Karzinom,
e) das Fibroadenom,
f) die meisten Komponenten des fibrozystischen Formenkreises (Zysten, apokrine Metaplasie, verschiedene Formen der Adenose, Epitheliose).

„Wir sind der Überzeugung, daß präkanzeröse Formen epithelialer Hyperplasien von der TDLE ausgehen bzw. vom jeweiligen Gangabschnitt, möglicherweise von beiden. Größerlumige Gänge kommen wohl als Ausgangspunkte für präkanzeröse oder kanzeröse Entwicklungen nicht in Frage" (50).
„Intraduktale proliferative Veränderungen betreffen hauptsächlich endständige Gänge an der Stelle, an der die elastische Umhüllung des jeweiligen Gangs aufhört, und der Gang in das Drüsenläppchen eintritt" (10).

g) Zysten nehmen ihren Ursprung in den Drüsenläppchen. Sie sind von unterschiedlicher Größe und können bis zu mehreren Zentimetern Durchmesser aufweisen. Eine apokrine Umwandlung des lobulären Epithels führt zu verstärkter Flüssigkeitssekretion. Ein Verschluß des terminalen lobulären Ganges – entweder von außen durch fibrotische oder von innen durch andere Prozesse (sog. intraduktale epitheliale Proliferation) – führt zur Erweiterung und Umwandlung des Läppchens in eine Spannungszyste (4) (Abb. X).

Begriffserläuterungen:
Adenose (Abb. V-VI): Die glandulären Strukturen proliferieren, was zur Neubildung von kleineren Gangsystemen und Läppchen führt.
Epitheliose: Die Epithelzellen proliferieren innerhalb bestehender Gänge und Läppchen.
Fibrozystische Veränderungen (Zystische Hyperplasie, Mastopathia fibrocystica) (Abb. IX A-B): Hierzu zählen epitheliale Zysten, Fibrose, apokrine Metaplasie, verschiedene Formen von Adenose und Epitheliose.

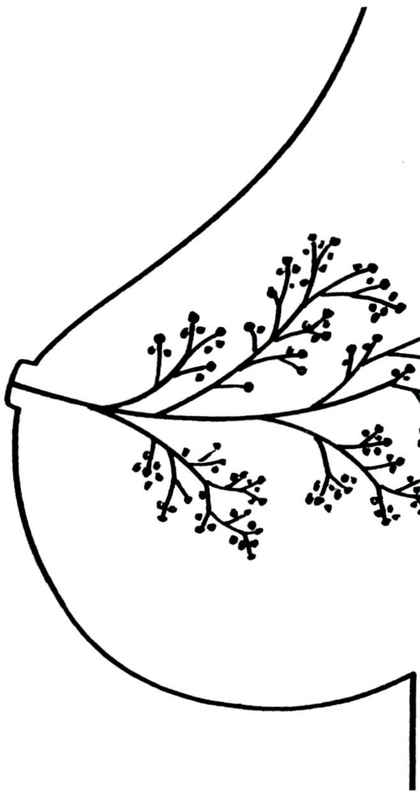
Abb. I: Schematische Darstellung der Brust mit einzelnem Drüsenläppchen.

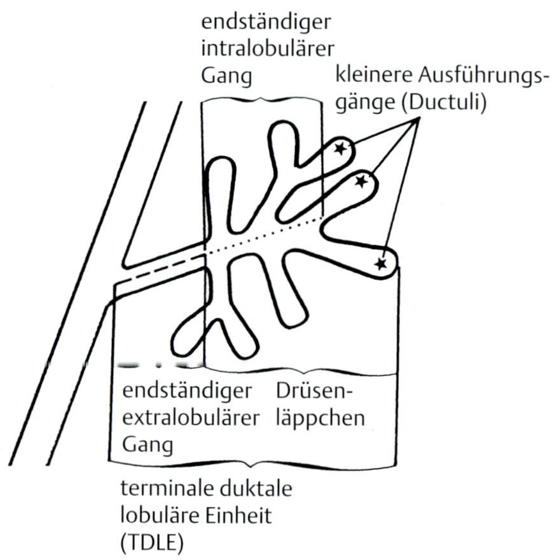

Abb. II: Schematische Darstellung der terminalen duktalen lobulären Einheit (nach Wellings).

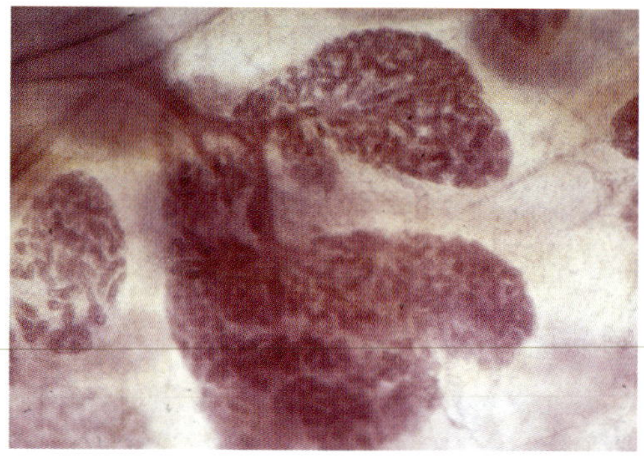
Abb. III: Dickschnittpräparat mit mehreren terminalen duktalen lobulären Einheiten (TDLEs).

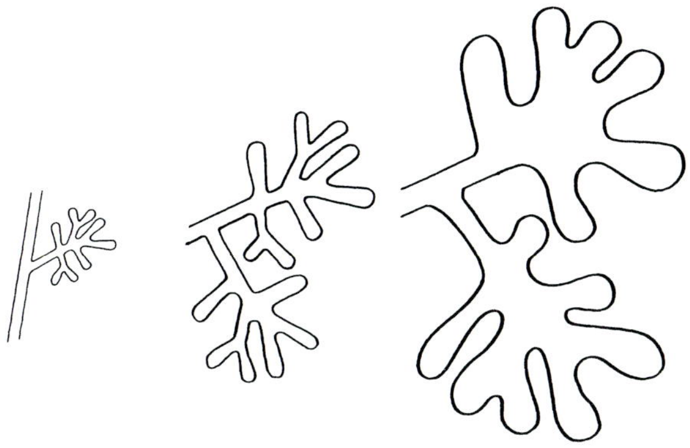

Abb. V: Entwicklungsstadien der Adenose.

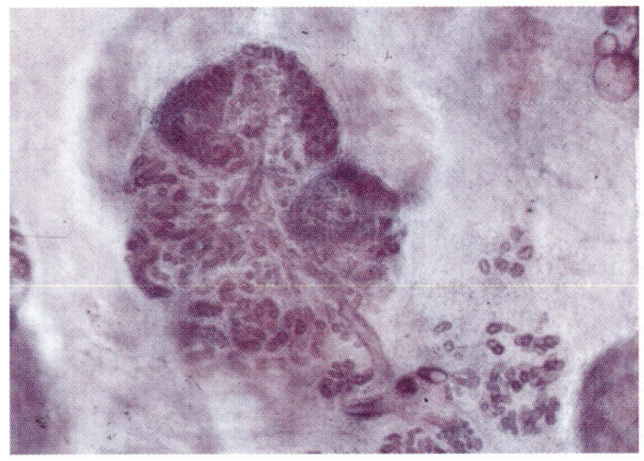

Abb. VI: Dickschnittpräparat einer Adenose mit Proliferation und Hypertrophie der TDLE.

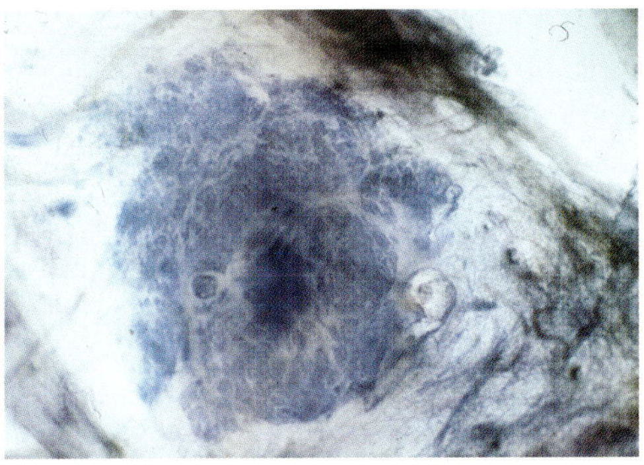

Abb. VII: Dickschnittpräparat einer sklerosierenden Adenose ohne Verkalkungen.

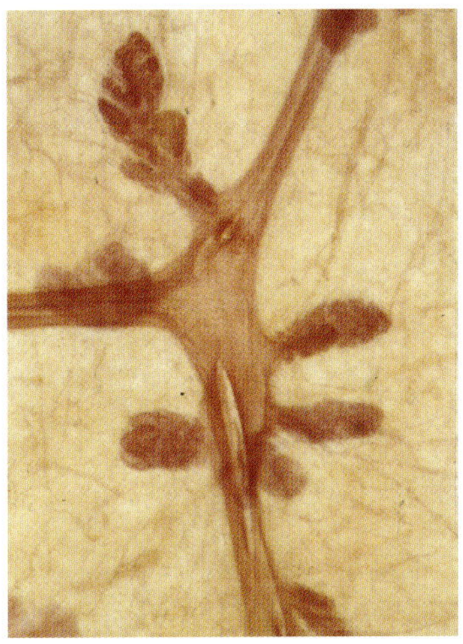

Abb. IV: Dickschnittpräparat eines sog. subsegmentalen, also proximalen größeren Gangsegmentes und normaler TDLEs. Ausgangsort pathologischer Veränderungen.

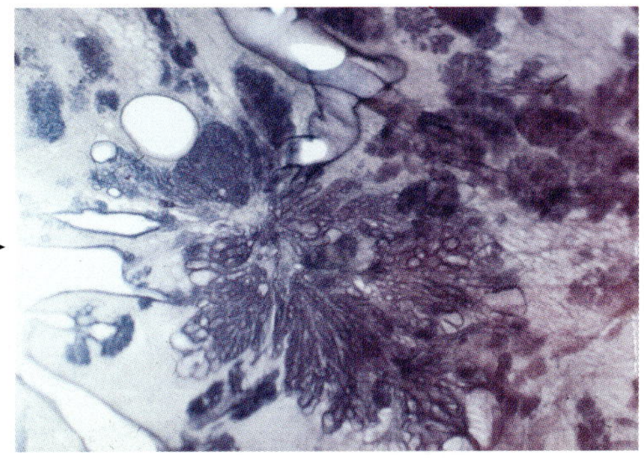

Abb. VIII: Dickschnittpräparat einer radiären Narbe.

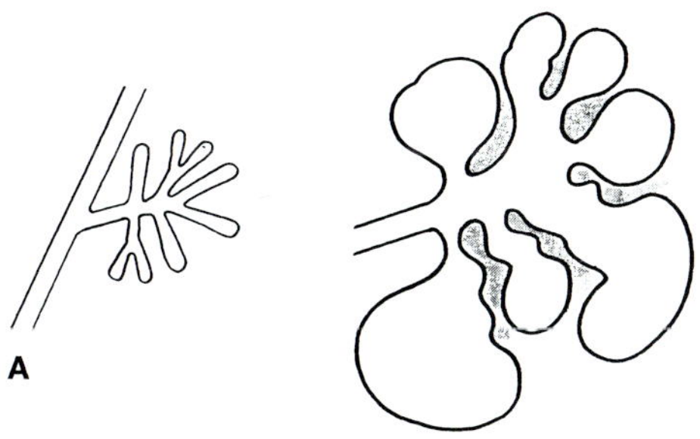

Abb. IX A: Fibrozystische Veränderungen i. S. einer zystischen Hyperplasie.

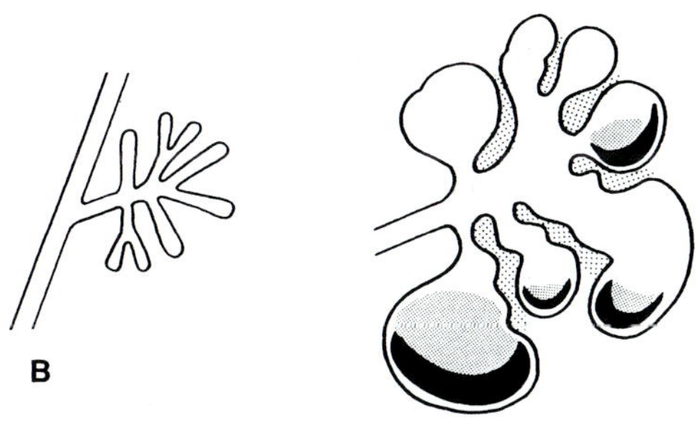

Abb. IX B: Entwicklung einer zystischen Hyperplasie mit Kalkeinlagerungen.

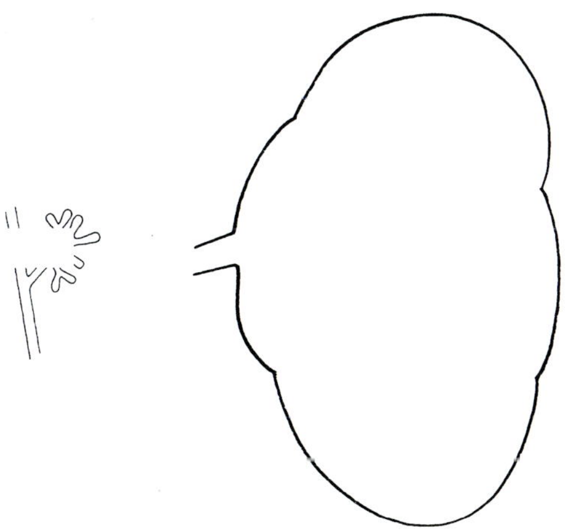

Abb. X: Umwandlung eines Drüsenläppchens und des proximalen Gangsegmentes in eine Spannungszyste.

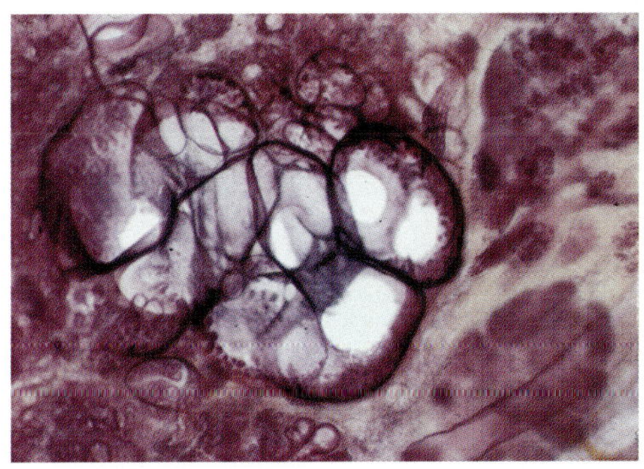

Abb. XI: Dickschnittpräparat einer mehrkammerigen, von regelrecht ausgebildeten TDLEs umgebenen Zyste.

2 Systematische Betrachtung von Mammogrammen

Ein genauer Vergleich von linker und rechter Brustdrüse ermöglicht eine wesentliche bessere Detektion struktureller Asymmetrien. Wie nachfolgend noch gezeigt werden soll, kann die Wahrnehmung bzw. Feststellung feinster Veränderungen noch durch sequentielle Betrachtung einzelner begrenzter Abschnitte des Mammogramms gesteigert werden.

Abdecktechnik:

a) Horizontales Abdecken: kaudale (Abb. XIII) und kraniale (Abb. XIV) Bildansicht,
b) schräges Abdecken: kraniale (Abb. XV) und kaudale (Abb. XVI) Bildansicht.

Ziel ist es:

a) **asymmetrische Verdichtungen** im Parenchym (Abb. XIV-XVI) zu entdecken, ferner
b) **Störungen in der Gewebsarchitektur** (Abb. XVII) sowie andere
c) **Veränderungen im Bereich der Parenchymkonturen** mit Phänomenen wie z. B. der Retraktion (Abb. XVIII A-B und XIX A), dem „Zeltzeichen“ (Abb. XVIII C-G) und der Protrusion (Abb. XIX B) auszumachen und schließlich
d) **Verkalkungen** zu erkennen.

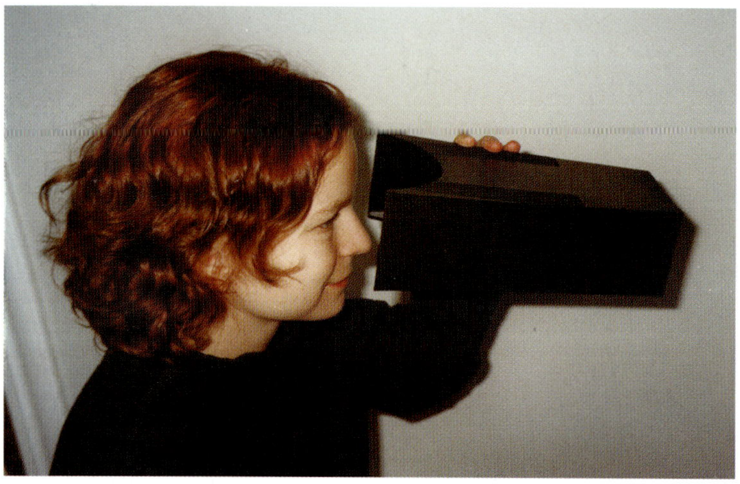

Abb. XII: Kleine und/oder gering kontrastierte mammographische Veränderungen lassen sich mit einem einfachen, Fremdlicht weitgehend ausschaltenden Betrachter deutlich besser erkennen.

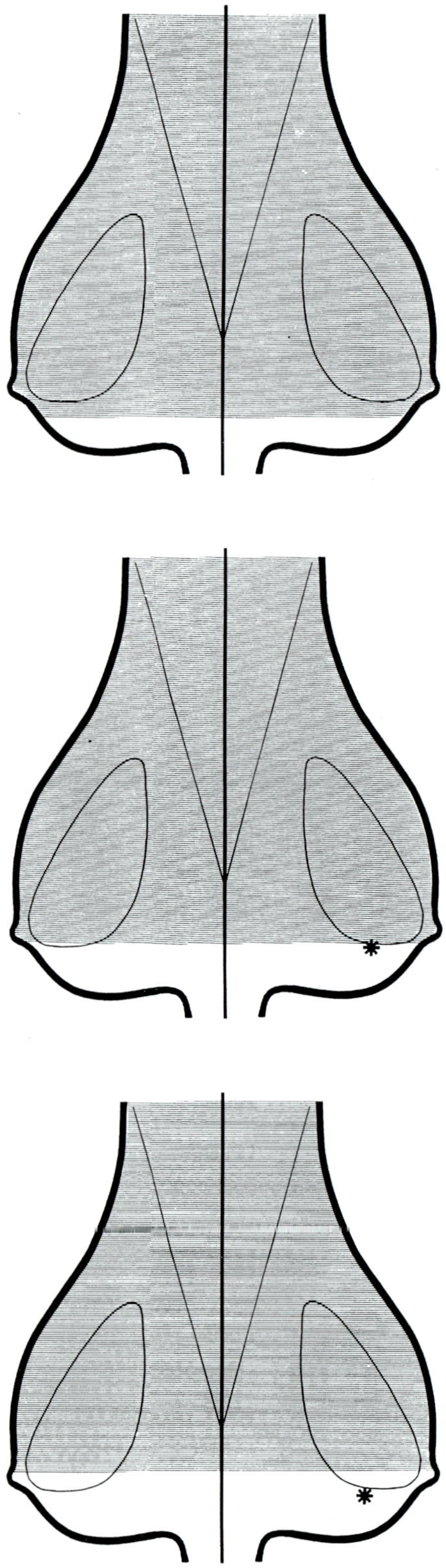

Abb. XIII: Horizontales Abdecken des Mammogramms, kaudale Bildansicht. Das schrittweise horizontale Abdecken erleichtert den wechselseitigen Vergleich entsprechender Brustdrüsenpartien. Der schattierte Bereich wird mit einer geeigneten Betrachtungseinrichtung (vgl. Abb. XII) oder einer nicht durchscheinenden Blende aus Karton, Papier oder Film abgedeckt, welche man dann langsam nach kranial wandern läßt, um so die kaudale Mammabegrenzung freizugeben.

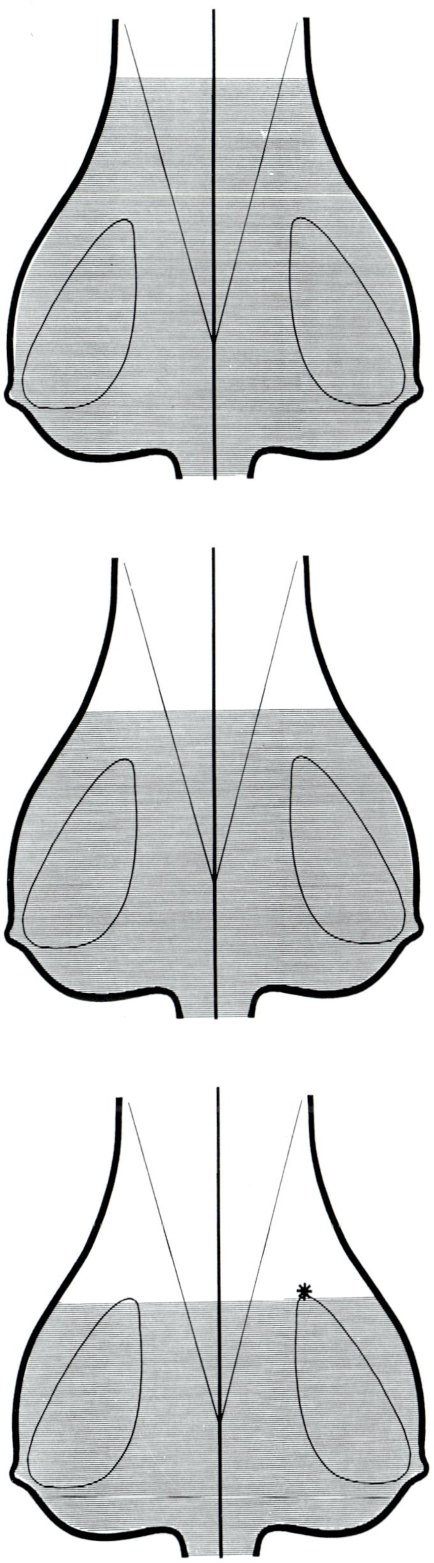

Abb. XIV A: Horizontales Abdecken, kraniale Bildansicht. Mammogramme der rechten und linken Brust sind in ihrer mediolateralen (bzw. lateromedialen) Schrägprojektion zu sehen. Das schrittweise horizontale Abdecken erleichtert den Vergleich einander entsprechender Brustdrüsenbereiche.

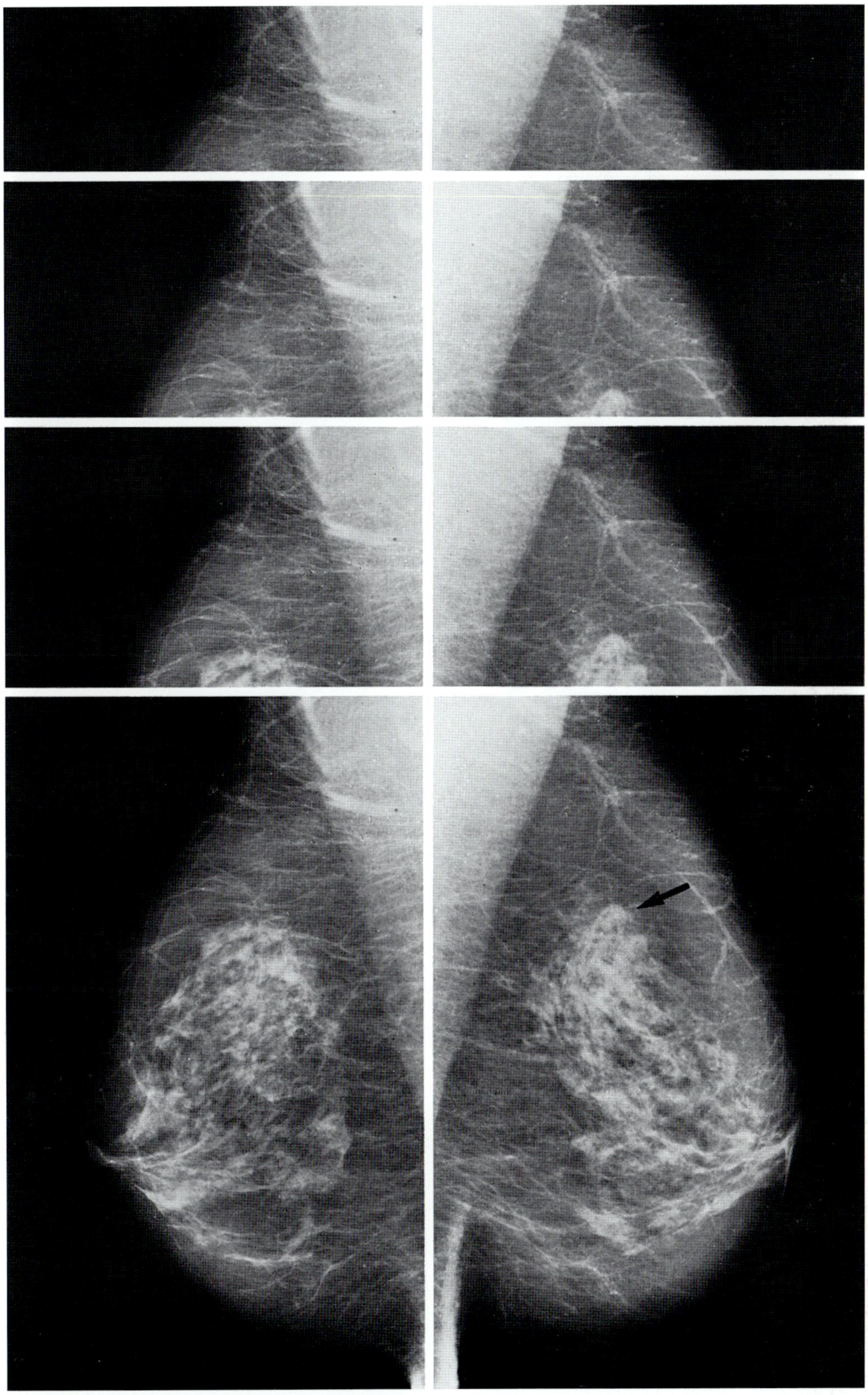

Abb. XIV B: Horizontales Abdecken, kraniale Ansicht, veranschaulicht an den mediolateralen Schrägprojektionen des Falls 72. Pfeilmarkierung der suspekten Läsion.

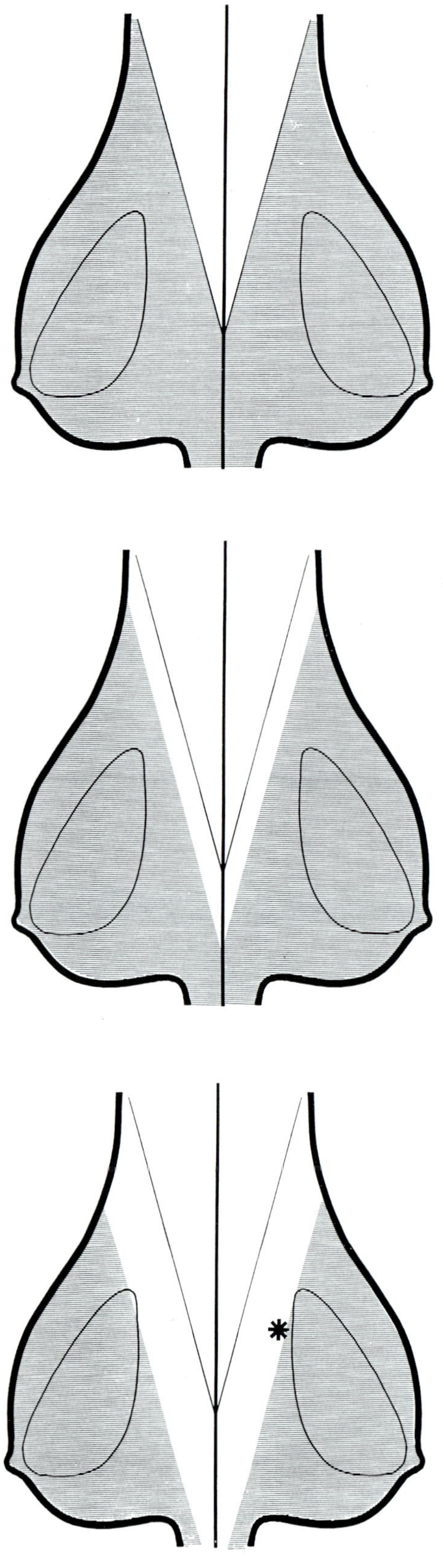

A

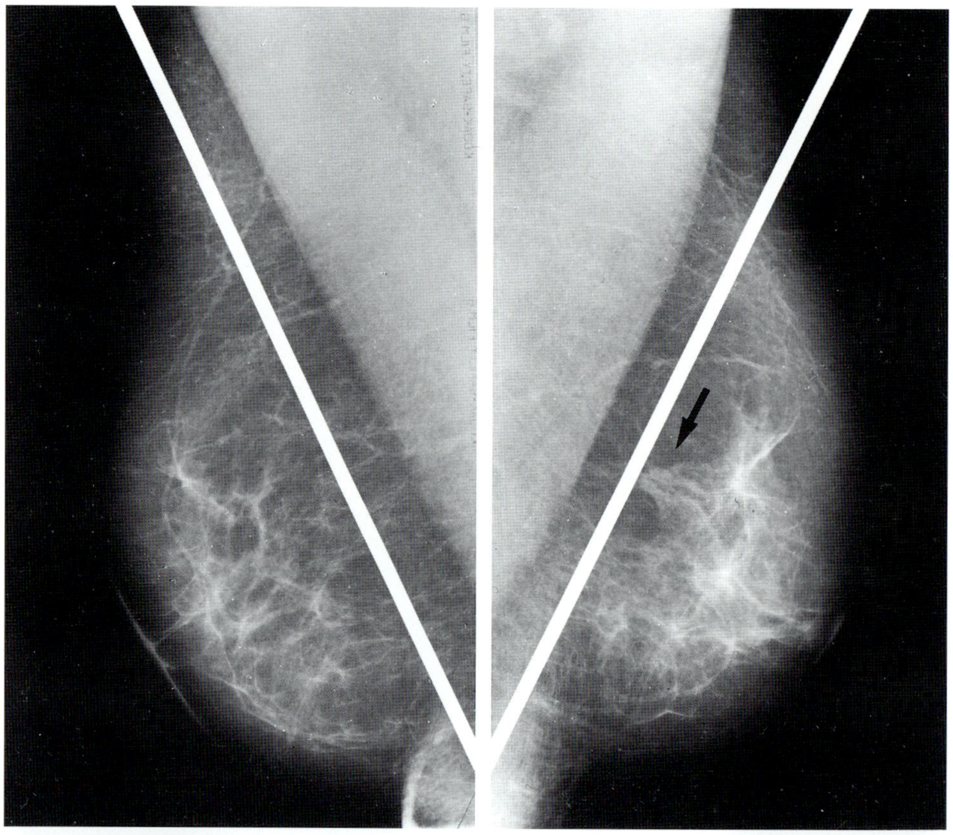

B

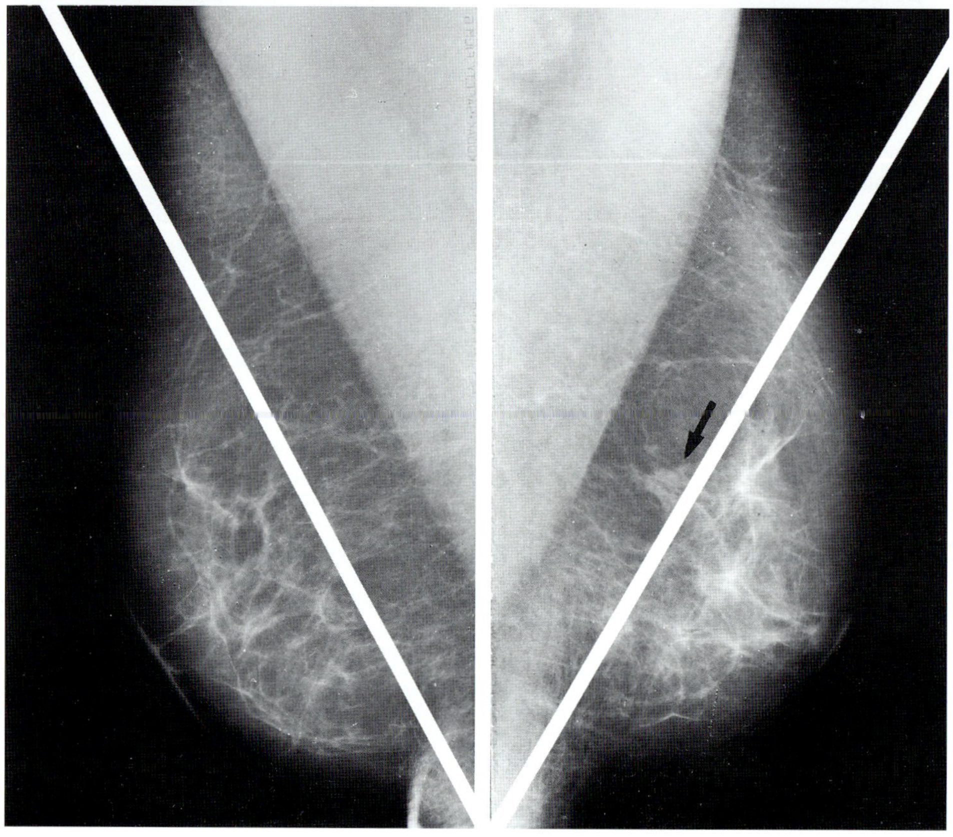

C

Abb. XV A: Schräges Abdecken, kraniale Bildansicht. Abwechselnd werden die korrespondierenden Abschnitte der linken und rechten Mamma mit Hilfe des Betrachters (vgl. Abb. XII) durchgemustert. Rechte und linke Mamma sind in der mediolateralen (bzw. lateromedialen) Schrägprojektion zu sehen. Es wird zunächst entlang der Pektoralisgrenze abgedeckt. Symmetrisches schrittweises Abdecken entlang der Muskelgrenze erleichtert den Vergleich einander entsprechender Partien der beiden Mammogramme. Dies wird in Abb. XV B (Fall 74) demonstriert. Schräges Abdecken von kranial erweist sich auch für die Interpretation der Fälle 76, 78 und 82 außerordentlich nützlich. Pfeilmarkierung der suspekten Läsion.

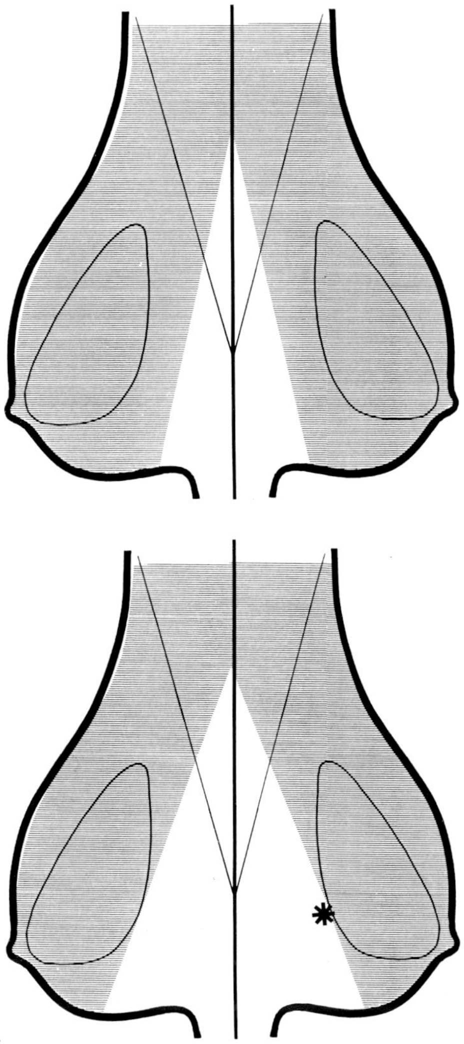

A

Abb. XVI A: Schräges Abdecken, kaudale Bildansicht. Die beiden Abdeckvorrichtungen werden dabei schrittweise nach außen rotiert, um einander entsprechende Brustareale leichter vergleichen zu können.

Abb. XVI B, C: Schräges Abdecken, kaudale Bildansicht am Beispiel von zwei Mammogrammen. Pfeilmarkierung ein und derselben suspekten Läsion.

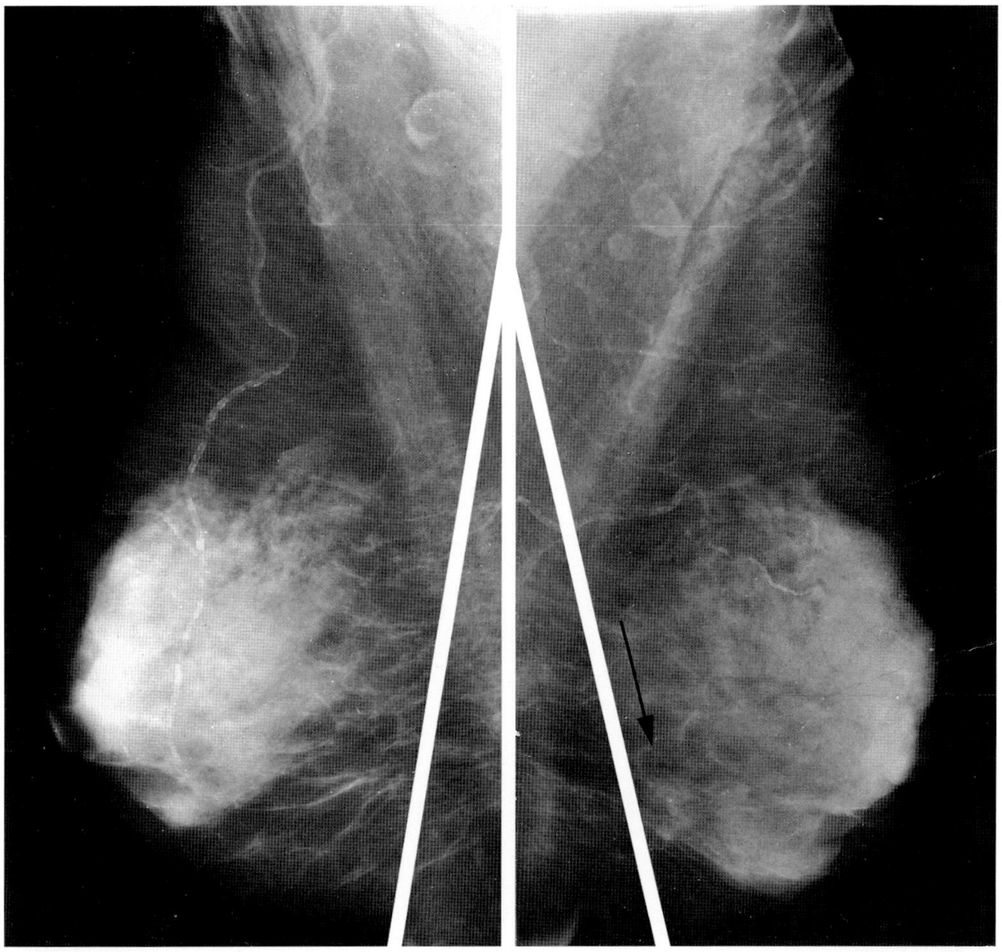

B

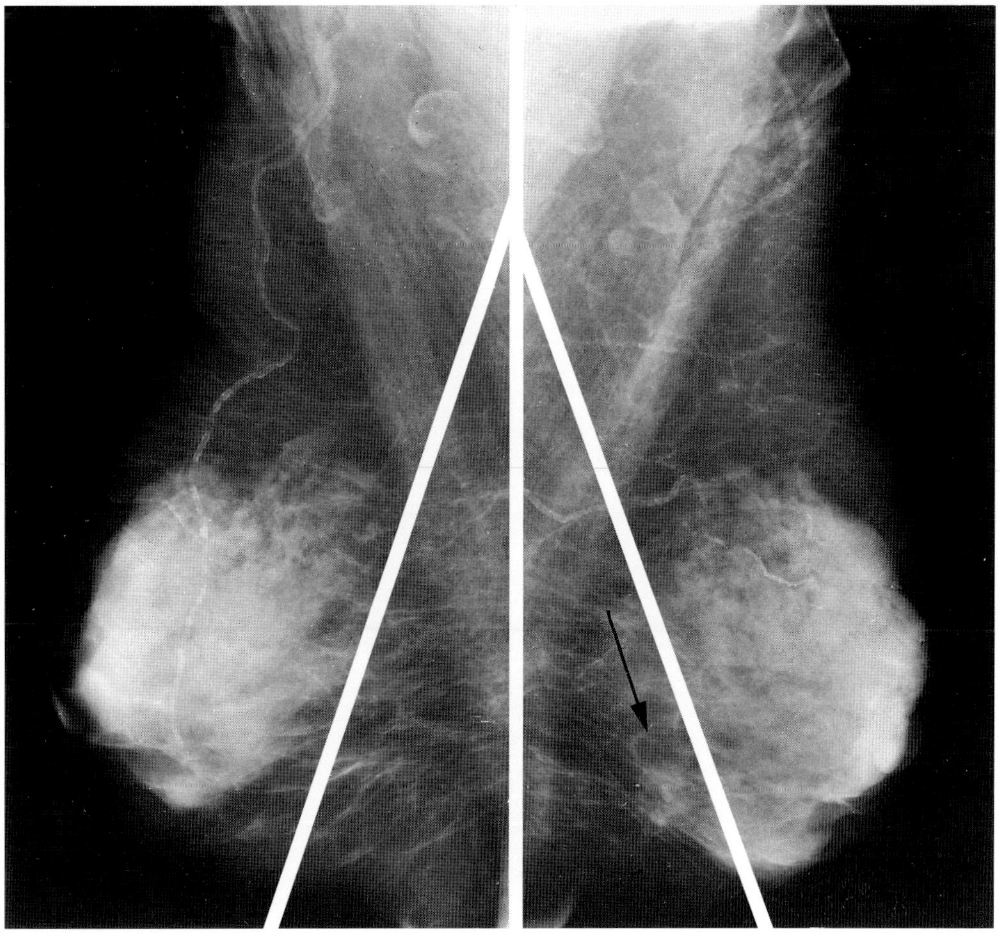

C

Abb. XVII A: Schematische Darstellung einer Parenchymverzeichnung. Asymmetrien innerhalb des Parenchyms, z. B. lokale Verdichtungen oder Störungen der Gewebsarchitektur, sind bisweilen die einzigen mammographischen Zeichen, die zur Detektion sternförmiger Läsionen führen. Der systematische Vergleich korrespondierender Mammaareale ist Voraussetzung, um solche feinsten pathologischen Veränderungen erfassen zu können.

Abb. XVII B: Mammogramm der rechten und linken Brust in mediolateraler Schrägprojektion. Ein sternförmiger Prozess in der rechten Mamma ist entsprechend markiert.

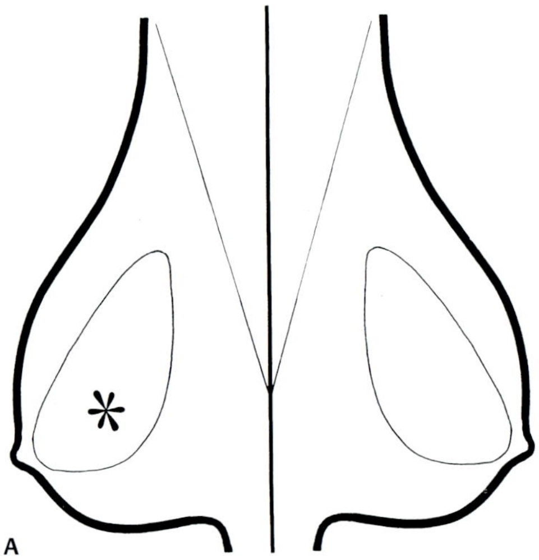

A

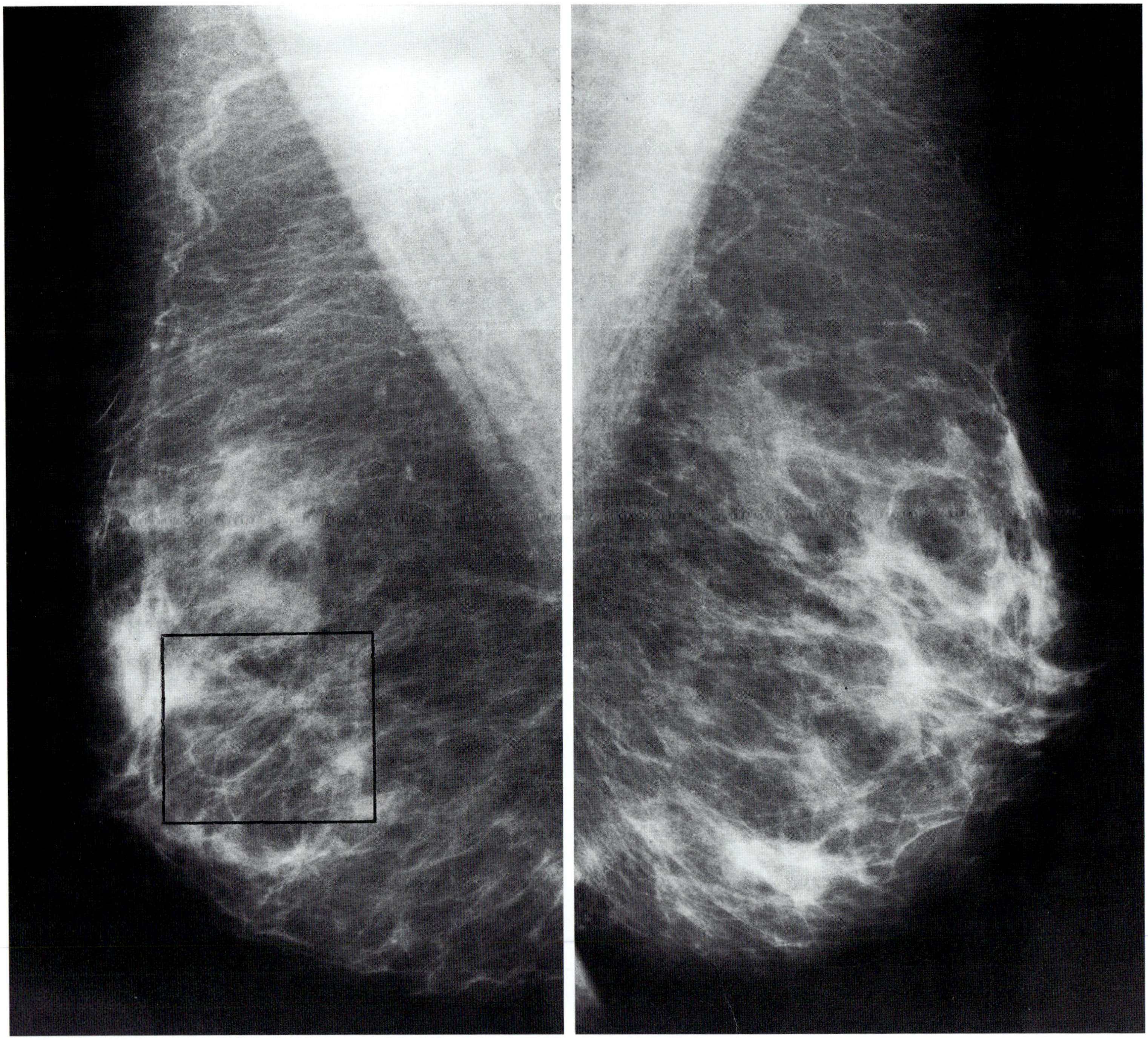

B

4 Zirkuläre/ovale pathologische Veränderungen

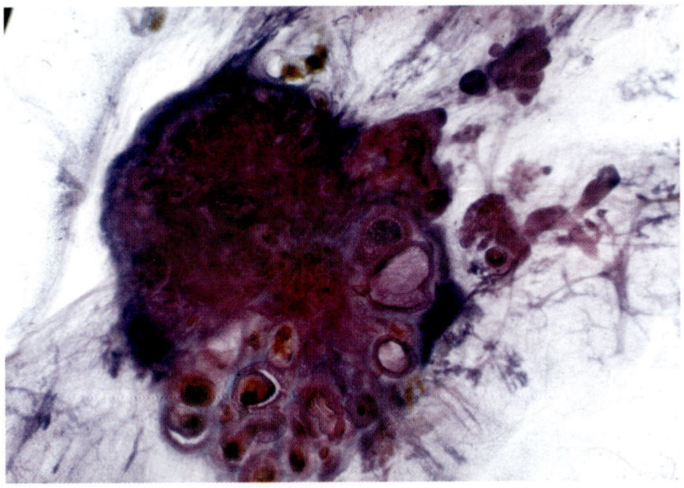
Invasives duktales Karzinom mit begleitender In-situ-Komponente.

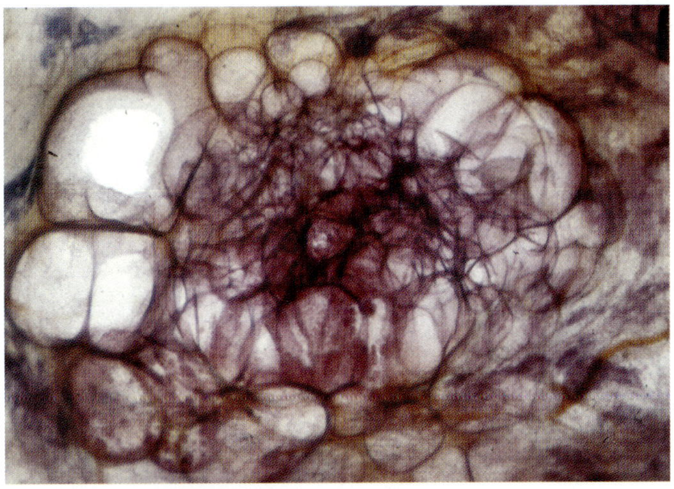
Mehrkammerige Spannungszyste.

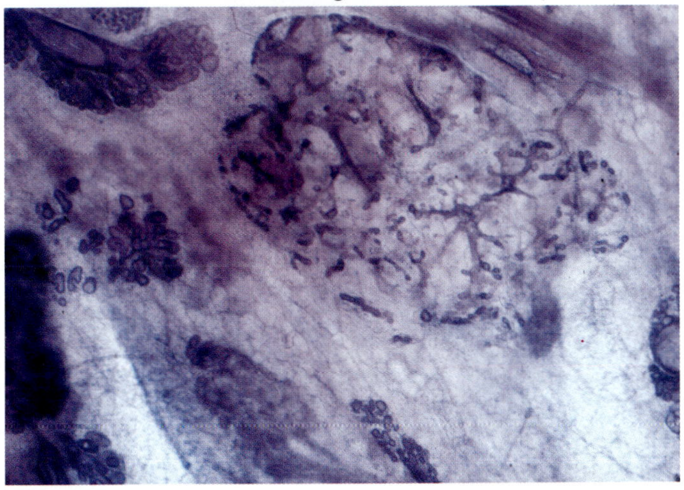
Fibroadenomatöse Läsion.

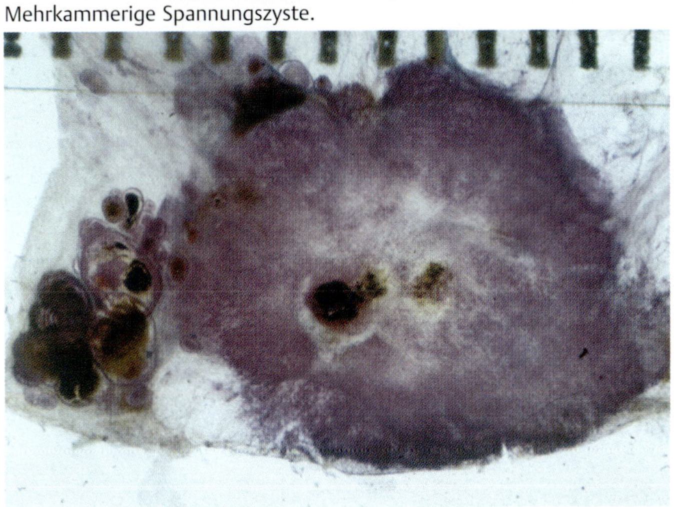
Invasives Karzinom mit zentraler Fibrose.

Diese umschriebenen Prozesse lassen sich mehr oder weniger gut abgrenzen. Sie imponieren kreisförmig, ovalär oder gelappt und können einzeln oder multipel auftreten.
Werden neben der umschriebenen Veränderung Kalzifikationen beobachtet, sollte der jeweilige pathologische Prozeß unabhängig von diesen Kalkherden analysiert werden. Die beiden analysierten Merkmale werden dann gemeinsam betrachtet. Mit den folgenden vier Analyseschritten gelangt man rasch zur mammographischen Diagnose:

Analyse von	1. *Kontur* a) scharf begrenzt – Halozeichen – Kapselphänomen (Randzeichen) b) unscharf begrenzt 2. *Schattendichte*	primäre mammographische Merkmale
	3. *Form, räumliche Anordnung* 4. *Größe*	sekundäre mammographische Merkmale

Primäre mammographische Merkmale bei der Diagnose zirkulärer/ovaler pathologischer Veränderungen

A) Halozeichen oder Kapselphänomen: nachweisbar oder nicht nachweisbar?

Beim *Halozeichen* handelt es sich um einen schmalen röntgendurchlässigen Ring bzw. Teil eines randständigen, einen pathologischen Prozeß umschließenden Rings, der typischerweise bei gutartigen, größer werdenden, umschriebenen Tumoren beobachtet wird (Fälle 17, 21, 49, 50, 52, 53, 56).
Unter *Kapselphänomen* (Randzeichen) versteht man eine dünne gebogene und schattengebende Linie, die nur dann zu beobachten ist, wenn die entsprechend umrandete Veränderung Fettgewebe enthält (Fälle 1, 3, 4, 5).
Sowohl Halozeichen als auch Kapselphänomen kommen typischerweise bei gutartigen Tumoren vor, d. h., daß das Vorhandensein dieser Charakterisika fast immer auf Benignität des entsprechenden Prozesses schließen läßt. Abweichend hiervon lassen sich nur drei seltene Ausnahmen anführen – maligne Läsionen –, die auch ein Halozeichen aufweisen können:
- das intrazystische Karzinom,
- das papilläre Karzinom,
- das sich innerhalb eines Fibroadenoms entwickelnde Karzinom (Fall 103).

Erläuterungen

a) Da der Nachweis eines Halozeichens Rückschlüsse auf die Dignität der Läsion zuläßt, sollte danach im Rahmen zusätzlicher Projektionen gesucht werden, insbesondere auch mit Hilfe der Tubuskompressionstechnik.
b) Zysten und Fibroadenome stellen die häufigsten umschriebenen Veränderungen dar. Ein leicht auszumachendes, augenscheinliches Halozeichen, welches einen großen Teil oder die gesamte Läsion umgibt, ist ein typisches Merkmal der Zysten.
Weitere differentialdiagnostische Hilfen: Zysten finden sich vornehmlich bei der perimenopausalen Patientin, während Fibroadenome häufiger bei jungen Frauen anzutreffen sind. Zysten sind bei der Palpation oft druckschmerzhaft, Fibroadenome hingegen nicht.
c) Wird ein Kapselphänomen beobachtet, so kommt diesem die gleiche diagnostische Bedeutung zu wie einem Halozeichen.
d) Die Beurteilung der Schattendichte einer zirkulären/ovalen Läsion sollte immer einhergehen mit der Suche nach einem Halozeichen oder Kapselphänomen.
e) Die Mammasonographie stellt in Verbindung damit die wichtigste nichtinvasive Methode zur Beurteilung zirkulärer/ovaler pathologischer Veränderungen dar.

B) Schattendichte der zirkulären/ovalen pathologischen Veränderungen

Die Bewertung der Schattendichte bzw. Transparenz ist von großer Bedeutung für die Differentialdiagnose zirkulärer/ovaler Läsionen. Die Schattendichte sollte in Relation zum jeweils umgebenden Parenchym beurteilt werden oder im Falle einer Fettinvolution im Verhältnis zur Mamille.
Der Tumor kann dabei im Vergleich mit dem ihn umgebenden Parenchym folgende Merkmale aufweisen:
- Strahlendurchlässigkeit,
- kombinierte Durchlässigkeit und Undurchlässigkeit für Röntgenstrahlung,
- gering ausgeprägte Schattengebung (etwa dem umliegenden Parenchym entsprechend),
- deutlich ausgeprägte Schattengebung (Schattendichte größer als im umgebenden Parenchym).

Nachdem man die relative Dichte bzw. Transparenz eines Prozesses ermittelt hat, läßt sich die Diagnose bereits einengen und eine Unterscheidung der folgenden Gruppen ist bezüglich ihrer Röntgendurchlässigkeit möglich:

Strahlendurchlässige zirkuläre/ovale Läsionen

1) Lipom (Fälle 1, 2),
2) Ölzyste (Fälle 3, 4, 139),
3) Galaktozele.

Kombinierte Durchlässigkeit und Undurchlässigkeit für Röntgenstrahlung

1) Fibroadenolipom (Fälle 5, 6),
2) Galaktozele (Fälle 7, 8),
3) Intramammärer Lymphknoten (Fälle 9, 10, 47, 123),
4) Hämatom (Fälle 11, 12, 46).

Gering ausgeprägte Schattengebung

Die umgebenden parenchymalen Strukturen (Venen, Trabekel usw.) sind „durch" den Tumor hindurch im Sinne übereinander gelagerter Strukturen erkennbar:
1) Fibroadenom (Fälle 13, 14, 15, 16, 30, 34, 49, 50, 51),
2) Zyste (Fälle 17, 18, 19, 52, 53, 56).
Seltenere Läsionen:
3) Riesenfibroadenom (Fall 21),
4) Talgzyste (Atherom) (Fall 31),
5) Kavernöses Hämangiom (Fälle 23, 151),
6) Papillom, Papillomatose (Fälle 27, 48, 127, 128),
7) Warze (Fälle 24, 25),
8) Abszeß,
9) Cystosarcoma phylloides (Fall 26),
10) Papilläres Karzinom,
11) Muzinöses Karzinom (Fälle 28, 32, 44).

Zur Beachtung: Diese malignen Veränderungen können diagnostische Schwierigkeiten bereiten.

Deutlich ausgeprägte Schattengebung

Die Schattendichte ist hier größer als im umgebenden Parenchym, so daß sich Strukturen wie Venen, Trabekel usw. nicht „durch" die relativ dichte Läsion hindurch ausmachen lassen.

1) Karzinom (z. B. medulläres oder invasives duktales Karzinom) (Fälle 29, 33, 41, 54),
2) Sarkom,
3) Metastasen anderer extramammärer Primärtumoren (Fälle 36, 40),
4) Cystosarcoma phylloides (Fall 37),
5) Hämorrhagische Zyste (Fall 20),
6) Abszeß (Fälle 38, 42),
7) Hämatom,
8) Pathologische Lymphknotenvergrößerungen (z. B. bei Lymphomen, Leukosen, Rheumatoider Arthritis, Metastasen) (Fälle 43, 45),
9) Atherom (Fall 22).

Zur Beachtung: Alle strahlendurchlässigen, wechselnd schattendichten sowie die meisten Läsionen mit gering ausgeprägter Schattengebung sind gutartig.

Sekundäre mammographische Merkmale bei der Diagnose zirkulärer/ovaler pathologischer Veränderungen

Diese dienen der Bestätigung einer zuvor aufgrund der Analyse von Kontur und Schattendichte gestellten Diagnose.

A) Form und räumliche Anordnung der zirkulären/ovalen pathologischen Veränderungen

(Abb. XX)

Eine *Zyste* besitzt in der Regel eine kugel- oder eiförmige Gestalt und ist glatt begrenzt. Längliche Zysten richten sich gewöhnlich zur Mamille hin aus und orientieren sich dabei an der trabekulären Mammastruktur (Fälle 53, 56).

Ein *solider Tumor* (z. B. ein Fibroadenom oder Karzinom) ist entweder glatt oder gelappt. Seine räumliche Anordnung ist willkürlich. Sie orientiert sich in der Regel nicht an der trabekulären Mammastruktur (Fälle 49, 54).

B) Größe

Umschriebene Läsionen im Sinne zirkulärer/ovaler pathologischer Veränderungen lassen sich bezüglich ihrer Größe in drei Kategorien einteilen, wobei dieser Einstufung eine gewisse differentialdiagnostische Bedeutung zukommt.

Sehr große zirkuläre/ovale pathologische Veränderungen

(>5 cm)

Wenige Mammatumoren erreichen diese Größe. Sie können zur Verdrängung eines großen Teils des originären Brustdrüsengewebes führen. Differentialdiagnostisch kommen dabei lediglich in Frage:

a) Strahlendurchlässig

1) Lipom (Fall 1)

b) Kombiniert strahlendurchlässig/strahlenundurchlässig

1) Fibroadenolipom (Fälle 5, 6)

c) Schattengebend

Gering ausgeprägte Schattendichte:

1) Riesenfibroadenom (Fall 21),
2) Zyste (Fälle 17, 56),
3) Cystosarcoma phylloides (Fall 26)
4) Muzinöses Karzinom (Fall 32).

Deutlich ausgeprägte Schattendichte:

1) Karzinom (Fall 54),
2) Sarkom,
3) Cystosarcoma phylloides (Fall 37),
4) Zyste,
5) Abszeß (Fälle 38, 42)
6) Lymphknoten (Lymphom, Leukämie, Metastasen).

Zirkuläre/ovale pathologische Veränderungen mittlerer Größenordnung (3–5 cm)

a) Strahlendurchlässig

1) Lipom,
2) Ölzyste (Fall 139).

b) Kombiniert strahlendurchlässig/strahlenundurchlässig

1) Fibroadenolipom,
2) Hämatom (Fall 46).

c) Schattengebend

Gering ausgeprägte Schattendichte:

1) Fibroadenom (Fälle 13, 49, 50, 55),
2) Zyste (Fälle 39, 52),
3) Talgzyste (Atherom),
4) Muzinöses Karzinom, das zu diagnostischen Schwierigkeiten führen kann.

Deutlich ausgeprägte Schattendichte:

1) Karzinom,
2) Sarkom,
3) Metastasen bei extramammärem Primärtumor (Fall 40),
4) Cystosarcoma phylloides,
5) Abszeß,
6) Zyste (Fall 20)
7) Talgzyste (Atherom) (Fall 22),
8) Lymphknoten (Lymphom, Leukämie, Rheumatoide Arthritis, Metastasen) (Fälle 43, 45).

Kleinere zirkuläre/ovale pathologische Veränderungen (< 3 cm)

a) Strahlendurchlässig

1) Lipom (Fall 2),
2) Ölzyste (Fälle 3, 4)
3) Galaktozele.

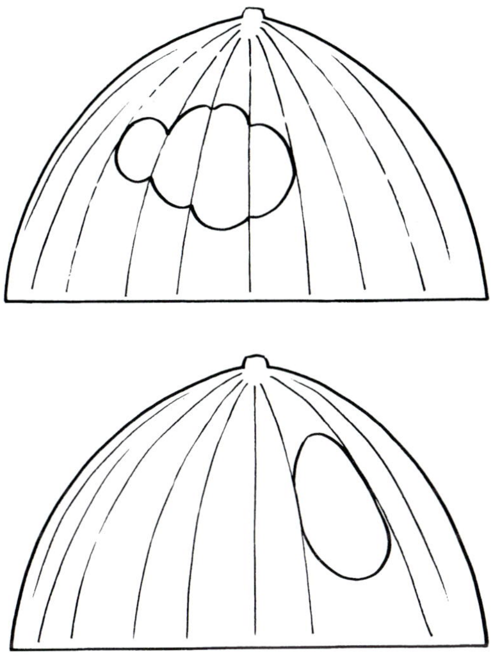

Abb. XX A u. B: Die räumliche Anordnung eines soliden Tumors (Fibroadenom, Karzinom usw.) ist in der Regel willkürlich, da sie sich normalerweise nicht an der trabekulären Mammastruktur orientiert (A), während sich Zysten danach ausrichten können (B).

b) Kombiniert strahlendurchlässig/strahlenundurchlässig

1) Galaktozele (Fälle 7, 8),
2) Intramammärer Lymphknoten (Fälle 9, 10, 47, 123),
3) Hämatom (Fälle 11, 12),
4) Fibroadenolipom (kleine Tumoren dieser Art sind selten).

c) Schattengebend

Gering ausgeprägte Schattendichte:

1) Fibroadenom (Fälle 14, 15, 16, 30, 34, 51),
2) Zyste (Fälle 18, 19, 53).

Seltenere Läsionen:

3) Talgzyste (Atherom) (Fall 31),

4) Intramammärer Lymphknoten,
5) Papillom, Papillomatose (Fälle 127, 128),
6) Hämangiom (Fall 23),
7) Karzinom, histologisch am häufigsten muzinöses (Fälle 28, 44) oder papilläres Karzinom,
8) Warze.

Deutlich ausgeprägte Schattengebung:

1) Karzinom (Fälle 29, 33),
2) Metastasen bei extramammärem Primärtumor (Fall 36),
3) Lymphknoten (Metastasen, Leukämie, Malignes Lymphom, Rheumatoide Arthritis).

Diagnostisches Vorgehen

Nach den vier Analyseschritten mit Beurteilung von Kontur, Dichte, Form und räumlicher Anordnung sowie Größe einer Läsion sollte man zur mammographischen Bewertung der Dignität der pathologischen Veränderung kommen.
Die mammographische Diagnose von Lipomen, Fibroadenolipomen, Ölzysten, intramammären Lymphknoten und den meisten Fibroadenomen ist äußerst zuverlässig.
Viele nicht palpable zirkuläre/ovale Läsionen sind bei asymptomatischen Frauen anzutreffen. In den meisten Fällen führt dann der gemeinsame Einsatz von Mammographie, Mammasonographie und Nadelbiopsie zur definitiven Diagnose, so daß eine offene Biopsie nur sehr selten erforderlich wird.
Die Ultraschalluntersuchung der Brust ist von unschätzbarem Wert zur Erfassung zirkulärer/ovaler Läsionen, insbesondere bei der Unterscheidung von zystischen und soliden Prozessen.
Zur mikroskopischen bzw. histopathologischen Diagnose gelangt man durch in aller Regel ultraschallgesteuerte Nadelbiopsie.
Die Abklärung zirkulärer/ovaler Mammaläsionen ist im nebenstehenden Flußdiagramm zusammengefaßt:

Mammographisch diagnostischer Algorithmus

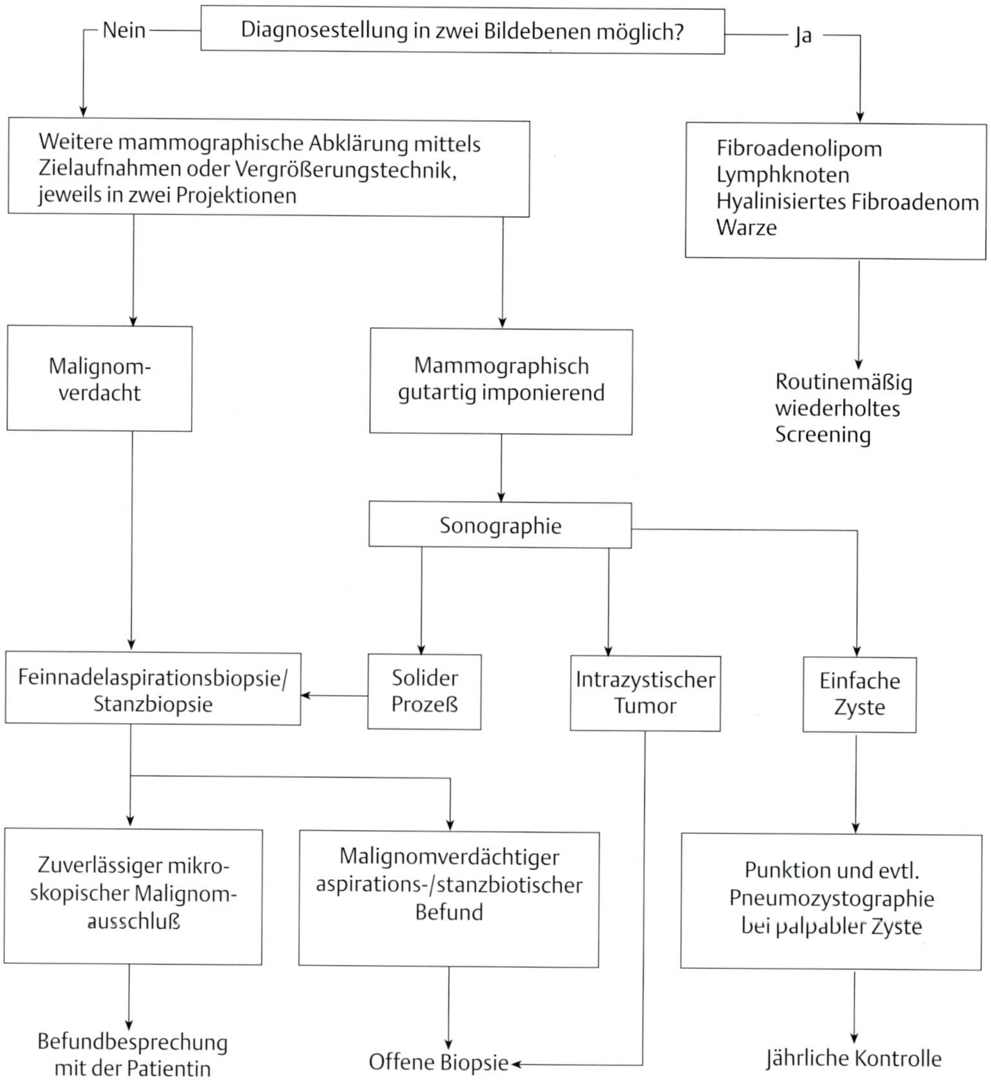

Praktische Analyse zirkulärer/ovaler pathologischer Veränderungen

(Fälle 1–56)

1

Erstes Screening bei einer 85jährigen asymptomatischen Patientin.

Körperliche Untersuchung

Ein großer, weicher, rundlicher Tumor läßt sich in der rechten Brust tasten.

Mammographie

Abb. 1: Rechte Brust, mediolaterale Schrägprojektion. Ein großer, abgekapselter Tumor nimmt praktisch die gesamte Brust ein. Zentrale Verkalkungen sind zu erkennen.

Analyse

Form: umschrieben, kreisförmig.
Kontur: scharf begrenzt; eine Kapsel umgibt den eigentlichen Tumor.
Schattendichte: strahlendurchlässig.
Größe: außerordentlich großer Prozeß, 12 × 12 cm.

Folgerung

Bei einem strahlendurchlässigen Tumor dieser Größenordnung kann es sich nur um ein Lipom handeln.

Erläuterung

Die zentralen ringförmigen und unregelmäßig auftretenden Kalkherde, von denen einige ein strahlendurchlässiges Zentrum aufweisen, sind offenbar das Ergebnis einer Fettnekrose (vgl. S. 199).

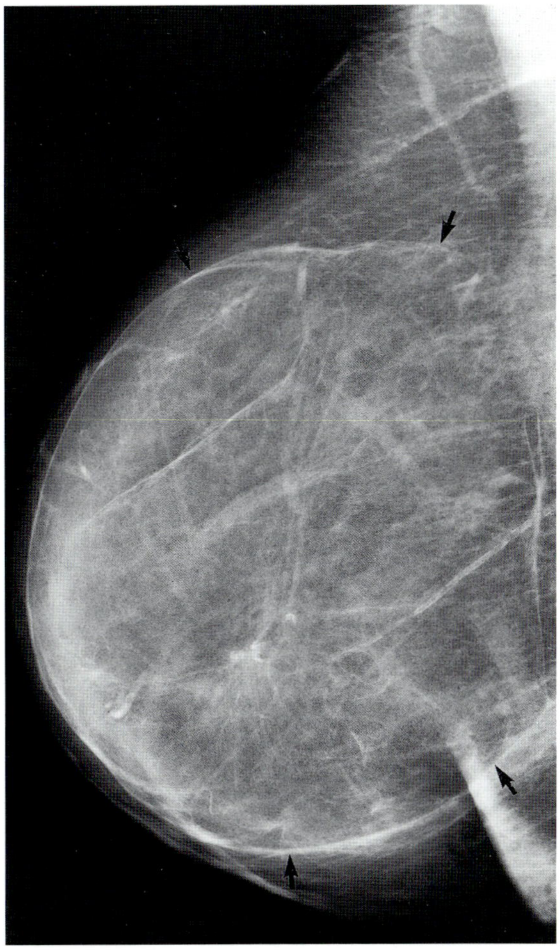

2

Die 34jährige Patientin wurde wegen Schmerzen in der Brust zur Abklärung überwiesen.

Körperliche Untersuchung

Kein Tumor tastbar.

Mammographie

Abb. 2: Rechte Brust, mediolaterale Schrägprojektion. Im oberen inneren Quadranten findet sich 5 cm von der Mamille entfernt eine solitäre Läsion. Keine dazugehörigen Kalkherde.

Analyse

Form: umschrieben, oval.
Kontur: deutlich abgrenzbar; der Tumor ist abgekapselt.
Schattendichte: strahlendurchlässig.
Größe: 20 × 15 mm.

Folgerung

Die Beurteilung der Dichte des Prozesses ist hier das entscheidende Kriterium für die endgültige mammographische Diagnose eines Lipoms.

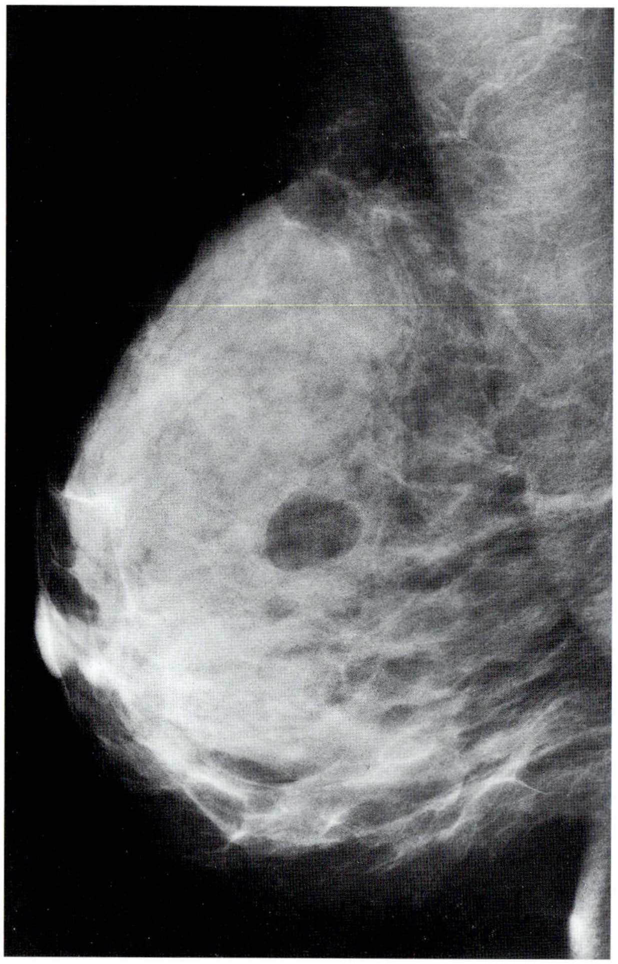

3

Eine 58jährige Patientin, die bereits wegen einer gutartigen Veränderung in der rechten Brust voroperiert war.

Mammographie

Abb. 3A u. B.: Rechte Brust, mediolaterale Schrägprojektion. Ein ovalärer Tumor ohne dazugehörige Kalkherde kommt im zentralen Abschnitt der rechten Mamma zur Darstellung. Zwischen Tumor und Haut ist eine Narbe zu erkennen (Abb. 3B, leerer Pfeil).

Analyse

Form: umschrieben, oval.
Kontur: scharf, kein Halozeichen, jedoch deutliches Kapselphänomen.
Schattendichte: strahlendurchlässig.
Größe: 15 × 12 mm.

Folgerung

Die zurückliegende Biopsie in dieser Brustregion ist zusammen mit dem mammographischen Befund typisch für eine Ölzyste (vgl. S. 199).

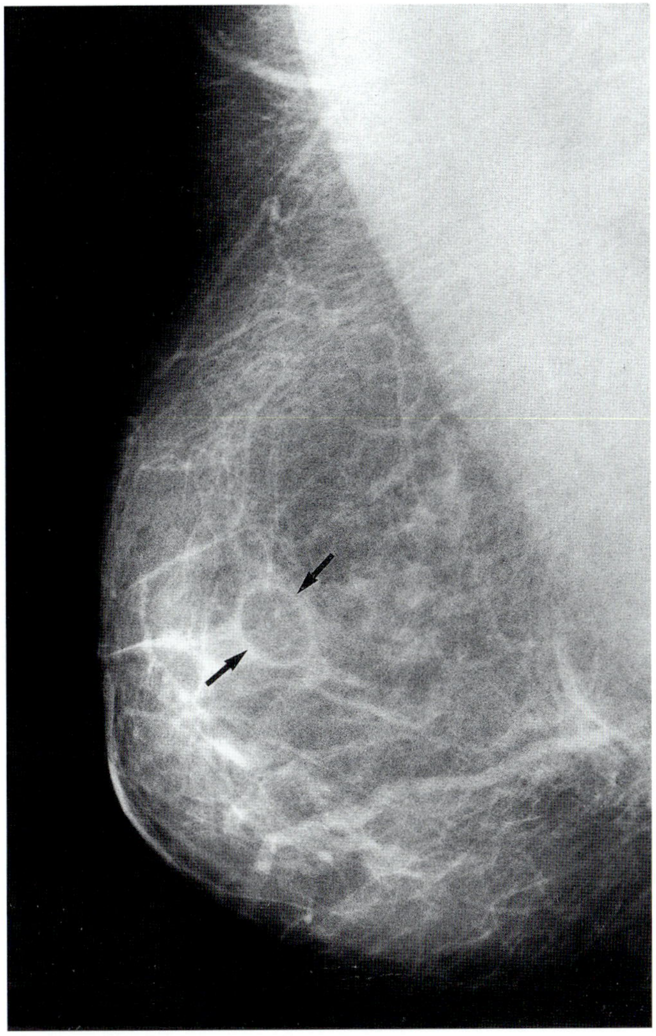

3A

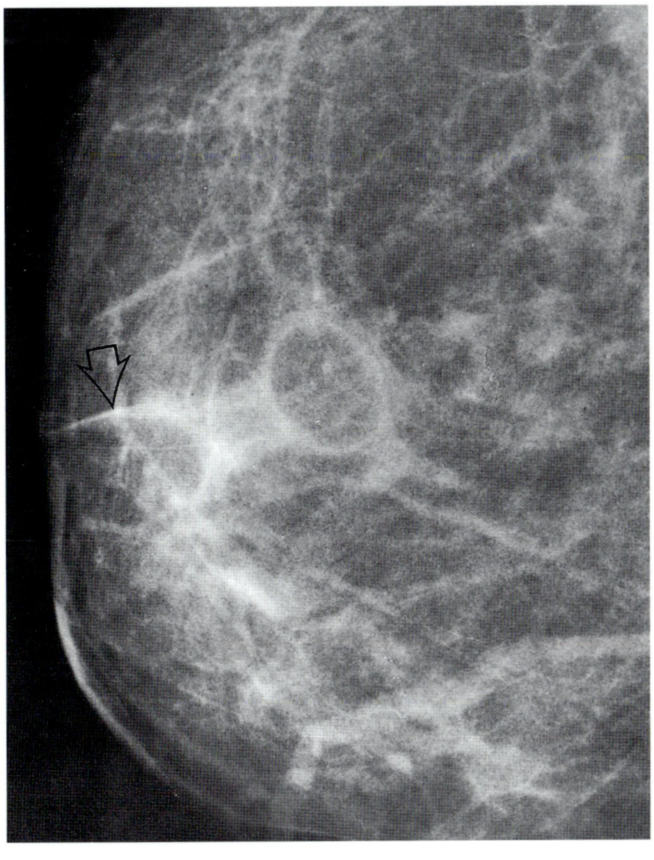

3B

4

Eine 48jährige Patientin mit Zustand nach Exzisionsbiopsie in der Retroareolärregion.

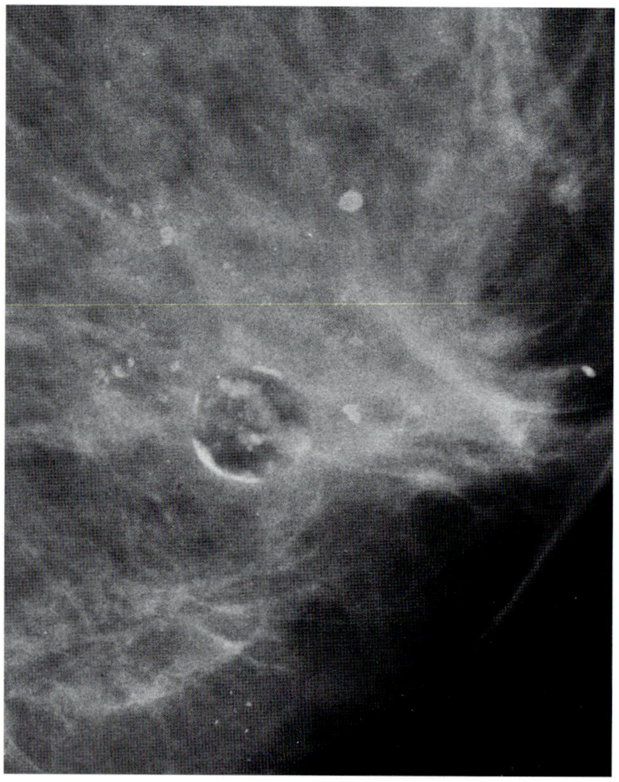

Mammographie

Abb. 4: Detaillierte Darstellung der linken Mamma in mediolateraler Schrägprojektion. Zentral kommt eine partiell kalzifizierte, strahlendurchlässige, rundliche Läsion zur Darstellung.

Analyse

Form: umschrieben, rund.
Kontur: scharf.
Schattendichte: strahlendurchlässig.
Größe: 10 × 10 mm.

Erläuterung

Auffällig sind hier auch die schalenartigen Verkalkungen der Tumorkapsel.

Folgerung

Drei mögliche, umschriebene und strahlendurchlässige Veränderungen, alle gutartig, stehen zur Wahl (S. 18). Die Biopsie in der Vorgeschichte führt hier zur Diagnose einer Ölzyste, wobei man in Verbindung mit der teilweise verkalkten Kapsel gelegentlich auch von einer sog. Liponecrosis macrocystica calcificans (vgl. S. 199) spricht. Eine weitergehende Abklärung ist nicht erforderlich.

Anmerkung

In Nachbarschaft der Ölzyste sind viele ringförmige Kalkherde zu erkennen. Es handelt sich hierbei um eine sog. Liponecrosis microcystica calcificans.

5

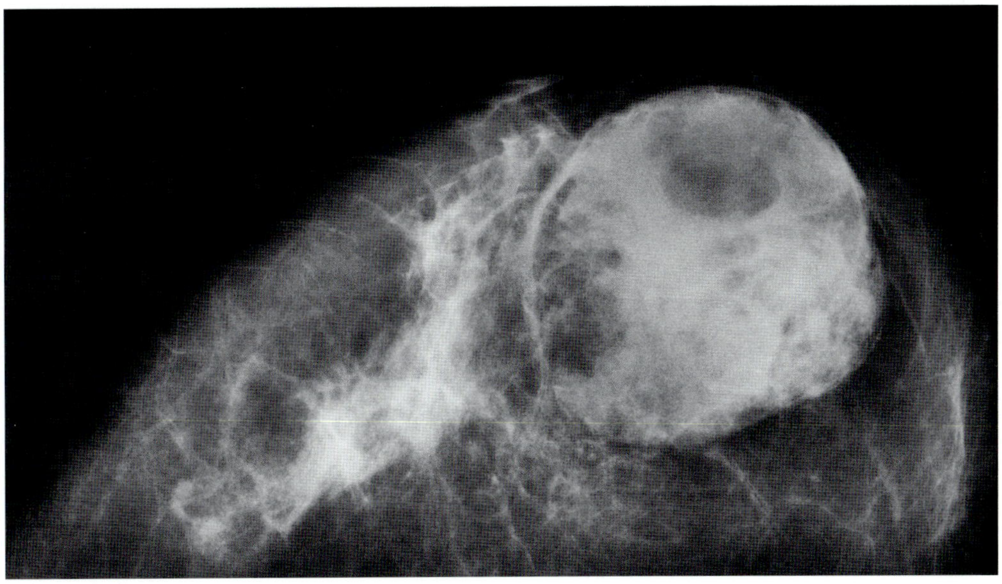

Rechte Mamma, kraniokaudale Projektion. Ein großer, zentral gelegener Tumor ohne dazugehörige Kalzifikationen ist zu erkennen (Abb. 5).

Analyse

Form: rund.
Kontur: scharf, eine Kapsel ist zu erkennen.
Schattendichte: kombiniert strahlendurchlässig/strahlenundurchlässig.
Größe: 6 × 6 cm.

Folgerung

Ein großer, abgekapselter Tumor mit unterschiedlicher Dichte läßt auf ein Fibroadenolipom (Hamartom) schließen. Weitergehende Untersuchungen wie Ultraschall und Nadelbiopsie erübrigen sich.

6

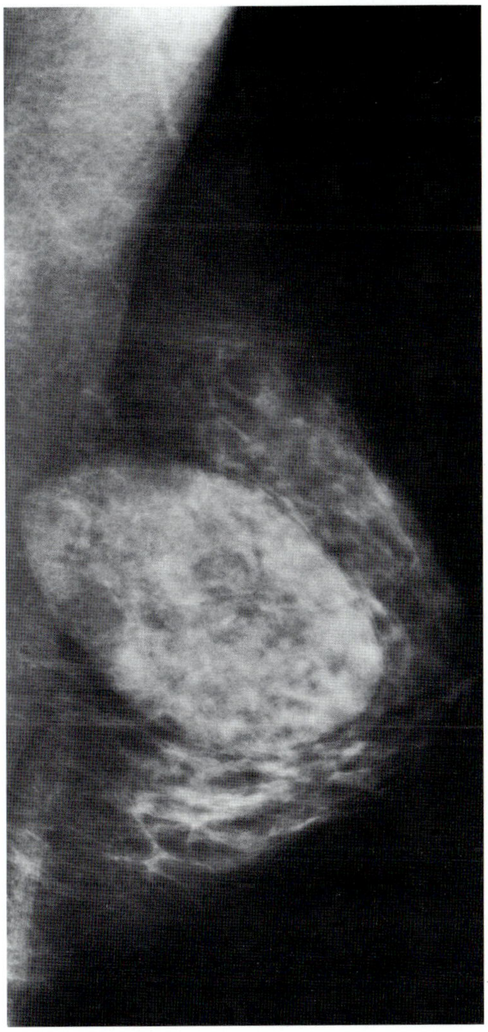

Linke Mamma, mediolaterale Schrägprojektion. Ein großer Tumor füllt den zentralen Bereich der Brust aus (Abb. 6).

Analyse

Form: oval.
Kontur: scharf umrissen, abgekapselt; ein Halozeichen ist entlang der vorderen Tumorbegrenzung auszumachen.
Schattendichte: kombiniert strahlendurchlässig/strahlenundurchlässig (vorwiegend glanduläre Anteile).
Größe: 7 × 4 cm.

Folgerung

Typisches mammographisches Erscheinungsbild eines Fibroadenolipoms (Hamartoms), das sich aus Fett- und bindegewebigdrüsigen Anteilen zusammensetzt und von einer Kapsel umgeben ist. In Zusammenhang mit den Hamartomen spricht man bisweilen auch von einem sog. Brust-in-Brust- („breast within a breast"-)Phänomen. Eine weitere sonographische oder interventionelle Abklärung ist hier nicht erforderlich.

7

Diese 28jährige Patientin hat beim Stillen einen Knoten in ihrer rechten Brust bemerkt

Mammographie

Abb. 7A: Linke Mamma, kraniokaudale Projektion.
Abb. 7B: Detailansicht der retroareolären Region. Ein wechselnd schattendichter Tumor kommt zur Darstellung (Pfeil).

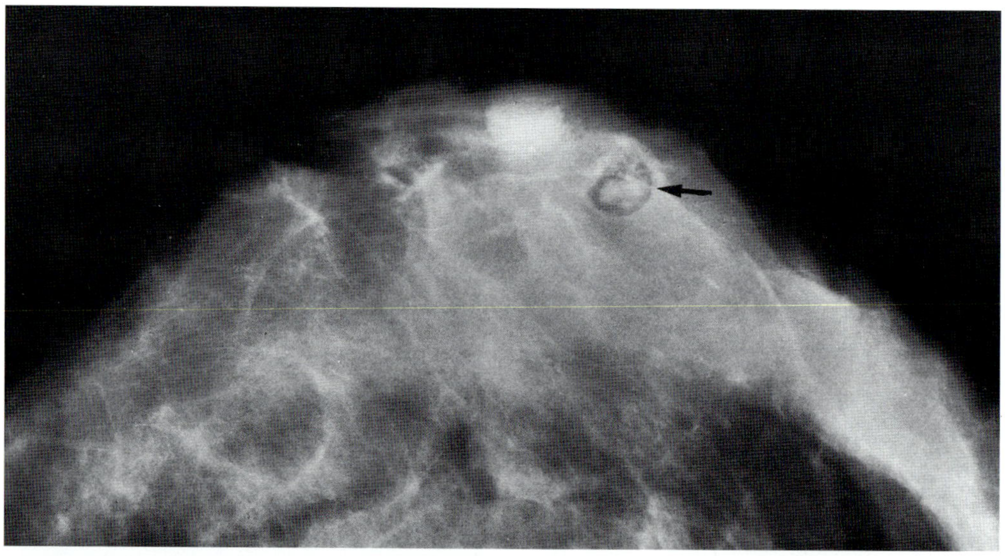

7A

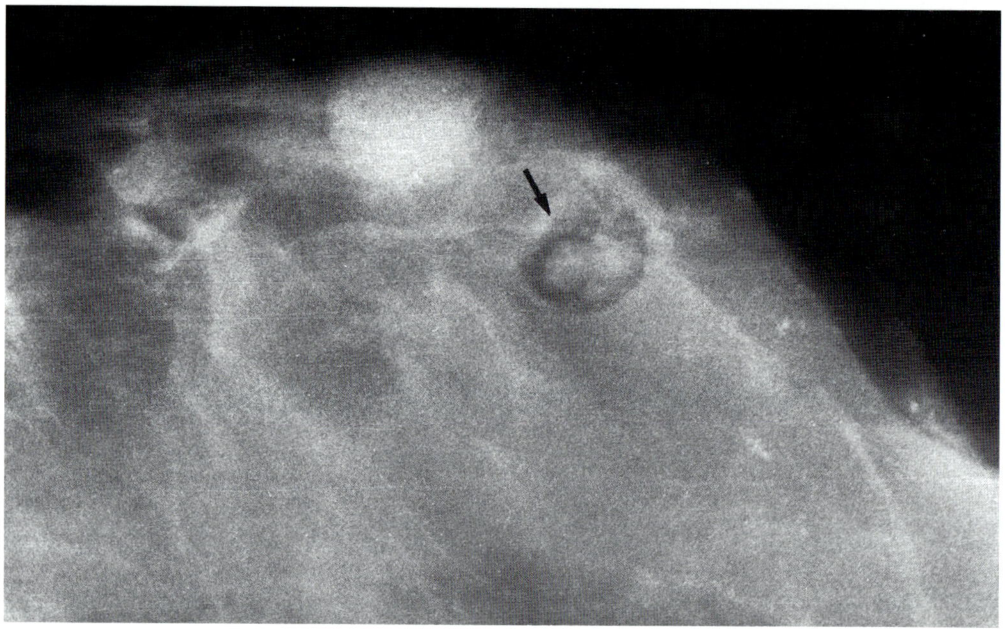

7B

Analyse

Form: rundlich.
Kontur: scharf begrenzt.
Schattendichte: kombiniert strahlendurchlässig/strahlenundurchlässig.
Größe: 12 × 10 mm.

Differentialdiagnose

Vier Tumoren mit jeweils wechselndem Dichtegrad kommen diagnostisch in Frage:
a) ein kleines Hämatom,
b) eine Galaktozele,
c) ein Fibroadenolipom,
d) ein intramammärer Lymphknoten.
Die Anamnese der Patientin deutet in Richtung Galaktozele. Die relativ geringe Größe ermöglicht eine Unterscheidung von einem Fibroadenolipom, welches fast immer relativ groß ist.
Ein Hämatom oder eine Ölzyste läßt sich aufgrund der Verneinung eines Traumas oder einer vorangegangenen Brustoperation ausschließen.

Folgerung

Der mammographische Rückschluß einer gutartigen Veränderung ist hier wie bei allen Tumoren mit wechselnder Schattendichte zulässig.
Die Anamnese und das mammographische Erscheinungsbild lassen den folgerichtigen Schluß einer *Galaktozele* zu. Es handelt sich dabei um eine milchgefüllte Zyste mit hohem Fettgehalt, welche bisweilen während der Laktationsphase zu beobachten ist.

8

Diese 42jährige Patientin hat zwei Monate nach Ende der Stillzeit einen Knoten in ihrer Brust festgestellt.

Mammographie

Abb. 8A: Rechte Mamma, mediolaterale Schrägprojektion. In 7 cm Entfernung von der Brustwarze ist ein Tumor zu erkennen.
Abb. 8B: Vergrößerte Ansicht des Tumors.

Analyse

Form: oval.
Kontur: scharf begrenzt.
Schattendichte: kombiniert strahlendurchlässig/strahlenundurchlässig.
Größe: 25 × 20 mm.

Folgerung

Die Anamnese und das mammographische Erscheinungsbild sind typisch für eine Galaktozele. Die Sonographie hat hier keinen zusätzlichen Informationswert. Bei einer ebenfalls routinemäßig hier nicht erforderlichen Nadelpunktion wäre dickes gelbes Sekret zu gewinnen.

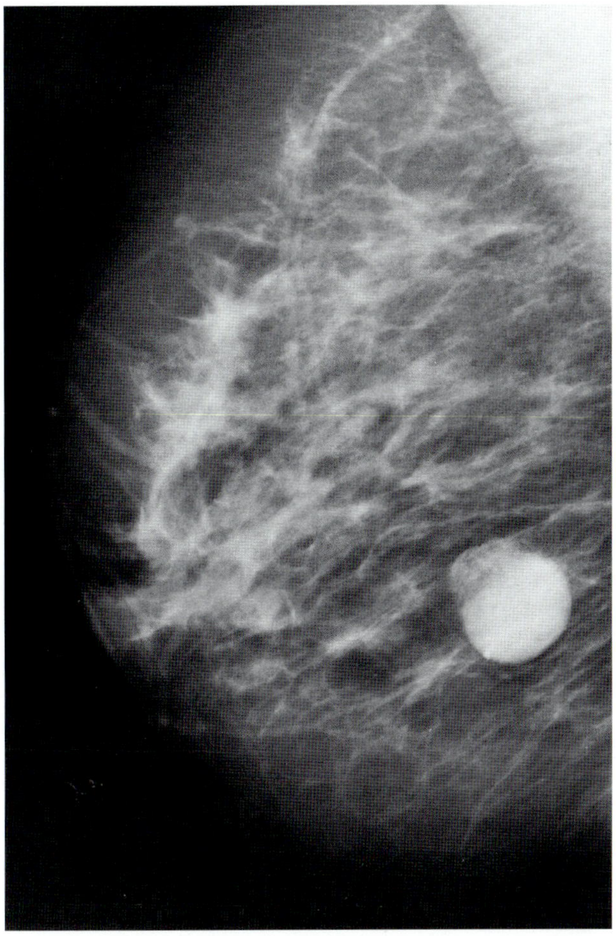

8A

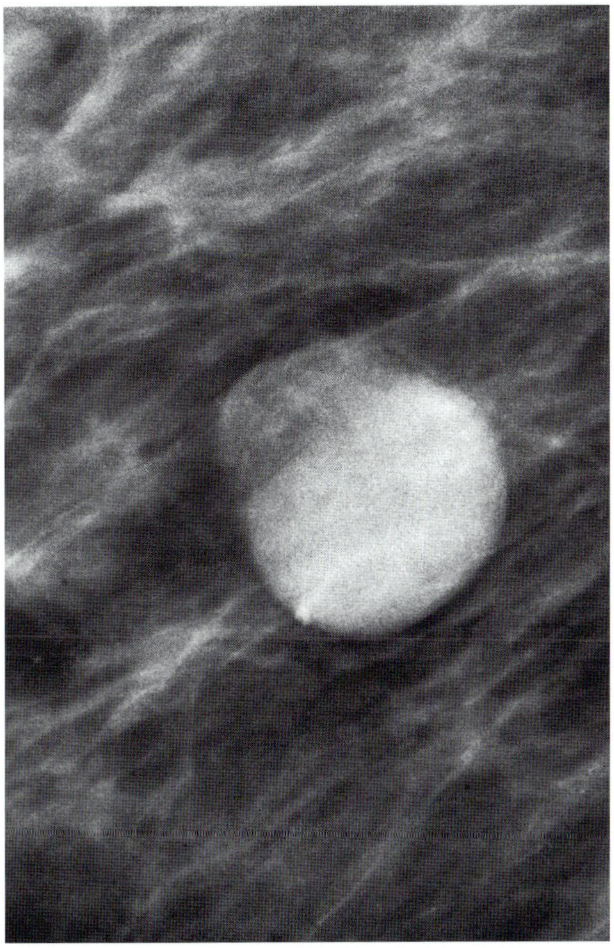

8B

9

Erstes Screening bei einer 80jährigen asymptomatischen Patientin.

Körperliche Untersuchung

Ein sehr weicher, gut verschieblicher, oberflächlich liegender und klinisch gutartig imponierender Tumor ist im oberen äußeren Quadranten der linken Mamma zu tasten.

Mammographie

Abb. 9A: Linke Brust, mediolaterale Schrägprojektion. Eine solitäre Läsion ist im oberen äußeren Quadranten zu erkennen.
Abb. 9B: Ausschnittvergrößerung des Tumors.

Analyse

Form: oval, gelappt.
Kontur: unscharf: ein Halozeichen ist nicht auszumachen.
Schattendichte: kombiniert strahlendurchlässig/strahlenundurchlässig.
Größe: 15 × 10 mm.

Folgerung

Es handelt sich hierbei um eine der vier zirkulären/ovalen Läsionen mit wechselnder Schattendichte (vgl. S. 18–19), wobei diese Veränderungen alle gutartig sind. Differentialdiagnostisch ist ferner von Bedeutung, daß ein Fibroadenolipom praktisch immer sehr groß ist, eine Galaktozele nach vorangegangenem Stillen zu beobachten ist, und ein Hämatom in der Regel in Zusammenhang mit einem Trauma steht. Hier handelt es sich um einen intramammären Lymphknoten mit typischer zentraler, dem Hilus entsprechender Strahlendurchlässigkeit. Keine weitere Abklärung erforderlich.

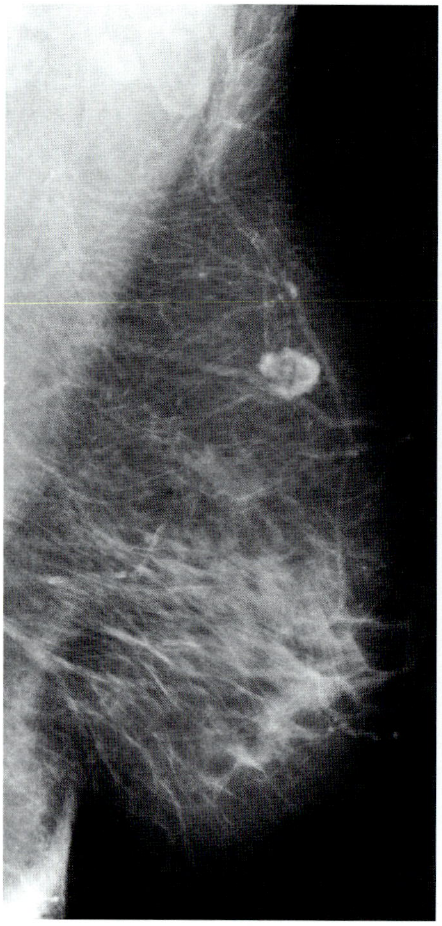

9A

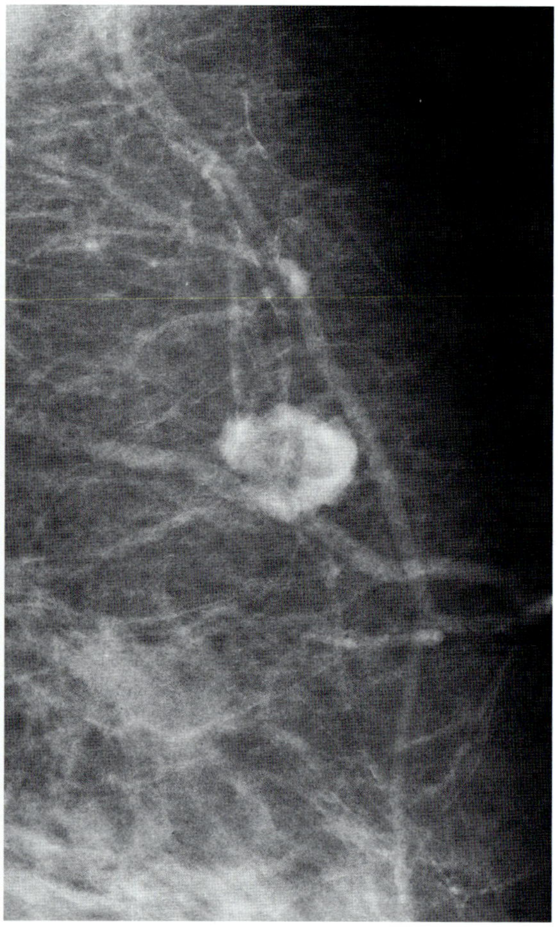

9B

10

Erstes Screening bei einer 64jährigen asymptomatischen Frau.

Körperliche Untersuchung

Kein Tumor tastbar.

Mammographie

Abb. 10A: Rechte Mamma, mediolaterale Schrägprojektion. Eine kleine rundliche Läsion ist im oberen äußeren Quadranten auszumachen. Keine dazugehörigen Kalkherde.
Abb. 10 B: Ausschnittvergrößerung des Tumors.

Analyse

Form: oval.
Kontur: scharf umrissen.
Schattendichte: kombiniert strahlendurchlässig/strahlenundurchlässig.
Größe: 6 × 5 mm.

Folgerung

Die wechselnde Gewebsdichte ist hier entscheidendes Kriterium bei der Diagnose eines kleinen intramammären Lymphknotens. Der strahlendurchlässige zentrale Bereich entspricht dem Hilus.
Intramammäre Lymphknoten kommen prinzipiell in allen Brustquadranten vor, sind am häufigsten jedoch im oberen äußeren Quadranten anzutreffen.

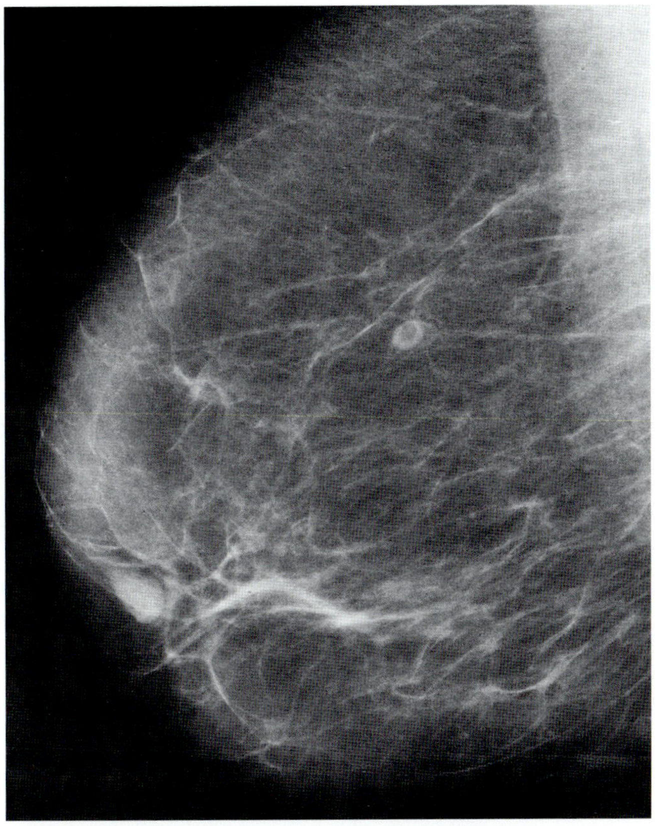

10A

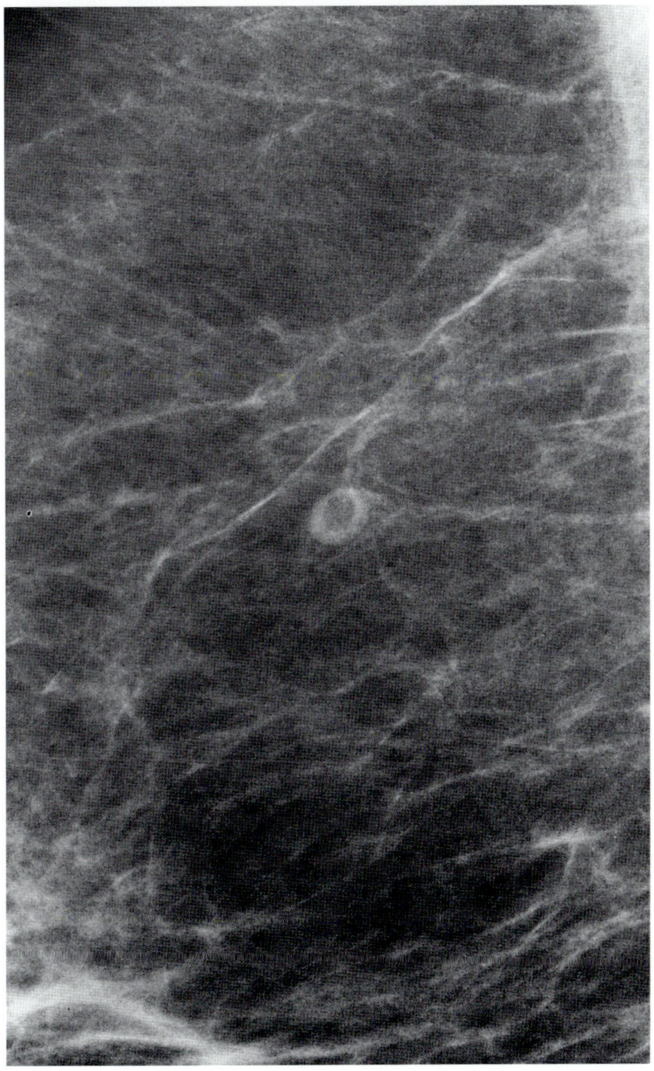

10B

11

65jährige Patientin mit 8 Tage zurückliegendem Trauma im Bereich der rechten Mamma.

Mammographie

Abb. 11A: Rechte Brust, kraniokaudale Projektion. Eine ovaläre Läsion ohne Kalzifikationen ist in 4 cm Entfernung von der Brustwarze zu erkennen.
Abb. 11B: Ausschnittvergrößerung des Tumors.

Erläuterung

Differentialdiagnostisch stehen vier zirkuläre/ovale pathologische Veränderungen mit wechselnder Dichte zur Auswahl. Im vorliegenden Fall führt das nur kurze Zeit zurückliegende Trauma zur Diagnose eines Hämatoms.

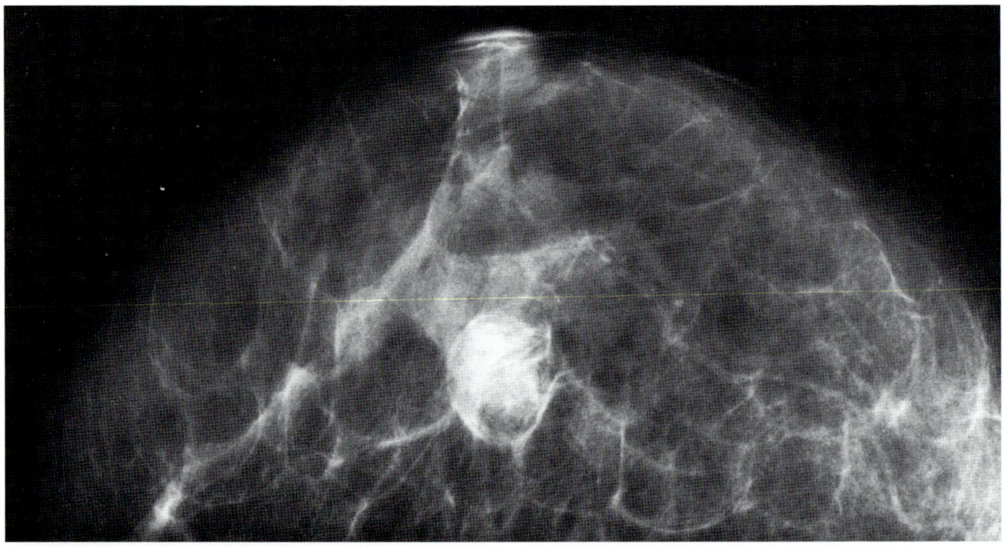

11A

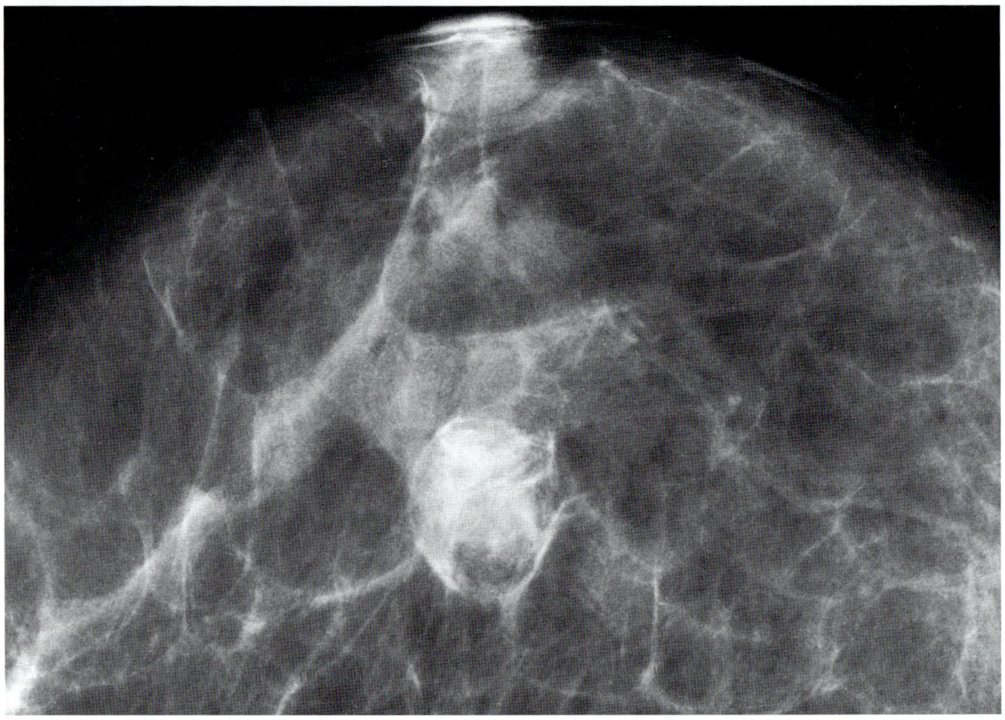

11B

12

67jährige Patientin mit zwei Wochen zurückliegendem Trauma im Bereich der rechten Mamma. Neben einem oberflächlich gelegenen Hämatom hat die Frau auch einen Knoten entdeckt.

Mammographie

Abb. 12A u. B: Rechte Brust, mediolaterale Schräg- und kraniokaudale Projektionen. Einzelner, oberflächlich gelegener Tumor im unteren äußeren Quadranten. Keine dazugehörigen Kalzifikationen.
Abb. 12C: Ausschnittvergrößerung des Tumors.

Analyse

Form: oval.
Kontur: scharf begrenzt.
Schattendichte: kombiniert strahlenundurchlässig/strahlendurchlässig. Der relativ transparente Bereich ist klein und läßt sich am besten auf der Ausschnittvergrößerung erkennen (Pfeile).
Größe: 20 × 15 mm.

Folgerung

Sowohl Anamnese als auch mammographisches Erscheinungsbild sprechen für ein Hämatom, welches sich möglicherweise einmal in eine Ölzyste umwandelt.

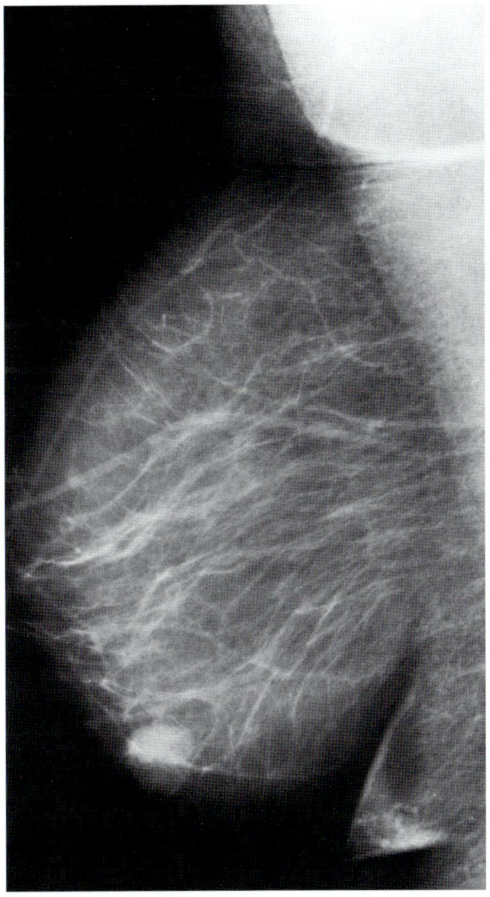
12A

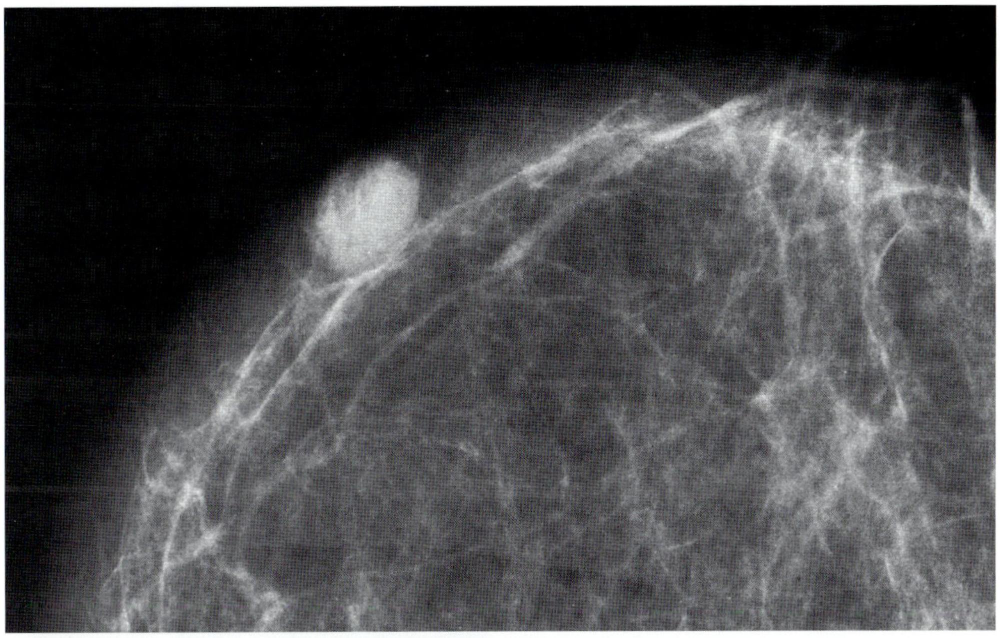
12B

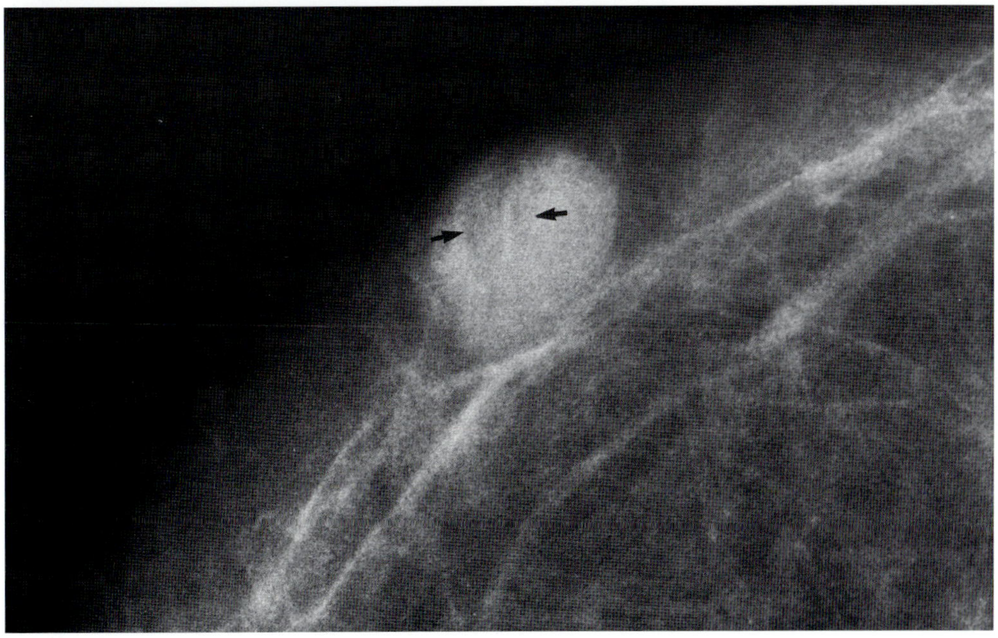
12C

13

Erstes Screening bei einer 52jährigen asymptomatischen Patientin.

Körperliche Untersuchung

3 cm großer, fester und gut verschieblicher retroareolär gelegener Tumor. Eingezogene Brustwarze. Keine Hautveränderungen. Klinisch gutartig.

Mammographie

Abb. 13A u. B: Rechte Mamma, mediolaterale und kraniokaudale Projektionen. Ein ovalärer, gelappter, retroareolärer Tumor ohne gleichzeitig vorhandene Kalzifikationen kommt zur Darstellung. 6 cm von der Brustwarze entfernt ist eine kleinere Läsion im oberen äußeren Quadranten zu erkennen.

Analyse

Form: oval, gelappt.
Kontur: scharf umrissen.
Schattendichte: geringe Schattengebung.
Größe: 30 × 15 mm.

Erläuterung

Wenn eine zirkuläre/ovale pathologische Veränderung wenig schattengebend ist, so stellt die *Konturbeurteilung* den ersten Schritt der mammographischen Analyse dar. Das Halozeichen oder eine scharfe, den Tumor vollständig umgebende Konturzeichnung lassen auf einen benignen Prozeß schließen. Bei der Mammasonographie zeigt sich unter Umständen eine Zyste oder ein solider Tumor. Bei soliden Prozessen führt eine ultraschallgesteuerte Nadelpunktion zur mikroskopischen Diagnose.
Wenn eine zirkuläre/ovale Läsion mammographisch entweder Strahlendurchlässigkeit oder wechselnde Schattengebung aufweist, ist die Dichteanalyse das entscheidende Kriterium für die Beurteilung der Dignität.

Folgerung

Mammographisch benigner Tumor. Die kleinere Veränderung, 6 cm von der Brustwarze entfernt, ist eine ebenfalls scharf umrissene relativ transparente Läsion. Sie imponiert mammographisch als gutartiger Prozeß, was allerdings einer histologischen Bestätigung bedarf.

Histologie

Zwei Fibroadenome.

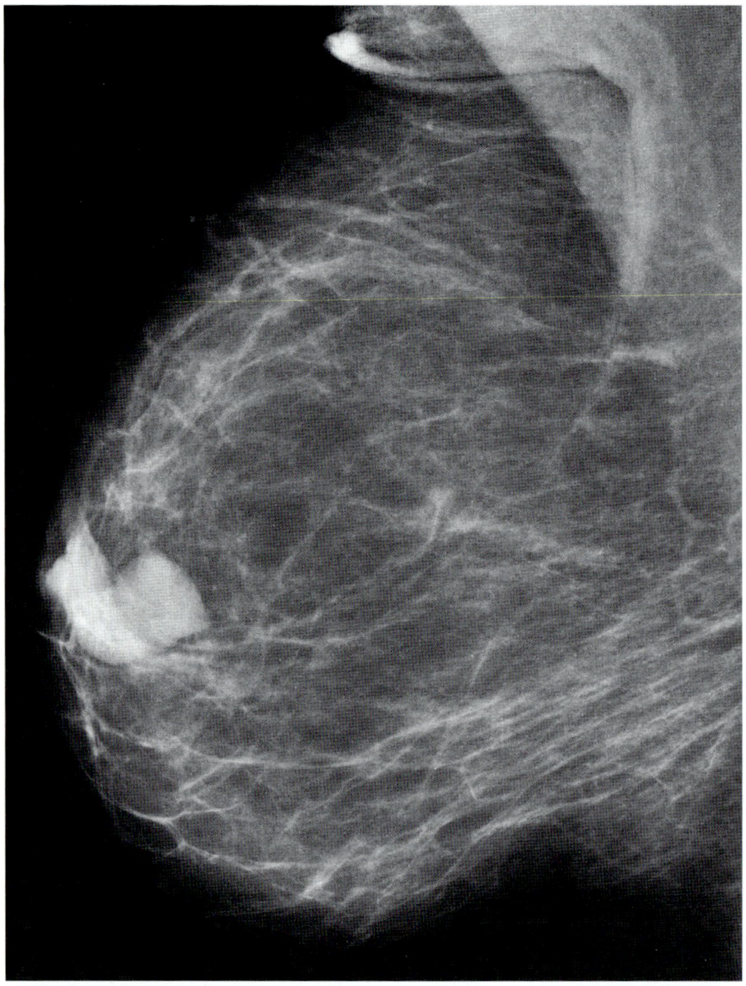

13A

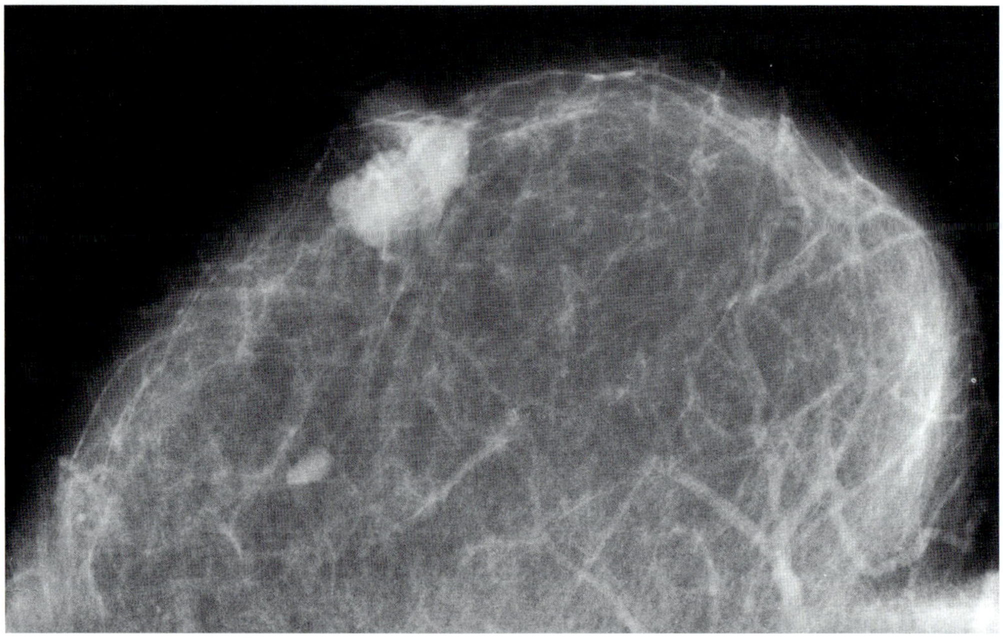

13B

14

Erstes Screening bei einer 42jährigen asymptomatischen Patientin.

Körperliche Untersuchung

2 cm großer Tumor im oberen inneren Quadranten der rechten Brust, klinisch gutartig.

Mammographie

Abb. 14A: Rechte Mamma, mediolaterale Schrägprojektion. In der oberen Hälfte der Brust ist ein Tumor ohne dazugehörige Kalkherde in 6 cm Entfernung von der Mamille auszumachen.
Abb. 14B u. C: Ausschnittvergrößerungen des Tumors, mediolaterale und kraniokaudale Projektionen.

Analyse

Form: oval, gelappt.
Kontur: im wesentlichen scharf umrissen, die Beurteilung wird jedoch durch zahlreiche überlagernde Parenchymschatten erschwert.
Schattendichte: relativ transparenter Prozeß; ein über die Läsion hinwegverlaufendes Gefäß und das Parenchym sind deutlich zu erkennen.
Größe: 2 × 2 cm.

Folgerung

Mammographisch ist diese Läsion gut auszumachen, ohne jedoch hinreichende differentialdiagnostische Schlüsse zuzulassen. Erst die histopathologische Untersuchung kann hier klären, ob ein schwer abzugrenzendes Fibroadenom oder ein wenig schattengebender maligner Tumor vorliegt.

Histologie

Fibroadenom.

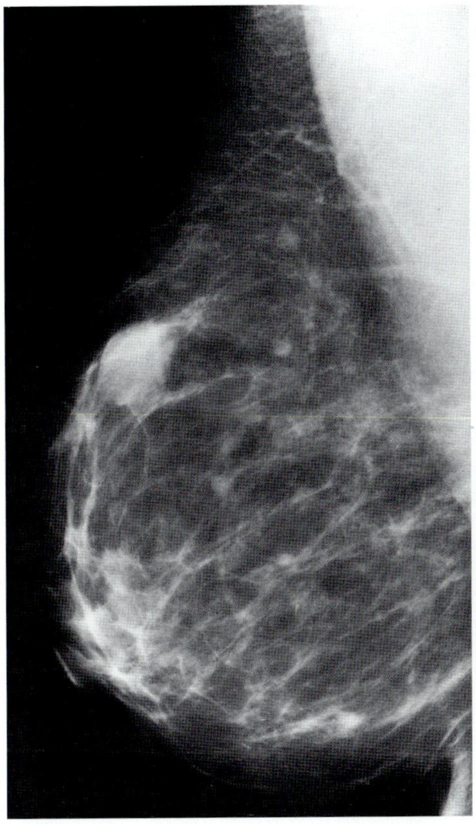

14A

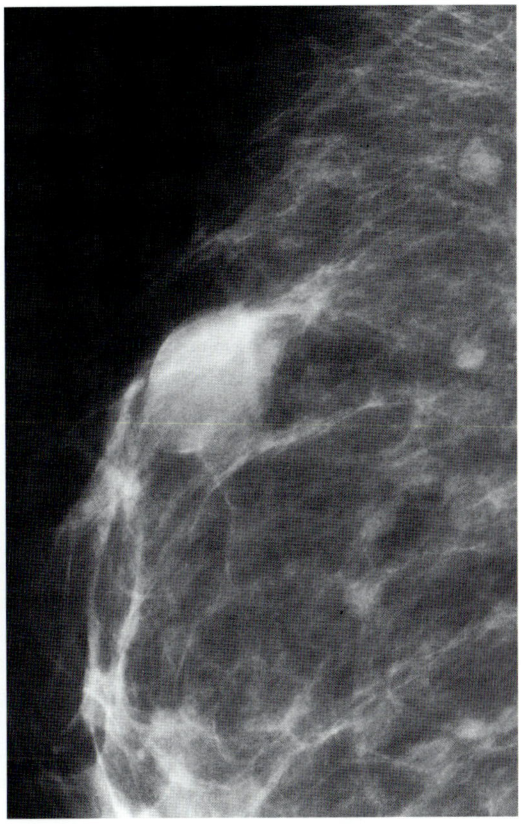

14B

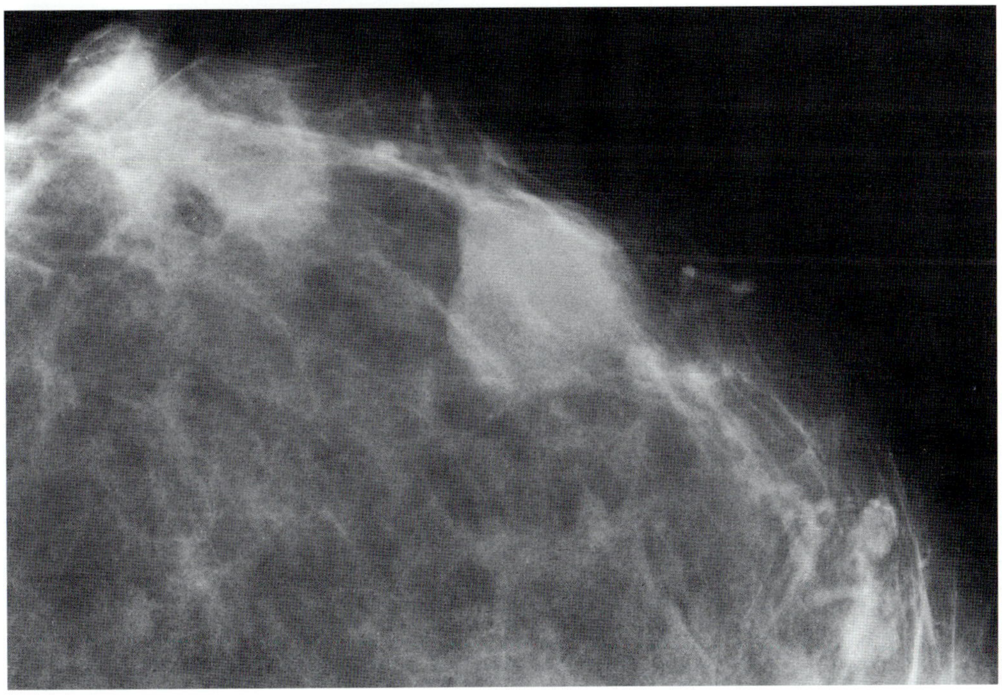

14C

15

Erstes Screening bei einer 75jährigen asymptomatischen Patientin.

Körperliche Untersuchung

Ungefähr 2 cm großer, gut verschieblicher Tumor im unteren äußeren Quadranten der rechten Mamma. Keine Hautveränderungen.

Mammographie

Abb. 15A u. B.: Rechte Brust, kraniokaudale und mediolaterale Schrägprojektionen. Im unteren äußeren Quadranten zirkulärer/ovaler Tumor in 7 cm Entfernung von der Brustwarze. Keine dazugehörigen Kalzifikationen.
Abb. 15C u. D: Ausschnittvergrößerungen des Tumors, kraniokaudale und mediolaterale Schrägprojektionen. In Abb. 15D sieht man eine teilweise verkalkte Arterie die Läsion überlagern.

Analyse

Form: oval.
Kontur: unscharf; kein augenscheinliches Halozeichen.
Schattendichte: wenig ausgeprägte Schattengebung.
Größe: 20 × 15 mm.

Folgerung

Ein Tumor mit unscharfer Begrenzung ist bei einer 75jährigen Frau auf einen malignen Prozeß verdächtig.

Zytologie

Malignitätsverdächtige Zellen.

Histologie

Fibroadenom.

Erläuterung

Bei einem teilweise oder ganz schattendichten zirkulären/ovalen, schlecht abgrenzbaren Prozeß ist eine histopathologische Abklärung zwingend erforderlich.

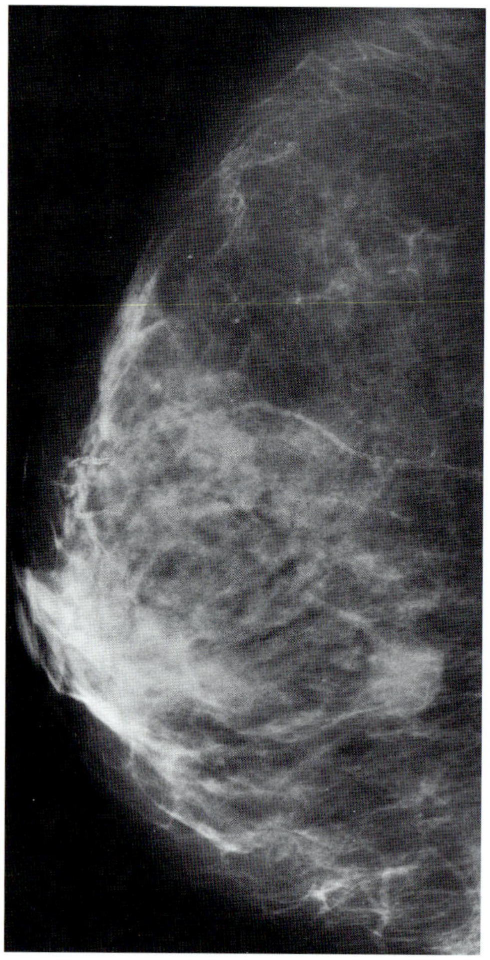

15A

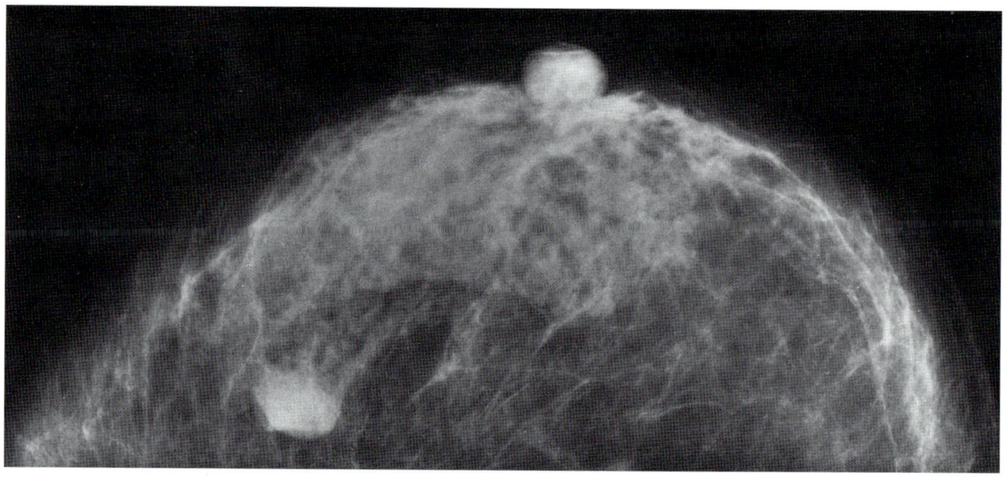

15B

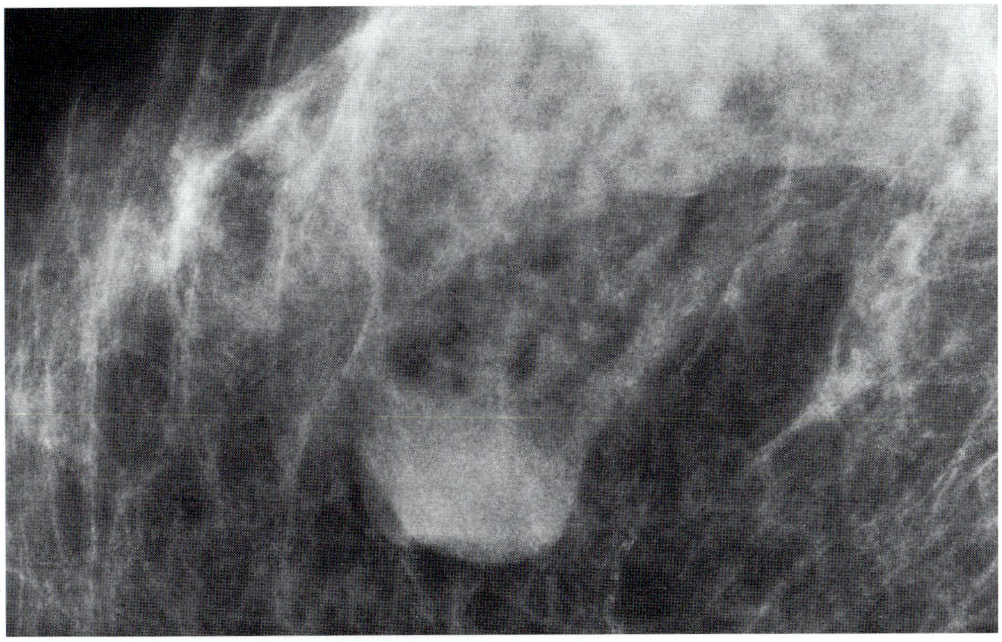

15C

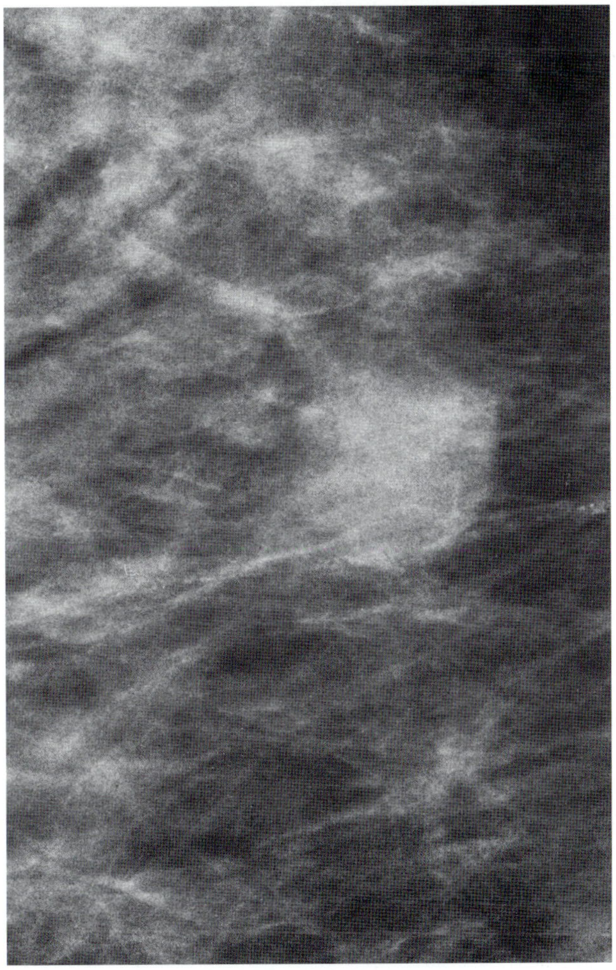

15D

16

33jährige Patientin. Die Überweisung zur Mammographie erfolgte wegen eines von der Patientin selbst entdeckten Tumors in der rechten Brust.

Mammographie

Abb. 16A u. B: Rechte Brust, mediolaterale Schräg- und kraniokaudale Projektionen.
Abb. 16C: Ausschnittvergrößerung bei Tubuskompression in kraniokaudaler Projektion.
Ein einzelner Tumor ohne dazugehörige Kalzifikationen ist im oberen äußeren Quadranten der Brust zu erkennen.

Analyse

Form: oval.
Kontur: nur die hintere Begrenzung ist scharf umrissen; bei entsprechender Tubuskompression ist ein Halozeichen erkennbar (Pfeile).
Schattendichte: wenig ausgeprägte Schattengebung, etwa vergleichbar mit dem umliegenden Parenchym.
Größe: 15 × 15 mm.

Folgerung

Mammographisch gutartig imponierender Tumor.

Histologie

Fibroadenom.

Erläuterung

Aufgrund des bei entsprechender Tubuskompression erkennbaren Halozeichens sowie der relativ deutlichen Transparenz läßt sich auf einen benignen Prozeß schließen. Die unscharfe Begrenzung macht allerdings eine bioptische Abklärung erforderlich.

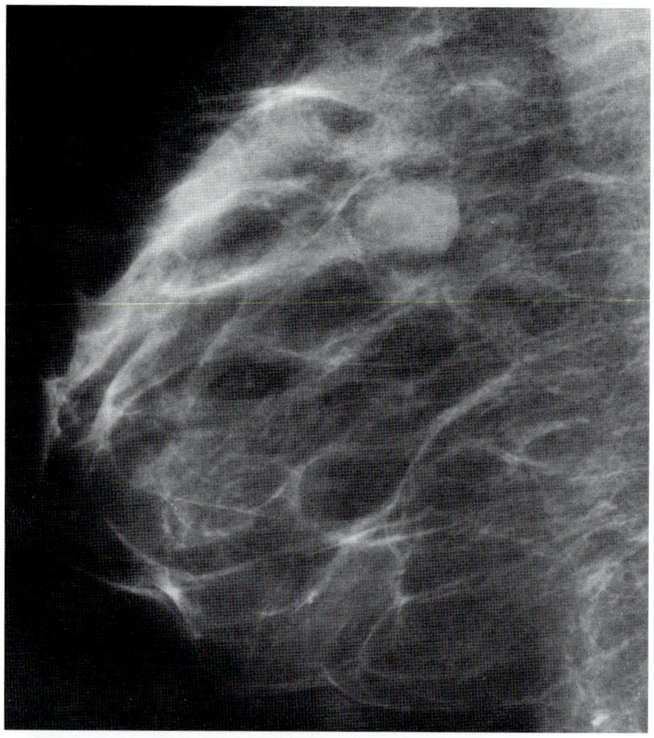

16A

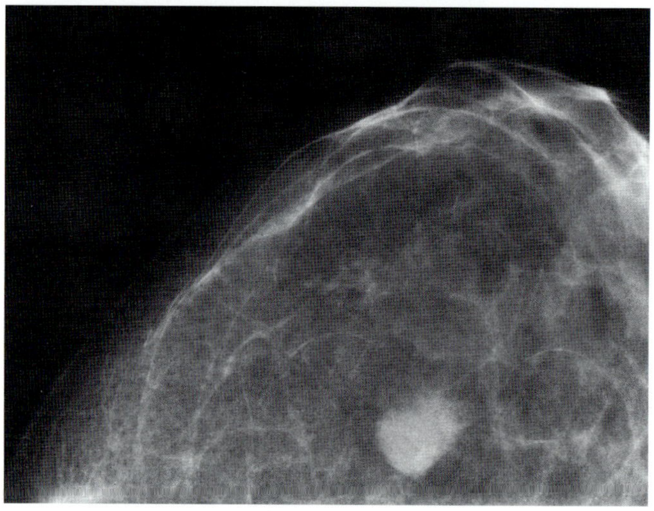

16B

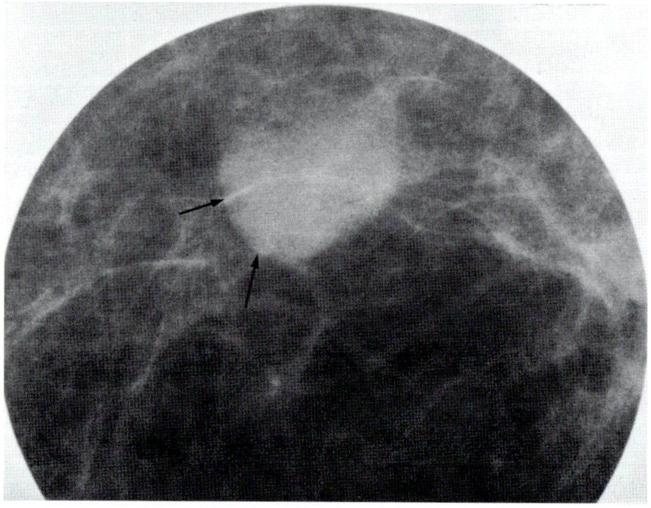

16C

17

Erstes Screening bei einer 50jährigen Patientin, die einen Tumor in der linken Brust bemerkt hatte und sich zunächst nicht ärztlich beraten lassen wollte.

Körperliche Untersuchung

Weicher, 5 cm großer, klinisch gutartiger, retroareolär gelegener Tumor.

Mammographie

Abb. 17A: Rechte Mamma, Detailansicht, kraniokaudale Projektion. Ein einzelner retroareolär gelegener Tumor ohne dazugehörige Kalzifikationen kommt zur Darstellung.

Analyse

Form: oval.
Kontur: ausgeprägtes Halozeichen.
Schattendichte: geringe Schattengebung.
Größe: 5 × 5 cm.

Folgerung

Die deutliche Transparenz der Läsion in Kombination mit einem ausgeprägten Halozeichen lassen mammographisch auf eine benigne Veränderung, am ehesten eine Zyste, schließen.
Abb. 17B: Pneumozystogramm. Einfache Zyste, kein intrazystischer Tumor.

Erläuterung

Das Halozeichen kann bei Zysten relativ deutlich ausgeprägt sein, wohingegen es bei Fibroadenomen, sofern überhaupt nachweisbar, nur über eine kurze Strecke zur Darstellung kommt. Der Ultraschall ermöglicht bei einer zirkulären/ovalen Läsion die Differenzierung zwischen solidem Tumor und Zyste und erleichtert darüber hinaus ganz wesentlich die sonstigen interventionellen Abklärungen.

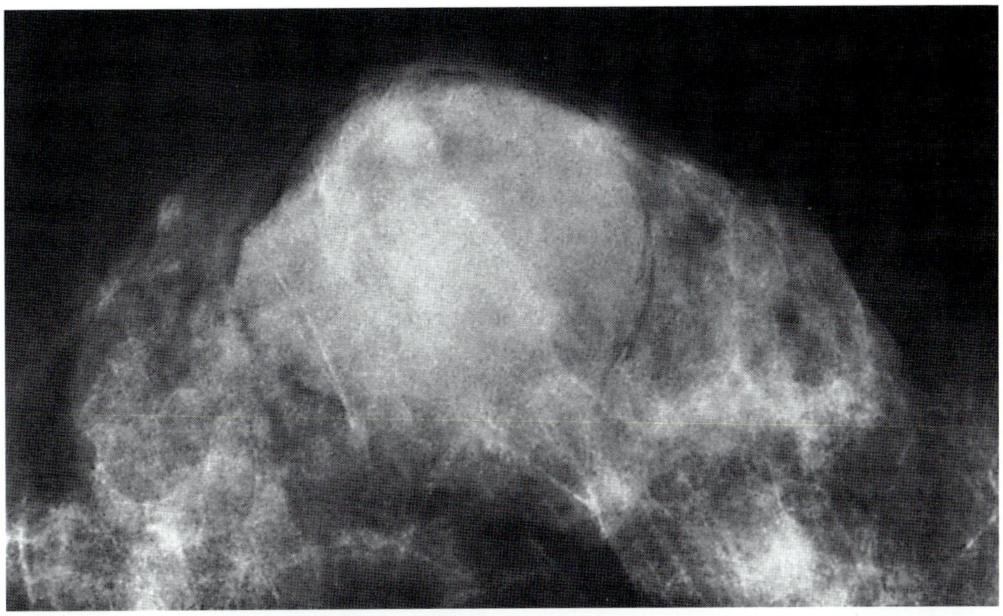
17A

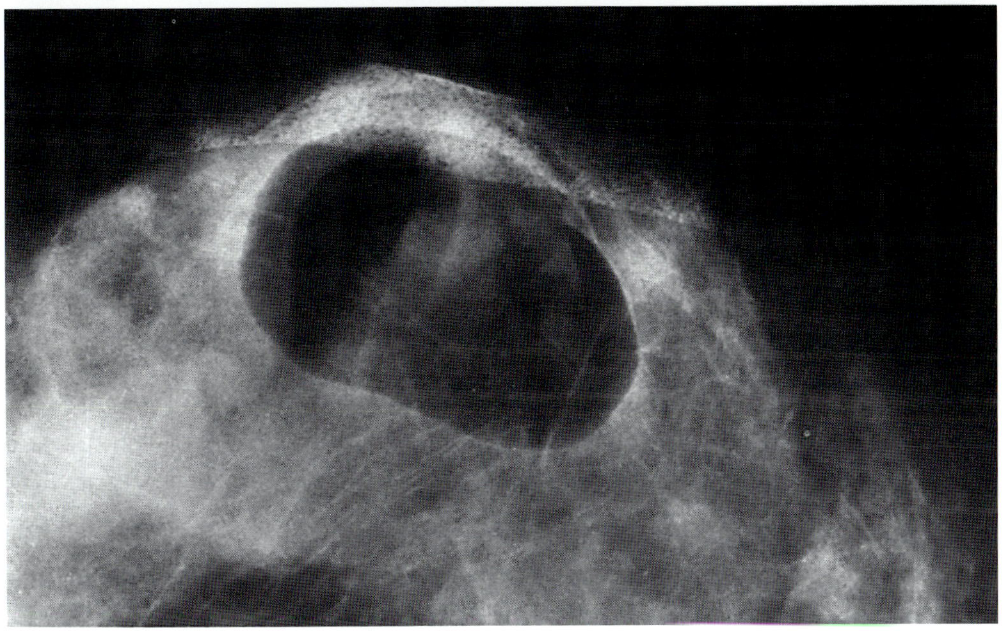
17B

18

Erstes Screening bei einer 72jährigen asymptomatischen Patientin.

Körperliche Untersuchung

Retroareolär gelegener Tumor, 3 cm Durchmesser, klinisch gutartig.

Mammographie

Abb. 18A u. B: Linke Brust, mediolaterale Schräg- und kraniokaudale Projektionen. Einzelner retroareolär gelegener Tumor ohne dazugehörige Kalzifikationen.
Abb. 18C: Ausschnittvergrößerung, kraniokaudale Projektion.

Analyse

Form: oval, gelappt.
Kontur: entlang der vorderen Begrenzung ist ein Halozeichen auszumachen (Pfeile); das darüber gelegene Parenchym läßt die hintere Begrenzung nur undeutlich erkennen.
Schattendichte: parenchymale Strukturen lassen sich durch den teilweise wenig schattendichten Tumor hindurch ausmachen.
Größe: 3 × 3 cm.

Folgerung

Die relative Transparenz und das teilweise vorhandene Halozeichen lassen mammographisch hier auf einen gutartigen Tumor schließen. Mit der Sonographie läßt sich weiter zwischen Zyste und solidem Prozeß unterscheiden.

Punktion und Pneumozystographie

(Abb. 18D)

Kraniokaudale Projektion. Einfache Zyste. Kein intrazystischer Tumor. Luft im Punktionskanal.

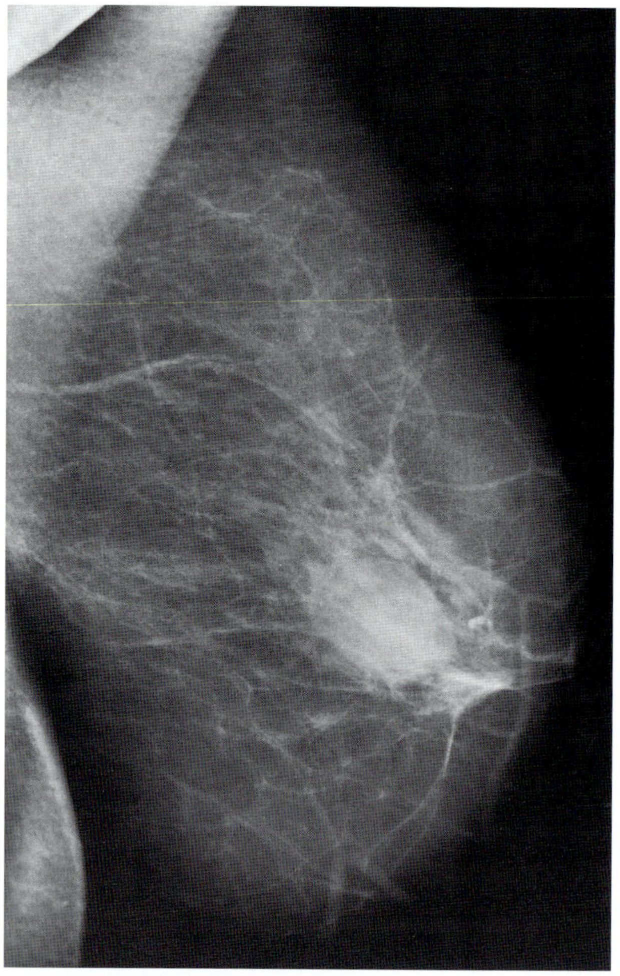

18A

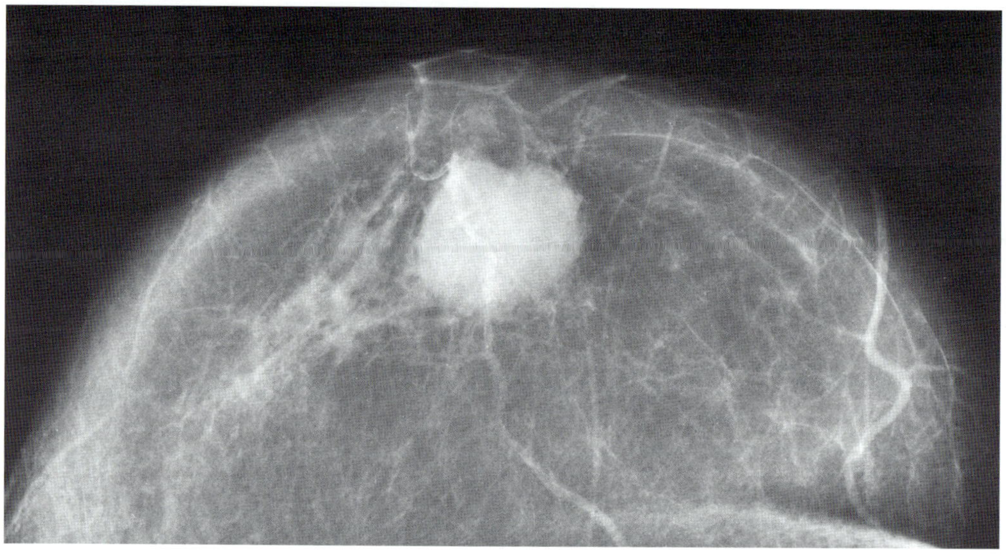

18B

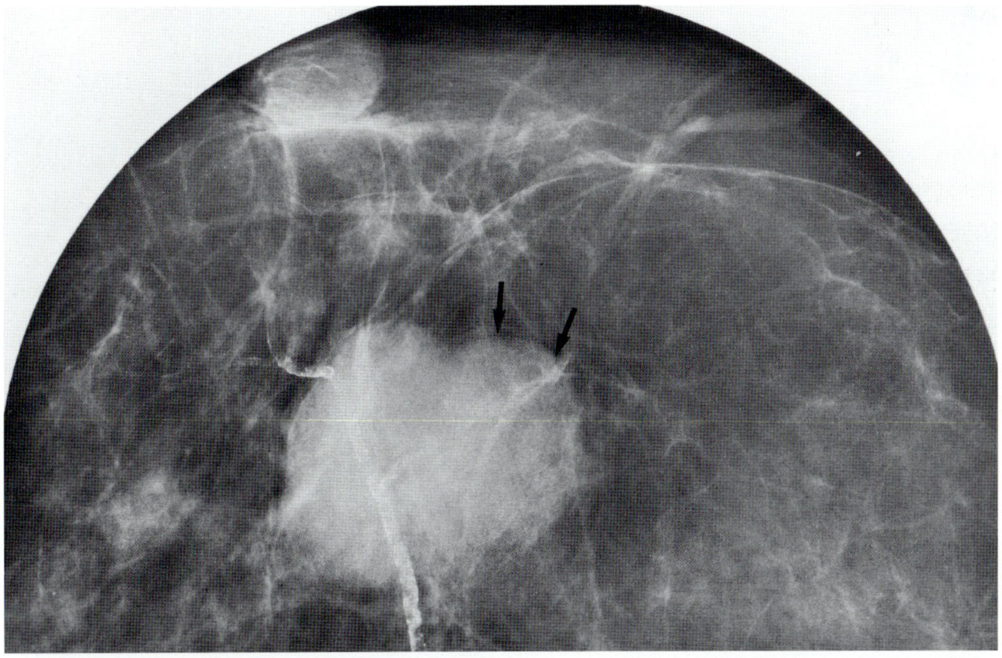

18C

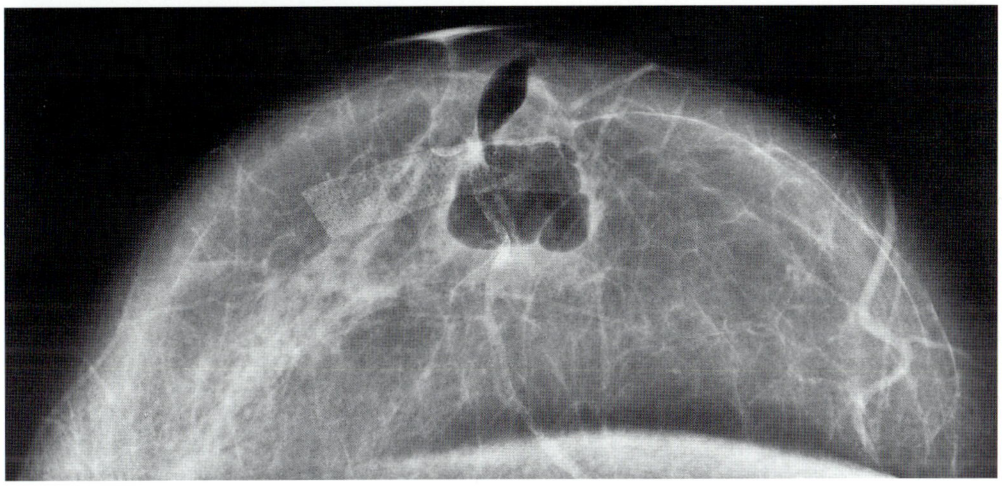

18D

19

Erstes Screening bei einer 68jährigen asymptomatischen Frau.

Körperliche Untersuchung

Kein Tumor tastbar.

Mammographie

Abb. 19A u. B: Mediolaterale Schräg- und kraniokaudale Projektionen. Im oberen äußeren Quadranten kommt ein einzelner, kleiner Tumor ohne dazugehörige Kalkherde zur Darstellung.
Abb. 19C: Ausschnittvergrößerungen, mediolaterale und kraniokaudale Projektionen.

Analyse

Form: rundlich.
Kontur: größtenteils unscharf begrenzt.
Schattendichte: wenig ausgeprägte Schattengebung; eine Vene läßt sich in Abb. 19D in Projektion auf die Läsion ausmachen.
Größe: 6 × 5 mm.

Folgerung

Obgleich die pathologische Veränderung eine nur geringe Dichte aufweist, sind bei dieser 68jährigen Patientin doch das Fehlen eines Halozeichens und die teilweise unscharfen Konturen auf einen malignen Prozeß verdächtig. Differentialdiagnostisch kämen bezüglich benigner Veränderungen ein kleines Papillom oder eine Zyste in Frage. Sonographisch lassen sich kleine, von viel Fettgewebe umgebene Läsionen oft nur mit Mühe diagnostisch überzeugend darstellen. Eine stereotaktische Biopsie ist schließlich zur histopathologischen Abklärung erforderlich.

Histologie

Einfache Zyste, kein Anhalt für Malignität.

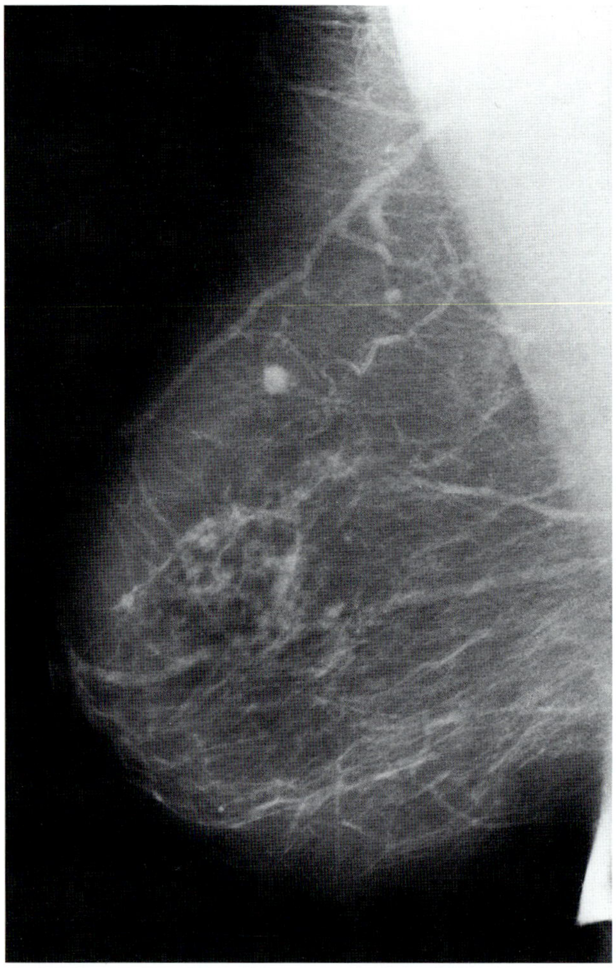

19A

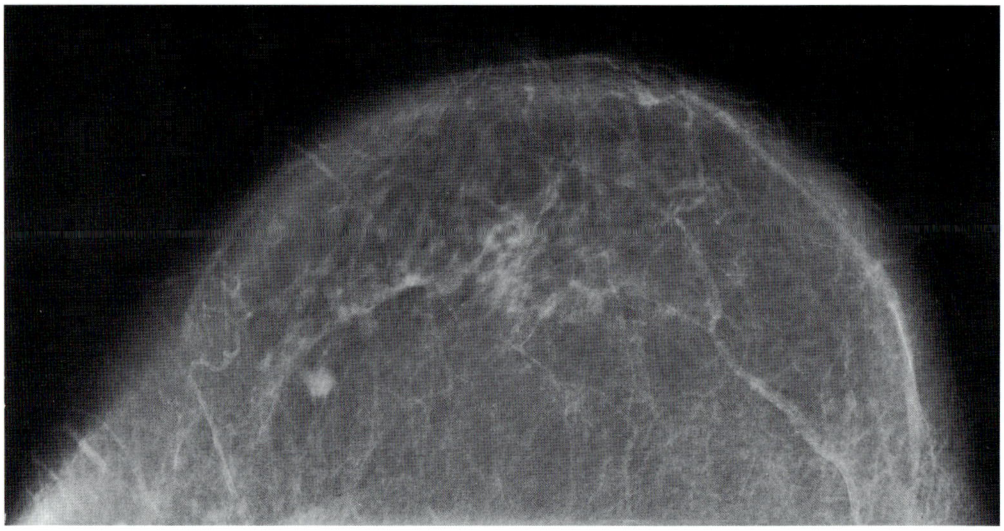

19B

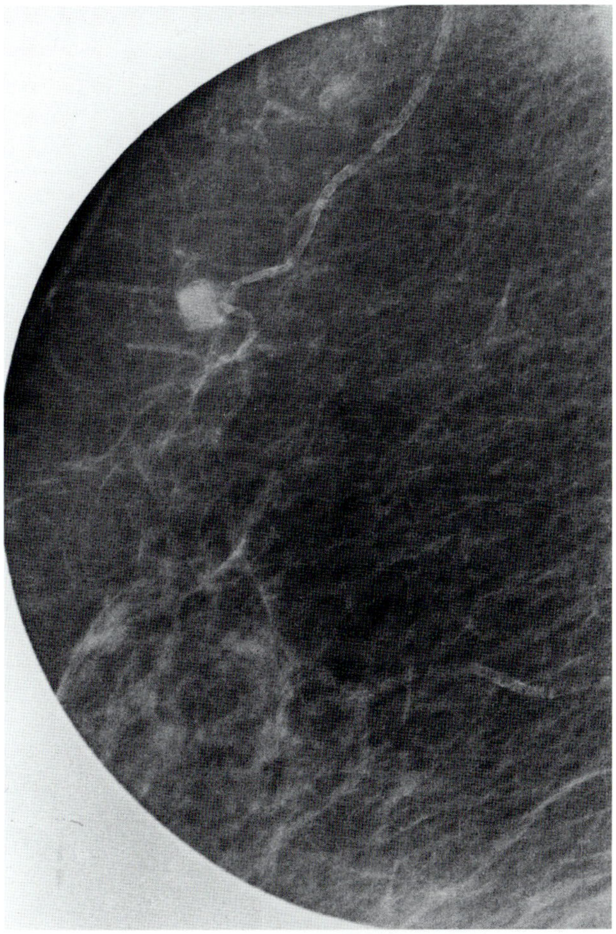

19C

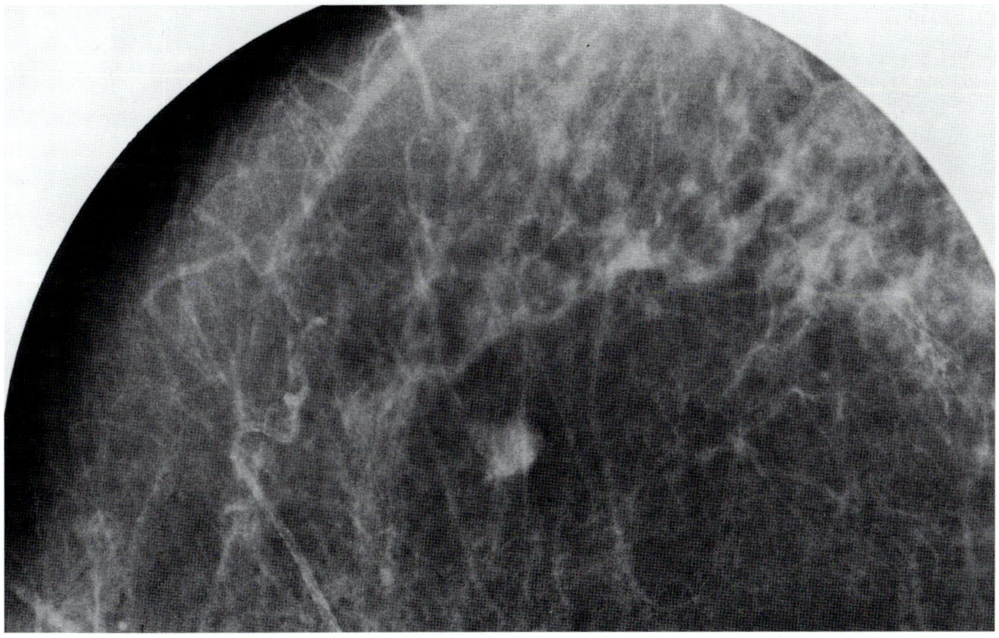

19D

20

Diese 54jährige Patientin wurde wegen eines eine Woche zuvor in der rechten Brust entdeckten Knotens zur Mammographie überwiesen.

Körperliche Untersuchung

Relativ gut verschieblicher, derber Tumor im lateralen Abschnitt der rechten Mamma, klinisch malignitätsverdächtig.

Mammographie

Abb. 20 A u. B: Rechte Brust, mediolaterale Schräg- und kraniokaudale Projektionen. Einzelner umschriebener Tumor ohne dazugehörige Kalzifikationen.

Analyse

Form: oval, gelappt.
Kontur: Halozeichen teilweise zu sehen; das die Läsion umgebende Parenchym läßt einzelne Abschnitte der Tumorbegrenzung nur undeutlich erkennen.
Schattendichte: ausgeprägte Schattengebung.
Größe: 5 × 3 cm.

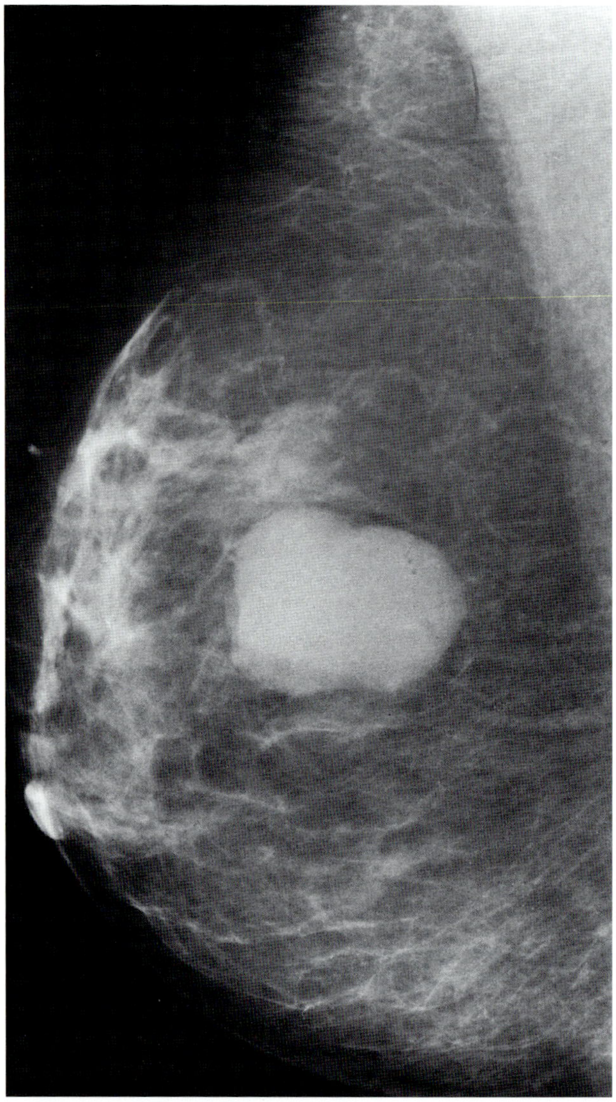

20A

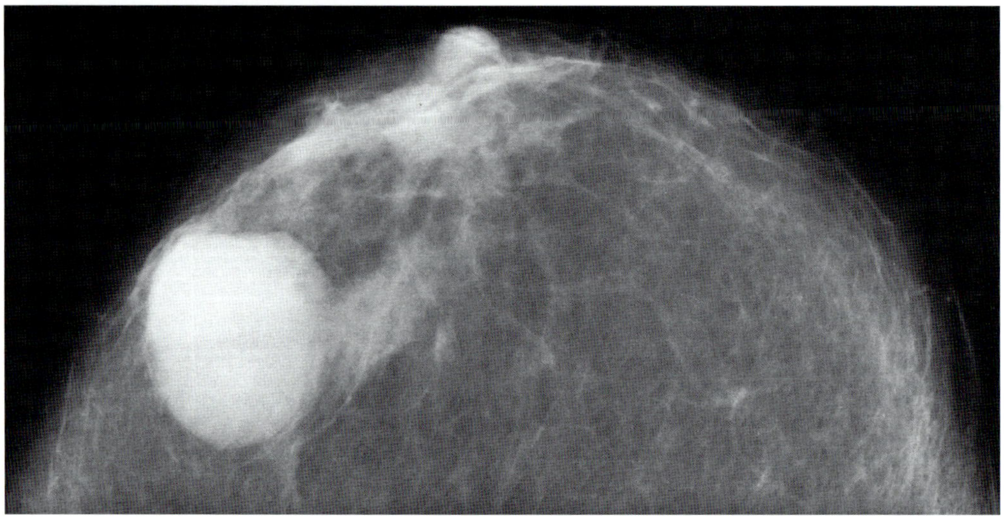

20B

Folgerung

Obgleich das Vorhandensein eines Halozeichens den Rückschluß auf einen gutartigen Prozeß zuläßt, ist im vorliegenden Fall aufgrund der hohen Schattendichte diagnostisch auch an ein Karzinom, ein Cystosarcoma phylloides, einen intrazystischen Tumor bzw. u. U. sogar an eine Zyste zu denken. Klinische und mammographische Untersuchung eröffnen also eine breite Palette differentialdiagnostischer Möglichkeiten.

Diagnostisches Vorgehen

Die Mammasonographie ist die Methode der Wahl zur weiteren Abklärung, wobei eine ultraschallgesteuerte Punktion schließlich zur Diagnose führt.
Abb. 20C: Pneumozystogramm. Einfache Zyste, kein intrazystischer Tumor.

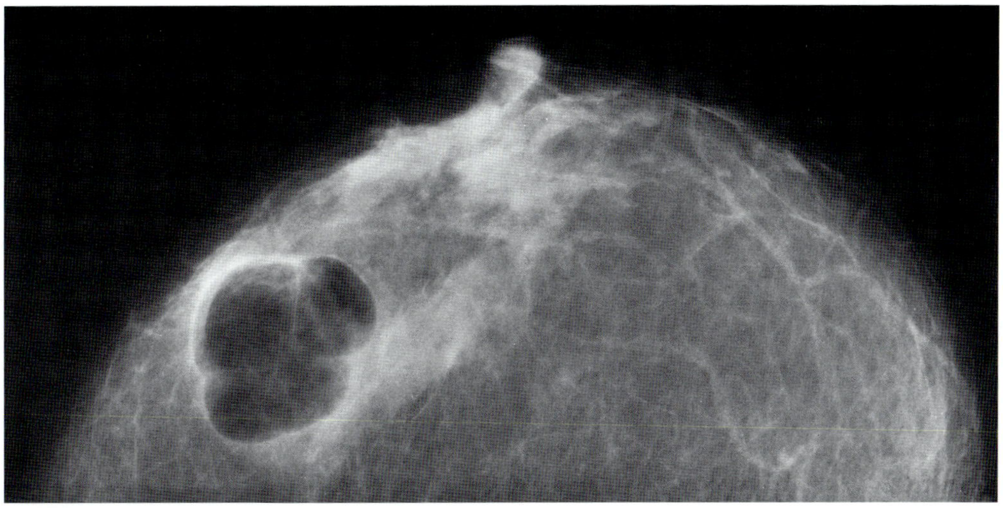
20C

21

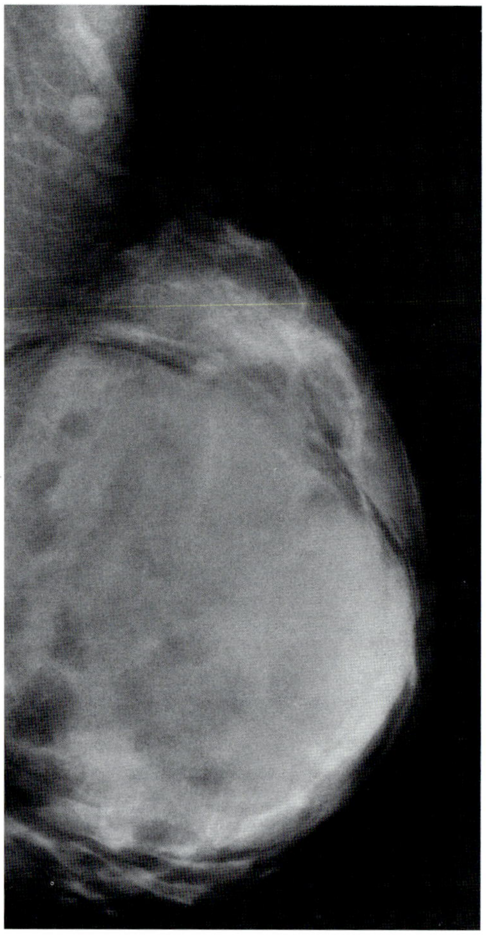

Die 21jährige Patientin hatte einen großen Tumor in der linken Brust entdeckt.

Körperliche Untersuchung

Außerordentlich großer, etwa 10 cm durchmessender, fester, aber beweglicher Tumor, der den größten Teil der linken Mamma ausfüllt.

Mammographie

Abb. 21: Linke Brust, mediolaterale Schrägprojektion.

Analyse

Form: oval.
Kontur: scharf umrissen, ausgeprägtes Halozeichen.
Schattendichte: wenig ausgeprägte Schattendichte, etwa mit dem Parenchym vergleichbar.
Größe: 11 × 8 cm.

Folgerung

Das Vorhandensein eines über weite Abschnitte erkennbaren Halozeichens in Kombination mit relativ ausgeprägter Transparenz lassen mammographisch ungeachtet der enormen Größe der Läsion an einen gutartigen Prozeß denken. Bei einer so jungen Patientin paßt die Beschreibung auf ein Riesenfibroadenom.

Histologie

Riesenfibroadenom.

22

Erstes Screening bei einer 67jährigen Frau, die viele Jahre zuvor einen Tumor in der rechten Mamma bemerkt, aber noch keinen ärztlichen Rat gesucht hatte.

Mammographie

Abb. 12A u. B: Rechte Mamma, mediolaterale Schräg- und kraniokaudale Projektionen. Ein einzelner Tumor ist im oberen äußeren Quadranten unmittelbar unter der Haut zu lokalisieren. Keine dazugehörigen Kalzifikationen.

Analyse

Form: zirkulär.
Kontur: scharf umrissen; der Einschluß von Luft in unmittelbarer Nachbarschaft dieser Läsion läßt darauf schließen, daß diese von der Hautoberfläche ausgeht.
Größe: 3 × 3 cm.
Lokalisation: intra- und subkutan; die Haut über dem Tumor ist nicht induriert.

Folgerung

Mammographisch typisch gutartiger Tumor. Die klinische Untersuchung ergibt eine Talgzyste (Atherom).

Histologie

Talgzyste (Atherom).

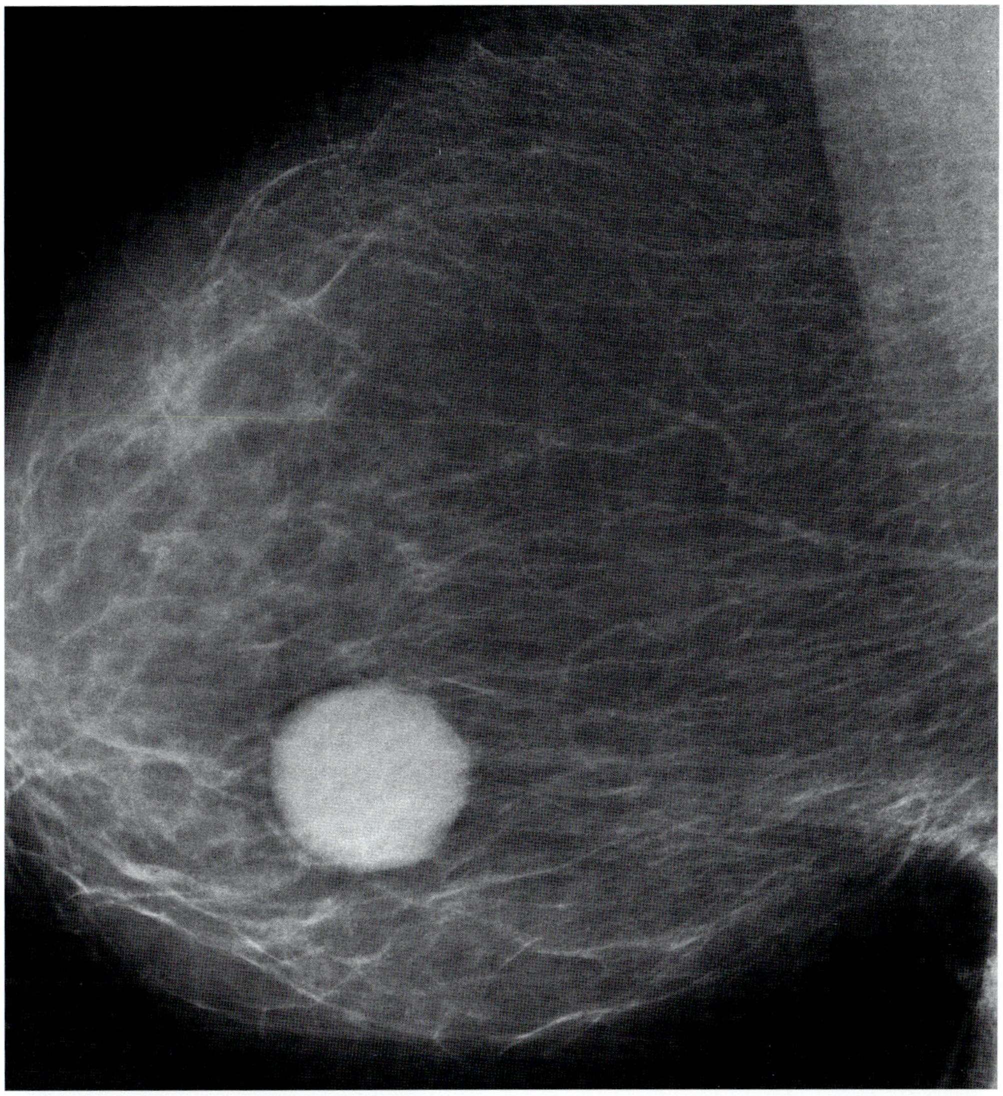

22A

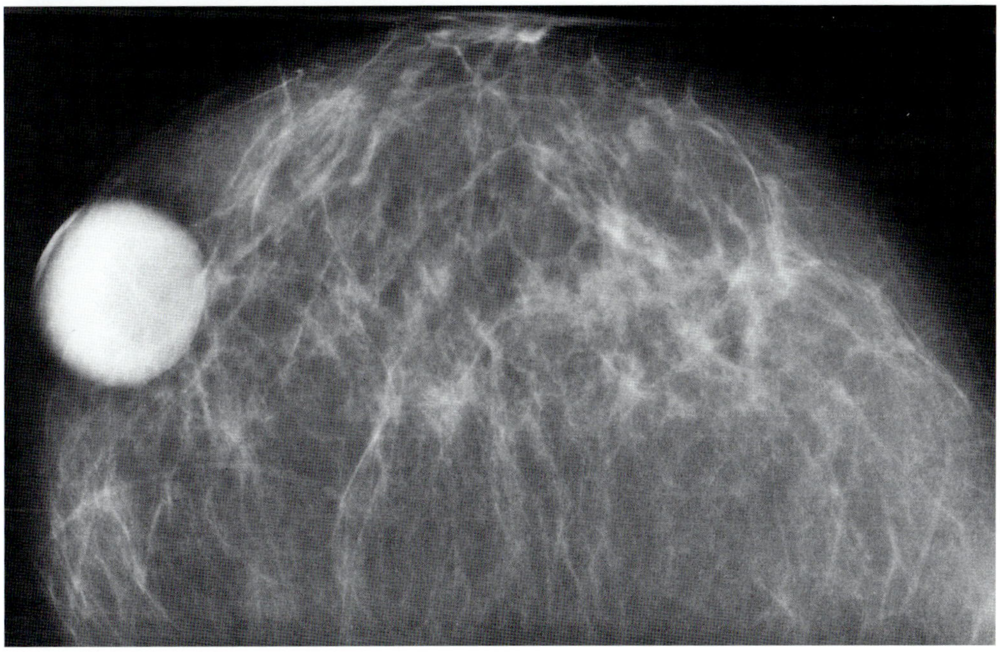

22B

23

Erstes Screening bei einer 63jährigen asymptomatischen Frau.

Körperliche Untersuchung

Kein Tumor tastbar.

Mammographie

Abb. 23A: Linke Brust, mediolaterale Schrägprojektion. Ein solitärer Prozeß ist in der unteren Mammahälfte lokalisierbar.
Abb: 23B u. C: Ausschnittvergrößerungen, mediolaterale Schräg- und kraniokaudale Projektionen. Der Tumor selbst weist reichlich Mikrokalk auf.

Analyse des Tumors

Form: rund, gelappt.
Kontur: scharf umrissen.
Schattendichte: wenig ausgeprägte Schattengebung.
Größe: 12 × 15 mm.

Analyse der Verkalkungen

Form: z.T. rundlich, z.T. länglich, glatt begrenzt.
Dichte: ausgeprägt, gleichförmig.
Größe: unterschiedlich, insgesamt klein.
Verteilung: innerhalb des Tumors.

Folgerung

Mammographisch gutartiger Tumor, der Kalkherde unterschiedlicher Form und Größe enthält.

Histologie

Kavernöses Hämangiom.
Abb. 23D: Histologisches Präparat in geringer Vergrößerung (12,5×, HE-Färbung); typische Feinstruktur eines kavernösen Hämangioms.
Abb. 23E: Stärkere Vergrößerung (200×, HE-Färbung); in der Tumorperipherie ist die kavernöse Struktur dieser Läsion gut zu erkennen.

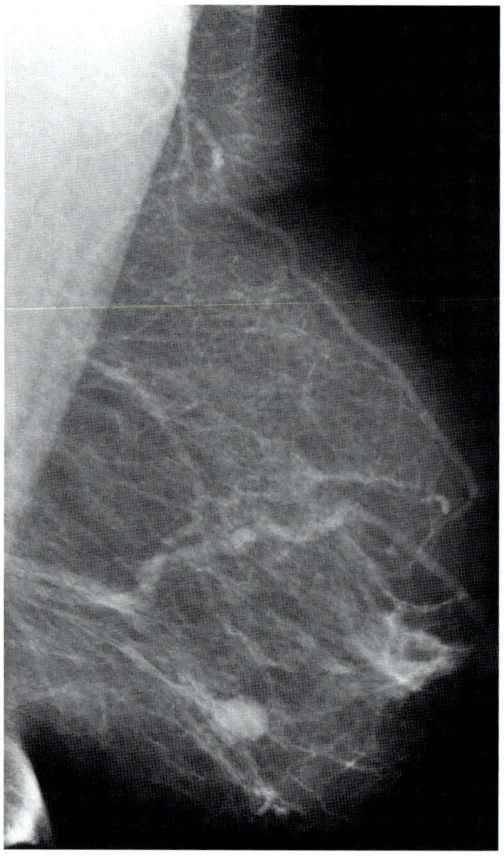

23A

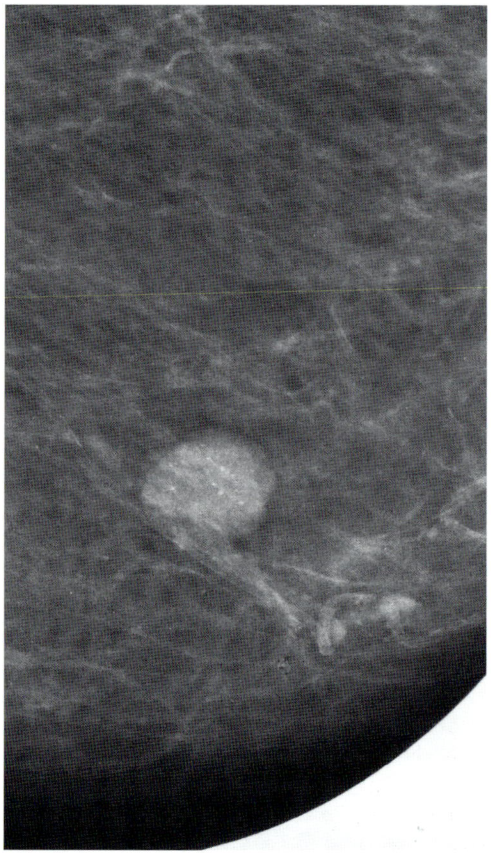

23B

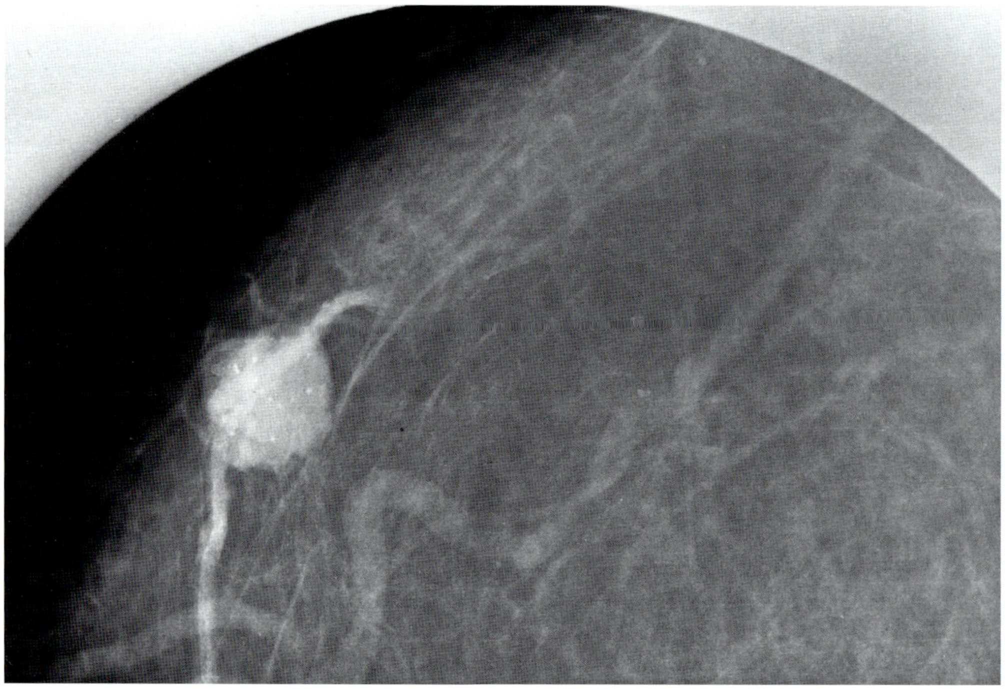

23C

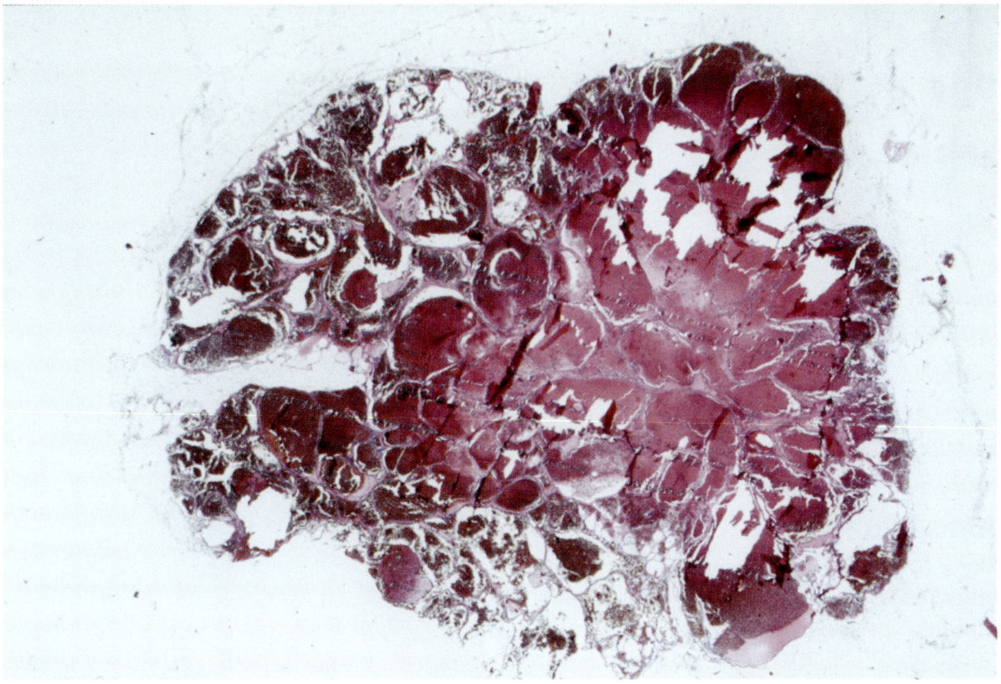

23D

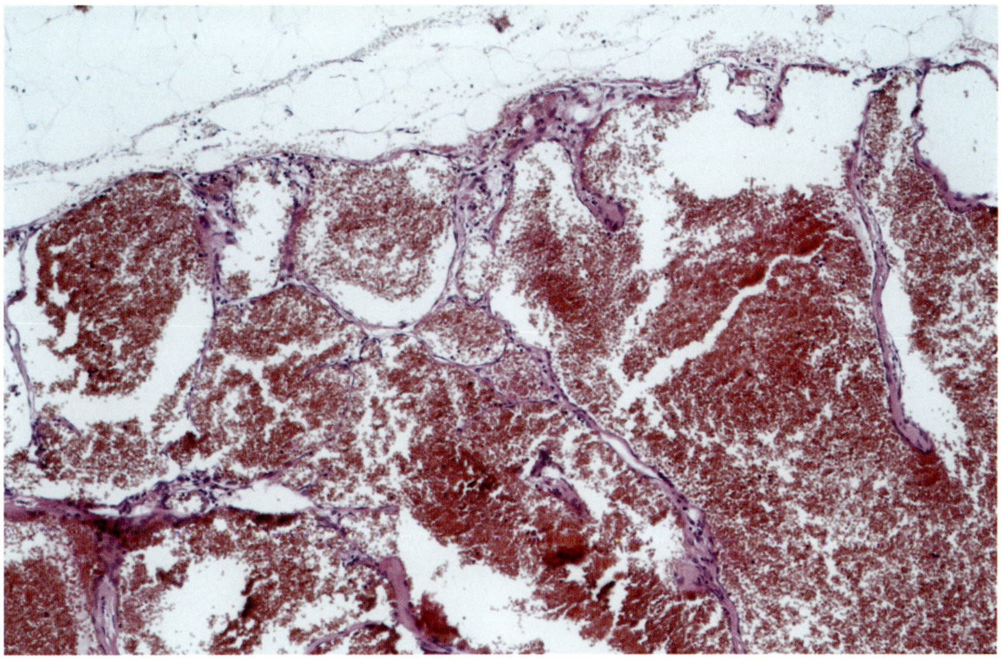

23E

24 & 25

Abb. 24 u. 25: Zwei Fälle mit Warzen. Die meisten Warzen weisen ein typisches mammographisches Erscheinungsbild auf mit scharfer Begrenzung und mehrfach gelappter Konturzeichnung. Luft an der feinen papillären Oberfläche hebt ihre Struktur besonders hervor.

Anmerkung

Versierte Radiologieassistenten/-innen sollten typische Hautveränderungen erkennen und den Diagnostiker entsprechend vorab informieren können.

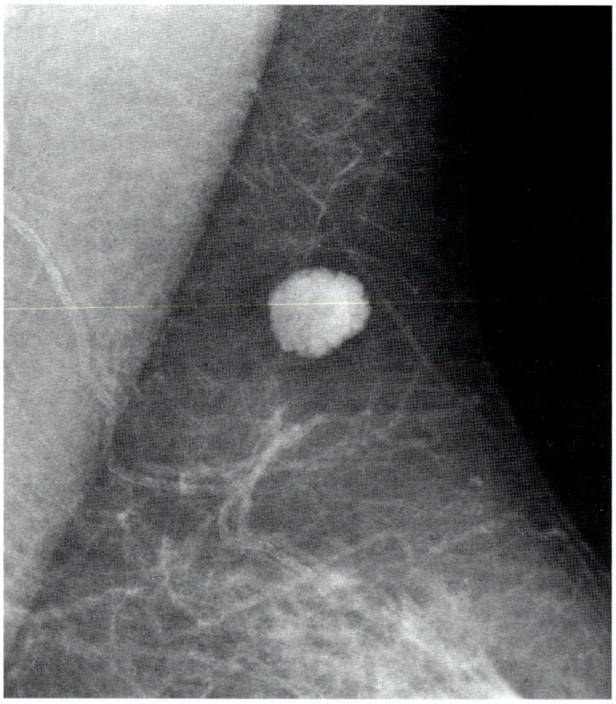

24

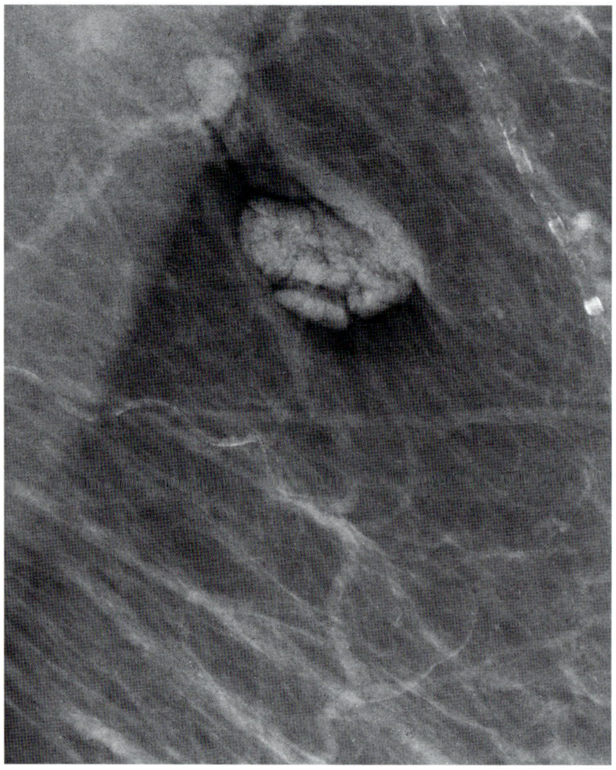

25

26

Erstes Screening bei einer 47jährigen asymptomatischen Patientin.

Körperliche Untersuchung

Ein gut verschieblicher, 7 × 6 cm großer Tumor füllt den oberen äußeren Quadranten der linken Brust aus. Keine Hauteinziehung.

Mammographie

Abb. 26A u. B: Linke Mamma, mediolaterale Schräg- und kraniokaudale Projektionen. Ein großer Tumor mit grobscholligem Kalk ist im oberen äußeren Quadranten zu erkennen.

Analyse des Tumors

Form: oval.
Kontur: scharf umrissen; ausgeprägtes Halozeichen (in Abb. 26A zu sehen).
Schattendichte: etwa mit der des Parenchyms vergleichbar.
Größe: 7 × 6 cm.

Analyse der Verkalkungen

Grobschollig, sehr dicht, mammographisch gutartig.

Erläuterung

Große, scharf begrenzte Tumoren bei perimenopausalen Patientinnen sind typisch für ein Cystosarcoma phylloides oder, allerdings seltener einmal, für Zysten. In diesem Fall führen die Kalkherde zur Diagnose eines Cystosarcoma phylloides.

Histologie

Gutartiges Cystosarcoma phylloides, benigner phylloider Mammatumor (WHO).
Abb. 26C: Typisches blattartiges (phylloides) Muster einer intraduktalen Lokalisation.
Es gibt zahlreiche Varianten der Stromakomponente.
(HE-Färbung, 100fache Vergrößerung).

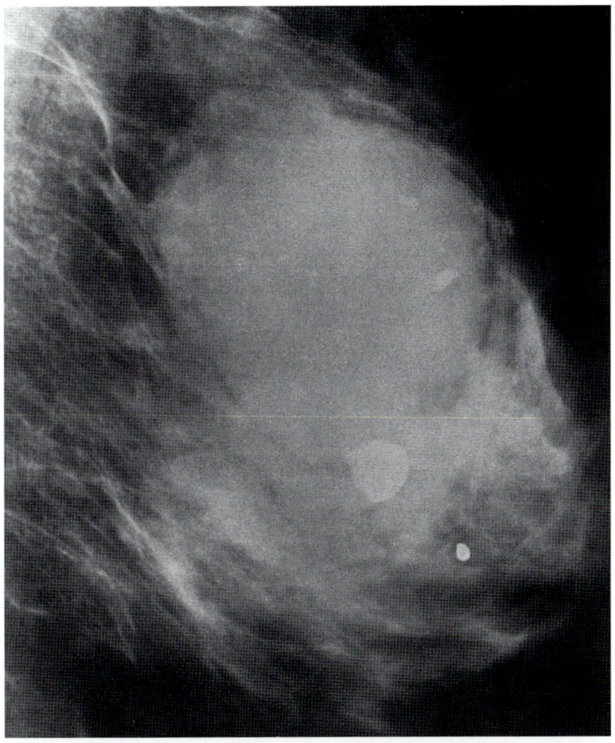

26A

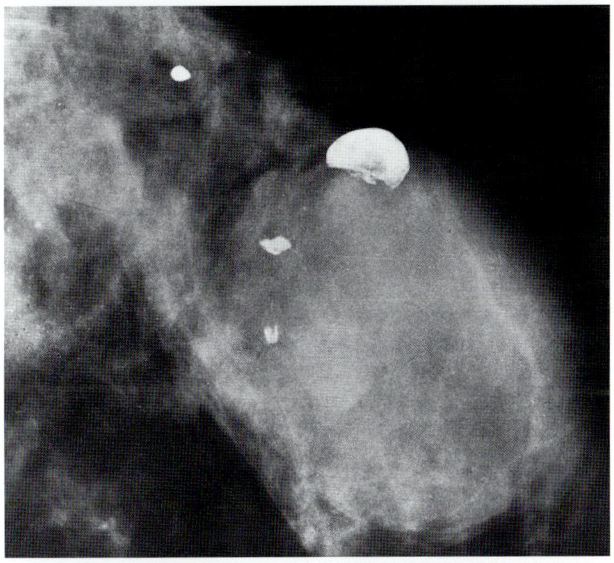

26B

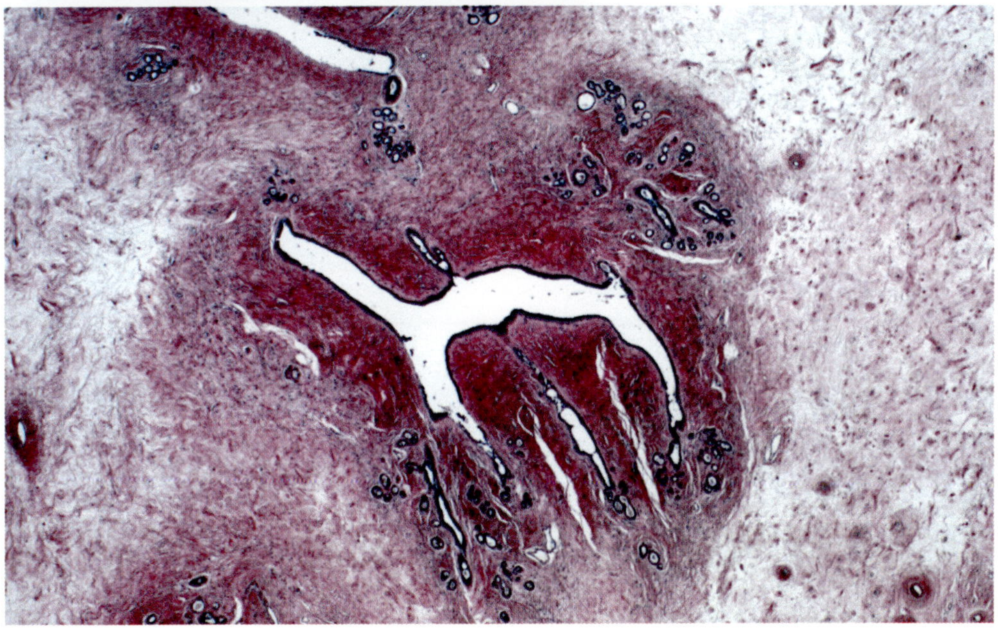

26C

27

Es handelt sich hier um eine 73jährige Frau, die erstmals eine Woche zuvor eine sich weich anfühlende Veränderung hinter dem linken Brustwarzenhof getastet hatte.

Mammographie

Abb. 27A u. B: Rechte Mamma, mediolaterale Schräg- und kraniokaudale Projektionen. Mehrere retroareolär gelegene Tumoren sind zu erkennen, wobei der größte einen einzelnen gutartig erscheinenden Kalkherd enthält.

Analyse

Form: rund und oval.
Kontur: scharf begrenzt mit Ausnahme des größeren Prozesses, der den Kalkherd enthält.
Schattendichte: wenig ausgeprägte Schattengebung; eine über die Tumoren hinweg verlaufende Vene ist gut zu erkennen (Abb. 27B).
Größe: 0,5–2,0 cm.
Lokalisation: retroareolär.

Folgerung

Scharf begrenzte Tumoren geringer Dichte sind mammographisch gutartig. Die radiologische Diagnose des größeren Tumors ist allerdings schwieriger. Bei der Mammographie ließ sich Blut aus der Brustwarze exprimieren. Hilfreich für die Diagnosefindung ist hier die Galaktographie.

Galaktographie

(Kraniokaudale Projektion, Abb. 27C).
Ein dilatierter Gang führt zu den Tumoren, die als intraduktale Füllungsdefekte zur Darstellung kommen. Radiologische Diagnose: multiple Papillome (55).

Histologie

Multiple Papillome. Kein Anhalt für Malignität (Abb. 27D).

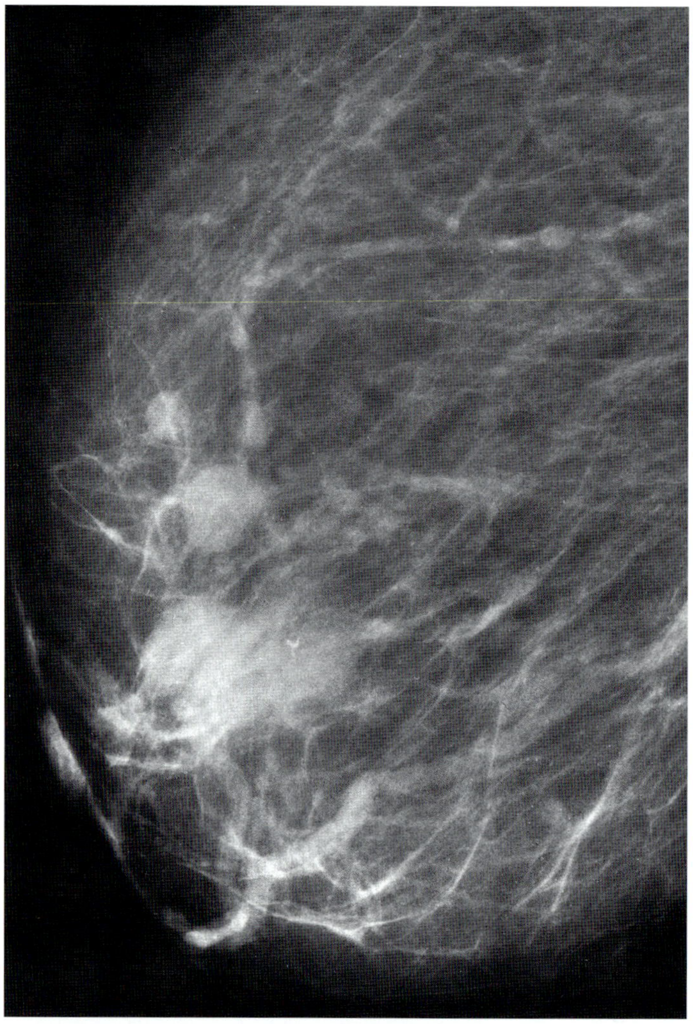

27A

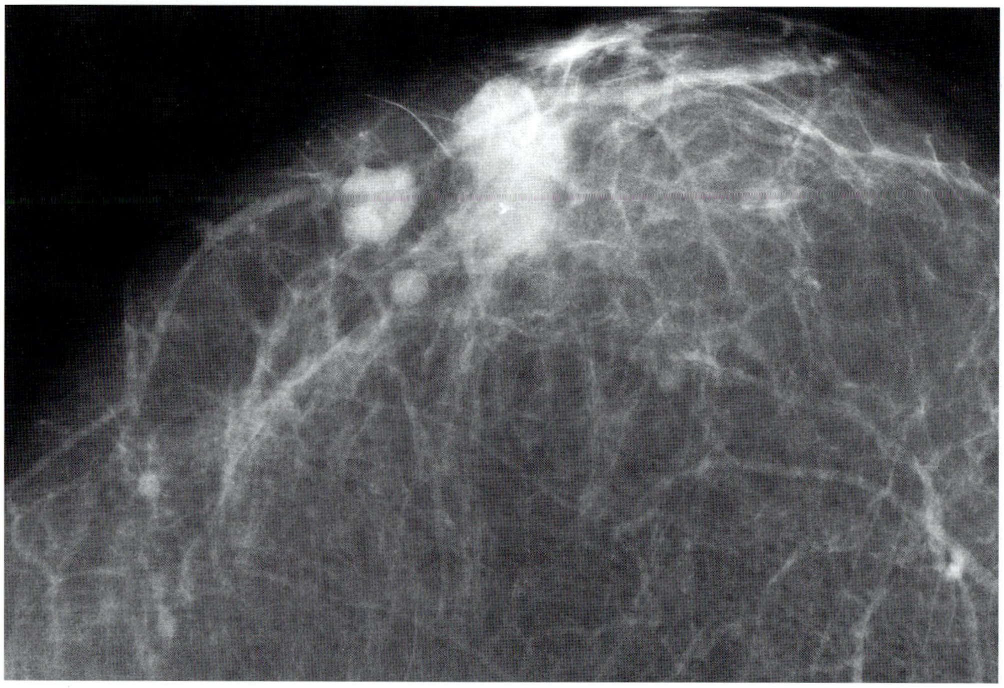

27B

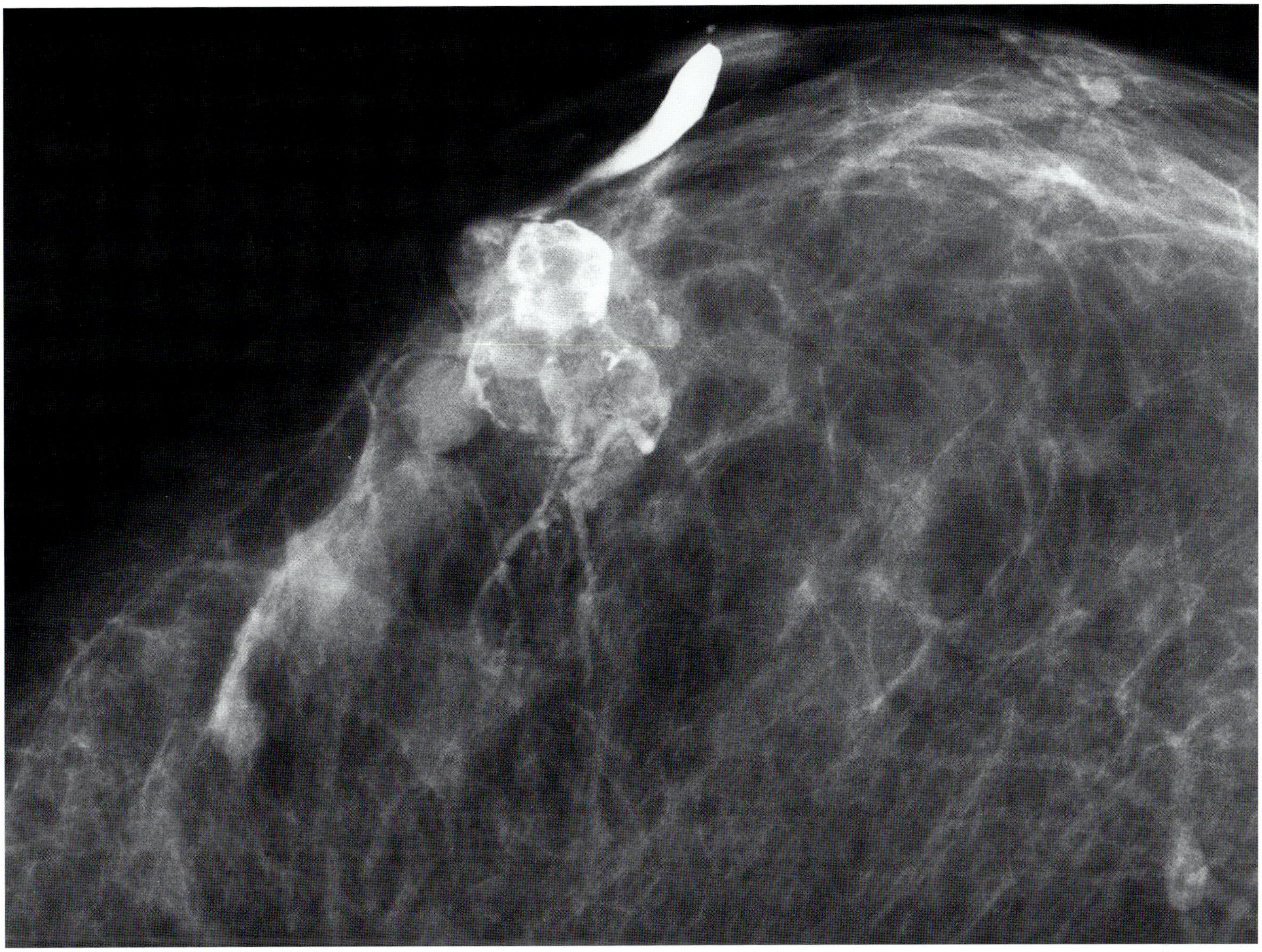

27C

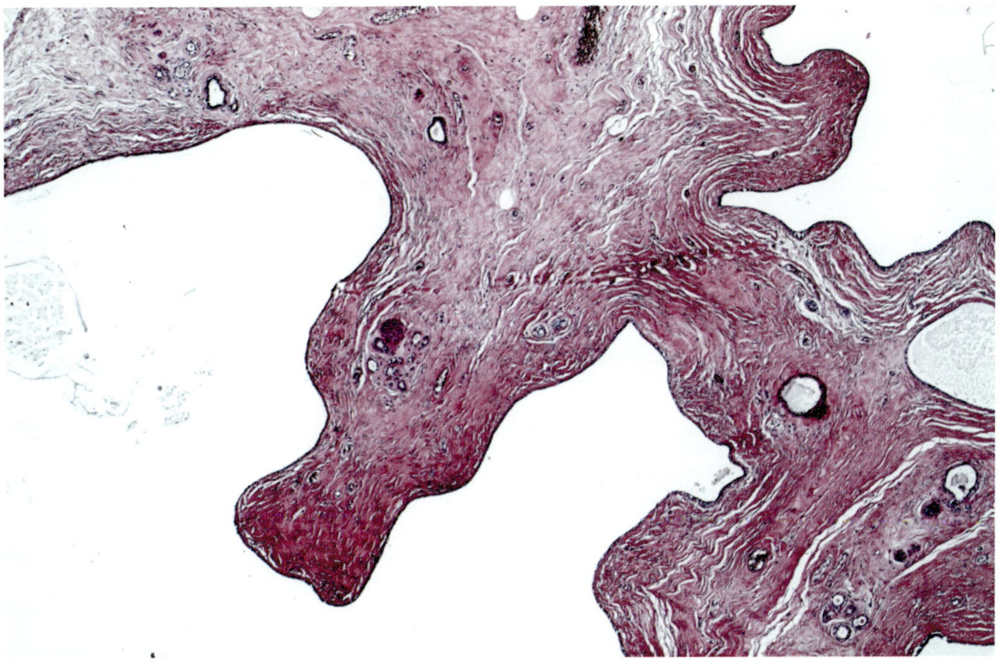

27D

28

Erstes Screening bei einer 80jährigen asymptomatischen Frau.

Mammographie

Abb. 28A: Rechte Brust, mediolaterale Schrägprojektion. Normales Mammogramm. *Sieben Monate später* bemerkte die Patientin einen Knoten in der unteren Hälfte der rechten Brust.

Kontrollmammographie

Abb. 28B: Rechte Brust, mediolaterale Schrägprojektion. In 4 cm Entfernung von der Brustwarze (Pfeile) kommt ein schlecht abgrenzbarer Tumor zur Darstellung, der im vorangegangenen Mammogramm noch nicht auszumachen war.

Abb. 28C: Ausschnittvergrößerung, mediolaterale Schrägprojektion. Der Tumor (Pfeile) weist keine dazugehörigen Kalzifikationen auf.

Analyse

Form: eiförmig, deutlich gelappt.
Kontur: teilweise unscharf, kein Halozeichen.
Schattendichte: geringe Schattengebung.
Größe: ungefähr 1 × 1 cm.

Erläuterung

Obgleich dieser Tumor eine wenn auch geringe Schattengebung aufweist, sind die Konturen unscharf, was auf einen malignen Prozeß hindeutet. Dieser Verdacht wird noch durch die Tatsache erhärtet, daß sich dieser Tumor innerhalb kurzer Zeit bei der 80jährigen Patientin entwickelt hat. Muzinöse und papilläre Karzinome können mammographisch durchaus eine relative Transparenz aufweisen.

Folgerung

Jeder umschriebene schattengebende Tumor mit unscharfer Begrenzung und nicht nachweisbarem Halozeichen sollte den Verdacht in Richtung Malignität lenken, und zwar unabhängig von der jeweiligen Dichte des Prozesses.

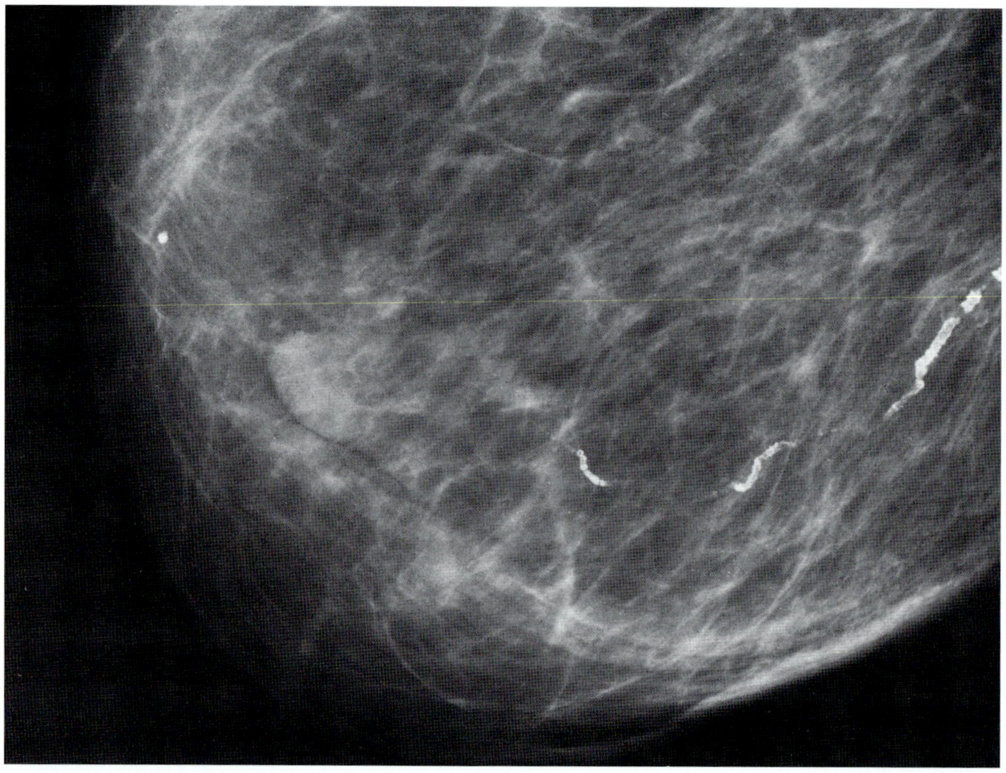

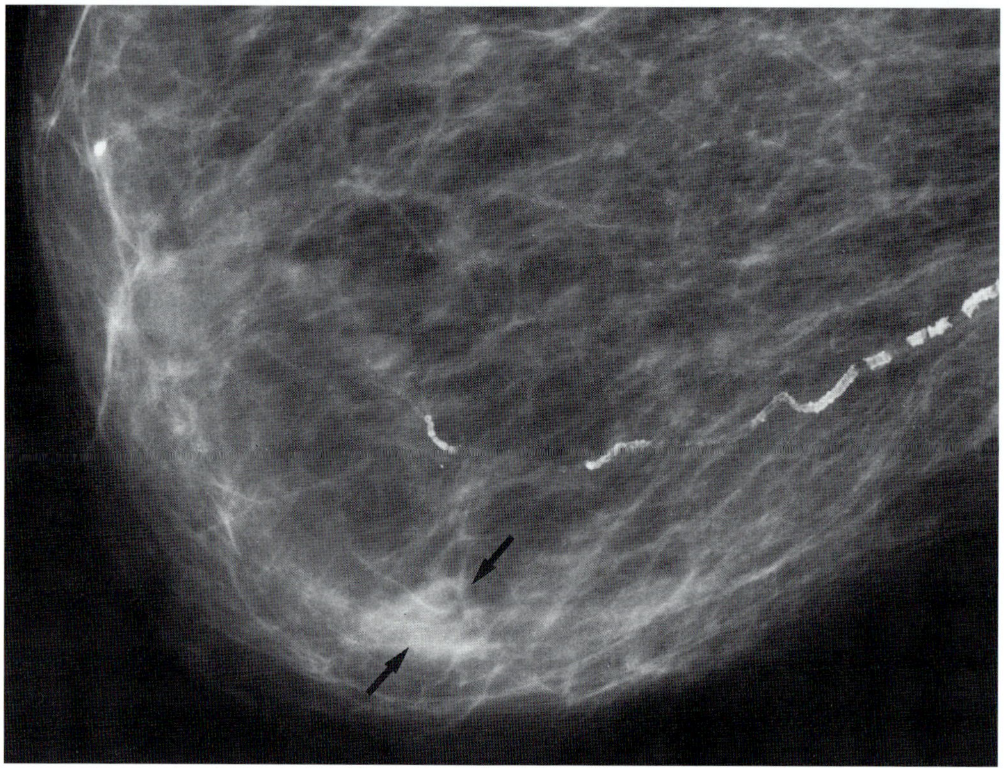

Histologie

Muzinöses Karzinom. Keine Lymphknotenmetastasen.

Follow-up

Die Patientin starb 5 Jahre und 10 Monate später im Alter von 86 Jahren an einem Hirninfarkt. Nach vorausgegangener Therapie kein Mammakarzinom mehr nachweisbar.

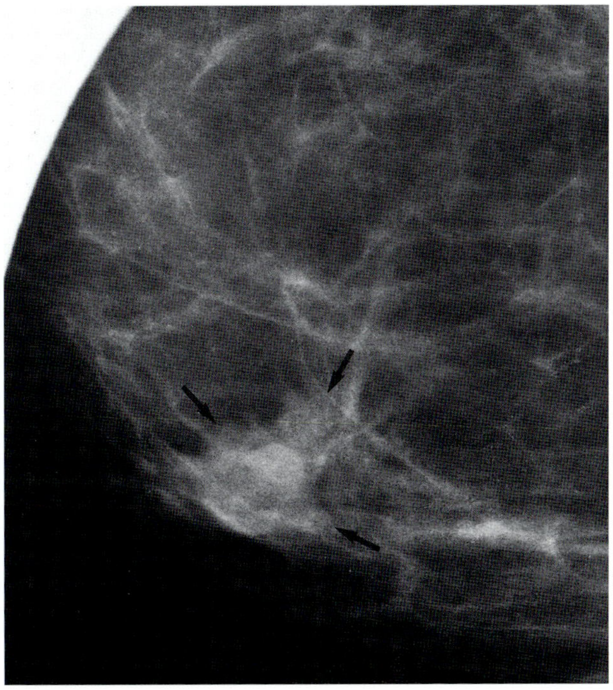

28C

29

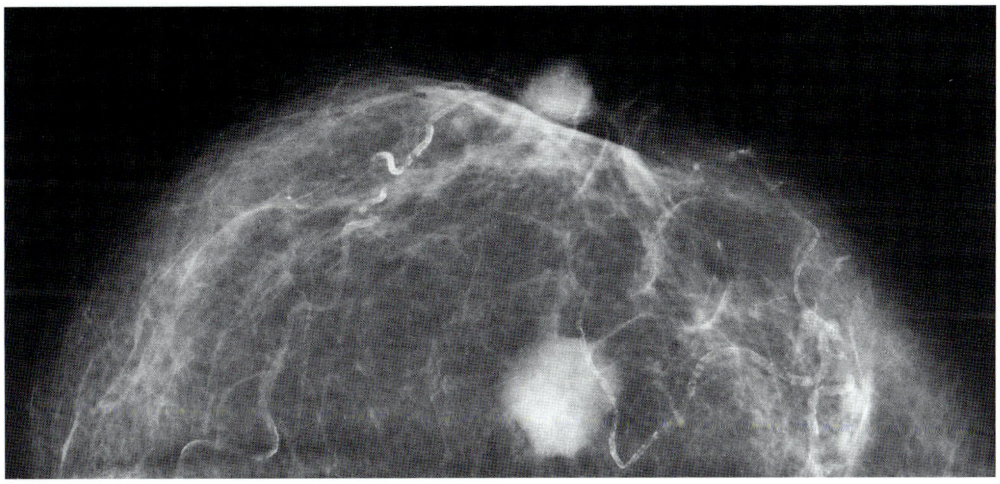

Diese 74jährige Patientin beobachtete in den letzten 12 Monaten die langsame Größenzunahme eines Knotens in der rechten Brust.

Körperliche Untersuchung

Der in der rechten Mamma tastbare Tumor imponiert klinisch maligne.

Mammographie

Abb. 29: Rechte Brust, kraniokaudale Ansicht. Ein zirkulärer/ovaler Tumor ist in 5 cm Entfernung von der Mamille im zentralen Anteil der Brust zu erkennen. Keine dazugehörigen Kalzifikationen.

Analyse

Form: rund, teilweise gelappt.
Kontur: unscharf begrenzt, strahlige Randzeichnung, sog. Spiculae.
Schattendichte: ausgeprägte Schattengebung.
Größe: 2 × 2 cm.

Folgerung

Mammographisch maligner Tumor.

Histologie

Gut differenziertes duktales Karzinom. Keine Lymphknotenmetastasen.

30

Erstes Screening bei einer 40jährigen asymptomatischen Patientin.

Körperliche Untersuchung

Kein Tumor tastbar.

Mammographie

Abb. 30A: Rechte Mamma, kraniokaudale Projektion. Ein umschriebener Tumor ist in der medialen Mammahälfte zu lokalisieren. Keine dazugehörigen Kalzifikationen.
Abb. 30B u. C: Detailansicht, kraniokaudale und mediolaterale Projektionen.
Abb. 30D: Präparatradiogramm, Vergrößerung.

Analyse

Form: oval.
Kontur: scharf umrissen, Halozeichen nicht eindeutig nachweisbar.
Schattendichte: relativ geringe Schattengebung.
Größe: 1 × 1 cm.

Erläuterung

Durch das darüberliegende Parenchym kommen die scharfen Tumorgrenzen teilweise nur undeutlich zur Darstellung.

Folgerung

Mammographisch gutartiger Tumor. Histopathologische Bestätigung durch ultraschallgesteuerte Biopsie.

Histologie

Fibroadenom.

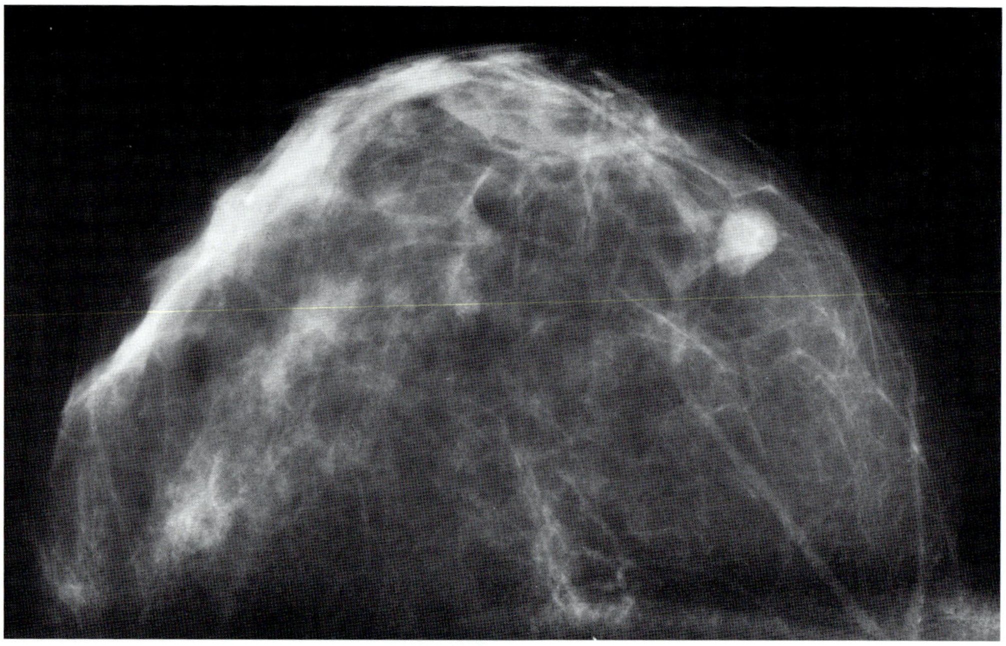

30A

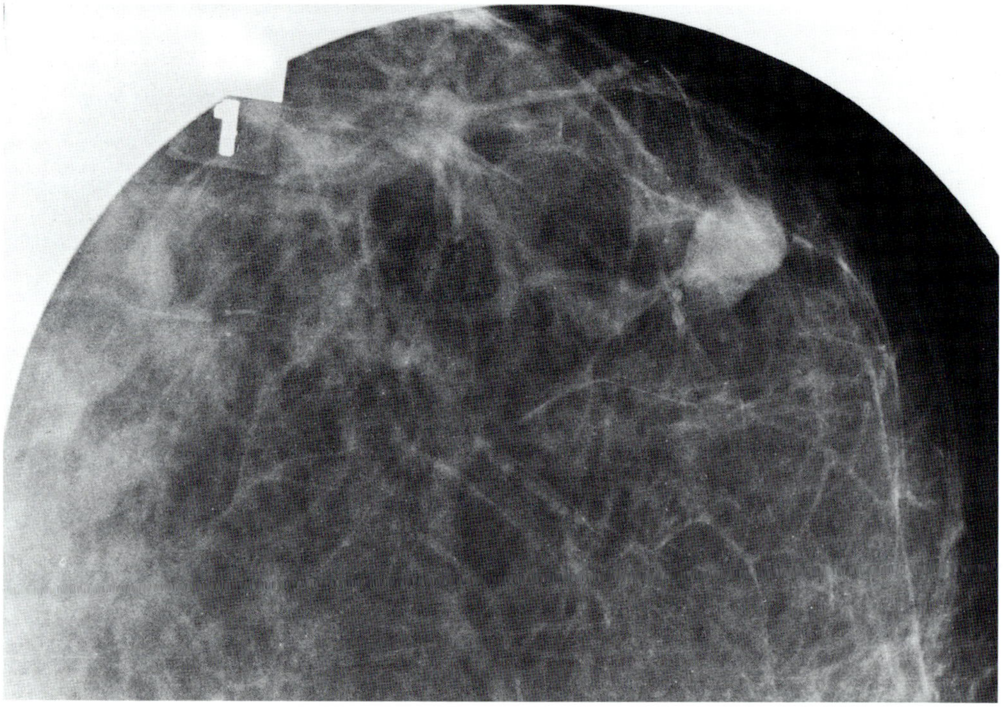

30B

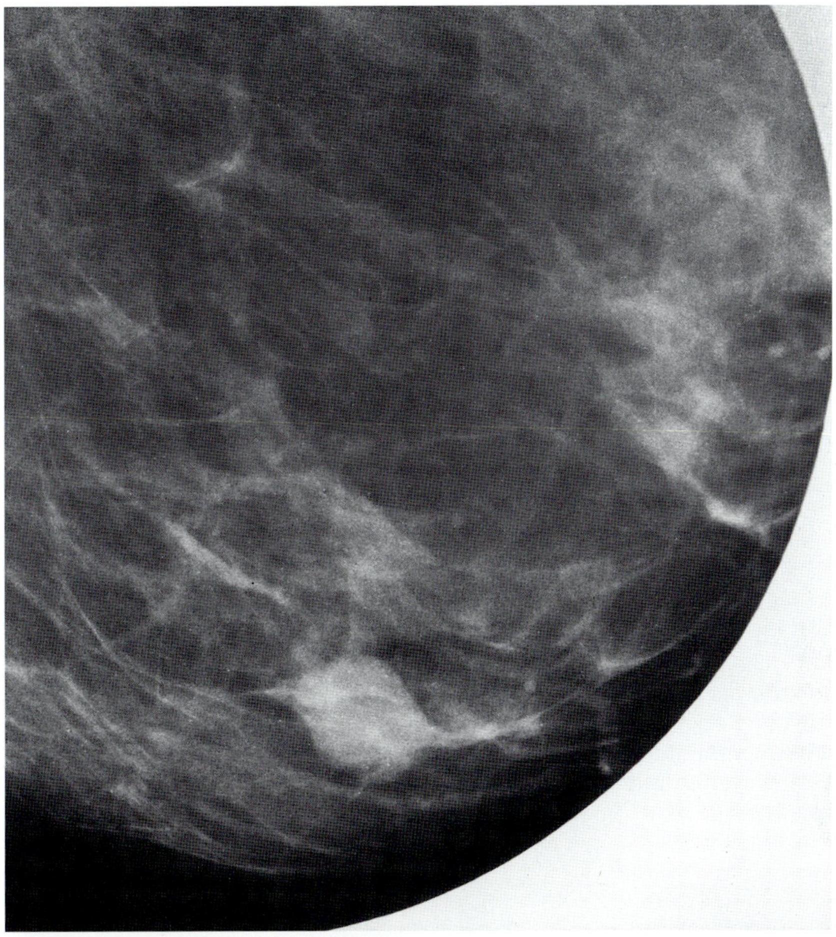

30C

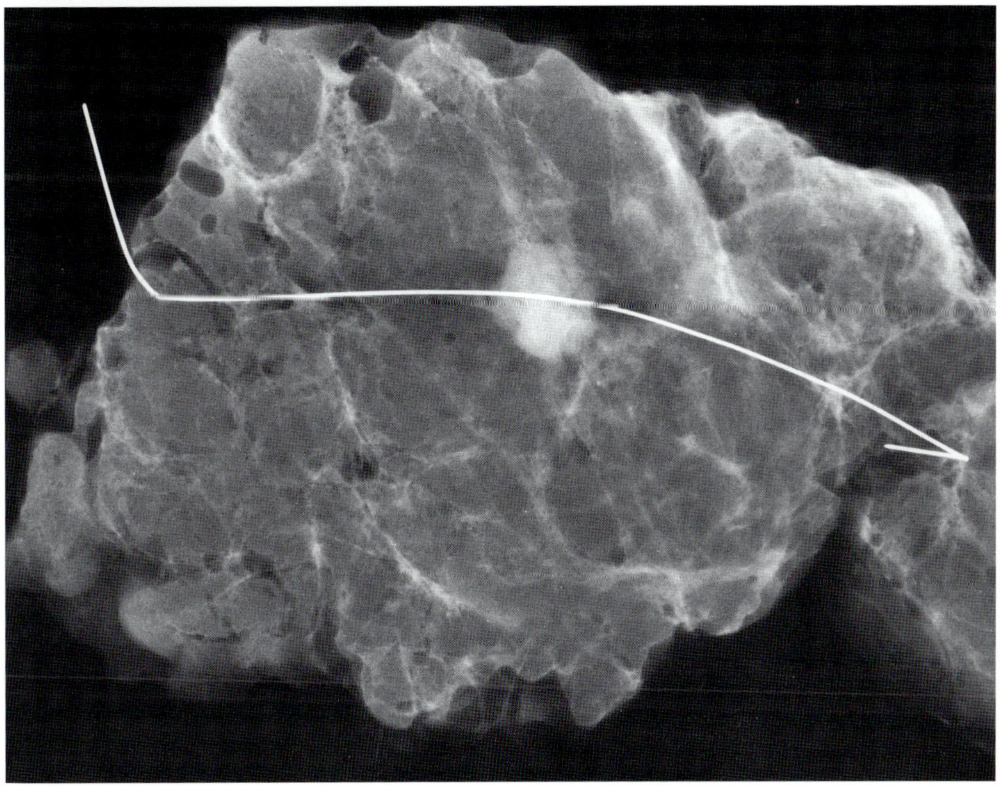

30D

31

Abb. 31 A u. B.: Rechte Mamma, mediolaterale Schräg- und kraniokaudale Projektionen. Im oberen äußeren Quadranten kommt ein solitärer Tumor zur Darstellung. Keine dazugehörigen Kalzifikationen.

Analyse

Form: oval.
Kontur: scharf.
Schattendichte: relativ geringe Schattendichte; über dem Tumor liegend sind eine Vene und parenchymale Strukturen zu erkennen.
Größe: 2 × 3 cm.
Lokalisation: intra- und subdermal, der Tumor tritt über das Hautniveau leicht heraus.

Folgerung

Mammographisch gutartiger Tumor. Bei der klinischen Untersuchung zeigt sich eine typische Talgzyste (Atherom). Keine weitere diagnostische Abklärung erforderlich.

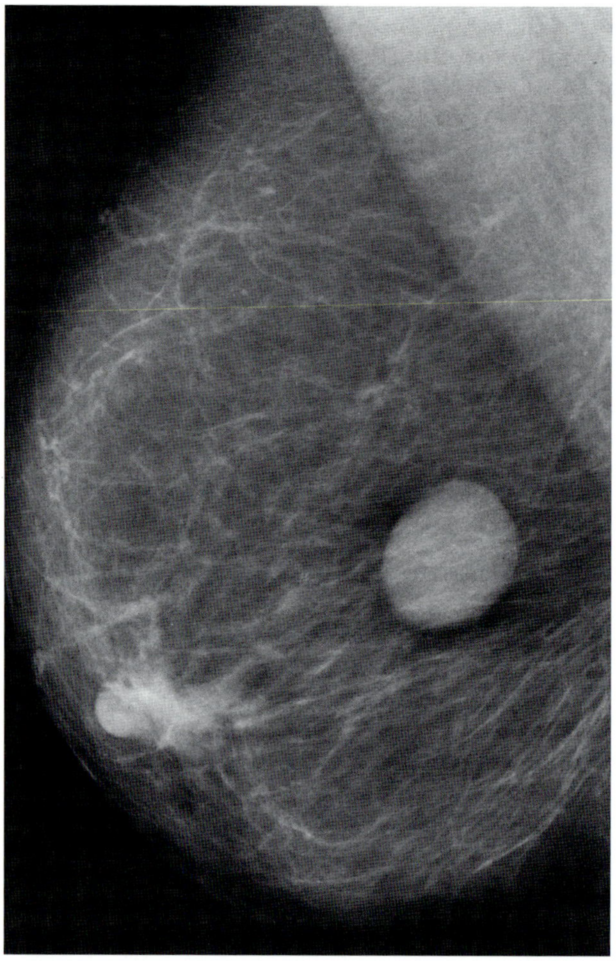
31A

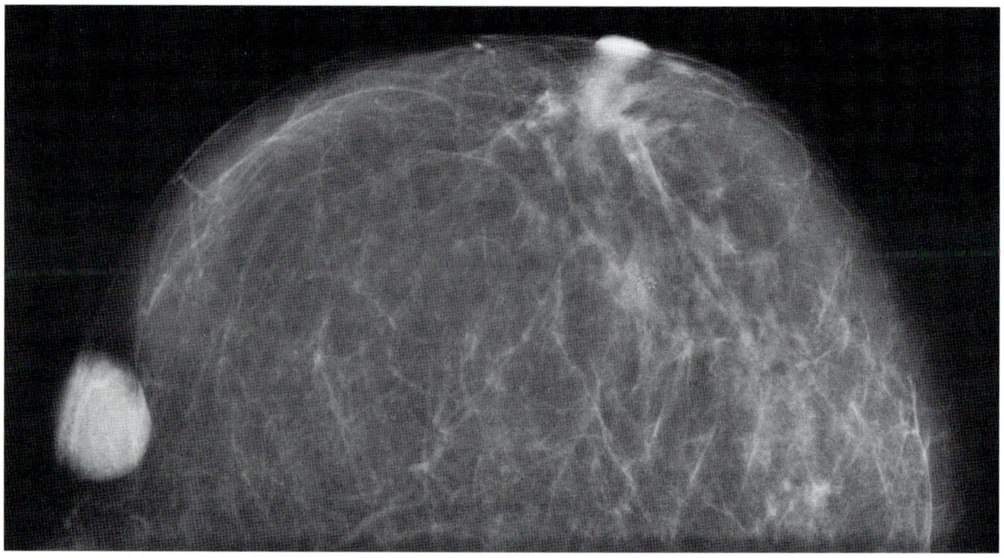
31B

32

Eine 65jährige Patientin, die eine Woche zuvor einen derben Knoten in ihrer rechten Brust entdeckt hatte.

Körperliche Untersuchung

6 × 6 cm großer, gut verschieblicher Tumor, der sich hart anfühlt. Keine Hautveränderungen.

Mammographie

Abb. 32A u. B: Rechte Mamma, Detailansichten in mediolateraler Schräg- und kraniokaudaler Projektion zeigen einen umschriebenen Tumor ohne dazugehörige Kalzifikationen.

Analyse

Form: zirkulär, gelappt.
Kontur: unregelmäßig, kein Halozeichen.
Schattendichte: geringe Schattengebung; einzelne Strukturen lassen sich durch den Tumor hindurch erkennen.
Größe: 5 × 5 cm.

Folgerung

Dieser Prozeß ist relativ transparent, seine Kontur ist nicht scharf umrissen, und er weist darüber hinaus kein Halozeichen auf, so daß bei dieser 65jährigen Frau an einen malignen Tumor zu denken ist. Ein duktales Karzinom dieser Größe würde eine wesentlich größere Dichte aufweisen. Das Alter der Patientin, die relative Transparenz des Prozesses (trotz seiner Größe), die unregelmäßig gelappte Form sowie die teilweise unscharfe Begrenzung lassen in ihrer Gesamtheit an ein muzinöses Karzinom denken.

Histologie

Muzinöses Karzinom. Keine axillären Metastasen.
Abb. 32C: 200fache Vergrößerung des muzinösen Karzinoms mit Tumorrandzone. (HE-Färbung)
Abb. 32D: Ausschnittvergrößerung des muzinösen Karzinoms mit soliden Zellgruppen in einer schleimigen Grundsubstanz. (400fache Vergrößerung)

Follow-up

Die Patientin war 20 Jahre nach Erstdiagnose und Therapie tumorfrei.

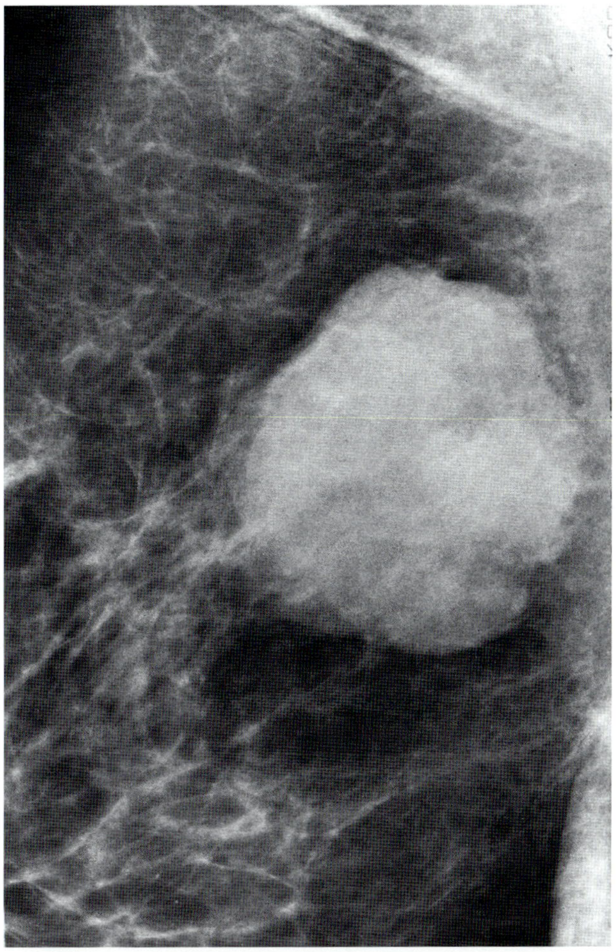

32A

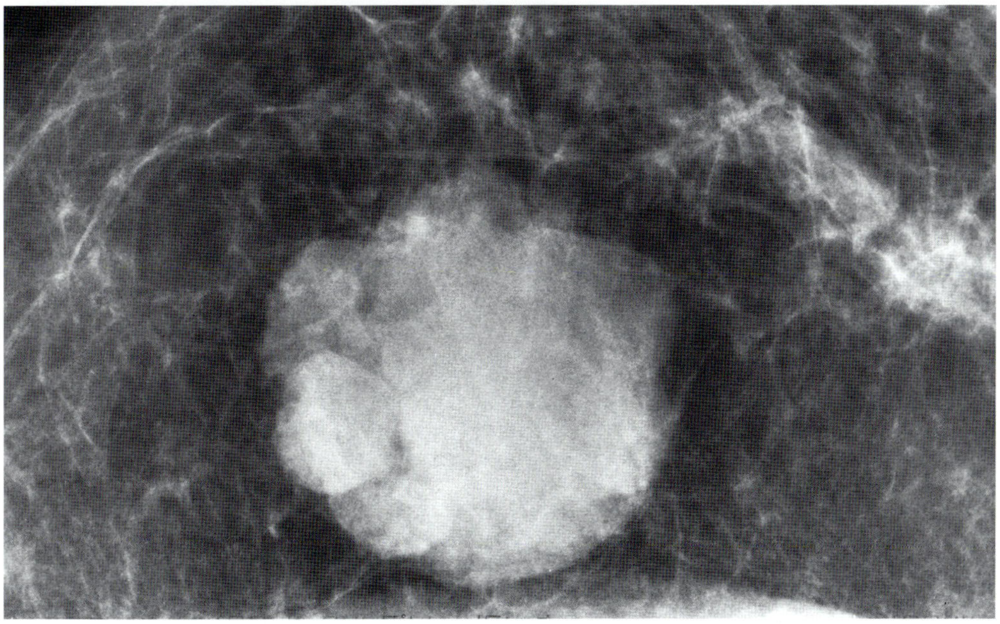

32B

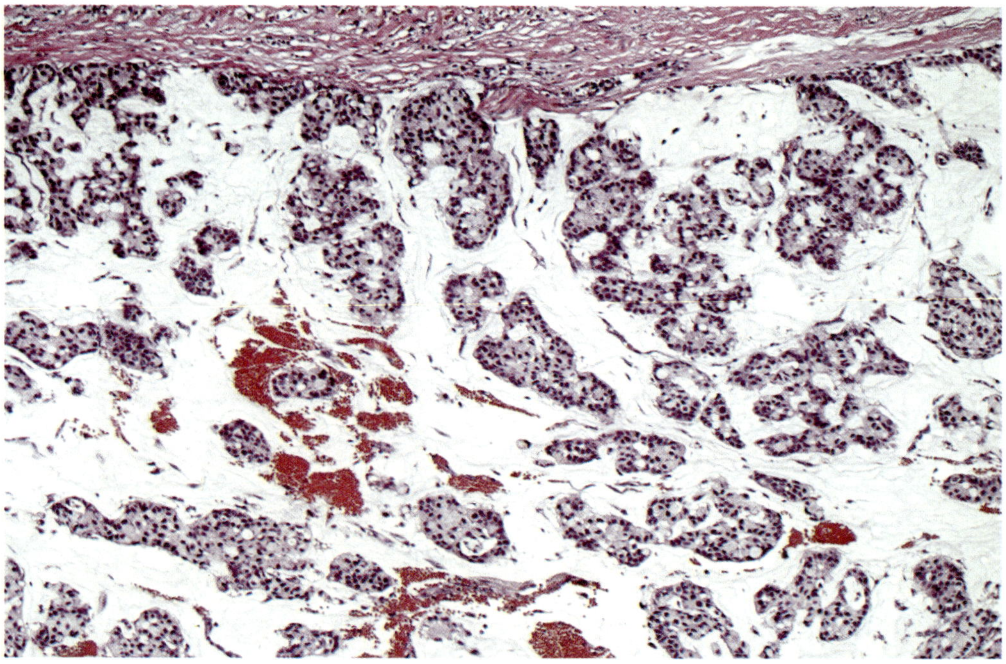

32C

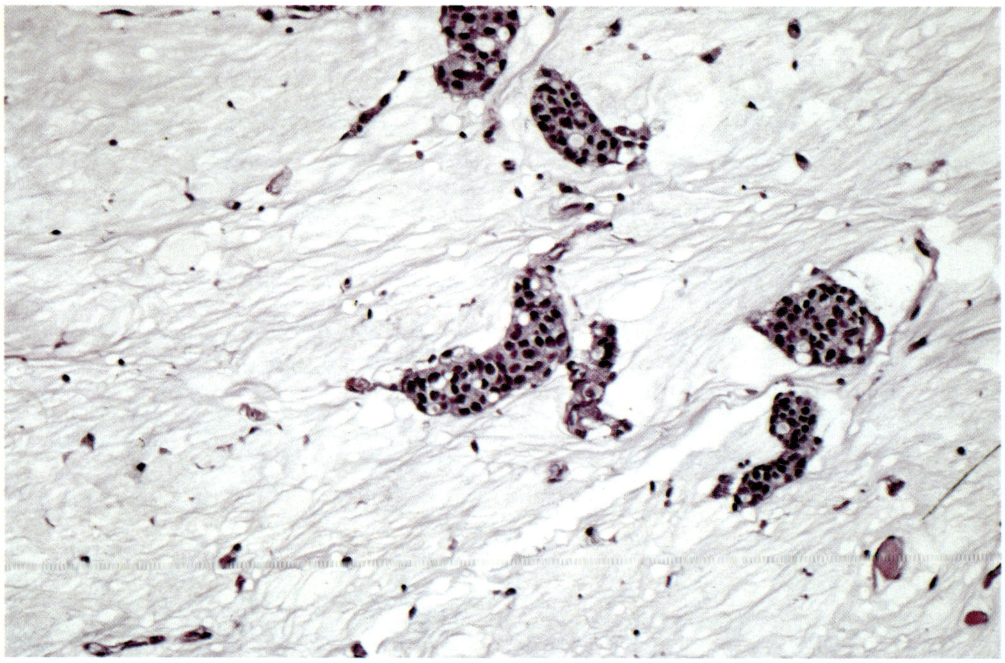

32D

33

Erstes Screening bei einer 65jährigen asymptomatischen Patientin.

Körperliche Untersuchung

Kein Tumor tastbar.

Mammographie

Abb. 33A u. B: Linke Brust, mediolaterale Schräg- und kraniokaudale Projektionen. Ein einzelner Tumor ist im oberen äußeren Quadranten zu erkennen. Keine dazugehörigen Kalzifikationen.
Abb. 33C u. D: Ausschnittvergrößerungen, mediolaterale Schräg- und kraniokaudale Projektionen.
Abb. 33E: Mediolaterale Ansicht mit Biopsieraster.
Abb. 33F: Biopsiehäkchen zur Tumorlokalisation.

Analyse

Form: oval.
Kontur: teilweise unscharf; in Abb. 33A ist ein sich vom Tumor aus in anteriore und kaudale Richtung erstreckender sog. Kometenschweif zu erkennen.
Schattendichte: ausgeprägte Schattengebung.

Folgerung

Diese kleine ovaläre Läsion weist eine relativ große Dichte auf und hat einen reproduzierbaren sog. Kometenschweif. Dies sind mammographisch charakteristische Zeichen für einen malignen Prozeß.

Histologie

Hoch differenziertes duktales Karzinom von 7 × 6 mm Größe. Keine axillären Lymphknotenmetastasen.

Follow-up

Die Patientin starb 16 Jahre später an einem kardiovaskulären Leiden. Zu diesem Zeitpunkt kein Nachweis eines Mammakarzinoms.

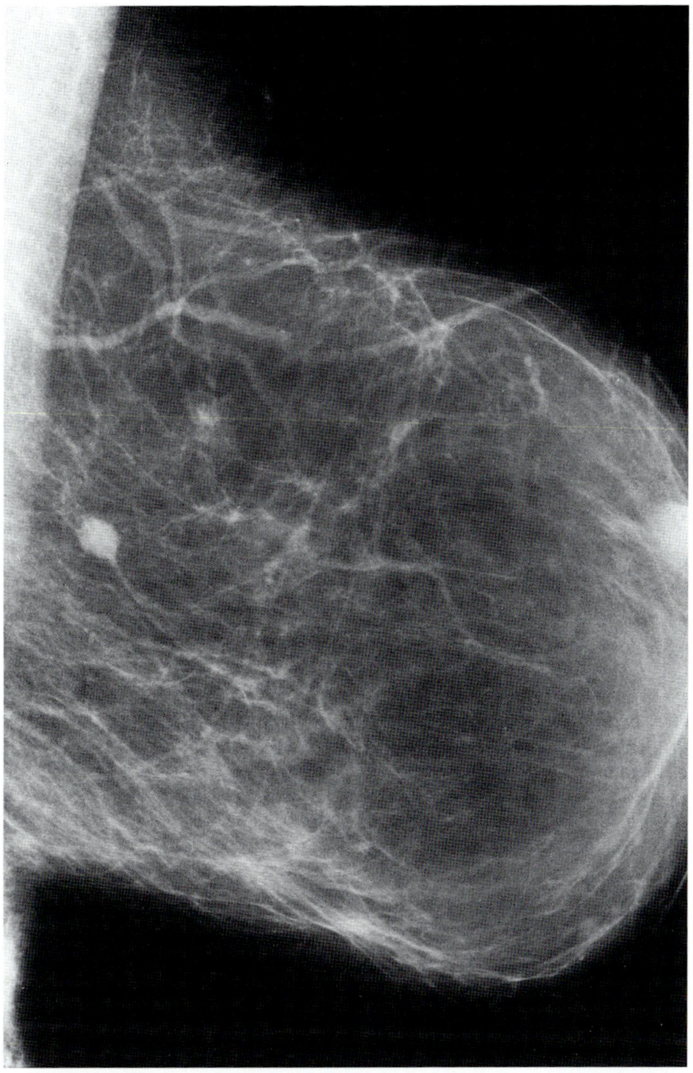

33A

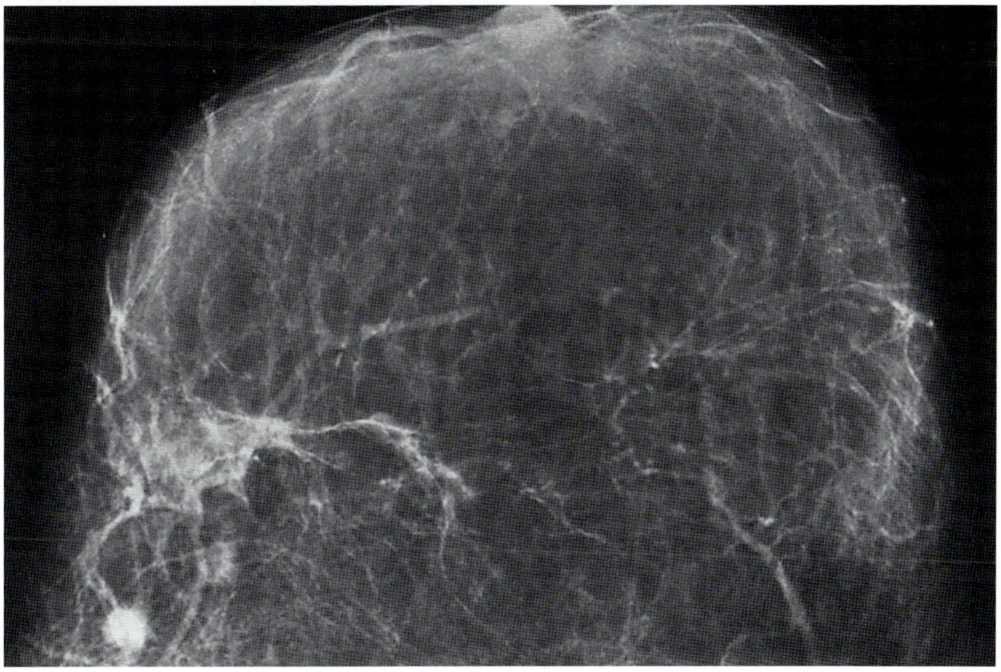

33B

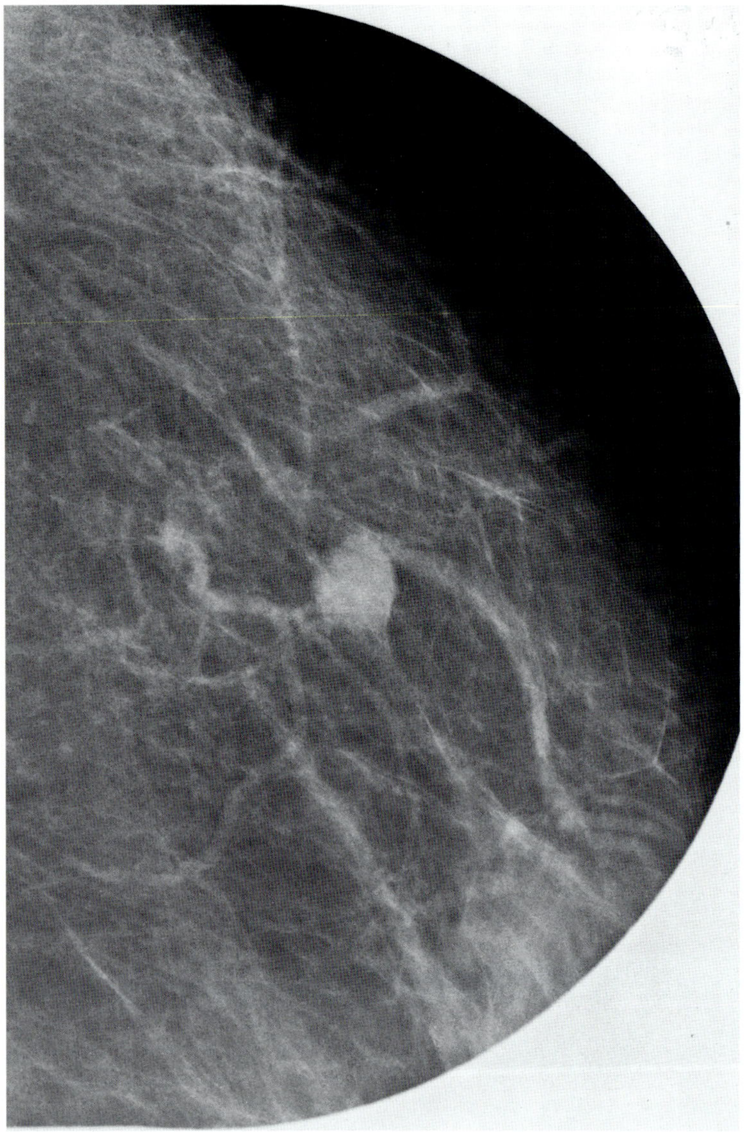

33C

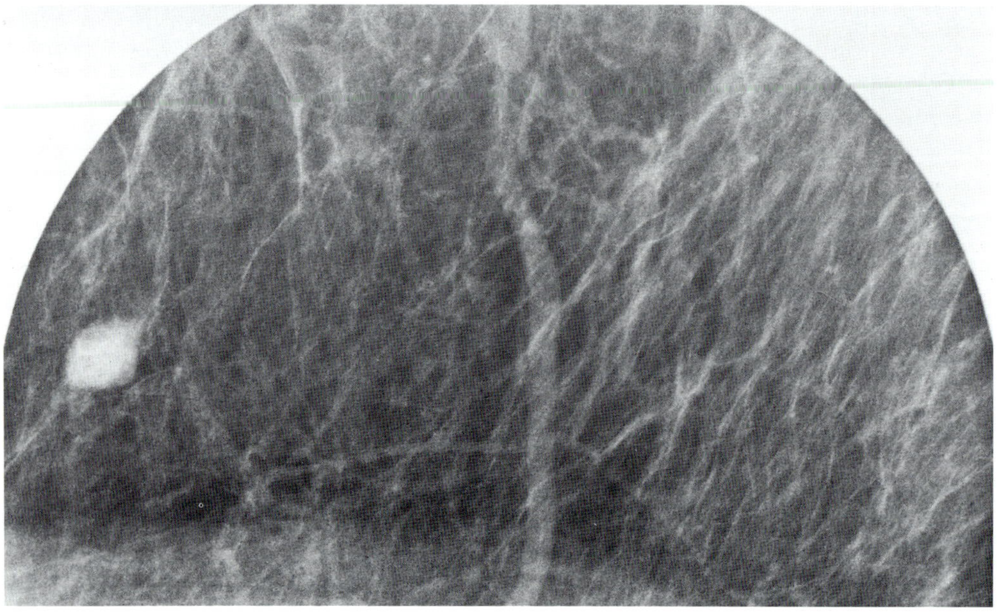

33D

38

Es handelt sich hier um eine 40jährige Patientin, die vier Wochen zuvor erstmals einen schnell wachsenden retroareolären Brusttumor links entdeckt hatte und unter Fieber, Berührungsempfindlichkeit und Druckschmerz der Brust sowie einem periareolären Ödem litt.

Körperliche Untersuchung

Inspektion: 7 × 6 cm großes periareoläres Erythem, gleichzeitig ausgeprägtes Orangenhautphänomen *(peau d'orange).*
Palpation: die linke Mamma fühlt sich schwerer an als die rechte. Überwärmter, weicher, großer retroareolärer Tumor zu tasten. Vergrößerte axilläre Lymphknoten. Die Patientin hat febrile Temperaturen.

Mammographie

Abb. 38A u B: Mediolaterale Schräg- und kraniokaudale Projektion. Ein gewaltiger, 7 × 6 cm großer, dichter retroareolärer Tumor kommt zur Darstellung. Eine damit einhergehende Einziehung der Brustwarze sowie Induration der Haut im Bereich des Brustwarzenhofs und kaudal davon befindlicher Mammaabschnitte ist zu beobachten.

Erläuterung

Ursache dieses klinischen Bildes könnte sowohl ein inflammatorisches Karzinom als auch ein ausgedehnter retroareolärer Abszeß sein. Das inflammatorische Karzinom würde jedoch mammographisch aufgrund des eingeschränkten axillären Lymphabflusses über großen Teilen der Brust als ausgeprägte retikuläre Zeichnungsvermehrung imponieren. Der Ultraschall ist hier nicht Methode der ersten Wahl zur weiteren Abklärung, da eine unter Umständen mit einem großen Mammakarzinom einhergehende Nekrose sonographisch eine Abszeßhöhle vortäuschen kann. Zur richtigen Diagnose führt eine ultraschallgesteuerte Nadelpunktion.

Punktion

Großkalibrige Punktionsnadel. Aspiration von 60 ml Pus.
Abb. 38C: Mammographie der linken Brust nach Punktion und Luftinsufflation. Eine kleine Luftblase kommt in der stark kontrahierten Abszeßhöhle zur Darstellung (Pfeil).

Follow-up

Nach oraler Antibiose über neun Tage wurde der Abszeß inzidiert und drainiert. Eine Kontrollmammographie (Abb. 38D, kraniokaudale Projektion) fünf Wochen später zeigt lediglich eine geringgradige Fibrose ohne zugrundeliegenden Tumor.

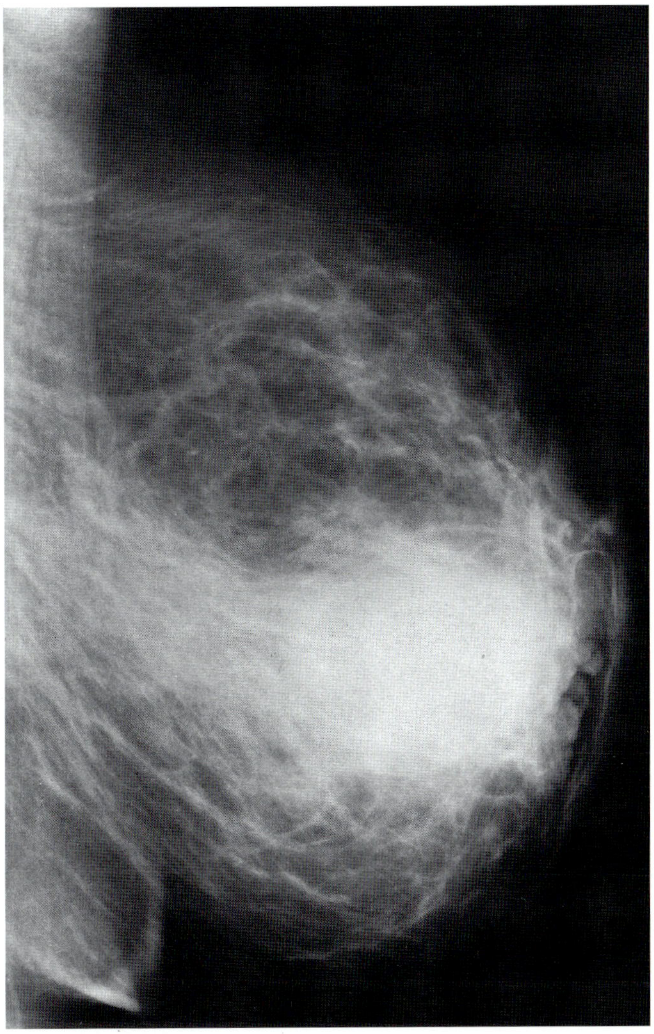

38A

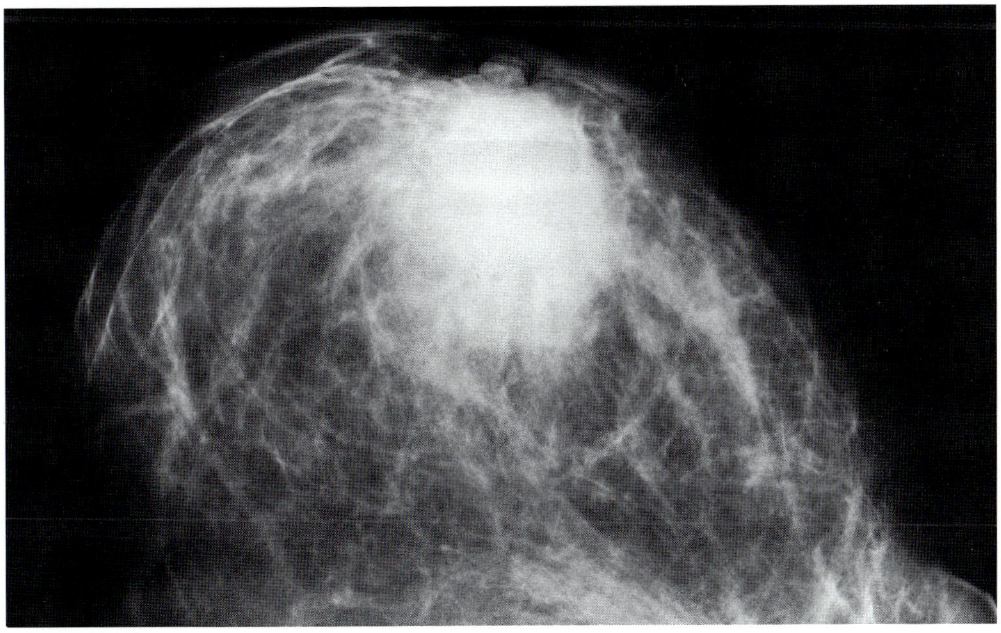

38B

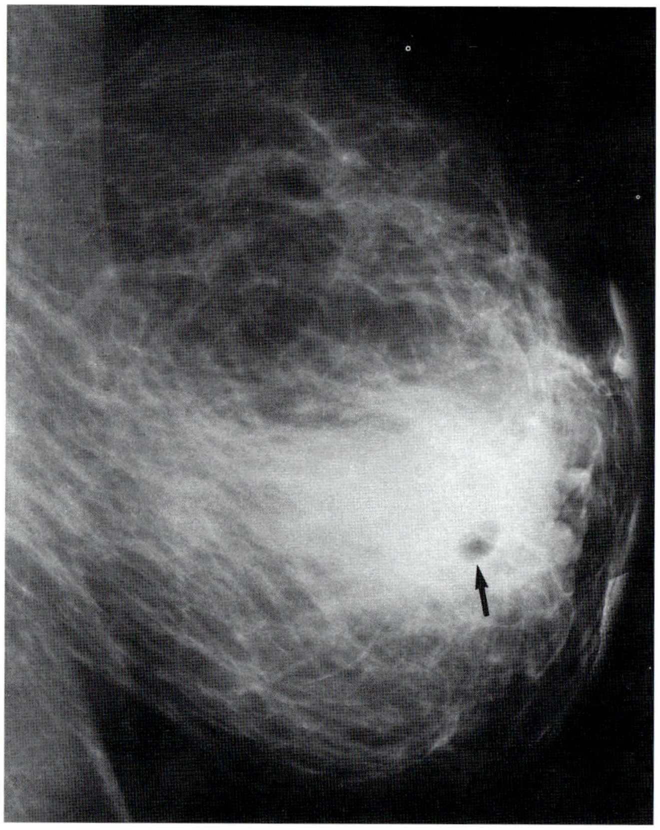

38C

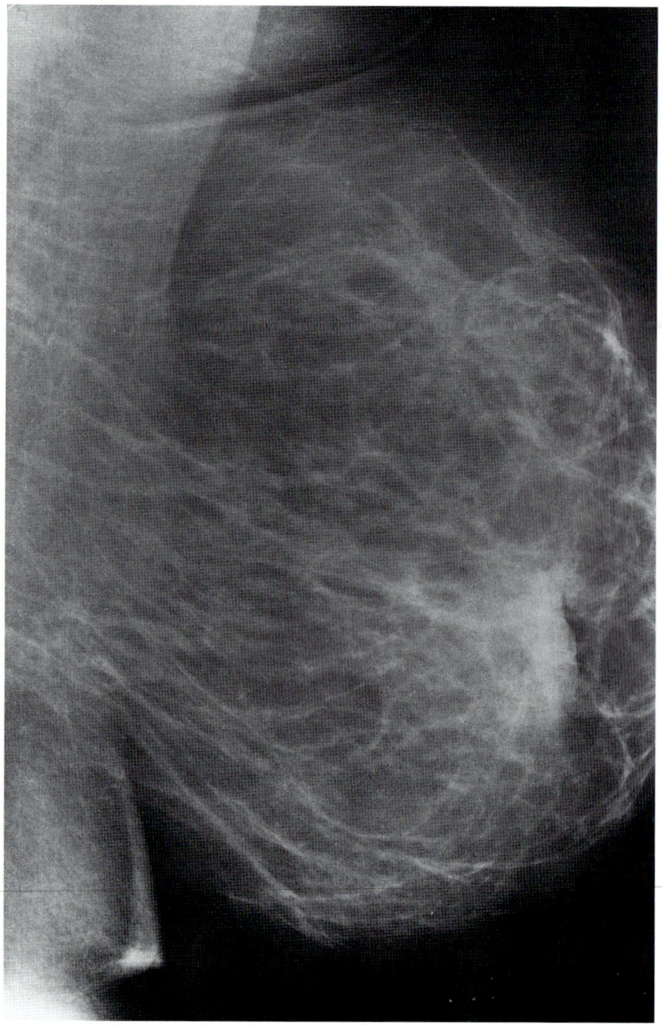

38D

39

Die 36jährige Patientin hatte zwei Wochen zuvor einen Knoten in der rechten Brust entdeckt.

Körperliche Untersuchung

2 cm großer, gut verschieblicher Tumor im oberen inneren Quadranten der rechten Brust. Keine Hautveränderungen.

Mammographie

Abb. 39A u. B: Rechte Brust, mediolaterale Schräg- und kraniokaudale Projektion. Ein ovalärer Tumor ohne dazugehörige Kalkherde kommt im oberen inneren Quadranten zur Darstellung.

Analyse

Form: oval.
Kontur: größtenteils unscharf begrenzt; kurzes Segment mit Halozeichen (Pfeile).
Schattendichte: geringe Schattengebung.
Größe: 3 × 2,5 cm.

Folgerung

Die größtenteils unscharfe Tumorrandzeichnung lenkt trotz des eben erkennbaren Halozeichens den Verdacht in Richtung Malignität. Eine Nadelbiopsie empfiehlt sich.

Punktion

5 ml einer strohfarbenen Flüssigkeit lassen sich aspirieren.

Zytologie

Entzündungszellen. Keine malignen Zellen. Abszeß? Entzündete Zyste?
Abb. 39C u. D: Pneumozystographie. Die untere und vordere Zystenwand ist scharf gezeichnet. Die obere und hintere Wand weist jedoch Unregelmäßigkeiten und Verdickungen auf, was sich am besten in der kraniokaudalen Projektion erkennen läßt (Abb. 39D). Fraglicher Tumor in der Zystenwand.

Histologie

Medulläres Karzinom in einem 2 cm großen Abschnitt der Zystenwand.
Abb. 39E: Zystische Transformation eines medullären Karzinoms mit einem dünnen Saum vitalen Tumorgewebes. (HE-Färbung, 20fache Vergrößerung)
Abb. 39F: Typisches histologisches Bild eines medullären Karzinoms mit niedrig differenzierten malignen Zellen und intensiver lymphoplasmozytischer Infiltration. (HE-Färbung, 400fache Vergrößerung)

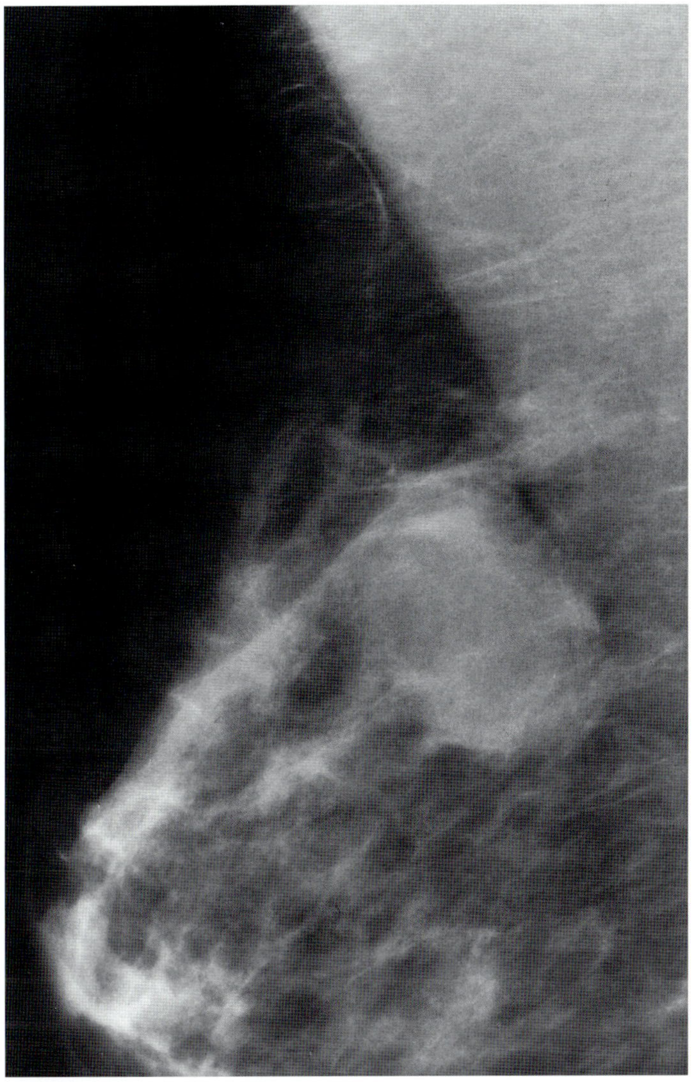
39A

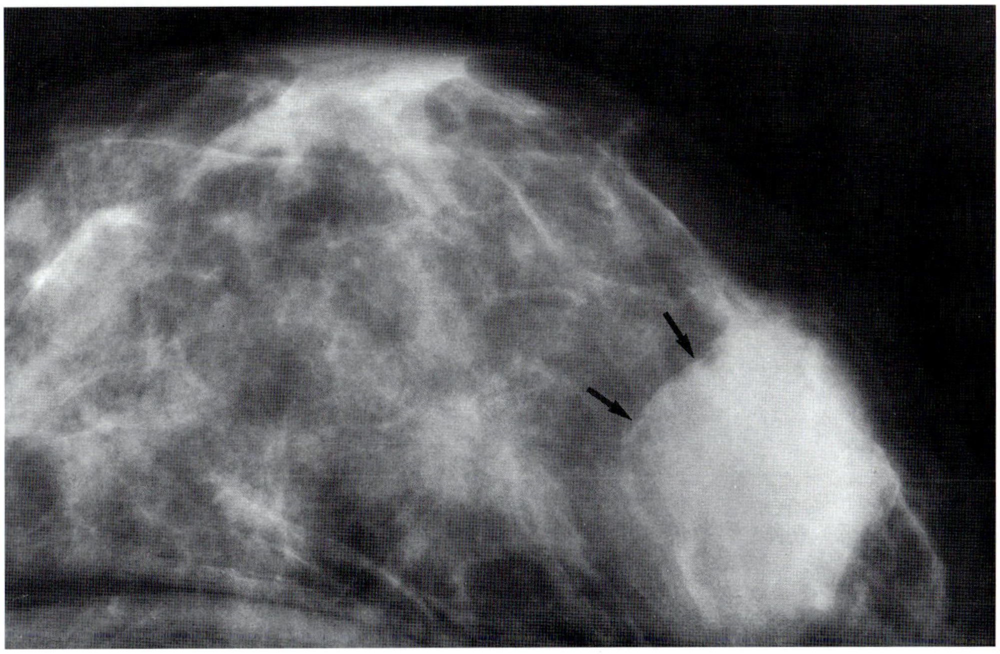
39B

Abb. 39G: Die außerordentlich hohe Proliferationsrate der Tumorzellen läßt sich durch den immunhistochemischen Nachweis des Ki 67-Antigens demonstrieren. Der Pfeil zeigt auf eine tripolare Mitose. (400fache Vergrößerung)

Anmerkung

Eine nicht ultraschallgesteuerte Nadelpunktion kann in solchen Fällen zu Fehlinterpretationen führen.

Follow-up

Die Patientin starb 16 Jahre und 5 Monate später im Alter von 52 Jahren an Metastasen des Mammkarzinoms.

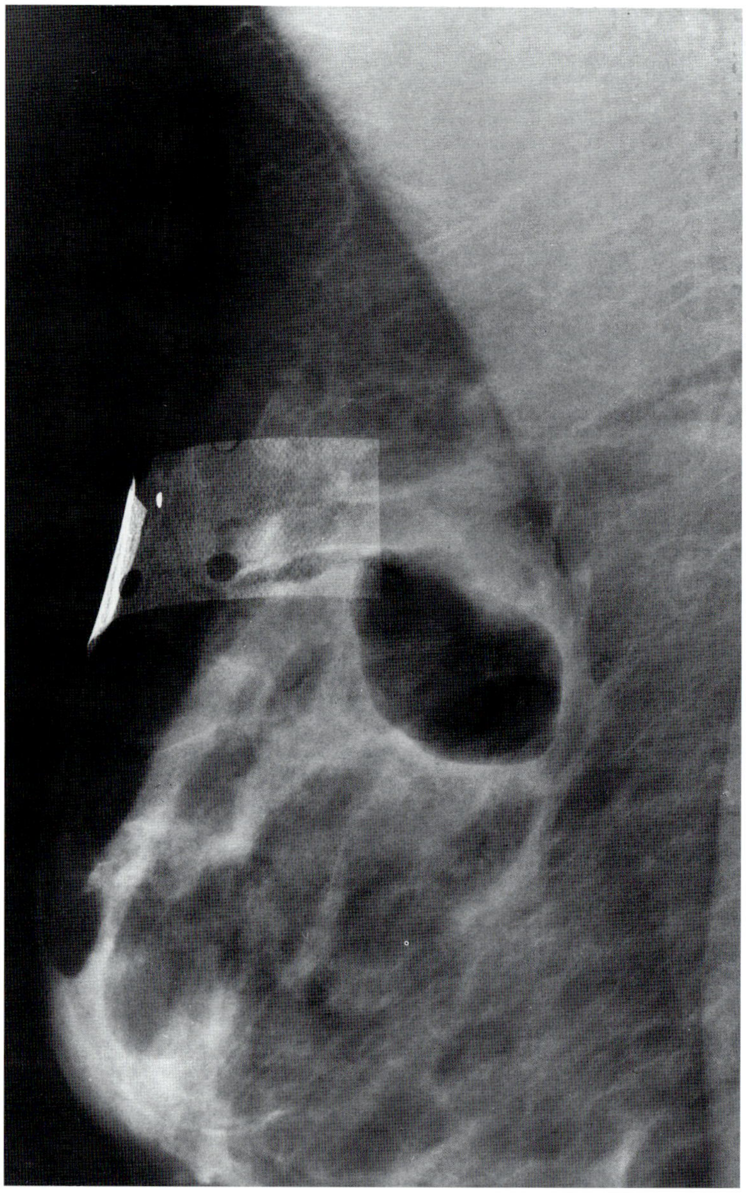

39C

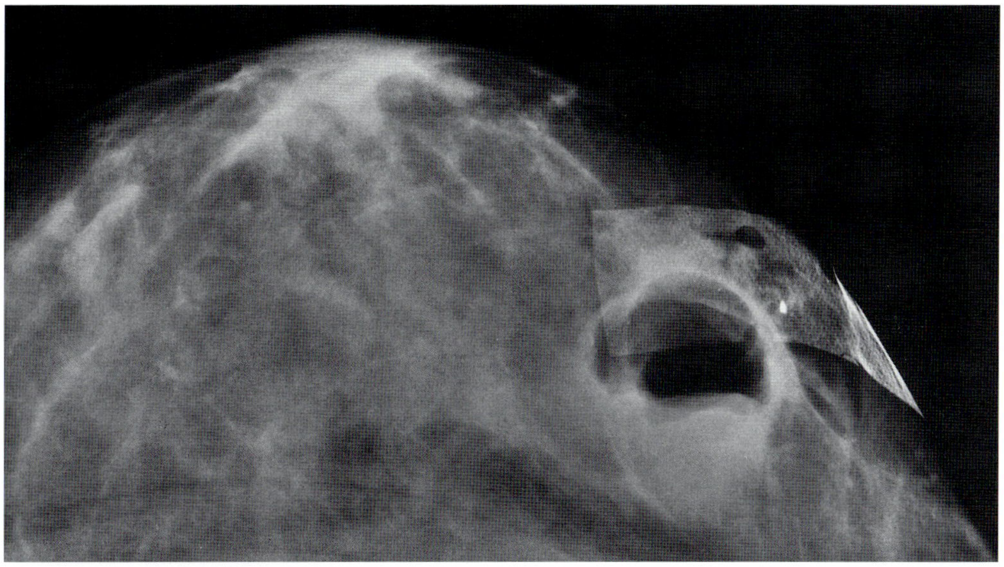

39D

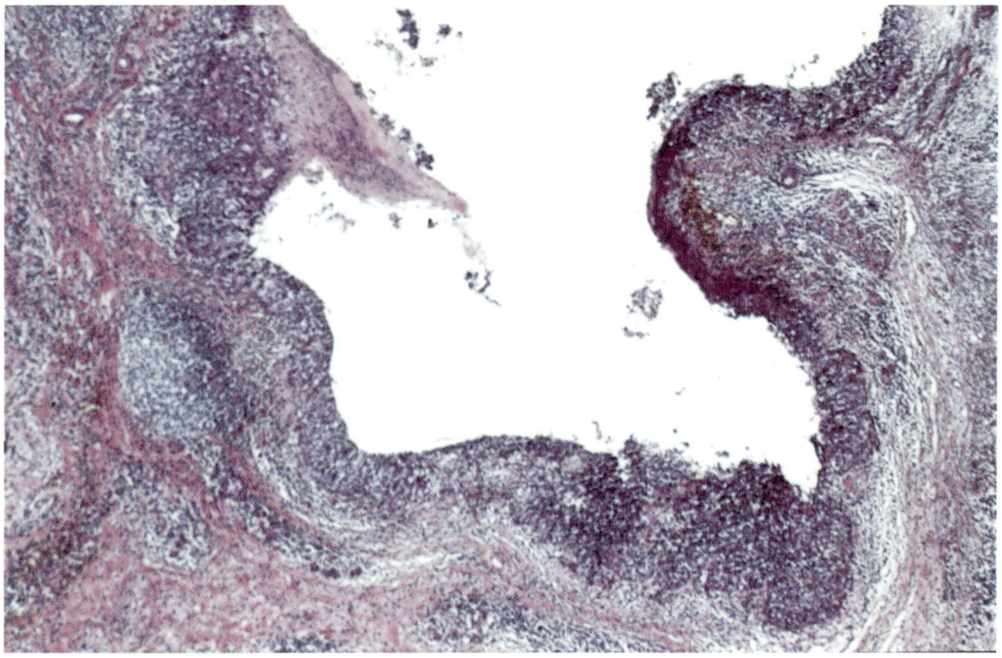

39E

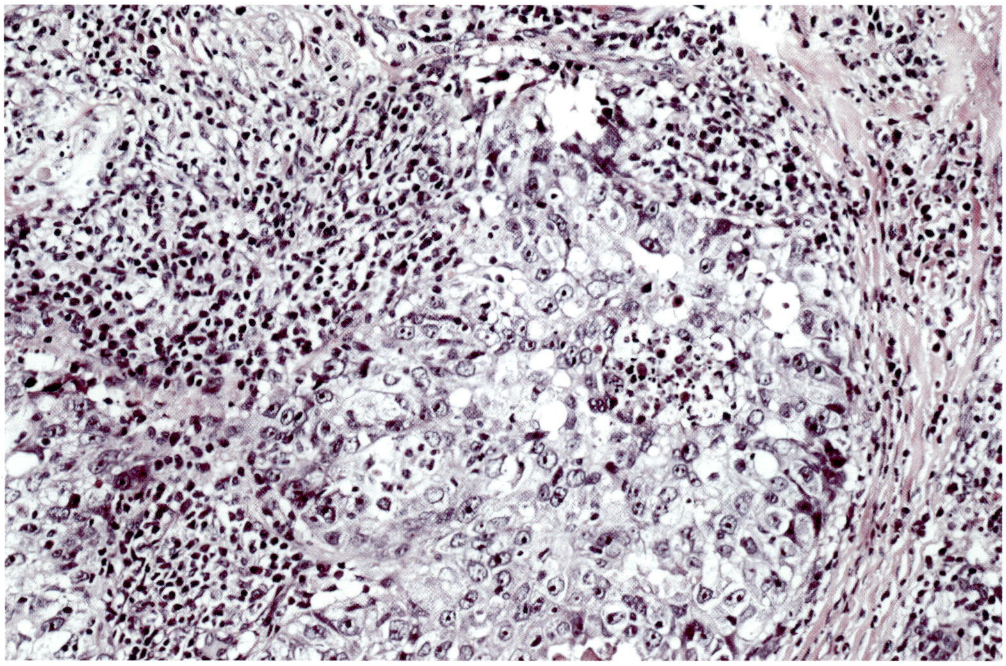

39F

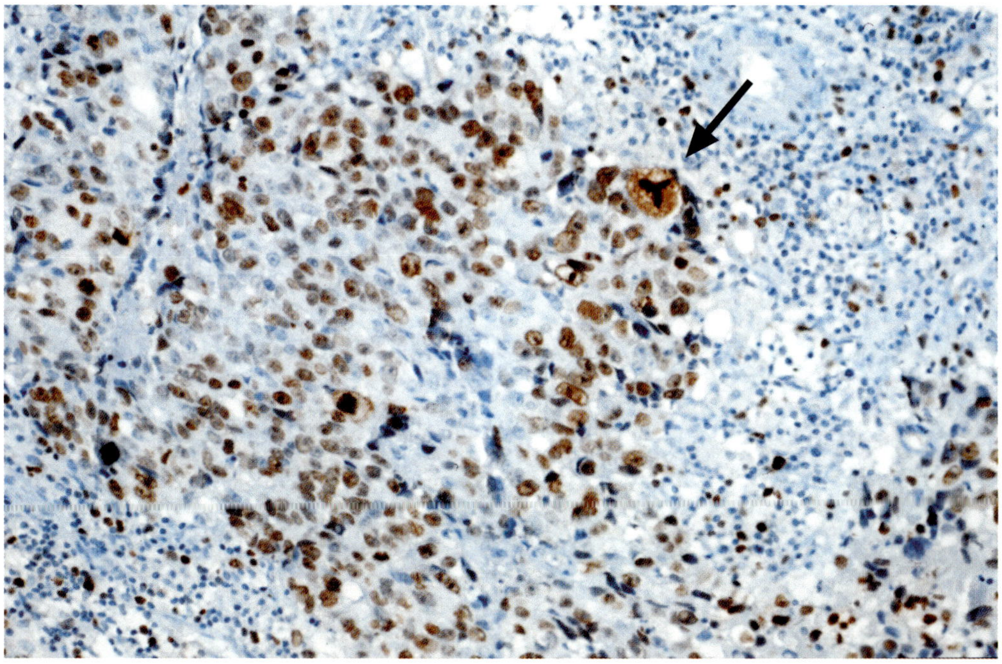

39G

40

49jährige Patientin mit einem 18 Monate zuvor diagnostizierten malignen Melanom. Sie kommt in die Sprechstunde wegen suspekten Knoten in der rechten Brust und beiden Axillae.

Körperliche Untersuchung

In 10 cm Entfernung von der Brustwarze ist in der lateralen Hälfte der rechten Brust ein derber, gut verschieblicher Knoten zu tasten, ebenfalls größere axilläre Lymphknoten.

Mammographie

Abb. 40: Rechte Mamma, in der mediolateralen Schrägprojektion kommen zwei ovaläre, brustwandnahe Tumoren zur Darstellung.

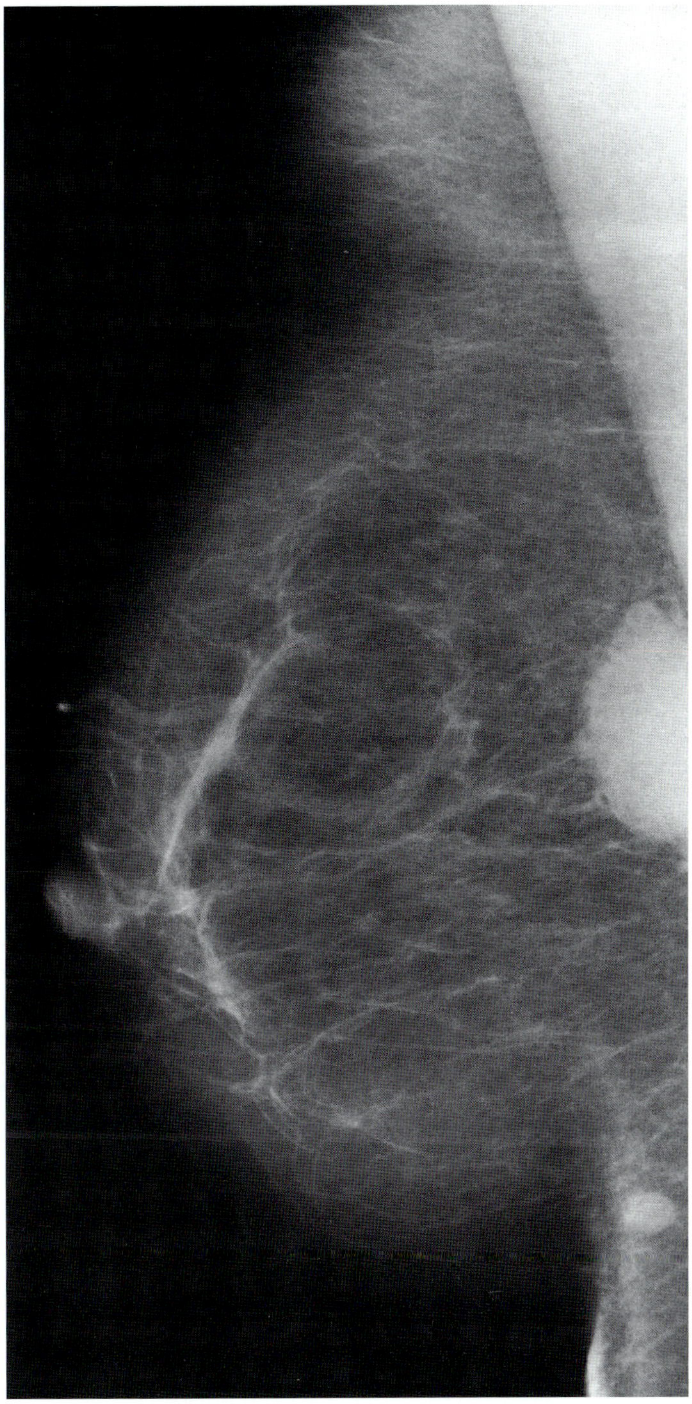

Analyse des größeren Tumors

Form: oval, gelappt.
Kontur: unscharf.
Schattendichte: ausgeprägte Schattengebung.
Größe: 4 cm.

Folgerung

Tumor mit mammographischen Malignitätskriterien.

Histologie

Metastasen des bekannten malignen Melanoms.

41

Die 66jährige Frau wurde zur Mammographie überwiesen, weil sie im oberen äußeren Quadranten der rechten Brust einen klinisch malignitätsverdächtigen Knoten entdeckt hatte.

Mammographie

Abb. 41A: Rechte Brust, mediolaterale Schrägprojektion. In 4 cm Entfernung von der Brustwarze kommt in der kranialen Mammahälfte ein umschriebener Tumor zur Darstellung. Kein dazugehöriger Kalk.
Abb. 41B: Vergrößerte Ansicht des Tumors bei entsprechender Tubuskompression.

Analyse

Form: rundlich.
Kontur: größtenteils unscharf begrenzt.
Schattendichte: ausgeprägte Schattengebung.

Folgerung

Eine sehr dichte Läsion in Kombination mit unscharfer Randkontur erweckt mammographisch den Verdacht eines malignen Geschehens.

Histologie

Teilweise duktales, teilweise papilläres Karzinom. Keine Lymphknotenmetastasen.

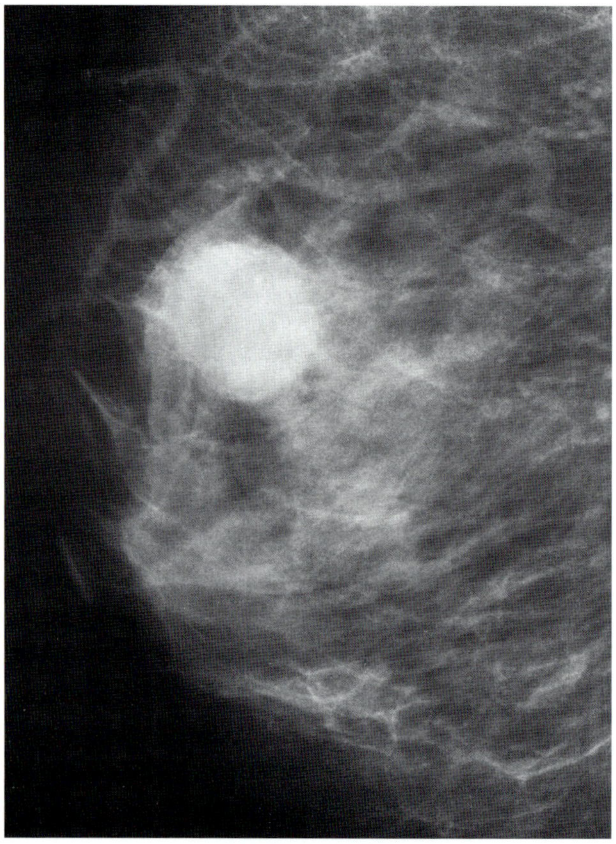

41A

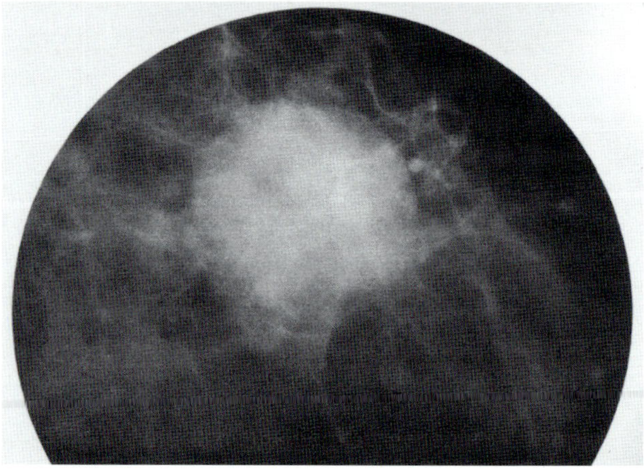

41B

42

Diese 45jährige Frau hatte einen Monat zuvor einen großen Knoten in der linken Brust entdeckt.

Körperliche Untersuchung

10 cm großer, zentral gelegener Tumor in der linken Brust. Orangenhautphänomen über der kaudalen Brusthälfte, aber keine Entzündungszeichen.

Mammographie

Abb. 42A u. B: Linke Brust, mediolaterale Schräg- und kraniokaudale Projektionen. Ein großer, ovalärer Tumor füllt den zentralen Mammabereich aus. Keine dazugehörigen Kalzifikationen. Der M. pectoralis scheint infiltriert zu sein. In der Axilla findet sich ein pathologisch vergrößerter Lymphknoten, im Mammogramm jedoch keine ausgeprägte retikuläre Zeichnung.

Analyse

Form: oval.
Kontur: unscharf, kein Halozeichen.
Schattendichte: ausgeprägte Schattengebung.
Größe: 10 × 10 cm.

Erläuterung

Ungeachtet unter Umständen vorhandener Malignitätszeichen läßt eine ausgesprochen dichte, unscharf begrenzte, zirkuläre/ovale und retroareolär gelegene Läsion an ein abszedierendes Geschehen denken. Allerdings würde ein maligner Tumor dieser Größenordnung bei gleichzeitigem Vorhandensein vergrößerter axillärer Lymphknoten und Orangenhautphänomen *(peau d'orange)* vermutlich zu einem ausgedehnten Lymphödem der Mamma mit Hautinduration und retikulärer Zeichnung führen. Methode der Wahl zur weiteren Abklärung stellt die ultraschallgesteuerte Nadelpunktion dar. Läßt sich mit einer größerkalibrigen Nadel kein Pus gewinnen, lenkt dies wiederum den Verdacht in Richtung Malignität.

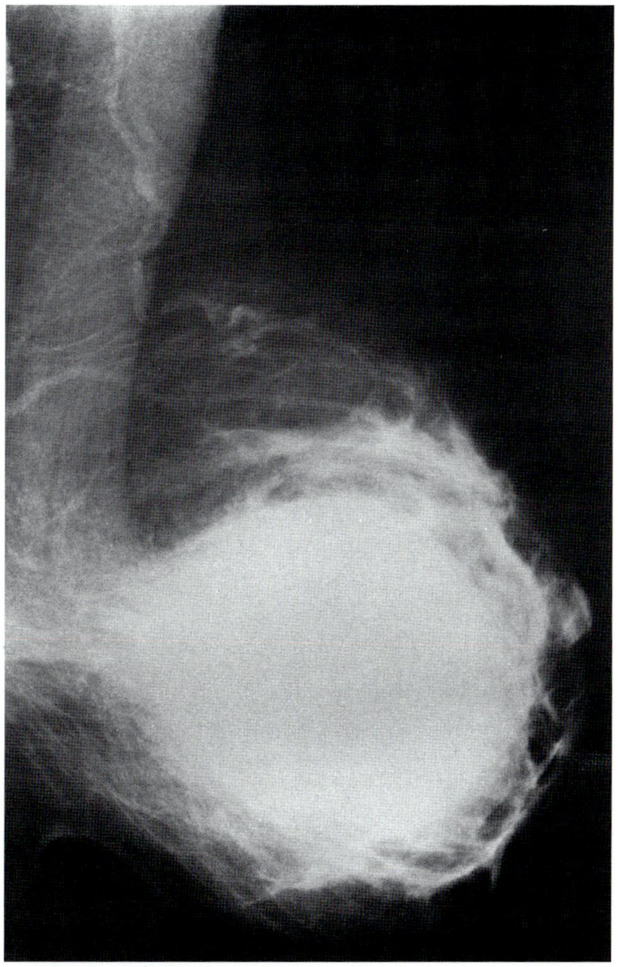

42A

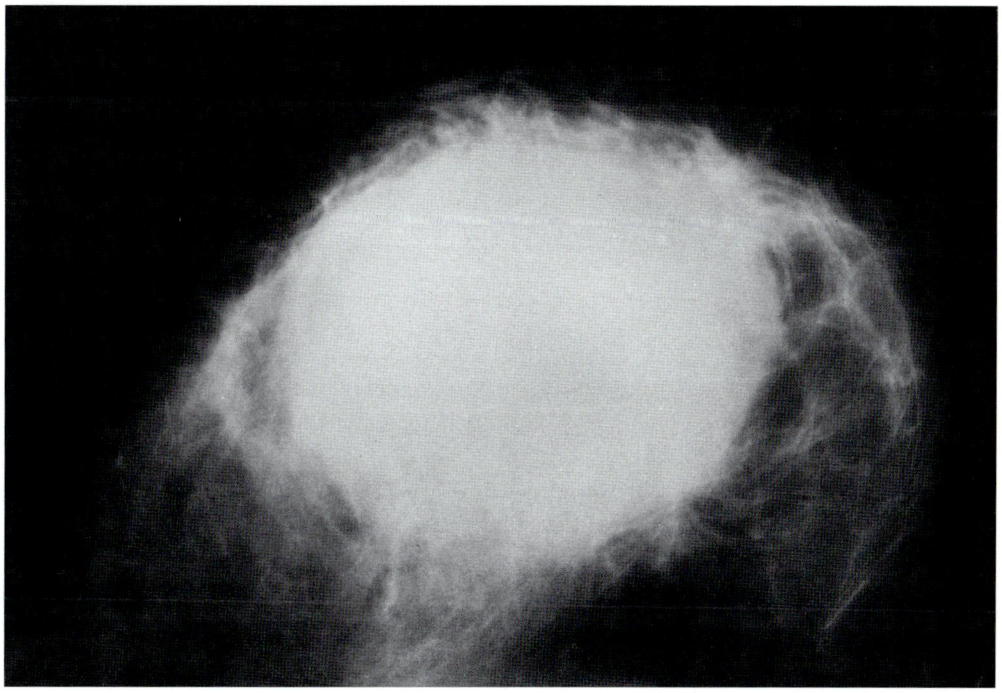

42B

Abb. 42C u. D: Linke Brust, mediolaterale Schräg- und kraniokaudale Projektionen. Zustand *nach* Punktion, Aspiration von 80 ml Pus und Insufflation von Luft.

Folgerung

Abszeß mit einer dicken, unregelmäßigen Wandung.

Histologie

Abszeß, kein Anhalt für Malignität.

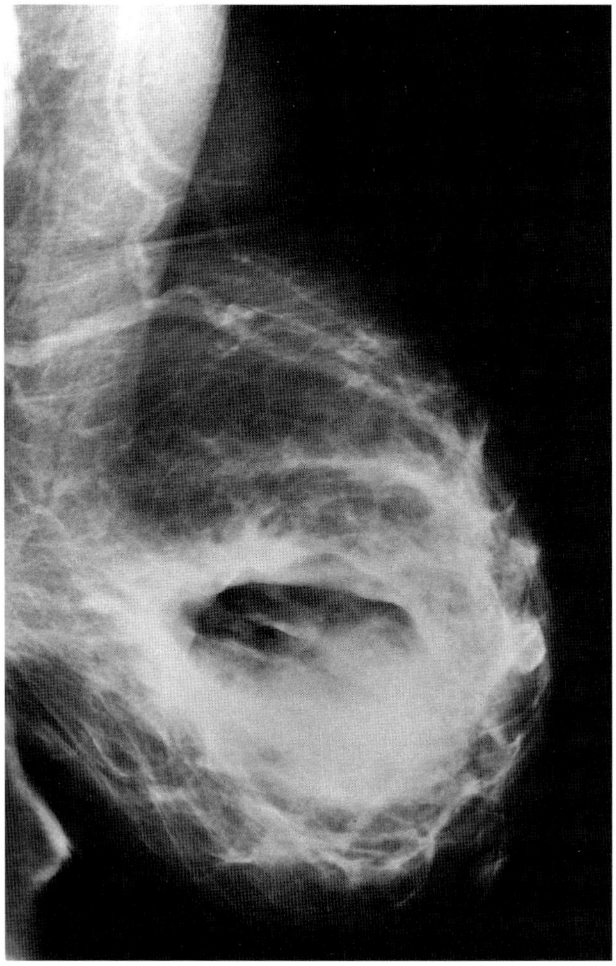

42C

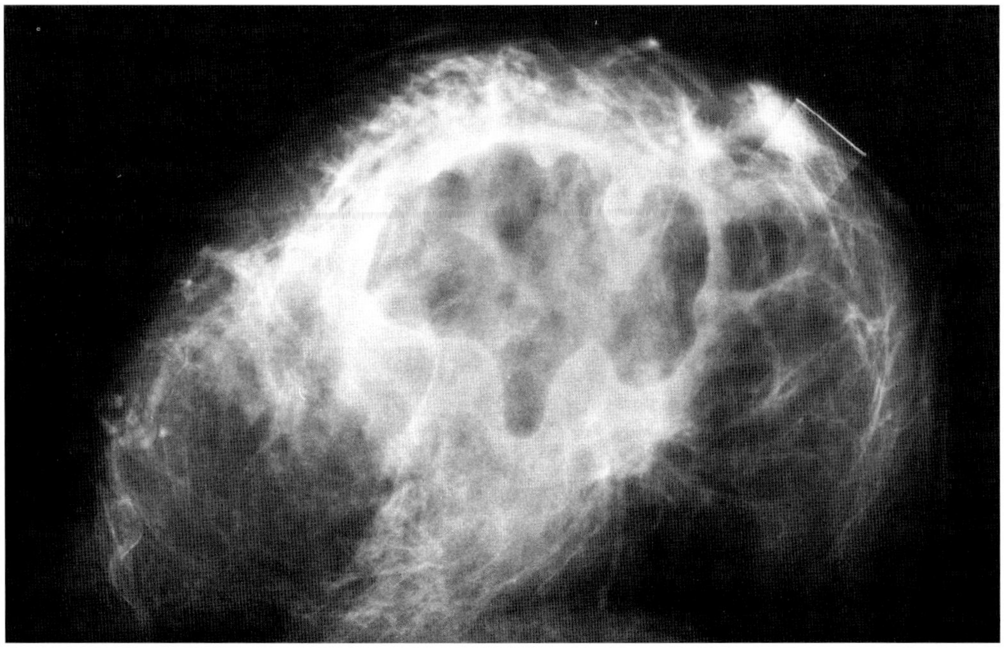

42D

43

Erstes Screening bei einer 55jährigen asymptomatischen Frau.

Körperliche Untersuchung

In beiden Mammae sind keine pathologischen Veränderungen zu erkennen. Beidseitig vergrößerte axilläre Lymphknoten.

Mammographie

Abb. 43A: Linke Brust, mediolaterale Schrägprojektion. Normale Mamma. Vergrößerte, dichte axilläre Lymphknoten.

Erläuterung

Sind axilläre Lymphknoten vergrößert und kann eine primäre Brusterkrankung durch körperliche Untersuchung und Mammographie mit Sicherheit ausgeschlossen werden, so sollten folgende Diagnosen in Betracht gezogen werden: rheumatoide Arthritis, Psoriasis, chronische Ekzeme, Lymphome und leukämische Erkrankungen.

Immersionsradiographie
der linken Hand (Vergrößerungstechnik)

Es kommen röntgenologische Veränderun gen der Weichteile und Knochen zur Darstellung, die typisch für eine rheumatoide Arthritis sind (Abb. 43B).

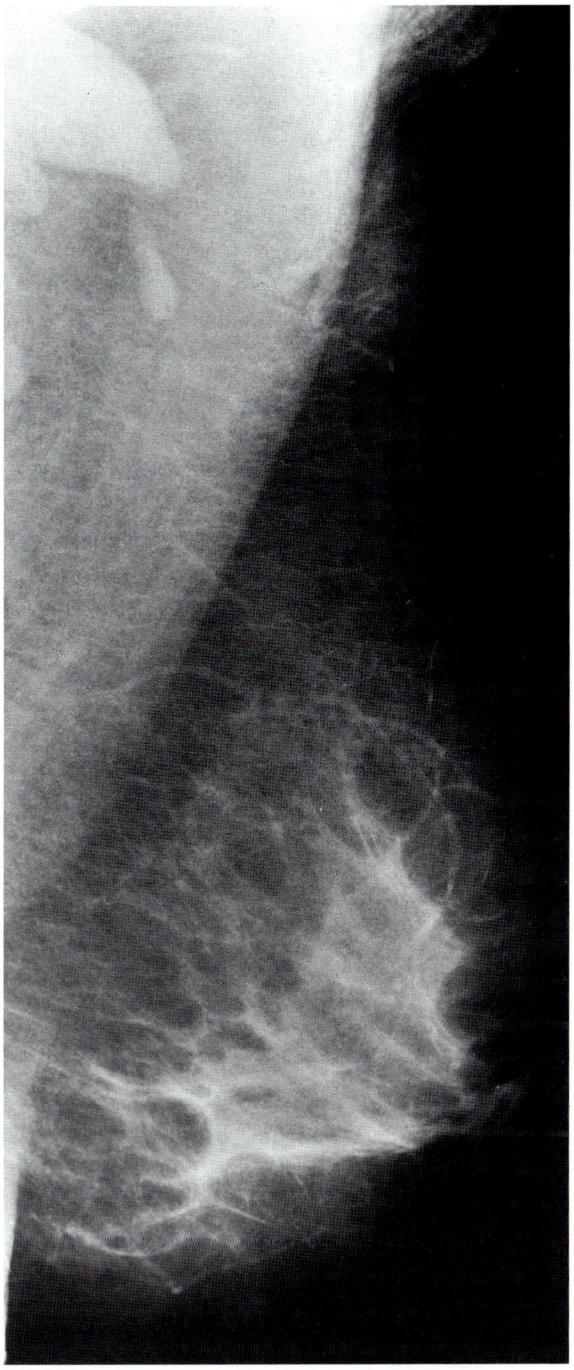

43A

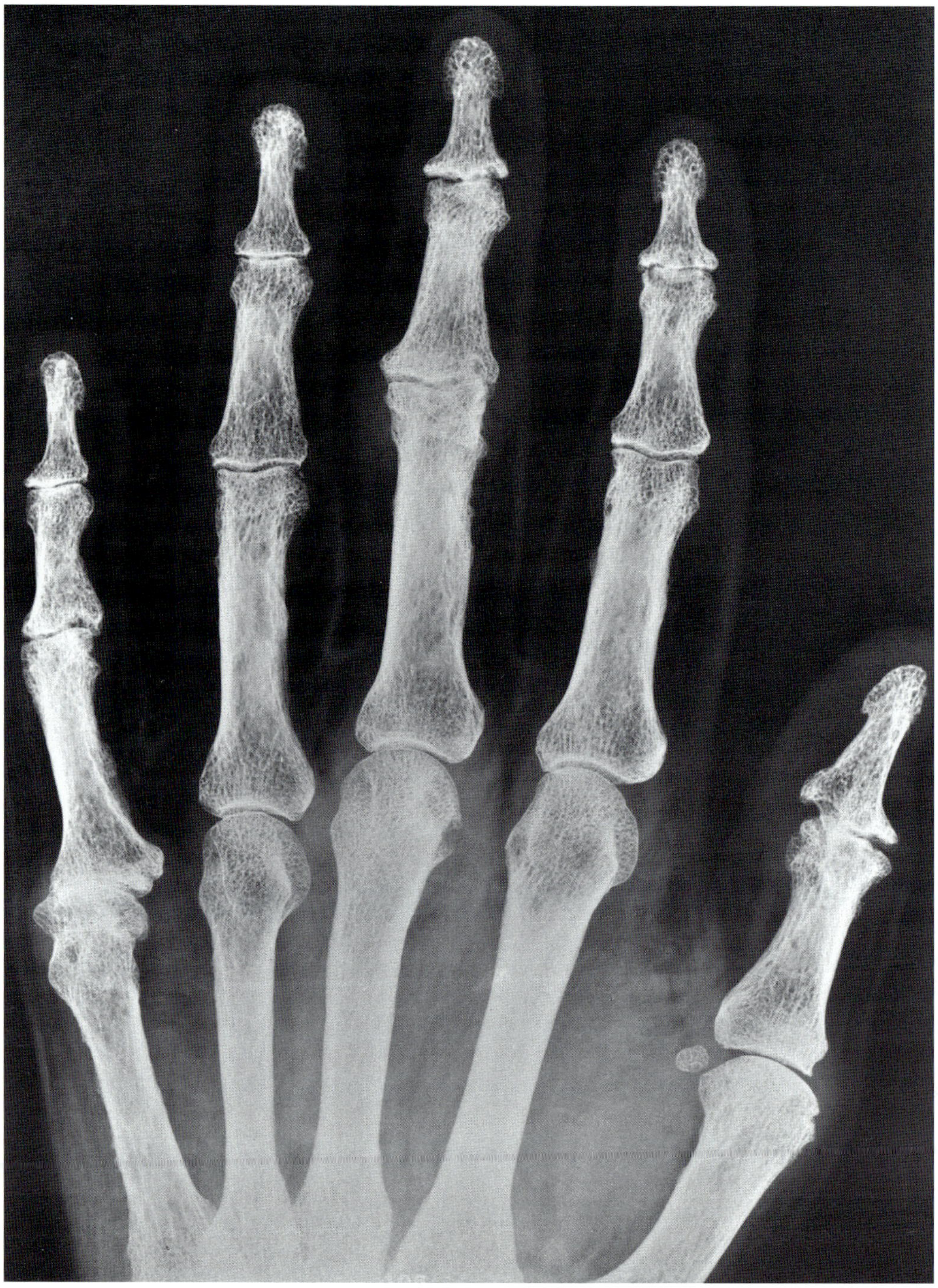

43B

44

Die 82jährige Patientin bemerkte einen Knoten in der linken Brust.

Körperliche Untersuchung

Gut verschieblicher Tumor unterhalb der Brustwarze, klinisch gutartig imponierend.

Mammographie

Abb. 44A: Linke Brust, mediolaterale Schrägprojektion. Detailansicht der unteren Brusthälfte.
Abb. 44B: Linke Brust, kraniokaudale Projektion, Detailansicht.
Abb. 44C u. D: Linke Brust, Ausschnittvergrößerungen, mediolaterale Schräg- und kraniokaudale Projektionen. Ein einzelner Tumor ohne dazugehörige Kalzifikationen ist in 5 cm Entfernung von der scharf umrissenen Brustwarze zu erkennen.

Analyse

Form: eiförmig, gelappt.
Kontur: unscharf, kein Halozeichen; auffällig ist der Vergleich mit der scharf umrissenen Mamille.
Schattendichte: geringe Schattengebung.
Größe: 1 × 1 cm.

Folgerung

Die unscharfe Begrenzung und das fehlende Halozeichen deutet bei diesem von der 82jährigen Patientin neu entdeckten Tumor in Richtung Malignität.

Histologie

Muzinöses Karzinom. Keine axillären Metastasen.

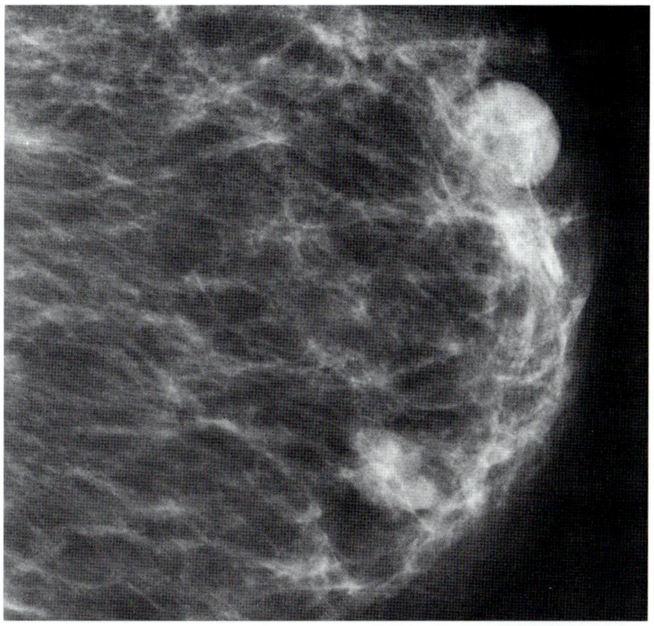

44A

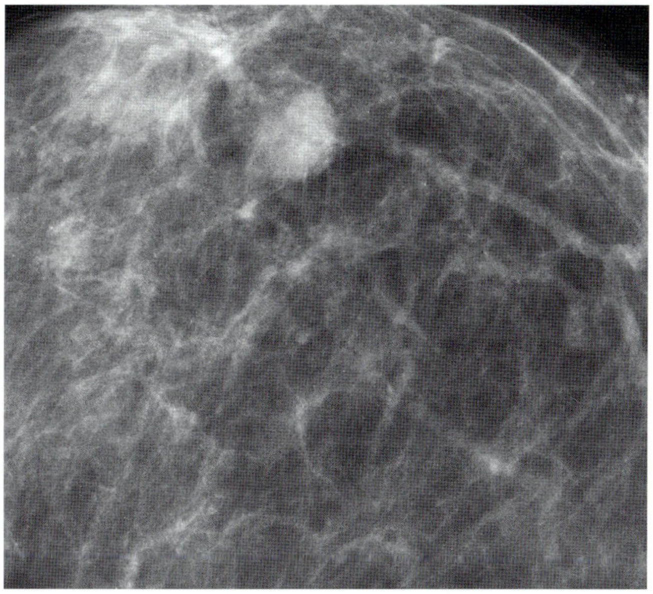

44B

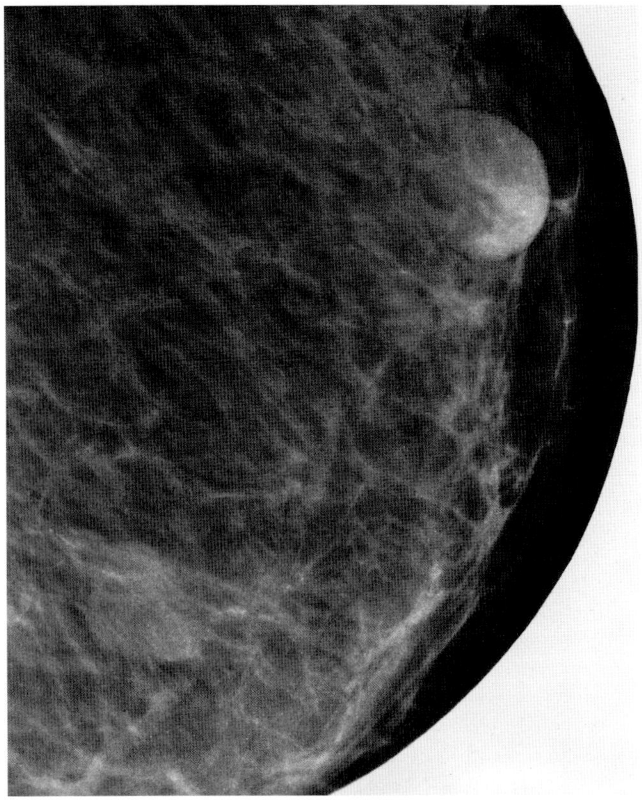

44C

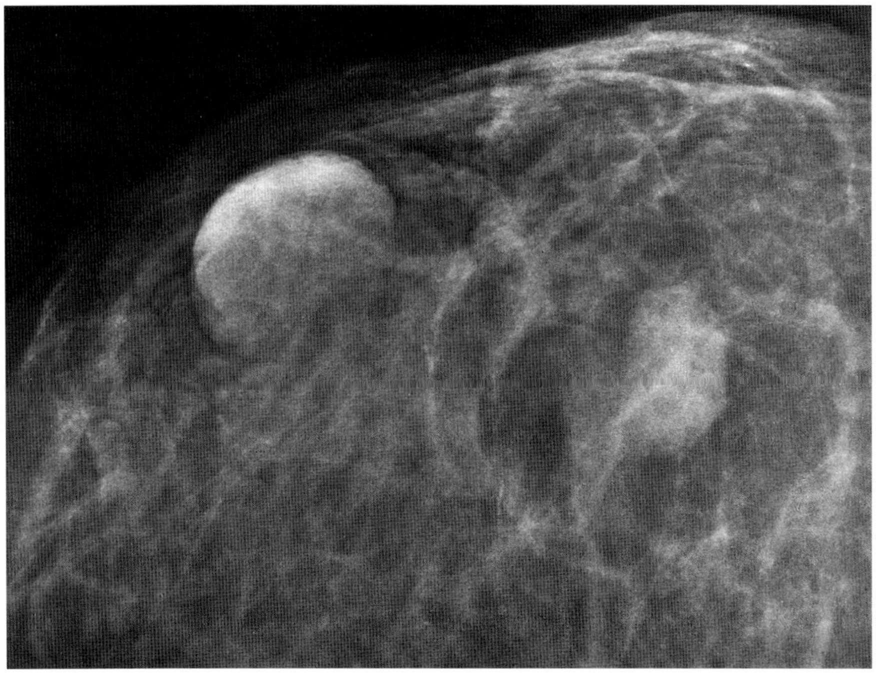

44D

45

Abb. 45A u. B: Mammographisches Bild pathologisch vergrößerter axillärer Lymphknoten bei einer 68jährigen Patientin mit chronisch lymphatischer Leukämie.

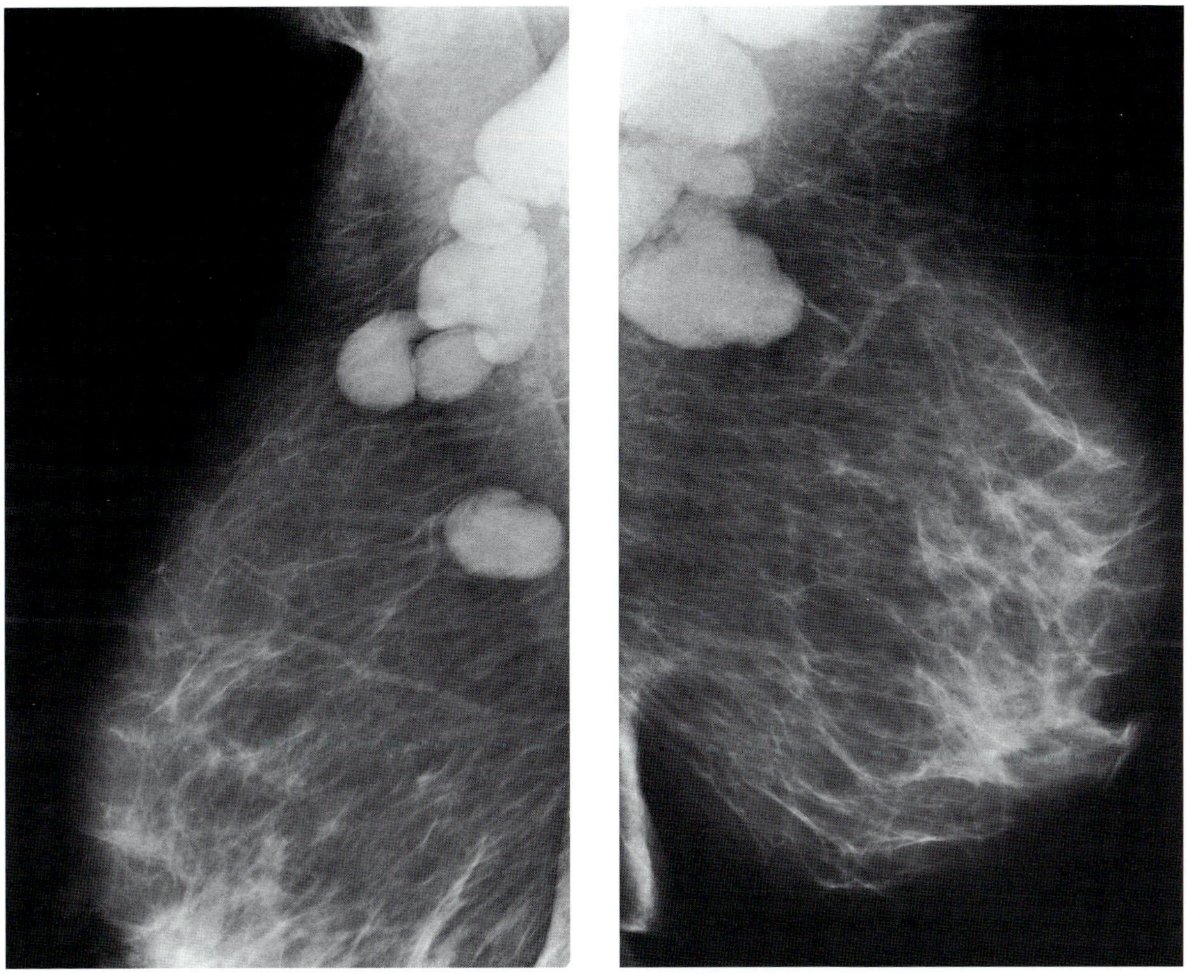

45A

45B

46

Zweites Screening bei einer 63jährigen asymptomatischen Patientin.

Körperliche Untersuchung

Kein Tumor tastbar.

Mammographie

Abb. 46A: Medialer Abschnitt der rechten Mamma, kraniokaudale Projektion. Ein einzelner Tumor ist in 6 cm Entfernung von der Brustwarze zu sehen. Keine dazugehörigen Kalzifikationen.

Analyse

Form: oval, gelappt.
Kontur: die mediale Begrenzung ist scharf umrissen, ein Halozeichen ist zu erkennen.
Schattendichte: geringe Schattengebung.
Größe: 2 × 1,5 cm.

Folgerung

Mammographisch gutartiger Tumor, der sich seit der ersten Untersuchung entwikkelt hat.

Feinnadelbiopsie

Abb. 46B: Detailansicht des Prozesses nach Punktion. Typisches mammographisches Erscheinungsbild eines Hämatoms, das den Tumor vollständig maskiert.

Zytologie

Gutartige epitheliale Zellen.
Abb. 46C: Zwei Wochen später, präoperative Lokalisation. Der Tumor verbirgt sich noch immer hinter dem sich resorbierenden Hämatom.

Histologie

Benignes intraduktales Hämatom und zystische Hyperplasie.

Erläuterung

Dieser Fall demonstriert ganz deutlich, wie ein durch Feinnadelpunktion verursachtes Hämatom eine Läsion vollständig maskieren kann und so eine mammographische Diagnose unmöglich macht. Aus diesem Grund sollte die Feinnadelpunktion immer erst nach der Mammographie erfolgen (54).

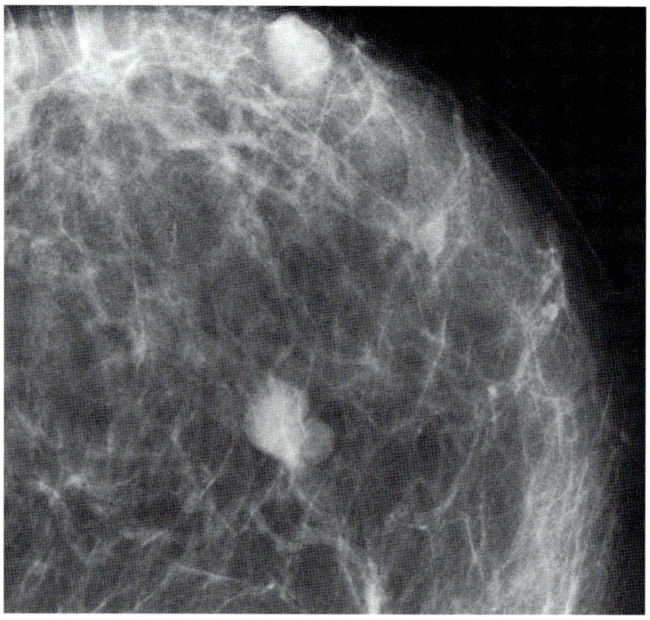

46A

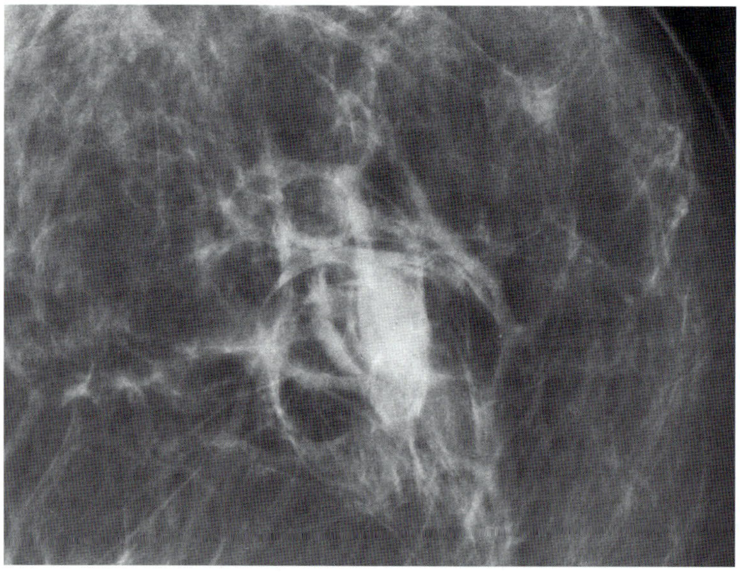

46B

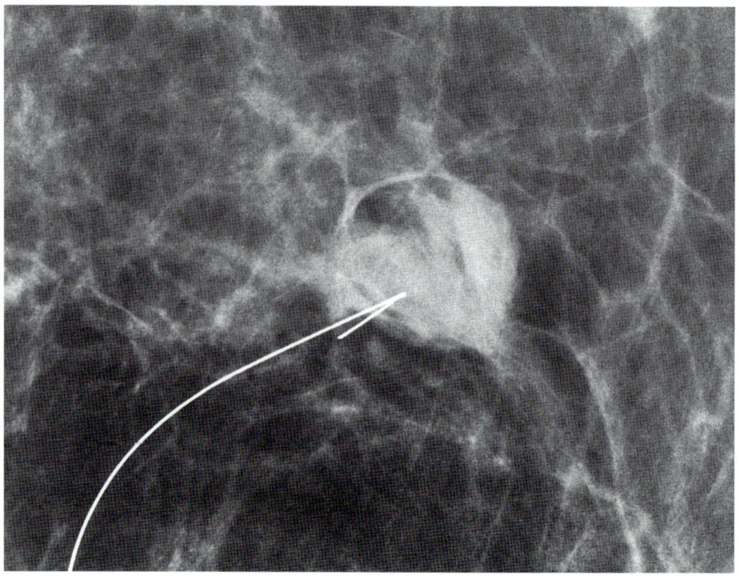

46C

47

Erstes Screening bei einer 47jährigen asymptomatischen Frau.

Körperliche Untersuchung

Kein Tumor tastbar.

Mammographie

Abb. 47A: Rechte Brust, mediolaterale Schrägprojektion. Ein solitärer Prozeß ist in der oberen Mammahälfte in 6 cm Entfernung von der Mamille auszumachen.
Abb. 47B: Vergrößerte Ansicht der Läsion.

Analyse

Form: oval, gelappt.
Kontur: teilweise unscharf, kein Halozeichen.
Schattendichte: kombiniert strahlendurchlässig/strahlenundurchlässig (zentrale Transparenz).
Größe: ca. 1 cm.

Folgerung

Die wechselnde Schattendichte ist das entscheidende Kriterium, um eine Aussage hinsichtlich der Dignität, in diesem Fall der Benignität dieses Tumors treffen zu können. Die weitere Differentialdiagnose entspricht der für den Fall 9 zitierten.
Der relativ transparente Zentralabschnitt des Prozesses entspricht dem Hilus dieses *intramammären Lymphknotens*. Eine weitergehende diagnostische Abklärung erübrigt sich.

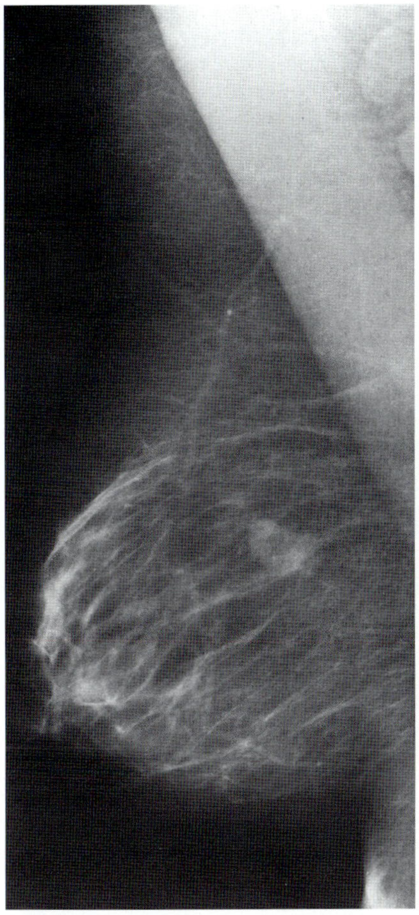

47A

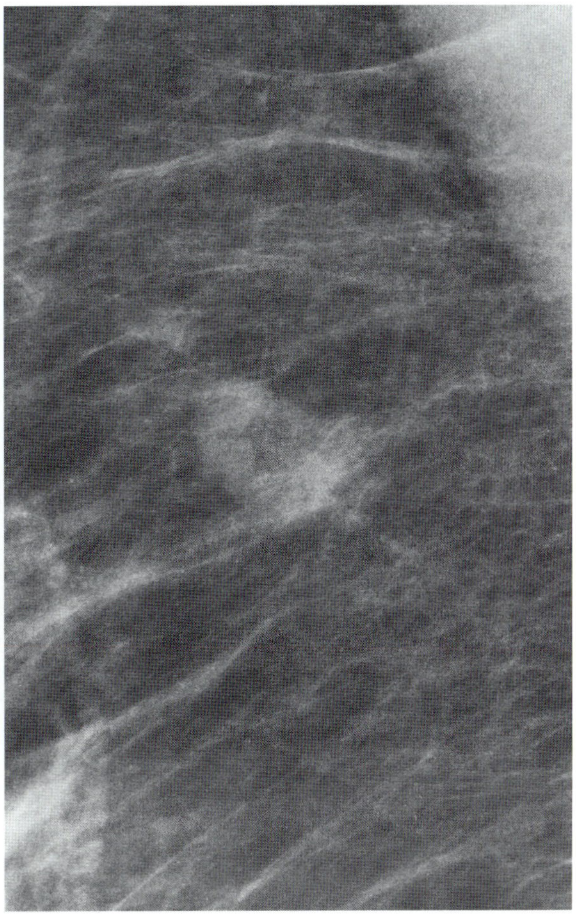

47B

48

Die 29jährige Patientin hatte zwei Monate zuvor einen Knoten im oberen äußeren Quadranten der linken Brust entdeckt.

Körperliche Untersuchung

Ein länglicher, derber, beweglicher, knotiger Tumor, der sich von der Mamille zum oberen äußeren Mammaquadranten erstreckt, ist zu tasten. Klinisch gutartig imponierender Prozeß.

Analyse des Tumors

Form: länglich, zahlreiche Knötchen aufweisend.
Kontur: glatt begrenzt, wellenförmig.
Schattendichte: gering.
Verteilung: der Tumor füllt einen gesamten Drüsenlappen aus.

Folgerung

Das mammographische Erscheinungsbild ist das eines dilatierten Gangsystems innerhalb eines einzelnen Drüsenläppchens.

Analyse der Verkalkungen

Form: unregelmäßig.
Schattendichte: der größte zur Darstellung kommende Kalkherd erscheint „hohl", die kleineren Verkalkungen sind demgegenüber sehr dicht.
Kontur: glatt, regelmäßig.
Lokalisation: innerhalb des erweiterten Gangsystems.

Erläuterung

Mammographisch benigne Kalkherde. Mit größter Wahrscheinlichkeit handelt es sich hier um eine Papillomatose (s. S. 199).

Folgerung

Die für eine Papillomatose typischen multiplen intraduktalen Kalzifikationen innerhalb eines in einem Drüsenlappen einer jungen Patientin unregelmäßig erweiterten Milchgangsystems lassen auf eine juvenile Papillomatose schließen (sog. Schweizerkäsekrankheit).

Histologie

Juvenile Papillomatose.

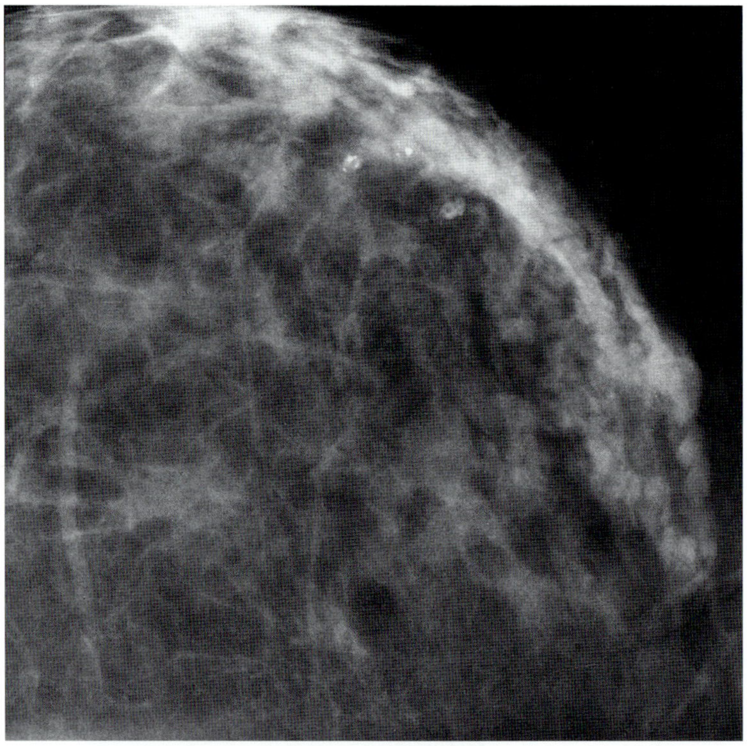

48A

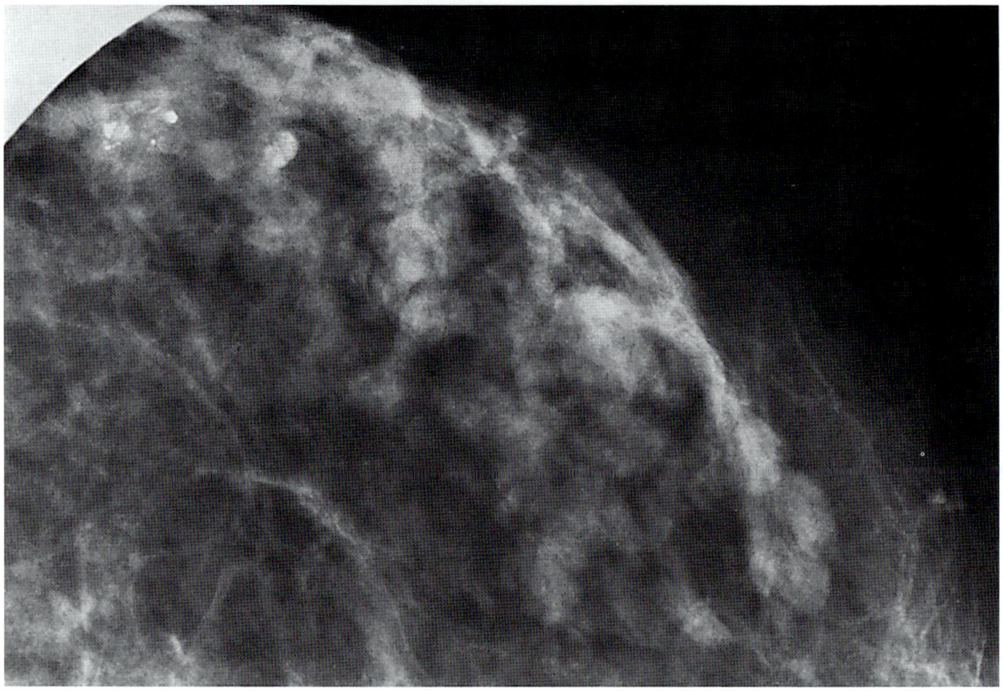

48B

49

Abb. 49A u. B: Detailansicht der mediolateralen Schräg- und kraniokaudalen Projektionen. Einzelner Tumor, keine dazugehörigen Kalzifikationen.

Analyse

Form: oval.
Kontur: Halozeichen in weiten Randbereichen erkennbar.
Schattendichte: geringe Schattengebung, einzelne parenchymale Strukturen sind den Tumor überlagernd zu erkennen.

Folgerung

Mammographisch gutartiger Tumor. Mittels Punktion konnte ein solider Tumor nachgewiesen werden.

Zytologie

Gutartige epitheliale Zellen.

Histologie

Fibroadenom.

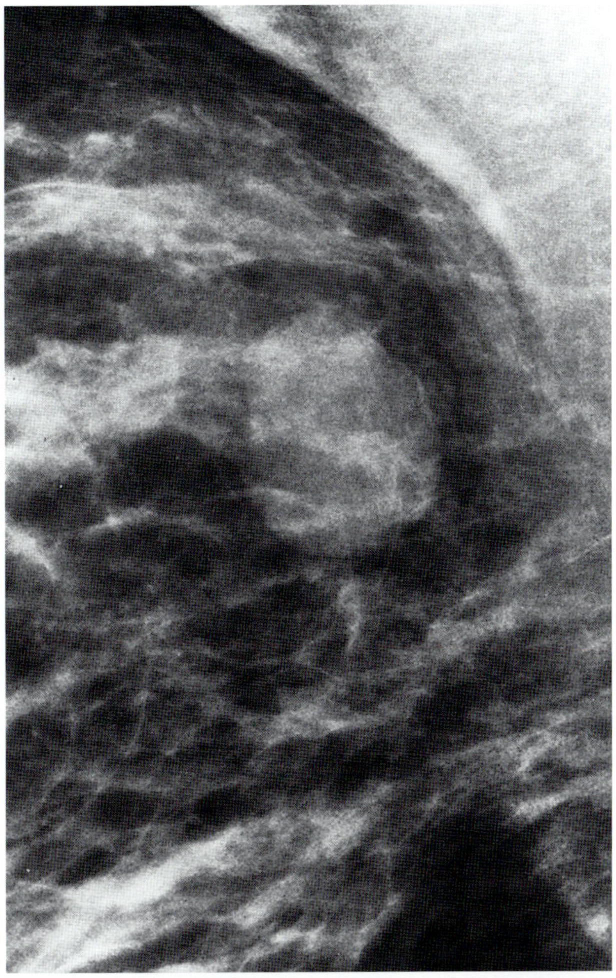

49A

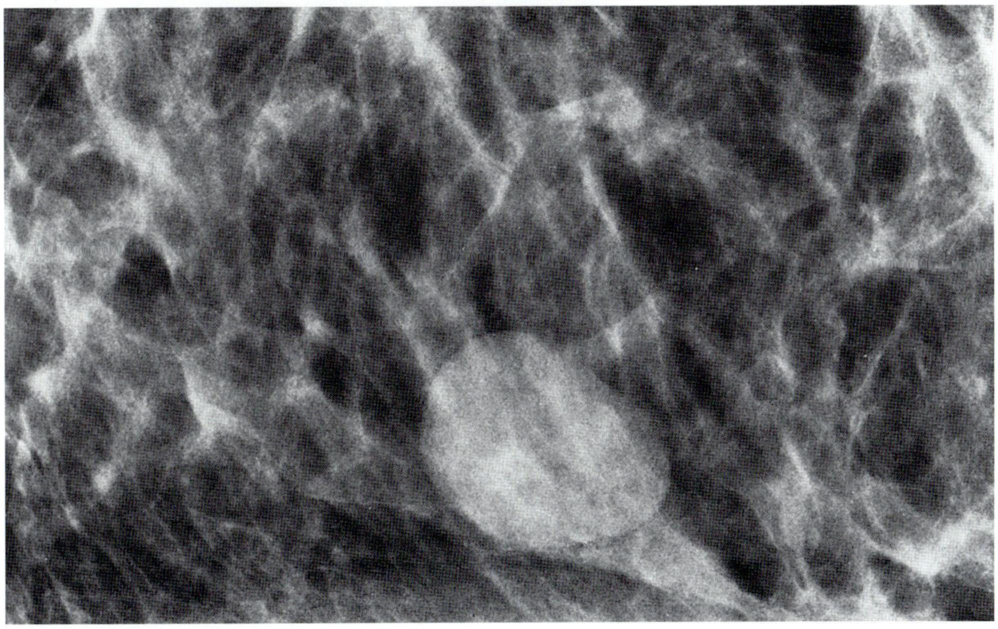

49B

50

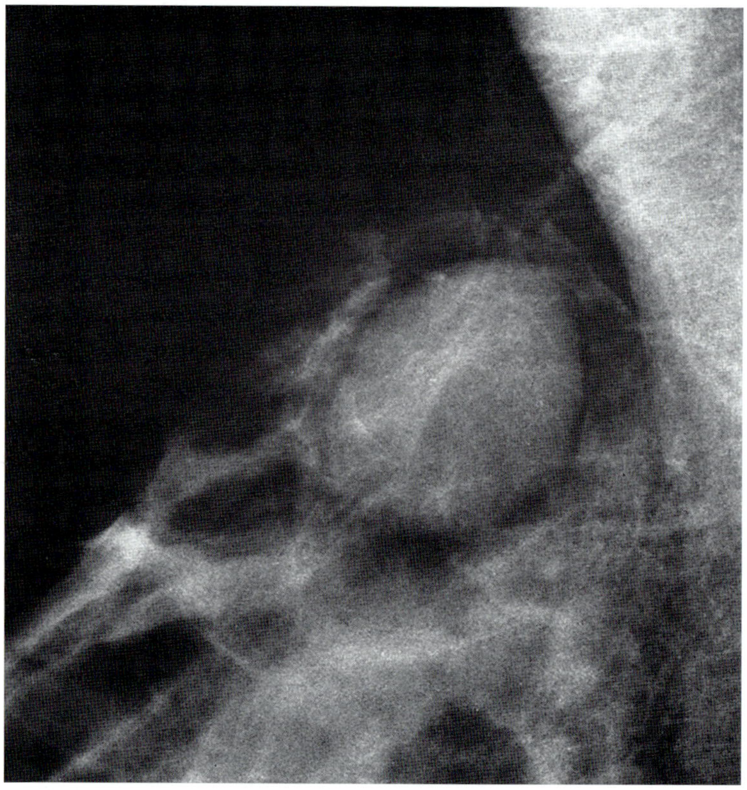

Abb. 50: Rechte Mamma, Ausschnitt aus der mediolateralen Schrägprojektion. Einzelner Tumor, kein Kalk.

Analyse

Form: oval.
Kontur: scharf umrissen, eindeutiges Halozeichen entlang der hinteren Begrenzung.
Schattendichte: gering; eine den Tumor überlagernde Vene sowie parenchymale Strukturen sind in Projektion auf den Prozeß auszumachen.
Größe: 4 × 3 cm.

Folgerung

Das mammographische Gesamtbild läßt auf einen benignen Prozeß schließen.

Histologie

Fibroadenom.

51

Abb. 51A: Rechte Mamma, kraniokaudale Projektion. Im zentralen Bereich der Brust kommt ein einzelner 2 cm großer Tumor ohne dazugehörige Kalzifikationen zur Darstellung.
Abb. 51B: Ausschnittvergrößerung des tumorbesetzten Areals bei Tubuskompression, kraniokaudale Projektion.

Analyse

Form: oval.
Kontur: unscharf, schlecht abgrenzbar.
Schattendichte: gering, etwa vergleichbar mit dem umgebenden Parenchym.
Größe: 15 × 12 mm.

Folgerung

Die unscharfe Tumorbegrenzung ist malignitätsverdächtig, eine bioptische Klärung ist zwingend erforderlich.

Histologie

Fibroadenom. Kein Anhalt für Malignität.

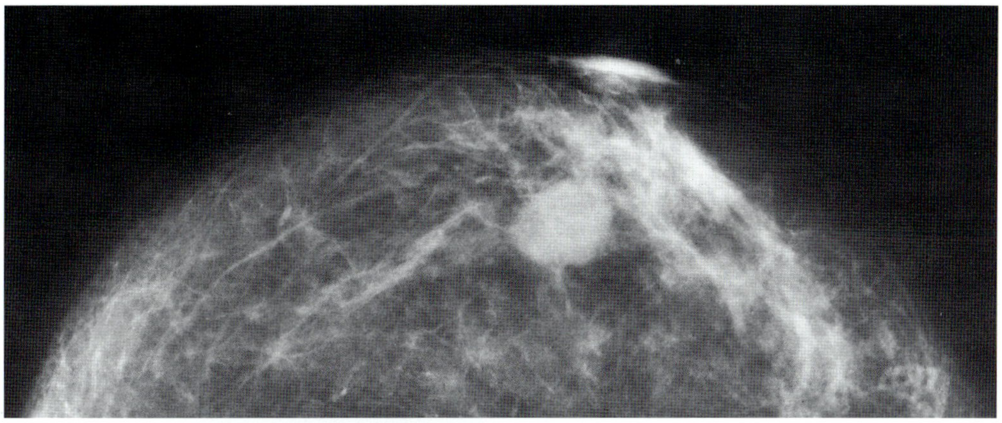

51A

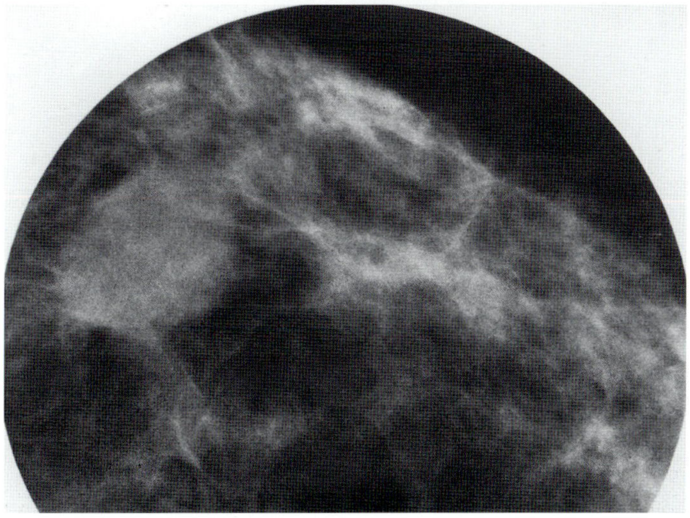

51B

52

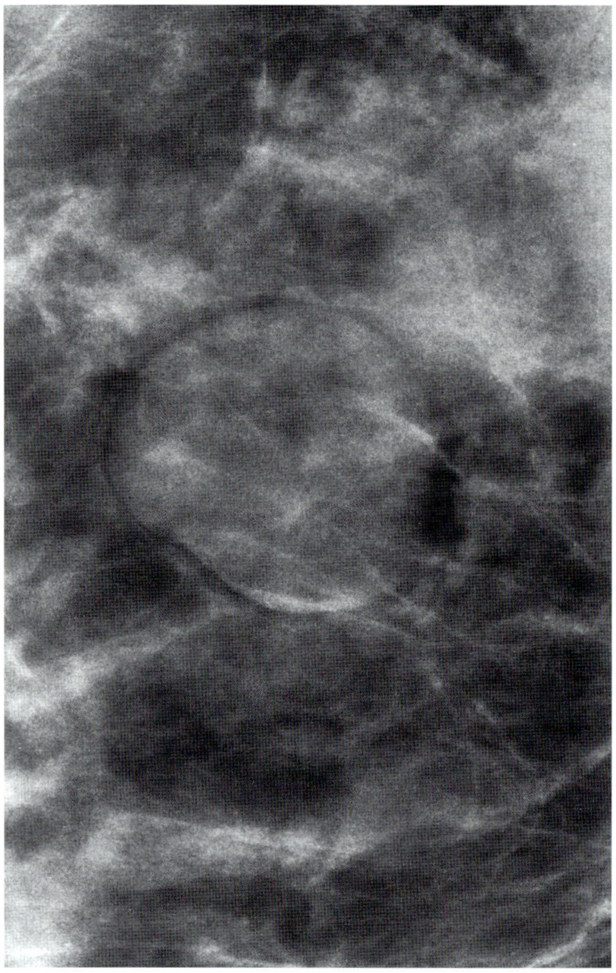

Abb. 52: Ausschnittvergrößerung aus der mediolateralen Schrägprojektion.

Analyse

Form: oval.
Kontur: scharf umrissen, ein Halozeichen umgibt den gesamten Tumor.
Schattendichte: Tumor selbst wie auch umgebendes Parenchym mit relativ geringer Schattengebung; über dem Tumor gelegene parenchymale Strukturen sind deutlich zu erkennen.

Folgerung

Mammographisch gutartiger Tumor. Eine relativ transparente Läsion in Kombination mit einem ausgeprägten Halozeichen läßt auf eine Spannungszyste schließen.

Erläuterung

Außerordentlich auffälliges Halozeichen. Punktion: 7 ml strohfarbene Flüssigkeit zu aspirieren. Kein intrazystischer Tumor im Rahmen der Pneumozystographie auszumachen.

53

71jährige Patientin mit tastbarem Tumor in der lateralen Hälfte der linken Brust, klinisch gutartig imponierend.

Mammographie

Abb. 53A: Linke Brust, Detailansicht, mediolaterale Schrägprojektion. Ein einzelner Mammatumor ohne dazugehörige Kalzifikationen kommt zur Darstellung.

Analyse

Form: oval.
Kontur: scharf umrissen, ausgeprägtes Halozeichen entlang der kranialen Tumorbegrenzung.
Schattendichte: relativ geringe Schattengebung.

Folgerung

Mammographisch gutartiger Tumor, am wahrscheinlichsten handelt es sich um eine Zyste. Die Sonographie stellt das ergänzende diagnostische Verfahren der Wahl dar.
Abb. 53B: Pneumozystogramm. Der Zysteninhalt wurde abpunktiert, die Zyste mit Luft gefüllt. Ein intrazystischer Tumor ist nicht zu erkennen. In der noch vorhandenen Zystenflüssigkeit sind Luftblasen zu sehen.

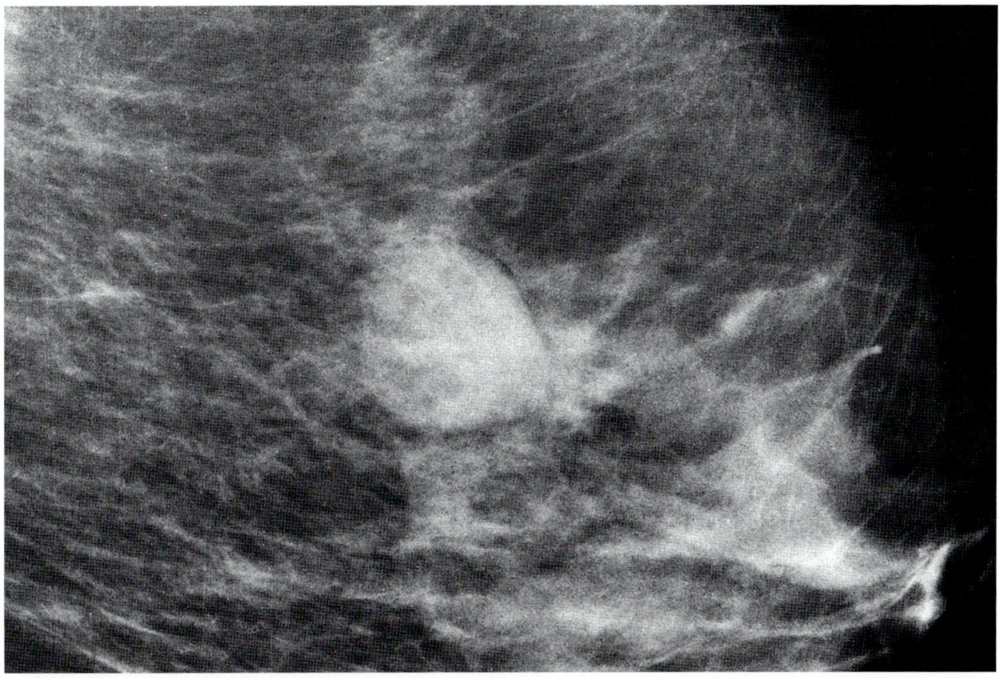

53A

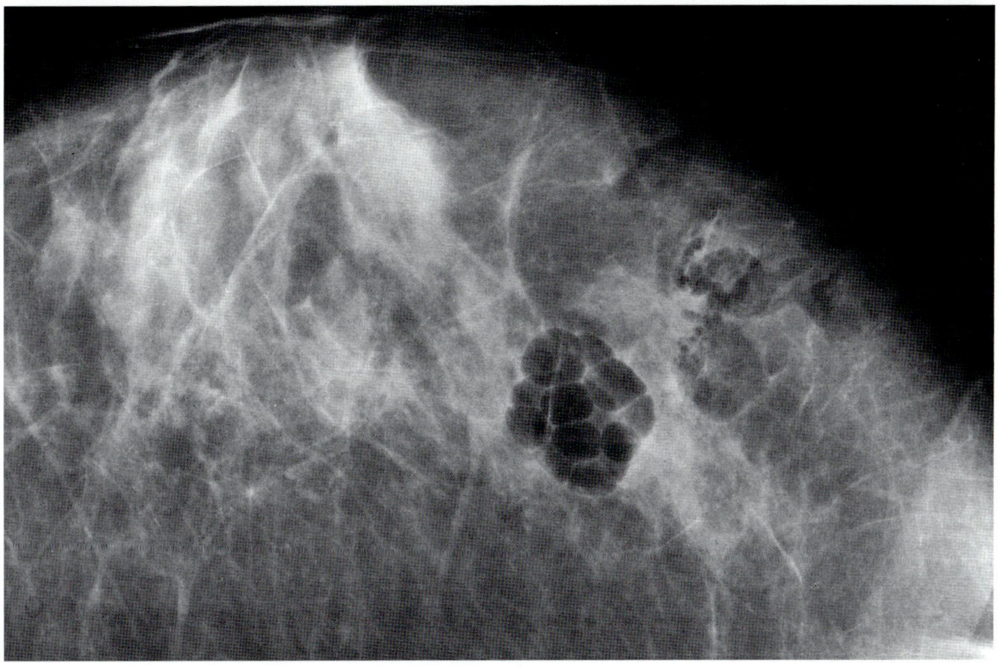

53B

54

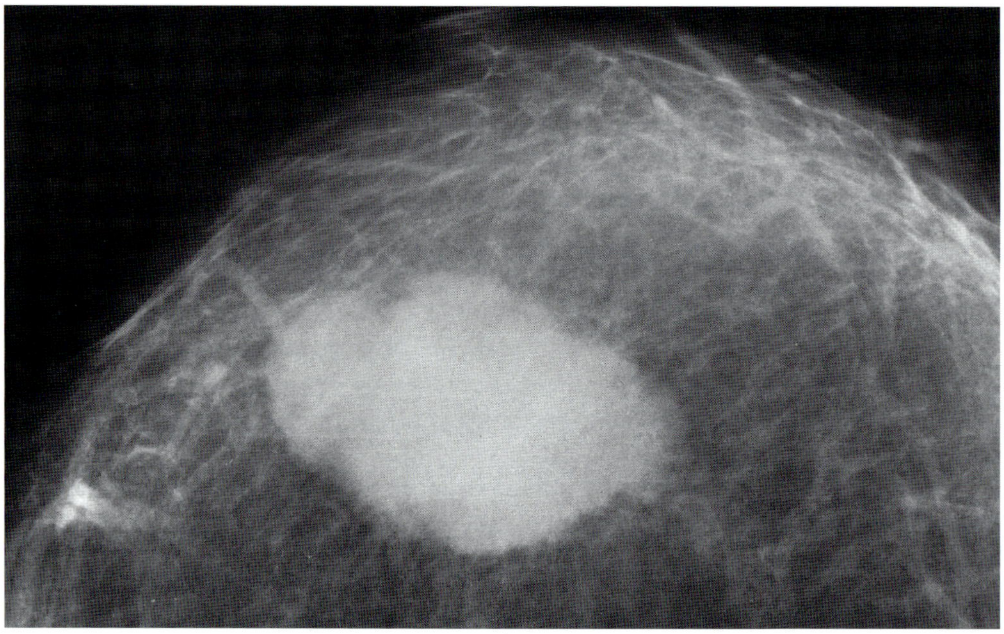

Abb. 54: Mammogrammausschnitt, kraniokaudale Projektion. 6 × 4 cm großer gelappter Tumor ohne dazugehörige Kalkherde.

Analyse

Form: ovalär, gelappt.
Kontur: zahlreiche z. T. nur angedeutete kurze strahlige Ausläufer, sog. Spiculae, führen zum mammographischen Erscheinungsbild einer insgesamt nur schwer abgrenzbaren Läsion.
Schattendichte: ausgeprägte Schattengebung.
Größe: 6 × 4 cm.

Folgerung

Typisch mammographisches Erscheinungsbild eines malignen Tumors.

Histologie

Karzinom.

Follow-up

Die Patientin verstarb 2 Jahre und 8 Monate später an einem metastasierenden Mammakarzinom.

55

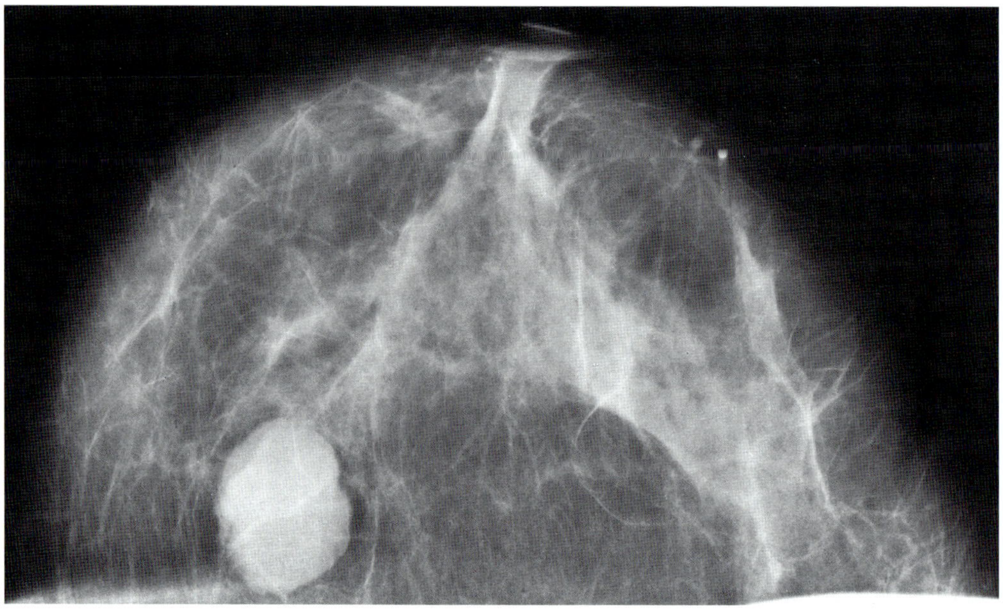

Abb. 55: Linke Brust, kraniokaudale Projektion. In der medialen Mammahälfte kommt ein Tumor in Throraxwandnähe zur Darstellung.

Analyse

Form: ovalär, gelappt.
Kontur: scharf umrissen.
Schattendichte: geringe Schattengebung.
Größe: 3,5 × 2,5 cm.

Folgerung

Mammographisch gutartiger Tumor.

Erläuterung

Zu den häufigsten zirkulären/ovalen pathologischen Mammaveränderungen zählen Zysten, Fibroadenome und Papillome. Die Sonographie mit ultraschallgesteuerter Nadelbiopsie eignet sich hervorragend zur differentialdiagnostischen Abklärung

Histologie

Fibroadenom.

5 Sternförmige Läsionen und Spiculae

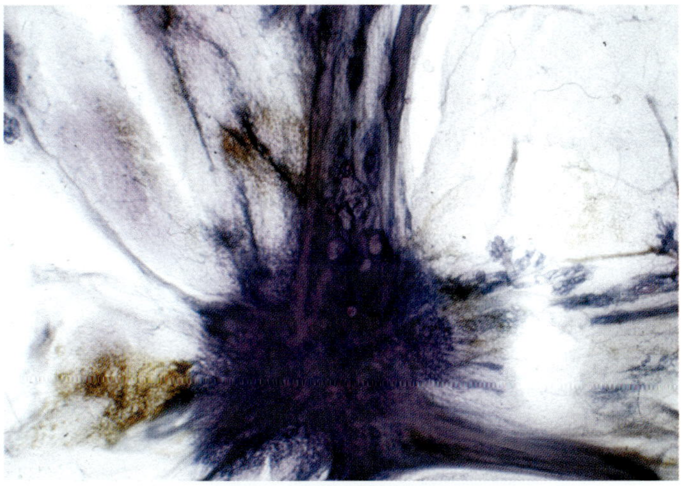

Dickschnitthistologie eines invasiven duktalen Karzinoms

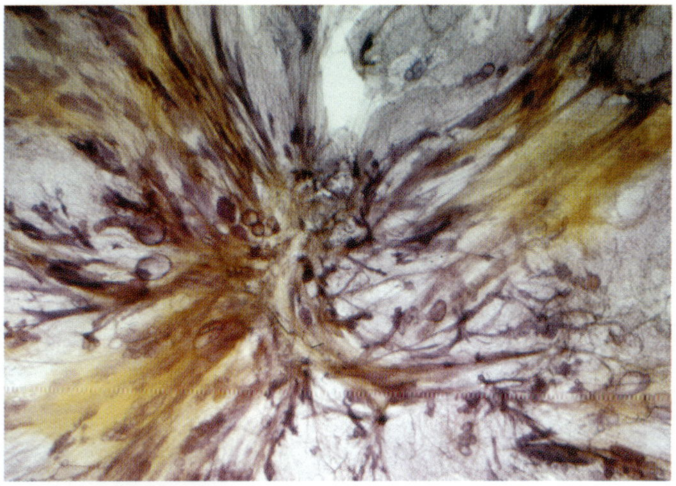

Radiäre Narbe (Beispiel 1)

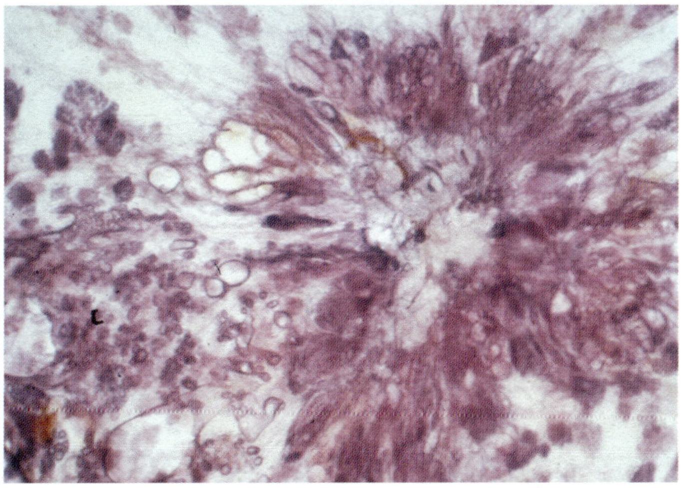

Radiäre Narbe (Beispiel 2)

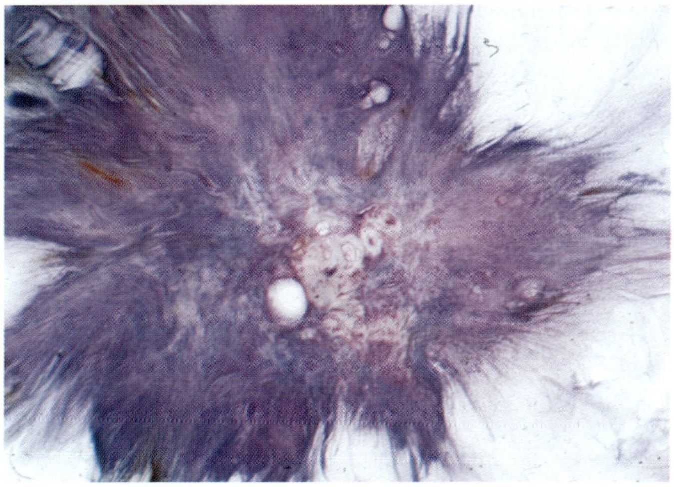

Invasives Karzinom

Die meisten Mammakarzinome bieten das Erscheinungsbild einer sternförmigen Veränderung, d. h einer undeutlich begrenzten Struktur mit strahligen Ausläufern. Das *Erkennen* solcher Strukturen erweist sich insbesondere dann als schwierig, wenn diese relativ klein sind.
Obgleich die mammographische Unterscheidung von anderen sternförmigen Veränderungen außerordentlich treffsicher sein kann, läßt sich eine endgültige Diagnose nur durch die histologische Untersuchung des Präparats stellen.
Bei der *Analyse sternförmiger pathologischer Prozesse* sollten folgende radiologische Kriterien beachtet werden:

Tumorzentrum

- Liegt eine sich deutlich von der Umgebung abhebende Gewebsformation vor?
- Sind anstelle der soliden, deutlich unterscheidbaren Tumorformation ovale oder kreisförmige strahlendurchlässige, mithin also relativ transparente Areale im Zentrum der sternförmigen Struktur zu erkennen?

Beachte: Aufnahmen mit Tubuskompression eignen sich besonders zur Beurteilung des Tumorzentrums.
Sternförmige Tumorstruktur mit typischen strahligen Ausläufern, sog. Spiculae. Zwei unterschiedliche Erscheinungsformen sind hier zu nennen:

- Scharfe, dichte, feine Linien unterschiedlicher Länge, die in alle Richtungen strahlenförmig verlaufen, sind charakteristisch für ein invasives duktales, invasives lobuläres bzw. tubuläres Karzinom. Die sog. Spiculae sind um so länger, je größer die zentrale Tumormasse ist (Abb. XXI) (Fälle 57, 58, 59, 60, 65). Die Spiculae setzen sich aus dichtem Kollagen zusammen und kommen mammographisch als außerordentlich schattendichte lineare Strukturen zur Darstellung.
- Viele ganz feine dieser linearen Strukturen können auch besen- oder garbenartig gebündelt erscheinen. Diese feinen linearen Strukturen weisen zudem eine geringere Dichte als vergleichbare Spiculae eines invasiven Karzinoms auf, stellen sie doch ein strahlenförmig angeordnetes Abbild eines erweiterten und proliferierenden Gangsystems dar. Dieser Typ einer sternförmigen Struktur ist charakteristisch für eine radiäre Narbe (Abb. XXII) (Fälle 61, 62, 63, 64, 66, 67). Im Zusammenhang mit einer traumatischen Fettnekrose präsentiert sich mitunter ein mammographisch ganz ähnliches Bild (Fall 68).

Darüber hinaus sollte auch auf eine **lokalisierte Induration und Verdickung bzw. Einziehung der Haut** über dem Tumorgebiet geachtet werden.

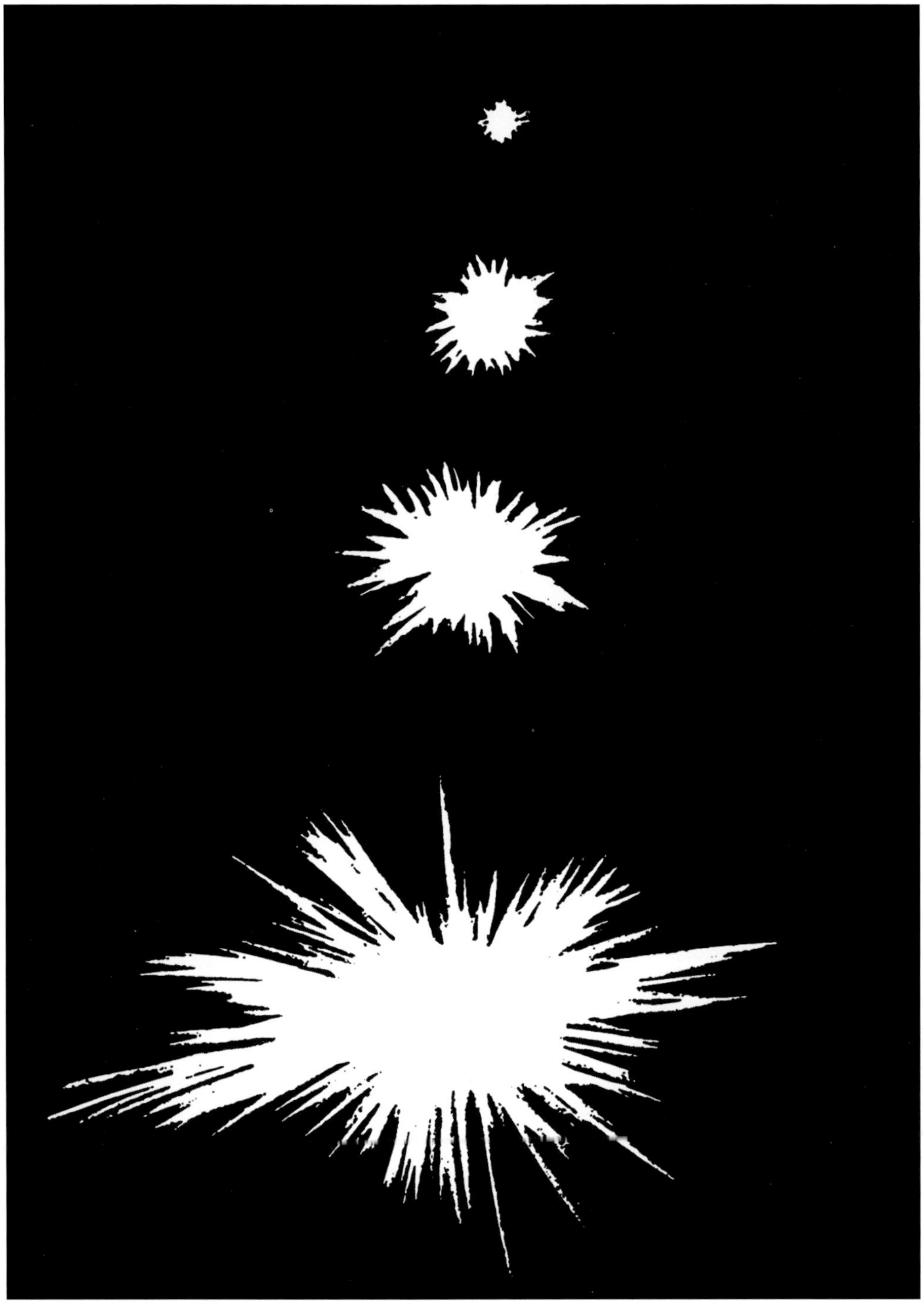

Abb. XXI: Schematische Darstellung des invasiven duktalen Karzinoms: Zunahme der Spiculaelänge mit größer werdendem Tumorvolumen.

- Solche Charakteristika werden oft beim invasiven duktalen Karzinom beobachtet, besonders bei großen und hautnah gelegenen Prozessen (Fall 60). Vor allem postoperativ sind derartige Phänomene auch im Zusammenhang mit einer traumatischen Fettnekrose zu sehen (Fälle 68, 69).
- Bei einer radiären Narbe kommt es nie zu einer Induration oder Einziehung der Haut und zwar unabhängig davon, wie groß und oberflächlich gelegen die Läsion sein mag (Fälle 62, 64, 66, 67).

Eine Analyse der sternförmigen Veränderungen nach den oben genannten Kriterien führt zu folgenden möglichen Differentialdiagnosen:

- Invasives duktales Karzinom (nicht näher spezifiziert);
- Radiäre Narbe;
- Traumatische Fettnekrose.

Das **invasive duktale Karzinom** weist folgende mammographische Charakteristika auf (Abb. XXI) (Fälle 57, 58, 59, 60, 65, 70, 71, 72, 73, 85):

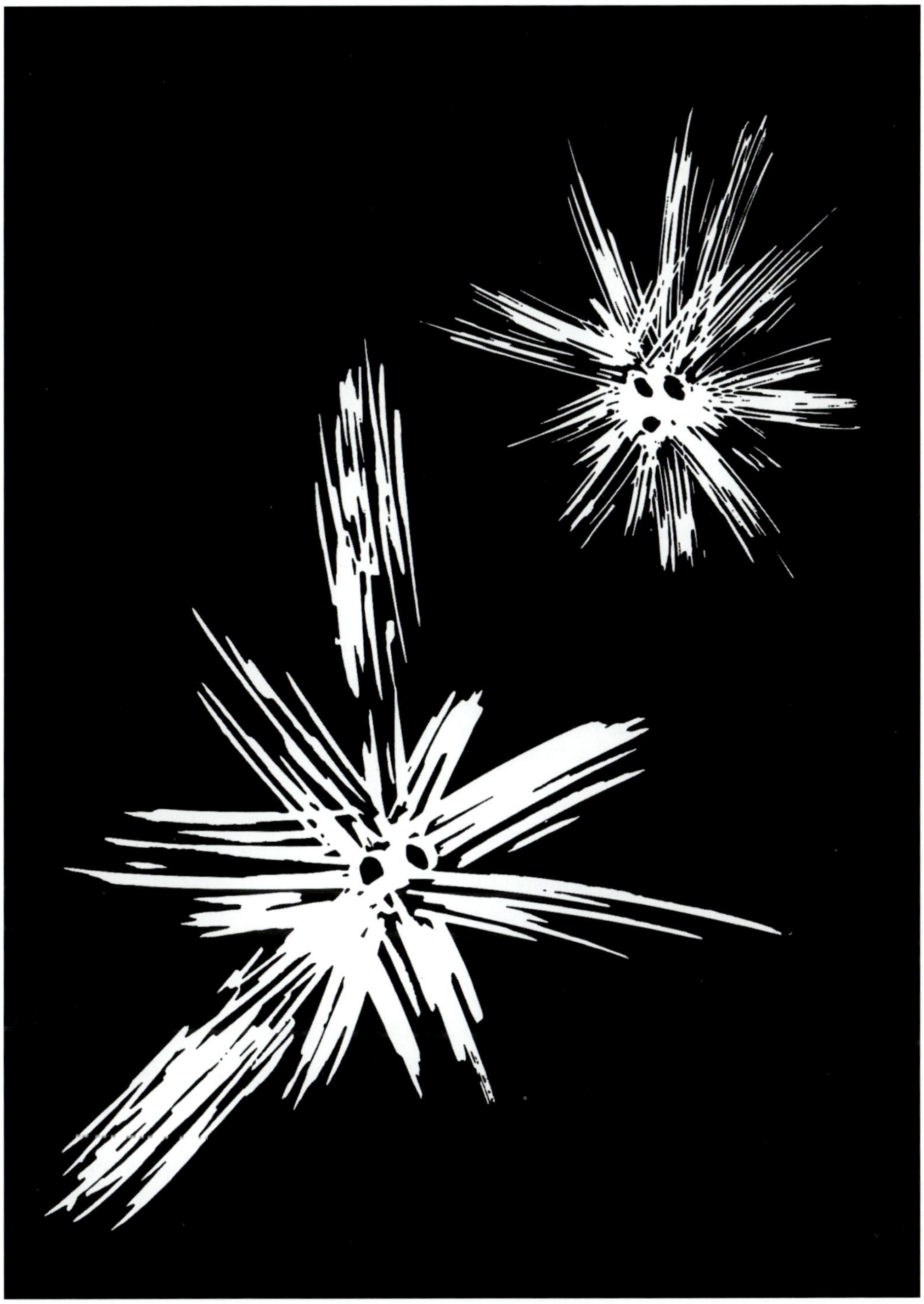

Abb. XXII: Mammographisches Erscheinungsbild der radiären Narbe.

- Deutlich erkennbare zentrale Tumorformation mit dichten strahligen Ausläufern in alle Richtungen.
- Die Länge der Spiculae nimmt mit wachsender Tumorgröße zu.
- Einzelne Spiculae können bis an Haut oder Muskel reichen und führen zu Retraktion oder lokalisierter Induration der Haut.
- Häufig sind bei dieser Tumorform auch Verkalkungen maligner Natur anzutreffen.

Das radiologische Erscheinungsbild **kleiner, gewöhnlich palpatorisch nicht erfaßbarer duktaler und tubulärer Karzinome** kann von der obigen Darstellung folgendermaßen abweichen (Fälle 74–79):

- Der zentrale Tumorbereich ist oft nicht auszumachen. Trotz seiner geringen Größe ist er jedoch nahezu immer vorhanden.
- Die Spiculae bilden lediglich eine litzenartige, feine retikuläre Struktur, die zu einer Störung in der Gewebsarchitektur und asymmetrischen Verdichtungen des Parenchyms führen kann. Dies können die einzigen Zeichen sein, die eine Erkennung dieser Tumorform überhaupt möglich machen.
- Das Erkennen früher Stadien dieser Karzinome gestaltet sich oft außerordentlich schwierig.

Anmerkung: Aufnahmen mit Tubuskompression und gegebenenfalls auch in Vergrößerungstechnik sind unter Umständen erforderlich, um kleine sternförmige Läsionen von sich aufeinander projizierenden parenchymalen Strukturen zu unterscheiden.

Radiäre Narbe (sklerosierende Dukthyperplasie)

Bei dieser gutartigen und selten tastbaren Läsion kann leicht fälschlicherweise ein Karzinom diagnostiziert werden. Umgekehrt kann bei einem invasiven lobulären Karzinom gelegentlich der Eindruck entstehen, man habe es mit einer simplen radiären Narbe zu tun. Mammographie-Studien haben sich daher in den letzten Jahren vermehrt mit dieser pathologischen Veränderung auseinandergesetzt. Im Rahmen unseres Screenings wurde eine Häufigkeit von 0,9 auf 1000 untersuchte Frauen beobachtet. Das relativ häufige Auftreten dieser in ihrem Erscheinungsbild einem Karzinom sehr ähnlichen Veränderung stellt im Rahmen jeden mammographischen Screenings ein Problem dar, da bei ungefähr einem Drittel der Patientinnen gleichzeitig ein DCIS oder ein tubuläres Karzinom zu beobachten ist.

Darüber hinaus ist die histologische Beschaffenheit dieser Läsion unter Pathologen Gegenstand einer erheblich kontrovers geführten Diskussion, was sich auch in der

Tatsache äußert, daß während der vergangenen Jahrzehnte für das mammographische Erscheinungsbild der radiären Narbe als sklerosierender Dukthyperplasie unterschiedlichste Begrifflichkeiten Anwendung fanden (Fälle 3, 4 14, 15, 18, 21, 23, 32, 41). Mit Hilfe folgender mammographischer Charakteristika läßt sich in aller Regel die radiäre Narbe vom invasiven Karzinom unterscheiden (Fälle 61, 62, 63, 64, 66, 67, 81, 82, 83) (Abb. XXII).

- Radiäre Narben kommen in den einzelnen mammographischen Projektionen zum Teil völlig unterschiedlich zur Darstellung, so daß jedes Mammogramm ein und derselben Patientin in diesem Zusammenhang unterschiedliche Detailinformationen zeigen kann.
- Man beobachtet hier keinen soliden, dichten zentralen Tumorbereich, dessen Größe mit der Länge der Spiculae korrespondiert. Hingegen sind markante, relativ transparente ovaläre bzw. zirkuläre Areale im Zentrum der kreisförmigen Struktur zu beobachten.
- Die strahligen Ausläufer unterscheiden sich von denen des invasiven Karzinoms. Die längeren dieser Spiculae sind sehr dünn und können teilweise erhebliche Ausmaße aufweisen. Näher zum Zentrum des Prozesses hin finden sie sich in größer werdender Zahl und aggregieren zu dicken Klumpen.
- Häufig sind parallel zu einer gewissen Anzahl von Spiculae strahlendurchlässige Strukturen anzutreffen, welche das Röntgenbild beherrschen können (Fälle 61, 64, 81).
- Eine Induration oder Retraktion der Haut ist über einer radiären Narbe bzw. einer sklerosiernden Dukthyperplasie nie zu beobachten.
- Zwischen dem markanten mammographischen Befund und dem häufig nahezu völligen Fehlen eines tastbaren Tumors besteht eine erhebliche Diskrepanz, ganz gleich, wie groß oder hautnah der Prozeß gelegen sein mag.

Traumatische Fettnekrose. Die posttraumatische, gelegentlich auch nach operativen Eingriffen zu beobachtende Fettnekrose kann zu zwei grundverschiedenen radiologischen Bildern führen: einmal zu einer zirkulären bzw. ovalären Läsion (Hämatom mit Umwandlung in eine Ölzyste) und dann auch zu einem sternförmigem Prozeß. Verkalkungen kommen im Zusammenhang mit beiden Phänomenen vor (Kapitel 6). Zur Diagnosefindung ist eine vollständige Anamneseerhebung erforderlich. Etwaige Ekchymosen liefern ebenfalls wertvolle Hinweise. Führt die traumatische Fettnekrose zu einer sternförmigen Läsion, so imponieren folgende mammographische Charakteristika (Fälle 66, 68, 84):

- Tumorzentrum: kein sich deutlich von der Umgebung abzeichnender Bereich, außer es ist durch Sekundärheilung zur Nekrose gekommen. Typischerweise sind zentral relativ transparente Abschnitte zu beobachten, die kleinen Ölzysten entsprechen. Je älter der Prozeß ist, desto weniger solide präsentiert sich das Zentrum (Fälle 68, 84).
- Die sternförmige Struktur ändert sich je nach Projektion, besonders aber bei Tubuskompression. Die Spiculae sind fein gezeichnet und weisen nur geringe Dichte auf.
- Eine lokalisierte Induration und Einziehung der Haut kann ebenfalls vorhanden sein (Fälle 68, 69, 84).

Diagnostisches Vorgehen

Obgleich die definitive Diagnose einer sternförmigen Läsion eine histopathologische Untersuchung voraussetzt, hat doch die präoperative mammographische Analyse im Hinblick auf das zum Teil ganz unterschiedliche Vorgehen einen hohen Stellenwert. Über 90% der sternförmigen pathologischen Veränderungen liegt ein invasives Mammakarzinom zugrunde. Für den Rest zeichnen radiäre Narben verantwortlich. Die sorgfältige Analyse der mammographischen Charakteristika sollte differentialdiagnostisch auch an eine radiäre Narbe denken lassen, da deren Abgrenzung von einem malignen sternförmigen Prozeß erheblichen Einfluß auf das weitere Vorgehen hat.

Bei malignitätsverdächtigen sternförmigen Läsionen sollte präoperativ mittels Nadelbiopsie die Diagnose gestellt werden, um dann das weitere Vorgehen (einzeitige Operation, Darstellung eines Wächterlymphknotens („sentinel-node"-Strategie) bzw. Axilladissektion usw.) planen zu können. Im Gegensatz dazu birgt die präoperative Nadelbiopsie radiärer Narben ein erhebliches Risiko einer Über- bzw. sonstigen Fehldiagnose und sollte daher vermieden werden. Wird das Vorliegen einer radiären Narbe angenommem, so sollte deren komplette Exzision und sorgfältige histologische Untersuchung angestrebt werden. Die Diagnose einer traumatischen Fettnekrose läßt sich aufgrund einer entsprechenden Anamnese, mammographischer Charakteristika sowie gelegentlich auch durch Biopsiegewinnung mittels größerkalibriger Nadel stellen.

Schlüsselfall

57

Anhand dieses Falles sollen die charakteristischen Merkmale eines typischen malignen sternförmigen Tumors aufgezeigt werden.

Bei der Analyse anderer sternförmiger pathologischer Veränderungen sollte man sich diesen Fall immer wieder vornehmen.

Das Vorhandensein eines zentralen Tumorbereichs mit dazugehörigen strahligen Ausläufern ist das typische Merkmal eines malignen sternförmigen Tumors. Die Spiculae sind schattendicht und scharf gezeichnet. Sie strahlen von der Tumoroberfläche aus und sind normalerweise nicht gebündelt. Reichen sie bis an die Haut oder den Warzenhof heran, so führen sie zu einer Einziehung oder lokalen Induration der Haut.

Je größer die Tumormasse ist, desto länger sind die Spiculae (Abb. XXI).

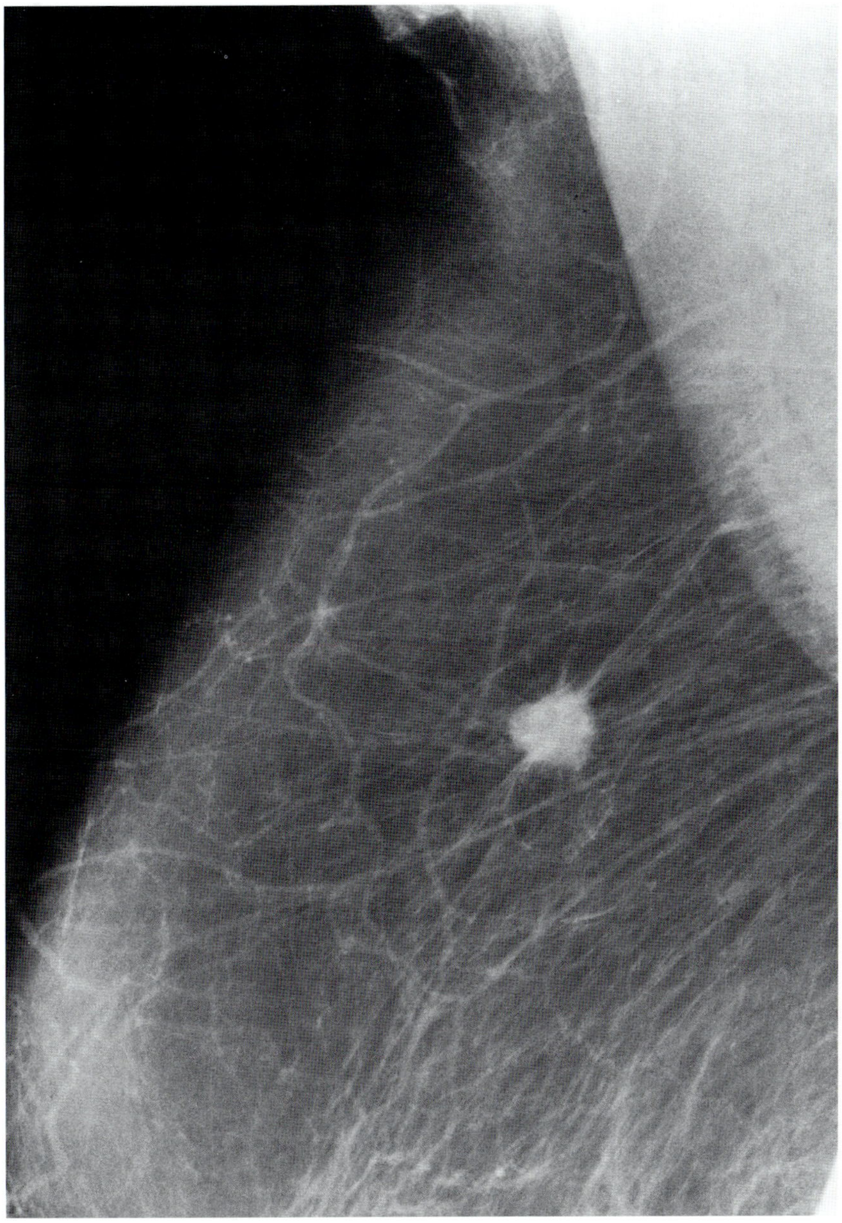

57A

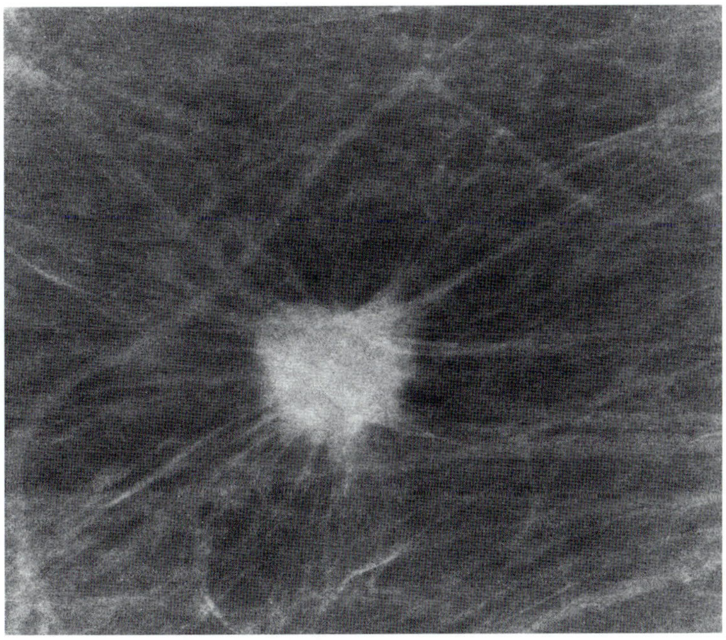

57B

Analyse sternförmiger Läsionen

(Fälle 58–85)

58

Erstes Screening bei einer 73jährigen asymptomatischen Frau.

Körperliche Untersuchung

Kein Tumor tastbar.

Mammographie

Abb. 58A: Rechte Brust, mediolaterale Schrägprojektion. Ein kleiner Tumorschatten ist in Höhe der Koordinate A1 zu erkennen.
Abb. 58B: Rechte Brust, kraniokaudale Projektion. Der Tumor ist bei A1 zu erkennen. Keine dazugehörigen Kalzifikationen.
Abb. 58C: Vergrößerungsmammographie, mediolaterale Schrägprojektion.

Analyse

Form: kleiner, sternförmiger, von Spiculae umringter Tumorbereich.
Größe: 4 × 4 mm.

Folgerung

Mammographisch maligner Tumor.

Histologie

4 × 4 mm großes infiltrierendes duktales Karzinom. Keine axillären Metastasen.
Abb. 58D: Aufnahme des Präparats.
Abb. 58E: Tumorübersicht mit Anfärbung elastoid-degenerativer Gangstrukturen. (12,5fache Vergrößerung)

Follow-up

Die Patientin verstarb 1 Jahr und 11 Monate später im Alter von 75 Jahren an einer Lungenembolie. Zu diesem Zeitpunkt kein Nachweis eines Mammakarzinoms.

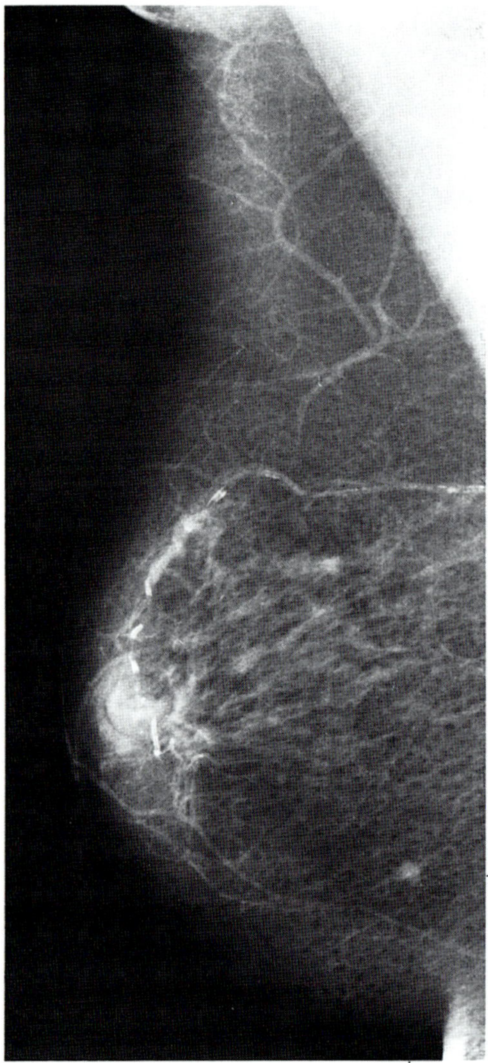

58A

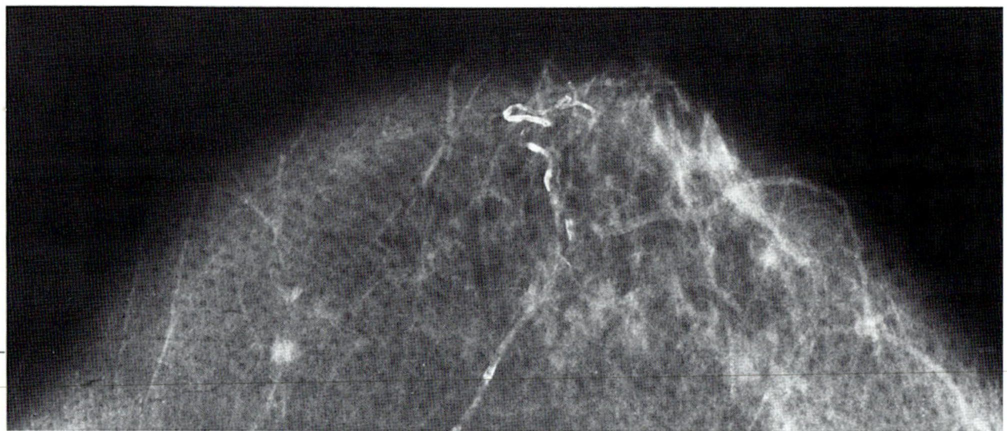

58B

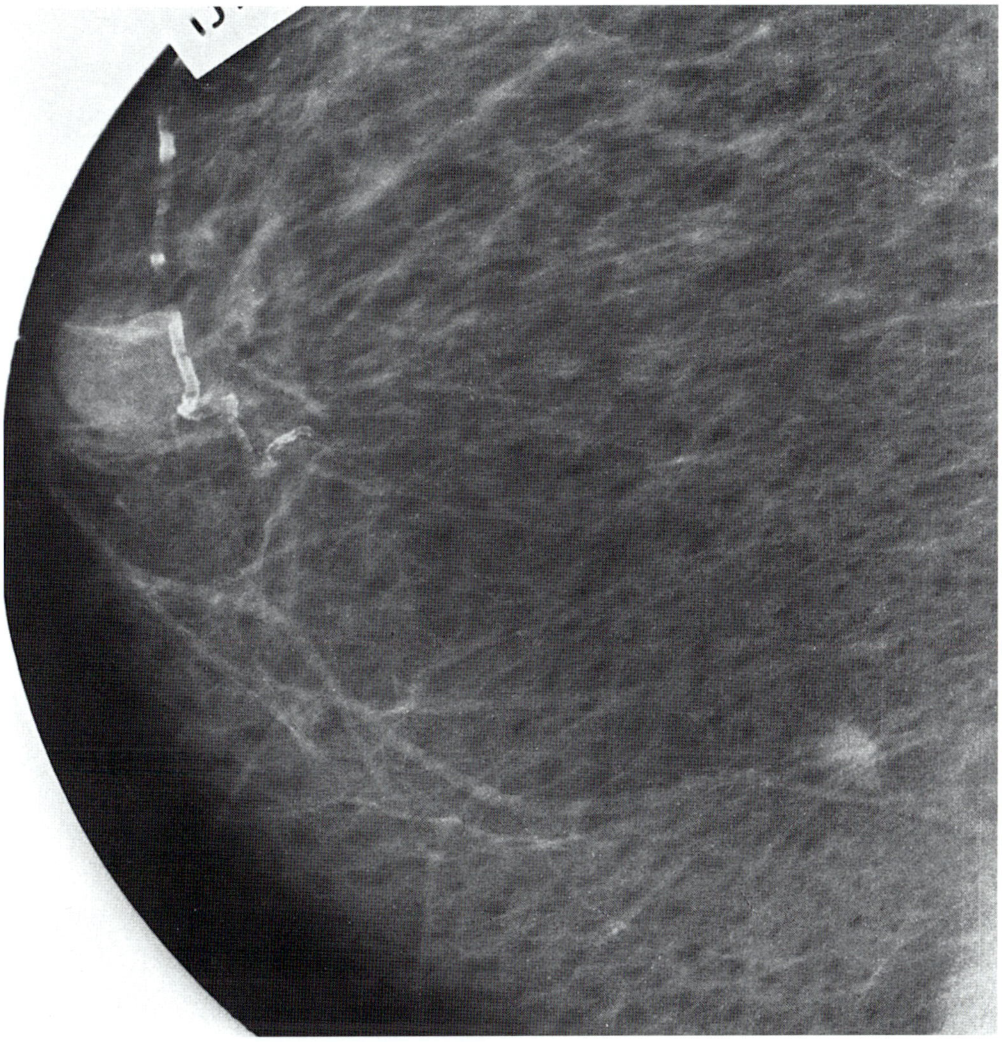

58C

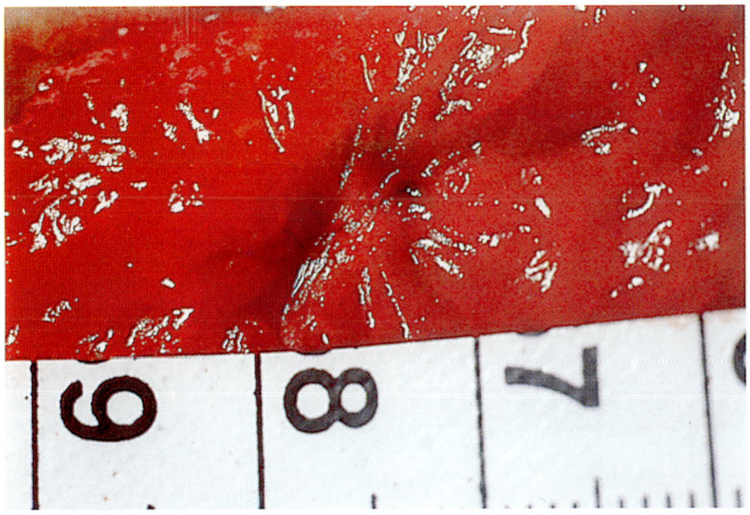

58D

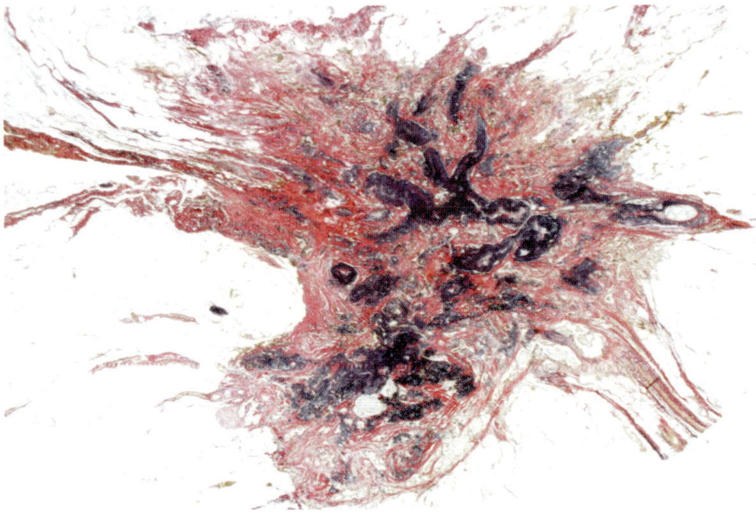

58E

59

Erstes Screening bei einer 63jährigen asymptomatischen Patientin.

Körperliche Untersuchung

Kein Tumor tastbar.

Mammographie

Abb. 59A: Linke Brust, mediolaterale Schrägprojektion.
Abb. 59B: Mediolaterale Schrägprojektion in Vergrößerungstechnik.
Abb. 59C: Linke Brust, kraniokaudale Projektion. Ein sternförmiger Tumor ist im oberen inneren Quadranten in 7 cm Entfernung von der Brustwarze zu sehen. Kein dazugehöriger Kalk.

Folgerung

Dieser Tumor weist das typische mammographische Erscheinungsbild eines sternförmigen Mammaneoplasmas auf: solides Zentrum, strahlige Ausläufer.

Histologie

Invasives duktales Karzinom mit einem Maximaldurchmesser von 7 mm.
Keine Lymphknotenmetastasen.
Abb. 59D: Aufnahme des Präparats.

Follow-up

Die Patientin verstarb 8 Jahre und 5 Monate später an einem Kolonkarzinom. Zu diesem Zeitpunkt kein Nachweis eines metastasierenden Mammakarzinoms.

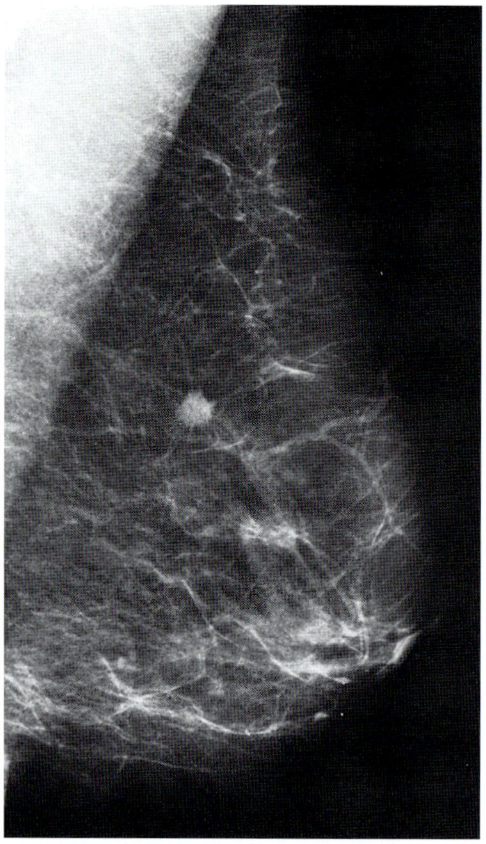

59A

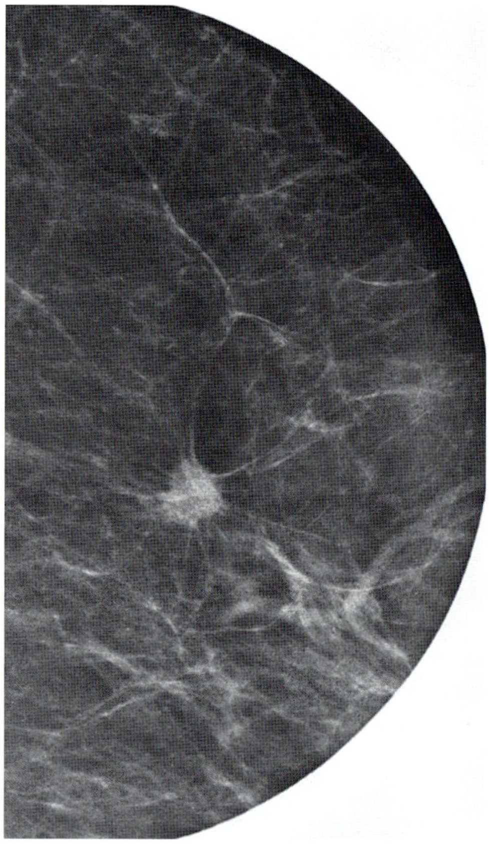

59B

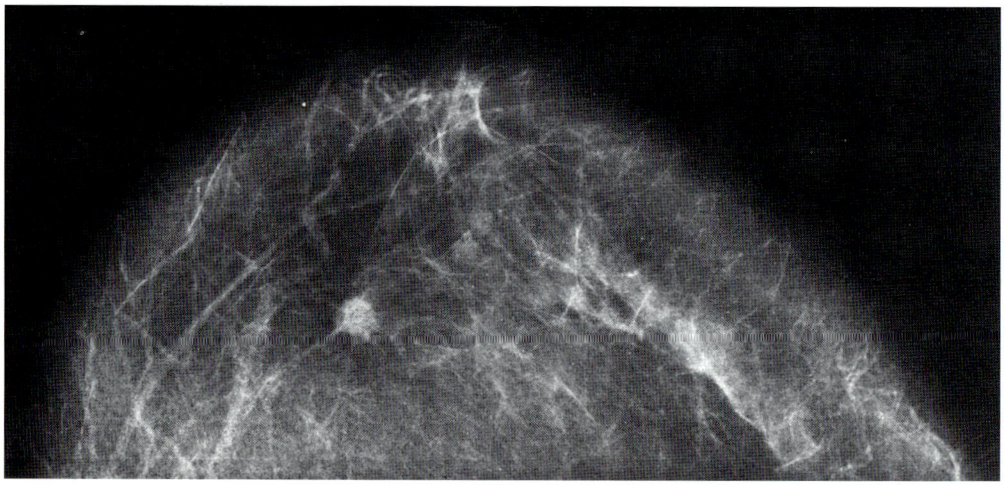

59C

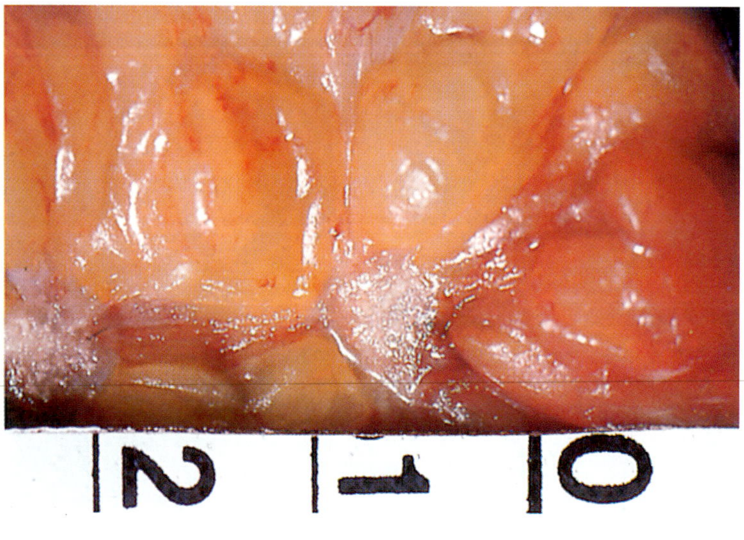

59D

60

89jährige Patientin. Seit einem Jahr wird ein langsam wachsender Tumor in der rechten Brust beobachtet.

Körperliche Untersuchung

Ein großer, offensichtlich maligner Tumor ist in der rechten Brust zu tasten.

Mammographie

Abb. 60A u. B: Rechte Mamma, mediolaterale Schräg- und kraniokaudale Projektionen. Zentral gelegener, großer sternförmiger Tumor (5 cm Durchmesser). Mamille und Areola sind retrahiert. Über den unteren und äußeren Brustabschnitten ist die Haut induriert und eingezogen.

Erläuterung

Dies ist ein anschauliches Beispiel eines vorangeschrittenen sternförmigen Mammaneoplasmas mit großer zentraler Tumormasse und strahligen Ausläufern, die eine Einziehung von Mamille und Areola bewirken.

Histologie

Infiltrierendes duktales Karzinom mit Invasion der Lymphgefäße.

Follow-up

Die Patientin verstarb 1 Jahr und 6 Monate später am metastasierenden Mammakarzinom.

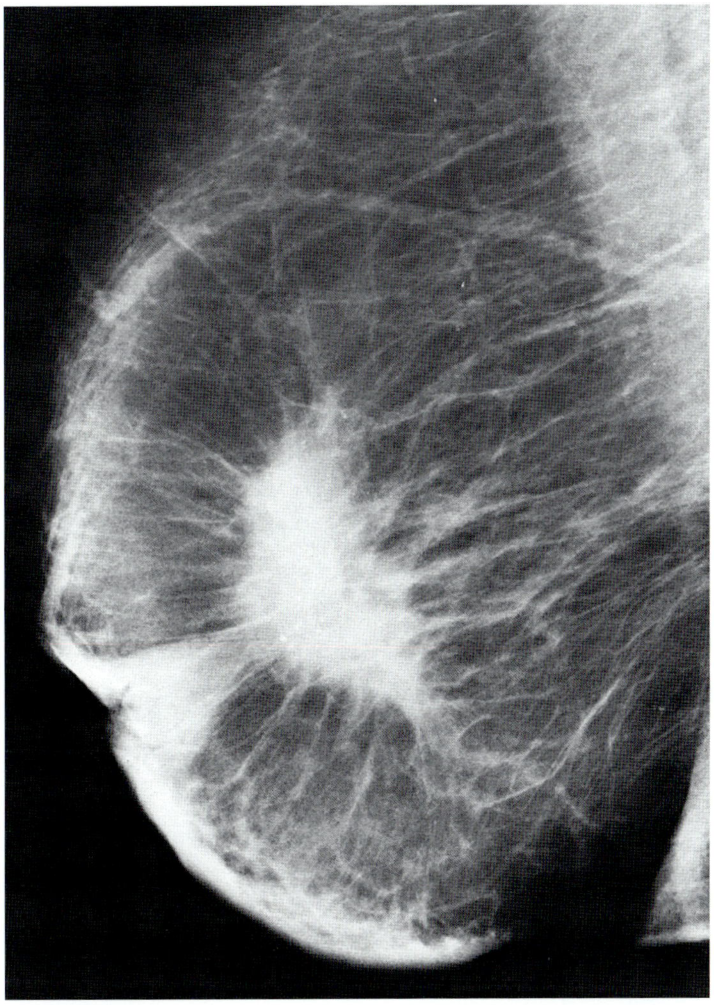

60A

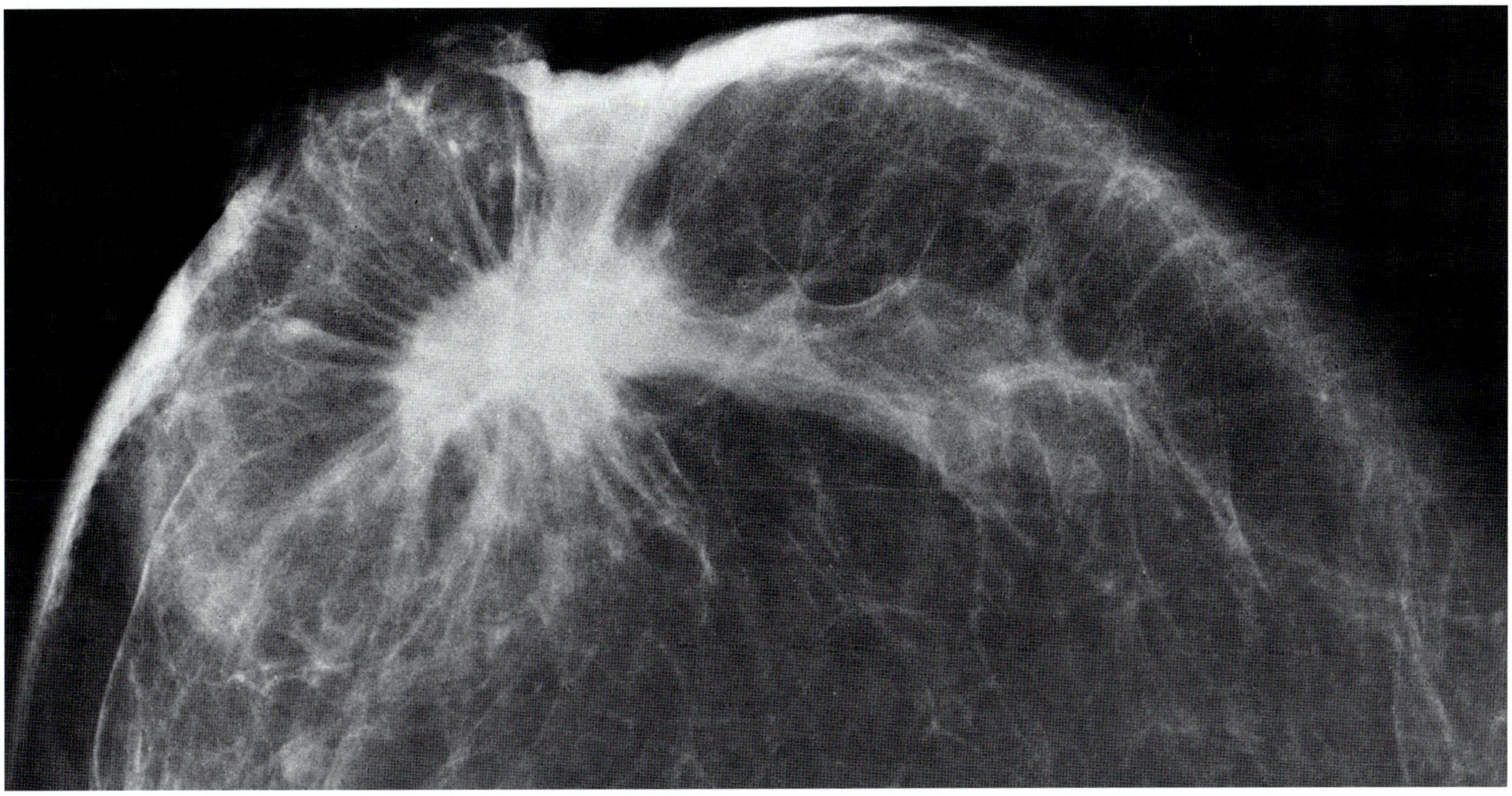

60B

61

Erstes Screening bei einer 61jährigen asymptomatischen Patientin.

Körperliche Untersuchung

Kein Tumor tastbar. Kein Trauma in der Anamnese.

Mammographie

Abb. 61A u. B: Rechte (A) und linke (B) Mammae, mediolaterale Schrägprojektionen. Vergleiche die untere Hälfte der rechten und linken Mamma. In der unteren Hälfte der rechten Brust ist eine Störung der Gewebsarchitektur mit Zentrum in Höhe der Koordinate A1 zu erkennen.

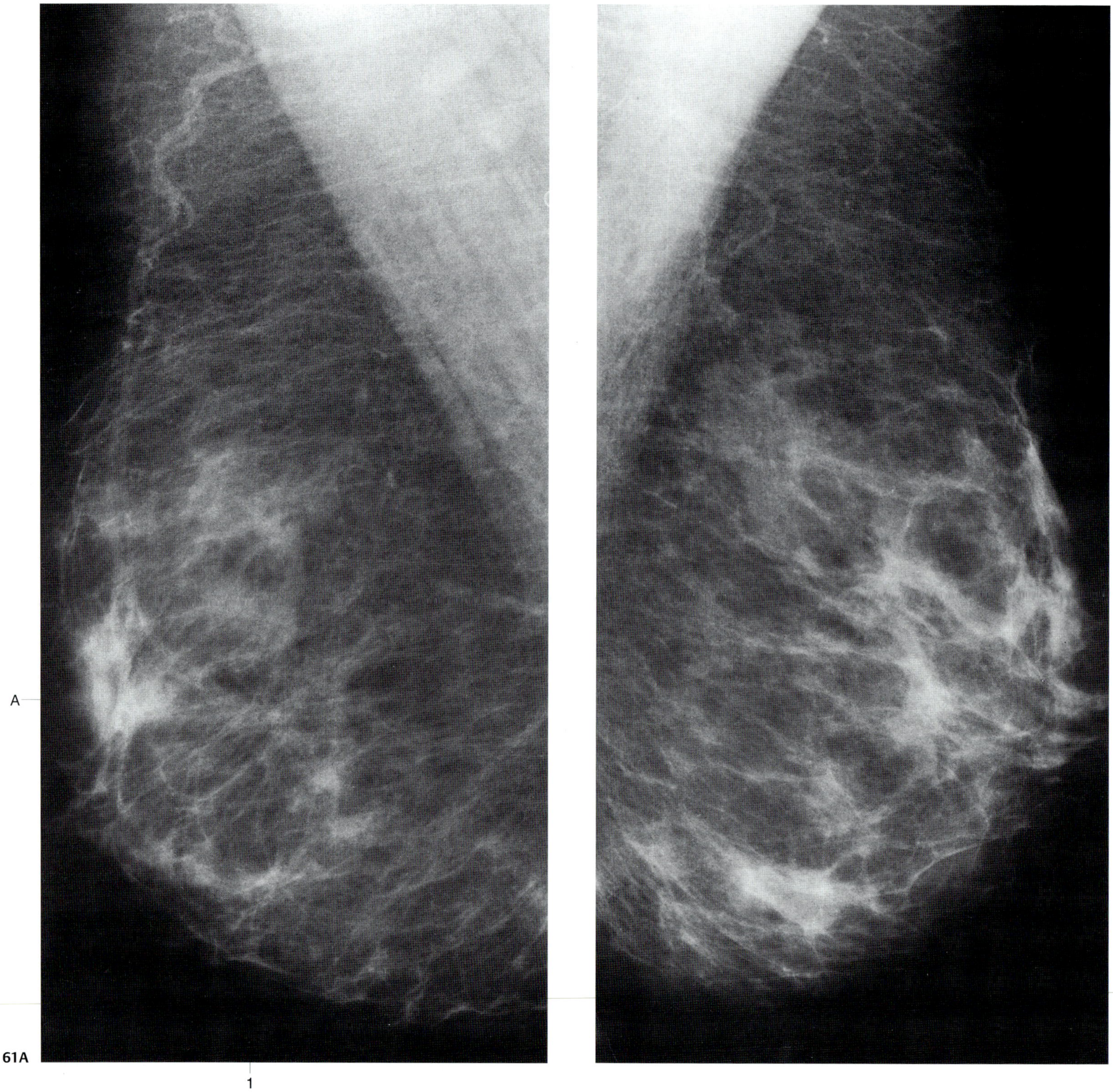

61A 61B

Abb. 61C: Rechte Mamma, kraniokaudale Projektion.
Abb. 61D: Rechte Mamma, Vergrößerungsmammographie, mediolaterale Schrägprojektion. Vergleiche Abb. 61A mit Abb. 61C u. D. Der Tumor kommt in jeder dieser Projektionen unterschiedlich zur Darstellung.

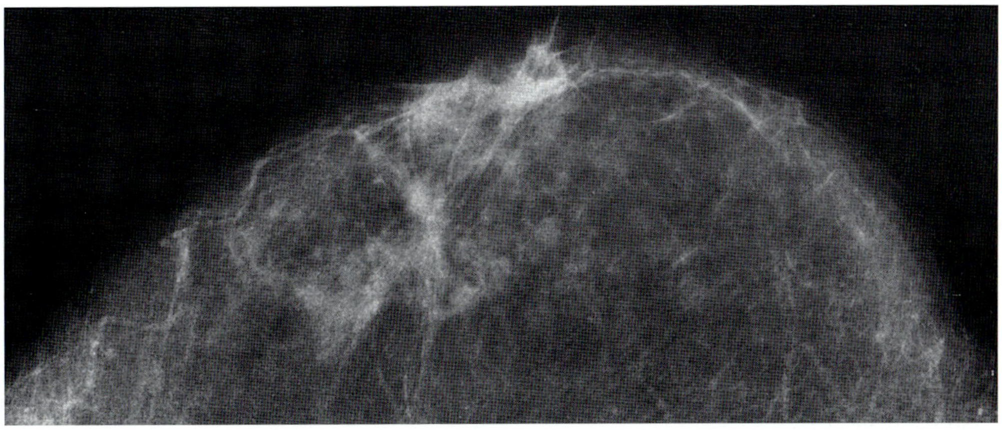

61C

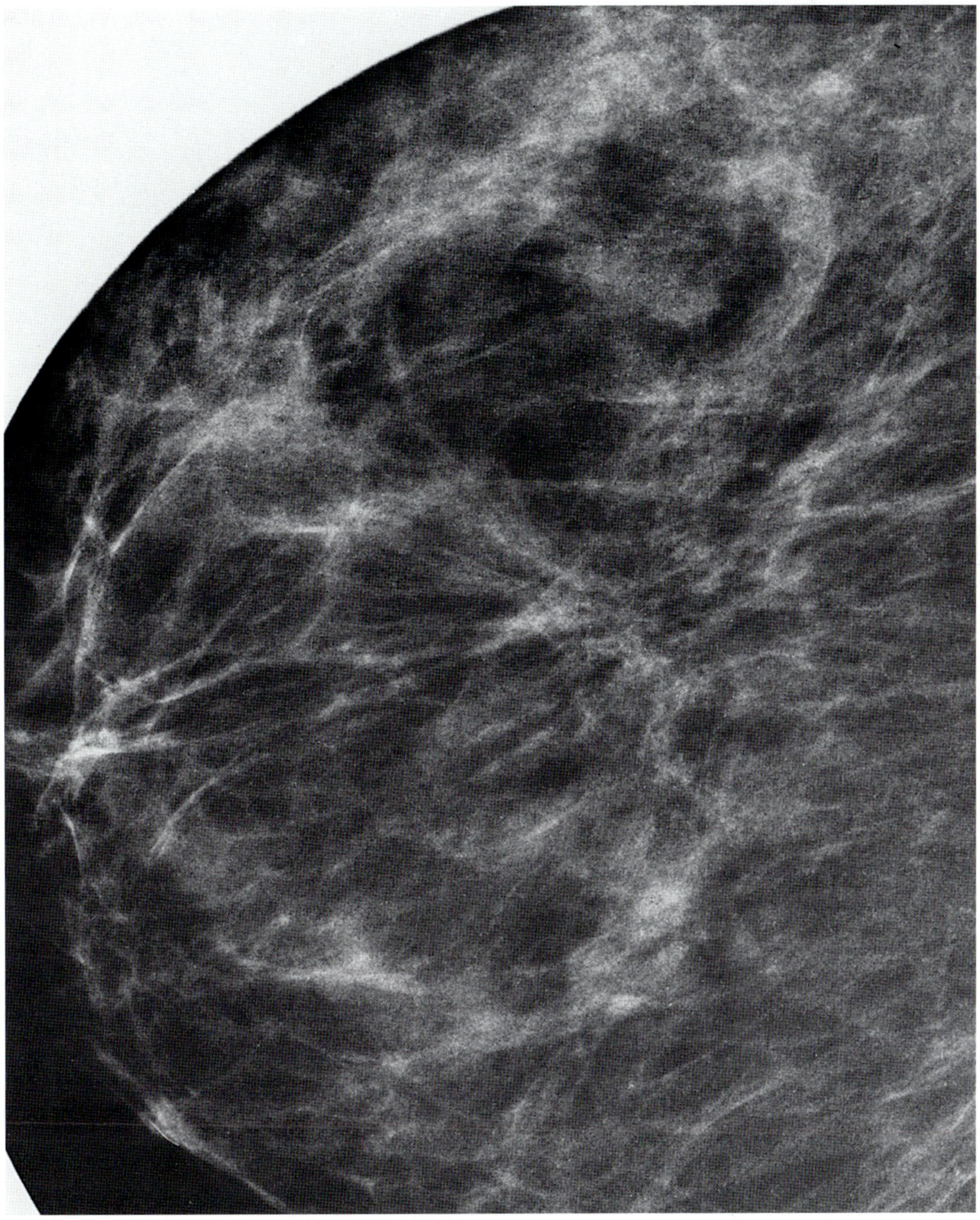

61D

Analyse

Form: sternförmig; eine zentrale Tumormasse ist nicht auszumachen. Die vergrößerte Ansicht zeigt besonders deutlich die kleinen relativ transparenten Abschnitte im Tumorzentrum. Die strahligen Ausläufer sind fein gezeichnet und extrem lang ausgezogen. Sie kommen in gebündelter Form zur Darstellung und erstrecken sich bis zur Mamille, die keine Einziehung aufweist.
Größe: beträchtlich; der Tumor okkupiert den größten Teil des unteren äußeren Mammaquadranten.

Folgerung

Das vorliegende mammographische Erscheinungsbild ist typisch für eine radiäre Narbe. Die Diagnose wird noch erhärtet durch den negativen Palpationsbefund. Weitergehende diagnostische Maßnahmen sind nicht indiziert. Eine Nadelbiopsie ist hier im Gegenteil sogar kontraindiziert (vgl. S. 96). Angezeigt ist eine offene Biopsie mit anschließender sorgfältiger histologischer Aufarbeitung des Präparates.

Histologie

Radiäre Narbe (sklerosierende Dukthyperplasie). Kein Anhalt für Malignität.

Erläuterung

Ein invasives duktales Karzinom dieser Größe würde an sich eine relativ große, dichte, homogene Tumormasse aufweisen, die bildbeherrschend wirkt. Bei radiären Narben ragen die Spiculae optisch besonders heraus, und im Gegensatz zum Karzinom sind zentral vermehrt strahlendurchlässige Areale zu erkennen.

62

Erstes Screening bei einer 63jährigen asymptomatischen Frau.

Körperliche Untersuchung

Kein Tumor tastbar.

Mammographie

Abb. 62A u. B: Mediolaterale Schräg- und kraniokaudale Projektionen. Ein großer sternförmiger Prozeß hat sein Zentrum 4 cm hinter der Mamille. Auffällig ist das sich ändernde Erscheinungsbild dieses Tumors bei wechselnder Projektion. Zwischen den zwei ebenfalls erkennbaren periduktalen Verkalkungen und dem Tumor besteht kein Zusammenhang.

Analyse

Sternförmiger Prozeß, keine solide zentrale Tumormasse. In beiden Projektionen sind strahlendurchlässige Areale im Zentrum zu erkennen, besonders in Abb. 62A. Der strahlenförmigen Struktur entsprechen morphologisch kräftige fibröse Faserstränge.

Erläuterung

Trotz der erheblichen Größe dieser Läsion findet sich keine Induration oder Retraktion der Haut.

Folgerung

Typisches mammographisches und klinisches Bild einer radiären Narbe. Angezeigt ist eine vollständige operative Entfernung ohne vorausgehende Nadelbiopsie (vgl. S. 96).

Histologie

Radiäre Narbe (sklerosierende Dukthyperplasie). Kein Anhalt für Malignität.
Abb. 62C: Operationspräparat.

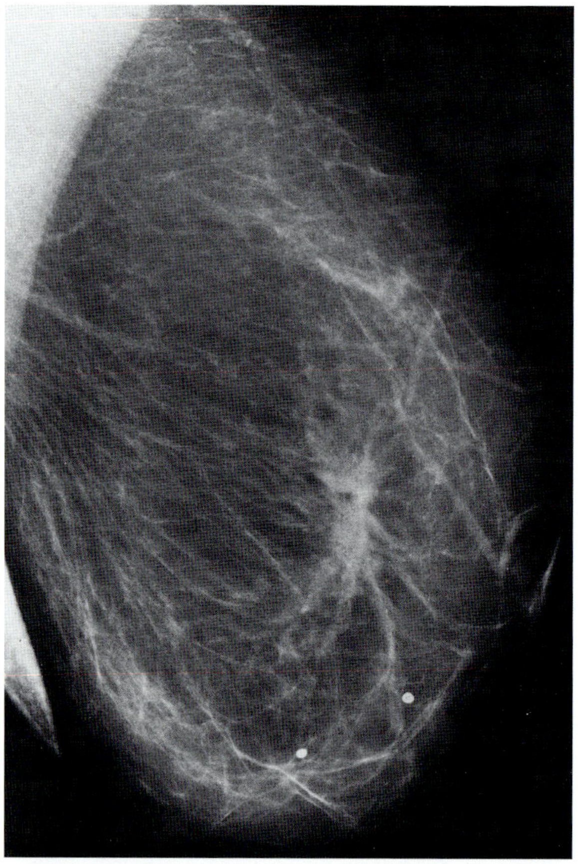

62A

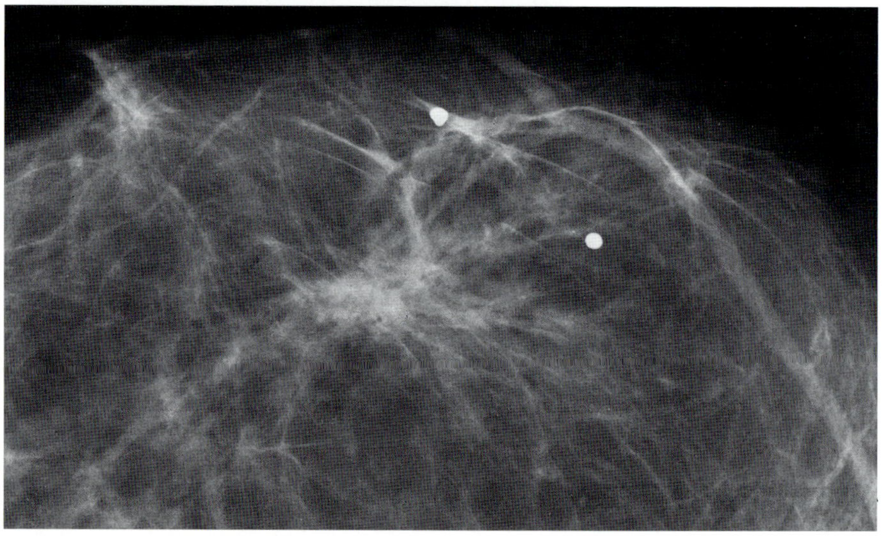

62B

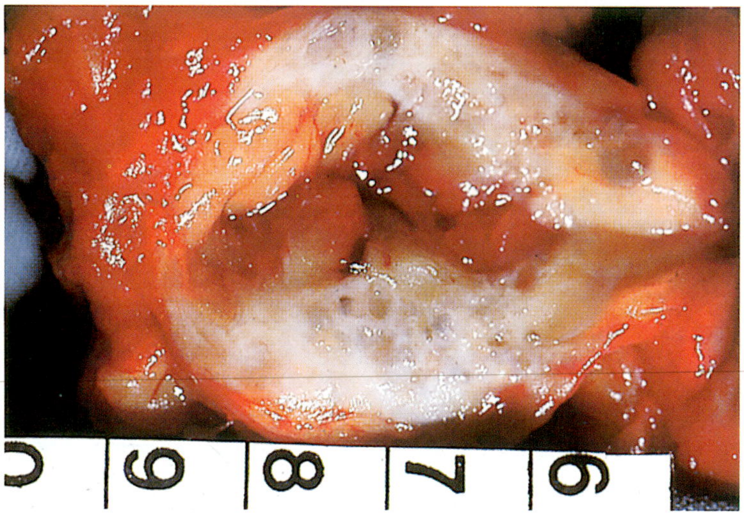

62C

63

Erstes Screening bei einer 69jährigen asymptomatischen Frau.

Körperliche Untersuchung

Anamnestisch kein Trauma. Kein Tumor tastbar.

Mammographie

Abb. 63A: Linke Brust, Detailansicht, mediolaterale Schrägprojektion. In der kranialen Brusthälfte kommt eine große sternförmige Struktur zur Darstellung.
Abb. 63B u. C: Linke Brust, Ausschnittvergrößerungen, mediolaterale Schräg- und kraniokaudale Projektionen.

Analyse
(insbesondere der Ausschnittvergrößerungen)

Sternförmige Läsion. Kein solides Tumorzentrum. Zahlreiche längliche, ovaläre und zirkuläre röntgendurchlässige Areale innerhalb des eigentlichen Tumors. Zur strahlenförmigen Struktur kommt es durch dicke Stränge feiner länglicher und gebündelter Bindegewebsfasern. Diese wechseln ab mit parallel verlaufenden, linienförmigen, transparenteren Strukturen. Keine begleitenden Kalzifikationen.

Folgerung

Typisches mammographisches Bild einer radiären Narbe.

Erläuterung

Selbst bei diesem großen, oberflächlich gelegenen Prozeß ließ sich kein Tumor tasten. Dies Tatsache spricht ebenfalls für die Diagnose einer radiären Narbe.

Histologie

Radiäre Narbe. Kein Anhalt für Malignität.

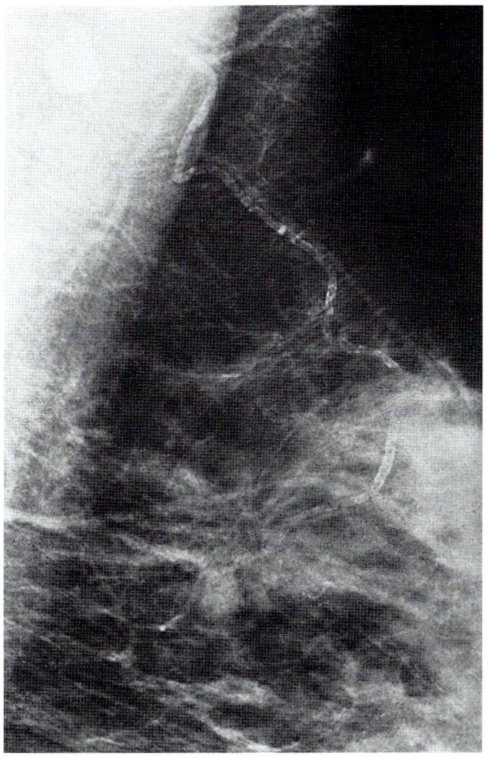

63A

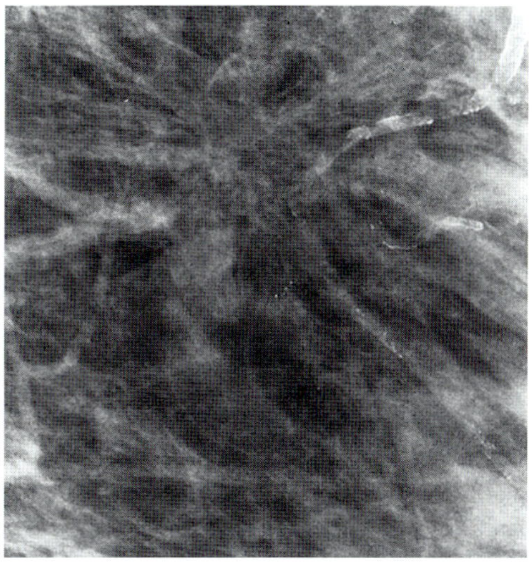

63B

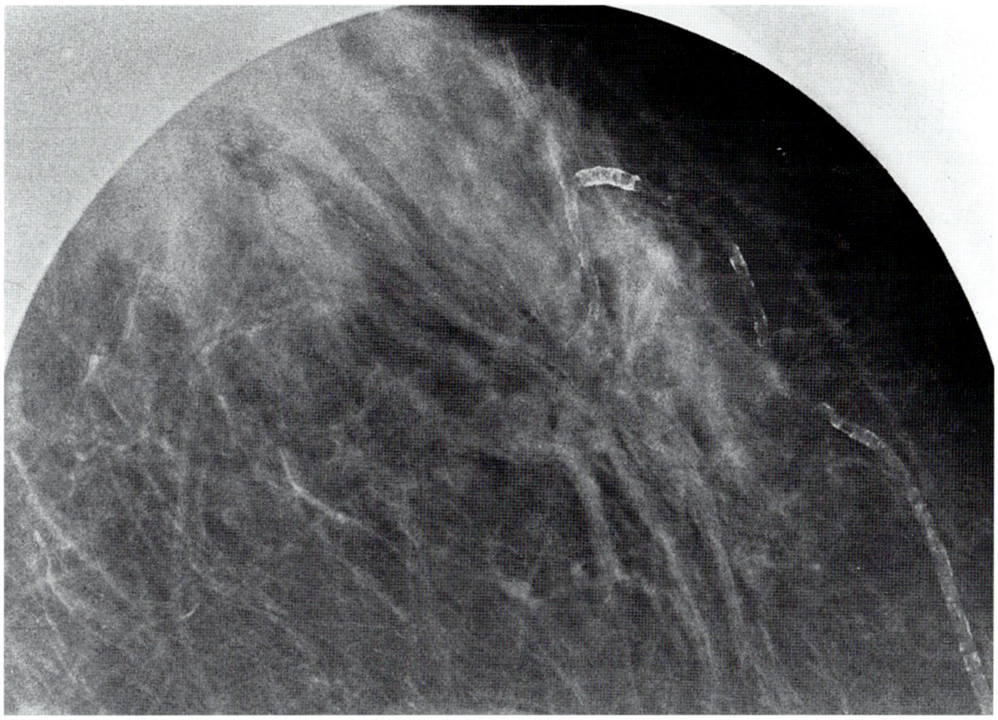

63C

64

Die 52jährige Patientin wurde wegen Schmerzen in der rechten Brust zur Mammographie überwiesen.

Körperliche Untersuchung

Abb. 64A: Rechte Brust, mediolaterale Schrägprojektion. Ein sternförmiger Prozeß kommt in 7 cm Entfernung von der Brustwarze in Höhe der Koordinate A1 zur Darstellung.

Abb. 64B: Rechte Brust, kraniokaudale Projektion. Der sternförmige Prozeß ist bei A1 zu erkennen.

Abb. 64C: Rechte Brust, vergrößerte Ansicht in mediolateraler Schrägprojektion.

Analyse

Sternförmiger Prozeß. Kein solides Tumorzentrum. Das Erscheinungsbild dieser pathologischen Veränderung wechselt auffallend stark mit der jeweiligen Projektion. Zur strahlenförmigen Struktur kommt es durch feine strahlendichte strangartige Gewebsformationen, die mit ebenfalls linear ausgerichteten, allerdings transparenteren abwechseln.

Folgerung

Typisches mammographisches Bild einer radiären Narbe. Die Diagnose wird klinisch noch durch das Fehlen eines entsprechenden Tastbefundes gestützt. Die komplette Exzision stellt die Behandlungsmethode der Wahl dar.

Histologie

Radiäre Narbe (sklerosierende Dukthyperplasie). Kein Anhalt für Malignität.

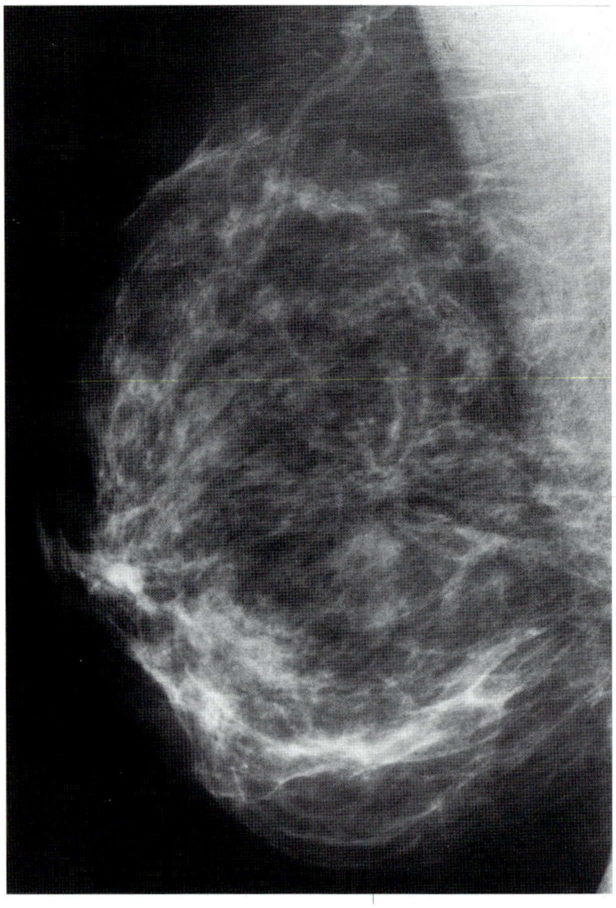

64A

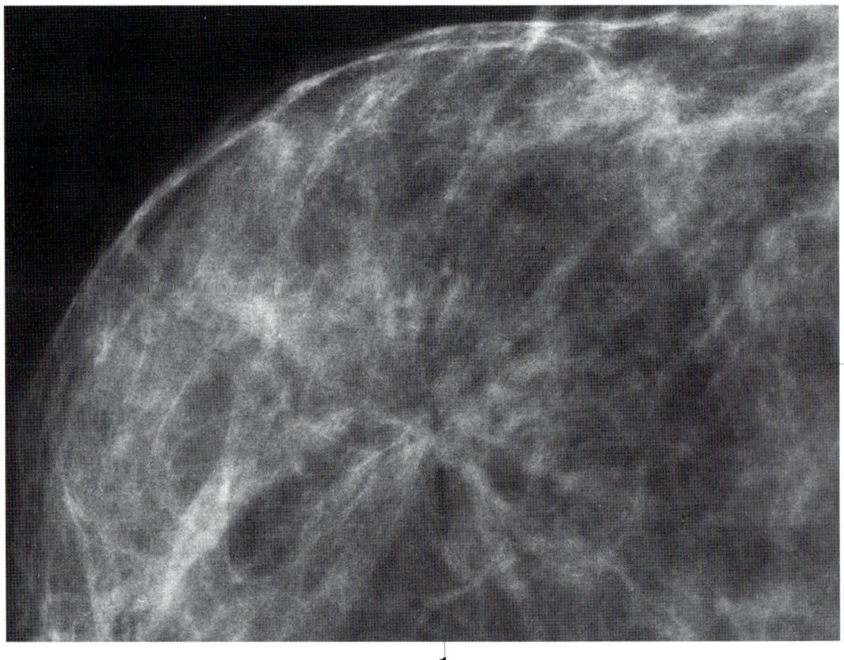

64B

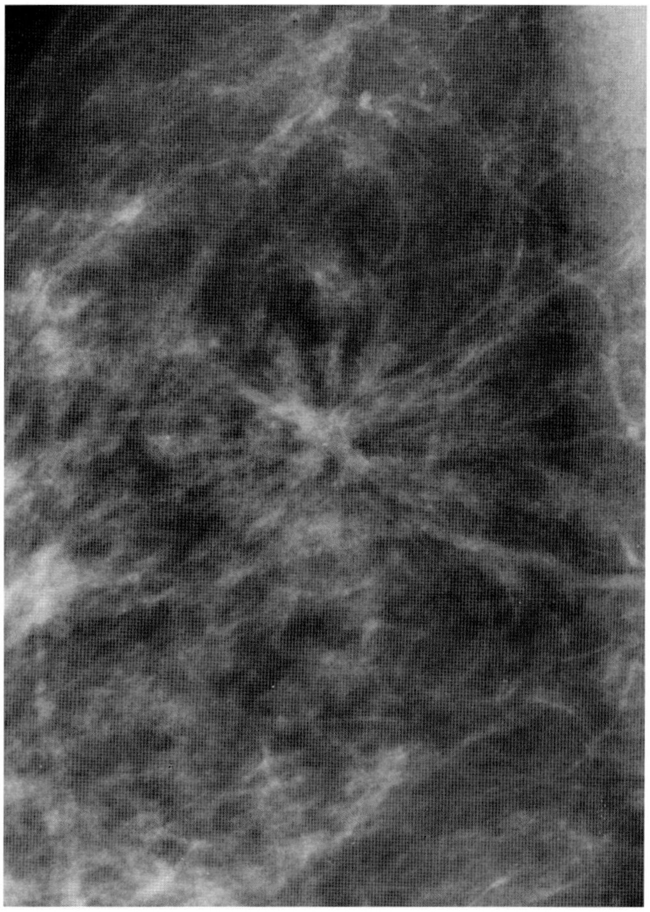

64C

65

Erstes Screening bei einer 63jährigen asymptomatischen Frau.

Körperliche Untersuchung

In beiden Mammae kein Tumor zu tasten.

Mammographie

Abb. 65A: Rechte Brust, mediolaterale Schrägprojektion.
Abb. 65B: Rechte Brust, kraniokaudale Projektion.
Abb. 65C: Tubuskompressionsaufnahme in kraniokaudaler Projektion.
Ein sternförmiger Tumor findet sich in 6 cm Entfernung von der Brustwarze in der lateralen Hälfte der Brust. Keine dazugehörigen Kalzifikationen.

Folgerung

Typisches mammographisches Bild eines kleinen infiltrierenden Karzinoms. Solide Tumormasse, strahlenförmig angeordnete Spiculae. Da 80–85 % der invasiven Karzinome <10 mm ein histologisches Grading im Sinne eines G1- bzw. G2-Tumors aufweisen, führt die Feinnadelaspirationsbiopsie unter Umständen nicht zur schlüssigen Diagnose eines Malignoms. Die gezielte ultraschallgesteuerte Biopsie mit einmaliger Punktion möglichst unter Erfassung aussagekräftiger Tumorrandbereiche liefert präoperativ ausreichende Information zur Behandlungsplanung.

Histologie

6 mm großes tubuläres Karzinom. Keine axillären Metastasen.
Abb. 65D: Tumorpräparat, Gesamtansicht. (HE-Färbung, 12,5fache Vergrößerung)
Abb. 65E: Detailansicht des tubulären Karzinoms mit G1 In-situ-Komponente. (HE-Färbung, 200fache Vergrößerung)

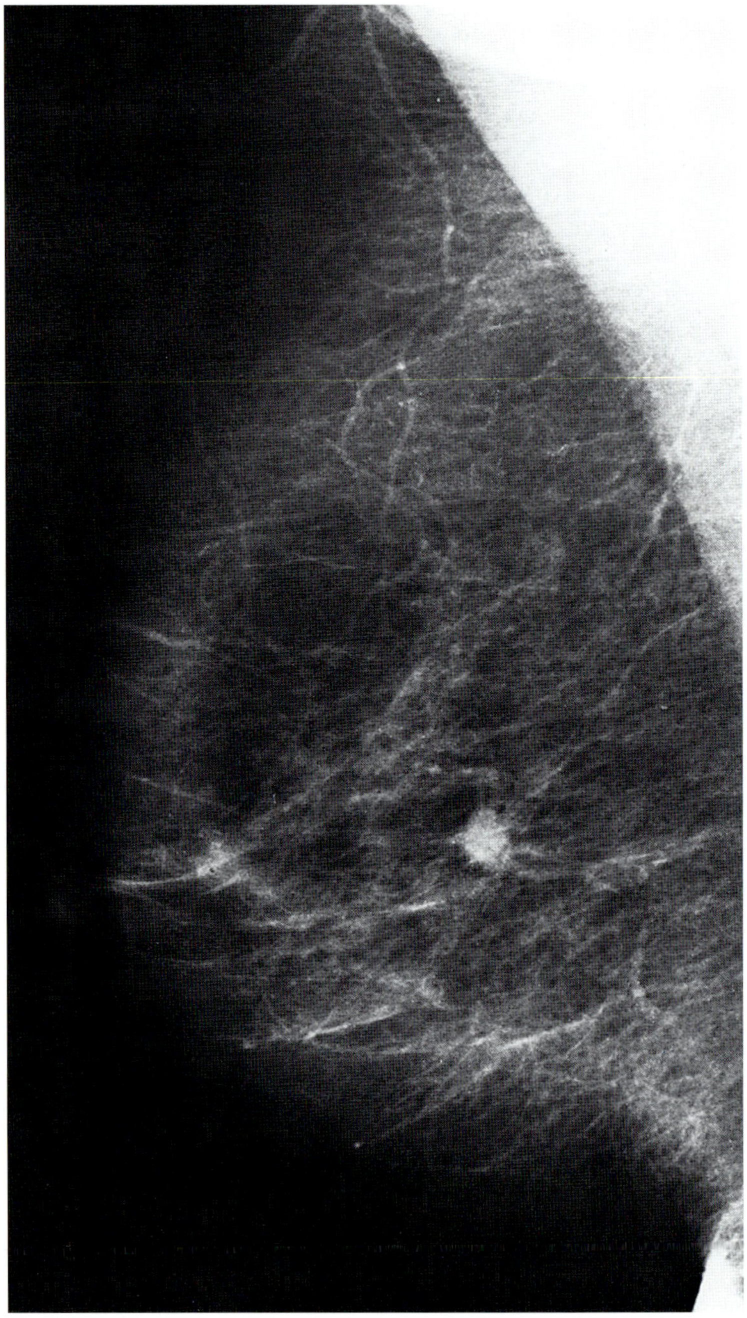

65A

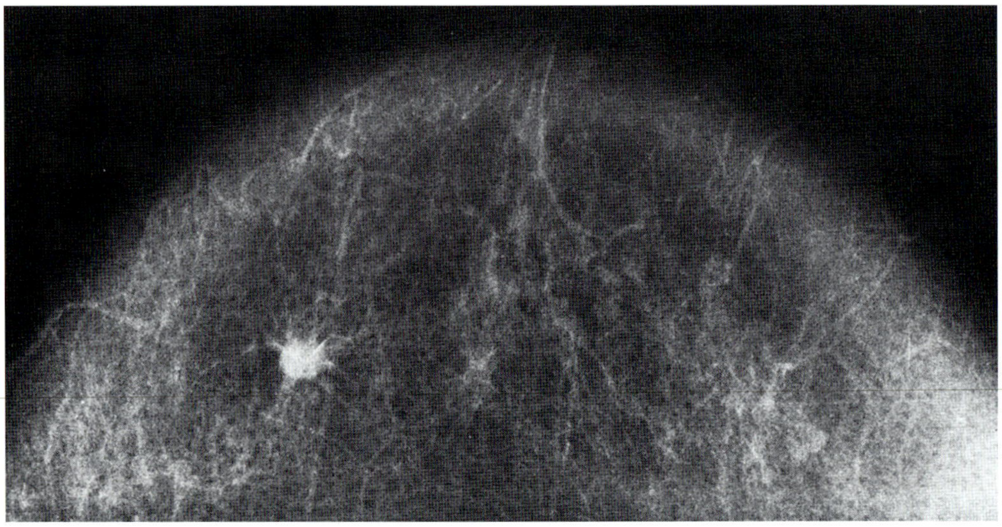

65B

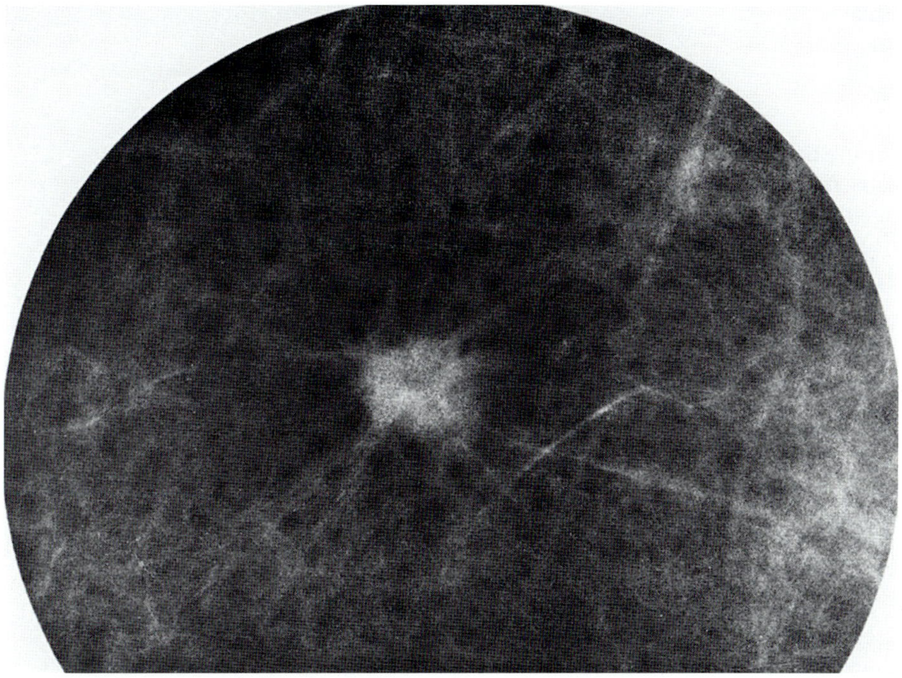

65C

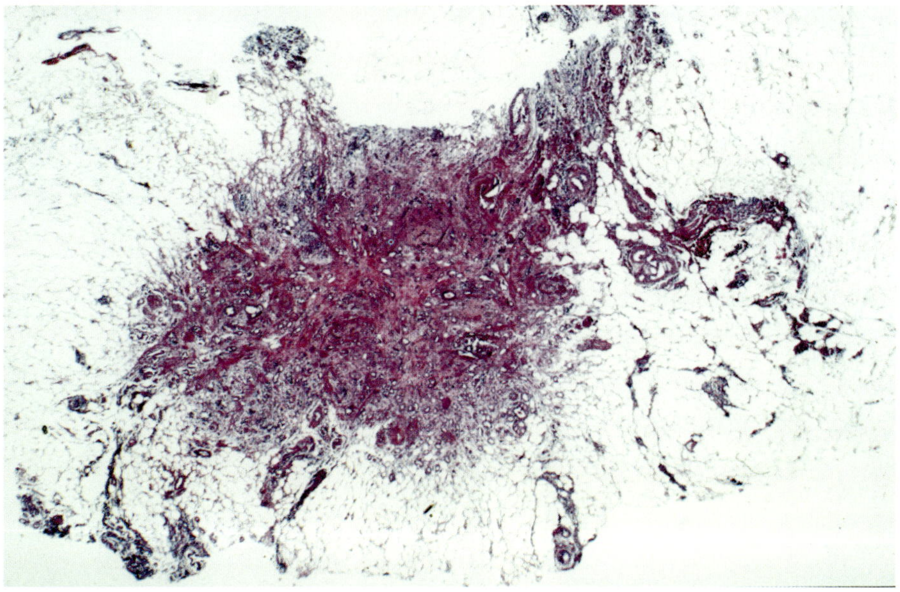

65D

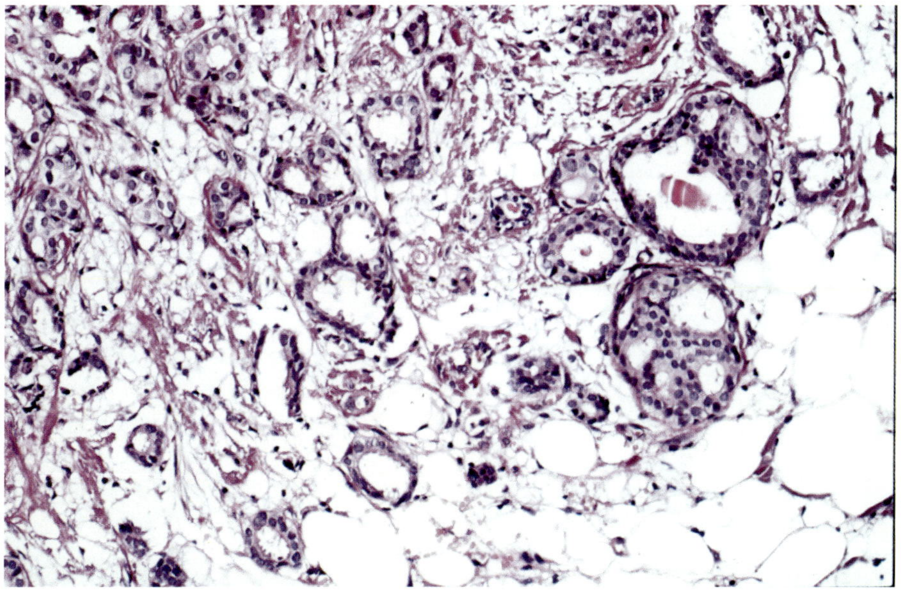

65E

66

Erstes Screening bei einer 66jährigen asymptomatischen Frau.
Kein Trauma in der Vorgeschichte.

Körperliche Untersuchung

Kein Tumor tastbar.

Mammographie

Abb. 66A: Rechte Brust, mediolaterale Schrägprojektion. In 9 cm Entfernung von der Brustwarze findet sich ein Tumor mit srahlenförmiger Struktur, in der gesamten Brust disseminierte Kalkherde.

Analyse des Tumors

Form: sternförmig, ein zentraler Tumorbereich ist nicht zu erkennen, wohl aber strahlendurchlässige Partien im Zentrum; die Spiculae sind fein gezeichnet und garbenartig in mächtigen Bündeln zusammengefaßt.
Größe: eine genaue Bestimmung der erheblichen Tumorausdehnung ist schwierig, größenordnungsmäßig kann sie mit 5 × 4 cm angegeben werden.

Folgerung

Die Kombination der genannten mammographischen Charakteristika ist typisch für eine radiäre Narbe.

Analyse der Verkalkungen

Form: länglich, glatt begrenzt, bisweilen nadelartig ausgezogen.
Schattendichte: ausgeprägte, gleichförmige Schattengebung.
Größe: dem Lumen der dilatierten Milchgänge entsprechend.
Verteilung: entsprechend dem Verlauf der Gänge.

Erläuterung

Es besteht hier kein Zusammenhang zwischen dem gutartigen Tumor einerseits und dem unauffälligen Makrokalk andererseits. Obgleich das mammographische Bild für eine radiäre Narbe typisch ist, ist wie bei allen sternförmigen Prozessen eine genaue histologische Abklärung erforderlich. Der Tumor wurde in toto exstirpiert.
Abb. 66B: Operationspräparat. Besonders zu beachten sind die mächtigen strahlenförmig verlaufenden Gewebsstränge. Im Zentrum der Läsion befindet sich offensichtlich ein Hohlraum, der der strahlendurchlässigen Zentralpartie im Mammogramm entspricht.

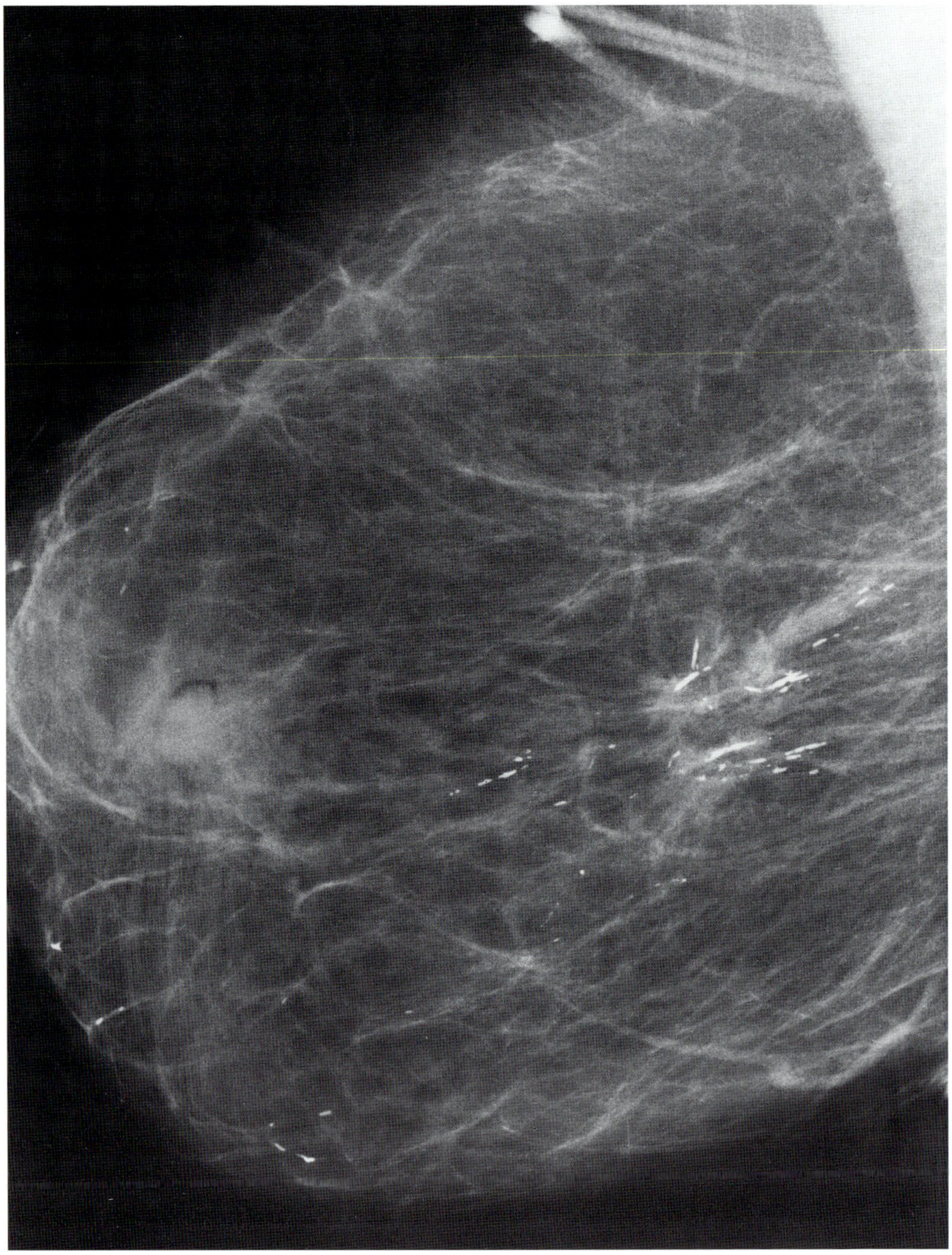

66A

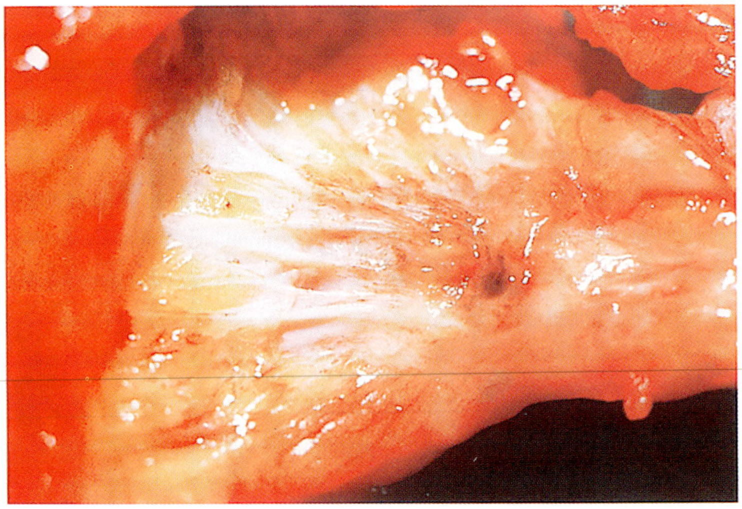

66B

Histologie

Radiäre Narbe. Kein Anhalt für Malignität

Kontrollmammographie

Abb. 66C: Rechte Brust (gleicher Fall, sechs Monate später). Ein tastbarer Tumor hat sich am Ort der vorangegangenen Operation gebildet. Mediolaterale Schrägprojektion. Der tastbare Tumor entspricht dem großen sternförmigen schattendichten Areal im Mammogramm. Erneute Operation.

Histologie

Traumatische Fettnekrose. Kein Anhalt für Malignität.

Follow-up

Die Patientin verstarb 8 Jahre später an einer Sepsis im Alter von 74 Jahren. Kein Nachweis eines Mammakarzinoms zu diesem Zeitpunkt.

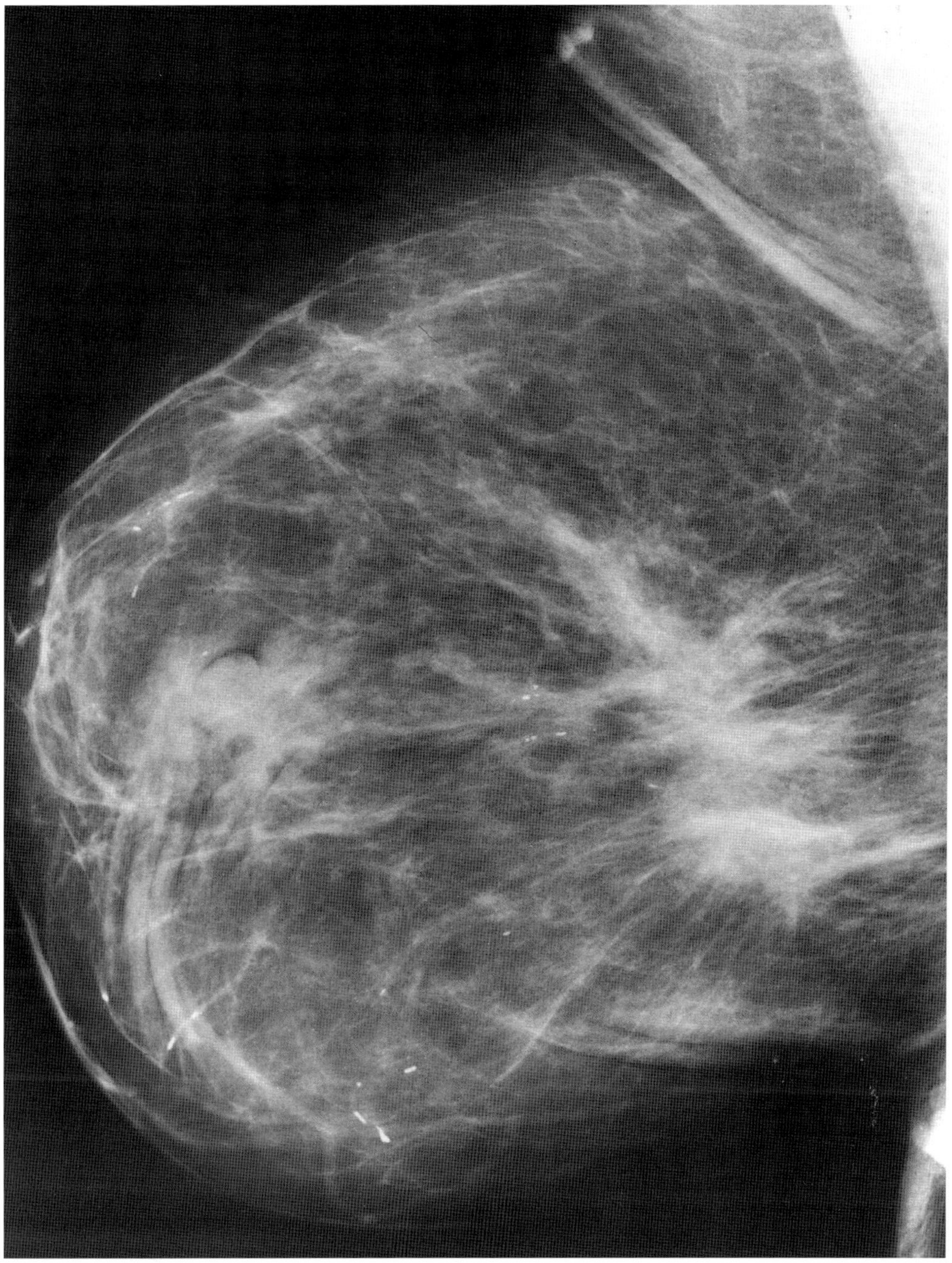

66C

67

63jährige Patientin.

Körperliche Untersuchung

Ein derber, gut verschieblicher Knoten war im oberen inneren Quadranten der rechten Brust zu tasten. Kein Trauma in der Vorgeschichte.

Mammographie

Abb. 67A u. B: Rechte Brust, mediolaterale Schräg- und kraniokaudale Projektionen. Ein großer sternförmiger Tumor mit dazugehörigen Kalzifikationen kommt im oberen inneren Mammaquadranten zur Darstellung.
Abb. 67C: Aufnahme mit Tubuskompression. Kraniokaudale Projektion.

Analyse

Dichte Bündel von Gewebsfasern sind für die strahlenförmige Struktur verantwortlich. Grobscholliger Makrokalk ist im Zentrum der sternförmigen Läsion zu erkennen.

Folgerung

Diese sternförmige Struktur unterscheidet sich von ähnlich aussehenden Prozessen bei malignen Tumoren. Der dazugehörige Kalk imponiert mammographisch als (benigner) Makrokalk. Diese relativ ausgeprägte Störung der Gewebsarchitektur führt, wenngleich auch wie hier relativ oberflächlich gelegen, nicht zu Hautveränderungen. Das mammographische Erscheinungsbild ist unspezifisch. Wann immer eine radiär sich im Mammogramm darstellende Struktur zu palpieren ist, sollte die Veränderung als malignitätsverdächtig eingestuft werden.

Histologie

Radiäre Narbe (sklerosierende Dukthyperplasie). Kein Anhalt für Malignität.

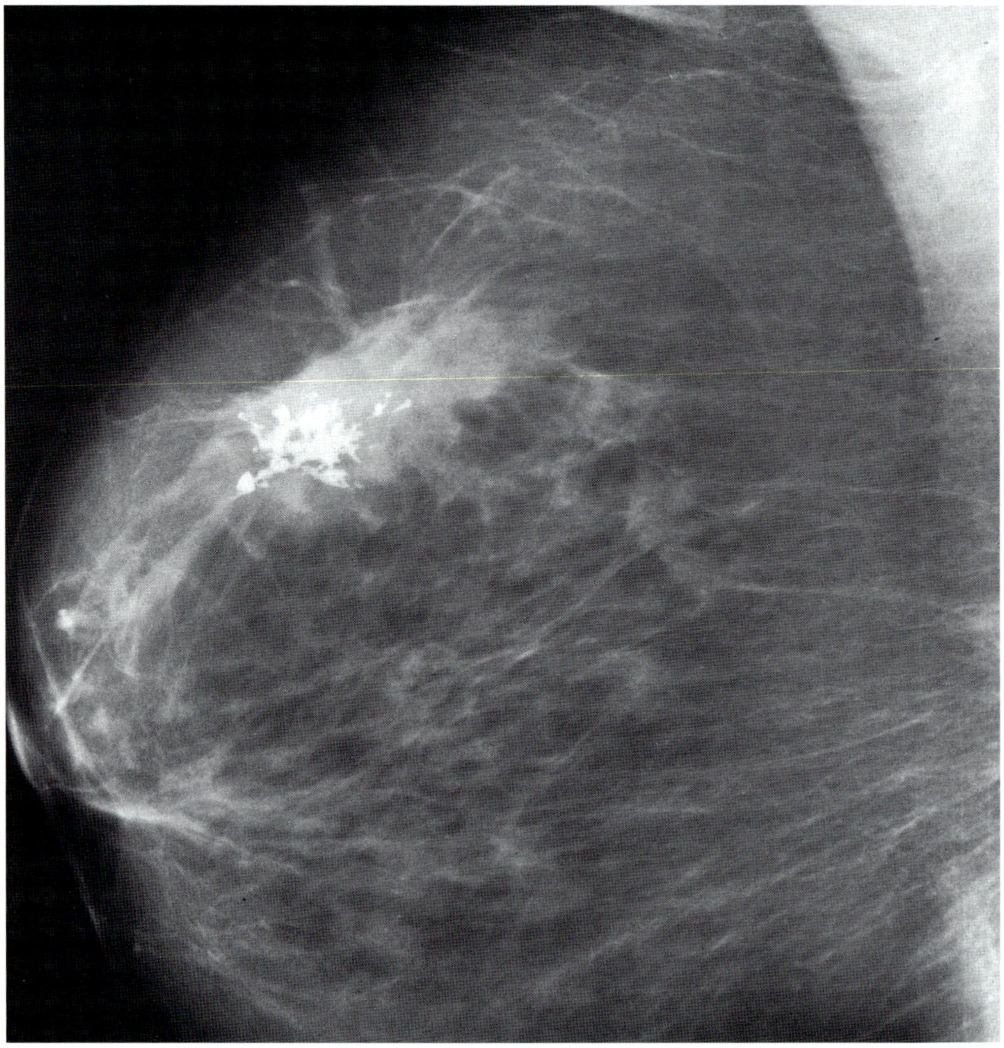

67A

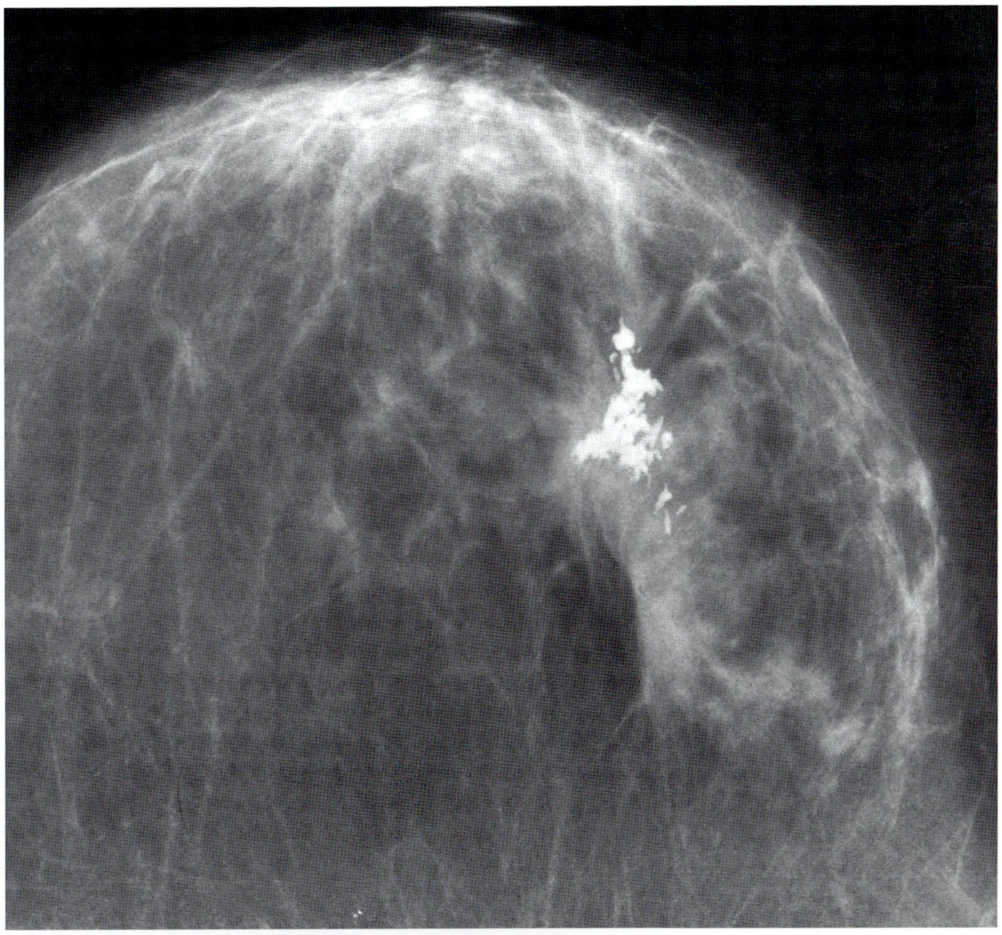

67B

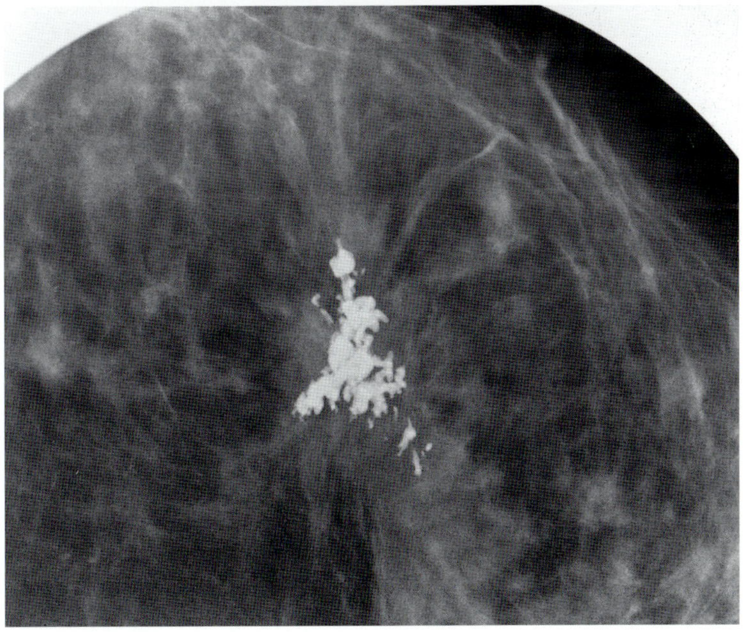

67C

68

45jährige Patientin, bei der eine große Zyste in der rechten Brust mehrmals punktiert worden war.

Mammographie

Abb. 68A: Rechte Brust, kraniokaudale Projektion. Die große zirkuläre Läsion in der medialen Hälfte der rechten Brust entspricht dem rezidivierenden Zystengeschehen. Auf Wunsch der Patientin erfolgte eine operative Entfernung der Zyste.
Abb. 68B: Rechte Brust, sechs Monate nach entsprechender operativer Klärung, kraniokaudale Projektion. Ein großer sternförmiger Prozeß ist jetzt am Ort der vorangegangenen Exstirpation zu erkennen. Keine dazugehörigen Verkalkungen.
Abb. 68C: Rechte Brust, kraniokaudale Projektion, Aufnahme zwei Jahre nach Operation. Größenrückgang des sternförmigen Prozesses.

Analyse

Zentrum der Läsion (Abb. 68C): Es ist schwierig, das Zentrum zu lokalisieren, weil dieses sich nur noch sehr undeutlich darstellt. Im Tumor selbst sind rundliche und ovaläre strahlendurchlässige Areale auszumachen (Pfeilmarkierungen).
Die *strahlenförmige Struktur* kommt wesentlich weniger deutlich zur Darstellung.

Erläuterung

Der dargestellte Fall veranschaulicht in typischer Weise Neuauftreten und anschließende Rückbildung einer traumatischen (postoperativen) Fettnekrose. Jede tastbare sternförmige Läsion oder aber Störung der Gewebsarchitektur ist auf einen malignen Prozeß verdächtig. Radiäre Narben lassen sich selten tasten und verursachen nie gröbere Hautveränderungen, scheiden daher im vorliegenden Fall also aus. Zu dieser sternförmigen Veränderung ist es am Ort der vorausgegangenen Zystenexstirpation gekommen. Die traumatische Fettnekrose im Zuge einer Sekundärheilung ist die einzige nicht maligne differentialdiagnostische Option. Eine histopathologische Abklärung ist erforderlich.

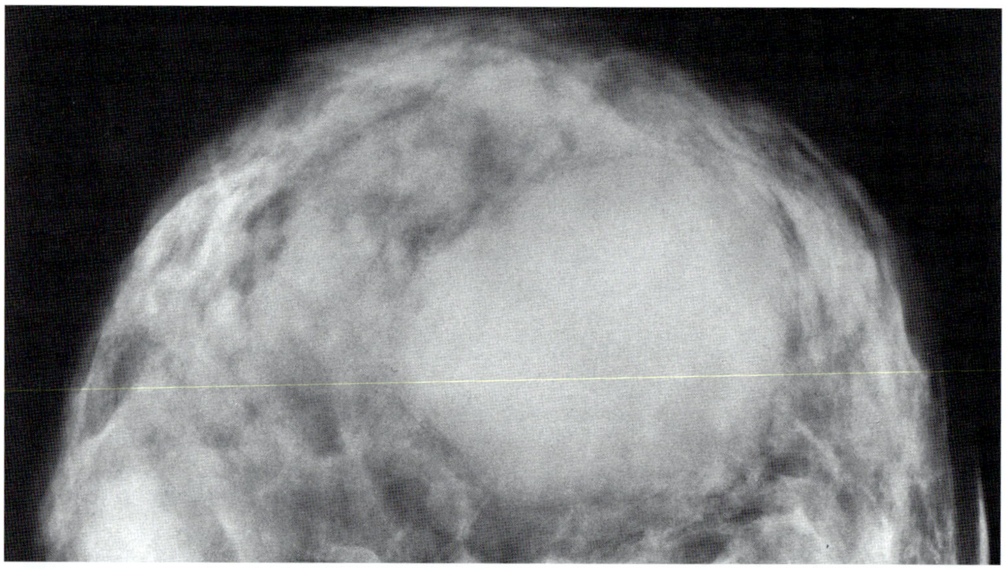
68A

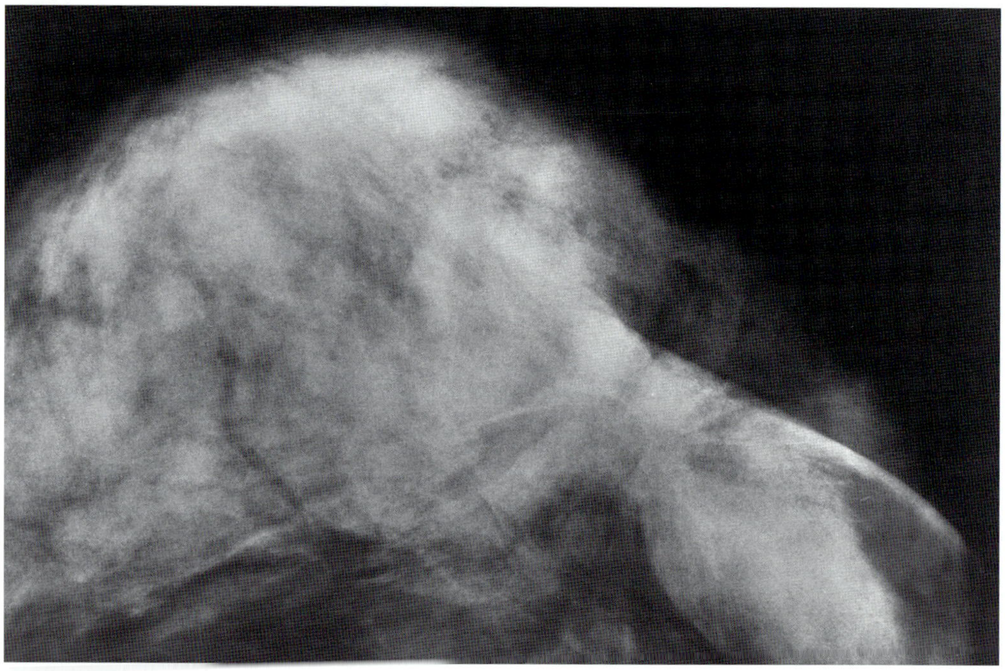
68B

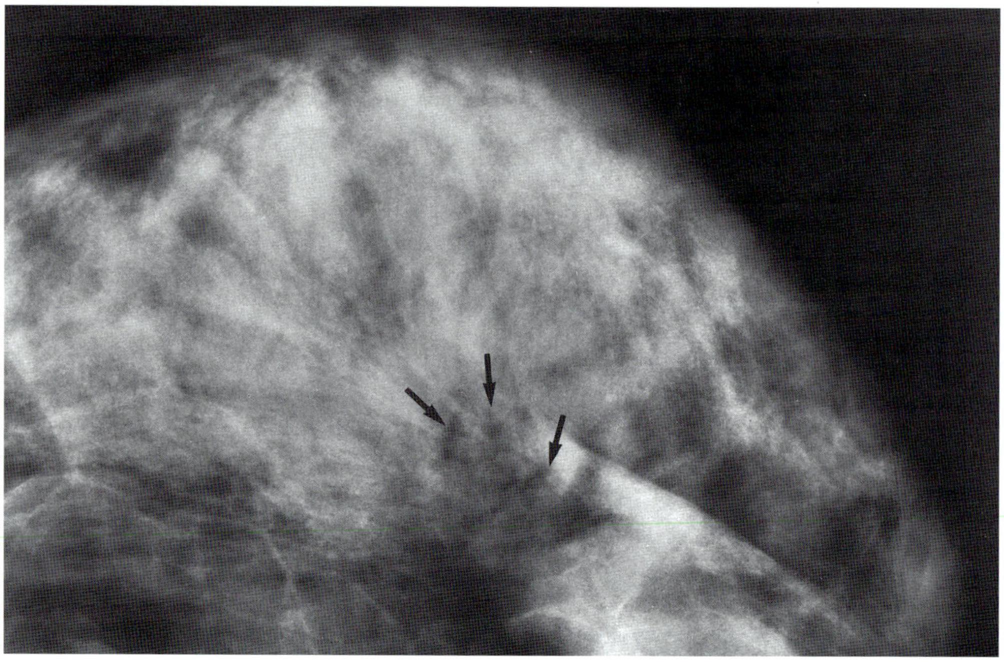
68C

69

Erstes Screening bei einer 67jährigen Frau, die 25 Jahre zuvor an der rechten Brust operiert worden war. Zurückgeblieben war eine lokale Hauteinziehung sowie ein Narbenkeloid. Seit Jahren unveränderter Aspekt.

Mammographie

Abb. 69A u. B: Rechte Brust, mediolaterale Schrägprojektion und Detailansicht in kraniokaudaler Projektion. Eine sternförmige Läsion ist zusammen mit zentralen Kalzifikationen und einer lokalen Hauteinziehung im unteren äußeren Quadranten zu erkennen.

Analyse

Tumorzentrum: Eindeutige Tumormasse, die allerdings auch relativ transparente Partien aufweist. Mit unterschiedlicher Projektion wechselt der Tumor sein Erscheinungsbild.
Sternförmige Struktur: In der kraniokaudalen Projektion (Abb. 69B) ist zu erkennen, daß sich ein Teil des Tumors aus relativ transparenten linearen Elementen zusammensetzt. Die über dem Tumor gelegene Haut ist induriert und eingezogen.
Verkalkungen: Grobscholliger, sehr dichter, zentral gelegener Makrokalk.

Erläuterung

Ein mammographisch sternförmiger Prozeß, der sein Erscheinungsbild projektionsabhängig ändert und zentrale röntgennegative, d. h. in diesem Fall entweder lineare, ovale oder zirkuläre strahlendurchlässige Partien aufweist, ist charakteristisch für Veränderungen, die von ihrer Gestalt her kanzeröse Prozesse nachahmen. Zu nennen sind hier die radiäre Narbe und die sternförmige Variante der traumatischen Fettnekrose. Eine entsprechende Anamnese hilft auch hier bei der Differenzierung.

Histologie

Fremdkörpergranulom.

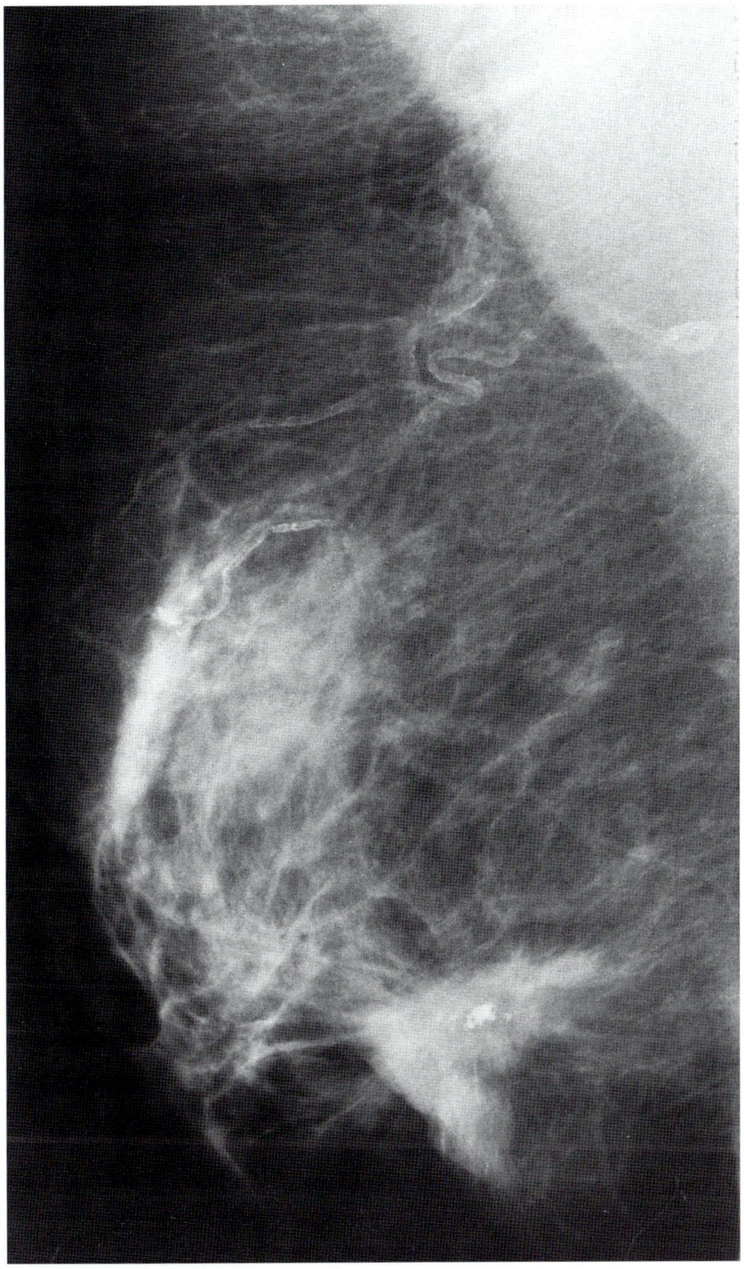

69A

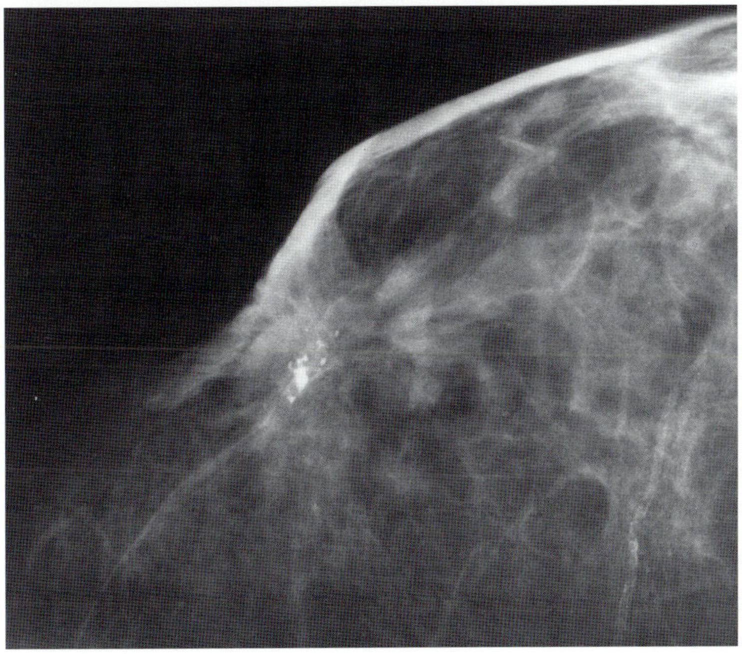

69B

70

Erstes Screening bei einer 70jährigen asymptomatischen Patientin.

Körperliche Untersuchung

In beiden Mammae kein Tumor tastbar.

Mammographie

Abb. 70A-C: Voluminöse rechte Brust i. S. einer Makromastie, bei der man immerhin drei Filme im Format 18 × 24 cm für eine mediolaterale Schrägprojektion benötigte.
Abb. 70D: Rechte Brust, kraniokaudale Projektion. In allen vier Mammogrammen ist in Höhe der Koordinate A1 ein kleiner Tumor zu erkennen.
Abb. 70E: Vergrößerungsmammographie, kraniokaudale Projektion. Der Tumor kommt bei A1 zur Darstellung.

Analyse

Zentrale Tumormasse mit langen strahligen Ausläufern. Keine dazugehörigen Kalzifikationen. Mammographisch maligner Tumor.

Histologie

Infiltrierendes duktales Karzinom von 7 mm Größe. Keine axillären Lymphknotenmetastasen.

Erläuterung

In dieser Mamma finden sich eine Reihe weiterer schattendichter, unscharfer parenchymaler Strukturen i. S. einer Adenose. Dabei ist jedoch lediglich der Tumor mit seinen strahligen Ausläufern als pathologische Abweichung von der Norm anzusehen.

Follow-up

13 Jahre später im Alter von 83 Jahren verstarb die Patientin an einem Myokardinfarkt. Zu diesem Zeitpunkt kein Nachweis eines Mammakarzinoms.

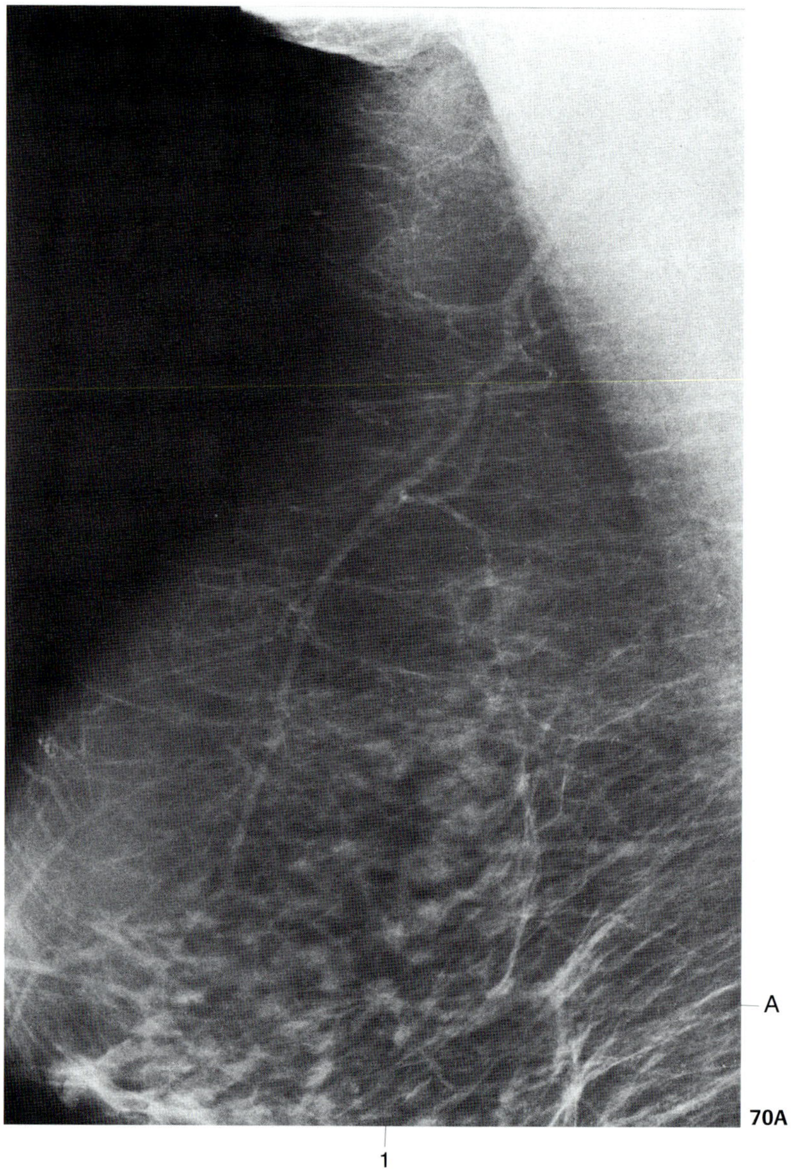

70A

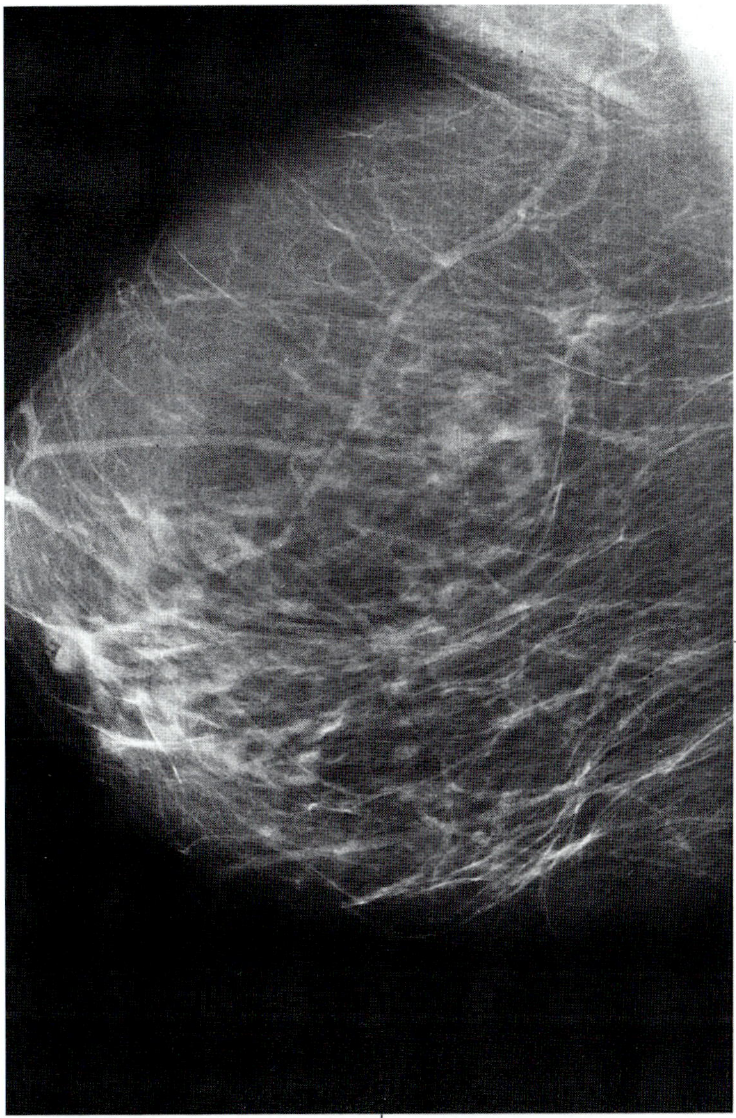

70B

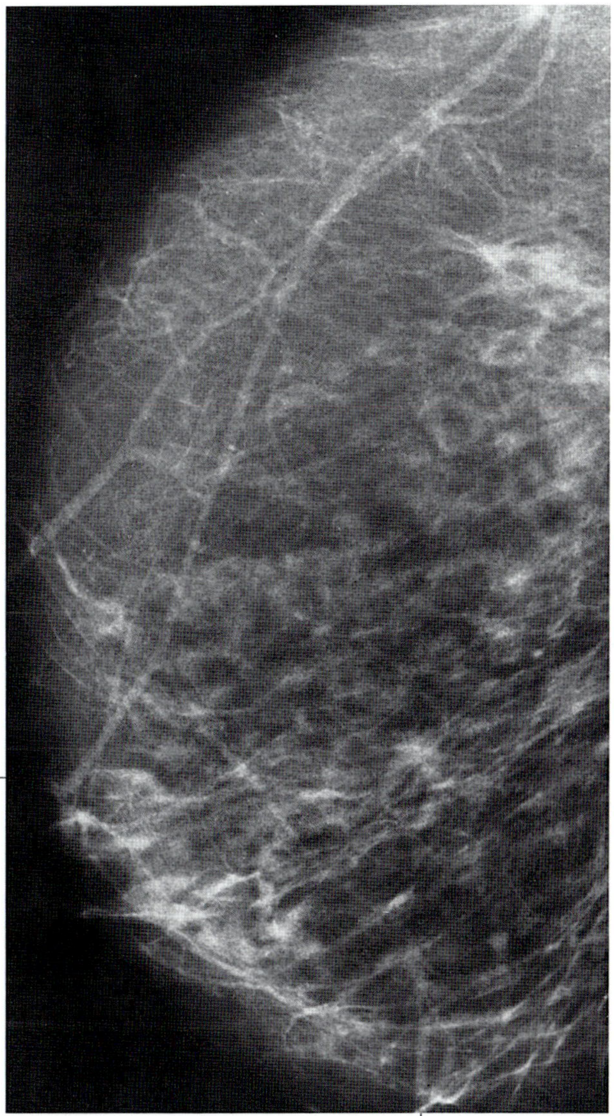

70C

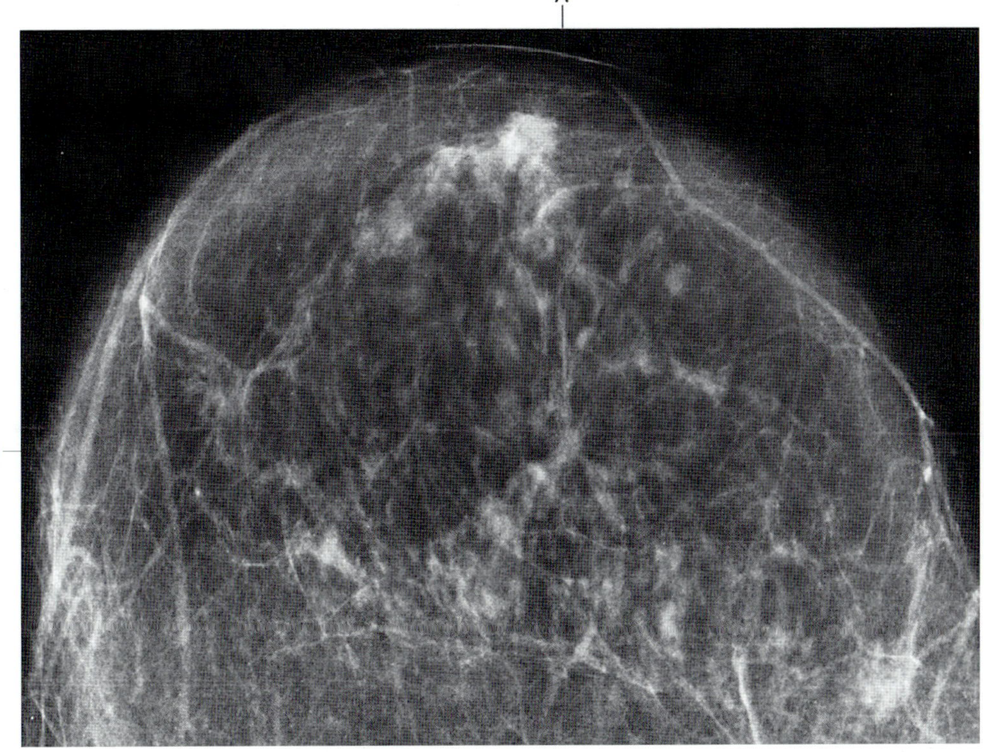

70D

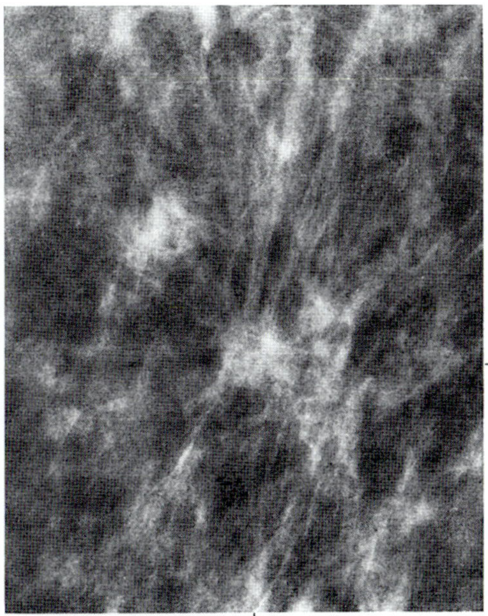

70E

71

60jährige Patientin.

Körperliche Untersuchung

Klinisch maligne erscheinender 3 cm großer Knoten im lateralen Teil der rechten Mamma.

Mammographie

Abb. 71A u. B: Rechte und linke Mammae, mediolaterale Schrägprojektionen.
Abb. 71C: Linke Brust, kraniokaudale Projektion.
Abb. 71D u. E: Aufnahmen mit Tubuskompression, kraniokaudale Projektion. In Abb. 71B u. C ist in Höhe von A1 ein 2 cm großer sternförmiger Tumor zu erkennen. Keine dazugehörigen Kalzifikationen.

Analyse
(insbesondere der Aufnahmen mit Tubuskompression)

Sternförmiger Tumor mit zentraler Tumormasse, Größe 15 × 15 mm. Die Spiculae sind kurz. Das dichte Parenchym läßt den darunterliegenden Tumor nur undeutlich erkennen.

Folgerung

Mammographisch maligner Tumor.

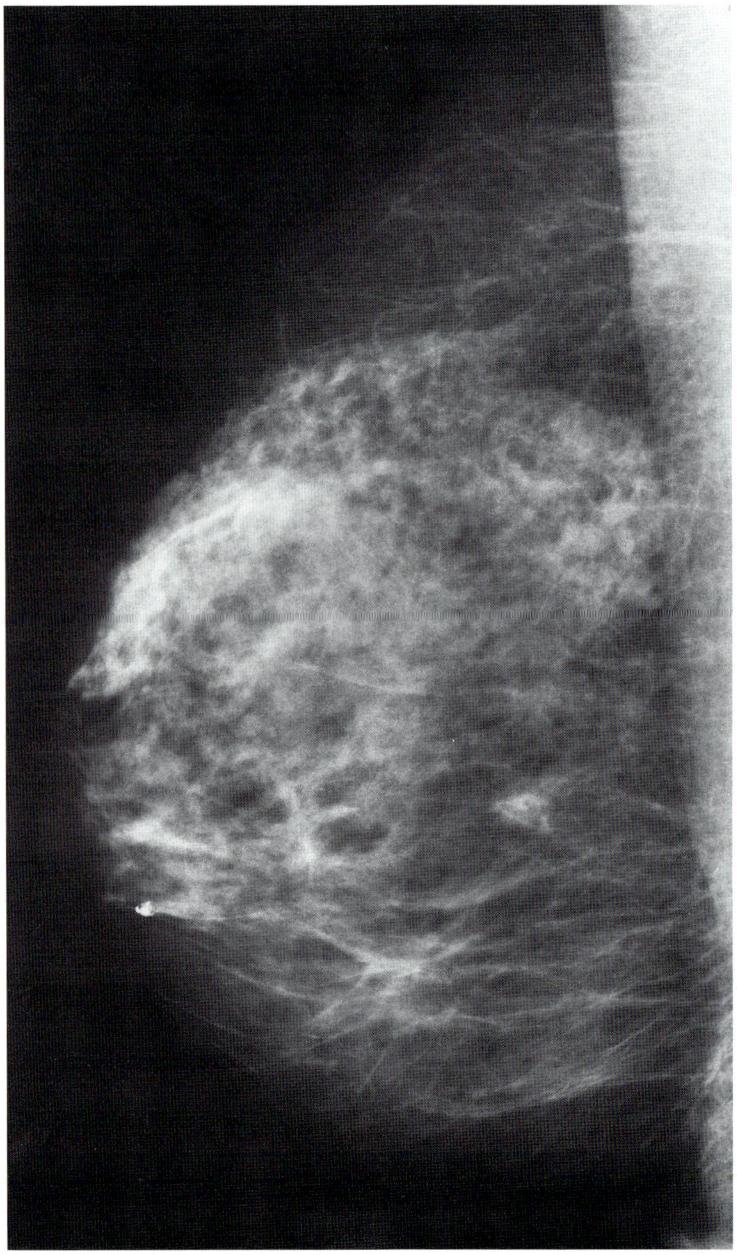

71A

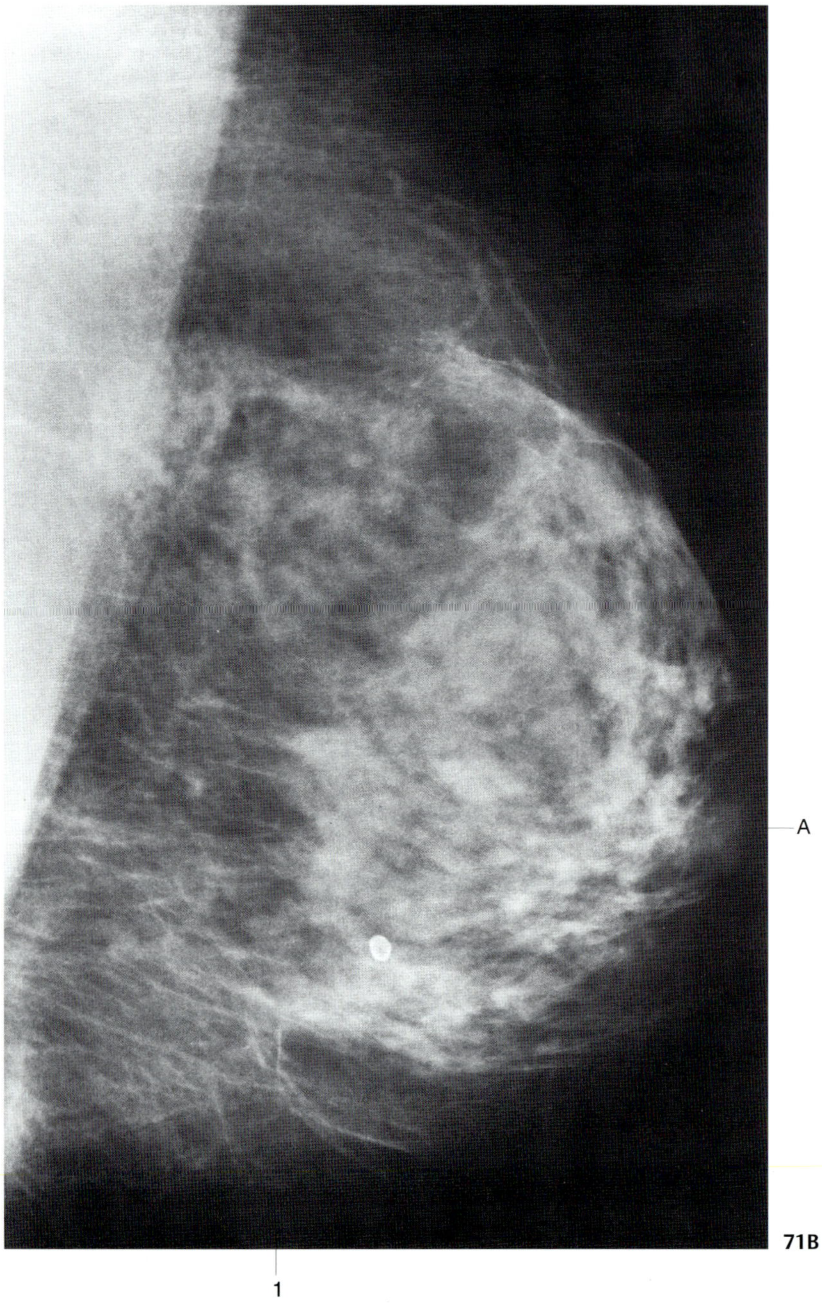

71B

Erläuterung

Das Problem ist hier weniger in der Analyse als in der Auffindung des Tumors als solchem zu sehen. Durch schräges Abdecken ist der Tumor in der mediolateralen Schrägprojektion kaudal zu erkennen (vgl. Kap. 2). Zum sog. Zeltzeichen kommt es in der kraniokaudalen Projektion (Abb. 71C) durch Retraktion der hinteren Parenchymgrenze (vgl. Kap. 2).

Histologie

Infiltrierendes duktales Karzinom. Keine axillären Lymphknotenmetastasen.

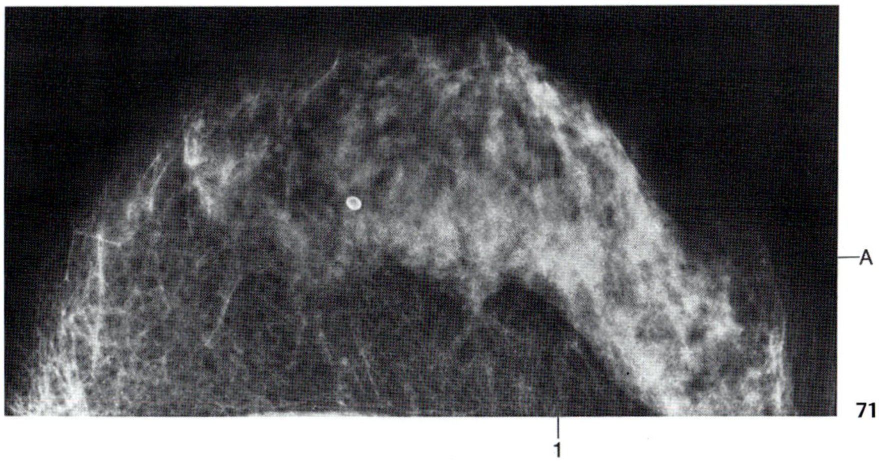

71C

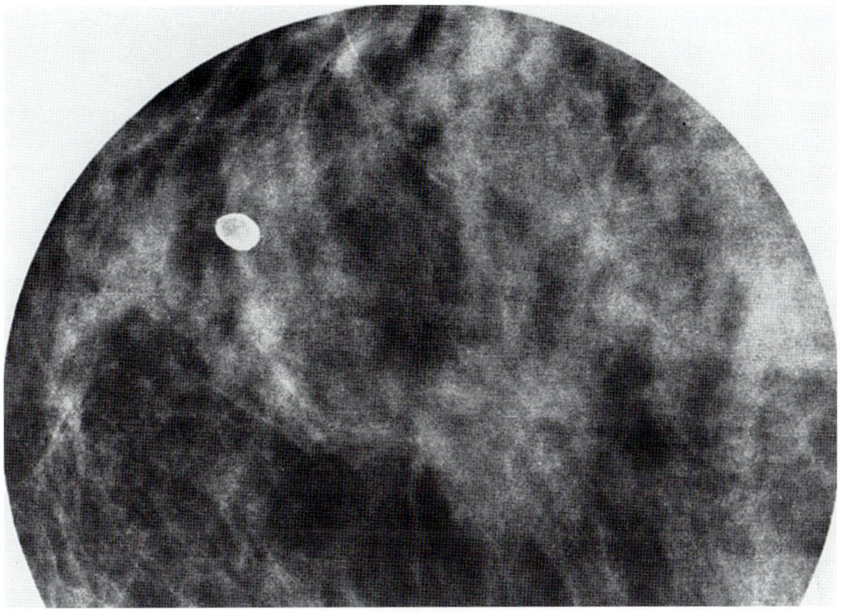
71D

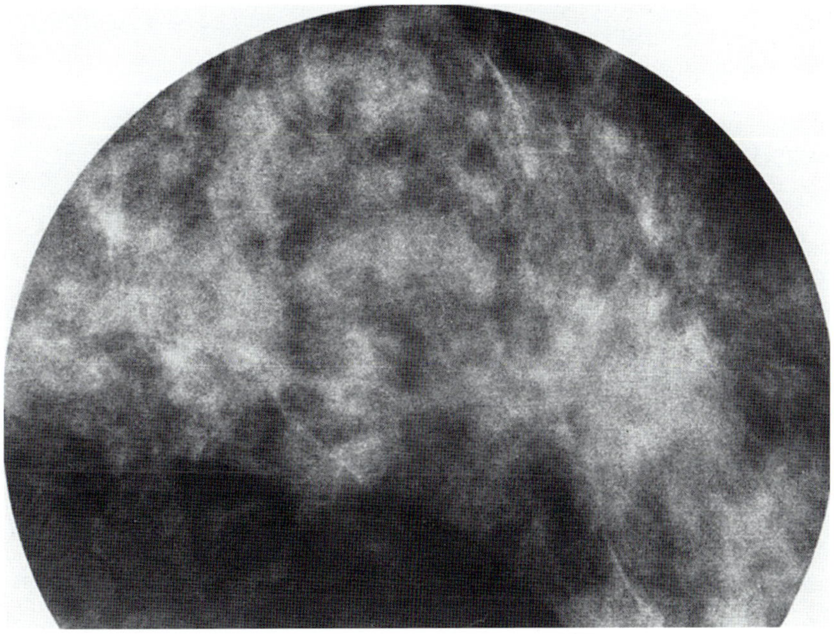
71E

72

Erstes Screening bei einer 71jährigen asymptomatischen Frau.

Körperliche Untersuchung

Kein Tumor tastbar.

Mammographie

Abb. 72A u. B: Rechte und linke Mammae, mediolaterale Schrägprojektionen. Unauffällige rechte Brust. Bei A1 ist in Abb. 72B ein kleiner sternförmiger Tumor ohne dazugehörige Kalzifikationen zu erkennen.
Abb. 72C: Linke Brust, kraniokaudale Projektion.
Abb. 72D u. E: Vergrößerte Aufnahmen mit Tubuskompression, kraniokaudale und lateromediale Projektionen.
Abb. 72F: Operationspräparat.

Analyse

Form: sternförmig; kleiner, von Spiculae umringter Tumorbereich.
Größe: <10 mm.

Folgerung

Mammographisch maligner Tumor.

Histologie

Infiltrierendes duktales Karzinom. Keine axillären Lymphknotenmetastasen.
Abb. 72G: Histologisches Präparat, Übersicht.
(HE-Färbung, 12,5fache Vergrößerung)

Erläuterung

Die Schwierigkeit besteht hier, den Tumor als solchen überhaupt auszumachen, was allerdings durch die Technik des schrittweisen horizontalen Abdeckens (kraniale Bildansicht) (vgl. Kap. 2) erleichtert wird.

Follow-up

Die Patientin war 21 Jahre nach Erstdiagnose noch am Leben. Bei der dann 92jährigen Patientin kein Anhalt für Mammakarzinom.

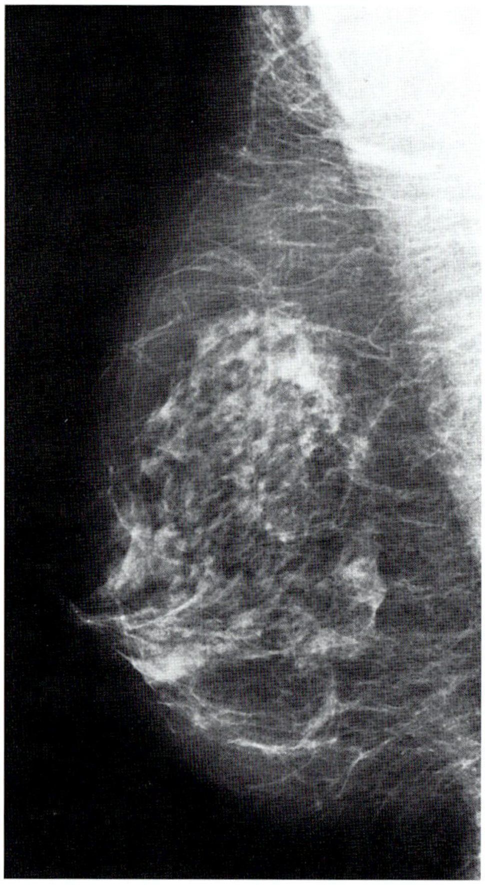

72A

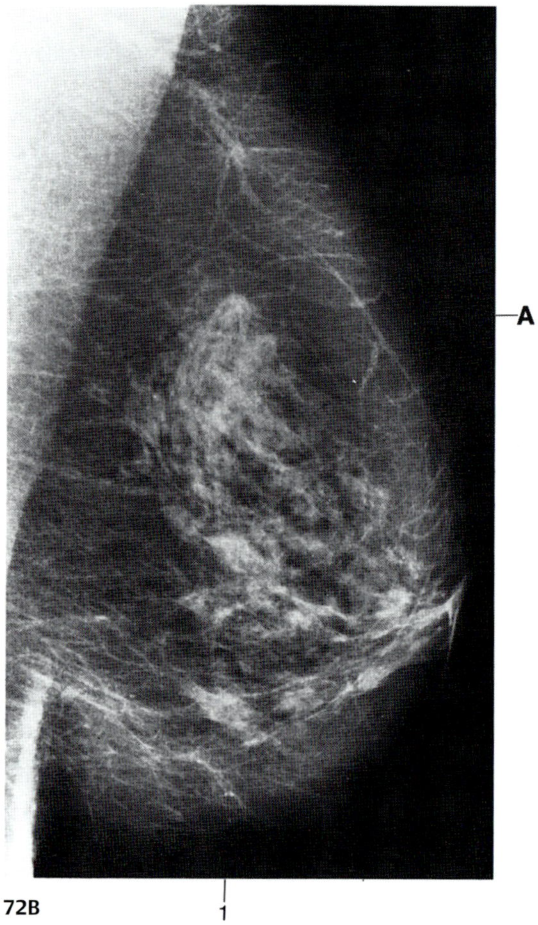

72B

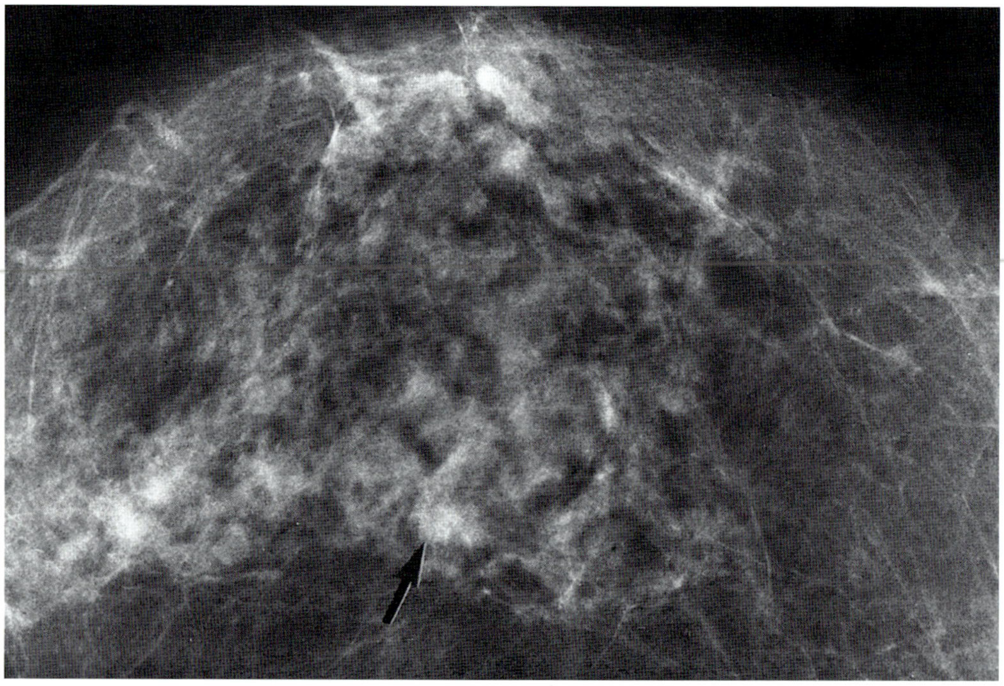

72C

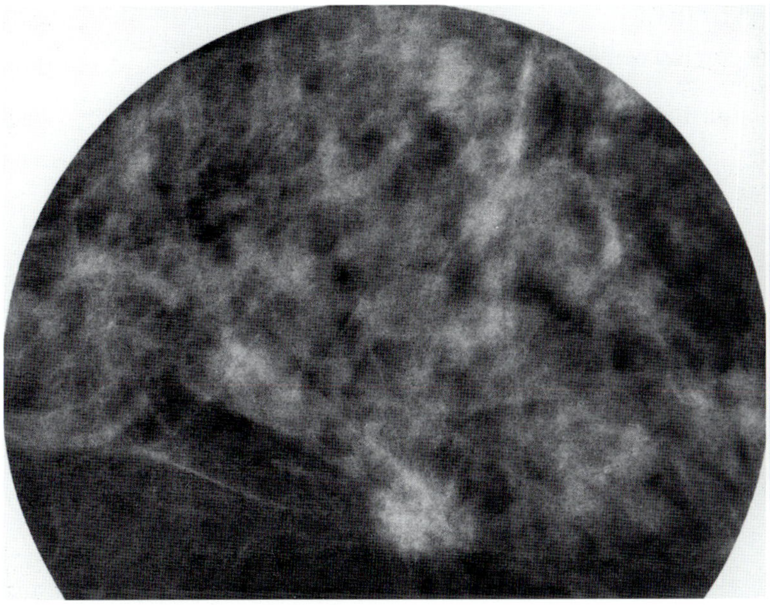

72D

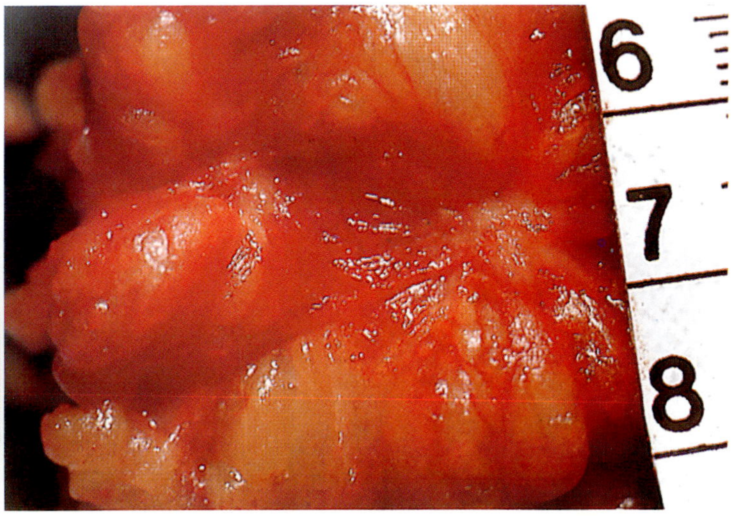

72F

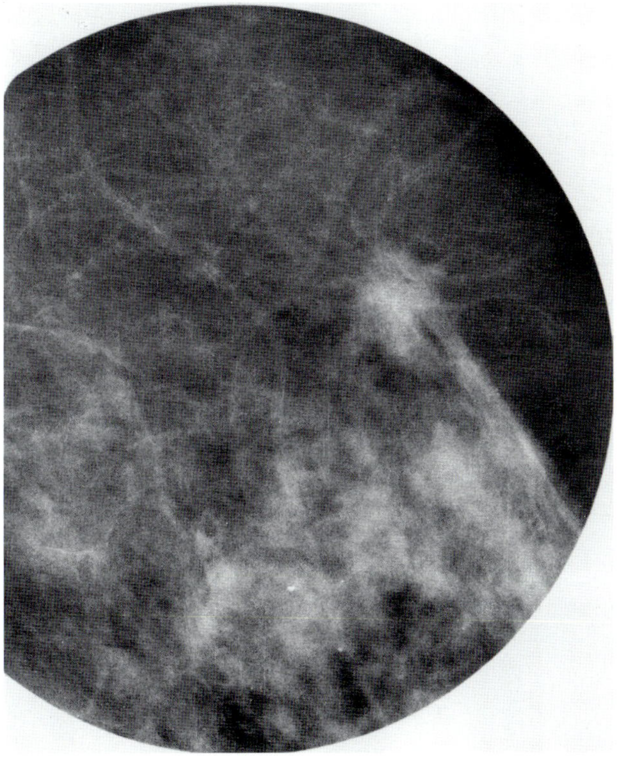

72E

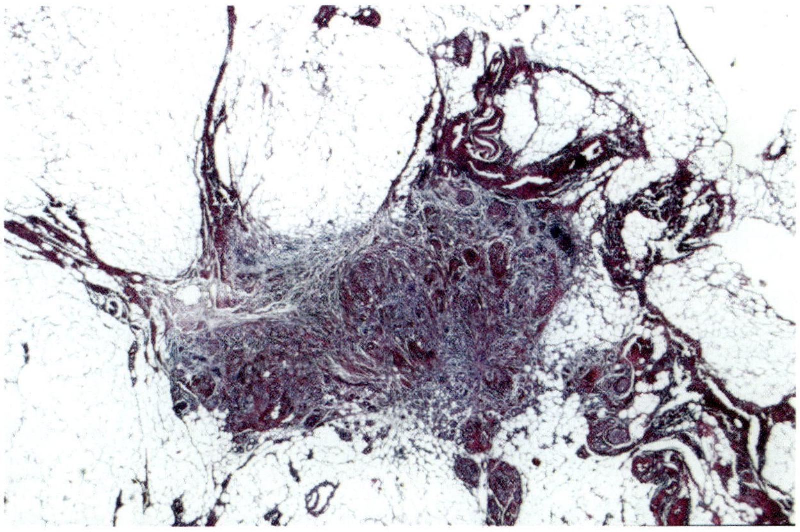

72G

73

Erstes Screening bei einer 68jährigen asymptomatischen Frau.

Körperliche Untersuchung

In Kenntnis des mammographischen Befundes ließ sich ganz vage im oberen äußeren Quadranten der rechten Brust ein Tumor tasten.

Mammographie

Abb. 73A: Rechte Brust, mediolaterale Schrägprojektion. Ein Tumor kommt bei A1 zur Darstellung. Grobschollige Verkalkungen, die nicht in Zusammenhang mit dem Tumor stehen, sind in 4 cm Entfernung von der Brustwarze zu erkennen.
Abb. 73B: Linke Brust, mediolaterale Schrägprojektion. Mammographisch keine malignitätsverdächtige Besonderheit.
Abb. 73C: Rechte Brust, Detailansicht, kraniokaudale Projektion. Der Tumor findet sich bei A1.
Abb. 73D: Rechte Brust, Vergrößerungsmammographie, mediolaterale Schrägprojektion. Ein sternförmiger Tumor mit sich deutlich abhebendem Zentralbereich, ca. 10 mm groß, von langen, scharfen Spiculae umgeben, kommt zur Darstellung.

Folgerung

Typisches mammographisches Erscheinungsbild eines sternförmigen malignen Tumors. Die Kalkherde in 4 cm Entfernung von der Brustwarze sind grobschollig und als Makroverkalkungen anzusehen, wie sie typischerweise bei einem hyalinisierten Fibroadenom vorkommem.

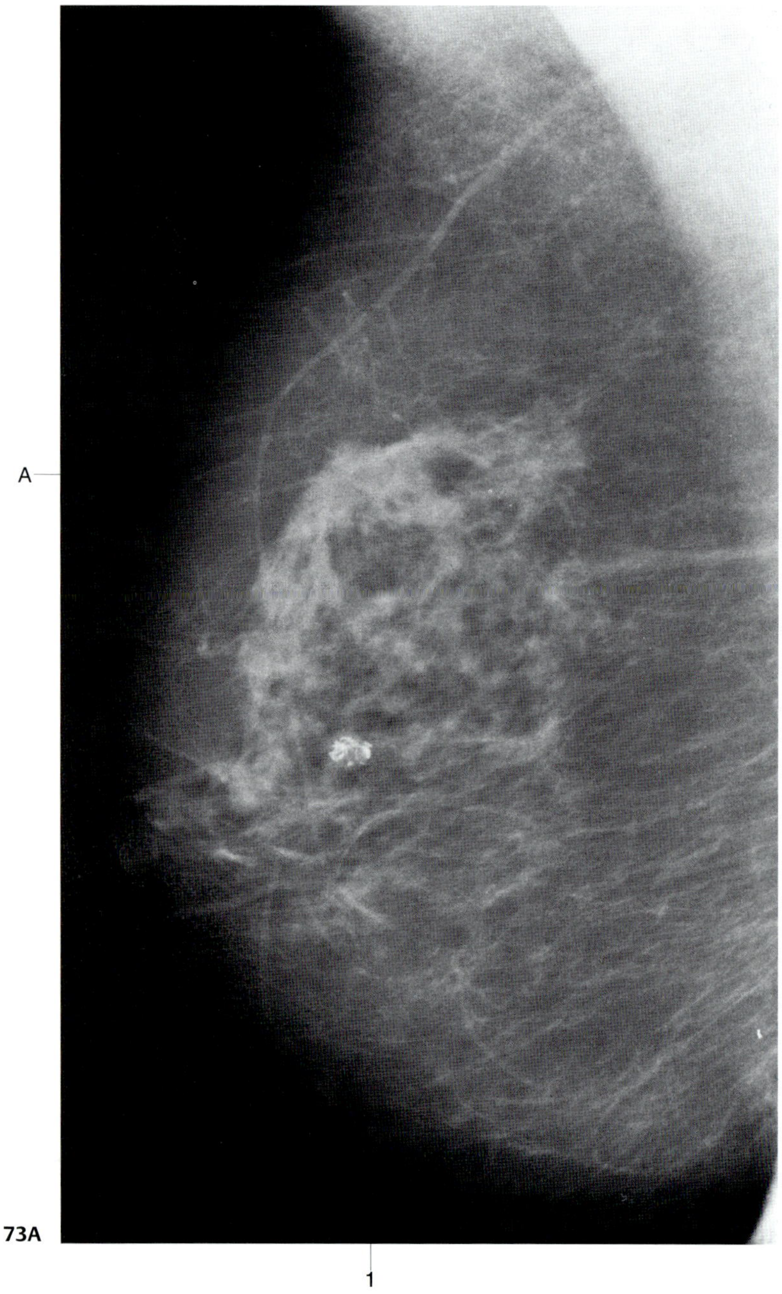

73A

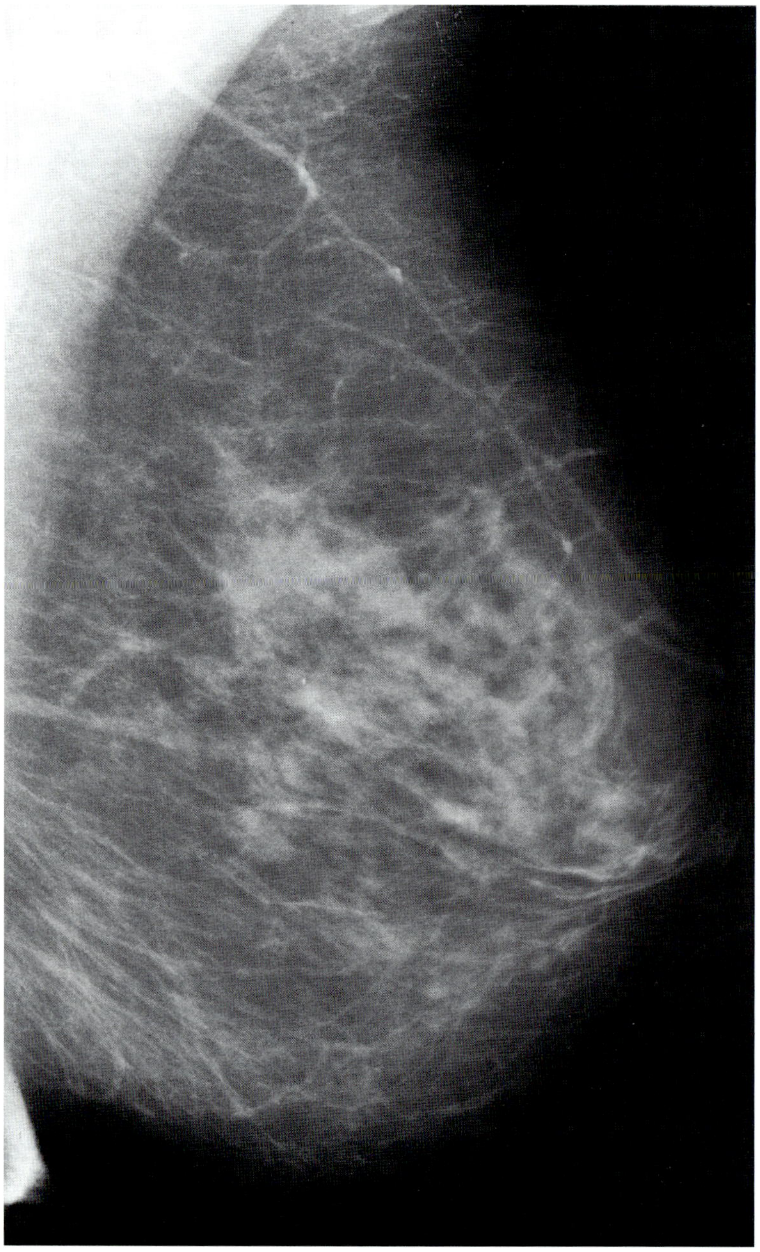

73B

Histologie

Infiltrierendes duktales Karzinom von 10 mm Größe. Keine axillären Lymphknotenmetastasen.
Abb. 73E: Histologisches Präparat mit immunhistochemischer Estrogen-Rezeptor-Markierung, Übersicht. Rezeptor-Positivität läßt sich durch Braun-Anfärbung bei mehr als der Hälfte der Zellkerne nachweisen. (12,5fache Vergrößerung)
Abb. 73F: Tumorkontur in der Detailansicht mit Spiculae. Die Spiculae weisen duktale G1 In-situ-Karzinom-Komponenten auf, die bezüglich ihres Färbeverhaltens ebenfalls Estrogen-Rezeptor-Positivität zeigen. (100fache Vergrößerung)
Abb. 73G: Stärkere (200fache) Vergrößerung einer der Spiculae.
Abb. 73H: Invasive Komponente des Tumors mit rezeptorpositiven (braun angefärbten) Zellkernen. (200fache Vergrößerung)

Follow-up

20 Jahre nach Erstdiagnose und entsprechender Therapie war die Patientin noch am Leben. Bei der dann 88jährigen Patientin kein Anhalt für ein Mammakarzinom.

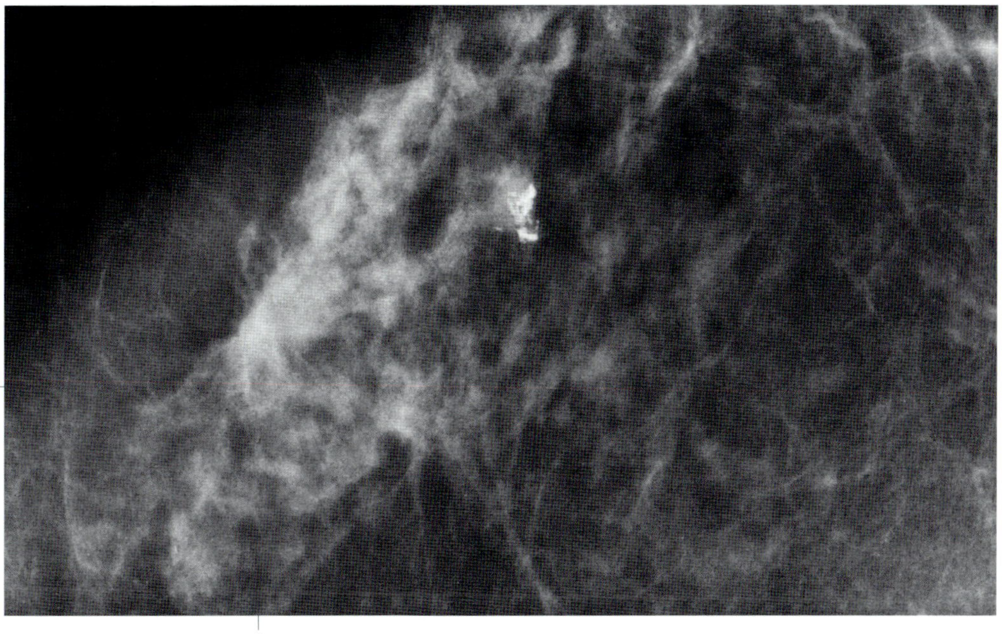

73C

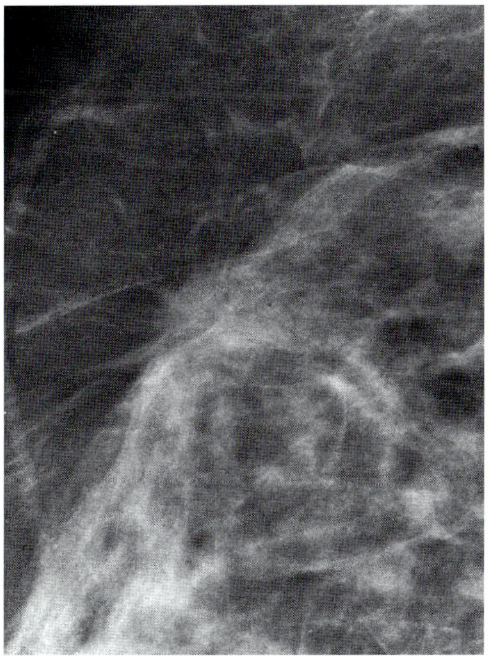

73D

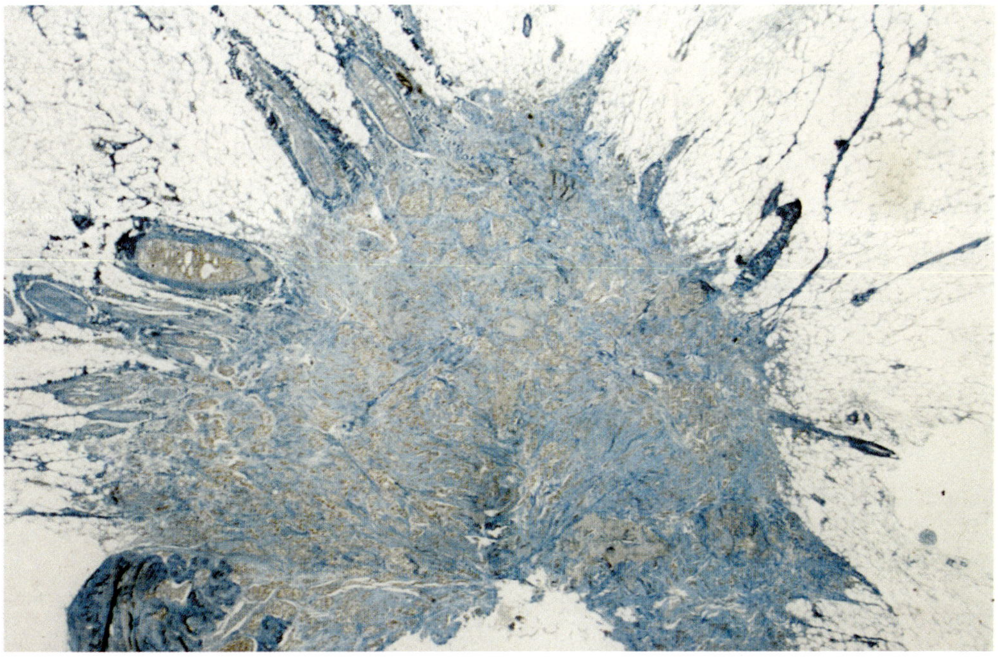

73E

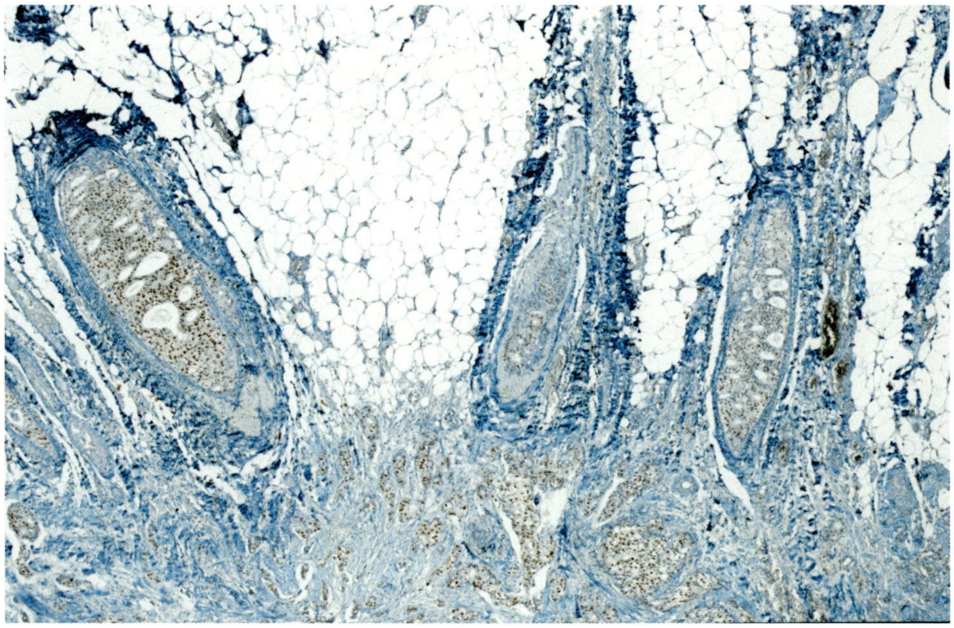

73F

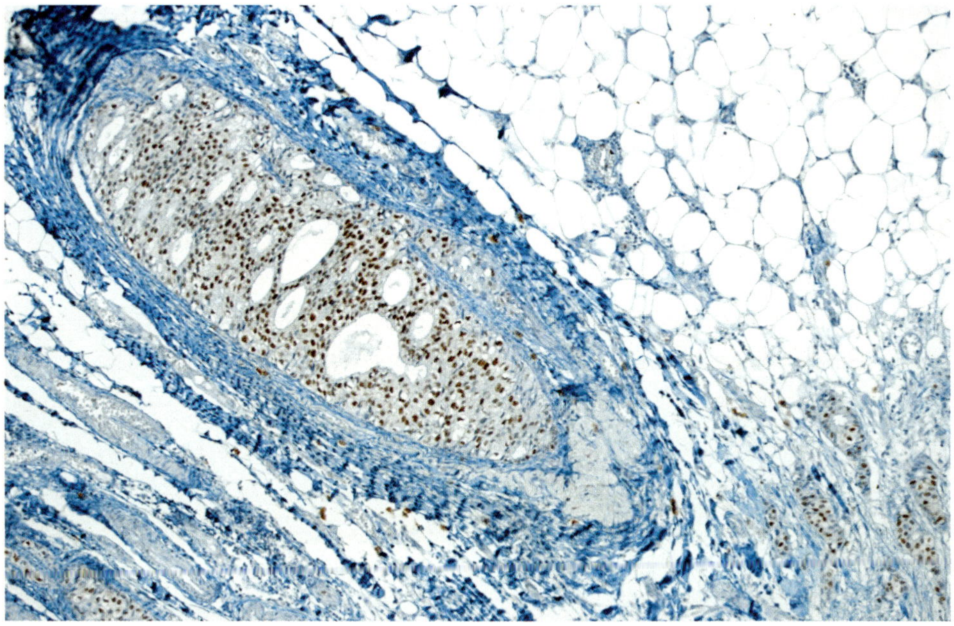

73G

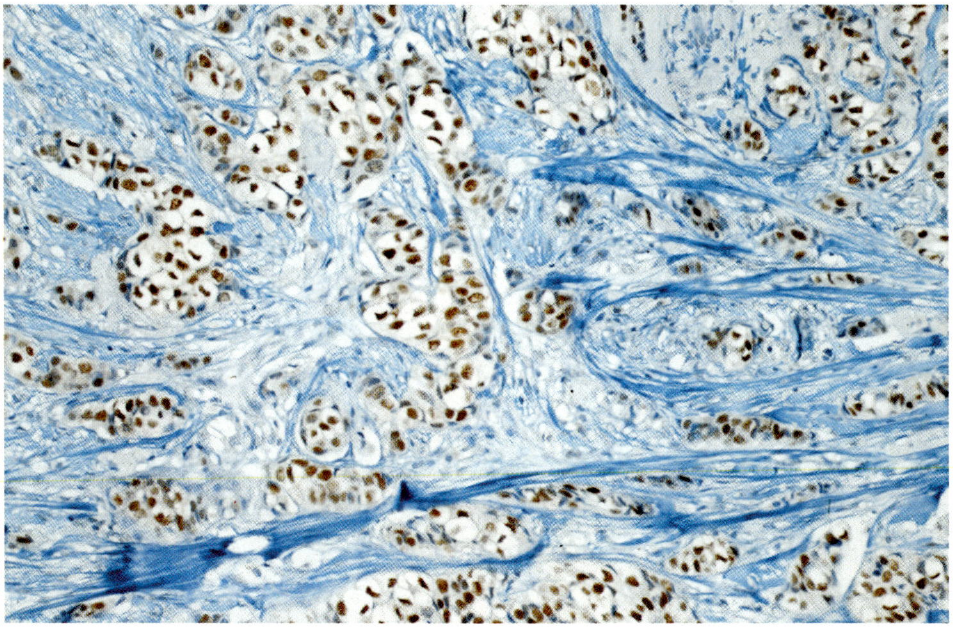

73H

74

Erstes Screening bei einer 57jährigen asymptomatischen Frau.

Körperliche Untersuchung

In beiden Mammae ist kein Tumor zu tasten.

Mammographie

Abb. 74A u. B: Rechte und linke Brust, mediolaterale Schrägprojektionen. In Höhe der Koordinate A1 ist ein kleiner Tumor im oberen äußeren Quadranten der linken Brust zu erkennen.
Abb. 74C: Linke Brust, kraniokaudale Projektion.
Abb. 74D: Ausschnittvergrößerung, kraniokaudale Projektion. Kleine, schlecht abgrenzbare zirkuläre Tumormasse, mammographisch maligne imponierend.

Histologie

Infiltrierendes duktales Karzinom, Größe <10 mm. Keine axillären Metastasen.
Abb. 74E: Histologisches Präparat. Die Übersicht zeigt den winzigen Tumor.
(HE-Färbung, 12,5fache Vergrößerung)

Erläuterung

Es ist relativ schwierig, den Tumor in der mediolateralen Schrägprojektion auszumachen. Schrittweises schräges Abdecken von kranial her ermöglicht eine Identifizierung

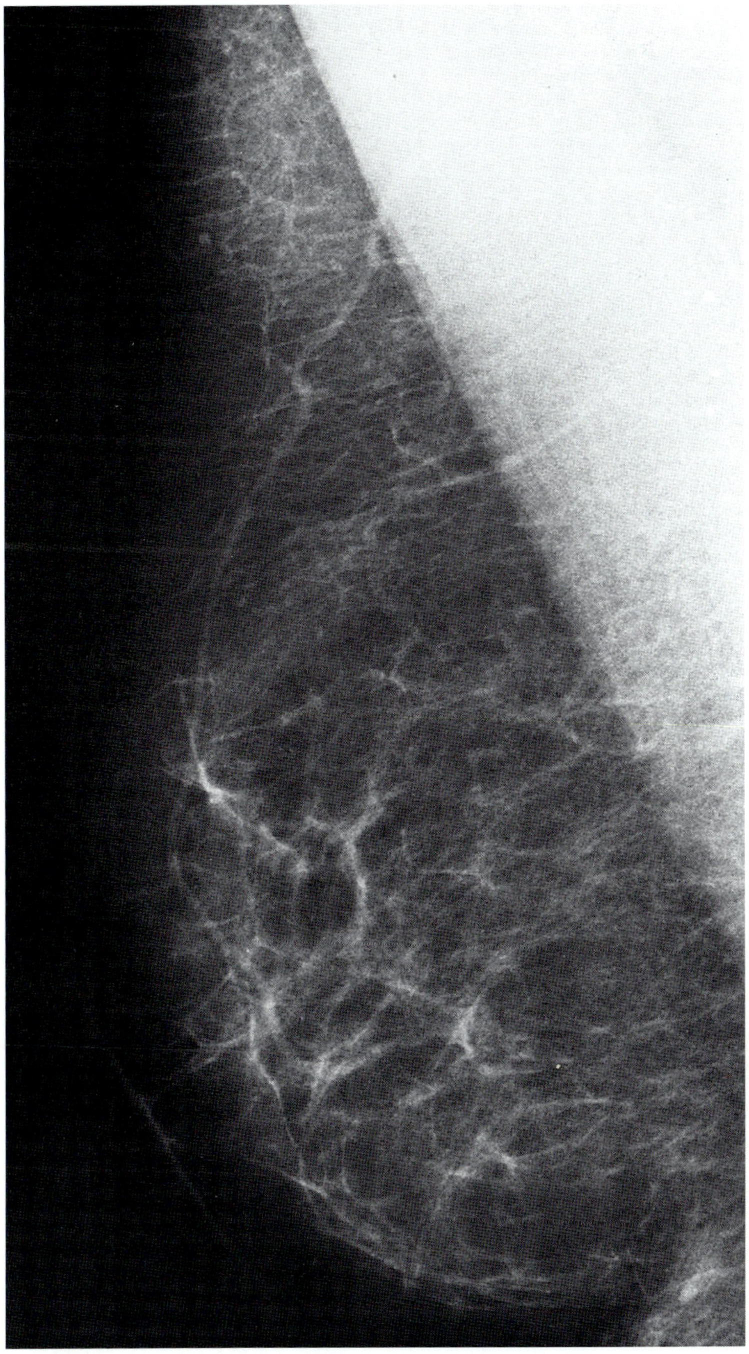

74A

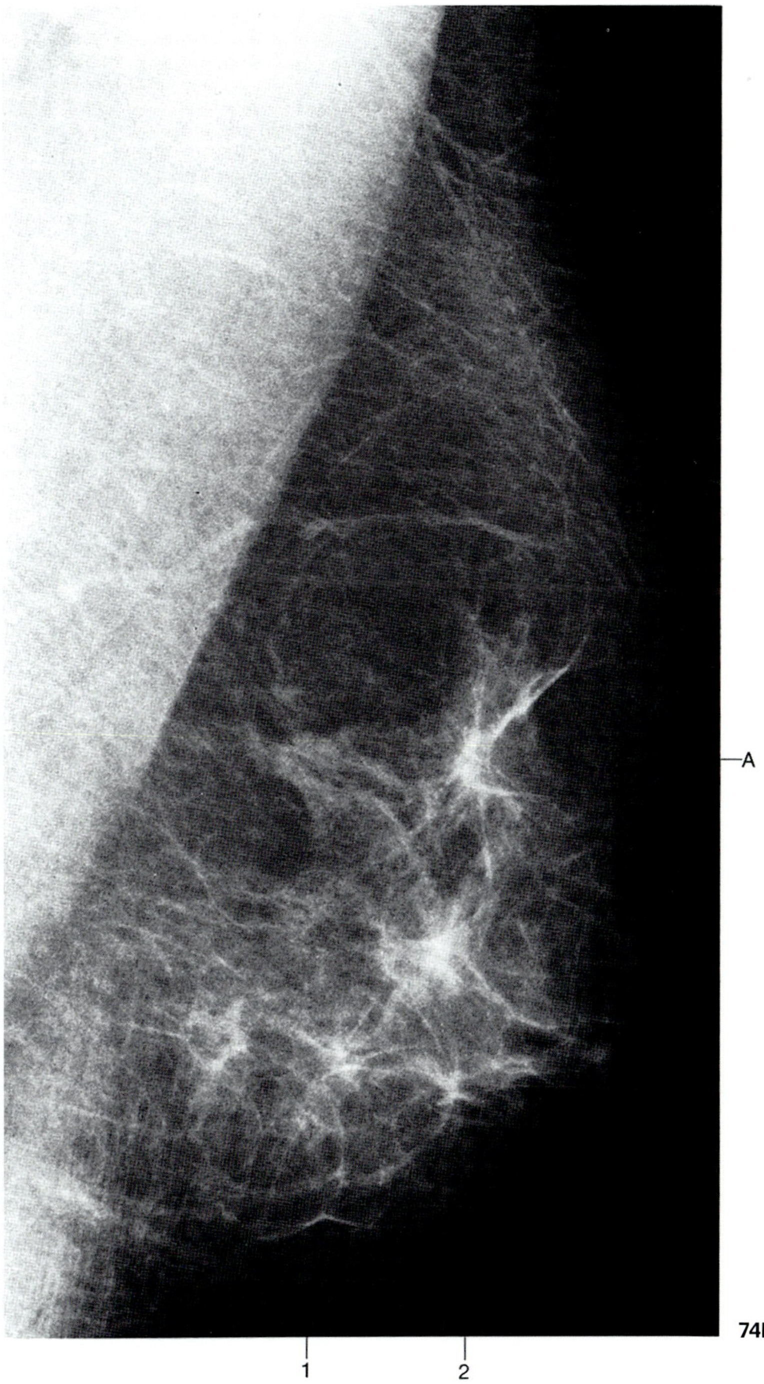

74B

des Tumors (Abb. XVIB, Kap. 2). Die Schattendichte bei A2 entspricht der sog. desmoplastischen Reaktion (Bindegewebsproliferation inmitten des malignen Tumors).

Follow-up

Die Patientin war 19 Jahre später noch am Leben. Nach entsprechender Therapie kein Nachweis eines Mammakarzinoms mehr.

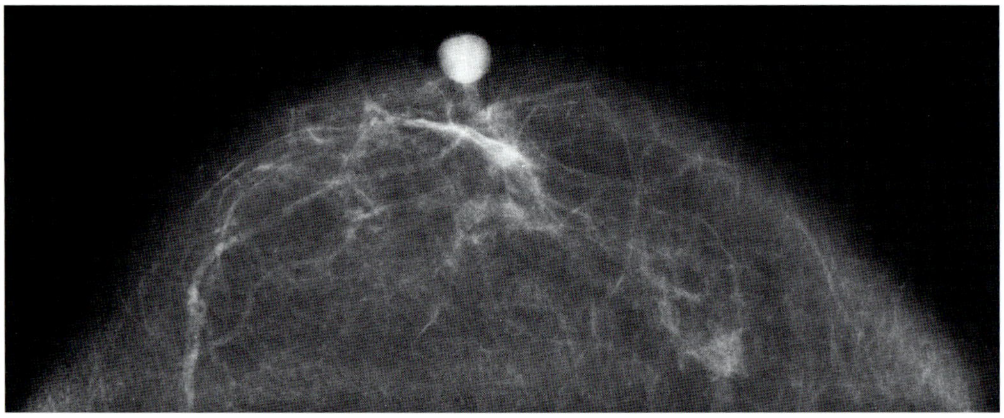

74C

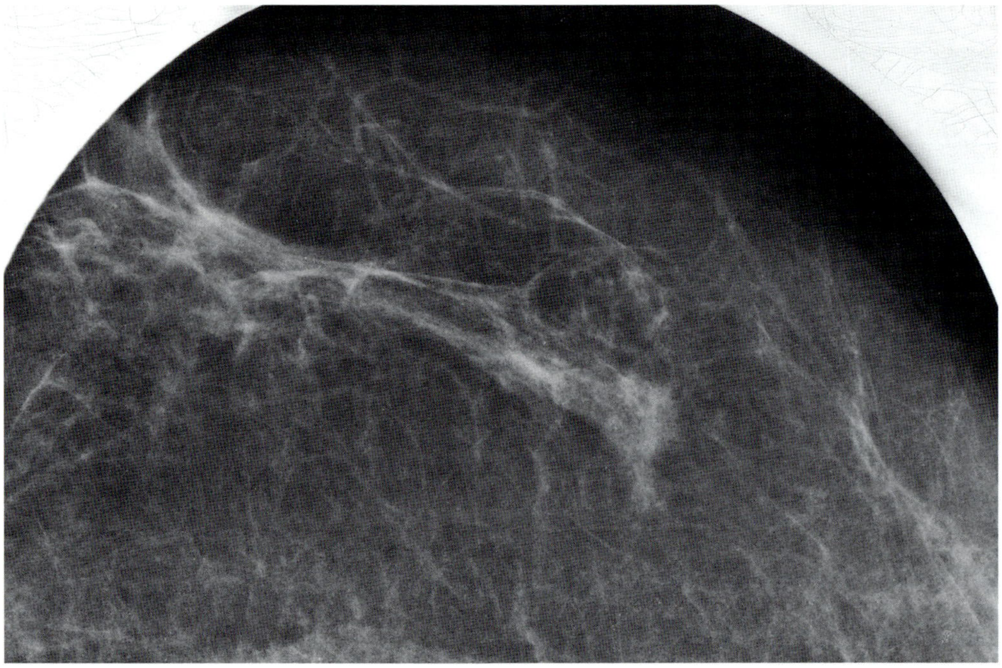

74D

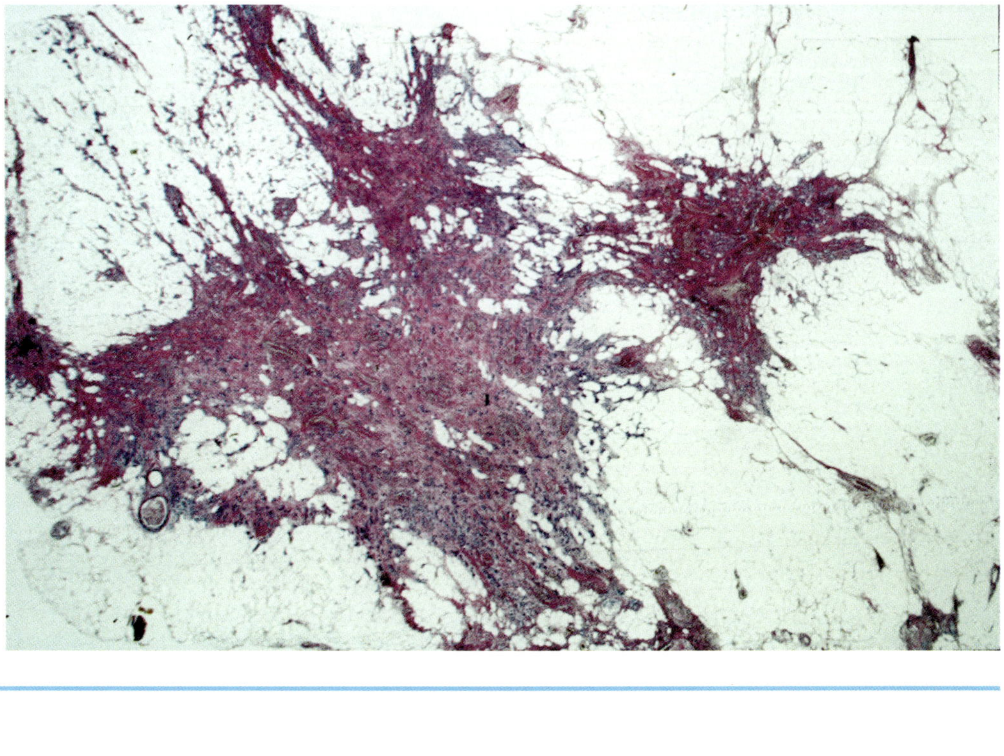

74E

75

Erstes Screening bei einer 65jährigen asymptomatischen Frau.

Körperliche Untersuchung

In beiden Mammae ist kein Tumor tastbar.

Mammographie

Abb. 75A u. B: Linke Brust, mediolaterale Schräg- und kraniokaudale Projektionen. In Höhe der Koordinate A1 ist in 9 cm Entfernung von der Brustwarze ein kleiner Tumor im oberen äußeren Quadranten zu erkennen.
Abb. 75C u. D: Vergrößerungsmammographien, mediolaterale Schräg- und kraniokaudale Projektionen.

Analyse

Sternförmiger Tumor < 10 mm mit strahligen Ausläufern. Mammographische Diagnose: maligner Tumor.
Abb. 75E: Aufnahme des Operationspräparates.

Histologie

Infiltrierendes duktales Karzinom, 9 mm groß. Keine axillären Lymphknotenmetastasen.

Follow-up

Im Alter von 74 Jahren verstarb die Patientin 9 Jahre später an einem Nierenversagen. Kein Nachweis eines Mammakarzinoms zu diesem Zeitpunkt.

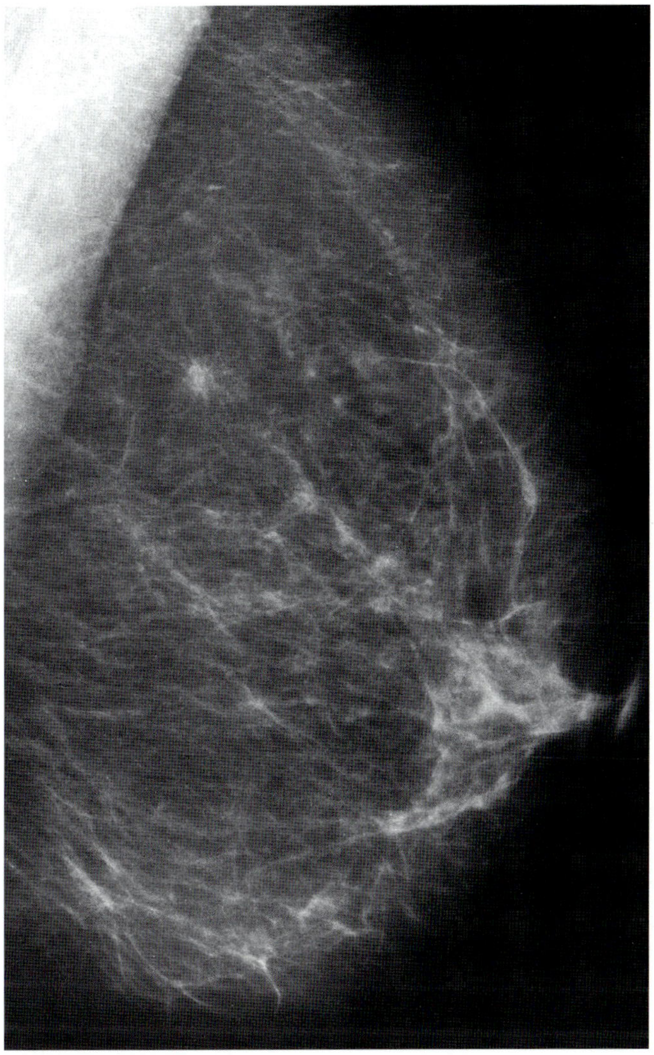

75A

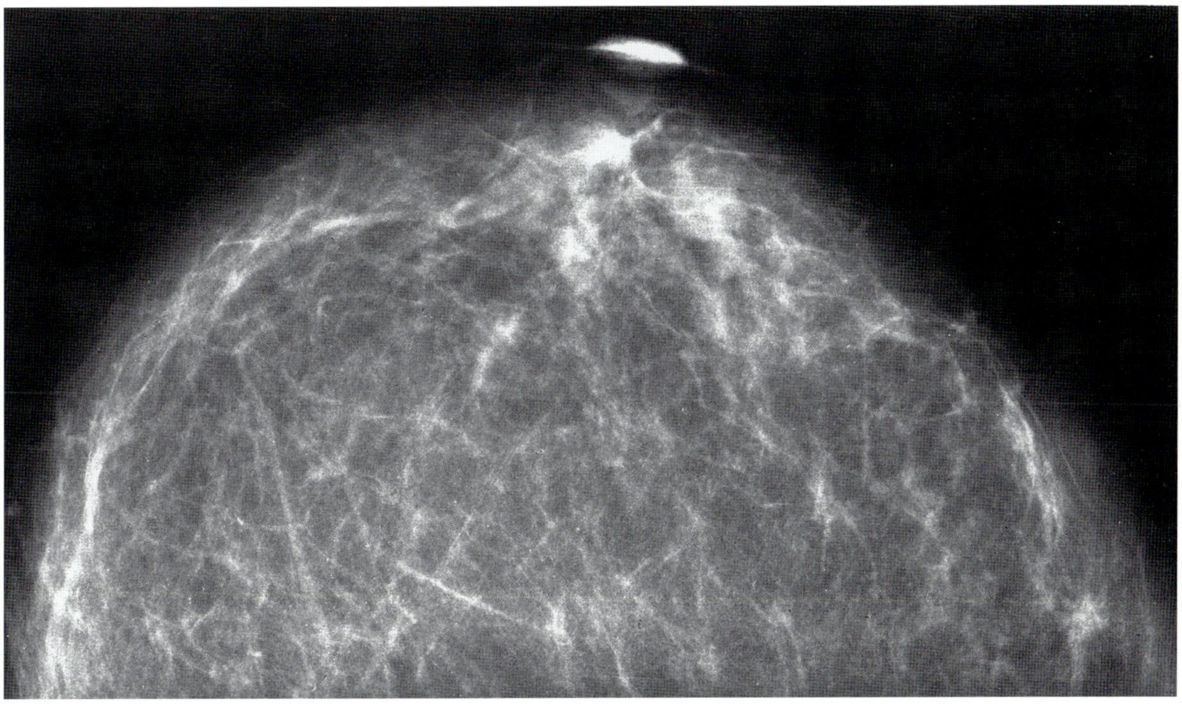

75B

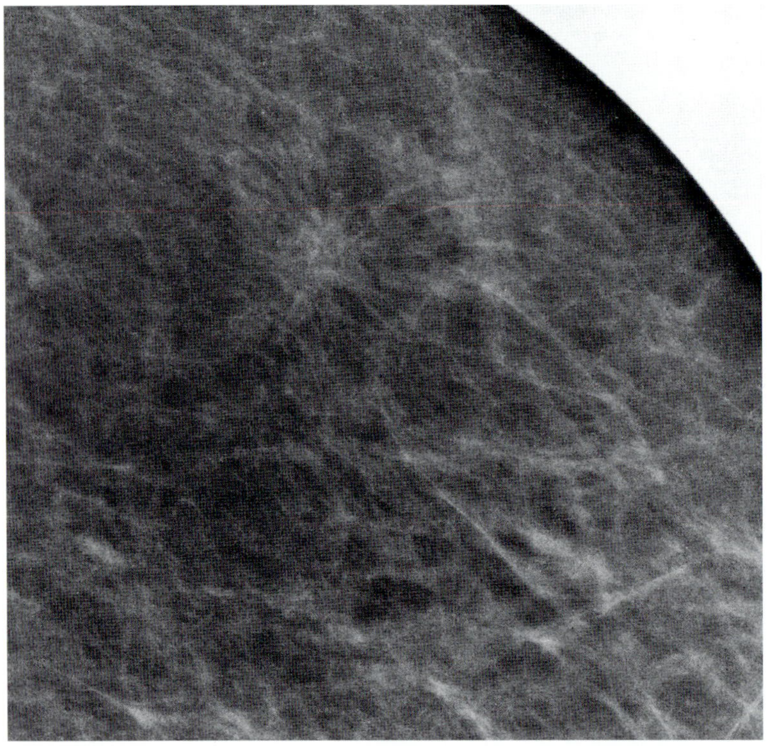

75C

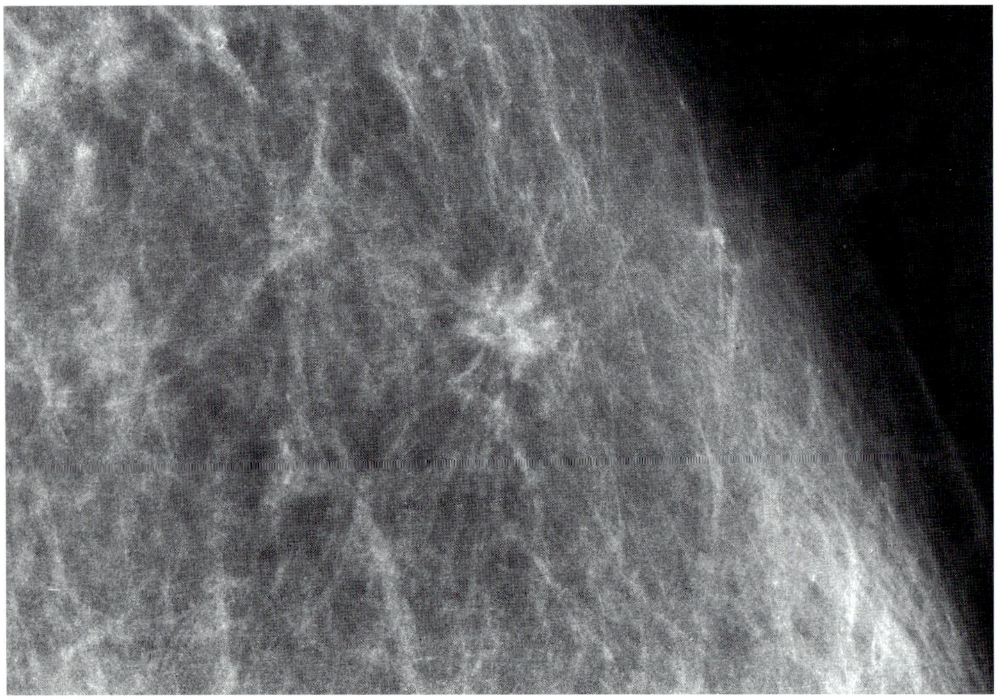

75D

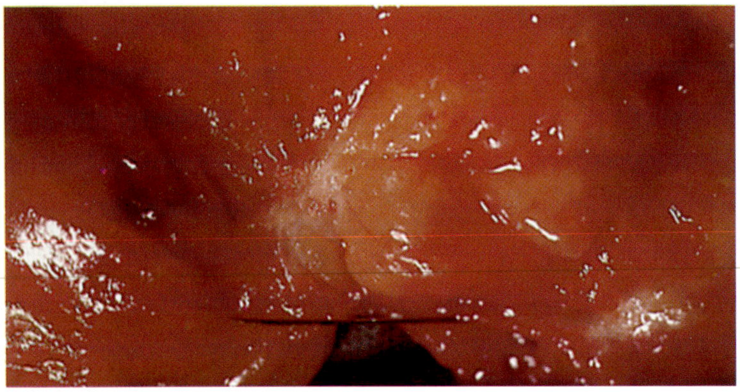

75E

76

Erstes Screening bei einer 73jährigen asymptomatischen Frau.

Körperliche Untersuchung

In beiden Mammae ist kein Tumor tastbar.

Mammographie

Abb. 76A u. B: Rechte und linke Mammae, mediolaterale Schrägprojektionen. In der rechten Brust findet sich bei A1 ein sternförmiger Tumor.
Abb. 76C: Rechte Mamma, kraniokaudale Projektion. Der Tumor ist bei A1 zu erkennen.
Abb. 76D: Aufnahme mit Tubuskompression, kraniokaudale Projektion.
Abb. 76E: Rechte Mamma, vergrößerte Ansicht in mediolateraler Projektion. Der Tumor kommt bei A1 zur Darstellung.

Analyse

Form: sternförmig; geringe, von Spiculae umringte Tumormasse; keine dazugehörigen Verkalkungen.
Größe: <10 mm.

Folgerung

Mammographisch maligner Tumor.

Erläuterung

Je kleiner der sternförmige Tumor ist, desto schwieriger ist er zu erkennen. Mittels schrägem Abdecken von kranial her ist der Tumor in der mediolateralen Schrägprojektion auszumachen (vgl. Kap. 2).
Abb. 76F: Aufnahme des Operationspräparates.

Histologie

Infiltrierendes duktales Karzinom mit einem Maximaldurchmesser von 10 mm. Keine axillären Metastasen.
Abb. 76E: Histologisches Präparat, Übersicht.
(HE-Färbung, 12,5fache Vergrößerung)

Follow-up

Die Patientin verstarb 12 Jahre später im Alter von 85 Jahren später an einem Myokardinfarkt. Kein Nachweis eines Mammakarzinoms zum Todeszeitpunkt.

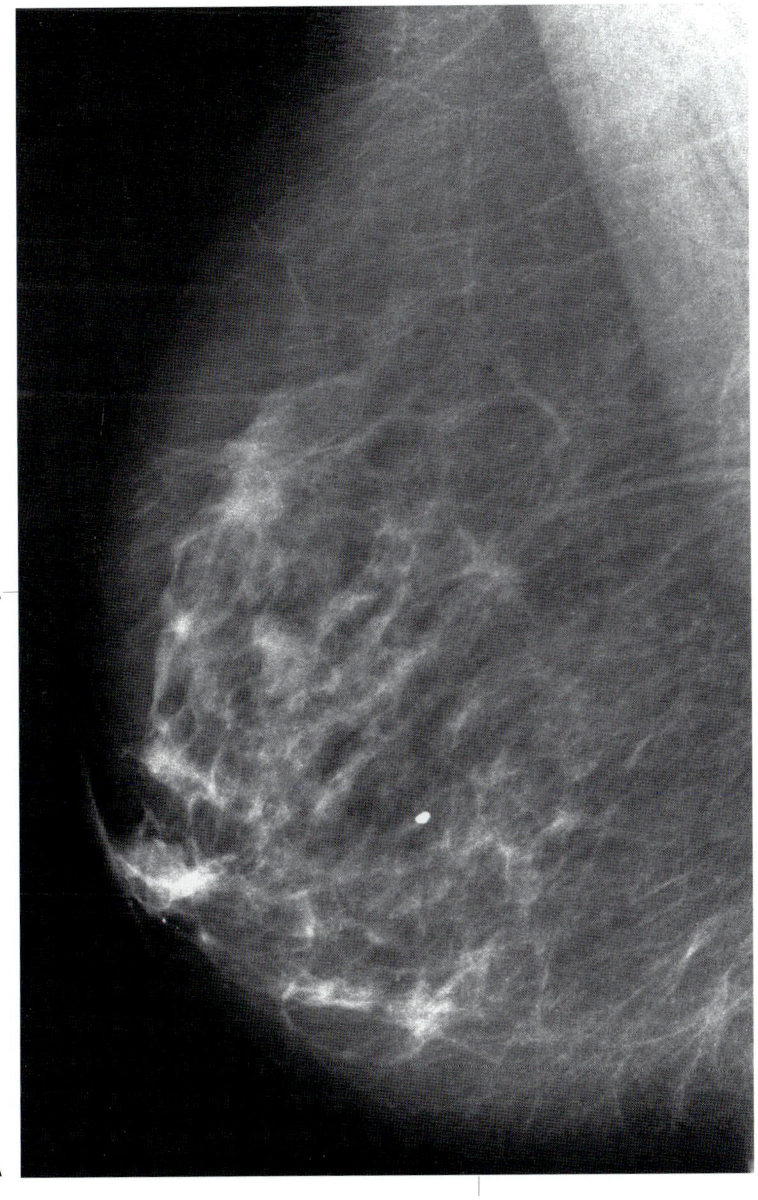

76A

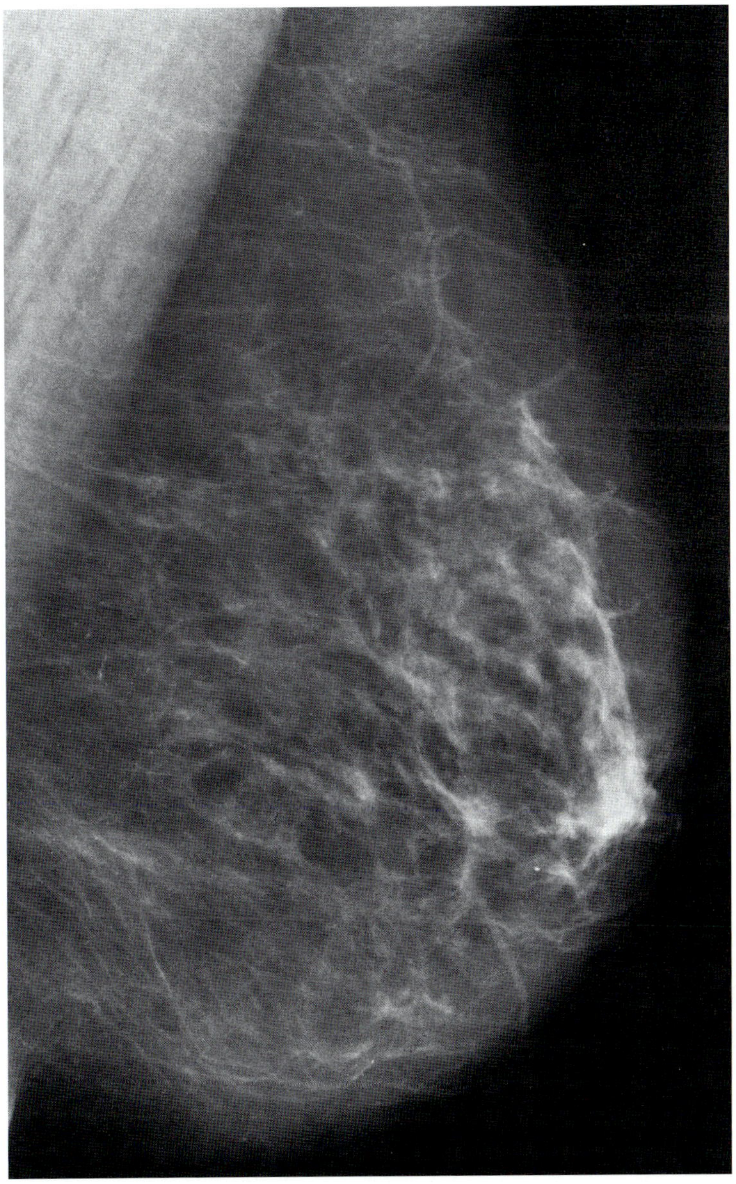

76B

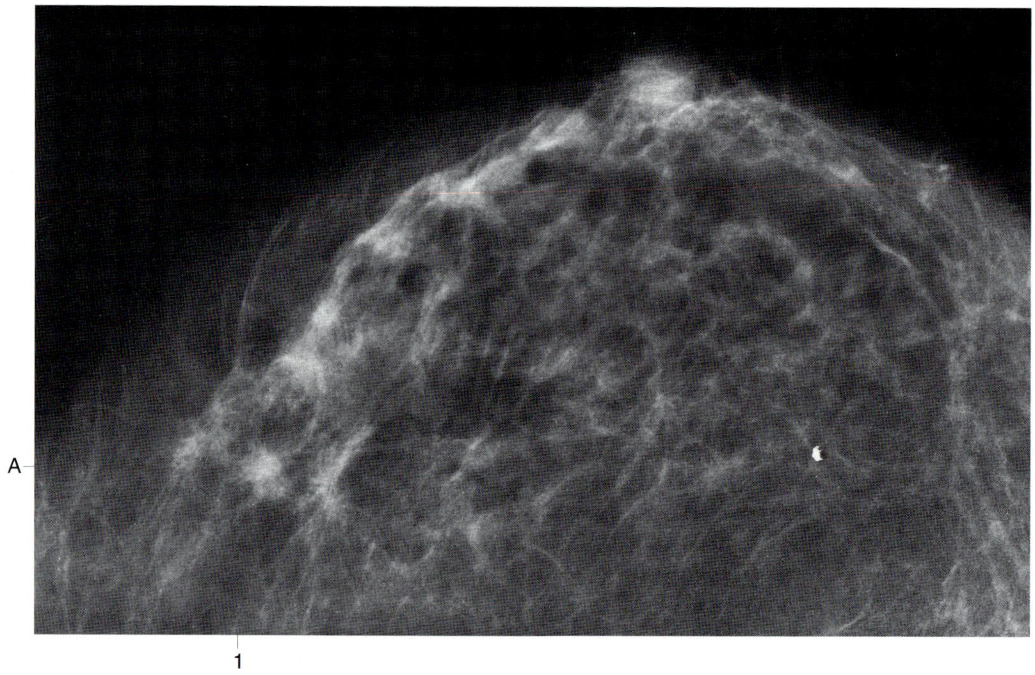

76C

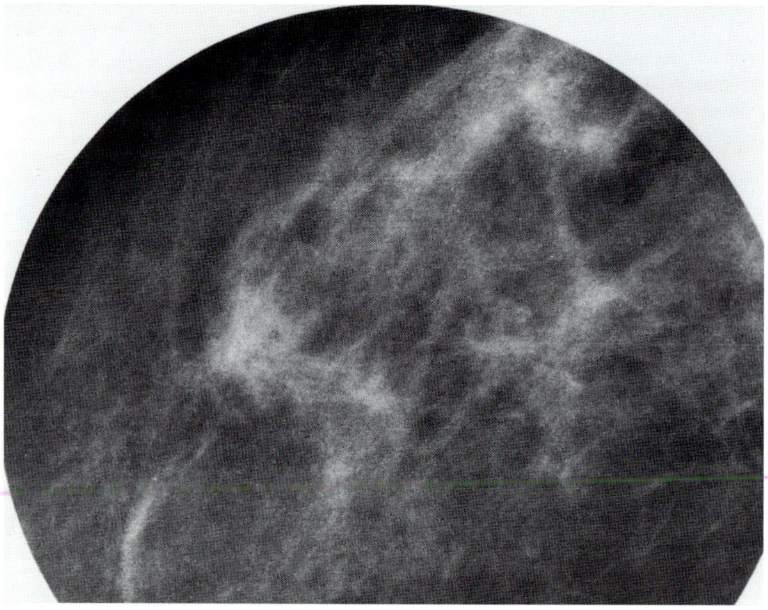

76D

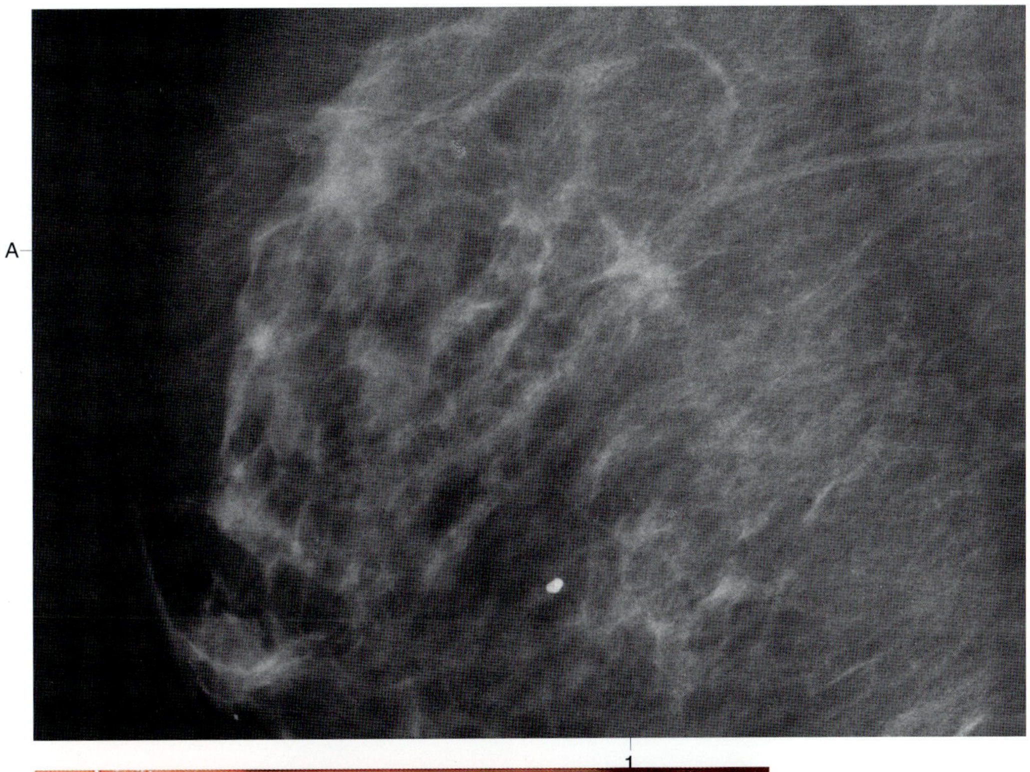

76E

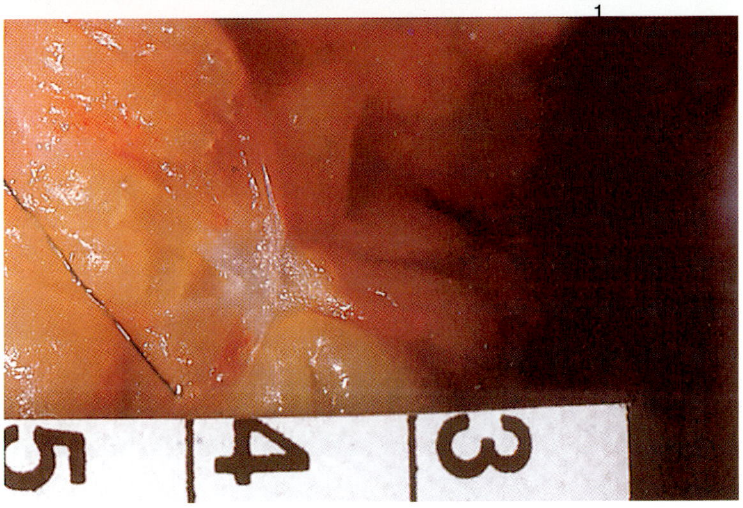

76F

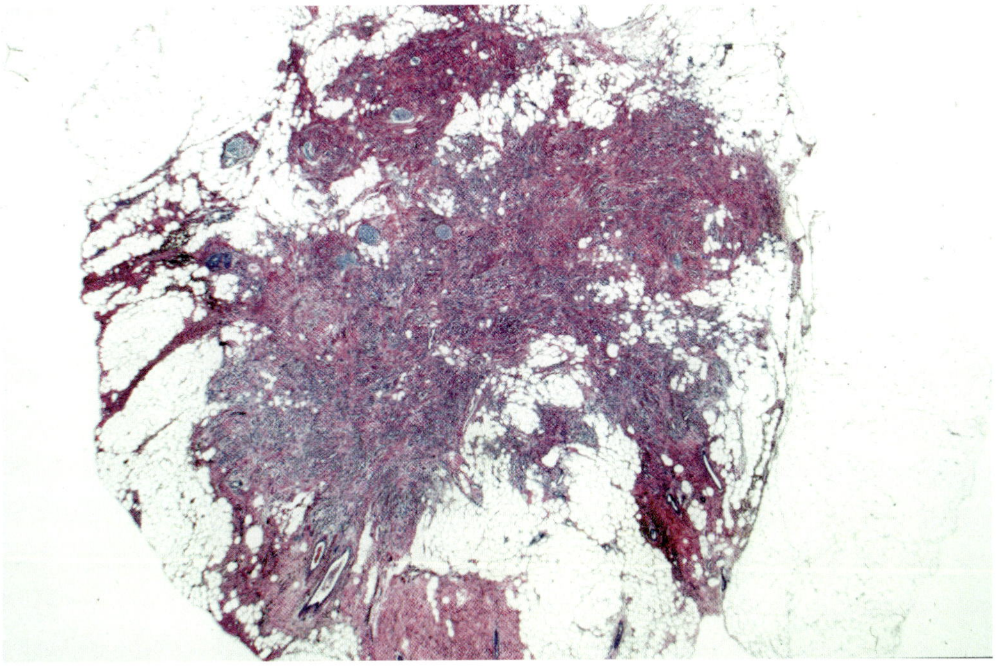

76G

77

Erstes Screening bei einer 61jährigen asymptomatischen Frau.

Körperliche Untersuchung

In beiden Mammae ist kein Tumor zu tasten.

Mammographie

Abb. 77A: Linke Brust, mediolaterale Schrägprojektion. Störung der Gewebsarchitektur bei A1 i. S. einer parenchymalen Verzeichnung.
Abb. 77B: Linke Brust, kraniokaudale Projektion. Ein zentral gelegener sternförmiger Tumor ist in 6 cm Entfernung von der Brustwarze zu erkennen.
Abb. 77C: Linke Brust, Vergrößerungsmammographie, kraniokaudale Projektion.
Abb. 77D: Präparatradiogramm. Präoperativ drahtmarkiertes Tumorareal.

Analyse

Sternförmige Läsion. Keine eindeutig abgrenzbare zentrale Tumormasse. Lange, fein gezeichnete Spiculae verursachen die strahlenförmige Struktur. Keine dazugehörigen Kalzifikationen.

Histologie

Infiltrierendes duktales Karzinom. Keine axillären Metastasen.

Erläuterung

Wie auf S. 96 ausgeführt, kann eine endgültige Diagnose sternförmiger Prozesse nur nach entsprechender histologischer Untersuchung gestellt werden.

Follow-up

Die Patientin war 19 Jahre nach Primärdiagnose und -therapie noch am Leben.

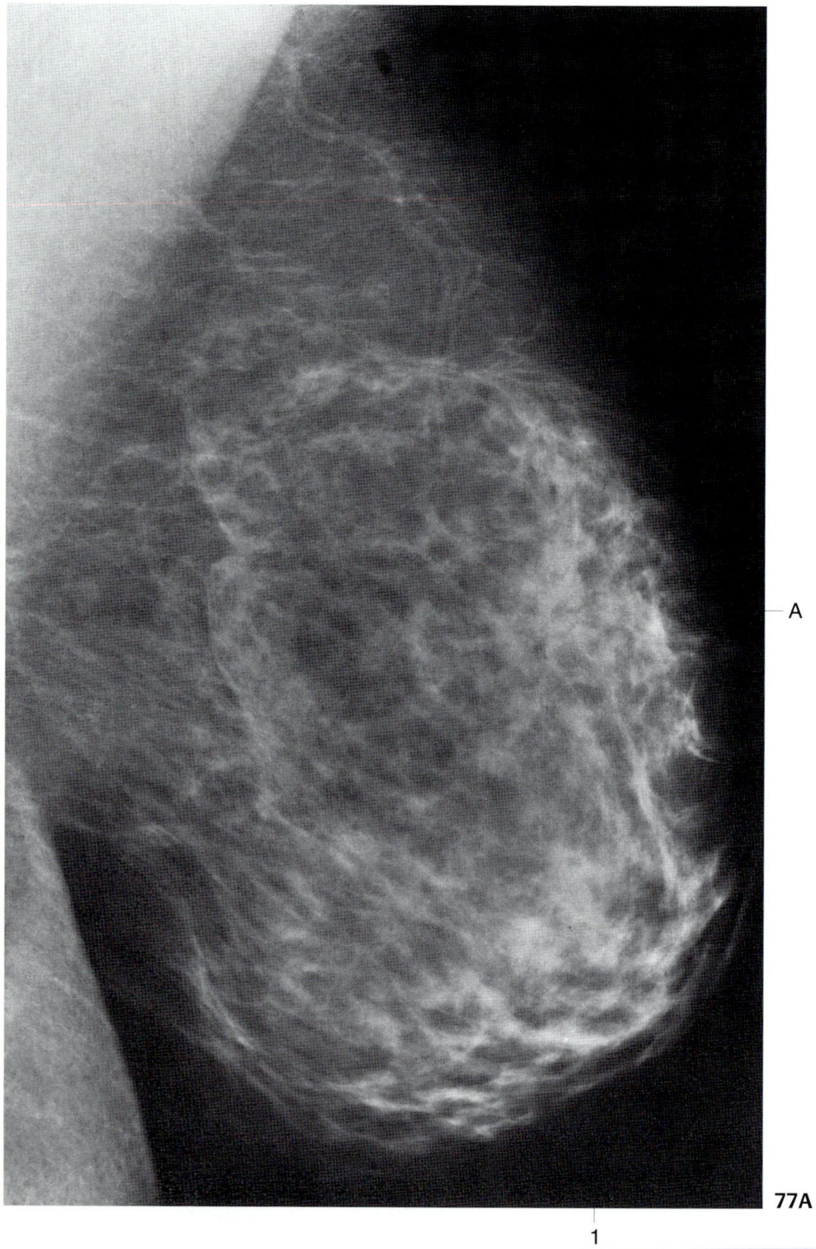

77A

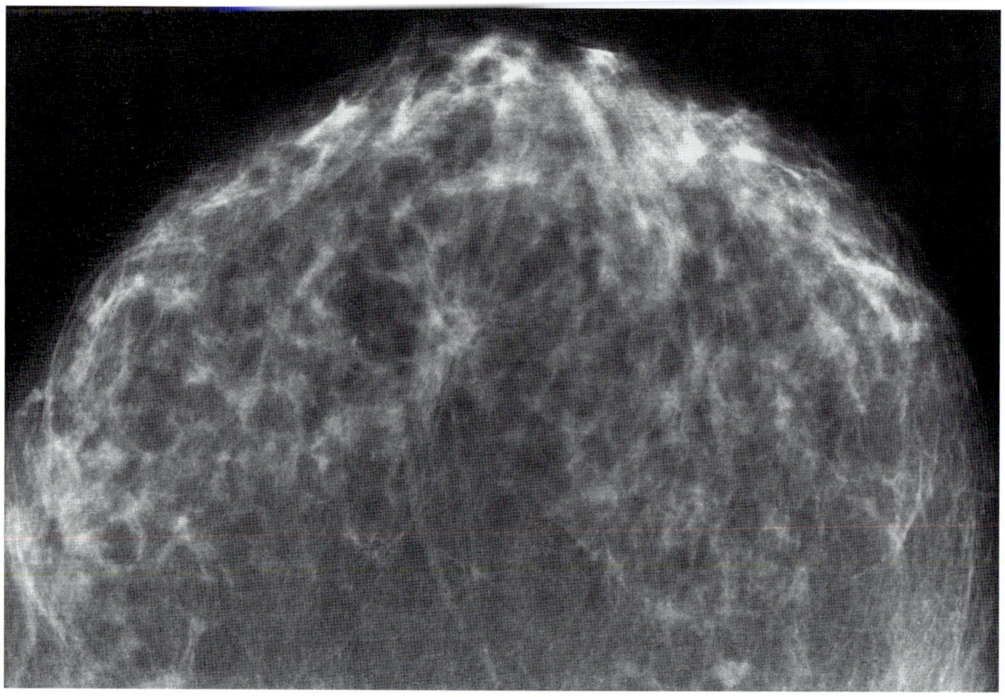

77B

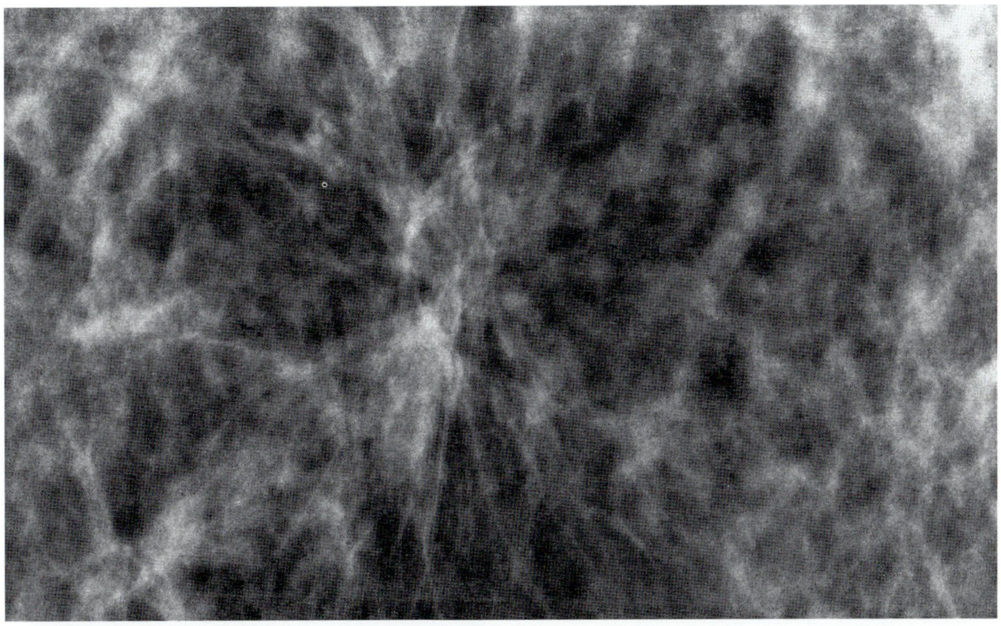

77C

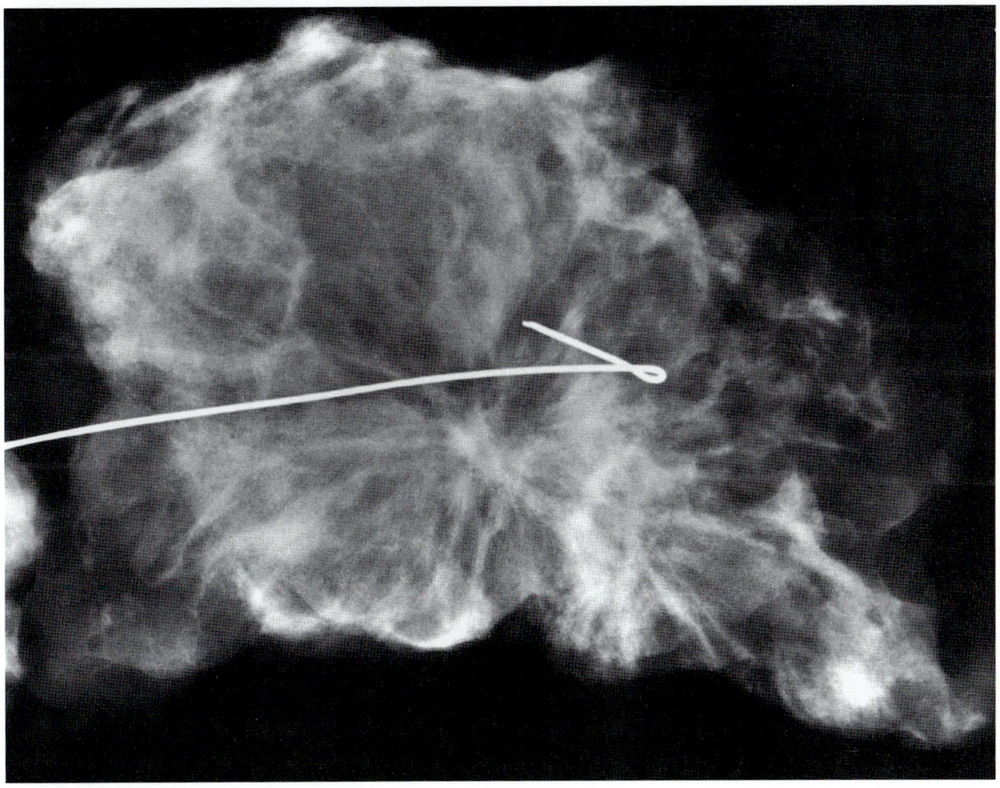

77D

78

Erstes Screening bei einer 64jährigen asymptomatischen Frau.

Körperliche Untersuchung

In beiden Mammae ist kein Tumor zu tasten.

Mammographie

Abb. 78A u. B: Rechte und linke Mammae, mediolaterale Schrägprojektionen. Ein kleiner sternförmiger Tumor ist bei A1 zu erkennen. Die rechte Brust ist unauffällig. Abb. 78C: Linke Brust, kraniokaudale Projektion. Der Tumor findet sich bei A1. Abb. 78D: Linke Brust, Tubuskompression, kraniokaudale Projektion. Der Tumor kommt in Projektion auf eine verkalkte Arterie zur Darstellung.

Analyse

Form: sternförmig; zentraler Tumorbereich, der von kurzen Spiculae umgeben ist und am besten bei entsprechender Tubuskompression auszumachen ist.
Größe: <10 mm.

Folgerung

Mammographisch maligner Tumor.

Histologie

Infiltrierendes duktales Karzinom, Maximaldurchmesser 7 mm. Keine axillären Lymphknotenmetastasen.

Follow-up

Die Patientin verstarb 12 Jahre später an akutem Herzversagen. Kein Nachweis eines Mammakarzinoms zu diesem Zeitpunkt.

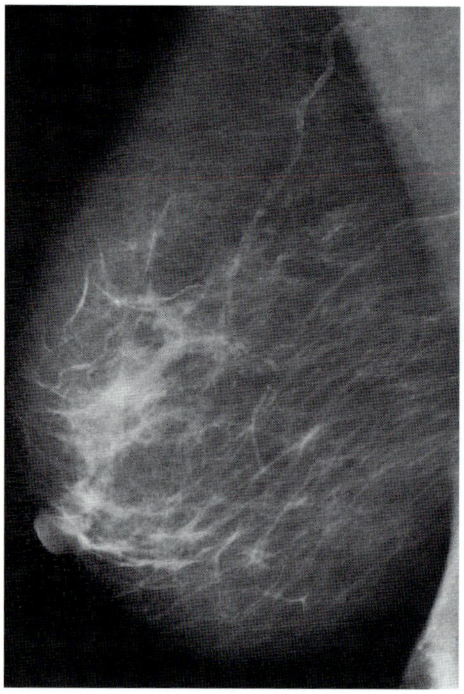

78A

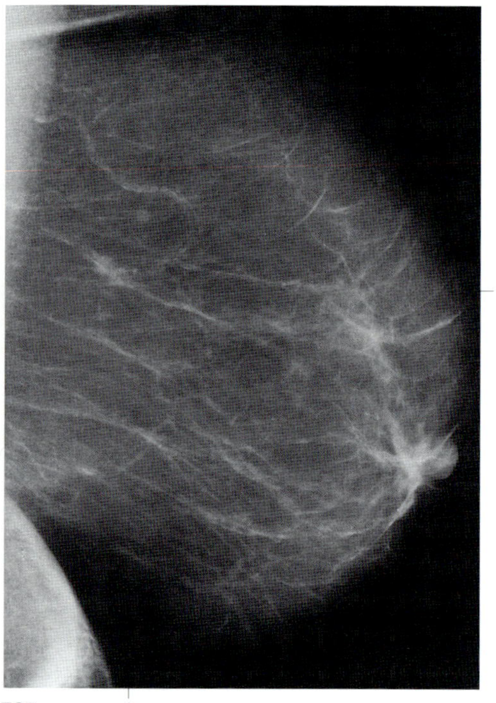

78B

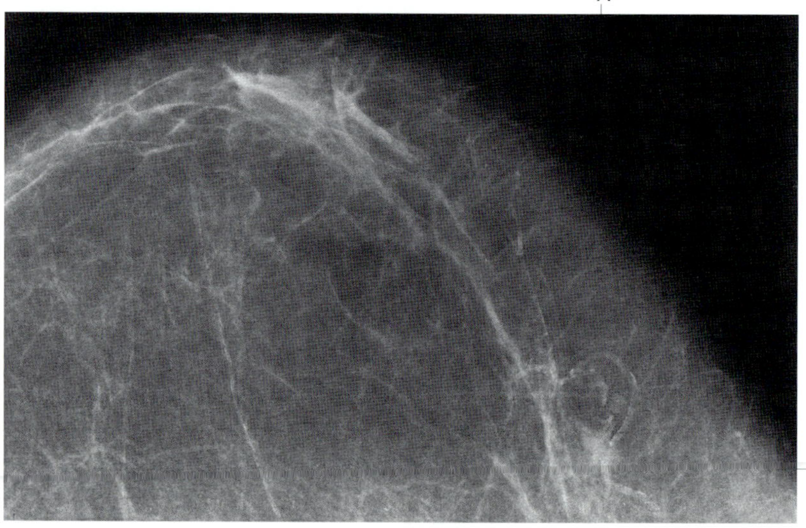

78C

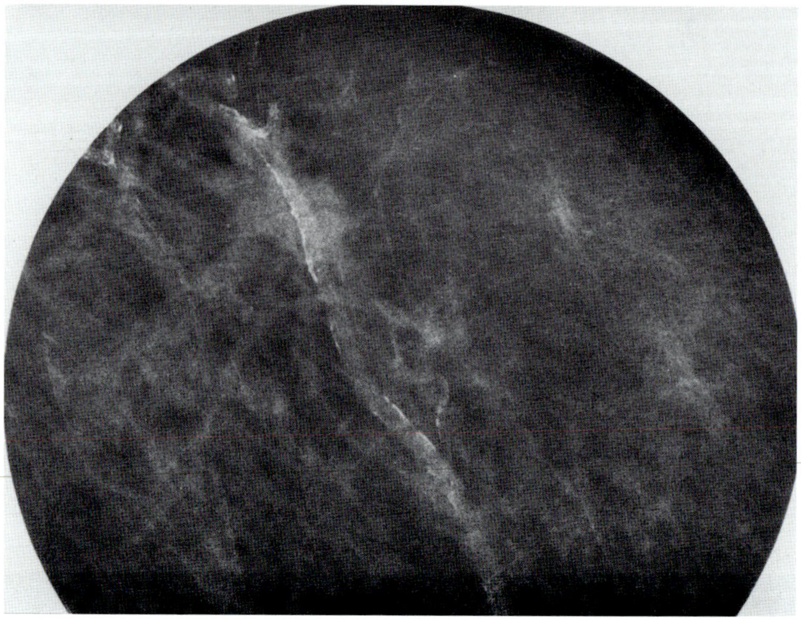

78D

79

Erstes Screening bei einer 70jährigen Patientin.

Körperliche Untersuchung

In beiden Mammae ist kein Tumor zu tasten.

Mammographie

Abb. 79A: Rechte Brust, mediolaterale Schrägprojektion. Ein kleiner sternförmiger Tumor ist bei A1 zu erkennen.
Abb. 79B: Rechte Brust, kraniokaudale Projektion. Die sternförmige Läsion findet sich bei A1.
Abb. 79C: Tubuskompressionsaufnahme, mediolaterale Schrägprojektion.

Analyse

Form: sternförmiger pathologischer Prozeß mit zentraler Tumormasse.
Strahlenförmige Struktur: kurze Spiculae.
Größe: <1 cm.

Folgerung

Mammographisch hochgradig malignitätsverdächtige Läsion.

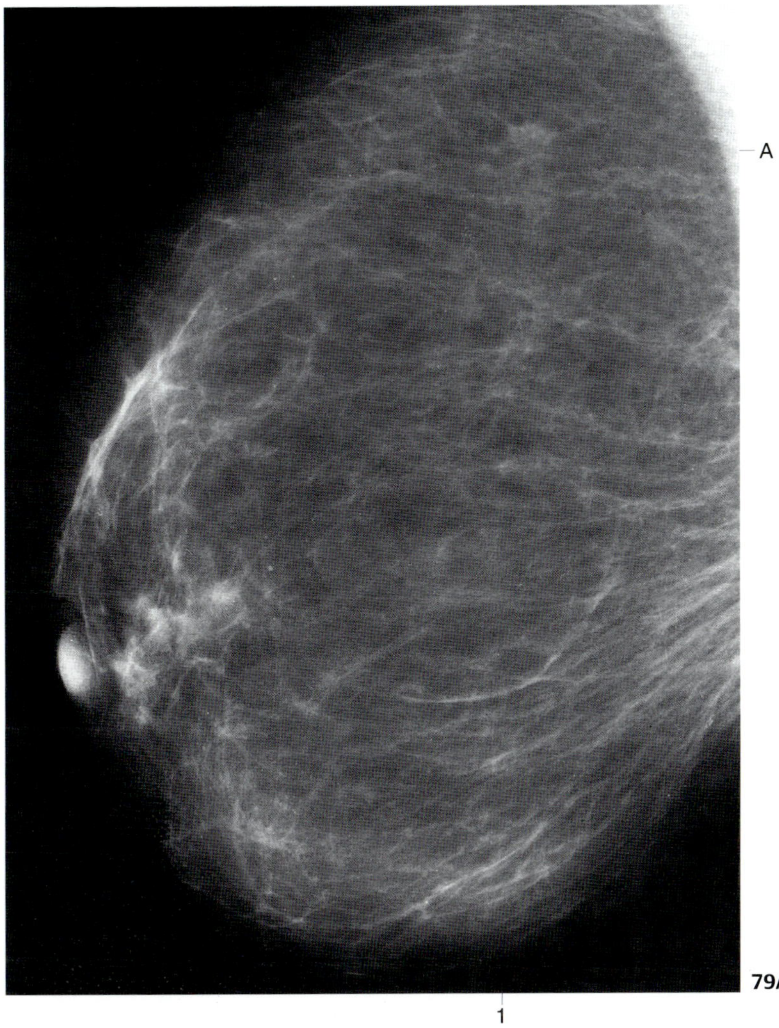

79A

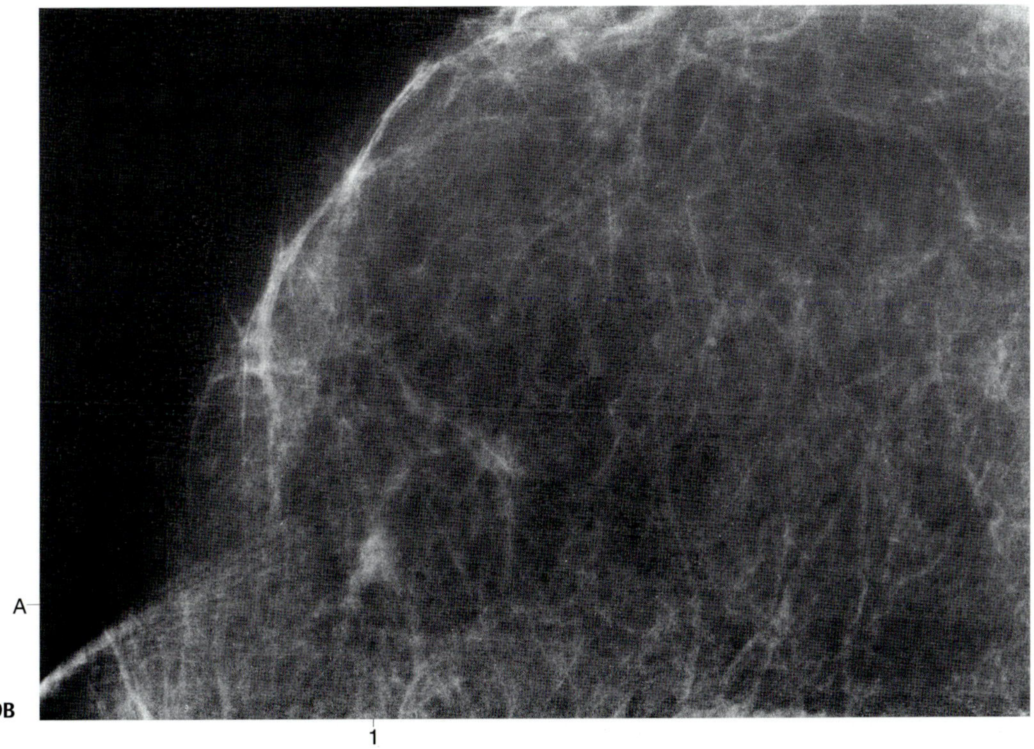

79B

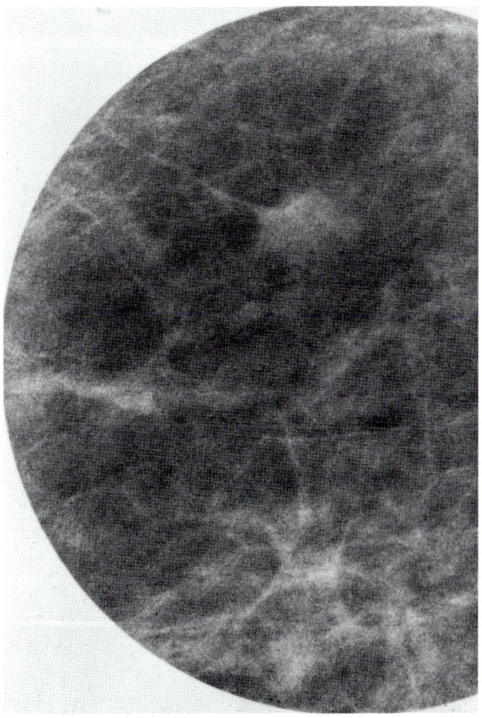

79C

Histologie

6 × 6 mm großes infiltrierendes duktales Karzinom. Keine axillären Lymphknotenmetastasen.
Abb. 79D: Histologisches Präparat, Übersicht.
(HE-Färbung, 12,5fache Vergrößerung)
Abb. 79E: Das invasive Karzinom in der Detailansicht.
(HE-Färbung, 200fache Vergrößerung)

Follow-up

Die Patientin verstarb im Ausland 4 Jahre/10 Monate später im Alter von 74 Jahren. Todesursache nicht bekannt.

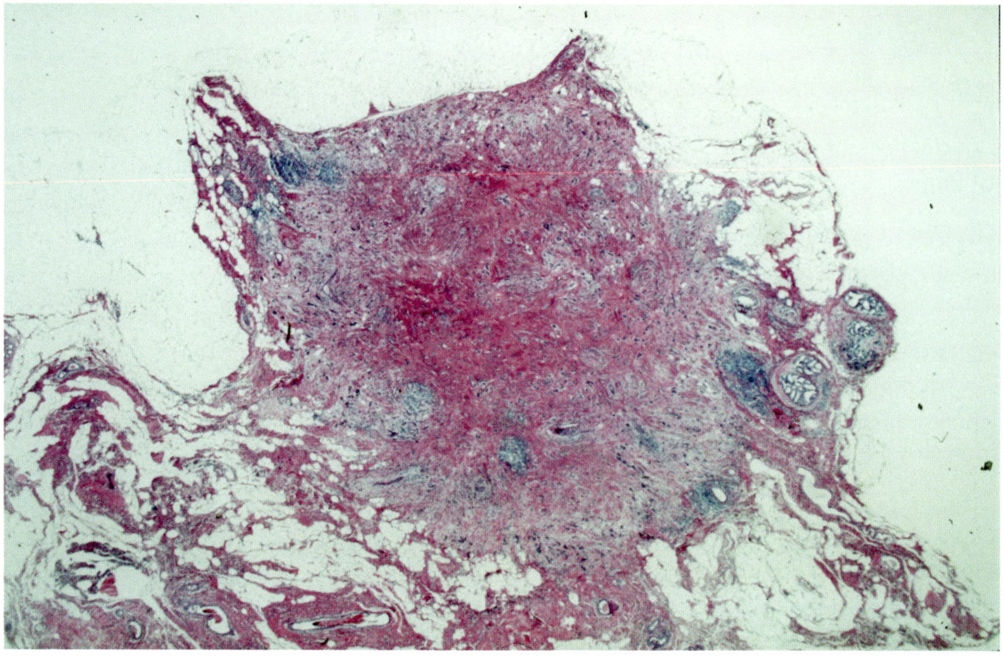

79D

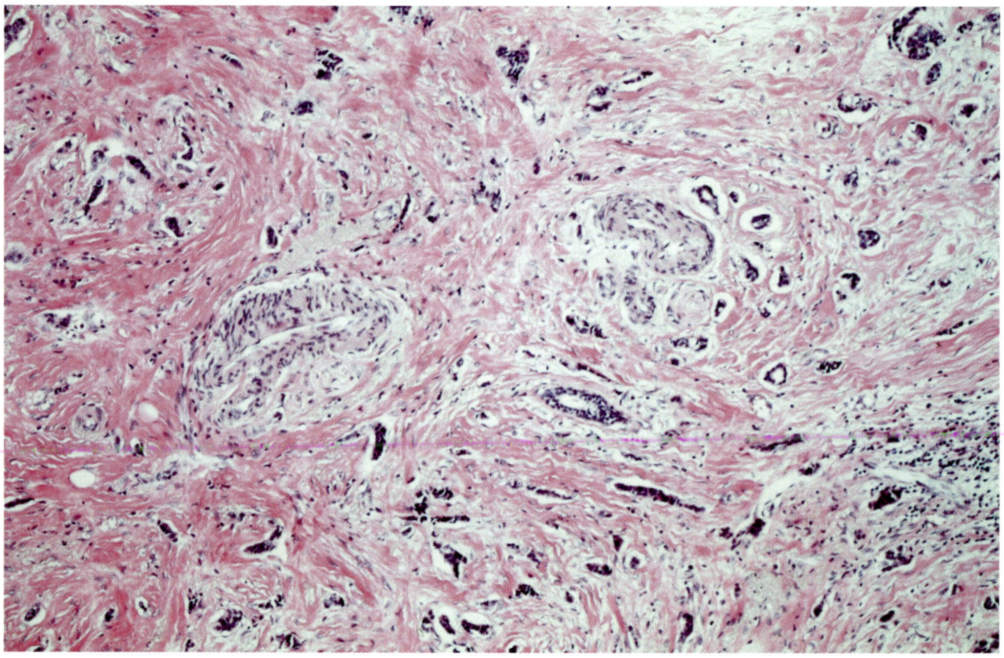

79E

80

Die 44jährige Patientin war wegen eines im oberen äußeren Quadranten der linken Brust tastbaren Tumors zur Mammographie überwiesen worden.

Körperliche Untersuchung

2 × 2 cm großer, derber Knoten im oberen äußeren Quadranten der linken Brust. Keine Hautveränderungen. Malignitätsverdächtiger Tumor.

Mammographie

Abb. 80A: Linke Brust, mediolaterale Schrägprojektion. Bei A1 beobachtet man eine Einziehung der parenchymalen Kontur (vgl. Abb. XIXA u. B). Keine dazugehörigen Kalzifikationen.
Abb. 80B: Linke Brust, kraniokaudale Projektion. Störung der Gewebsarchitektur bei A1. Sog. Zeltzeichen (vgl. Abb. XVIII C u. D).
Abb. 80C: Linke Brust, Tubuskompression, kraniokaudale Projektion.

Analyse
(insbesondere der Aufnahme mit Tubuskompression)

Sternförmige Läsion mit zentralem, von zahlreichen Spiculae umgebenen Tumorareal. Mammographisch maligner Tumor.

Histologie

Infiltrierendes duktales Karzinom mit axillären Lymphknotenmetastasen.
Abb. 80D: Invasives Karzinom im gering vergrößerten histologischen Schnittpräparat. Gering differenzierte In-situ-Komponente mit amorphen Kalzifikationen. (HE-Färbung, 40fache Vergrößerung)

Follow-up

Die Patientin verstarb 4 Jahre später im Alter von 48 Jahren an dem dann ossär und hepatisch metastasierenden Mammakarzinom.

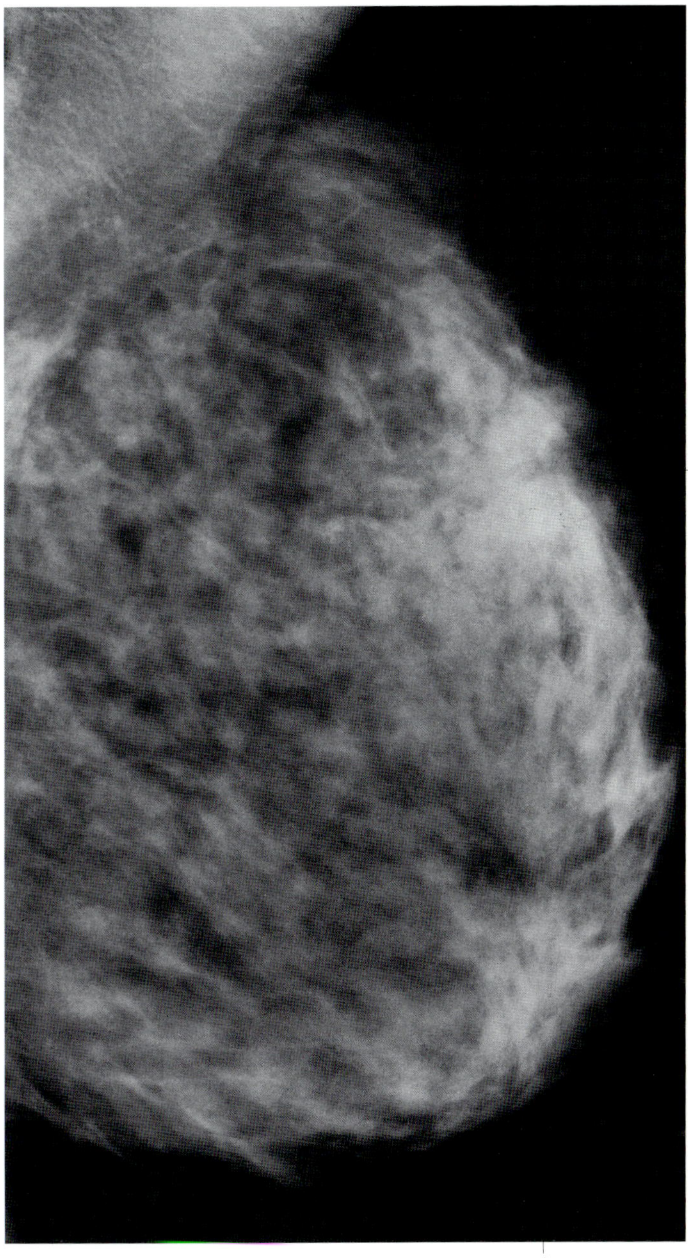

80A

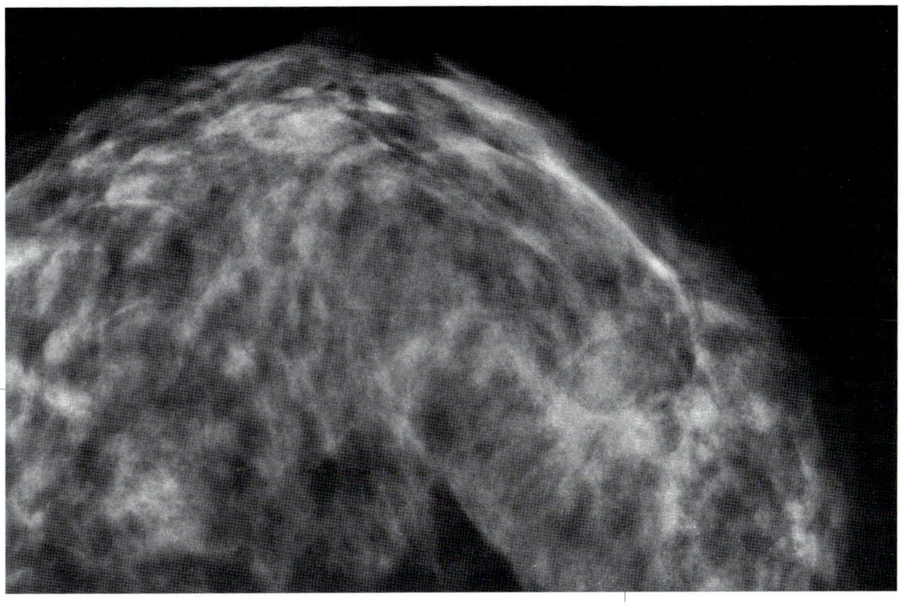

80B

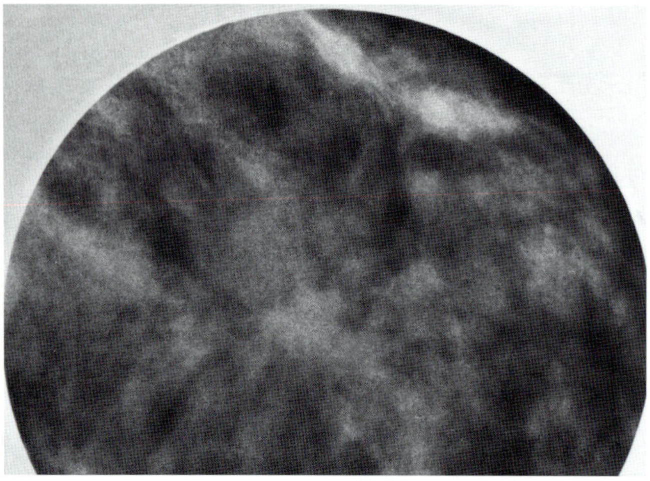

80C

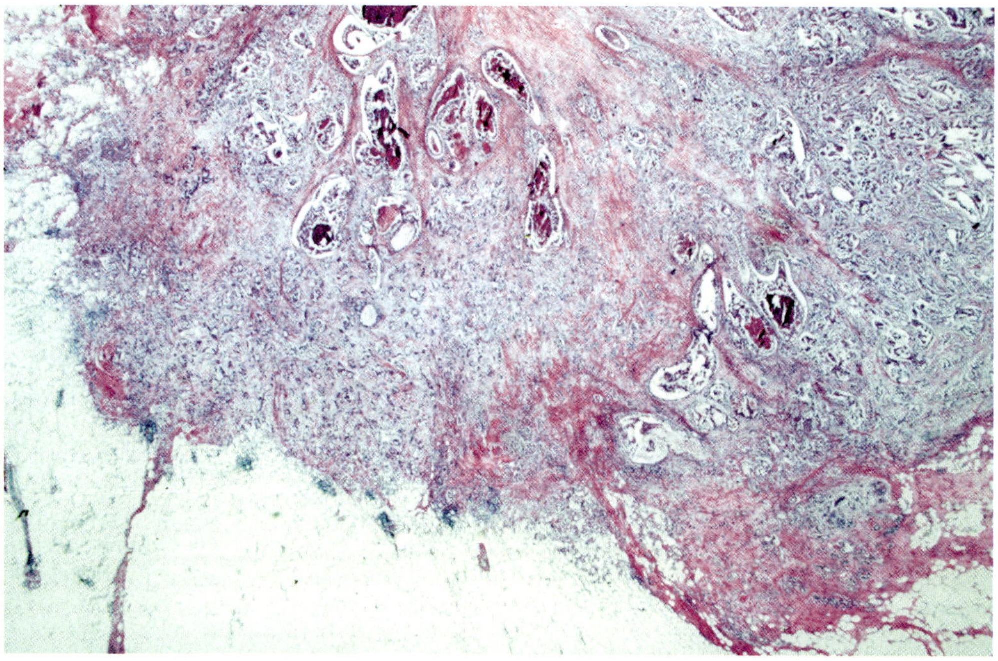

80D

81

Erstes Screening bei einer 46jährigen asymptomatischen Frau.

Körperliche Untersuchung

In beiden Mammae ist kein Tumor tastbar.

Mammographie

Abb. 81A: Linke Brust, mediolaterale Schrägprojektion. In der oberen Mammahälfte ist ein sternförmiger Tumor, 8 cm von der Brustwarze entfernt, zu erkennen.
Abb. 81B: Linke Brust, vergrößerte Darstellung der Läsion.

Analyse

Sternförmiger Tumor. Nahe dem Zentrum ist ein ovalärer, relativ transparenter Bereich zu sehen. Zur sternförmigen Gesamtstruktur kommt es durch radiär auslaufende, linienförmige, strahlendurchlässige Strukturelemente. Verkalkungen finden sich nur angedeutet.

Folgerung

Typisches mammographisches Erscheinungsbild einer radiären Narbe.

Histologie

Radiäre Narbe (sklerosierende Dukthyperplasie). Kein Anhalt für Malignität.

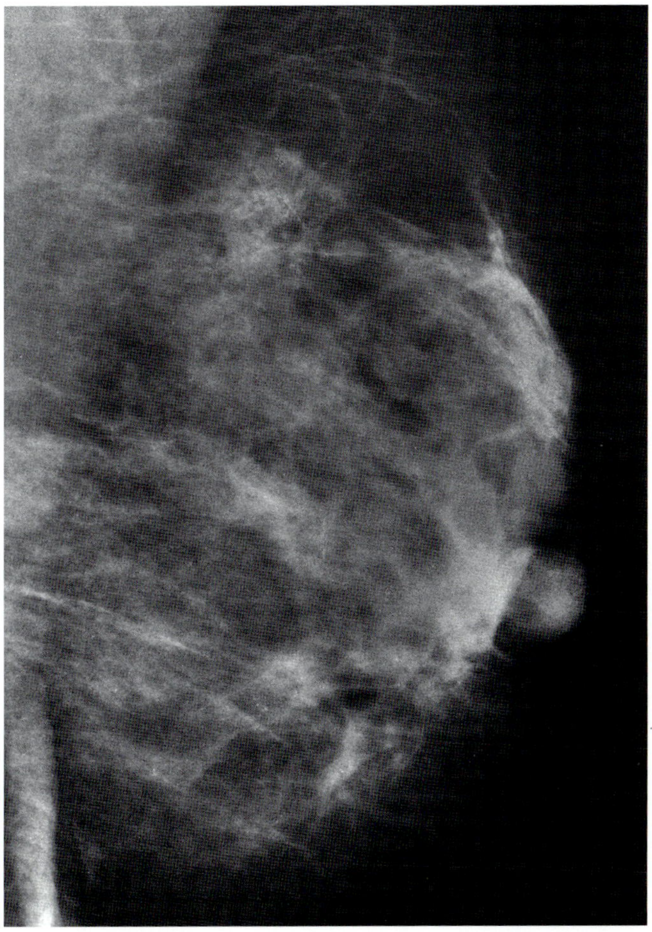

81A

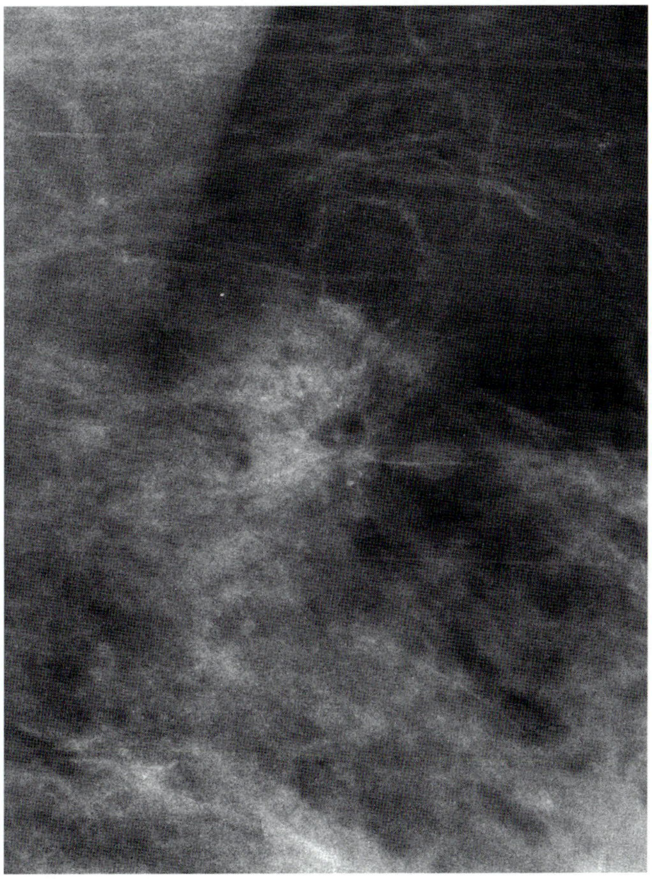

81B

82

Erstes Screening bei einer 42jährigen asymptomatischen Frau.

Körperliche Untersuchung

In beiden Mammae kein Tumor tastbar.

Mammographie

Abb. 82A u. B: Rechte und linke Mammae, mediolaterale Schrägprojektionen. Ein kleiner sternförmiger Tumor kommt bei A1 in der rechten Brust zur Darstellung.
Abb. 82C: Rechte Brust, kraniokaudale Projektion. Der Tumor ist bei A1 zu erkennen.
Abb. 82D: Rechte Brust, Vergrößerungsmammographie, kraniokaudale Projektion.

Analyse

Sternförmige Läsion, deren Erscheinungsbild je nach Projektion wechselt. Kein zentraler Tumorbereich. Lange, fein ausgezogene Spiculae. Keine dazugehörigen Kalzifikationen.

Folgerung

Obgleich in diesem Fall keine zentralen röntgennegativen Areale beobachtet werden, sind doch das Fehlen eines soliden Tumorzentrums und die relativ langen, fein ausgezogenen Spiculae die entscheidenden Beurteilungskriterien für die mammographische Verdachtsdiagnose einer radiären Narbe. Eine zuverlässige weiterreichende Abgrenzung gegenüber einem kleinen sternförmigen malignen Tumor ist mammographisch nicht möglich.

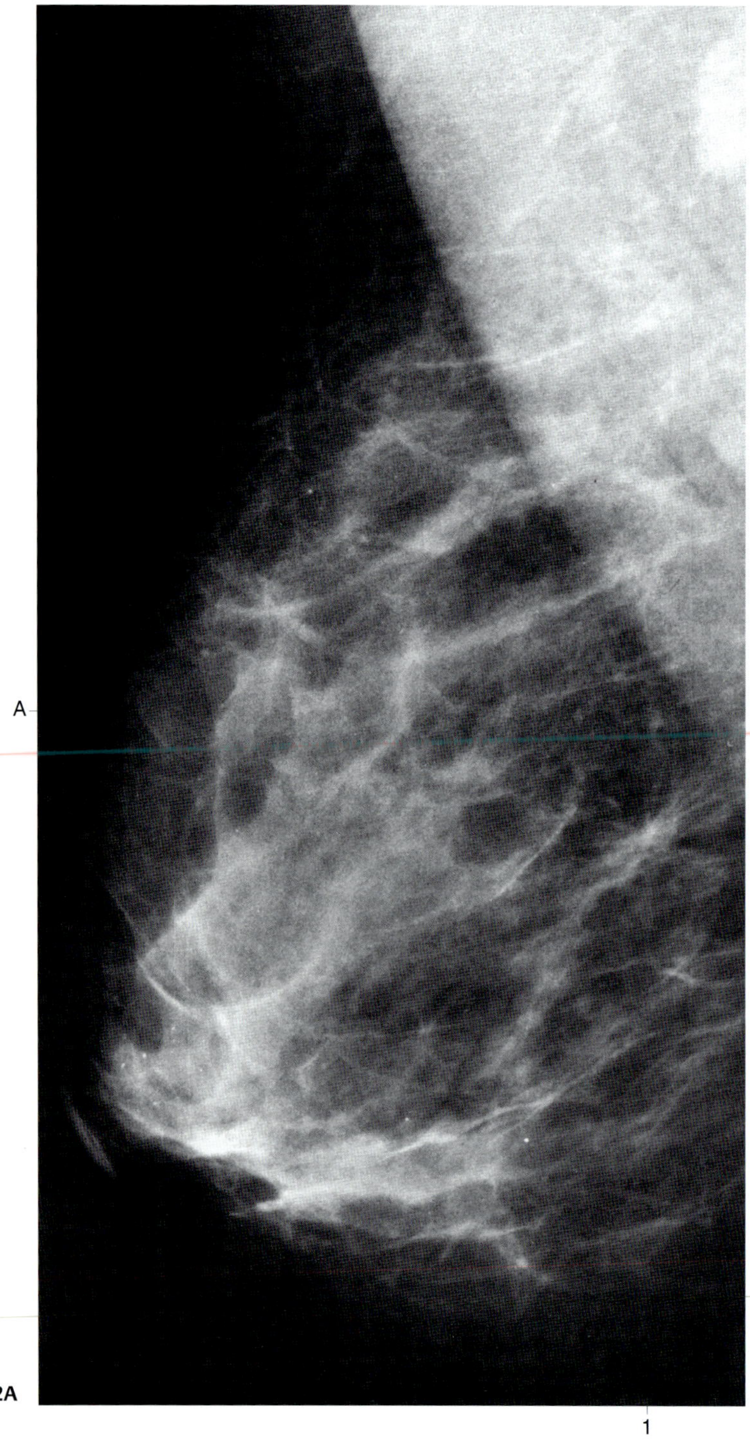

82A

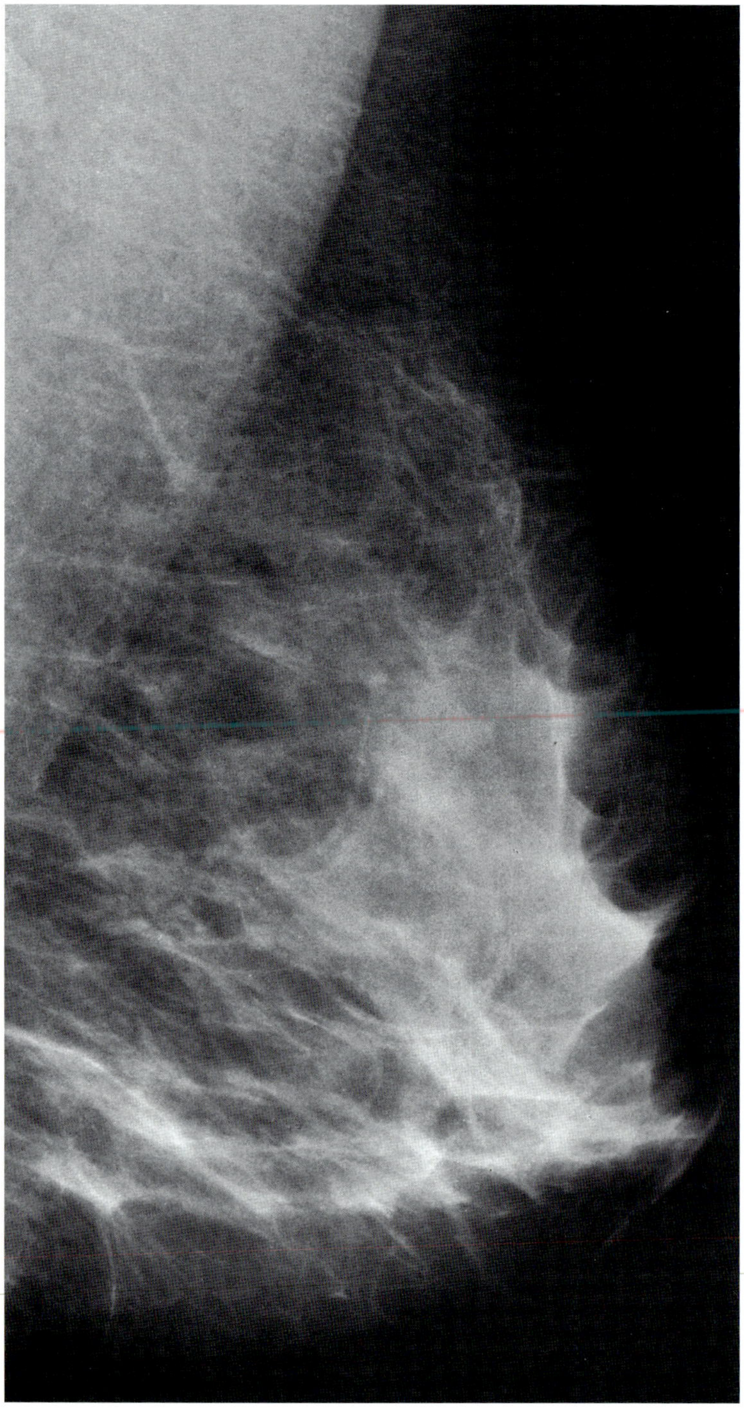

82B

Histologie

Abb. 82E: Radiäre Narbe (sklerosierende duktale Hyperplasie). Kein Anhalt für Malignität. Histologisches Präparat der radiären Narbe in geringer Vergrößerung, mit intraduktalen papillären Epithelhyperplasien. (HE-Färbung, 40fache Vergrößerung)

Erläuterung

Der Tumor ist relativ schwer zu erkennen. Schräges Abdecken von kranial her hilft bei der Lokalisation (Abb. 82F).

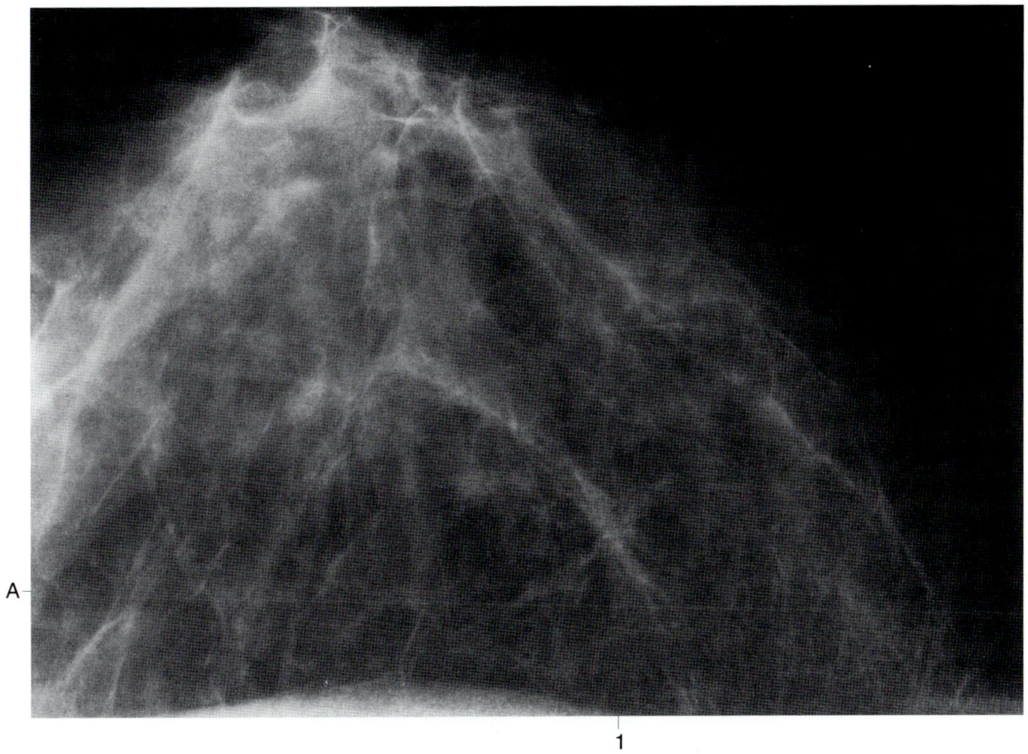

82C

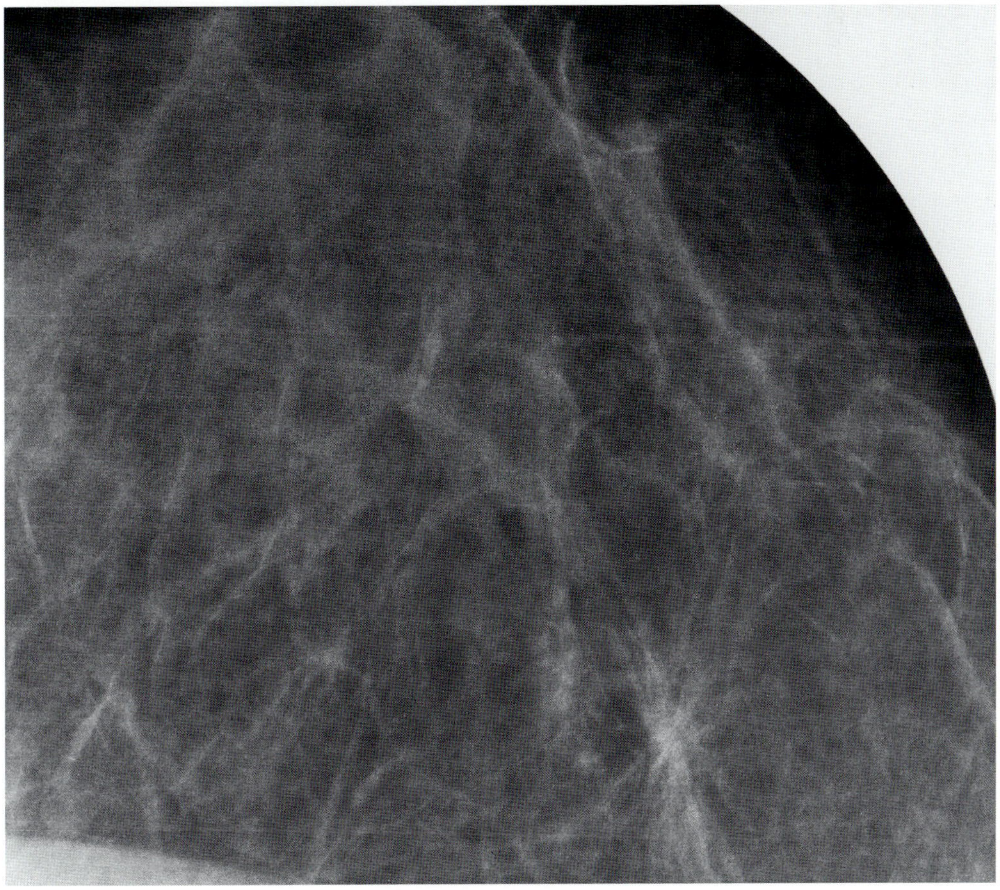

82D

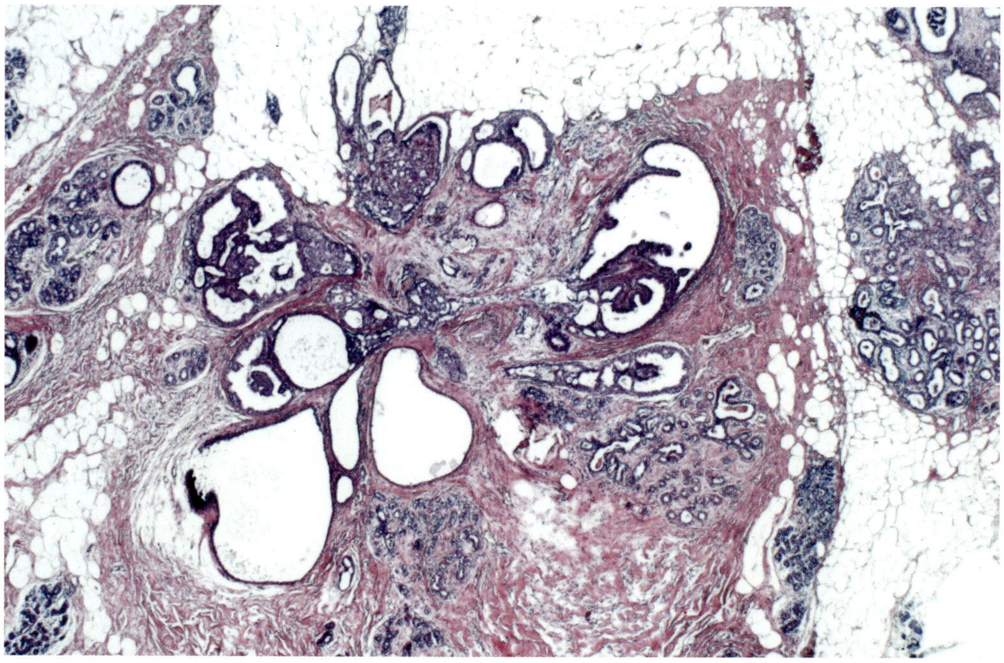

82E

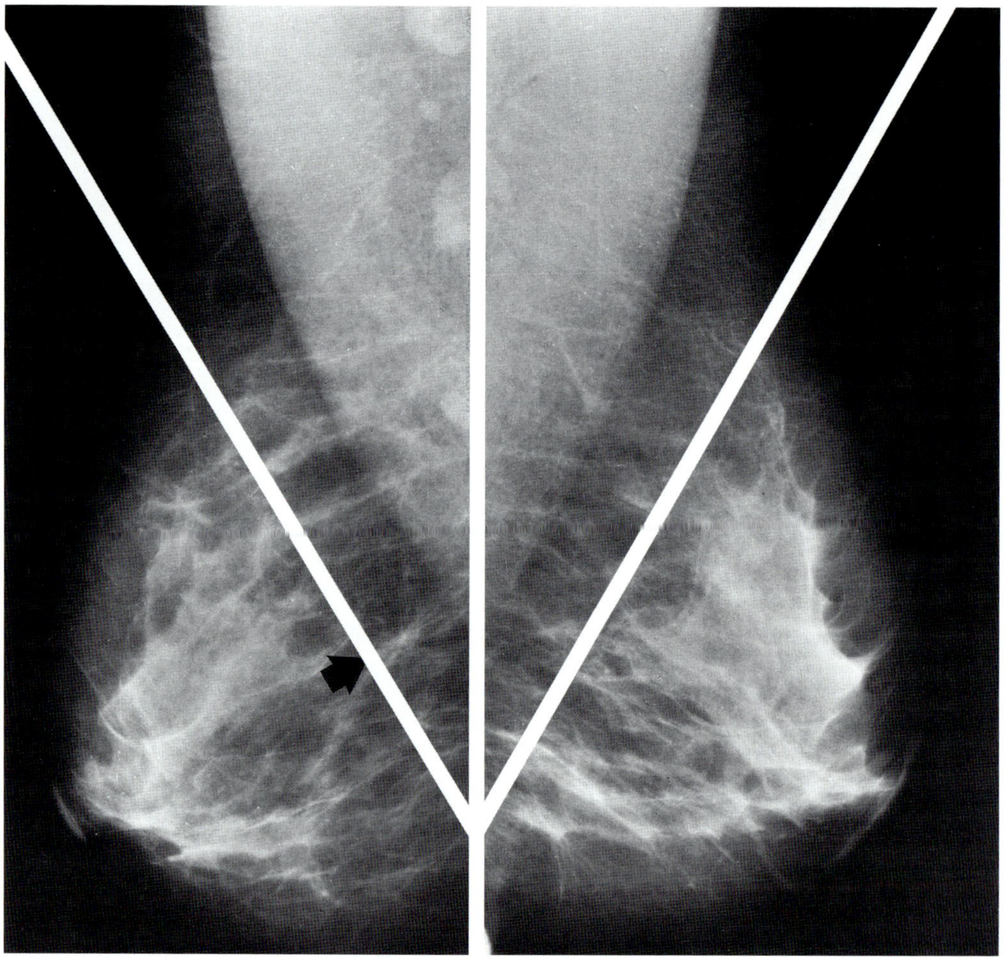

82F

83

Erstes Screening bei einer 41jährigen asymptomatischen Patientin.

Körperliche Untersuchung

In beiden Mammae ist kein Tumor tastbar.

Mammographie

Abb. 83A: Linke Brust, kraniokaudale Projektion. In der lateralen Mammahälfte ist eine Störung der Gewebsarchitektur zu beobachten. Keine dazugehörigen Kalzifikationen.

Abb. 83B u. C: Vergrößerungsmammographie, kraniokaudale Projektion und mediolaterale Schrägprojektion.

Analyse

Es handelt sich um eine große, strahlige Struktur, die sich aus zahlreichen langen und fein ausgezogenen Spiculae zusammensetzt. Zwischen diese sind strahlendurchlässige Linien eingestreut (Pfeile). Die Abb. 83B u. C weisen im Vergleich erhebliche Unterschiede in der Darstellung auf.

Folgerung

Charakteristisches mammographisches Bild einer radiären Narbe.

Histologie

Radiäre Narbe mit gleichzeitig vorhandenem duktalen In-situ-Karzinom und minimal invasivem Karzinom.

Follow-up

Die Patientin verstarb 5 Jahre/8 Monate später am metastasierenden Mammakarzinom.

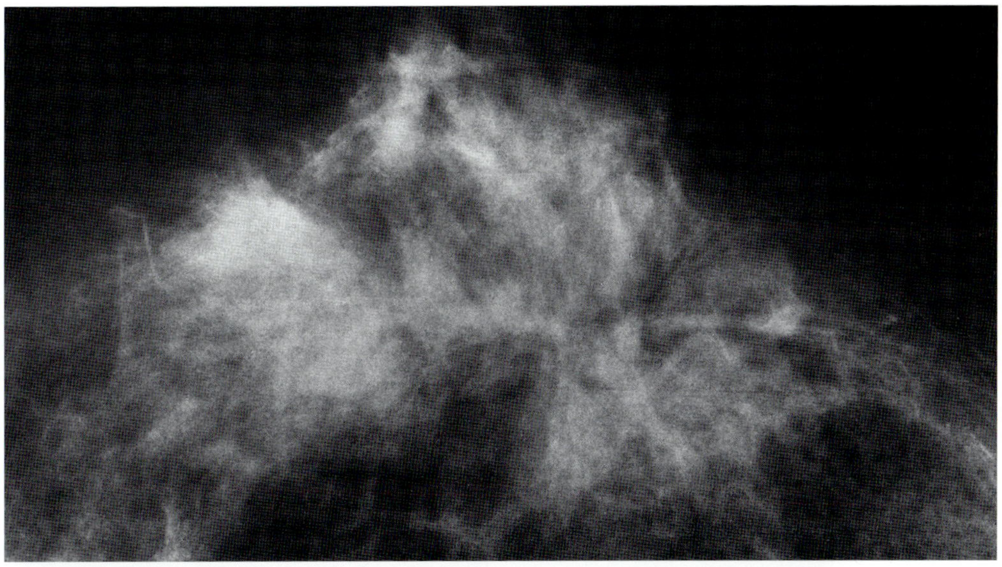

83A

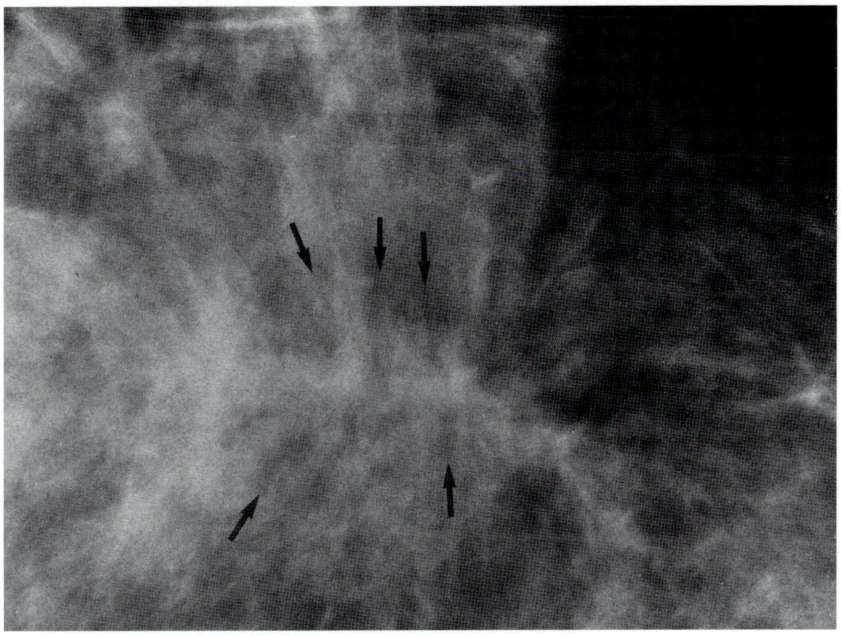

83B

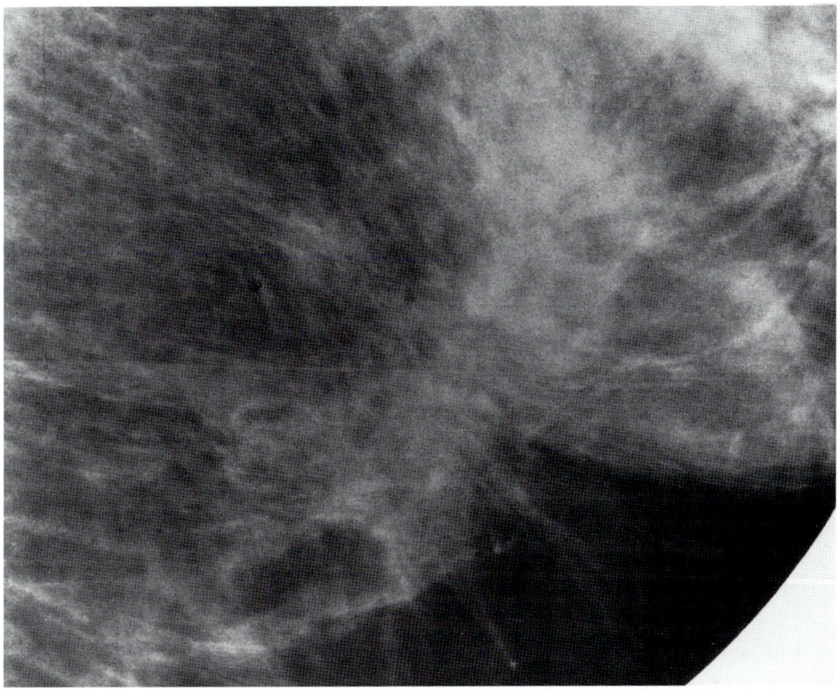

83C

84

Kontrolluntersuchung bei einer 41jährigen Patientin, die 4 Monate zuvor wegen einer gutartigen Veränderung an der rechten Brust operiert worden war.

Mammographie

Abb. 84A u. B: Rechte Brust, mediolaterale Schräg- und kraniokaudale Projektionen. Im oberen inneren Quadranten findet sich eine sternförmige Läsion ohne dazugehörige Kalzifikationen.

Analyse

Tumorzentrum: Innerhalb des nicht sehr deutlich demarkierten Tumorzentrums finden sich mehrere relativ transparente Abschnitte.
Strahlenförmige Struktur: ausgesprochen feine, lange und wenig schattendichte Spiculae. Die Haut weist im Bereich der vorangegangenen Operation eine geringgradige Einziehung auf.

Folgerung

Die noch nicht lange zurückliegende Brustoperation erhärtet die ziemlich wahrscheinliche Diagnose einer traumatischen Fettnekrose. Die mammographische Beschreibung ist typisch für die sternförmige Variante der traumatischen Fettnekrose.

Erneute Mammographie

Abb. 84C: Rechte Brust, mediolaterale Schrägprojektion, 2 Jahre später. Die sternförmige Läsion ist fast völlig verschwunden. Lediglich ein kleiner „Restkrater“ mit vermehrter Transparenz ist im Bereich des ehemaligen OP-Gebietes zurückgeblieben.

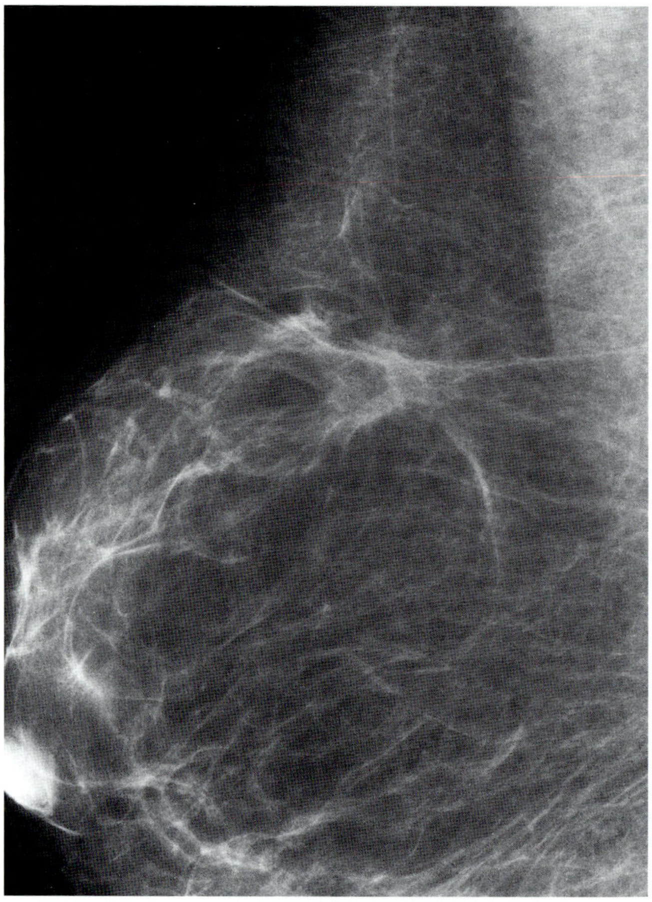

84A

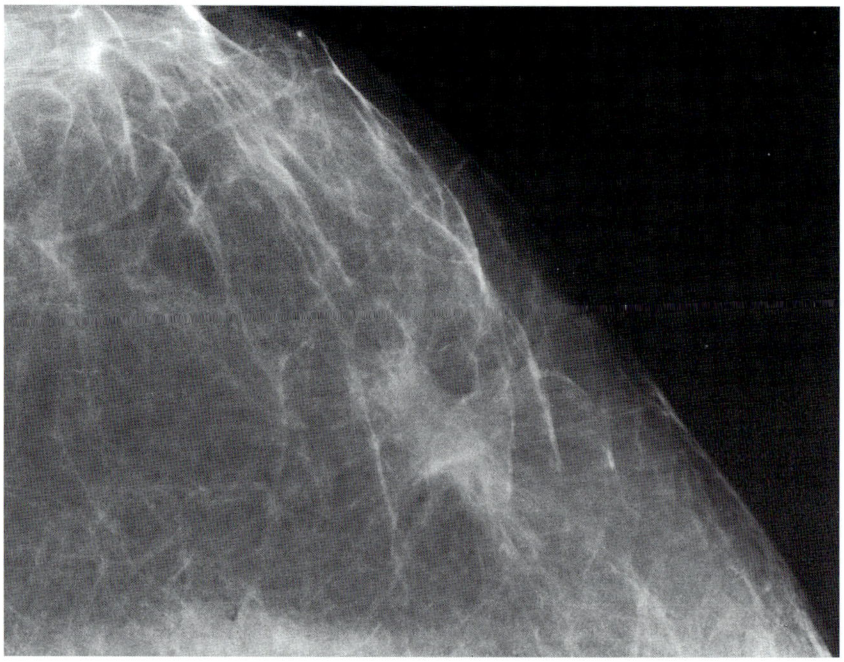

84B

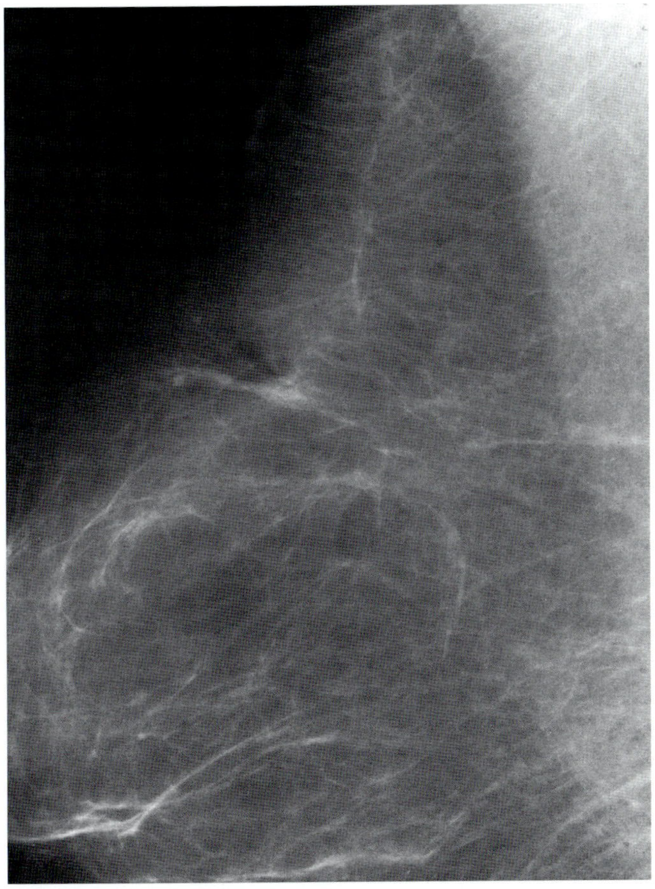

84C

85

Erstes Screening bei einer 61jährigen asymptomatischen Frau.

Körperliche Untersuchung

In beiden Mammae ist kein Tumor tastbar.

Mammographie

Abb. 85A u. B: Linke Brust, mediolaterale Schräg- und kraniokaudale Projektionen. Bei A1 ist ein einzelner, nicht verkalkter Tumor zu sehen.
Abb. 85C: Ausschnittvergrößerung.

Analyse

Form: umschrieben, rundlich.
Konturen: unscharf; ein breiter Kometenschweif zieht in Richtung Brustwarze.

Folgerung

Mammographisch maligner Tumor.
Abb. 85D: Operationspräparat.

Histologie

8 × 8 mm großes duktales Karzinom. Keine axillären Metastasen.

Follow-up

Die Patientin verstarb 12 Jahre später im Zustand des Lungenödems bei metastasierendem Mammakarzinom.

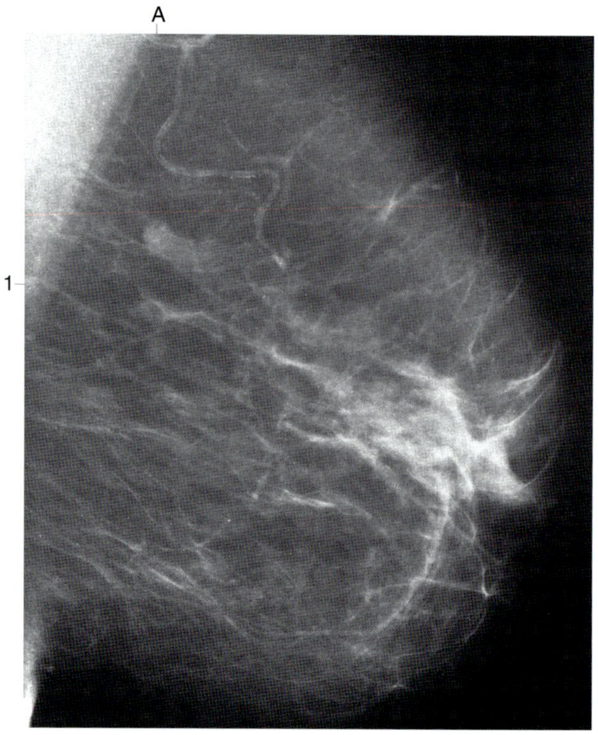

85A

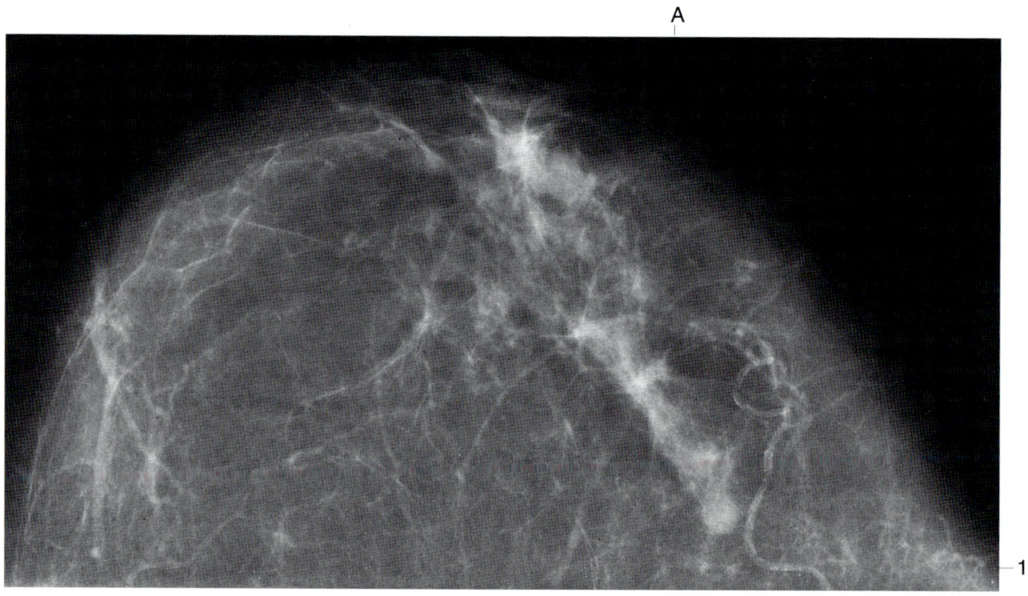

85B

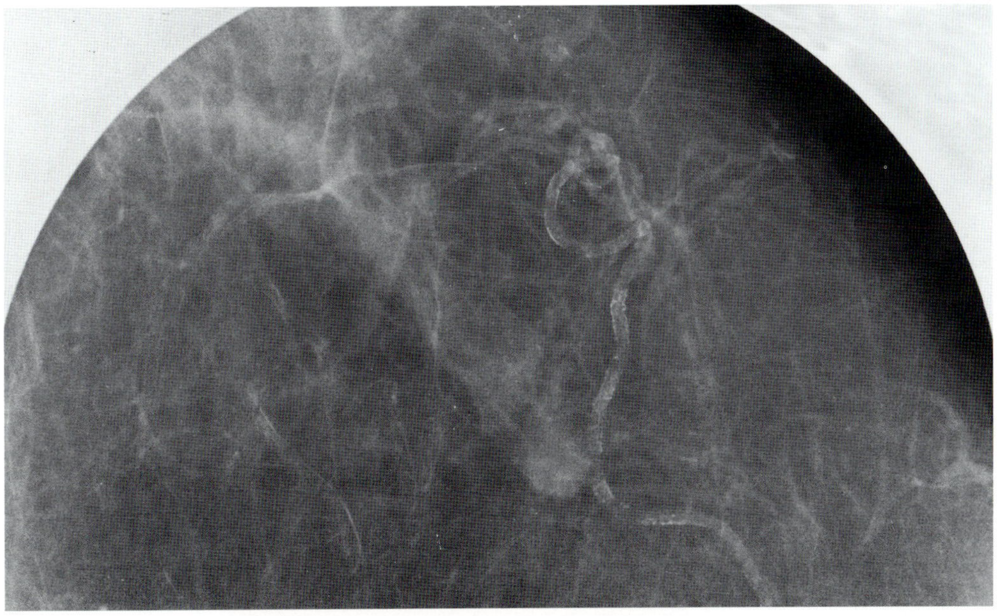

85C

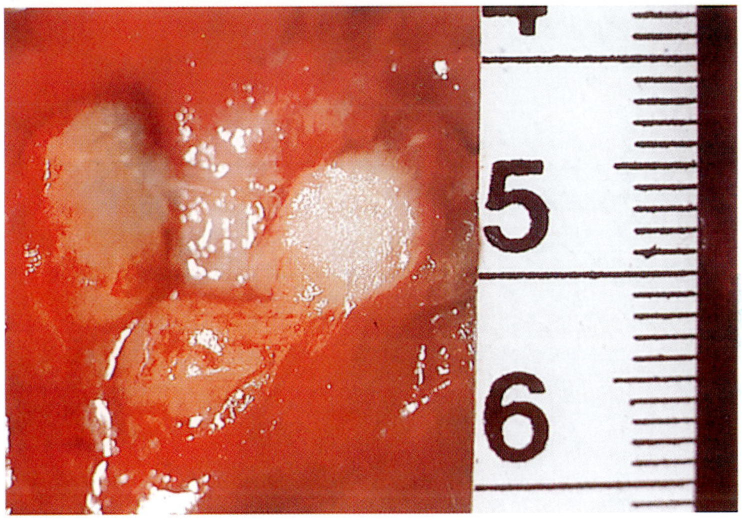

85D

6 Verkalkungen

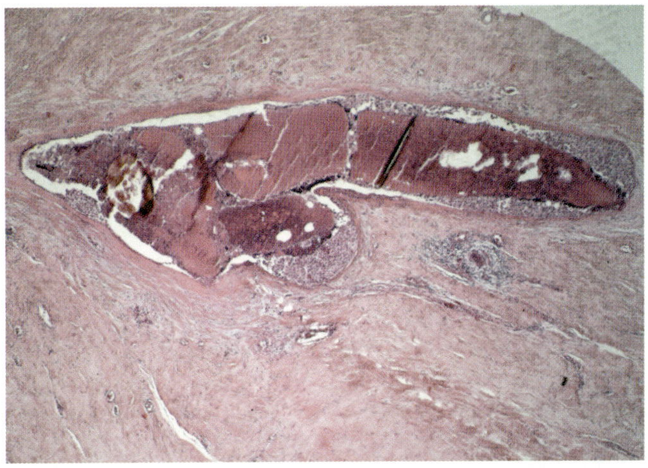

Duktales Carcinoma in situ G3 mit ausgußartigen Verkalkungen.

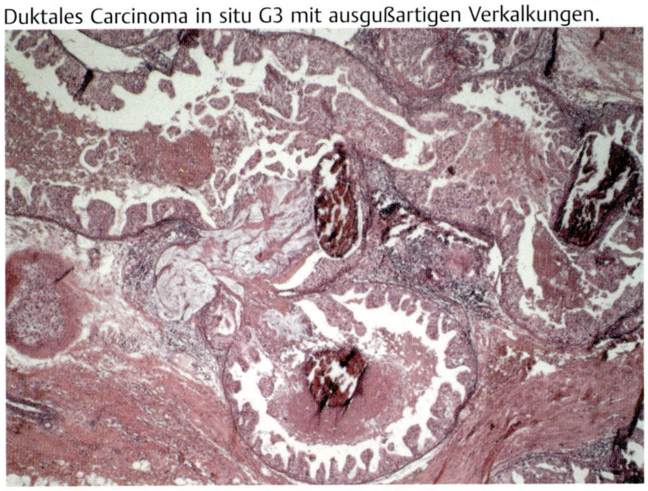

Carcinoma in situ G2 mit granulären Kalzifikationen.

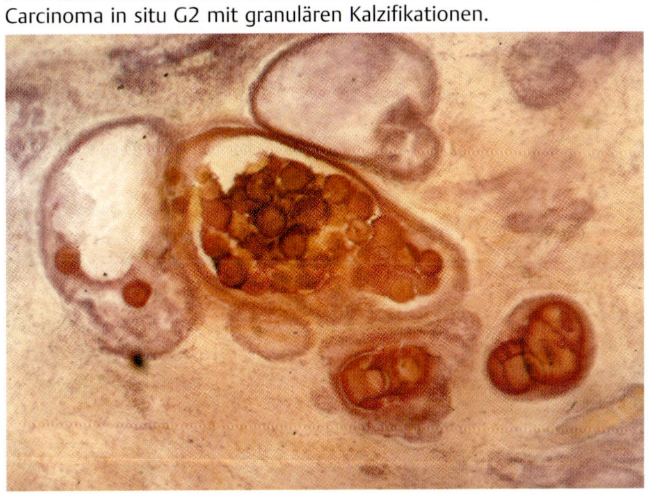

Zystisch erweiterte TDLE.

Für die Analyse von Verkalkungen bei fehlendem oder zunächst nicht mitbeurteiltem Tumorschatten erweisen sich als wichtigste Kriterien: *Verteilungsmuster* der Kalzifikationen sowie *Form*, *Größe* und *Dichte* der einzelnen Kalkpartikel. Von unwesentlicher Bedeutung ist für die Diagnosestellung die Anzahl der einzelnen Kalkherde.
Ziel der Analyse sollte sein, den pathologischen Prozeß auszumachen, der zur entsprechenden Bildung bestimmter Kalkherde geführt hat. Den ersten Schritt stellt dabei die Beurteilung von Verteilung und Form der Kalzifikationen dar, die dann Rückschlüsse auf die jeweilige pathoanatomische Lokalisation, mithin also den Ausgangspunkt des zu diagnostizierenden Geschehens zuläßt.
Lineare, fragmentierte und verzweigte Kalzifikationen finden sich innerhalb *erweiterter Milchgänge*. Zu einer derartigen Erweiterung kann es durch Flüssigkeitsretention im Rahmen einer Plasmazellmastitis oder durch Proliferation maligner Zellen im Zusammenhang beispielsweise mit einem gering differenzierten Carcinoma in situ (G3) kommen. Die Differentialdiagnose intraduktaler Verkalkungen ist relativ einfach.
Das Vorhandensein einzelner oder gruppierte Mikroverkalkungen weist in der Regel auf die terminale duktale lobuläre Einheit (TDLE) als Ausgangort des pathologischen Prozesses hin. Diese TDLEs können durch Flüssigkeitsretention (fibrozystische Mastopathie bzw. zystische Hyperplasie, vgl. S. 3 u. S. 197) bzw. durch maligne Zellverbände mit gleichzeitig vorhandener Nekrose (typisch für G2 In-situ-Karzinome) oder Muzinproduktion (z. B. beim G1 In-situ-Karzinom) erweitert sein. Die Differentialdiagnose intralobulärer Kalzifikationen erweist sich oft als schwierig.
Verschiedenartige andere zum Teil uncharakteristische Verkalkungen finden sich in Zusammenhang mit benignen Prozessen. Häufig sind derartige Verkalkungen im Stroma anzutreffen. Sie lassen sich in aller Regel leicht identifizieren und bereiten meist keine größeren differentialdiagnostischen Schwierigkeiten. Hierzu zählen periduktale oder sich schienenförmig entlang von Gefäßen entwickelnde Verkalkungen, ferner solche im Zusammenhang mit Fibroadenomen, Atheromen, Ölzysten, Papillomen usw.
Nach Feststellung der Lokalisation von Verkalkungen ist zum Verständnis ihrer Pathogenese die Analyse von *Form*, *Größe* und *Dichte* der einzelnen Kalkpartikel erforderlich. Wegen der besseren Detaildarstellung ist dabei häufig der Einsatz der Vergrößerungsmammographie notwendig.

Maligne intraduktale und/oder intralobuläre Verkalkungen

Die Epithelproliferation innerhalb der TDLE und/oder der Milchgänge kann in mehreren Schritten von der Atypie zum Carcinoma in situ fortschreiten. Zu Verkalkungen kann es dabei quasi als Nebenprodukt dieser Entwicklung kommen. Die mammographische Erscheinungsform dieser Kalzifikationen hängt dabei im wesentlichen vom Malignitätsgrad der umgebenden Zellproliferation ab. Die Heterogenität des In-situ-Karzinoms erklärt auch, warum *Form, Größe, Dichte* und *Anzahl* der einzelnen Mikrokalkpartikel erheblich variieren können. Ihr *Verteilungsmuster* läßt zudem Rückschlüsse auf den jeweiligen Ursprungsort zu, nämlich einerseits Milchgänge (bei linearem oder innerhalb eines Drüsenlappens disseminiertem Kalk), andererseits TDLEs (bei einzelnen oder mehreren Kalknestern).
Die entsprechende Fachterminologie (BI-RADS™ – Breast Imaging Reporting and Data System) des *American College of Radiology* (ACR 1998) wird in Klammern angegeben.

Form

Trotz ihrer großen Variationsbreite lassen sich maligne imponierende Kalzifikationen grundsätzlich in drei Gruppen einordnen:

1) **Ausgußartige Verkalkungen** (BI-RADS™: „fine linear branching [casting] calcifications", also feine, linear ausgerichtete, zum Teil gegabelte Kalzifikationen entlang dem Milchgangsverlauf): Hat sich ein sog. high-grade In-situ-Karzinom, also ein mäßig bis schlecht differenzierter Prozeß intraduktal relativ weit ausgebreitet, so besetzt intraluminales nekrotisches Zellmaterial die zentralen Gangabschnitte. Innerhalb der nekrotischen Partien bilden sich Kalkpartikel, die im Mammogramm als lineare, fragmentierte, gelegentlich verzweigte Kalzifikationen mit irregulären Konturen zur Darstellung kommen (Abb. XXVI), wobei durch das duktale Lumen selbst die maximale Breite der Verkalkungen bestimmt wird. Mittels Vergrößerungsmammographie läßt sich zeigen, daß sich diese Kazifikationen aus Einzelfragmenten zusammensetzen, welche sich in Größe, Länge und Gestalt unterscheiden (Fälle 90, 92, 96, 99–109).
2) **Granuläre Verkalkungen** (BI-RADS™: „pleomorphic, heterogeneous"): Die einzelnen unterscheidbaren Kalkpartikel ähneln granuliertem Zucker oder winzigen Schotterstückchen. Sie sind unregelmäßig in Form, Größe und Dichte und nestartig in einzelnen oder multiplen Grüppchen zusammengefaßt (Abb. XXII). Diese Kalzifikationen finden sich typischerweise bei G2 In-situ-Karzinomen, bei denen maligne Zellen und begleitende Nekrosen die Azini erweitern. Zu den amorphen Kalzifikationen kommt es innerhalb des nekrotischen Materials (Fälle 86, 87, 88, 94, 95, 98).
3) **Puderartige Verkalkungen** (BI-RADS™: „amorphous, indistinct"): Zu psammomkörperartigen Kalzifikationen kann es innerhalb des Muzinschleims kommen, welcher von G1 In-situ-Karzinomzellen produziert wird, die innerhalb der TDLEs proliferieren. Die einzelnen Kalkpartikel sind zu winzig, um sich gegeneinander abgrenzen zu lassen. In ihrer Gesamtheit imponieren sie jedoch mammographisch als multipel gruppierte puderartige Kalzifikationen (unterer Abschnitt der Abb. 107C).

Größe

Diese Verkalkungen bilden sich im Lumen der TDLE(s) oder einzelner Gangabschnitte, durch deren Abmessungen die Größe der Kalzifikationen daher initial begrenzt wird. Bei zunehmender Größe und Infiltration des Tumors verschmelzen die Kalkherdchen zum Teil und werden durch weitere Gewebsnekrose noch größer.

Dichte

Die Dichteanalyse sollte sowohl einen Vergleich der verschiedenen Abschnitte eines einzelnen Kalkherdes (intrapartikuläre Dichteanalyse) als auch einen Vergleich der Dichte verschiedener Kalzifikationen untereinander (interpartikuläre Dichteanalyse) umfassen. Granuläre wie auch ausgußartige Verkalkungen können eine erhebliche Variationsbreite hinsichtlich der Dichte innerhalb eines Herdes und auch untereinander aufweisen.

Anzahl

Obgleich die jeweilige Zahl von Kalkherden einigen Berichten zufolge eine gewisse diagnostische Bedeutung haben soll, erweisen sich doch Form, Größe und Dichte als weit wichtigere Beurteilungskriterien. Insbesondere mit der Vergrößerungsmammographie konnte demonstriert werden, daß die Anzahl der identifizierten Kalkeinlagerungen außerordentlich abhängig von der jeweiligen Mammographietechnik ist. Granuläre Kalkherde sind zahlenmäßig oft kaum zu erfassen, was sich allein schon durch das ihnen zugrundeliegende pathologische Geschehen erklärt. Wichtig in diesem Zusammenhang erscheint auch der Hinweis, daß ausgußförmiger Mikrokalk so charakteristisch für mäßig bis gering differenzierte (G2/G3) In-situ-Karzinome ist, daß eine entsprechende Diagnose allein aufgrund von ein oder zwei solch vorhandenen Kalkherden gestellt werden kann (Fälle 101, 105).

Intraduktale Verkalkungen

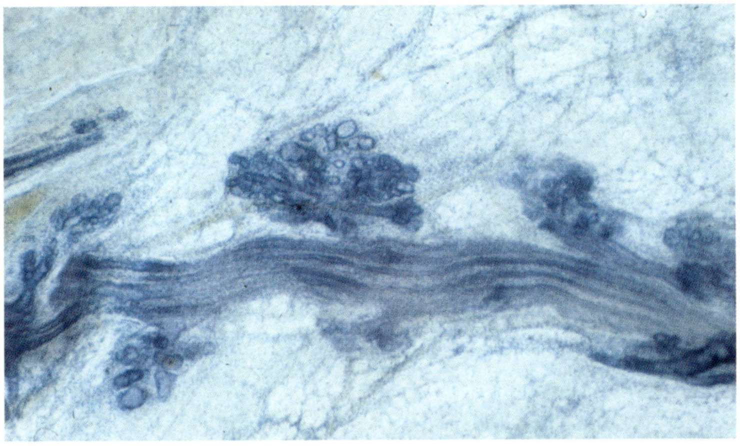

Abb. XXIV: Dickschnittpräparat eines normalen Milchgangs.

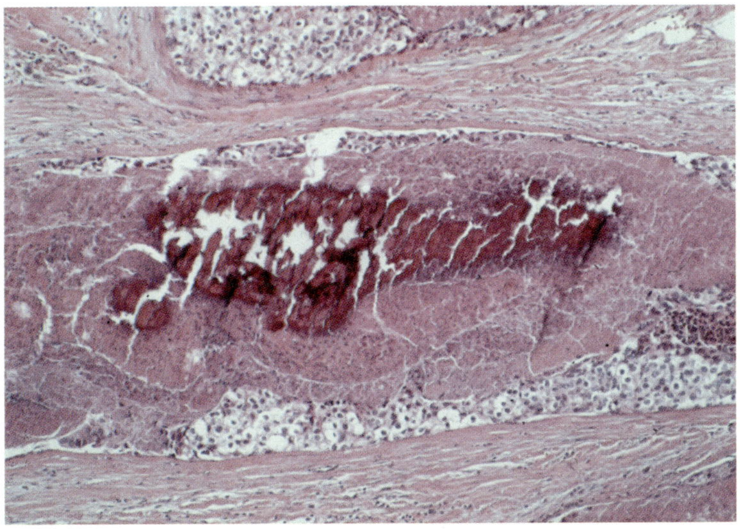

Abb. XXV: Histologischer Großflächenschnitt eines durch ein G3 In-situ-Karzinom aufgetriebenen Milchgangs.

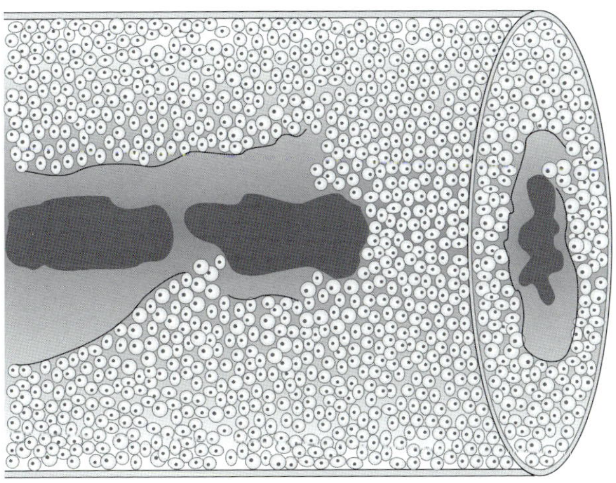

Abb. XXVI: Schematische Darstellung eines ektatischen Gangsegments mit duktalem In-situ-Karzinom G3 unter Ausbildung solider Zellproliferationen, zentraler Nekrosen und bizarrer ausgußartiger Verkalkungen.

Intralobuläre Verkalkungen

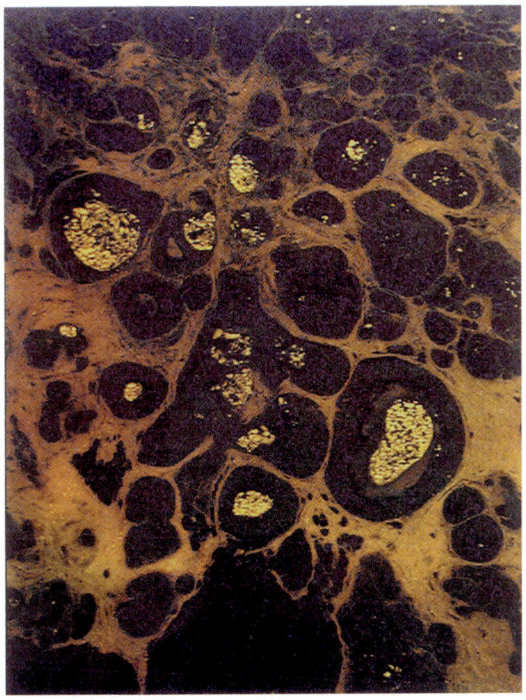

Abb. XXII: Granuläre Verkalkungen innerhalb einer TDLE. Die einzelnen Kalkpartikel differieren bezüglich Größe, Gestalt und Dichte und sind grüppchenförmig angeordnet.

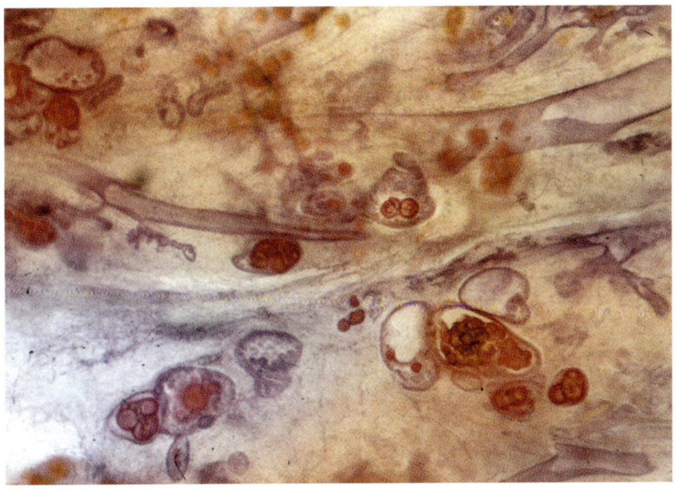

Abb. XXIII: Fibrozystische Mastopathie mit psammomkörperartigen Kalzifikationen.

Praktische Analyse von Verkalkungen

(Fälle 86–109)

86

Erstes Screening bei einer 48jährigen asymptomatischen Patientin.

Körperliche Untersuchung

In beiden Mammae ist kein Tumor zu tasten.

Mammographie

Abb. 86A: Rechte Brust, Detailansicht, mediolaterale Schrägprojektion. Unauffälliges Mammogramm.
Abb. 86B: *Zweites* Screening 24 Monate später. Weiterhin kein Tumor tastbar. Rechte Brust, Detailansicht, mediolaterale Schrägprojektion. In der oberen Mammahälfte ist jetzt gruppierter Mikrokalk zu erkennen (Pfeil). Kein dazugehöriger Herdbefund.
Abb. 86C u. D: Rechte Brust, Ausschnittvergrößerungen, mediolaterale Schräg- und kraniokaudale Projektionen.

Analyse der Verkalkungen

Die winzigen, granulären, gruppierten Verkalkungen weisen Unregelmäßigkeiten bezüglich Form, Größe und Dichte auf. Sie müssen sich nach der ersten Untersuchung gebildet haben. Es handelt sich um mammographisch als maligne einzuordnende Kalzifikationen.
Abb. 86E u. F: Präparatradiogramme in Vergrößerungstechnik.

Histologie

Duktales infiltrierendes In-situ-Karzinom G3 vom sog. Komedotyp.

Follow-up

Die Patientin war 19 Jahre nach Erstdiagnose und entsprechender Therapie noch am Leben.

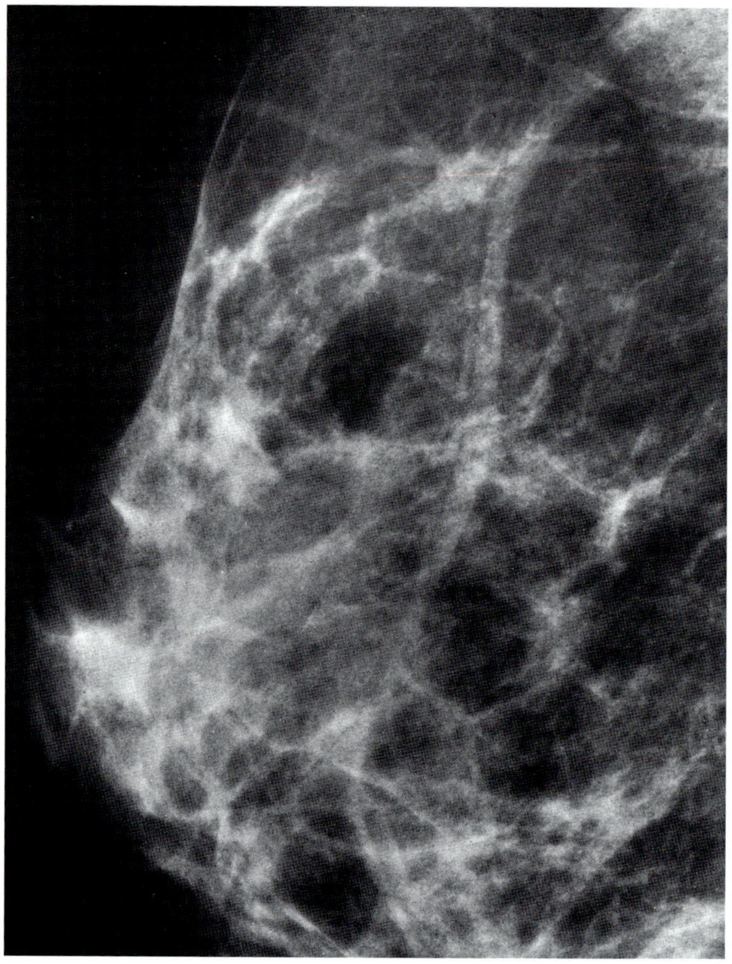

86A

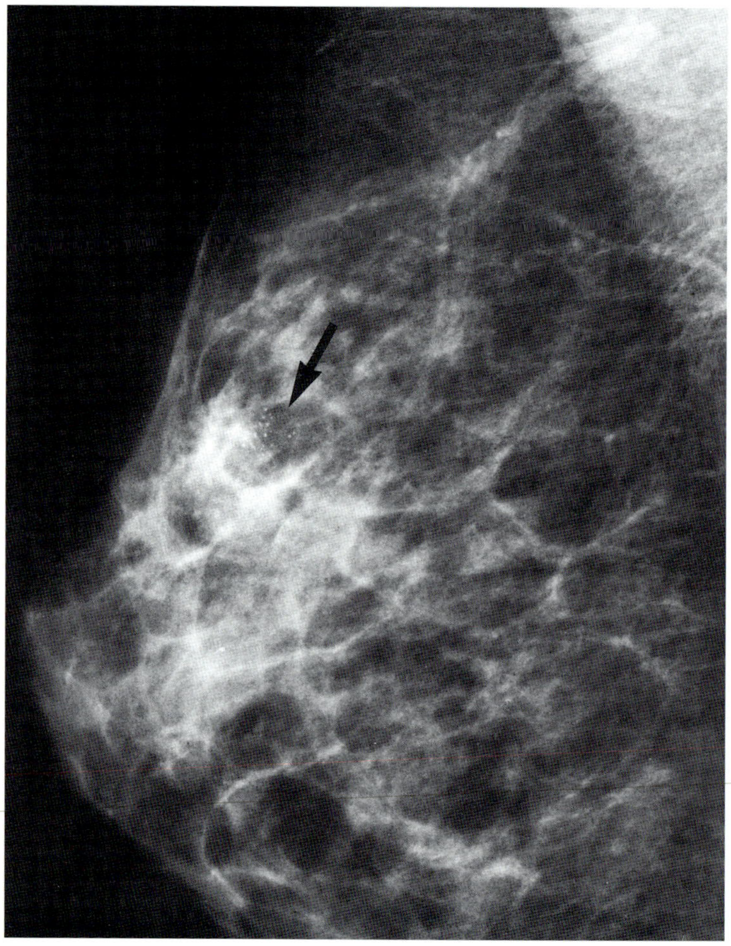

86B

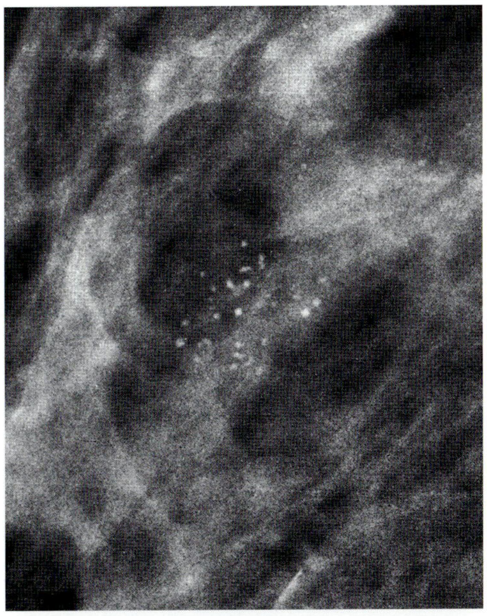

86C

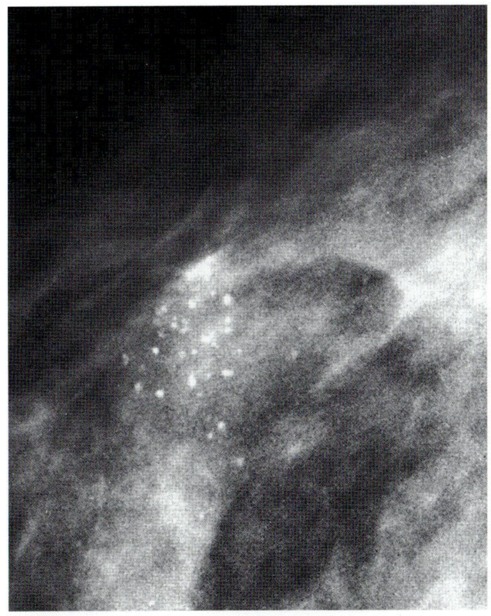

86D

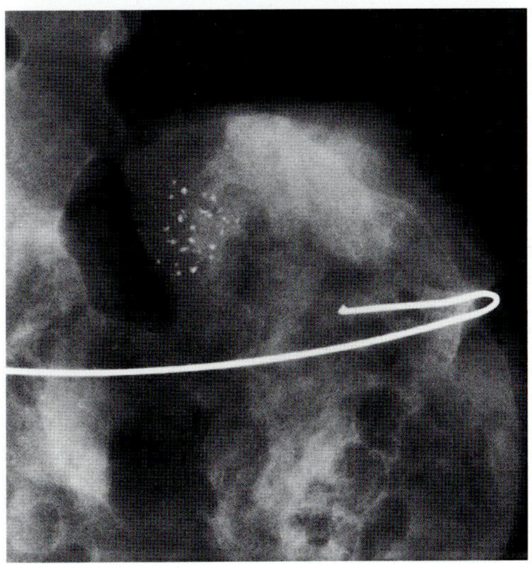

86E

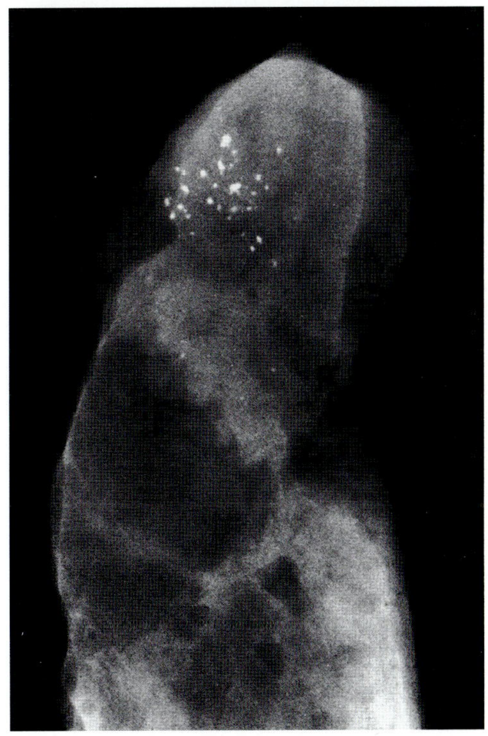

86F

87

Erstes Screening bei einer 50jährigen asymptomatischen Frau.

Körperliche Untersuchung

In beiden Mammae ist kein Tumor tastbar.

Mammographie

Abb. 87A: Linke Brust, mediolaterale Schrägprojektion. Zwei Mikrokalknester sind in der oberen Brusthälfte zu sehen. Ferner kommt ein einzelner, 4 mm großer, halbmondförmiger, mammographisch gutartiger Kalkherd im zentralen Brustbereich zur Darstellung.
Abb. 87B u. C: Ausschnittvergrößerung, mediolaterale Schrägprojektion und Präparatradiogramm.

Analyse des gruppierten Mikrokalks

Form: granulär, vereinzelt länglich; ausgesprochen unregelmäßige Strukturierung.
Schattendichte: wechselnd.
Verteilung: gruppierter Kalk, die Kalknester liegen in einem relativ kleinen Brustareal sehr dicht beieinander.

Folgerung

Mammographisch als maligne einzustufende (granuläre) Mikrokalzifikationen.

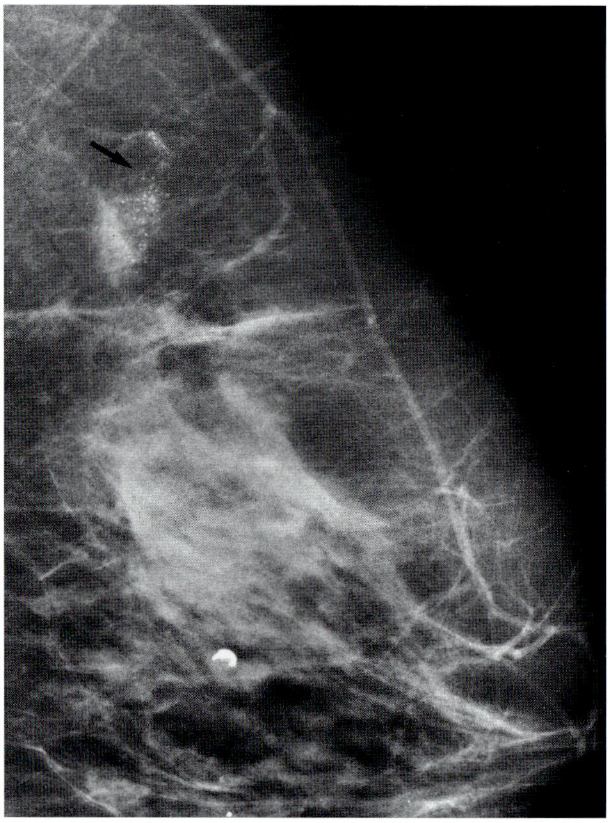

87A

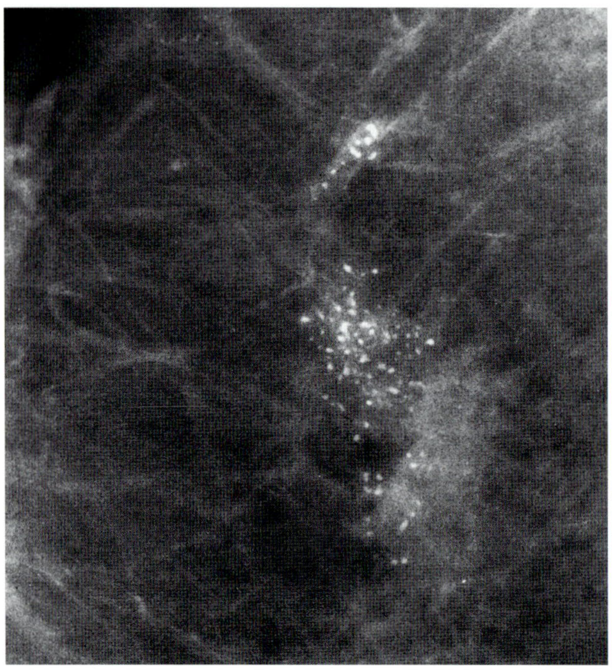

87B

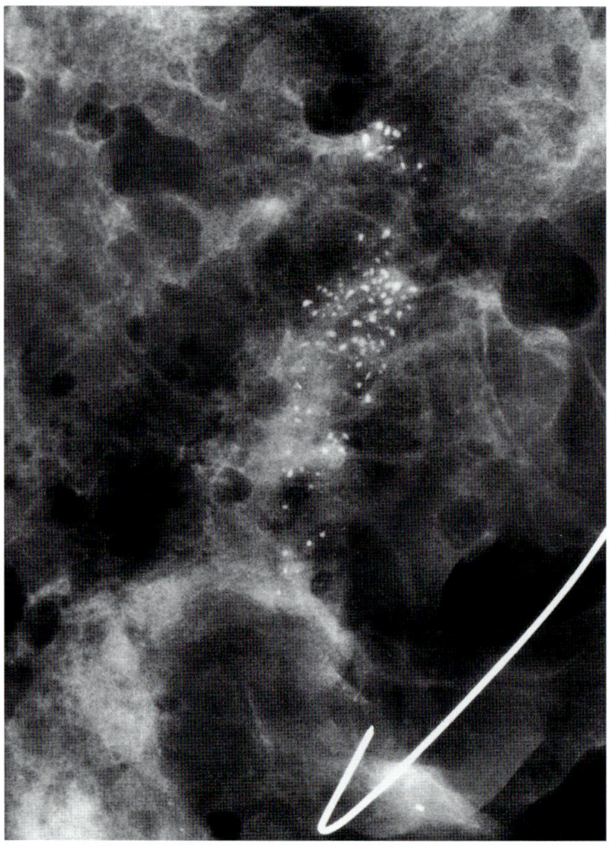

87C

Histologie

Intraduktales Karzinom.
Abb. 87D: Duktales Karzinom G2 mit mehreren TDLEs in der Übersicht.
(HE-Färbung, 40fache Vergrößerung)
Abb. 87E: Eine TDLE mit einem duktalen Carcinoma in situ (DCIS) entsprechend einem Kalknest im Mammogramm.
(HE-Färbung, 100fache Vergrößerung)
Abb. 87F: Zellulärer Aspekt eines DCIS G2.
(HE-Färbung, 200fache Vergrößerung)

Follow-up

Die Patientin starb 15 Jahre später an einem Myokardinfarkt. Kein Nachweis eines Mammakarzinomgeschehens zu diesem Zeitpunkt.

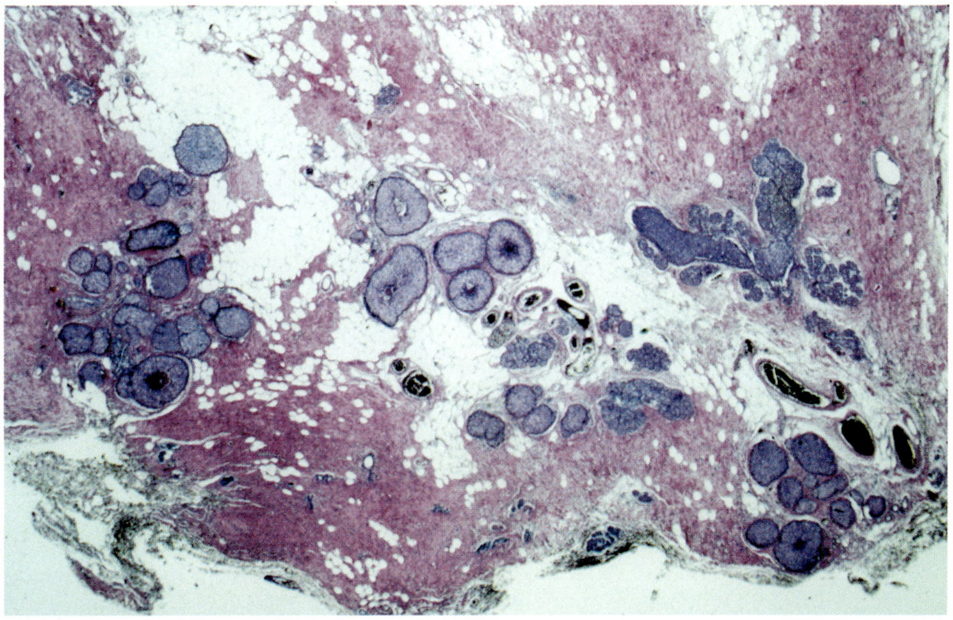

87D

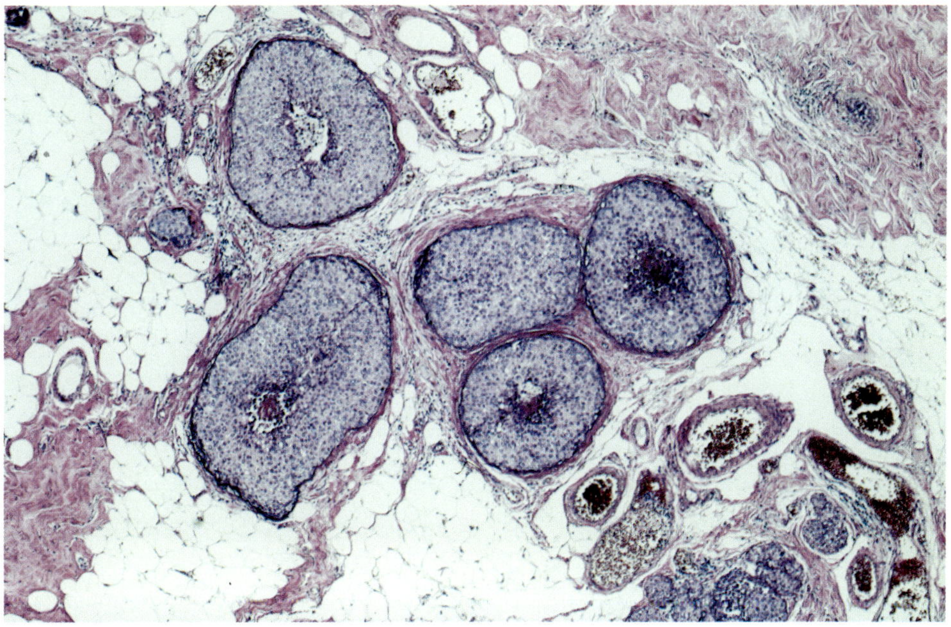

87E

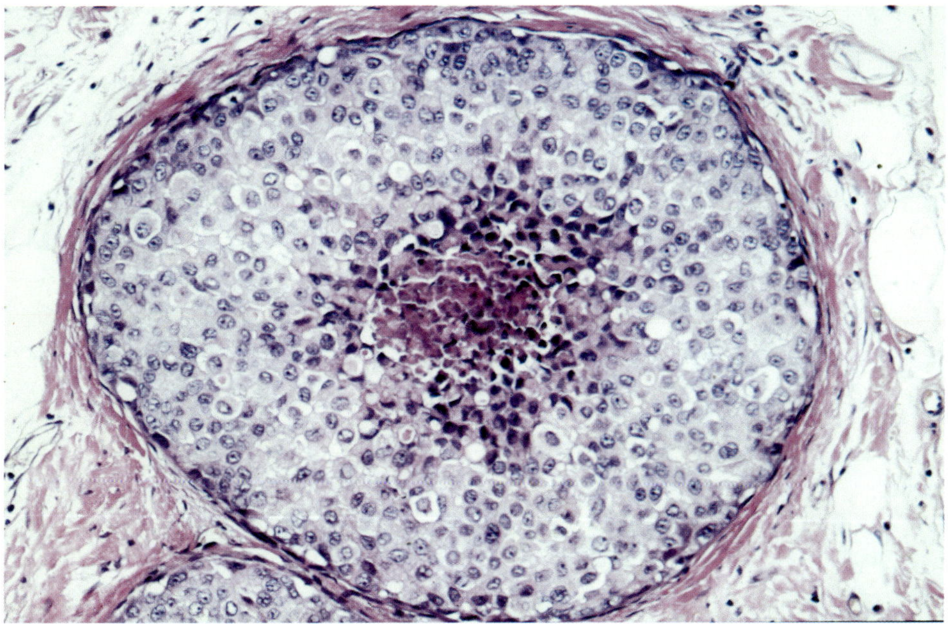

87F

88

Abb. 88A u. B: Detailansicht der Kontaktmammographie und entsprechende Ausschnittvergrößerung. Es finden sich zahllose granuläre Verkalkungen unterschiedlicher Form, Größe und Dichte. Vereinzelt sind auch ausgußartige Kalkherdchen zu erkennen.
Typisches mammographisches Erscheinungsbild maligner Kalzifikationen.

Histologie

Infiltrierendes duktales Karzinom mit begleitender In-situ-Komponente.
Abb. 88C: Histologisches Präparat in der Übersicht. Die mikropapilläre intraduktale Carcinoma-in-situ-Komponente dominiert das Bild.
(HE-Färbung, 40fache Vergrößerung)
Abb. 88D u. E: Stärkere Vergrößerung des G2 In-situ-Karzinoms mit begleitenden bizarren Kalzifikationen entsprechend den mammographisch dargestellten Kalkherdchen.
(HE-Färbung, 200- bzw. 300fache Vergrößerung)
Abb. 88F: Zellulärer Aspekt dieses mikropapillären duktalen In-situ-Karzinoms G2.
(HE-Färbung, 400fache Vergrößerung)

Follow-up

19 Jahre nach Erstdiagnose und Therapie war die mittlerweile 80jährige Patientin noch am Leben. Zu diesem Zeitpunkt kein Nachweis eines Mammakarzinoms.

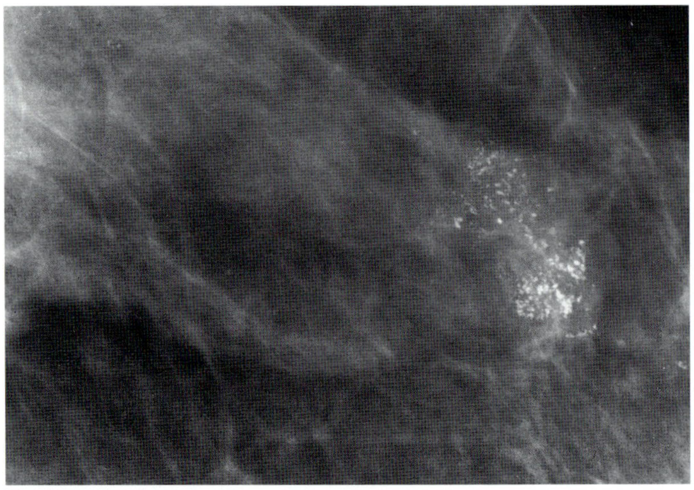
88A

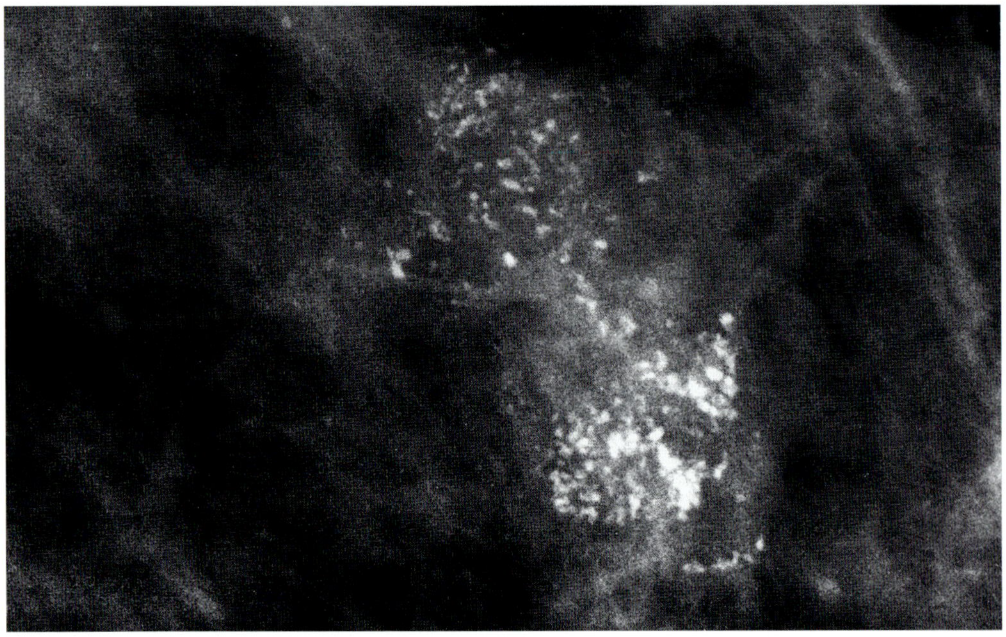
88B

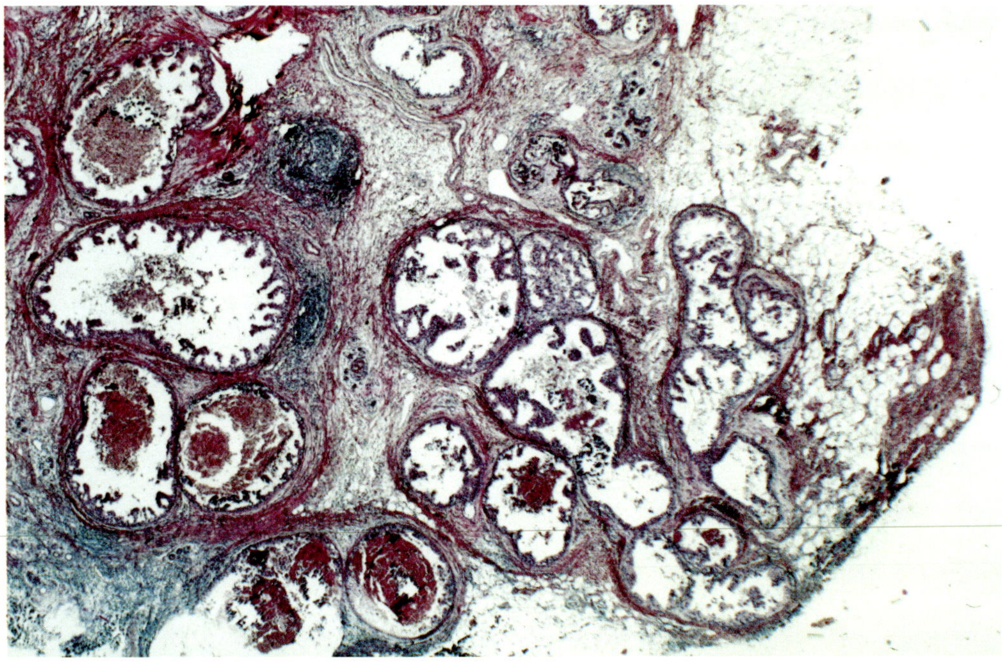
88C

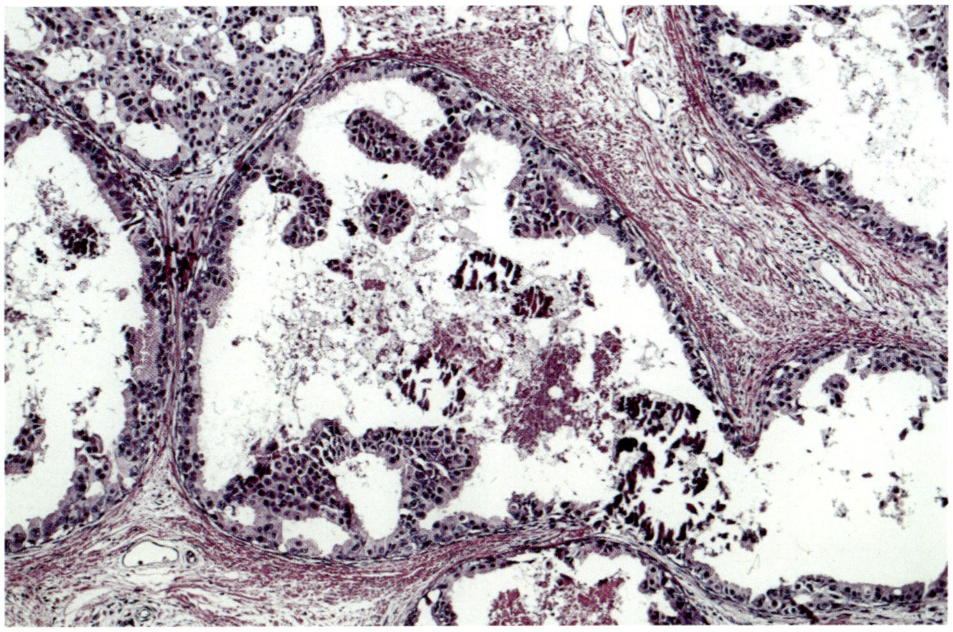

88D

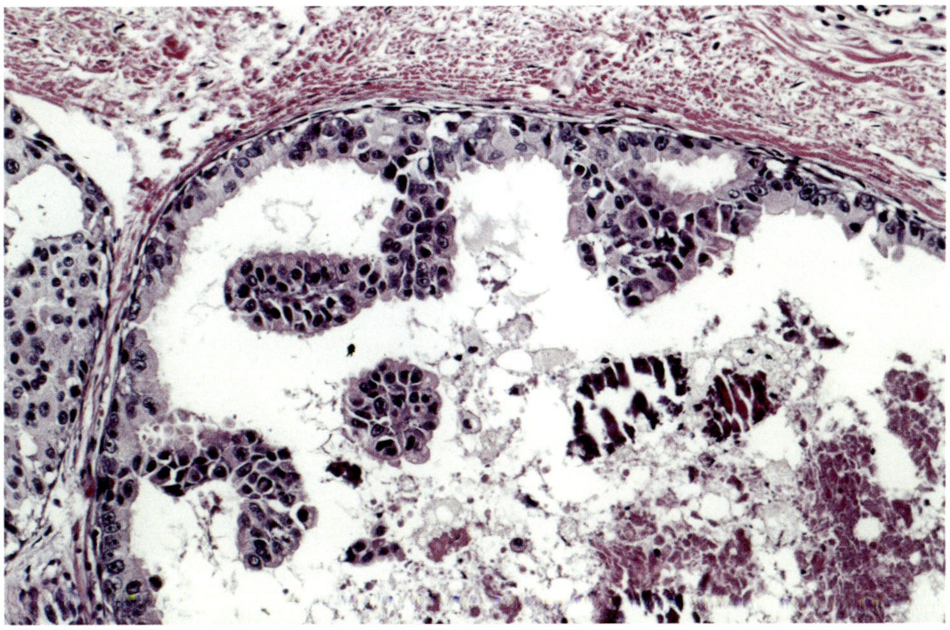

88E

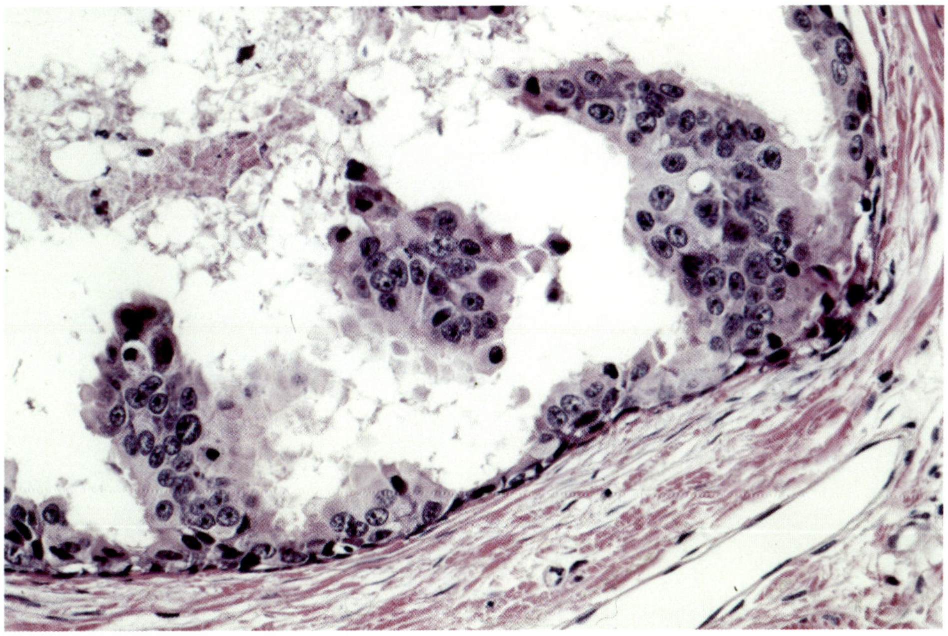

88F

89

Abb. 89A: Rechte Brust, Detailansicht, kraniokaudale Projektion.
Abb. 89B: Ausschnittvergrößerung. Zahlreiche ausgußartige Verkalkungen ermöglichen den Kausalschluß einer hier vorliegenden malignen Veränderung.

Histologie

Nichtinfiltrierendes multifokales Komedokarzinom.

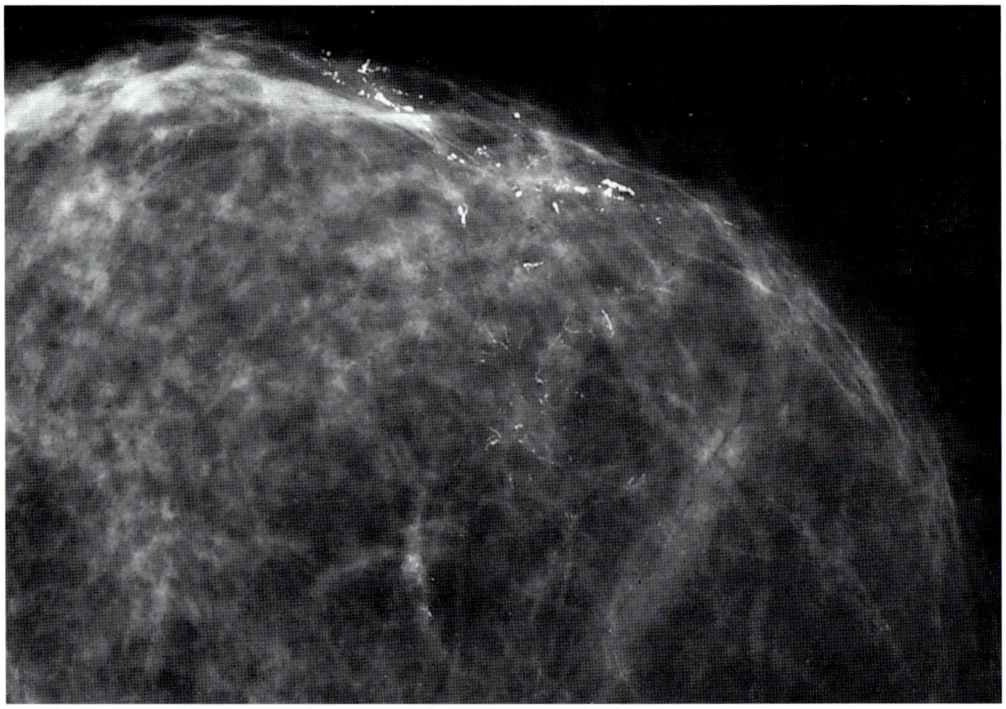

89A

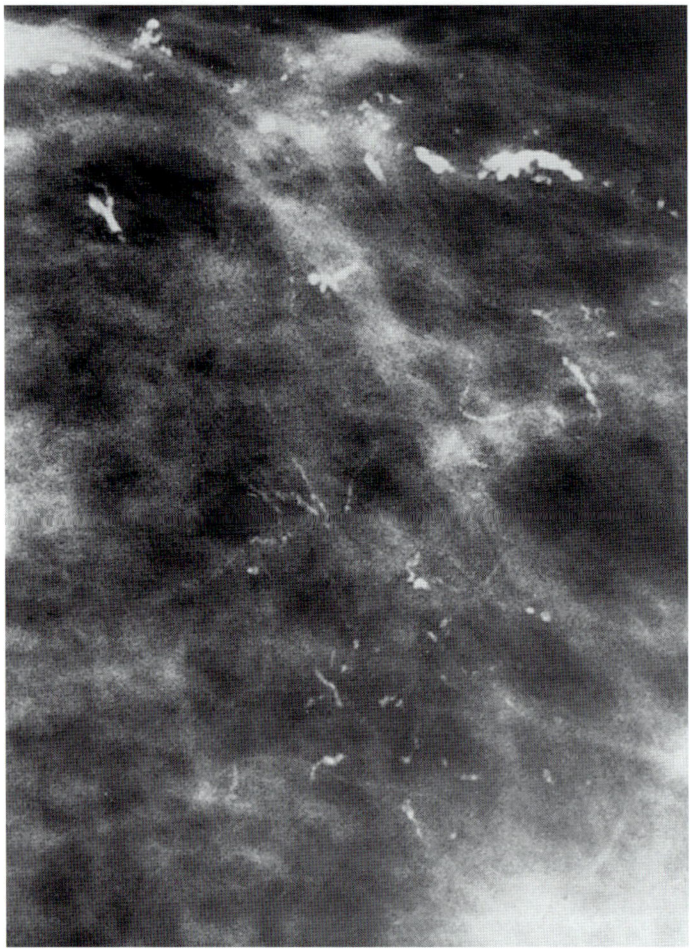

89B

90

Abb. 90A: Linke Brust, Detailansicht, mediolaterale Schrägprojektion. 27jährige Patientin.
Abb. 90B: Ausschnittvergrößerung des kalkhaltigen Areals. Es kommen zahlreiche, für ein Karzinom charakteristische, ausgußartige Verkalkungen mit astförmigen Verzweigungen in gruppierter Anordnung zur Darstellung.

Histologie

Infiltrierendes Karzinom mit Lymphknotenmetastasierung.
Abb. 90C: Histologisches Präparat in der Übersicht. Invasives duktales Karzinom mit In-situ-Komponente.
(HE-Färbung, 40fache Vergrößerung)
Abb. 90D: Gering differenziertes invasives duktales Karzinom.
(HE-Färbung, 200fache Vergrößerung)
Abb. 90E: Axilläre Lymphknotenmetastase.
(HE-Färbung, 200fache Vergrößerung)

Follow-up

Die Patientin verstarb 2 Jahre später im Alter von 29 Jahren am metastasierenden Mammakarzinom.

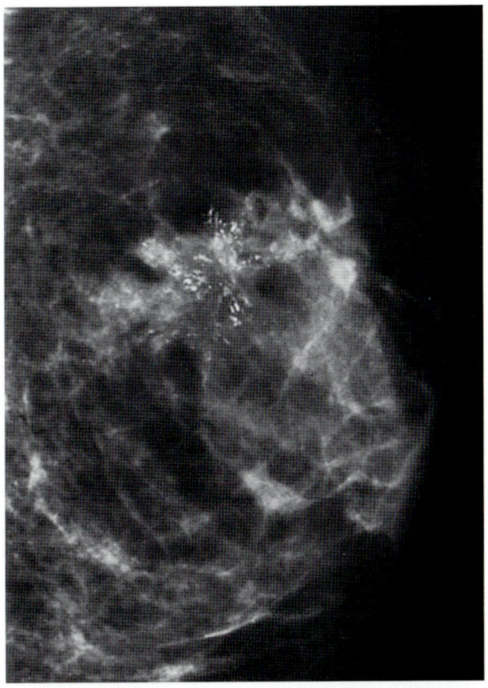

90A

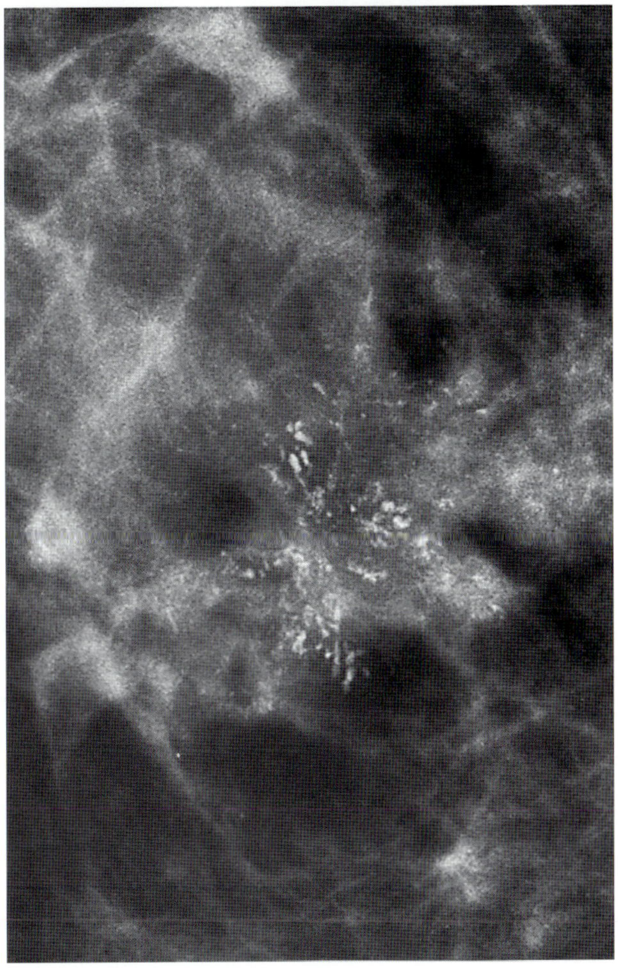

90B

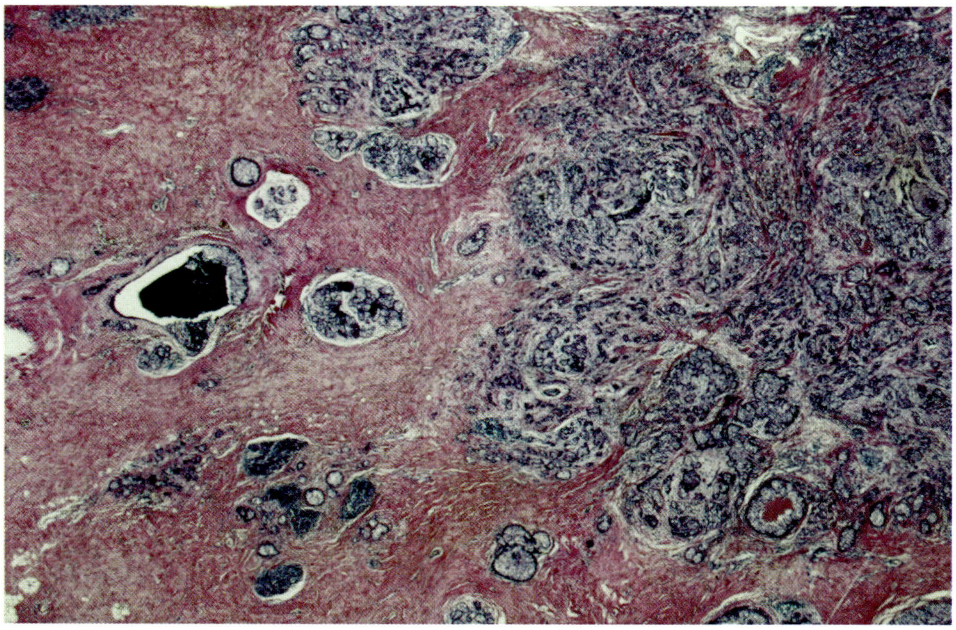
90C

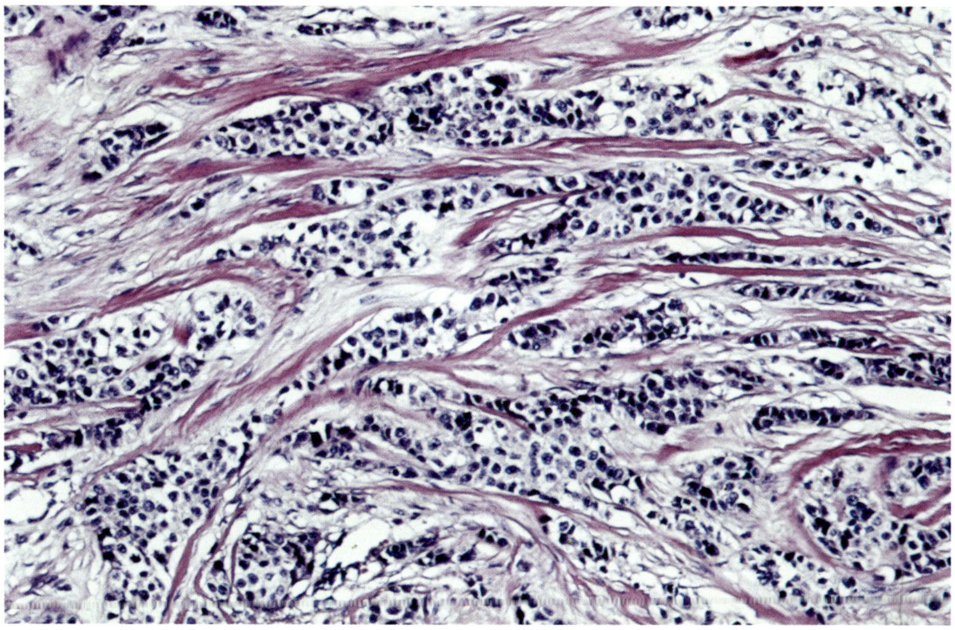
90D

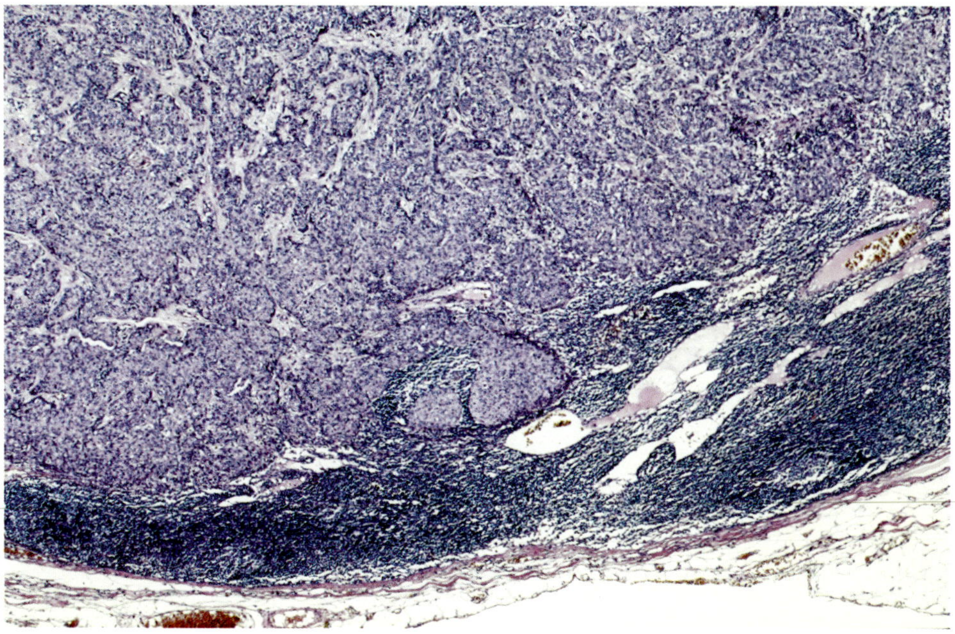
90E

91

Abb. 91A: Rechte Brust, Detailansicht, kraniokaudale Projektion. Überaus zahlreiche, gruppierte, ausgesprochen unregelmäßig strukturierte, meist verzweigte, ausgußartige Verkalkungen unterschiedlicher Größe und Dichte sind zu erkennen. Ein unscharf begrenzter Tumorschatten umgibt die Kalzifikationen, wobei dies entweder einer Infiltration oder desmoplastischen Reaktion entsprechen kann.
Abb. 91B: Vergrößerungsmammographie.

Histologie

Duktales Carcinoma in situ G3 mit zentraler Nekrose und Invasion.
Abb. 91C: Histologisches Übersichtspräparat mit zahlreichen zum Teil bizarren intraduktalen Verkalkungen entsprechend den mammographisch dargestellten grobscholligeren Kalzifikationen.
(HE-Färbung, 40fache Vergrößerung)

Follow-up

Die Patientin verstarb 13 Jahre später im Alter von 74 Jahren an einem Myokardinfarkt. Kein Anhalt für ein Mammakarzinomgeschehen zum Todeszeitpunkt.

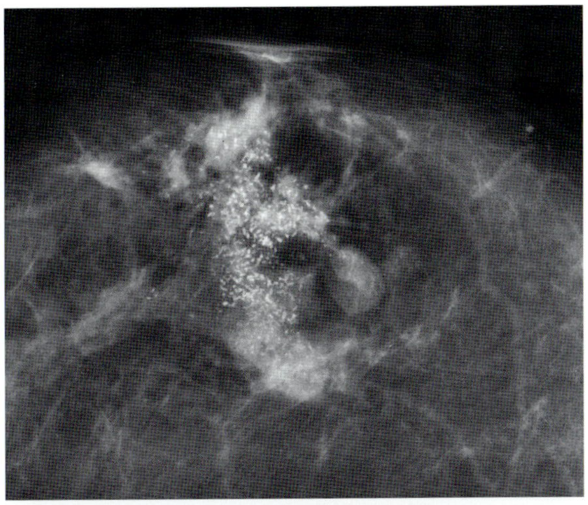
91A

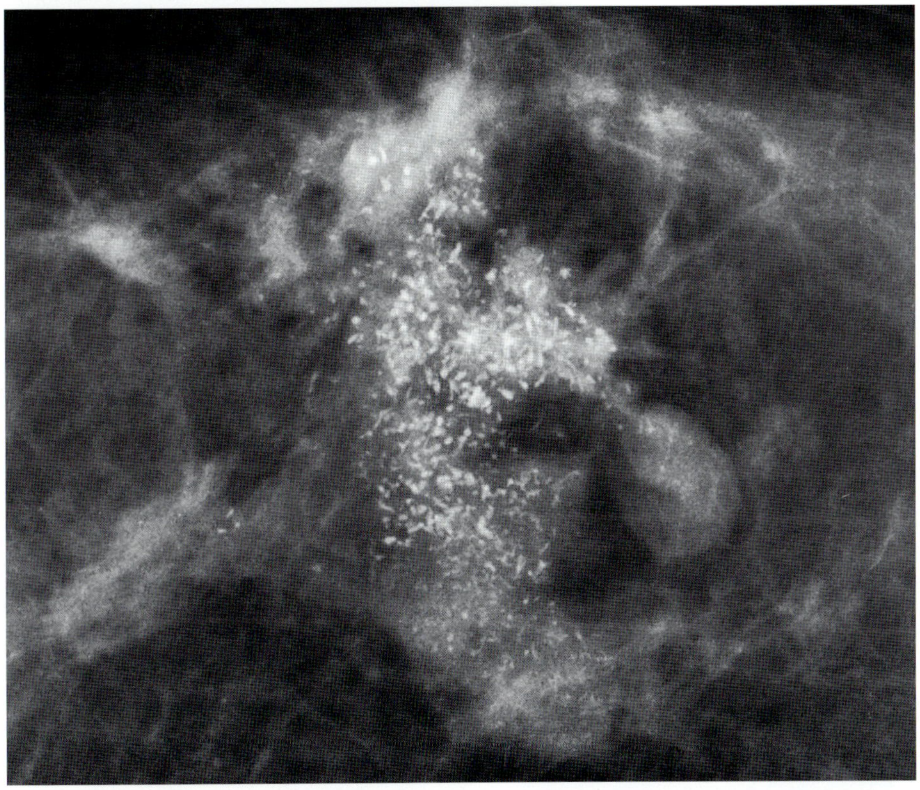
91B

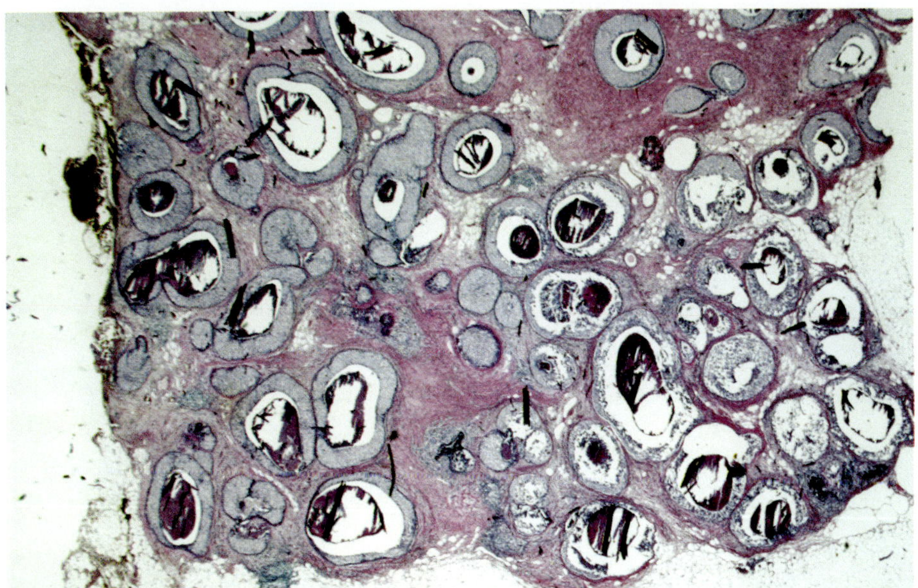
91C

92

Abb. 92A-D: Vier Beispiele maligner Kalkherde, wobei es sich hauptsächlich um ausgußartige Kalzifikationen handelt.
Die Vergrößerung läßt erkennen, daß sich die Kalkeinlagerungen aus einzelnen Fragmenten zusammensetzen, die sich bezüglich Dichte, Breite und Länge unterscheiden und unregelmäßig begrenzt sind.

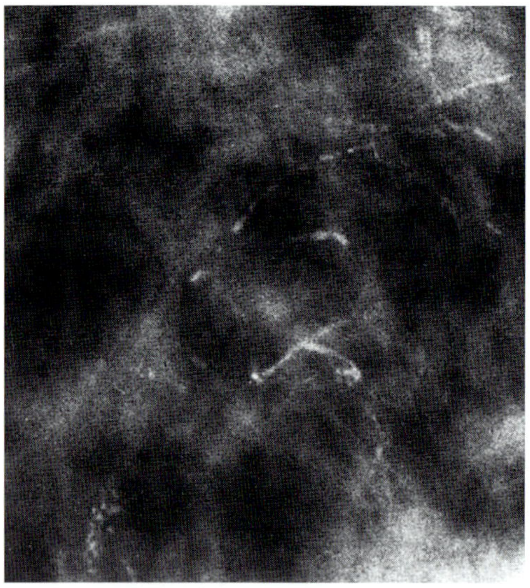

92A

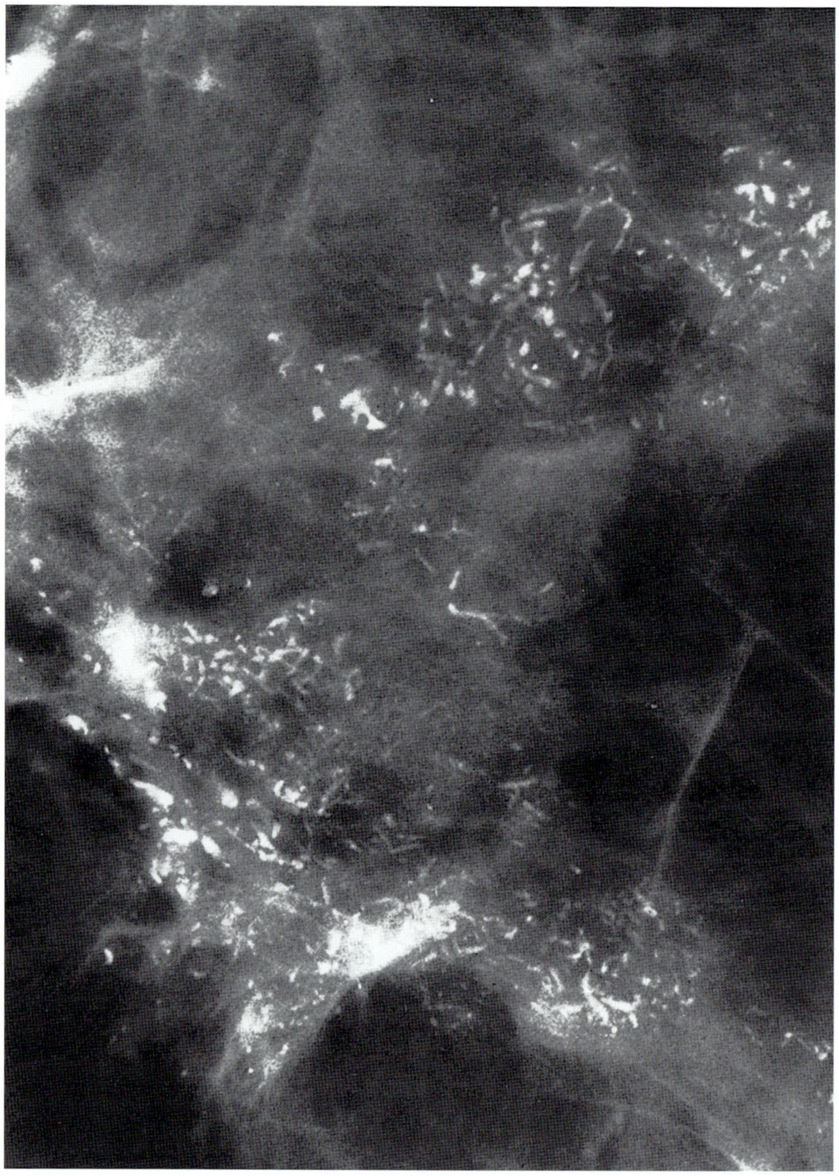

92B

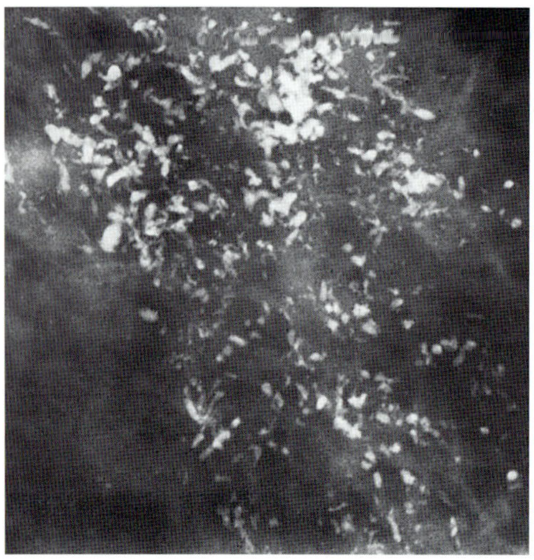

92C

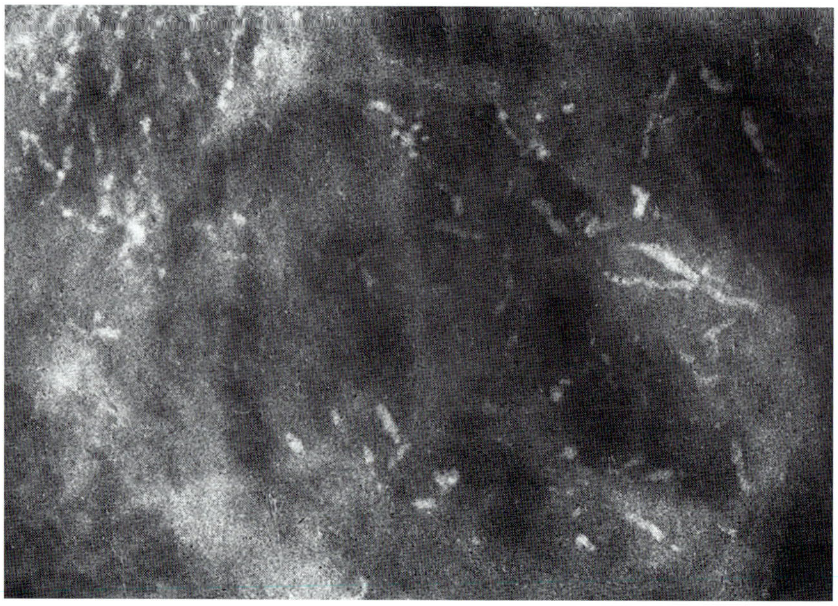

92D

93

Erstes Screening bei einer 40jährigen asymptomatischen Frau.

Körperliche Untersuchung

In beiden Mammae ist kein Tumor tastbar.

Mammographie

Abb. 93A u. B: Linke Brust, Detailansichten in mediolateraler und kraniokaudaler Projektion. Im unteren äußeren Quadranten ist ein kleines Kalknest zu erkennen.
Abb. 93C: Vergrößerungsmammographie, mediolaterale Schrägprojektion.

Analyse

Es handelt sich hier um ausgußartige Verkalkungen. Diese bilden sich innerhalb bestimmter Abschnitte eines Milchgangs und seiner Seitenäste. Das die irreguläre Epithelproliferation enthaltende Lumen des jeweiligen Milchgangs wird nach und nach nekrotisch und weist partiell kalzifizierende Abschnitte auf. Darüber hinaus läßt sich ein irregulär ablaufender, aktiver Kalkbildungsprozeß beobachten. Beide Entwicklungen resultieren dann zusammen in den außerordentlich variablen Strukturen, die für ausgußartigen Kalk typisch sind. Die Vergrößerung veranschaulicht, daß sich dieser Kalktyp aus Fragmenten zusammensetzt, die sich bezüglich Dichte, Länge und Kontur unterscheiden.
Abb. 93D: Präparatradiogramm, Vergrößerung.

Histologie

Invasives duktales Karzinom mit In-situ-Komponente. Keine Lymphknotenmetastasen.
Abb. 93E: Übersichtspräparat mit 3 mm großem invasiven Tumoranteil und einer kleinen, am rechten Tumorrand lokalisierten In-situ-Komponente mit zirkumduktaler Fibrose.
(HE-Färbung, 40fache Vergrößerung)
Abb. 93F: Stärkere Vergrößerung des invasiven Tumoranteils.
(HE-Färbung, 220fache Vergrößerung)
Abb. 93G u. H: Zellulärer Aspekt des ausgedehnten duktalen G3 In-situ-Karzinoms.
(HE-Färbung, 600fache Vergrößerung)
Abb. 93I: Retromamillarregion in der Übersicht mit einem ein G3 In-situ-Karzinom enthaltenden Gangsegment.
(HE-Färbung, 12,5fache Vergrößerung)
Abb. 93J: Retromamilläres In-situ-Karzinom G3. Starke Vergrößerung des zuvor beschriebenen Gangsegments.
(HE-Färbung, 600fache Vergrößerung)

Follow-up

Die Patientin war 20 Jahre nach Diagnose und Therapie im Alter von dann 60 Jahren noch am Leben.

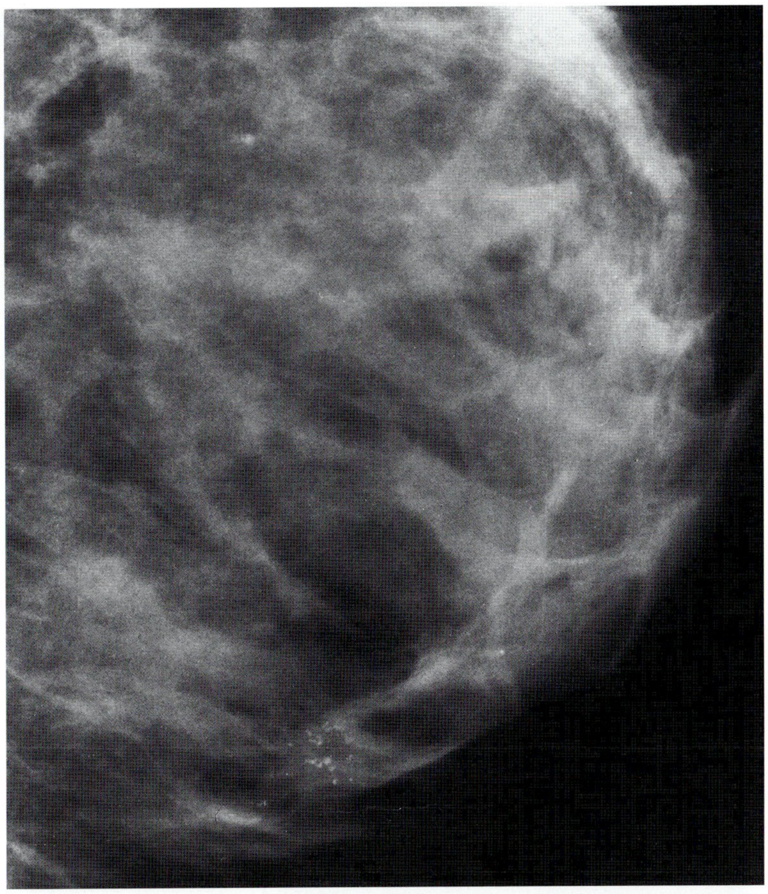

93A

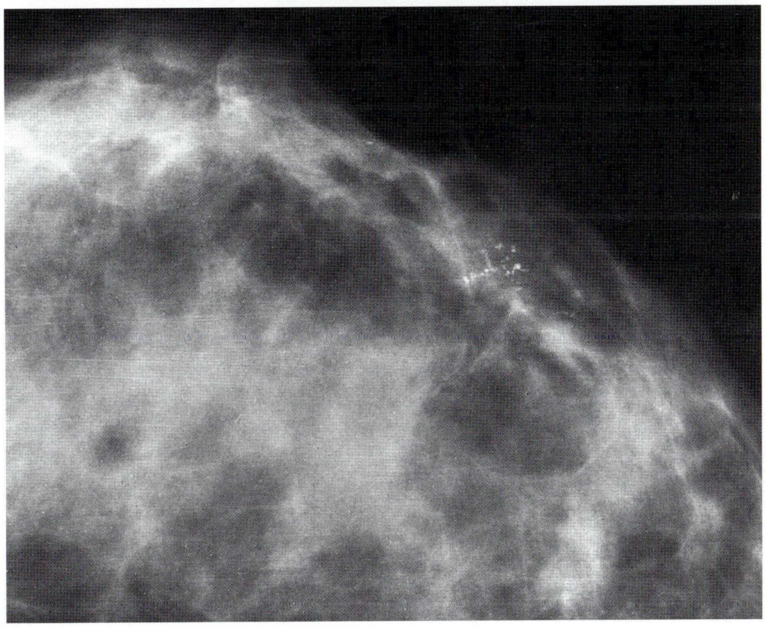

93B

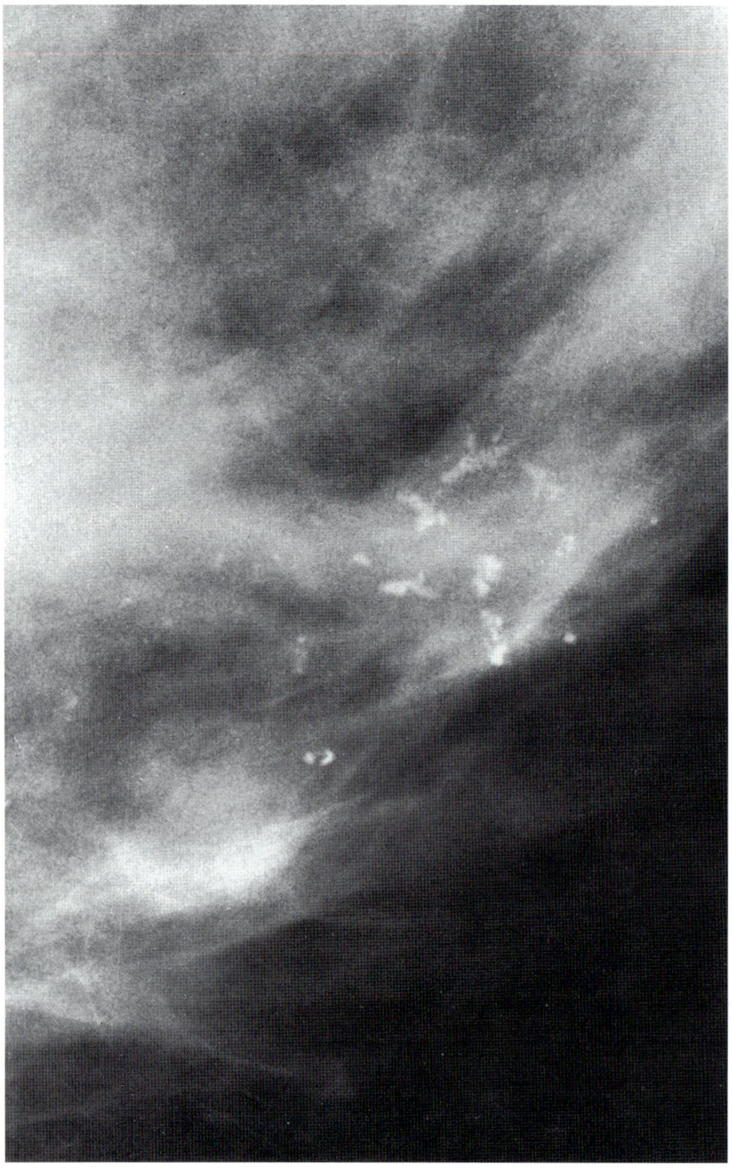

93C

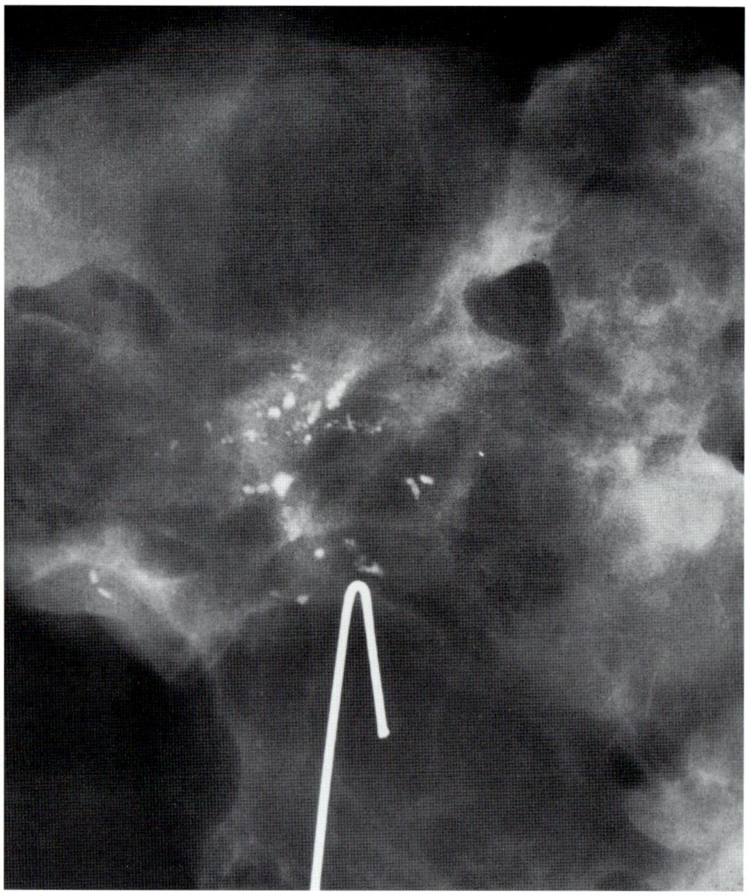

93D

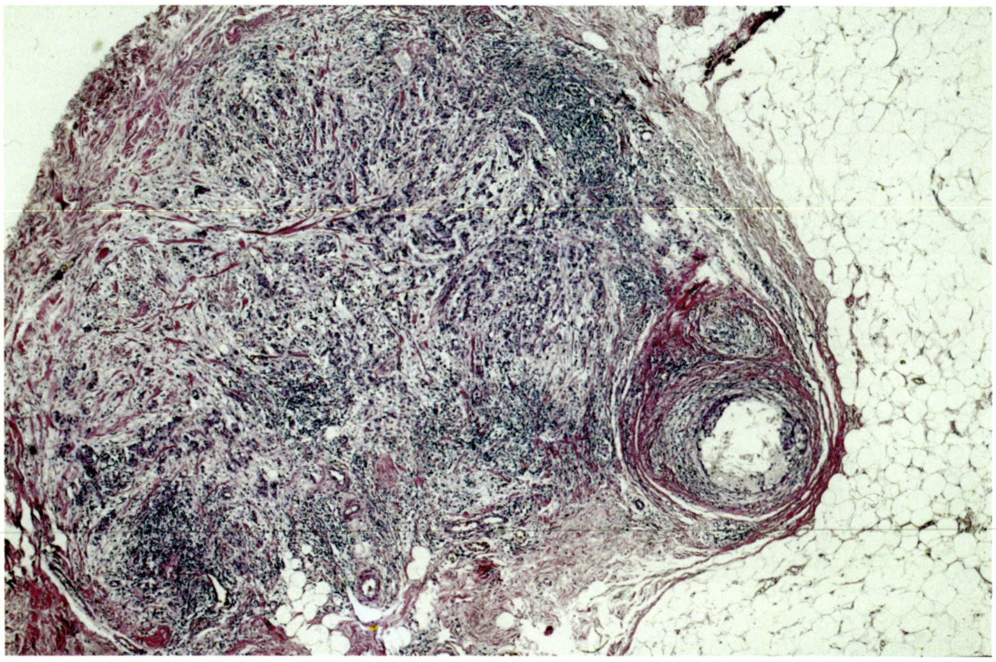

93E

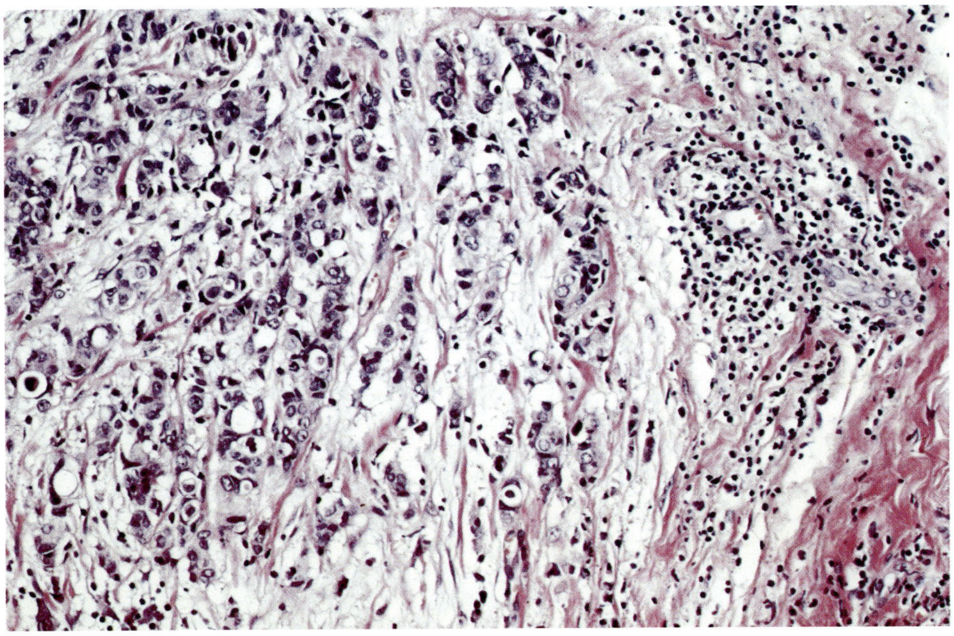
93F

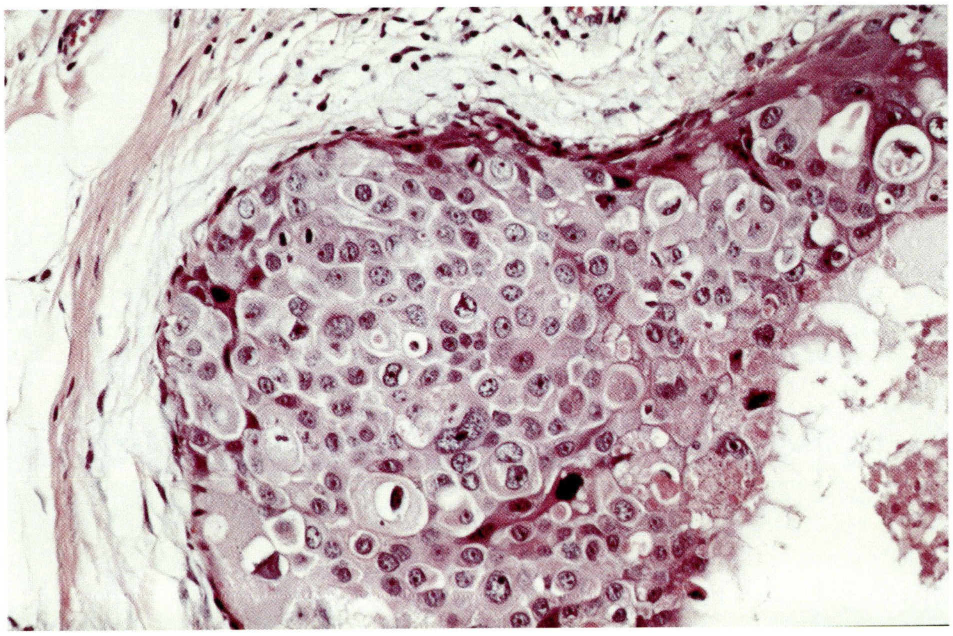
93G

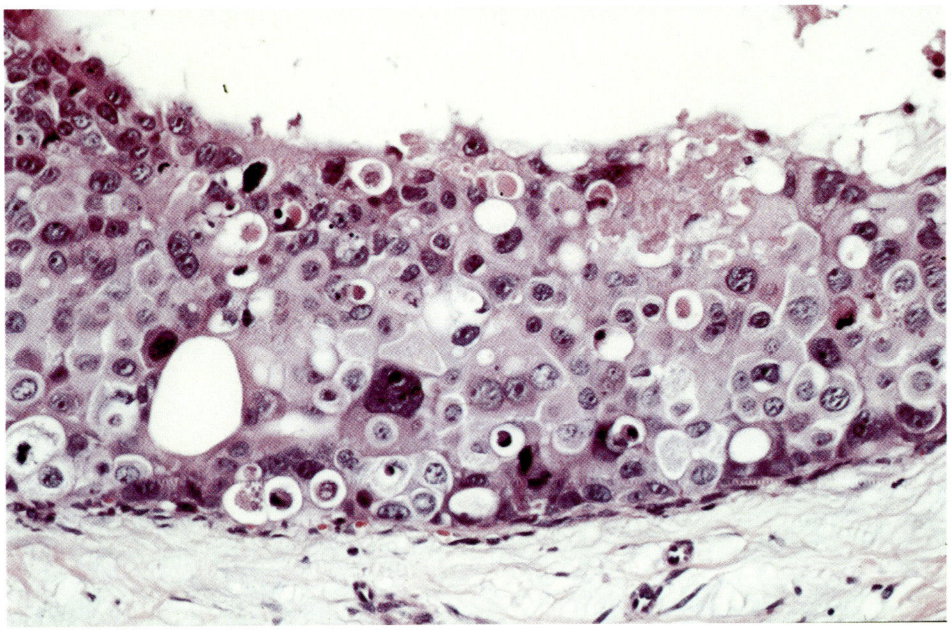
93H

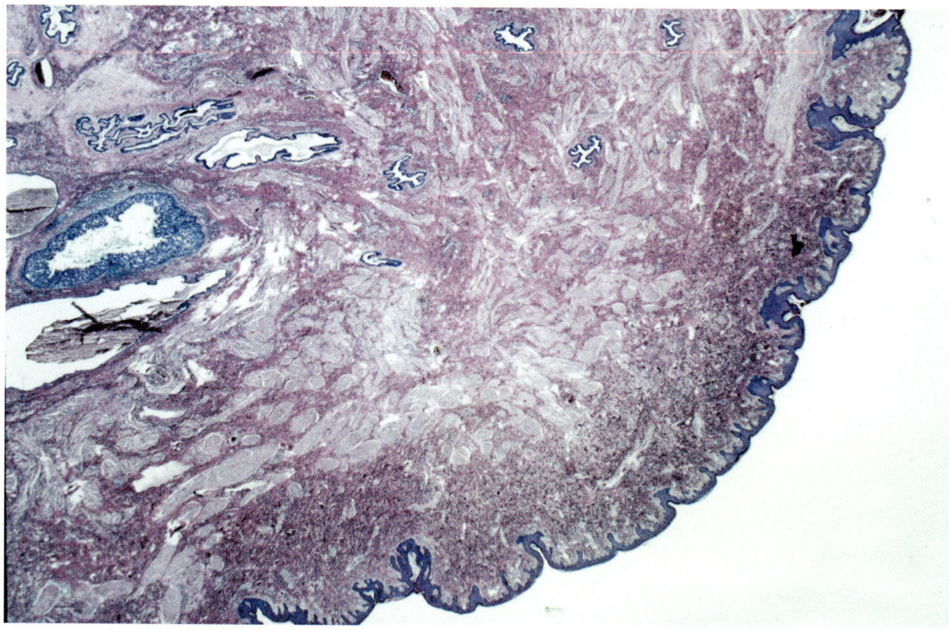

93 I

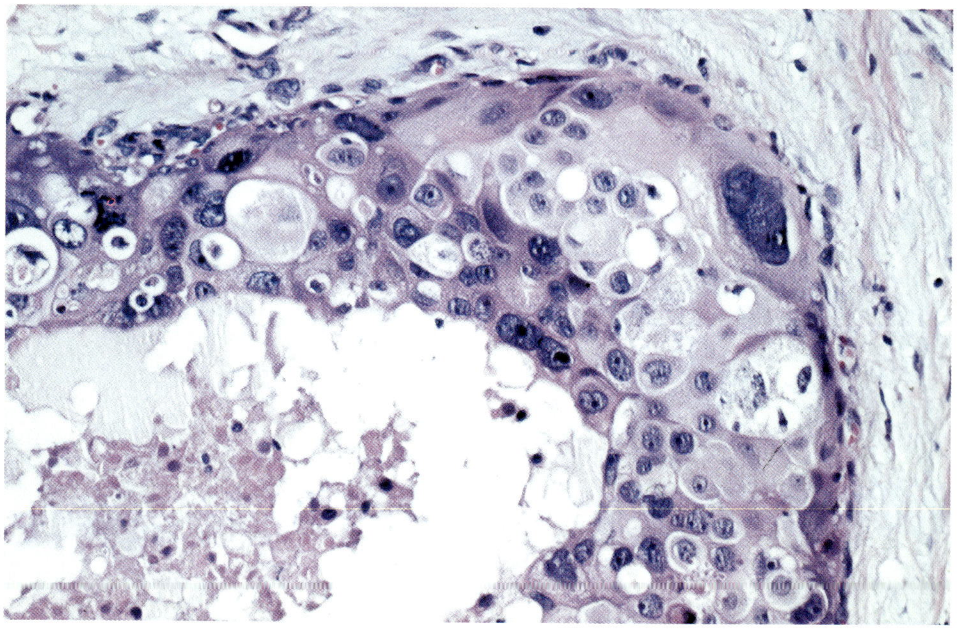

93 J

94

Erstes Screening bei einer 75jährigen asymptomatischen Frau.

Körperliche Untersuchung

In beiden Mammae ist kein Tumor zu tasten.

Mammographie

Abb. 94A u. B.: Linke Brust, Detailansichten, mediolaterale Schräg- und kraniokaudale Projektionen. Im oberen äußeren Quadranten findet sich an zwei Lokalisationen gruppierter Mikrokalk innerhalb einer unscharf begrenzten Verschattung.
Abb. 94C u. D: Vergrößerungsmammographien, mediolaterale Schräg- und kraniokaudale Projektionen.

Analyse der Verkalkungen

Form: stark wechselnd.
Schattendichte: ebenfalls sehr unterschiedlich, einige Verkalkungen heben sich nur wenig gegen den Hintergrund ab.
Verteilung: nestartig gruppiert.

Folgerung

Innerhalb eines unscharf begrenzten Tumorschattens befindliche und als maligne einzuordnende Verkalkungen vom granulären Typ.

Histologie

Minimal invasives duktales Karzinom.
Abb. 94E: Duktales In-situ-Karzinom G2 in geringer (20facher) Vergrößerung. (HE-Färbung)
Abb. 94F: Zellulärer Aspekt mit amorphen Kalzifikationen entsprechend dem mammographisch dargestellten Mikrokalk. (HE-Färbung, 200fache Vergrößerung)

Follow-up

Die Patientin verstab 12 Jahre später im Alter von 87 Jahren an einer Pneumonie. Kein Anhalt für ein Mammakarzinom zu diesem Zeitpunkt.

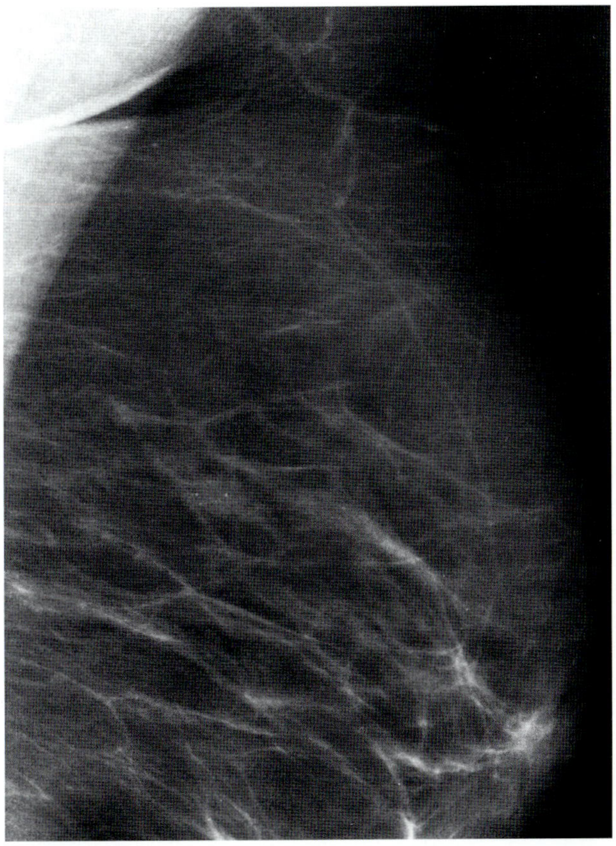

94A

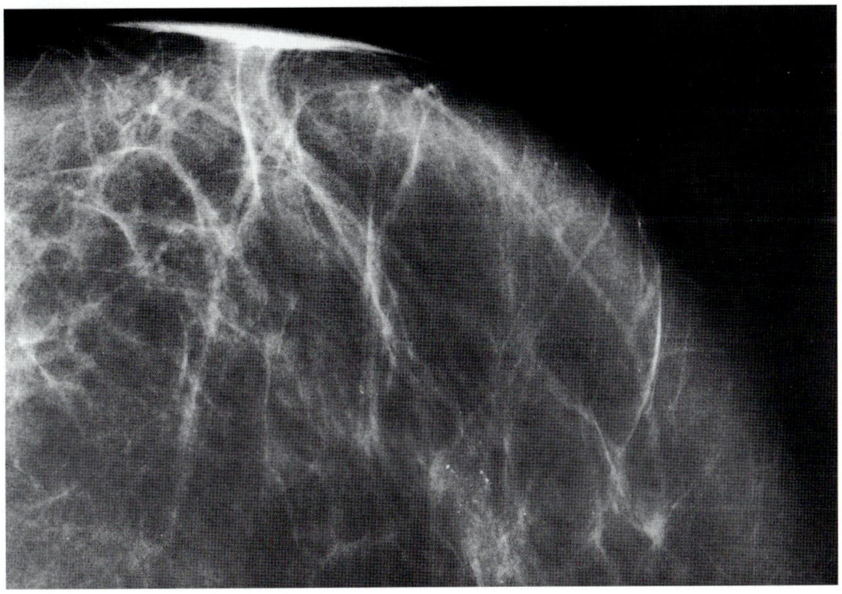

94B

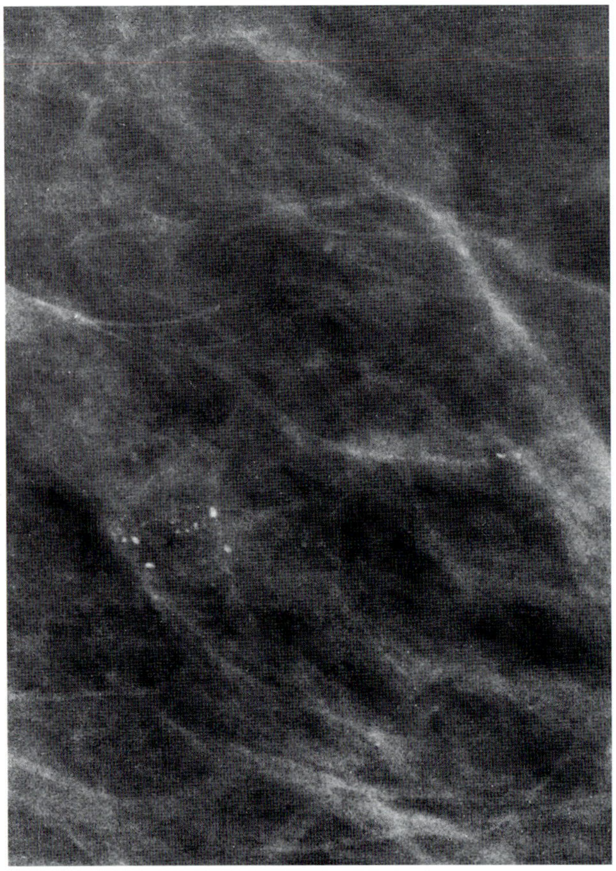
94C

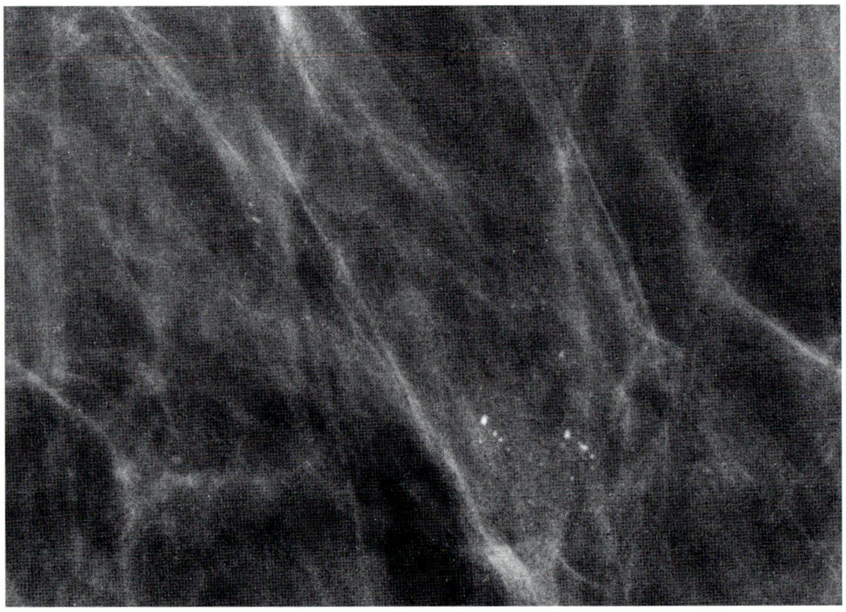
94D

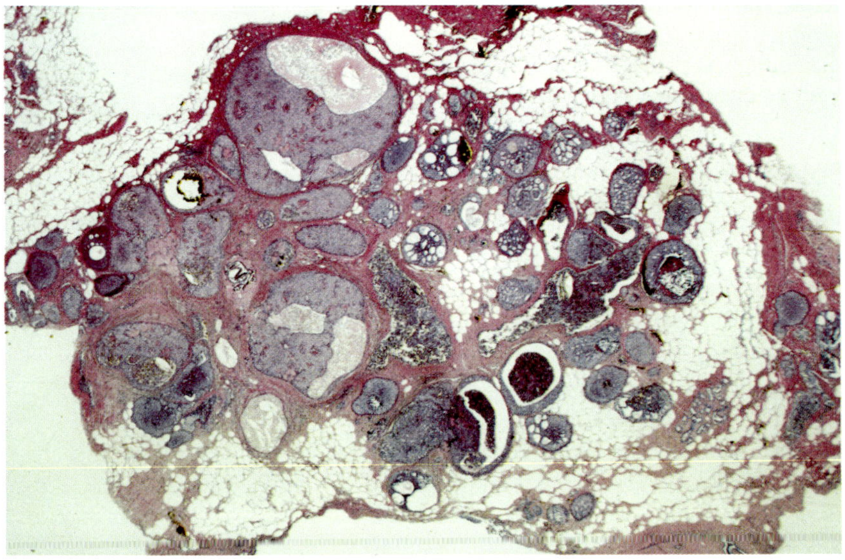
94E

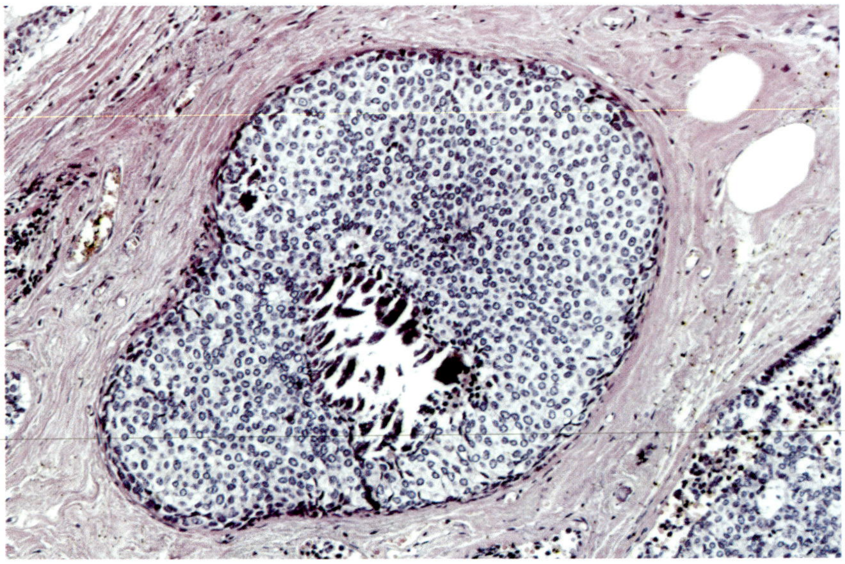
94F

95

Die 62jährige Patientin war wegen eines zwei Wochen zuvor in der linken Brust entdeckten Tumors zur Mammographie überwiesen worden.

Körperliche Untersuchung

Der tastbare Tumor imponiert klinisch maligne.

Mammographie

Abb. 95A: Kraniokaudale Projektion.Gruppierter Kalk ohne Tumorschatten ist in der lateralen Hälfte der Brust zu erkennen. Ein einzelner, ovaler, glatt begrenzter Kalkherd ist im zentralen Brustabschnitt auszumachen. Dieser ist mammographisch als gutartig zu beurteilen, es handelt sich um ein verkalktes Hämatom i.S. einer Liponecrosis microcystica calcificans.
Abb. 95 B: Linke Brust, Vergrößerungsmammographie, kraniokaudale Projektion.

Analyse des gruppierten Kalks

Form: stark wechselnd, amorph, fragmentiert.
Schattendichte: wechselnd.
Größe: ganz unterschiedlich.
Verteilung: nestartig gruppiert.

Folgerung

Typisch mammographisches Erscheinungsbild malignen Kalks.

Histologie

Duktales Carcinoma in situ mit minimaler Infiltration.
Abb. 95C: Übersichtspräparat eines DCIS mit fokalem infiltrierendem Wachstum. (HE-Färbung, 12,5fache Vergrößerung)
Abb. 95D: Duktales In-situ-Karzinom in stärkerer Vergrößerung, welche auch die im Mammogramm erkennbaren amorphen Kalzifikationen zeigt.
(HE-Färbung, 220fache Vergrößerung)
Abb. 95E: Die 5 mm große invasive Tumorkomponente in unmittelbarer Nachbarschaft des In-situ-Karzinoms.

Follow-up

Die Patientin verstarb 3 Jahre/7 Monate später im Alter von 65 Jahren am metastasierenden Mammakarzinom.

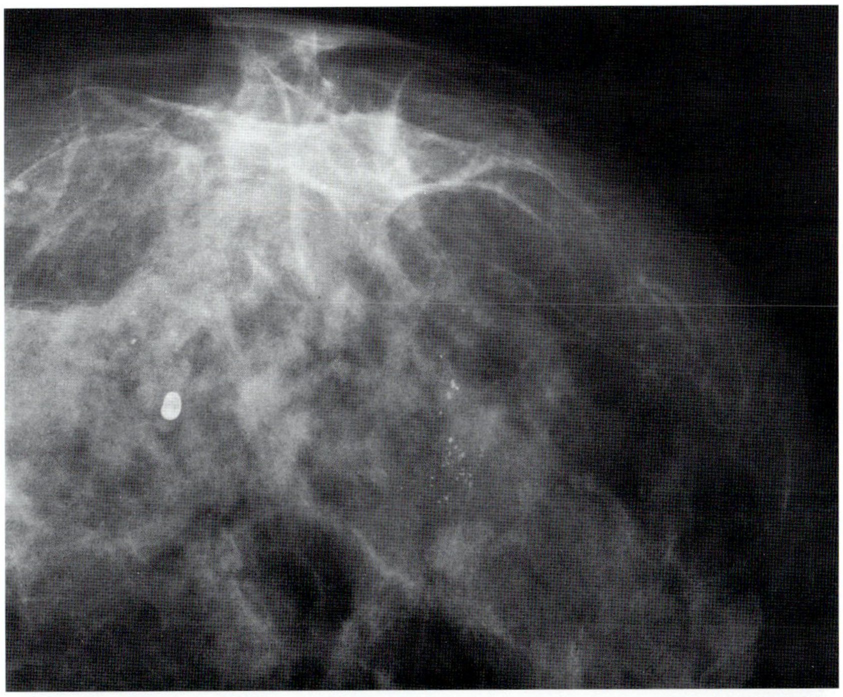

95A

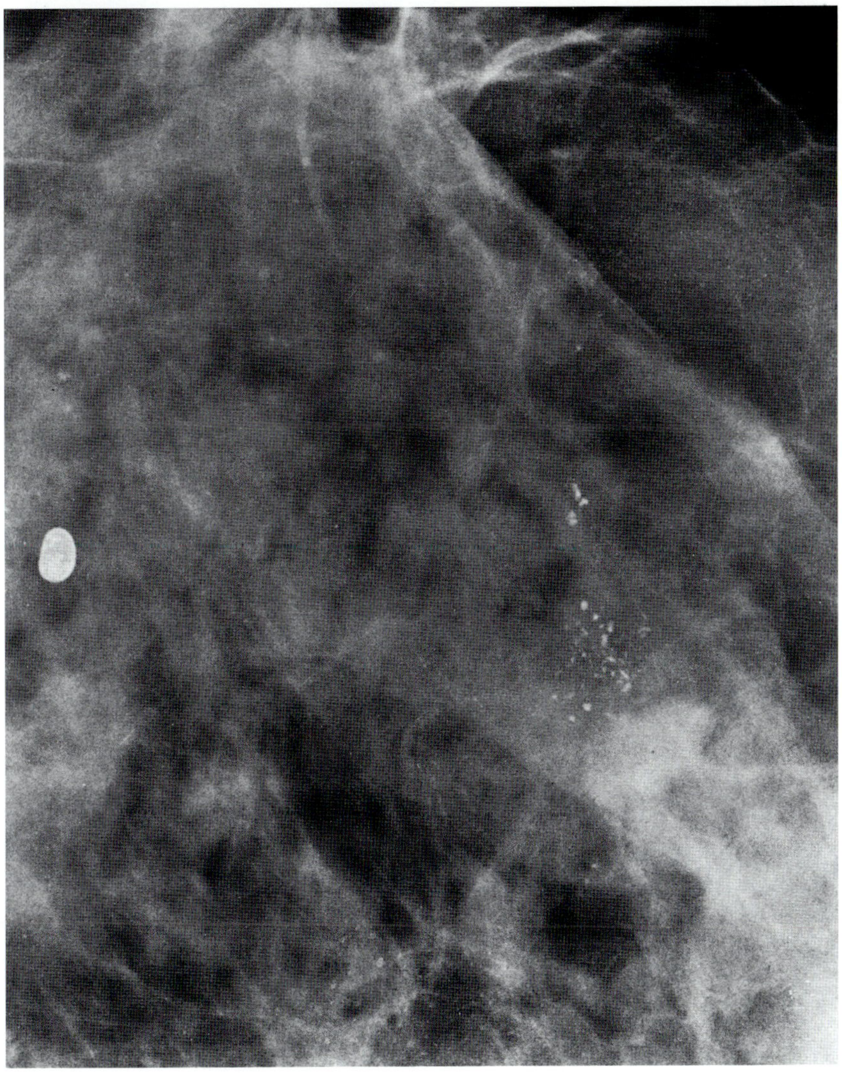

95B

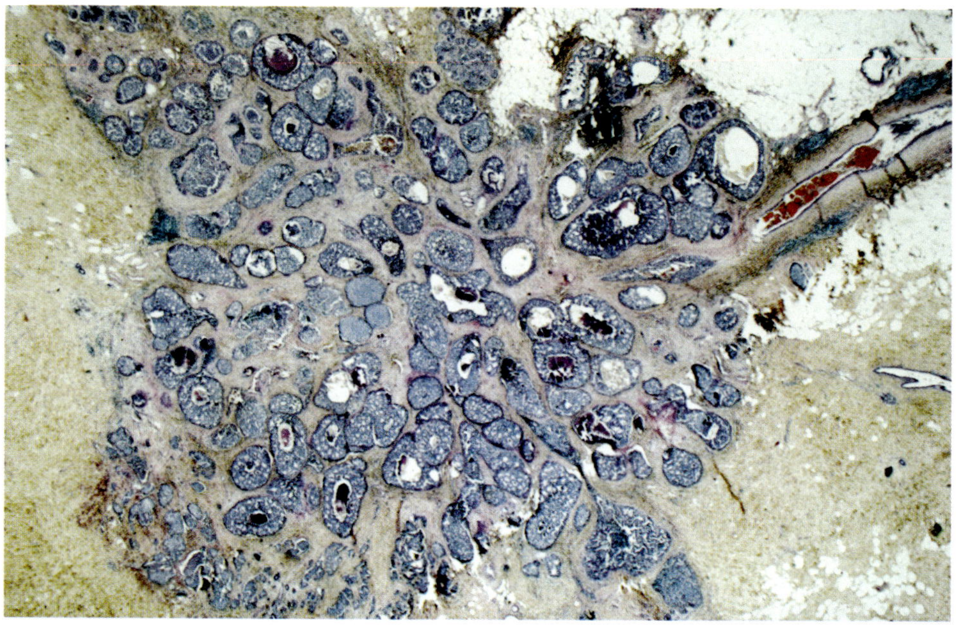

95C

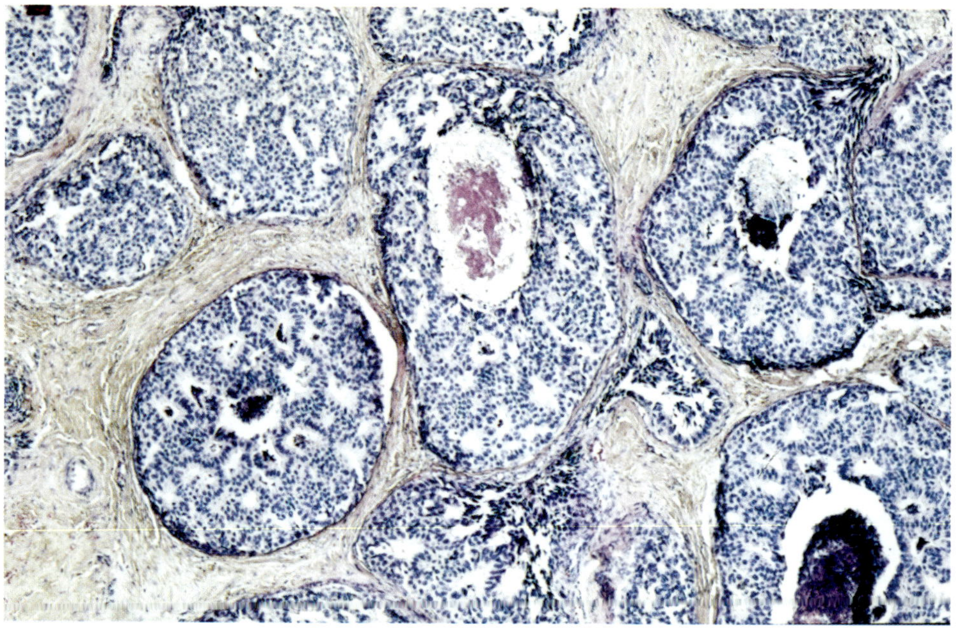

95D

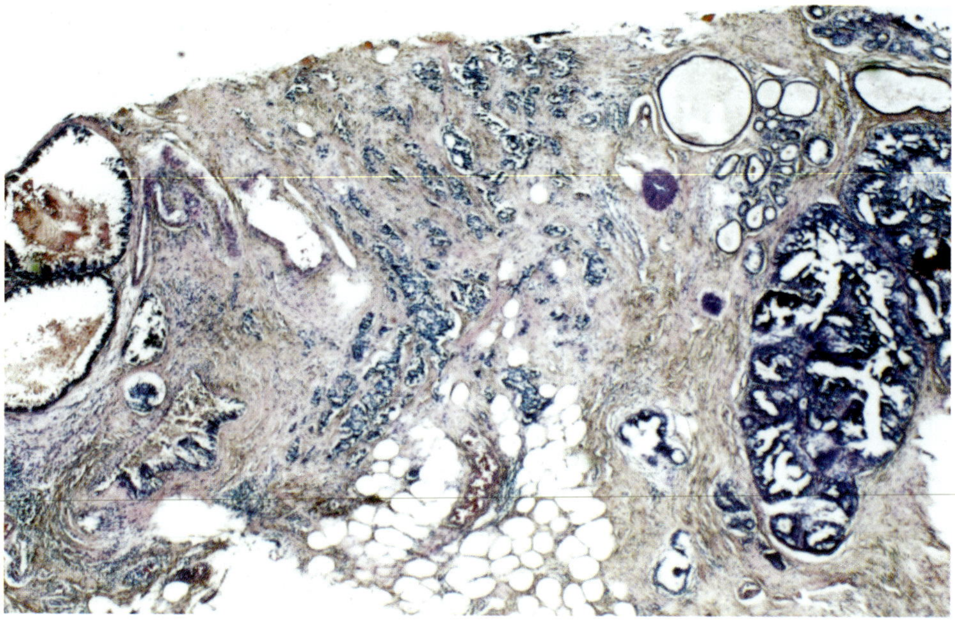

95E

96

Erstes Screening bei einer 61jährigen asymptomatischen Patientin.

Körperliche Untersuchung

In beiden Mammae ist kein Tumor tastbar.

Mammographie

Abb. 96A: Rechte Brust, mediolaterale Schrägprojektion. Im axillären Ausläufer der Brust kommt gruppierter Mikrokalk zur Darstellung (Pfeil). Kein dazugehöriger Tumor feststellbar.
Abb. 96B: Rechte Brust, Vergrößerungsmammographie, mediolaterale Schrägprojektion.

Analyse

Form: granulärer und ausgußartiger Kalk.
Schattendichte: sehr unterschiedlich.
Größe: insgesamt relativ kleine Kalkherdchen, die jedoch erhebliche Größenunterschiede aufweisen.
Verteilung: gruppierte Kalkanordnung.

Folgerung

Mammographisch als maligne einzuordnender Mikrokalk.

Histologie

Duktales Carcinoma in situ.
Abb. 96C: Duktales In-situ-Karzinom G3 mit zentraler Nekrose und amorphen Kalzifikationen.
(HE-Färbung, 20fache Vergrößerung)
Abb. 96D: In-situ-Karzinom.
(HE-Färbung, 300fache Vergrößerung)

Follow-up

20 Jahre nach Erstdiagnose und Therapie war die Patientin ohne Anhalt für ein Mammakarzinomgeschehen am Leben.

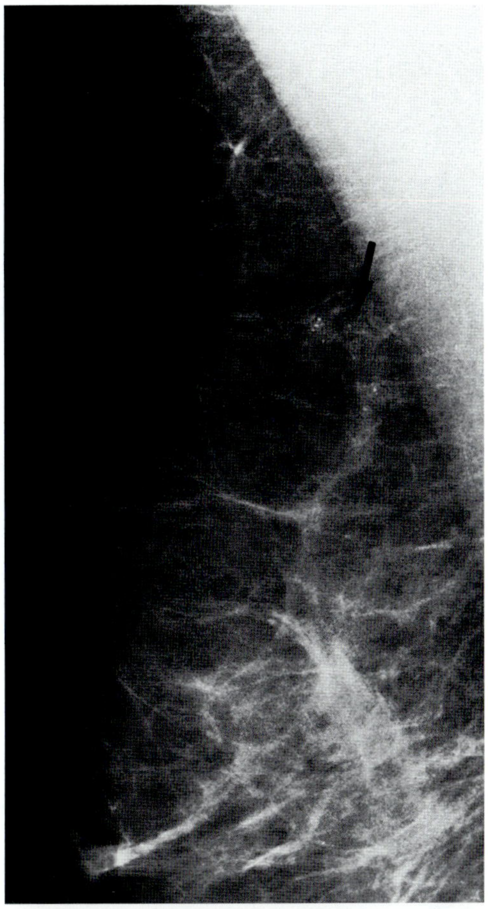

96A

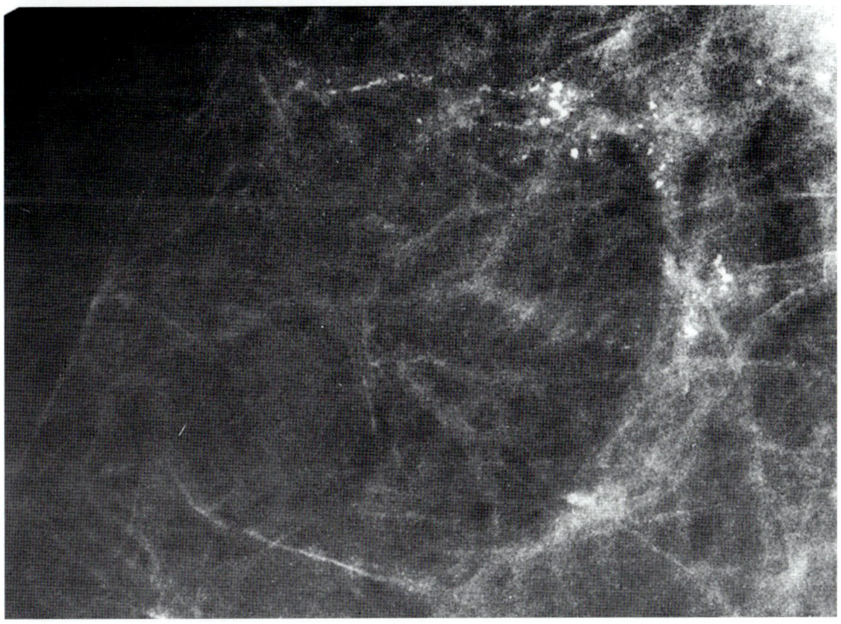

96B

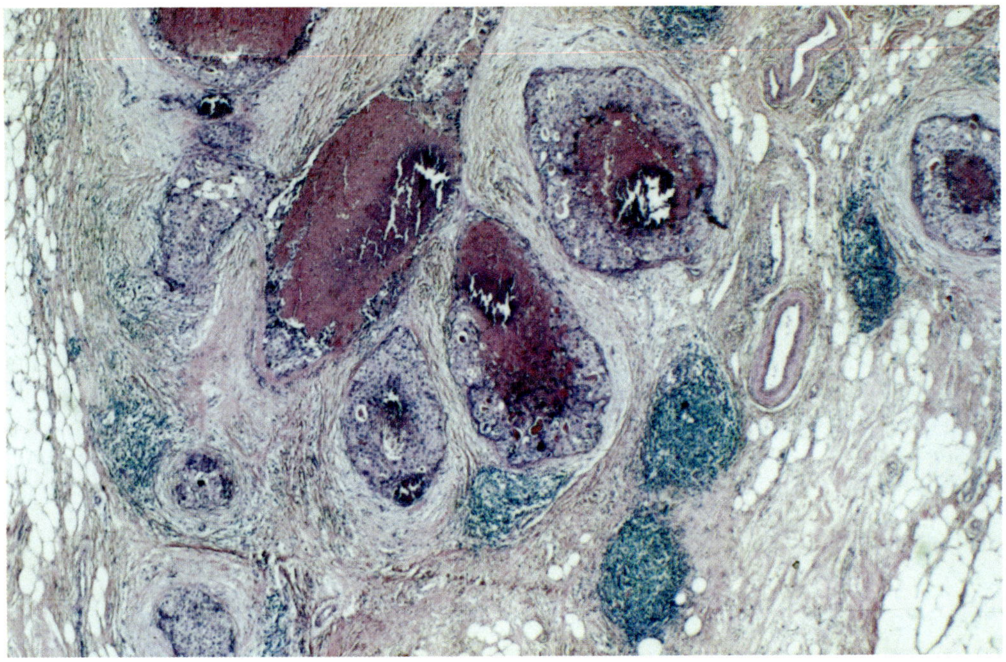

96C

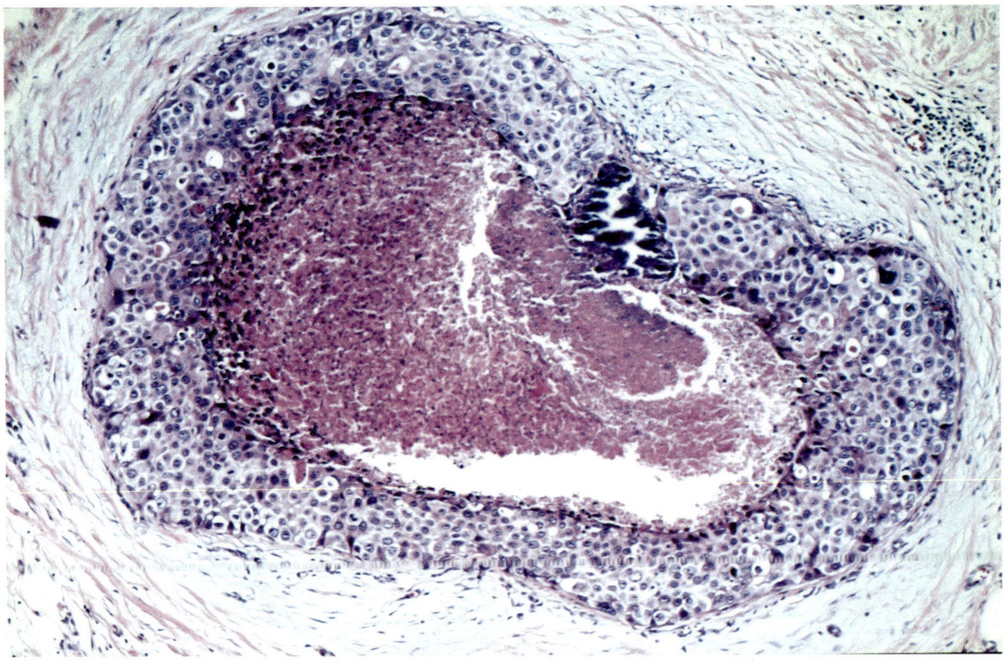

96D

97

Die 48jährige Patientin war wegen eines Abszesses in der rechten Brust zur Mammographie überwiesen worden. Kein Tumor in der linken Brust zu tasten.

Mammographie der linken Brust

Abb. 97A: *Linke* Brust, Detailansicht, kraniokaudale Projektion. Mammographisch gutartiger Tumor im lateralen Brustabschnitt (offene Pfeile). Unmittelbar oberhalb des Tumors ist gruppierter Kalk zu sehen (ausgezogener Pfeil).
Abb. 97B: *Linke* Brust, Vergrößerungsmammographie, kraniokaudale Projektion. Der gruppierte Kalk ist jetzt deutlicher auszumachen (ausgezogener Pfeil). Zusätzlich findet sich in reichlichem Umfang disseminierter Mikrokalk.
Abb. 97C: *Linke* Brust, Präparatradiogramm, Vergrößerung, Drahtmarkierung.

Analyse der Kalzifikationen in der linken Brust

Die gruppierten Verkalkungen weisen Unregelmäßigkeiten bezüglich Form, Dichte und Größe auf. Sie sind granulär bzw. ausgußartig strukturiert und mammographisch hochgradig malignitätsverdächtig. Bei den disseminierten Kalzifikationen handelt es sich in der Mehrzahl um mammographisch gutartigen Kalk in zystisch erweiterten Lobuli.

Mammographie der rechten Brust

Abb. 97D: *Rechte* Brust, Detailansicht, mediolaterale Schrägprojektion. Kaudale Mammahälfte.
Abb. 97E: Präparatradiogramm, Ausschnittvergrößerung.

Analyse der Kalzifikationen in der rechten Brust

Form: rundlich, scharf umrissen.
Schattendichte: relativ einheitlich.
Verteilung: diffus verstreut.

Folgerung hinsichtlich der rechten Brust

Mammographisch als gutartig einzuordnende lobuläre Verkalkungen.

Histologische Befunde beider Mammae

Linke Brust: Carcinoma in situ. Sklerosierende Adenose, atypische lobuläre Hyperplasie.

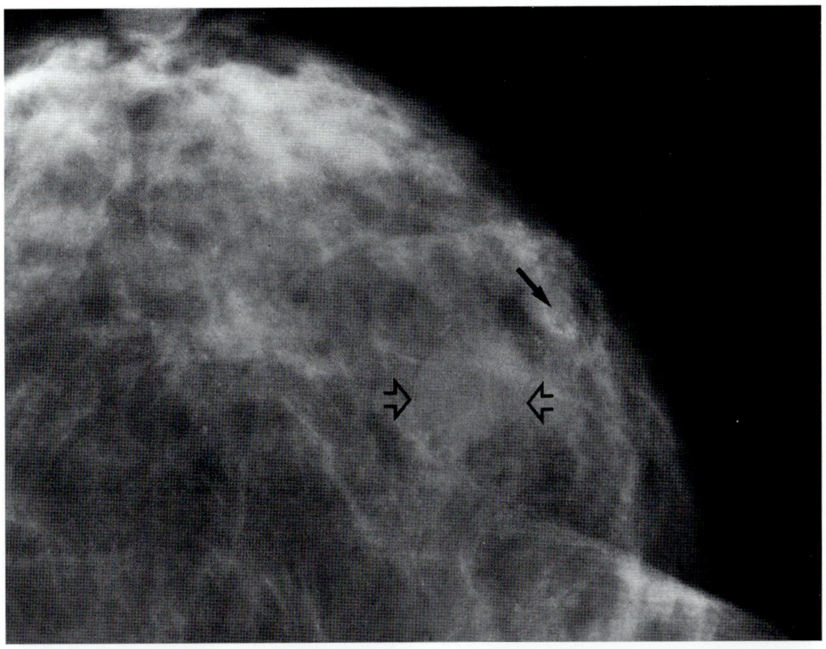
97A

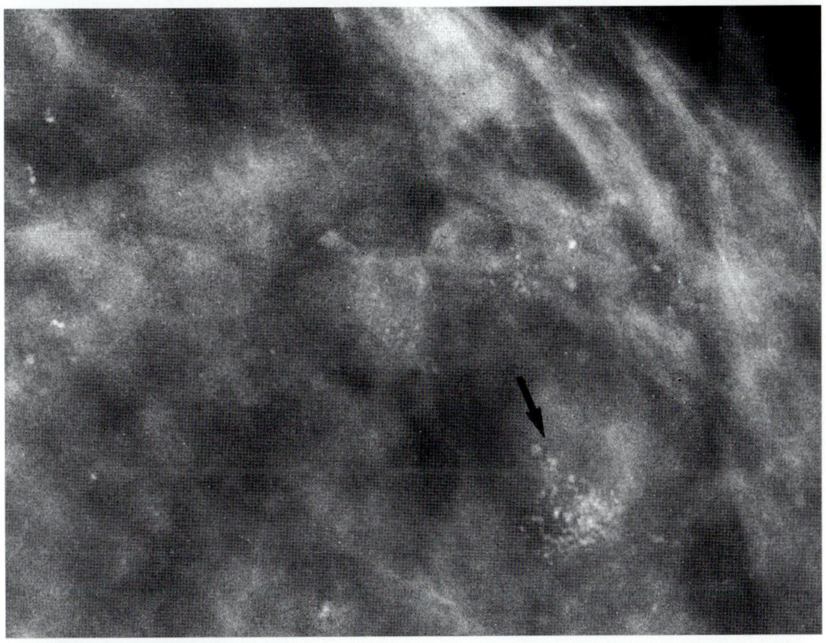
97B

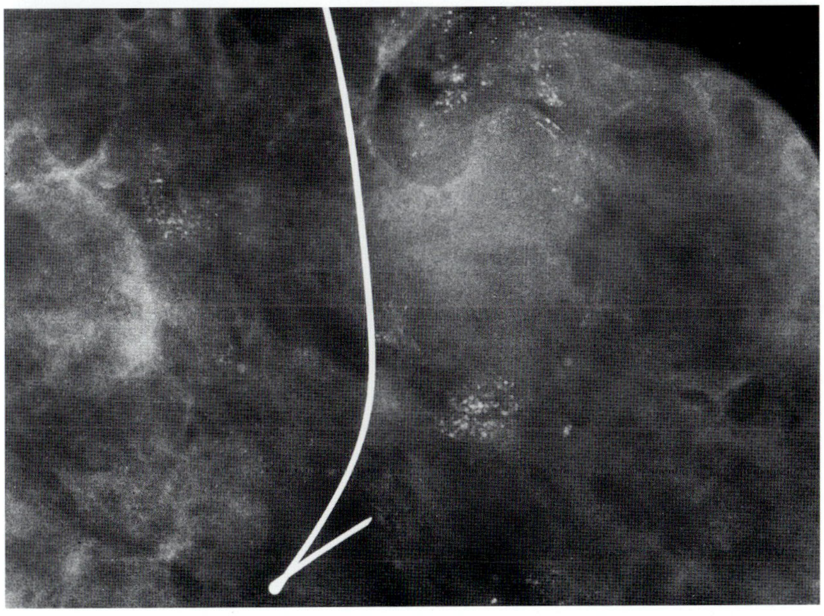
97C

Rechte Brust: Sklerosierende Adenose, Blunt-duct-Adenose. Keine epitheliale Zellproliferation oder Atypie.
Abb. 97F: *Linke* Brust, atypische Hyperplasie in einer TDLE mit psammomkörperartigen Kalzifikationen.
(HE-Färbung, 100fache Vergrößerung)
Abb. 97G: *Rechte* Brust, fibrozystische Mastopathie mit psammomkörperartigen Kalzifikationen entsprechend den im Mammogramm dargestellten Kalkherden.
Abb. 97H u. I: Abb. 97G in stärkerer (200facher) Vergrößerung.
(HE-Färbung)

Follow-up

18 Jahre nach Diagnose und Therapie kein Anhalt für ein Mammakarzinom.

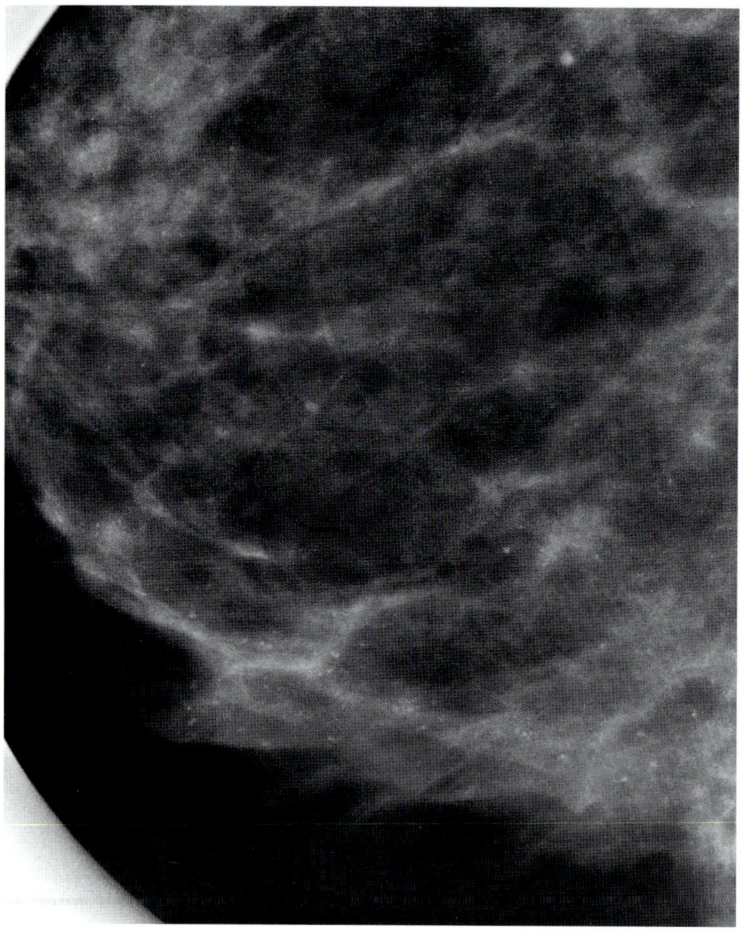
97D

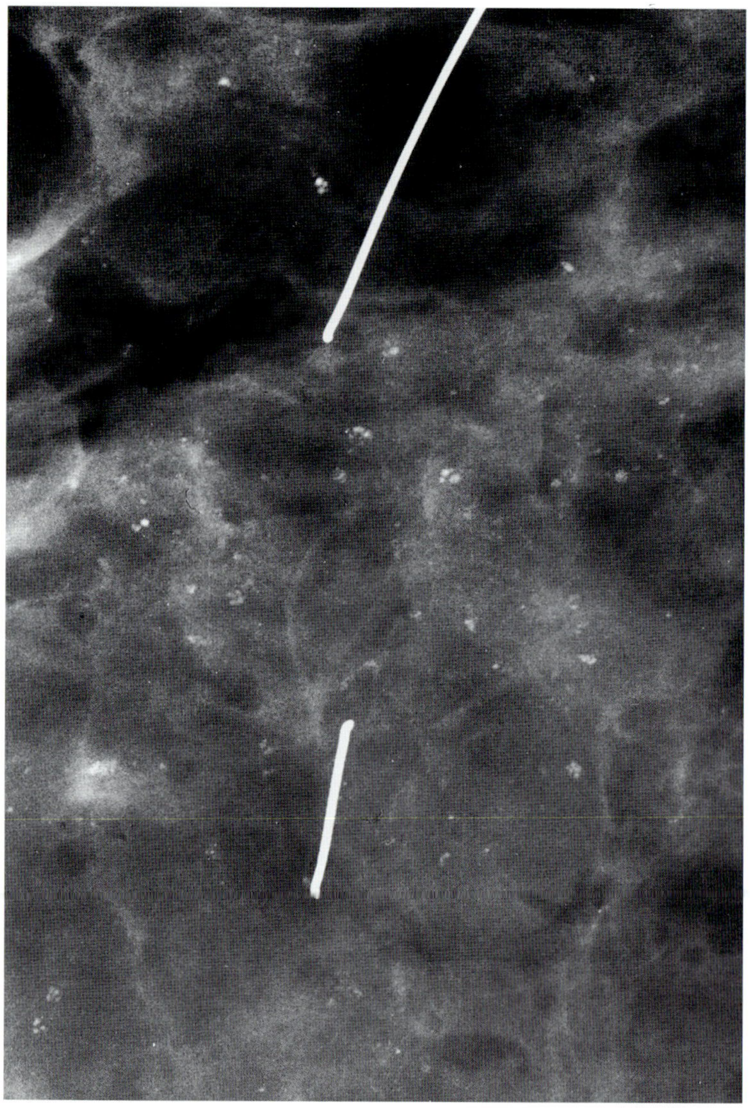
97E

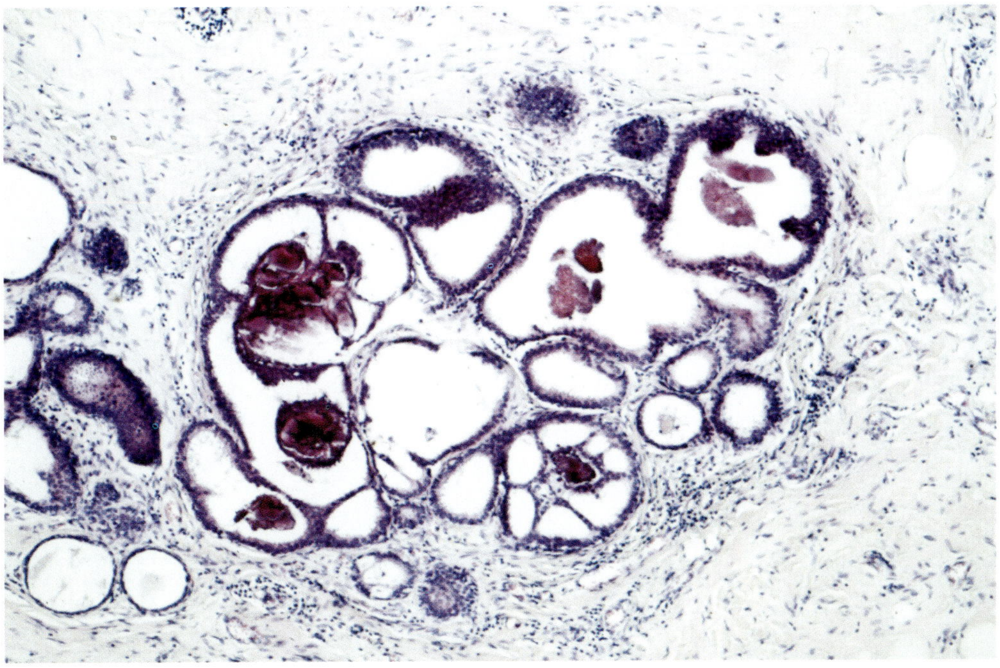

97F

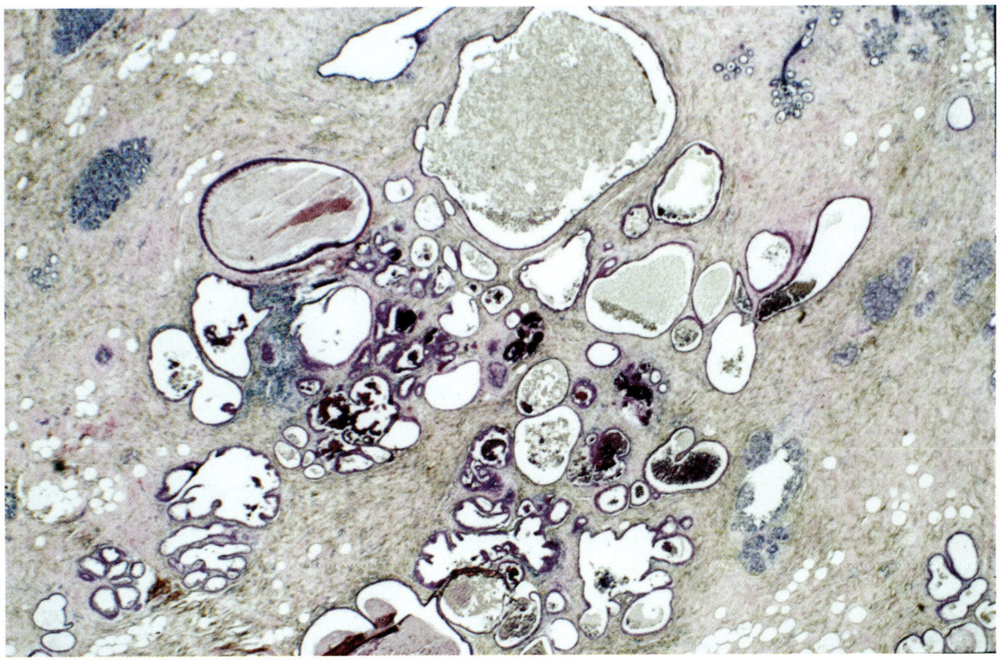

97G

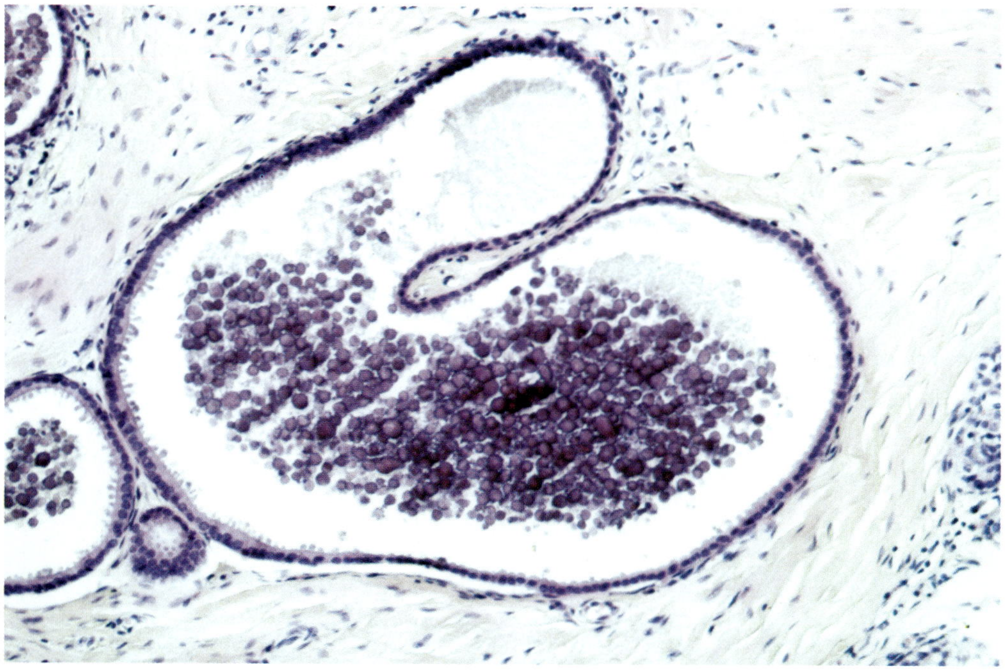

97H

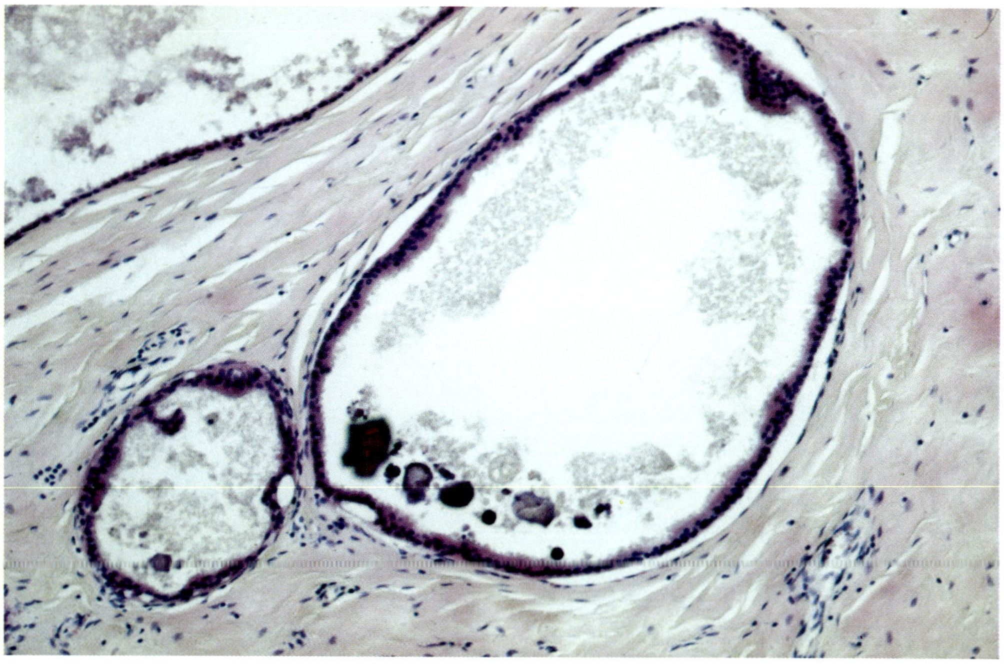

97I

98

Erstes Screening bei einer 67jährigen asymptomatischen Frau.

Körperliche Untersuchung

In beiden Mammae ist kein Tumor tastbar.

Mammographie

Abb. 98A: Linke Brust, Detailansicht, kraniokaudale Projektion. Einige wenige kleine Verkalkungen kommen zur Darstellung (Pfeile).

Abb. 98B: Vergrößerte Ansicht mit Tubuskompression, kraniokaudale Projektion.
Abb. 98C: Vergrößerungsmammographie, kraniokaudale Projektion. Der gruppierte Kalk ist in unmittelbarer Nachbarschaft einer teilweise kalzifizierten Arterie zu sehen.

Analyse

Bei den gruppierten Kalzifikationen handelt es sich um granulären Kalk. Einzelne Herdchen sind länglich ausgezogen. Sie weisen erhebliche Unterschiede bezüglich Form, Dichte und Größe auf.

Folgerung

Mammographisch maligner Kalk.

Histologie

Duktales Carcinoma in situ.

Follow-up

Die Patientin starb 17 Jahre später im Alter von 87 Jahren an einem Myokardinfarkt. Kein Anhalt für ein Mammakarzinomgeschehen zum Todeszeitpunkt.

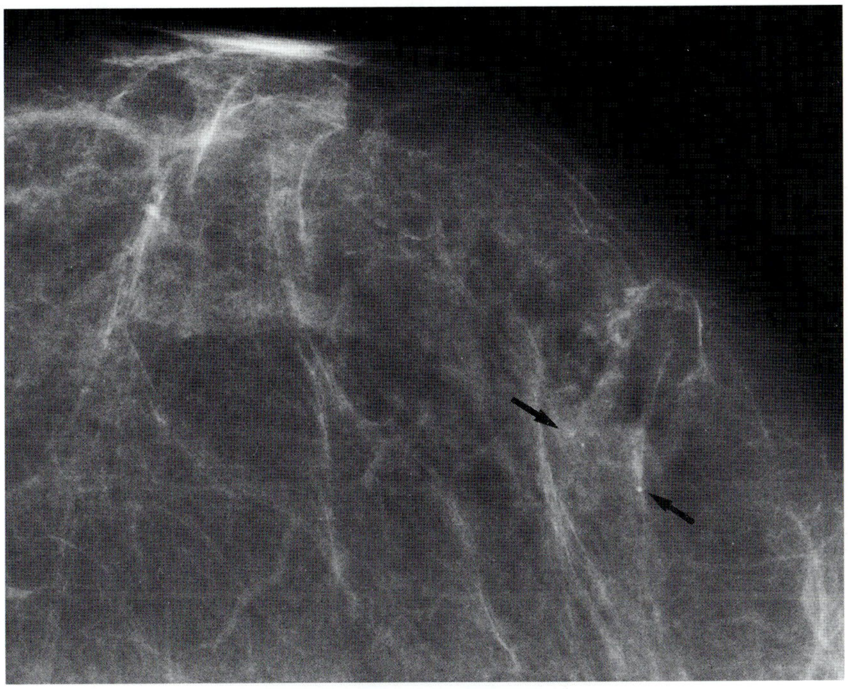

98A

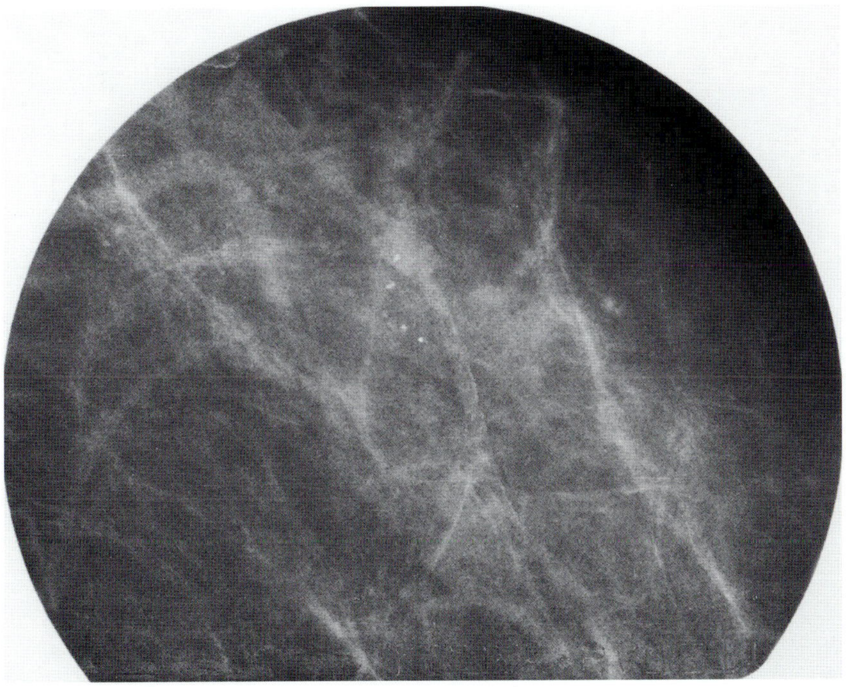

98B

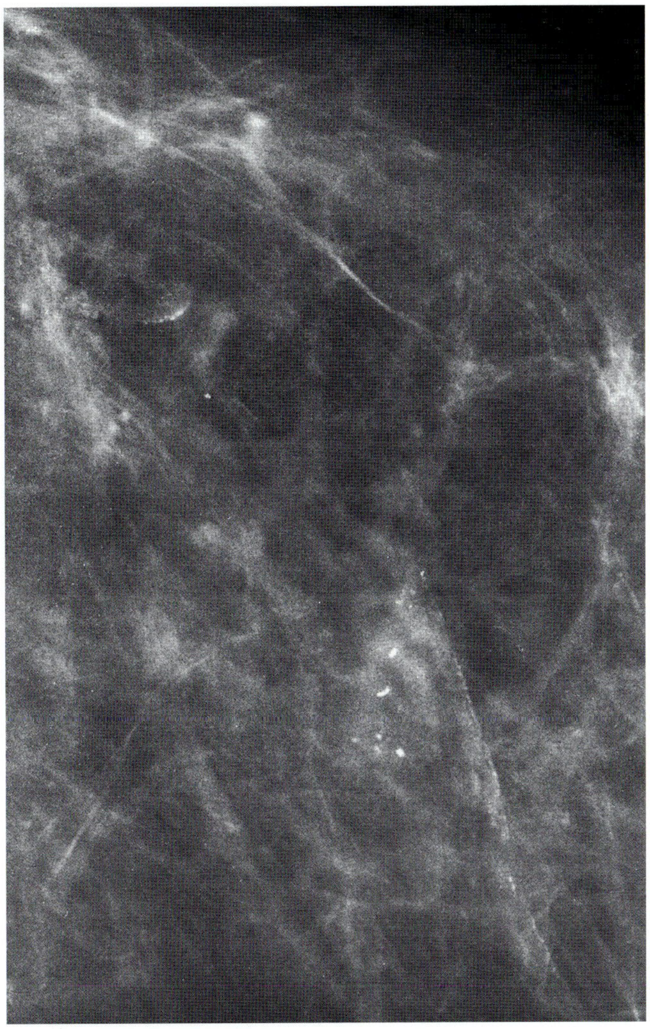

98C

99

Erstes Screening bei einer 74jährigen Patientin, die sich keiner pathologischen Veränderung in ihrer Brust bewußt war.

Mammographie

Ab. 99A: Linke Brust, Detailansicht, mediolaterale Schrägprojektion. Im oberen äußeren Quadranten findet sich ein 5 × 5 cm großes Areal, das zahlreiche Verkalkungen inmitten einer unscharf begrenzten Verschattungsfigur aufweist.

Abb. 99B u. C: Vergrößerungsmammographie, mediolaterale Schräg- und kraniokaudale Projektionen. Die Verkalkungen sind zum größten Teil ausgußartig und mammographisch als maligne einzuordnen.

Analyse

Die beobachteten ausgußartigen Kalzifikationen lassen sich hier ausgezeichnet analysieren. Die Kontur des jeweiligen Kalkherdes wird durch den ungleichmäßigen Kalzifizierungsprozeß wie auch durch irreguläres zelluläres Nekrosegeschehen bestimmt. Die Umrisse dieser durchgehend fragmentierten ausgußartigen Kalkstrukturen sind jeweils unregelmäßig. Eine entsprechende Dichteanalyse zeigt, daß verschiedene Fragmente innerhalb eines Kalkherdes unterschiedliche Dichtegrade aufweisen können. Die einzelne Kalkformation kann bei entsprechender Ausdehnung in angrenzende Milchgänge auch gegabelt sein.

Histologie

Niedrig differenziertes invasives duktales Karzinom mit gleichzeitig vorhandenem duktalen In-situ-Karzinom G3. Keine Lymphknotenmetastasen.

Anmerkung

Wahrscheinlich ist der die Kalzifikationen umgebende schattendichte Prozeß auf die Gewebsinfiltration zurückzuführen.

Follow-up

Die Patientin verstarb 2 Jahre/5 Monate später im Alter von 76 Jahren am metastasierenden Mammakarzinom.

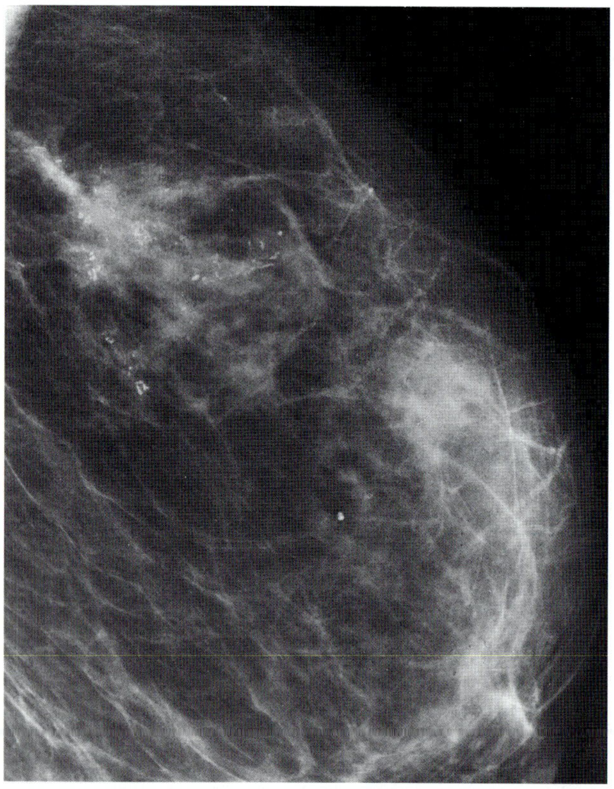

99A

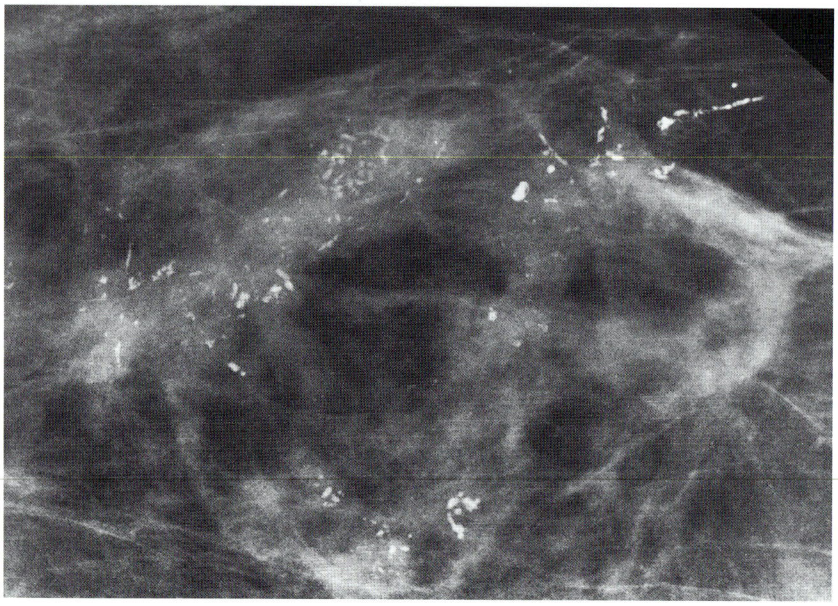

99B

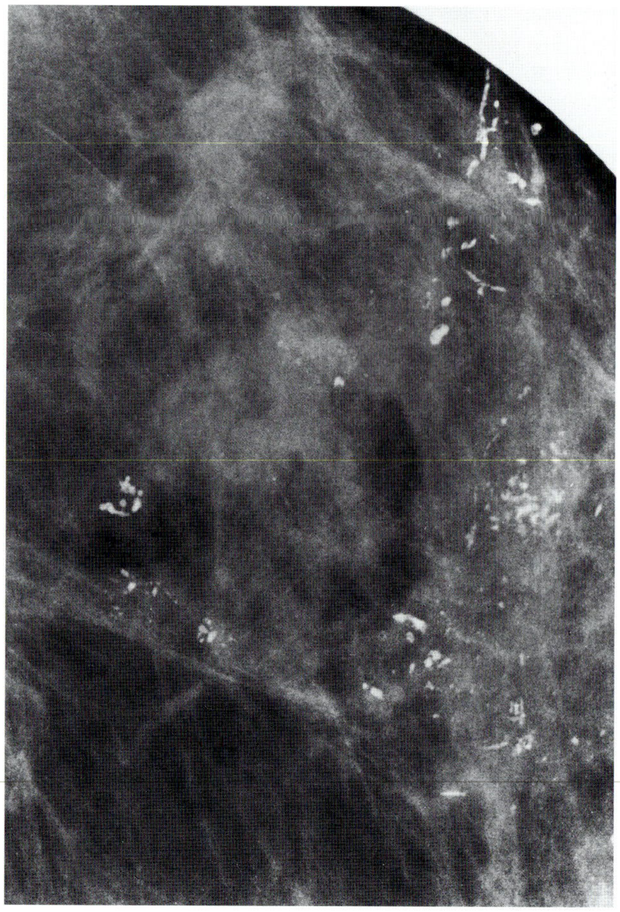

99C

100

Abb. 100A: Linke Brust, kraniokaudale Projektion. Zentral gelegen ist gruppierter Mikrokalk zu erkennen (Pfeile).
Abb. 100B: Vergrößerungsmammographie des Mikrokalkareals, kraniokaudale Projektion.

Analyse

Typische intraduktale ausgußartige Verkalkungen, die sich hinsichtlich Form, Größe und Dichte erheblich unterscheiden und dem jeweiligen Verlauf eines Milchgangs und seiner Seitenäste folgen.

Folgerung

Mammographisch maligne Verkalkungen.

Histologie

Duktales In-situ-Karzinom.
Abb. 100C: Duktales In-situ-Karzinom G3 mit zentraler Nekrose und amorphen Kalzifikationen.
(HE-Färbung, 40fache Vergrößerung)
Abb. 100D: Detailansicht des gering differenzierten duktalen In-situ-Karzinoms.
(HE-Färbung, 100fache Vergrößerung)

Follow-up

Die Patientin verstarb 8 Monate später im Alter von 74 Jahren an einem Myokardinfarkt. Nach entsprechender Therapie kein Nachweis eines Mammakarzinoms zu diesem Zeitpunkt.

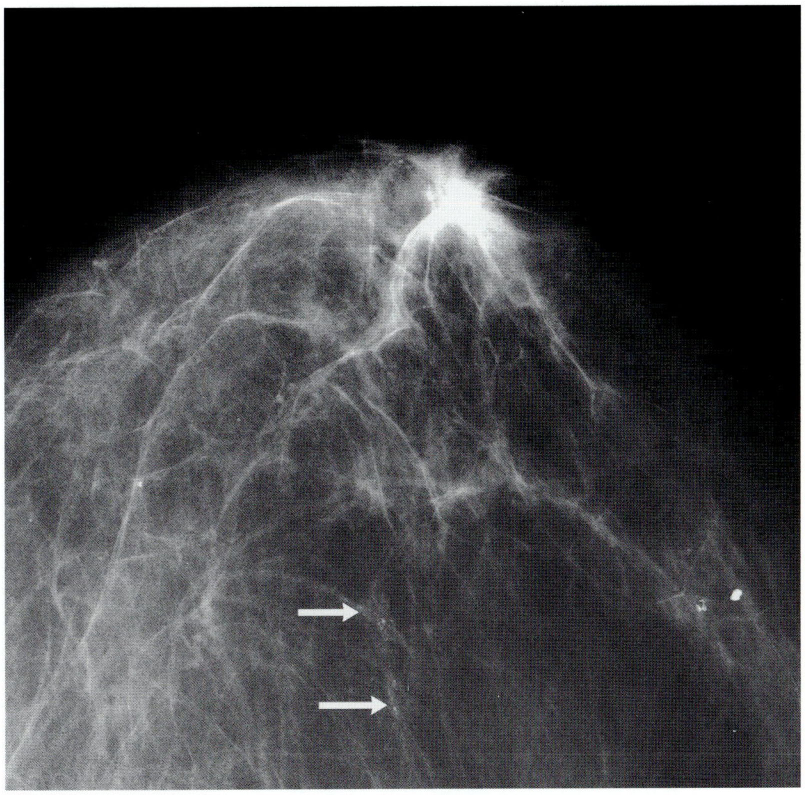

100A

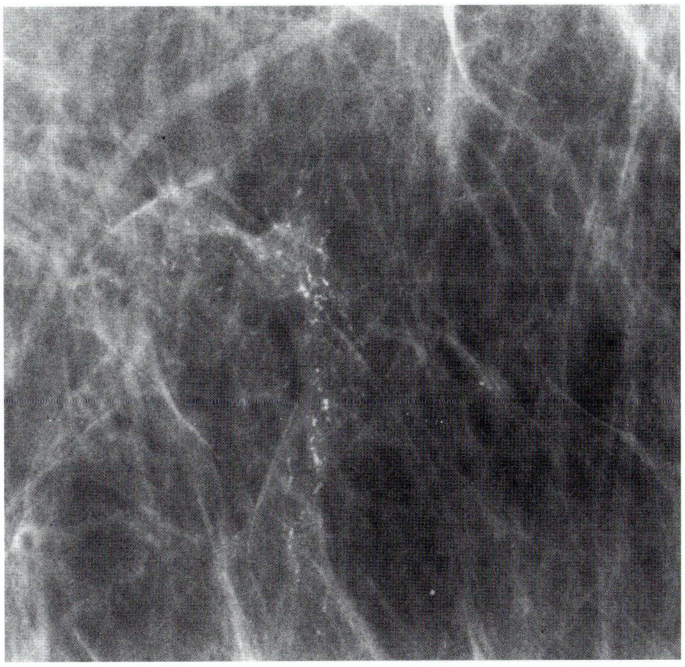

100B

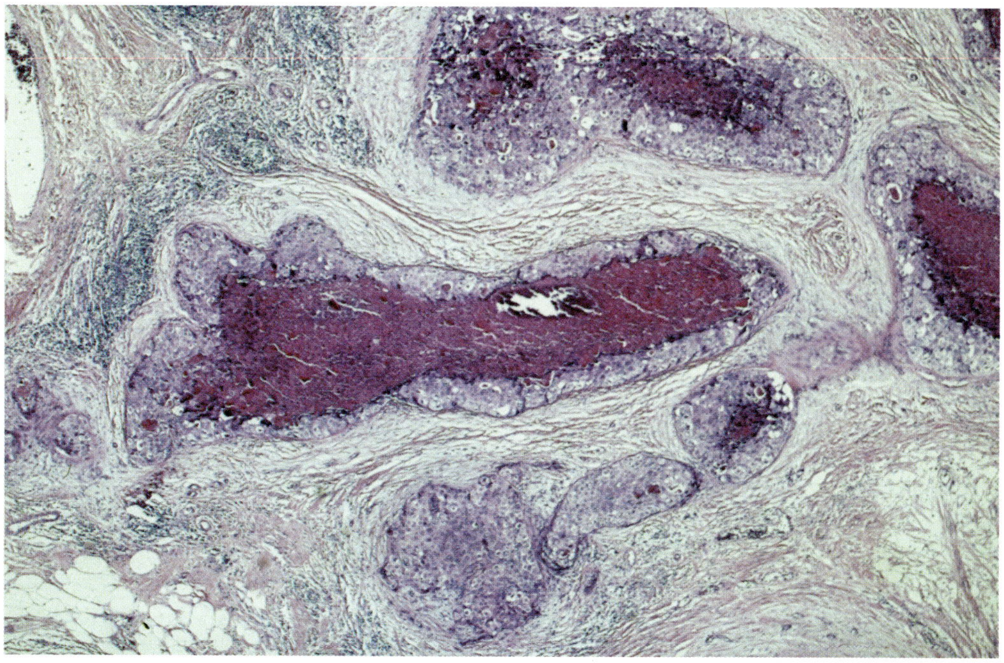

100C

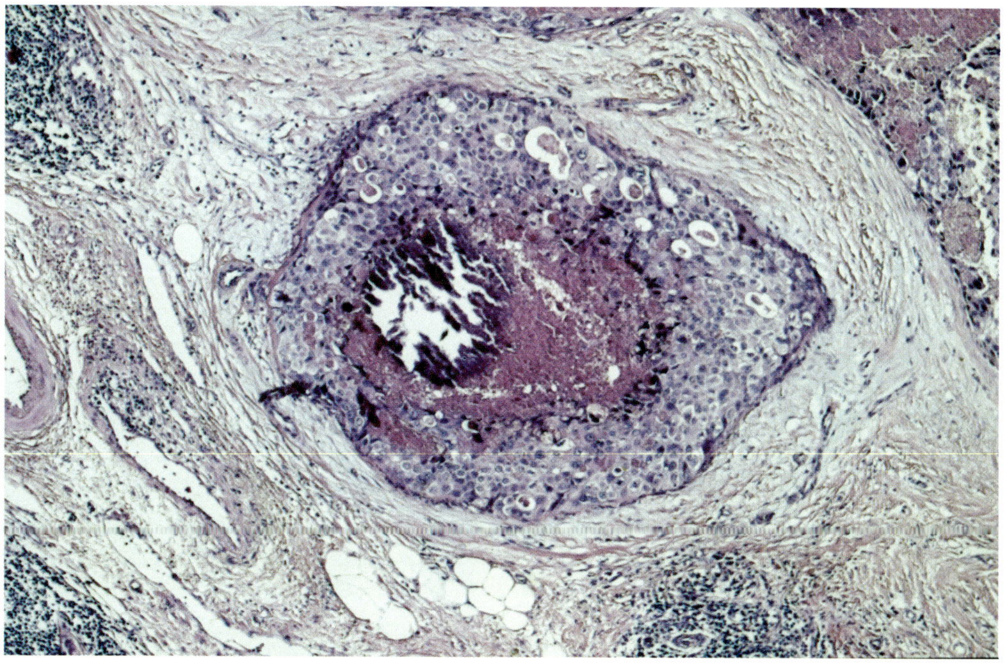

100D

101

Abb. 101A: Rechte Brust, kraniokaudale Projektion. Typische ausgußartige Verkalkungen (Pfeil).
Abb. 101B: Aufnahme mit Tubuskompression, kraniokaudale Projektion. Die typischen ausgußartigen und sich zum Teil astförmig verzweigenden Kalzifikationen stellen zuverlässige mammographische Charakteristika eines Karzinoms dar.

Histologie

Duktales Carcinoma in situ G3.
Abb. 101C: Das duktale Carcinoma in situ in geringer (20facher) Vergrößerung. (HE-Färbung)
Abb. 101D: Zelluläre Detaildarstellung mit ausgeprägter Atypie und Nekrosen. (HE-Färbung, 200fache Vergrößerung)
Abb. 101E: Querschnitt eines Milchgangs mit ausgedehnter zentraler Nekrose und Kalzifizierung. Nur wenige vitale Tumorzellen auszumachen. (HE-Färbung, 200fache Vergrößerung)

Follow-up

Die Patientin war 18 Jahre nach Diagnose und Therapie im Alter von 82 Jahren noch am Leben.

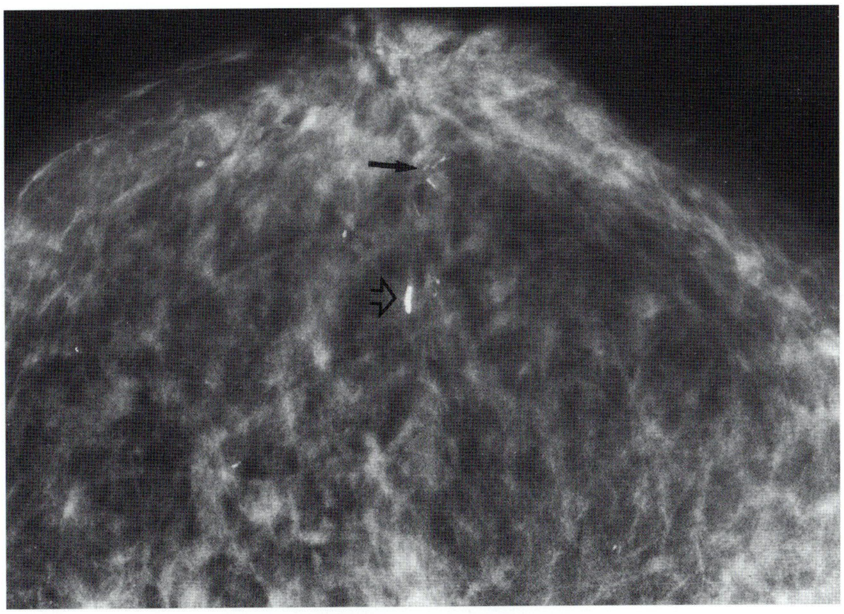

101A

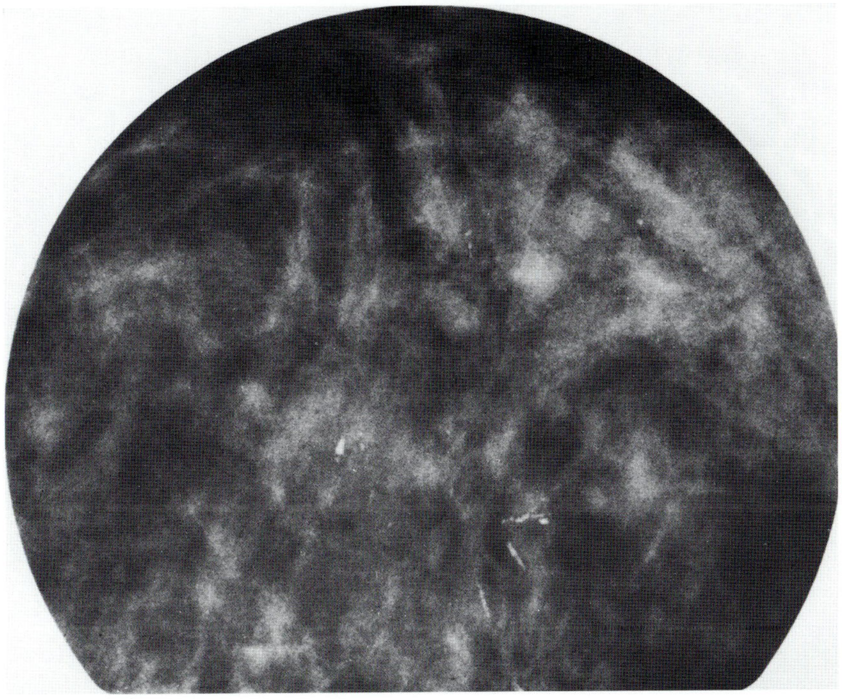

101B

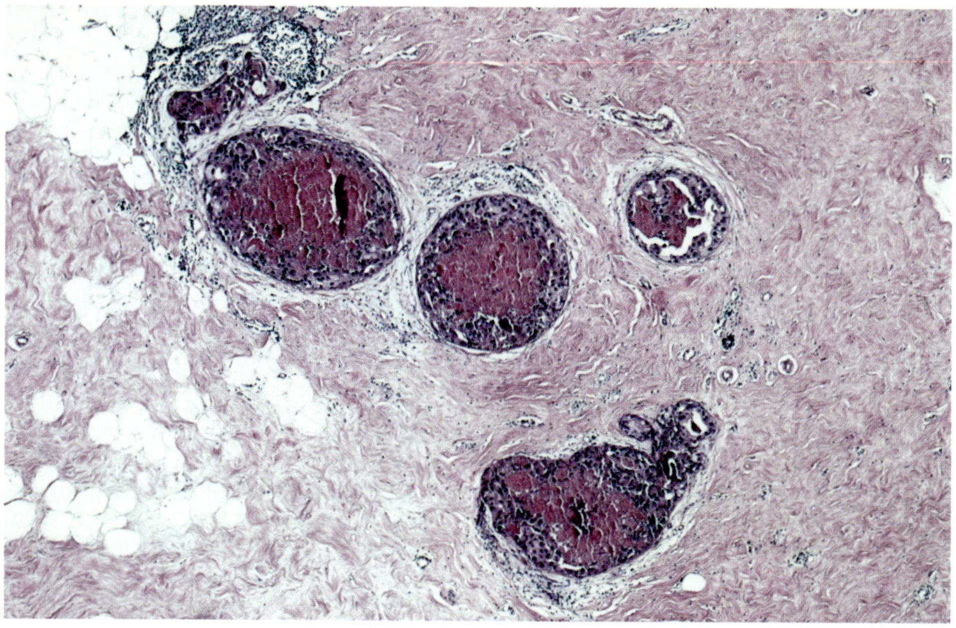

101C

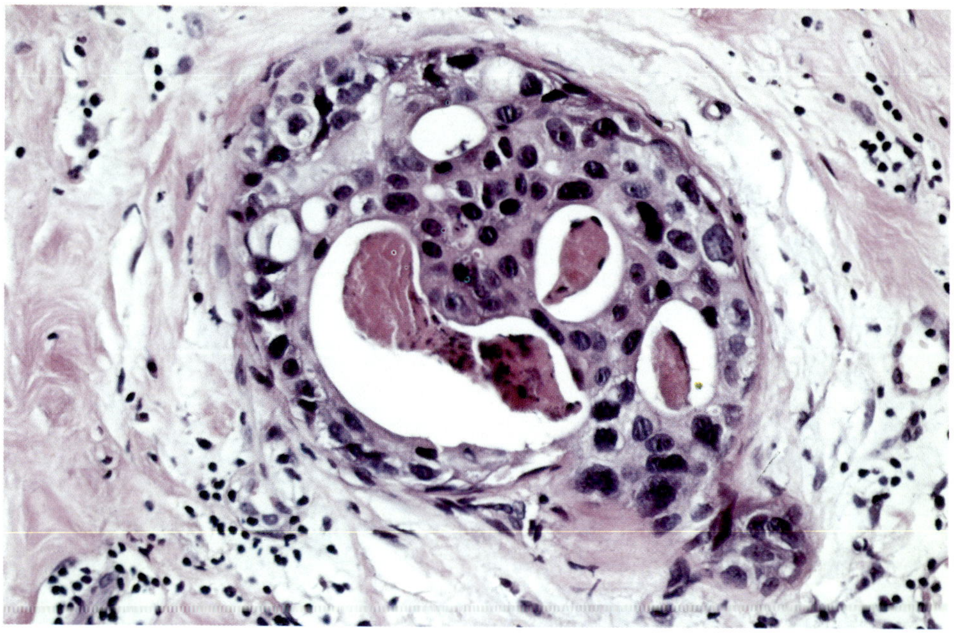

101D

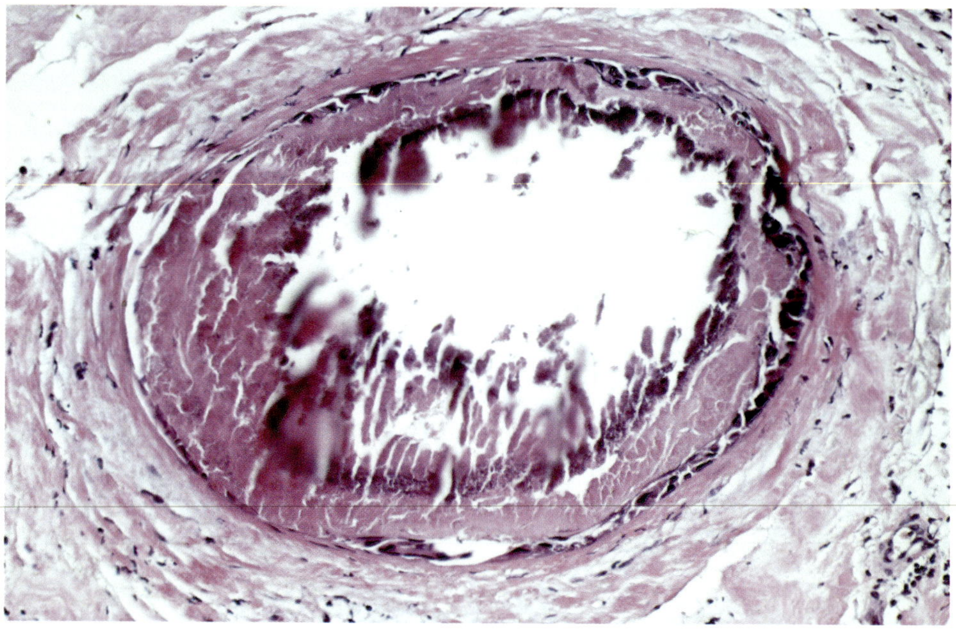

101E

102

Die 28jährige Patientin hatte einen Knoten im oberen äußeren Quadranten der rechten Brust getatstet.

Körperliche Untersuchung

Keine klar abgrenzbare Tumormasse. Der gesamte obere äußere Quadrant der rechten Brust fühlte sich jedoch hart an, und ein großer axillärer Lymphknoten war zu tasten.

Mammographie

Abb. 102A-C: Rechte Brust, Detailaufnahmen in mediolateraler Schrägprojektion mittels Kontakt- (A) und Vergrößerungsmammographie (B u. C). Zahllose Kalkherde finden sich über die gesamte obere Brusthälfte verstreut. Dabei fällt besonders auf, daß ein einzelner Milchgang inklusive seiner Hauptäste dicht mit Kalk bis hin zur Brustwarze besetzt ist. Ein dazugehöriger Tumorschatten läßt sich nicht ausmachen. Abb. 102D: Präparatradiogramm, Vergrößerung.

Analyse

Typisches mammographisches Erscheinungsbild maligner Kalzifikationen.

Histologie

Duktales In-situ-Karzinom G3 in einem Brustabschnitt von mindestens 15 cm Durchmesser bei ganz vereinzelt gleichzeitig zu beobachtendem invasiven wenig differenzierten duktalen Karzinom. Axilläre Lymphknotenmetastasen.

Abb. 102E: Invasives und In-situ-Karzinom im Übersichtspräparat.
(HE-Färbung, 12,5fache Vergrößerung)
Abb. 102F: Detailansicht der mikropapillären und cribriformen In-situ-Komponente mit zellulärer Atypie.
HE-Färbung, 200fache Vergrößerung)
Abb. 102G: Weitere Detailansicht des mikropapillären In-situ-Karzinoms G3 mit zentraler Nekrose.
(HE-Färbung, 200fache Vergrößerung)

Follow-up

Die Patientin verstarb 3 Jahre/7 Monate später im Alter von 31 Jahren am metastasierenden Mammakarzinom.

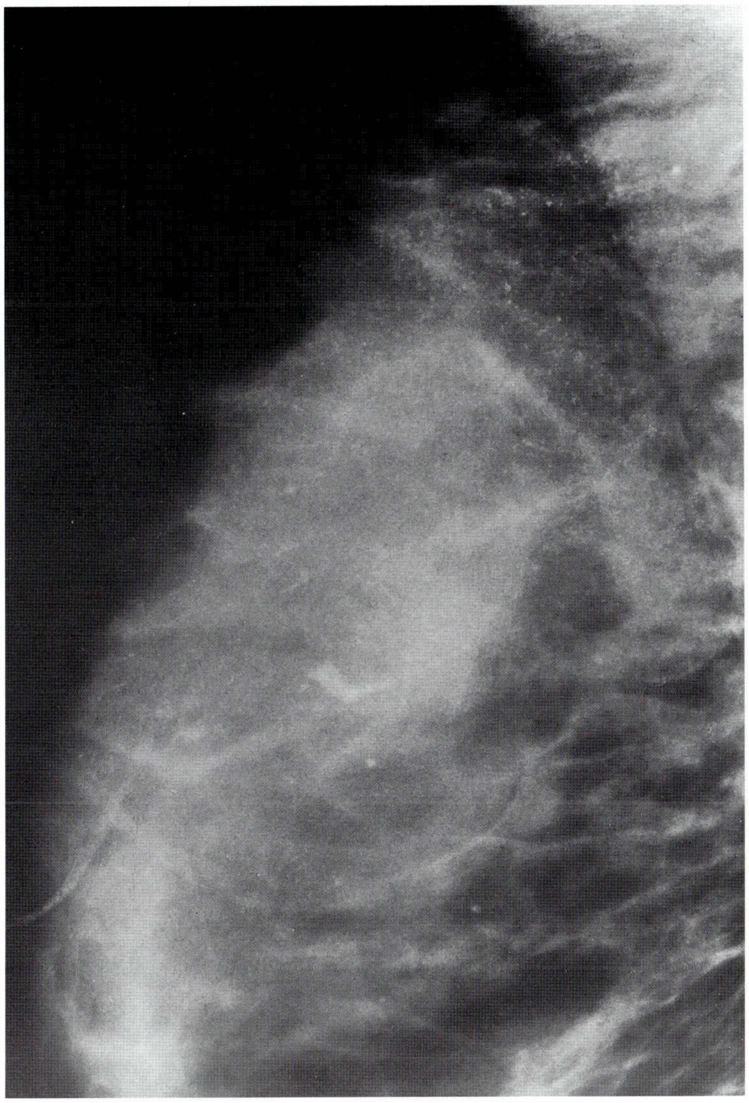

102A

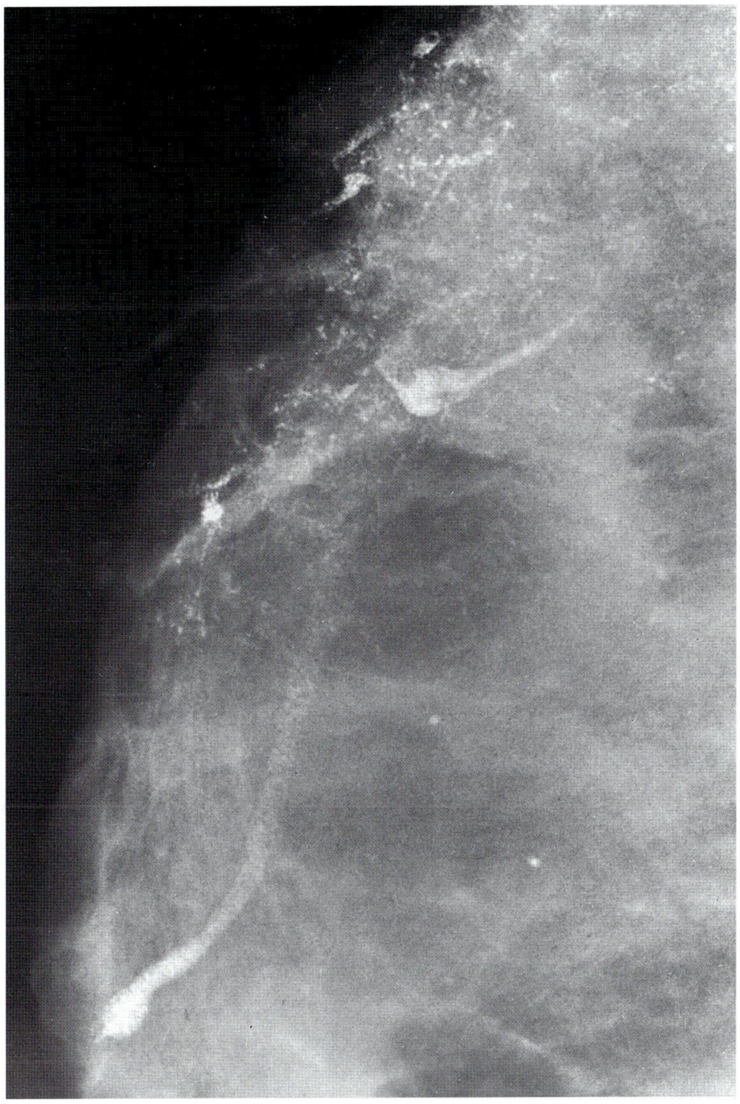

102B

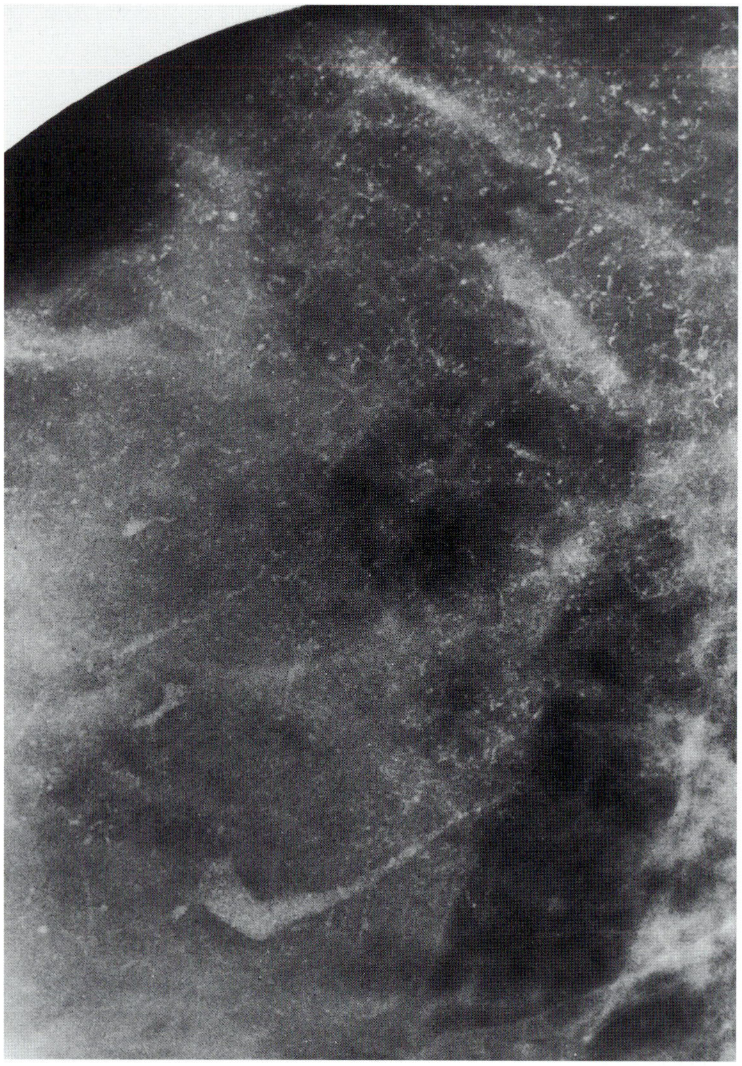

102C

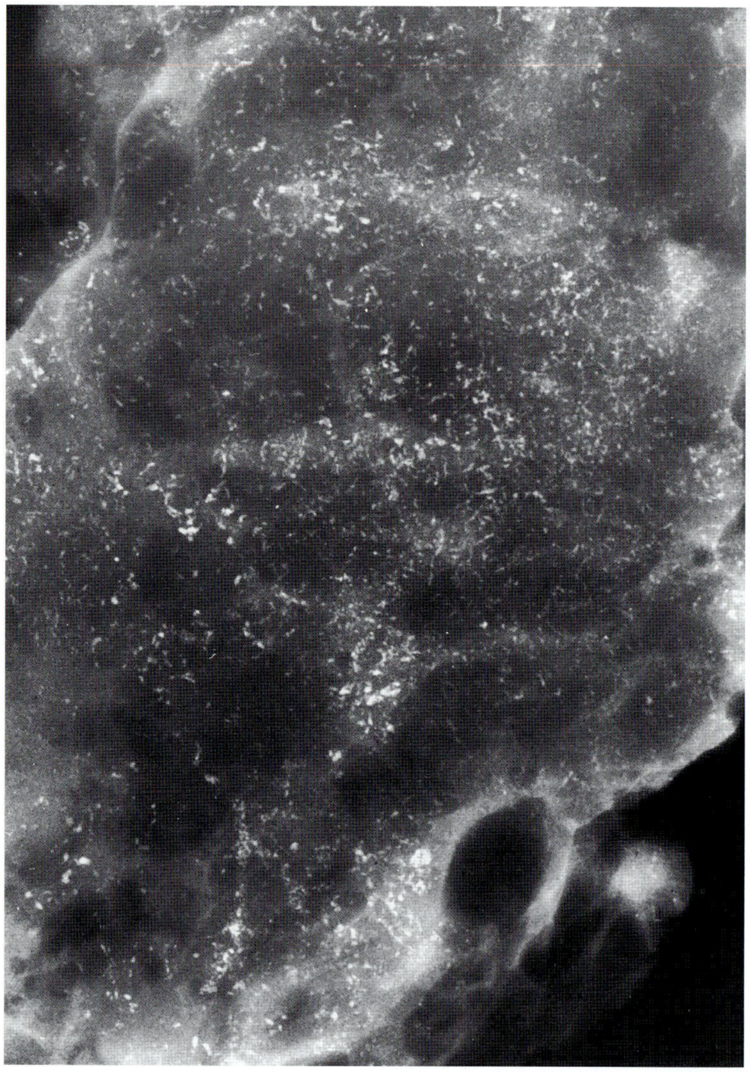

102D

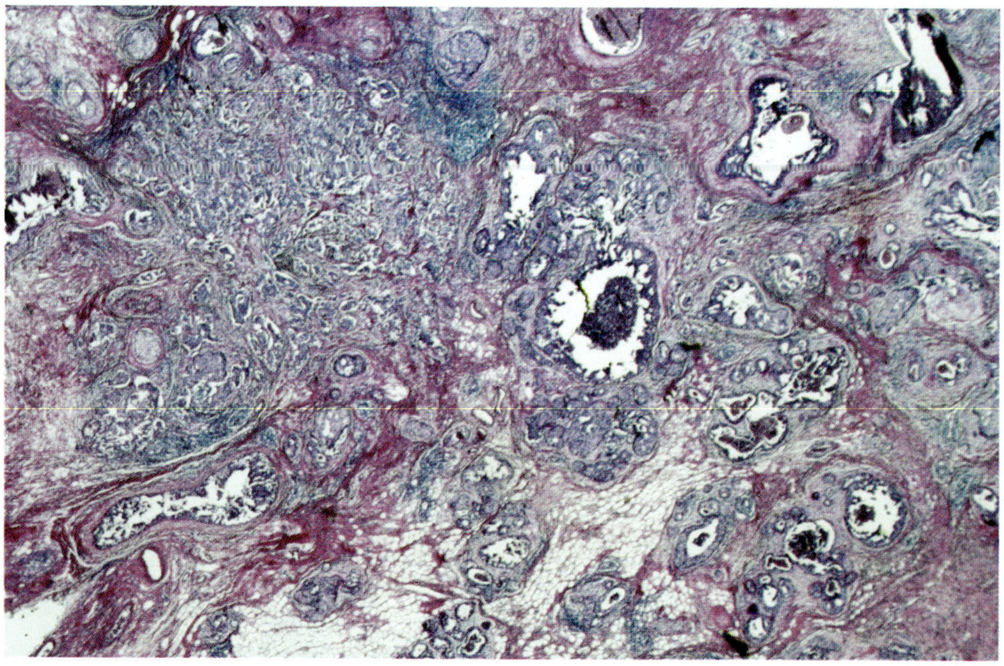

102E

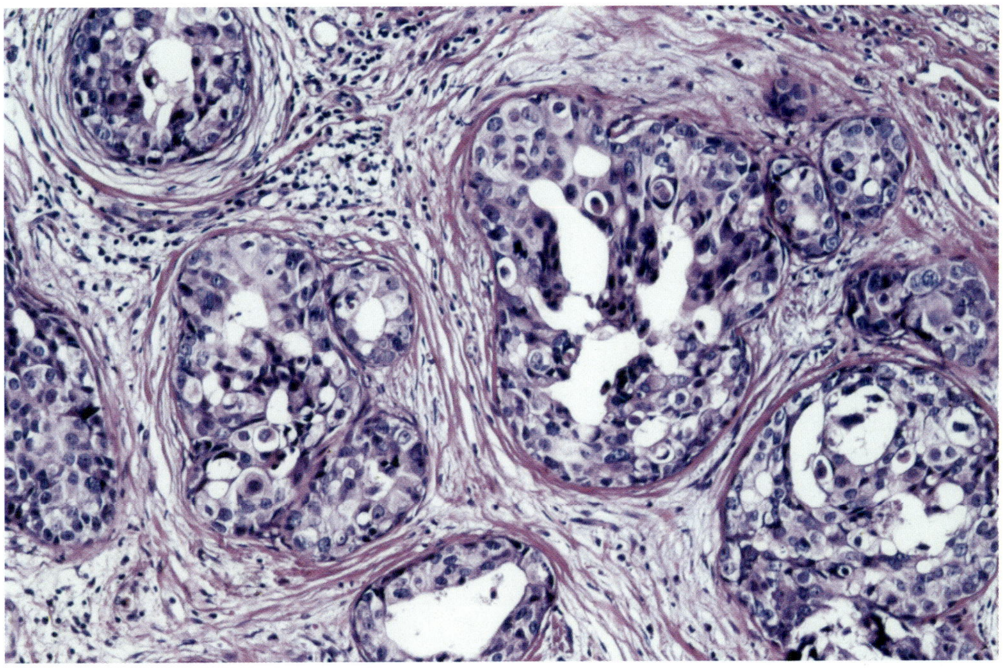

102F

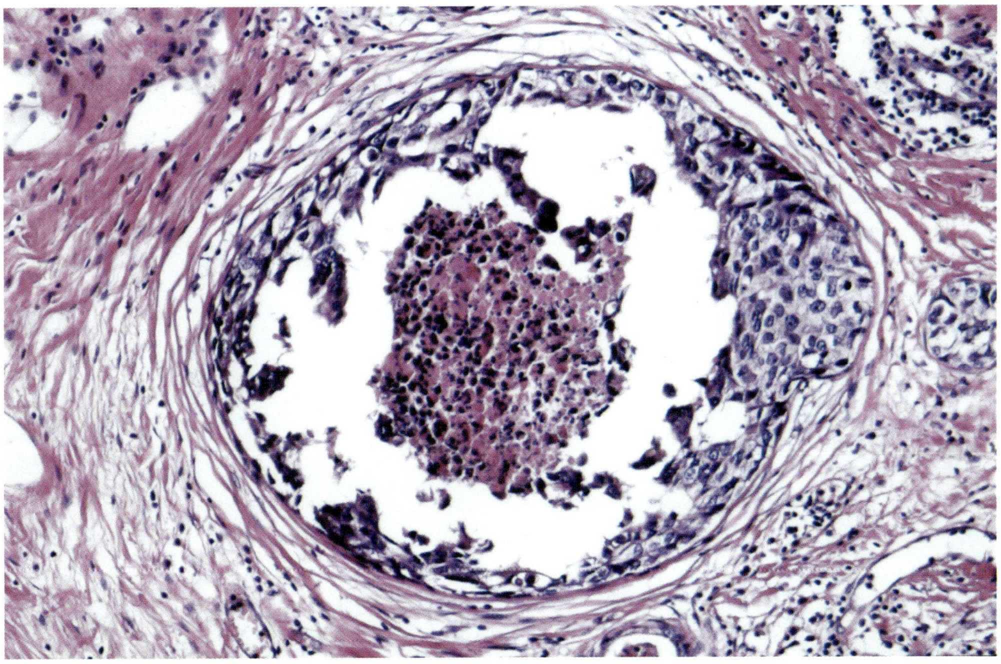

102G

103

Erstes Screening bei einer 62jährigen asymptomatischen Patientin.

Körperliche Untersuchung

In beiden Mammae ist kein Tumor tastbar.

Mammographie

Abb. 103A-C: Linke Brust, kraniokaudale Projektion sowie Detailansicht in kraniokaudaler und mediolateraler Projektion. Ein ovalärer Tumorschatten mit begleitenden Kalzifikationen ist in 5 cm Entfernung von der Brustwarze zu erkennen.

Analyse des Tumors

Form: oval, gelappt.
Kontur: teilweise scharf umrissen (Pfeile), teilweise jedoch auch schlecht abgrenzbar. Wegen parenchymaler Strukturen sind Teile der Tumorbegrenzung nur andeutungsweise auszumachen.
Dichte: geringe Schattengebung.
Größe: 15 × 10 mm.

Analyse der Verkalkungen

Form: sehr unregelmäßig, einige der Verkalkungen zeigen eine typische ausgußartige Konfiguration.
Schattendichte: sehr stark wechselnd.
Verteilung: innerhalb der Tumorgrenzen.

Folgerung

Mammographisch maligner Kalk.

Histologie

Duktales Karzinom innerhalb eines Fibroadenoms.
Abb. 103D: Das Fibroadenom mit weitgehender Sklerosierung in der Übersicht. (HE-Färbung, 12,5fache Vergrößerung)
Abb. 103E: Bei stärkerer Vergrößerung kommt ein In-situ-Karzinom mit pleomorphen Zellkernen und amorphen Kalzifikationen zur Darstellung.
(HE-Färbung, 200fache Vergrößerung)
Abb. 103F: Weitere Detailansicht der Karzinomkomponente des Fibroadenoms.

Follow-up

Die Patientin verstarb 13 Jahre später im Alter von 75 Jahren an einem Myokardinfarkt. Keinerlei Hinweis auf ein Mammakarzinom zu diesem Zeitpunkt.

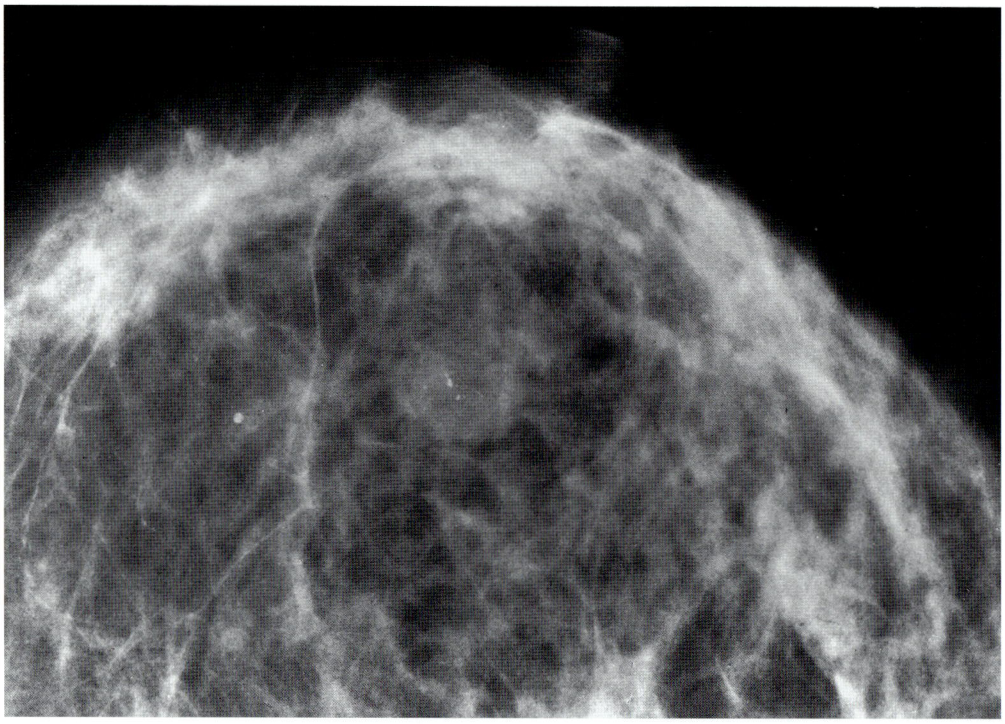

103A

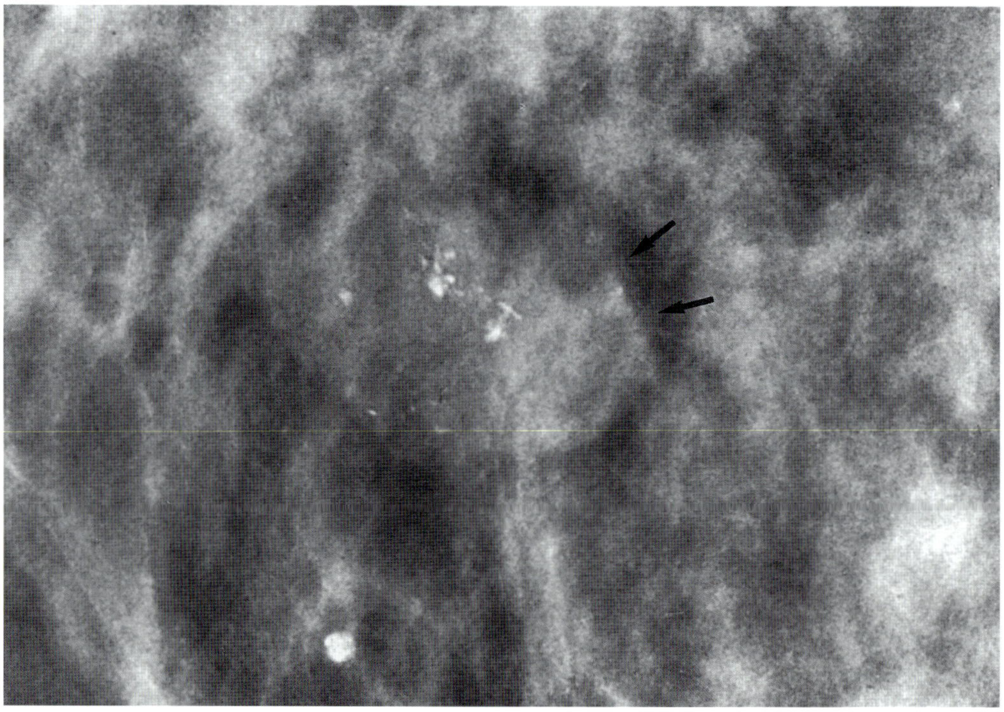

103B

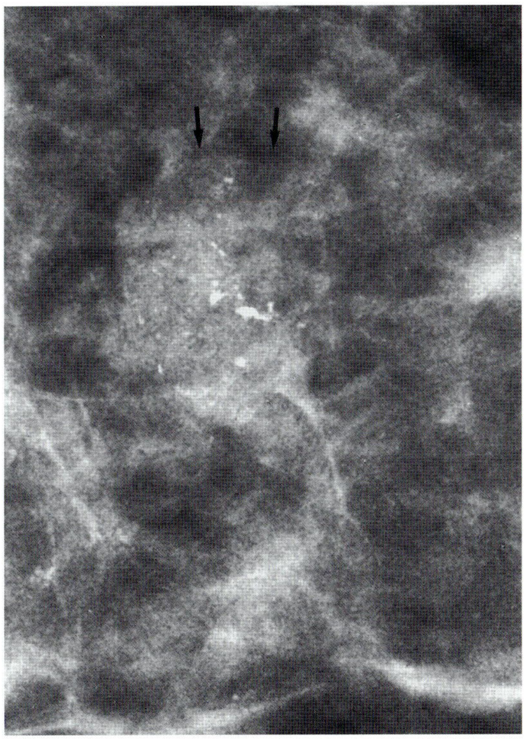

103C

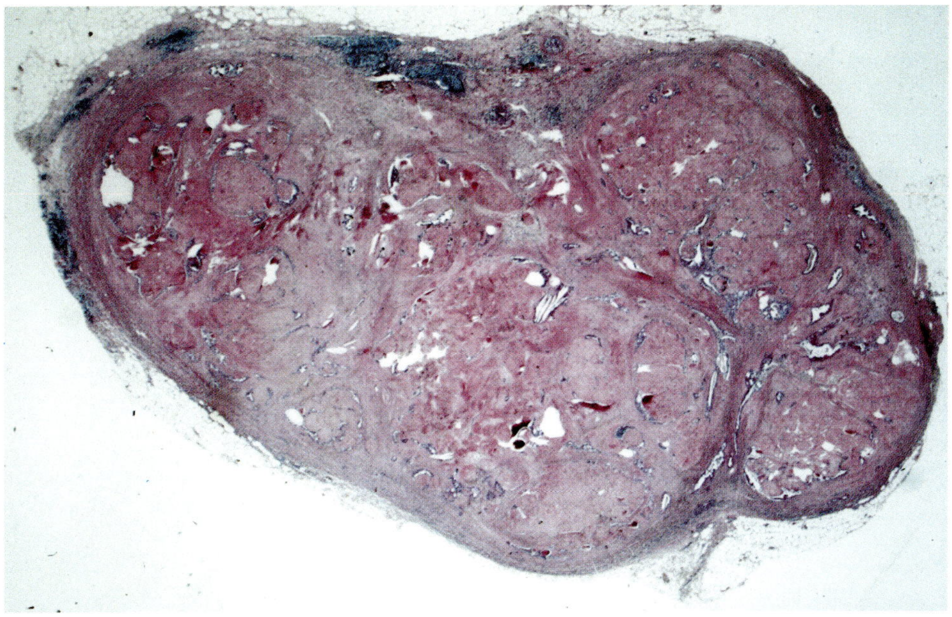

103D

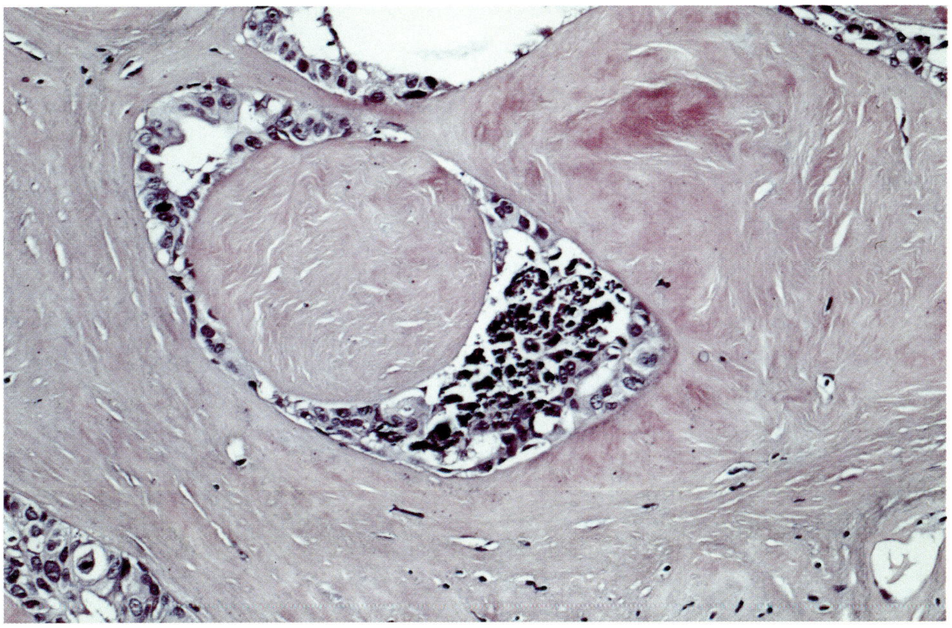

103E

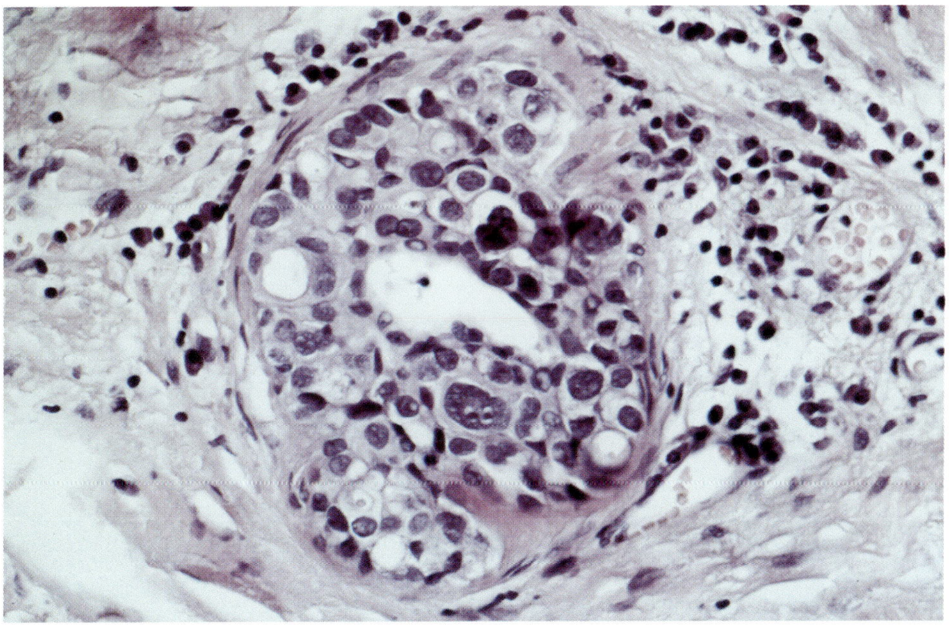

103F

104

Abb. 104A: Linke Brust, Vergrößerungsmammographie, mediolaterale Schrägprojektion. Zahlreiche Verkalkungen ohne dazugehörigen Tumor sind zu erkennen.

Analyse

Typische ausgußartige Verkalkungen. Diese sind vom mammographischen Bild her charakteristisch für einen malignen Prozeß. Sie werden von einem einzelnen, dichten, benigne imponierenden periduktalen Kalkherd (Pfeil) überlagert.

Histologie

Minimal invasives duktales In-situ-Karzinom. Keine axillären Lymphknotenmetastasen.

Abb. 104B: Zentrale Nekrose und periduktale Fibrose in diesem duktalen in situ-Karzinom.
(HE-Färbung, 100fache Vergrößerung)

Abb. 104C: Duktales In-situ-Karzinom G3 mit zentraler Nekrose und amorphen Mikrokalzifikationen.
(HE-Färbung, 300fache Vergrößerung)

Abb. 104D: Duktales In-situ-Karzinom G3 mit fokalen Nekrosen, ausgeprägter Kernpolymorphie, zahlreichen Mitosen und einer Tumorzellinfiltration des Stromas.
(HE-Färbung, 300fache Vergrößerung)

Abb. 104E: Duktales Carcinoma in situ G3 mit einer kleinen invasiven Tumorkomponente im angrenzenden Stroma.
(HE-Färbung, 200fache Vergrößerung)

Follow-up

Die Patientin war 18 Jahre nach Diagnose und Therapie im Alter von 64 Jahren noch am Leben.

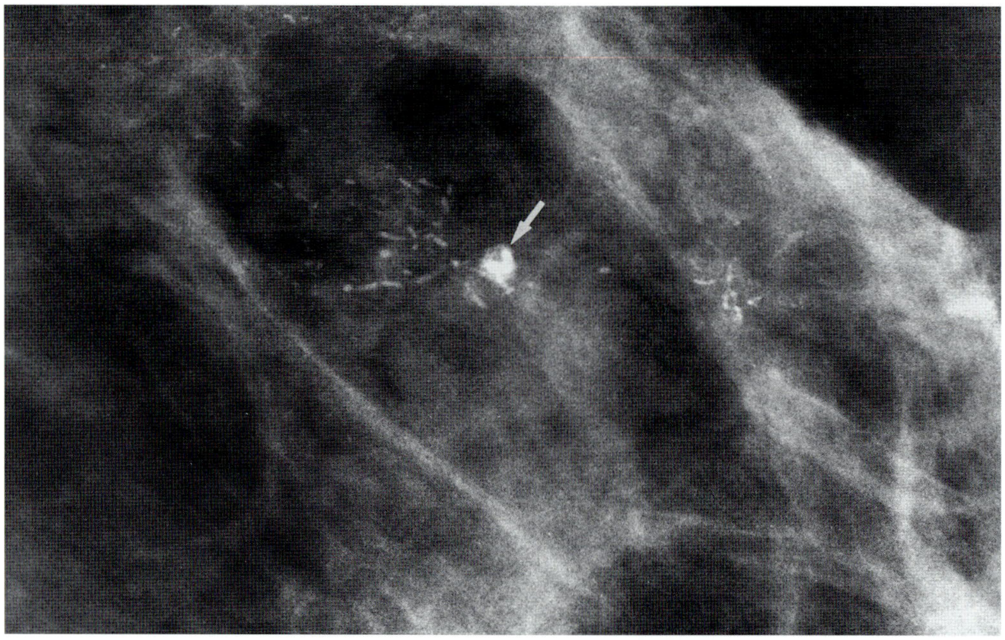

104A

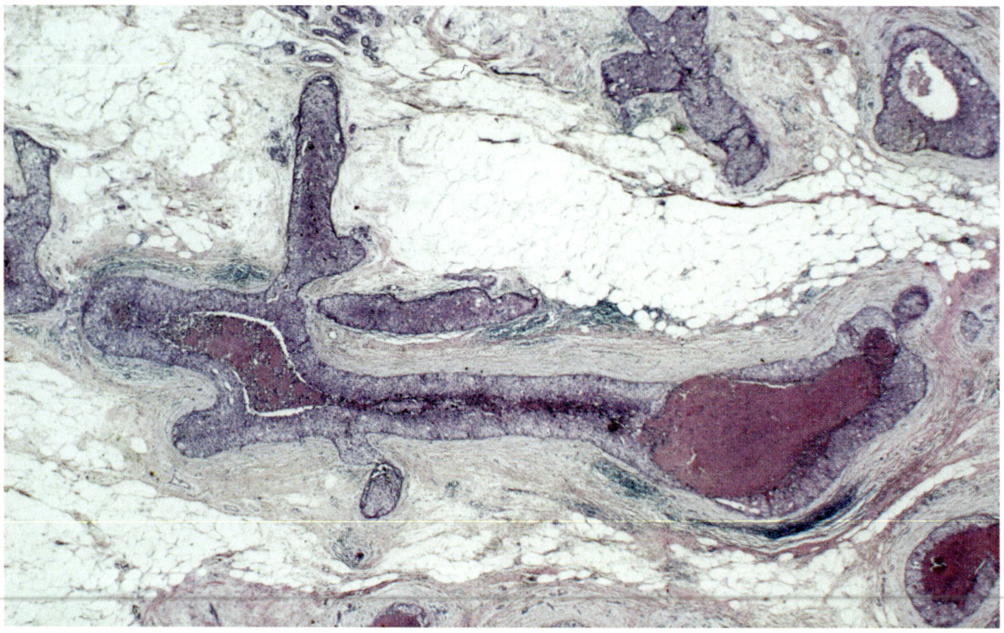

104B

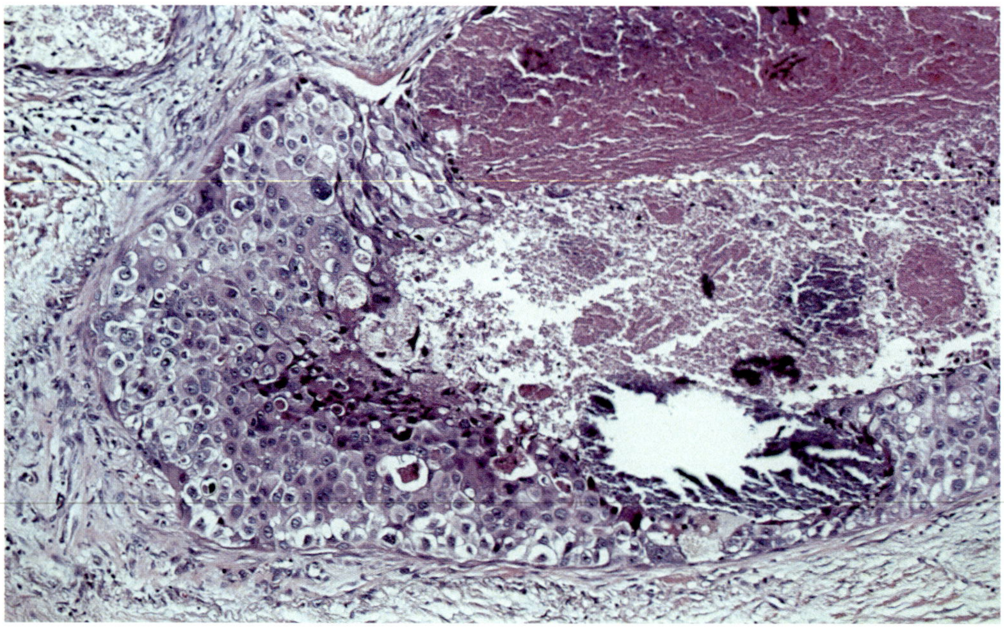

104C

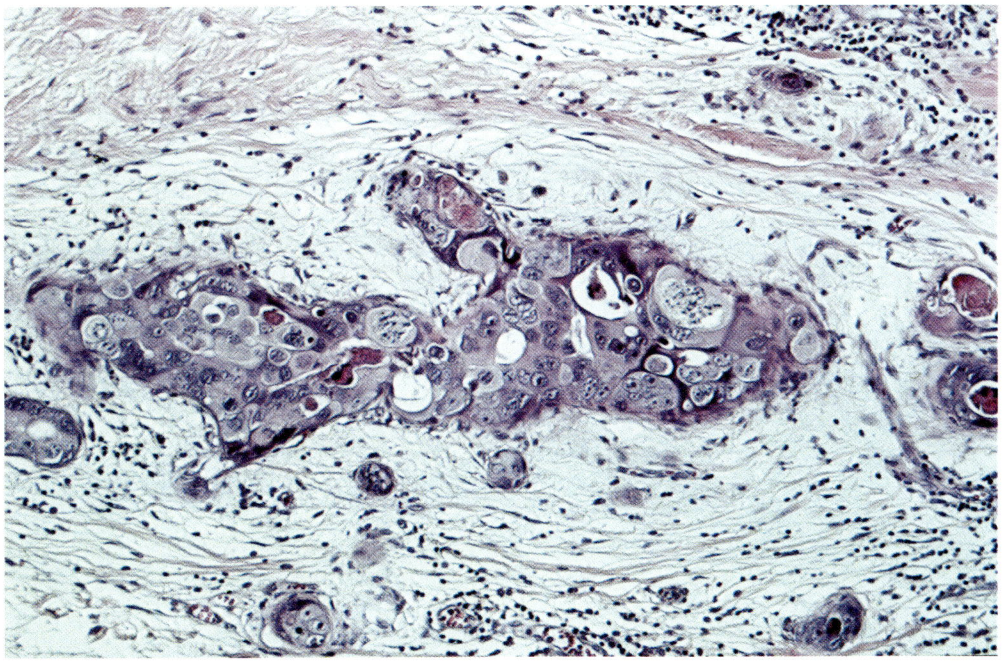

104D

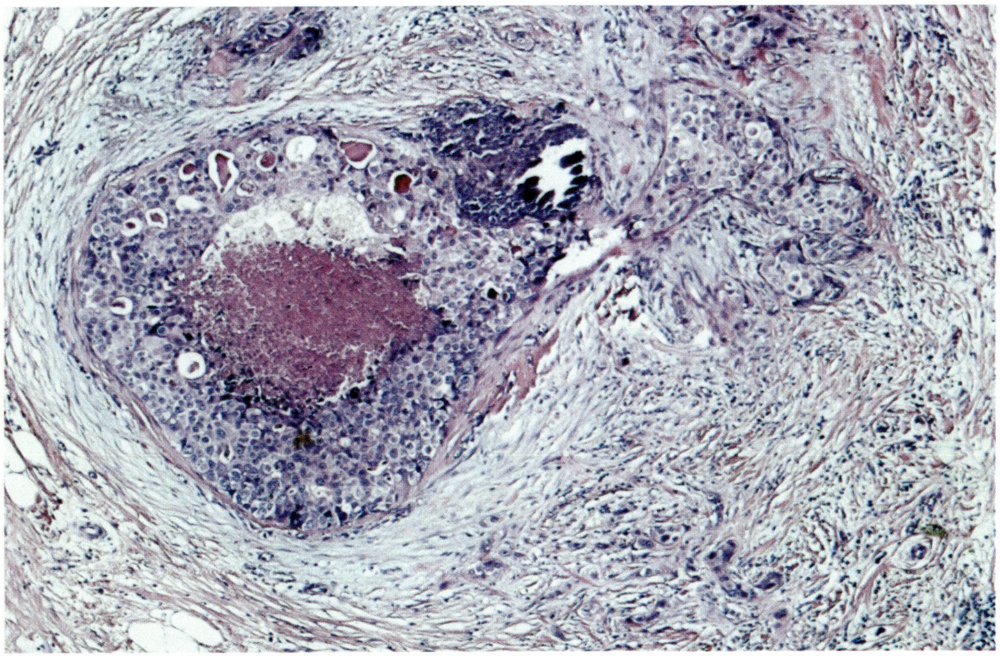

104E

105

Die 80jährige Patientin beobachtete seit zwei Monaten eine ekzematöse Veränderung an der Mamille.

Körperliche Untersuchung

Abb. 105A: Die Veränderung an der Mamille ähnelt der Paget-Krankheit, dem sog. Krebsekzem der Brust. Ein Mammatumor ist nicht tastbar.

Mammographie

Abb. 105B: Linke Brust, Vergrößerungsmammographie, mediolaterale Schrägprojektion. Ein einzelner ausgußartiger Kalkherd (ausgezogener Pfeil) und gruppierter granulärer Mikrokalk (offener Pfeil) sind zu erkennen. Kein dazugehöriger Tumor. Sehr auffällig ist ein einzelner, augenscheinlich gutartiger, glatt begrenzter Kalkherd (typisch für ein kalzifiziertes Hämatom im Sinne einer Liponecrosis calcificans).

Analyse

Das Vorhandensein sowohl granulären als auch ausgußartigen Kalks läßt an eine maligne Veränderung denken.

Folgerung

Bei einer Patientin mit Paget-Krankheit muß man nach dem karzinomatösen Fokus suchen. Die zuvor beschriebenen und maligne imponierenden Kalzifikationen zeigen die Lokalisation eines möglichen intraduktalen Karzinoms an.

Histologie

Duktales Carcinoma in situ. Paget-Krankheit der Brust.

Erläuterung

Die Paget-Krankheit oder der Paget-Krebs der Brust, erstmals von J. PAGET im Jahr 1874 beschrieben, stellt eine Sonderform des duktalen Karzinoms dar, mit der ekzematöse Veränderungen der Brustwarze einhergehen. Der maligne Prozeß im Bereich der Mamille beherrscht dabei das klinische Bild, und das duktale Karzinom entzieht sich in der Regel der Palpation. In den meisten Fällen führt die Mammographie zur Erkennung des zugrundeliegenden duktalen Karzinoms. Jedoch ganz vereinzelt versagen die bildgebenden Verfahren hier.

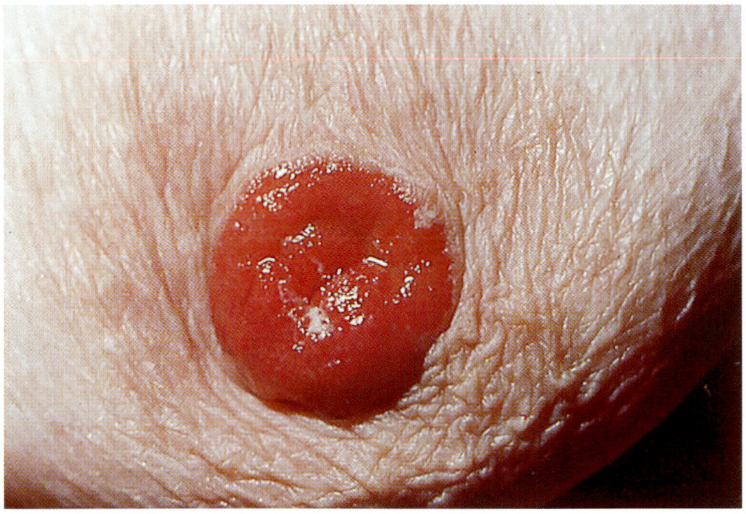

105A

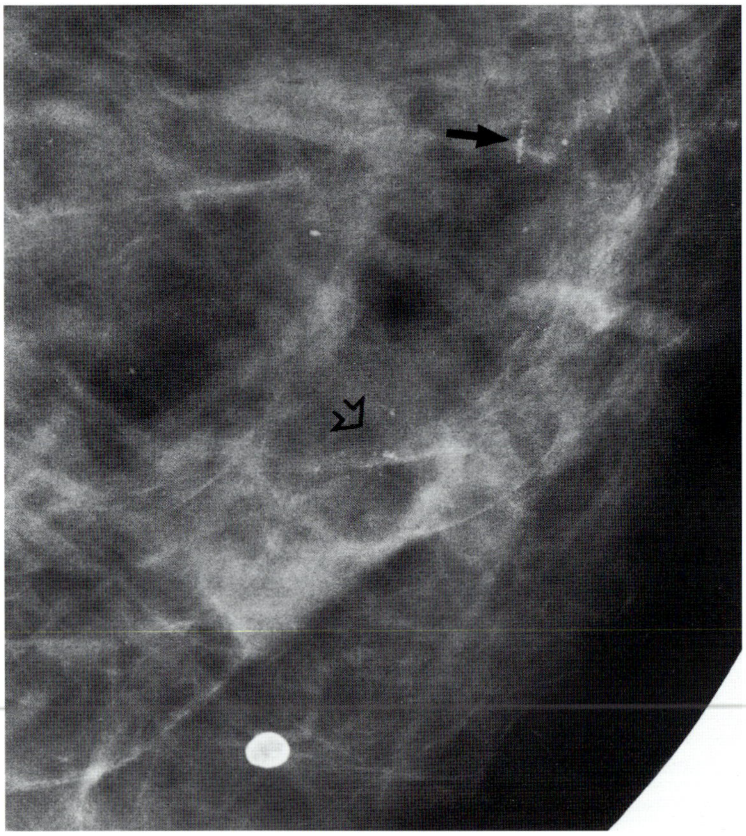

105B

106

Erstes Screening bei einer 47jährigen asymptomatischen Frau.

Mammographie

Abb. 106A: Rechte Brust, mediolaterale Schrägprojektion. In der kaudalen Brusthälfte finden sich mehere grobschollige, mammographisch gutartige Kalkherde.
Abb. 106B: *Zweites* Screening zwei Jahre später. Nach wie vor keine Symptomatik vorhanden, in beiden Mammae weiterhin ebenfalls kein Tumor palpierbar.
Rechte Brust, mediolaterale Schrägprojektion. Ein kleines Kalknest ist neu in 4 cm Entfernung von der Brustwarze auszumachen. Kein dazugehöriger Tumor.
Abb. 106C u. D: Rechte Brust, Ausschnittvergrößerungen der Kalkeinlagerungen.

Analyse

Form: irregulär, einige Verkalkungen sind ausgußartig strukturiert.
Schattendichte: wechselnd.
Verteilung: gruppierte Anordnung.

Folgerung

Neu zu beobachtender mammographisch maligner Kalk.

Histologie

Duktales In-situ-Karzinom G3 („Komedokarzinom") mit minimaler Infiltration.

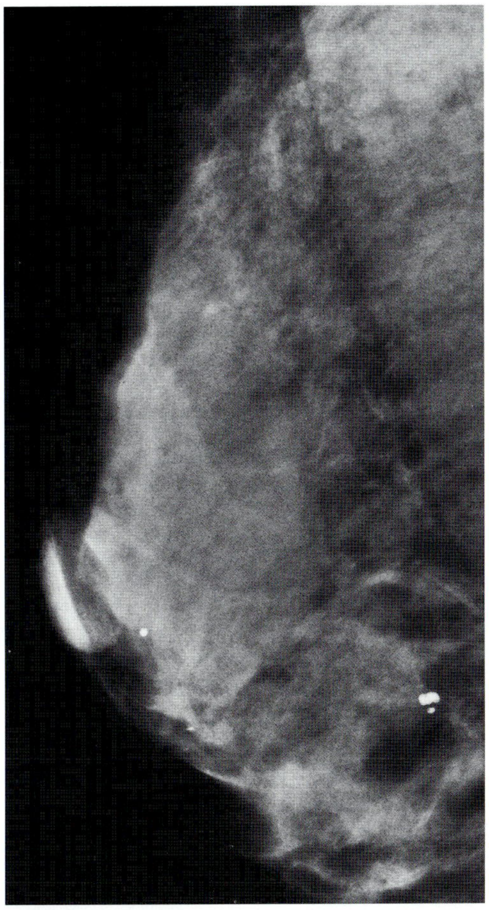

106A

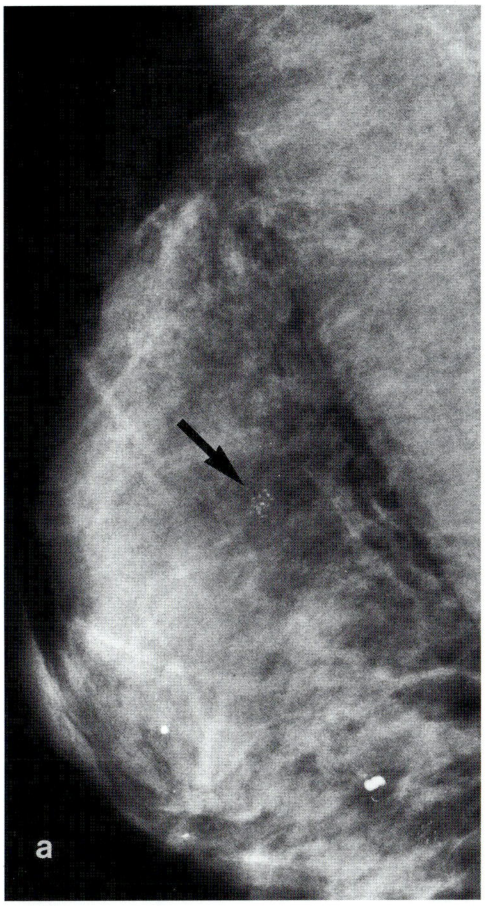

106B

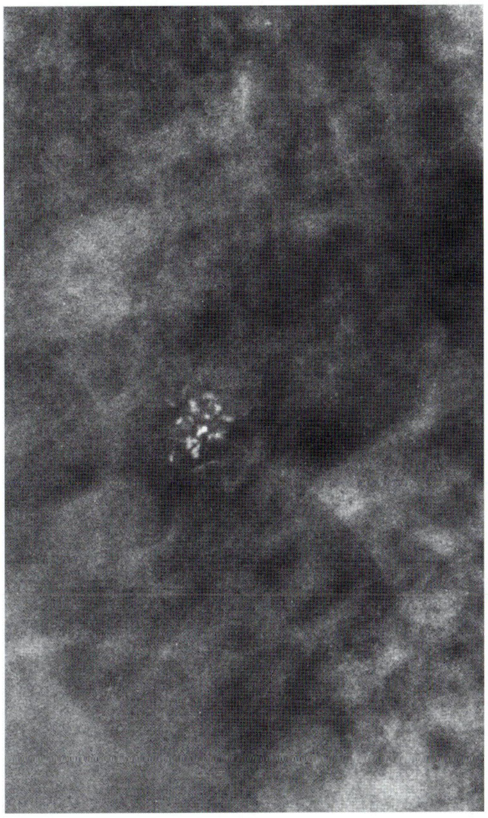

106C

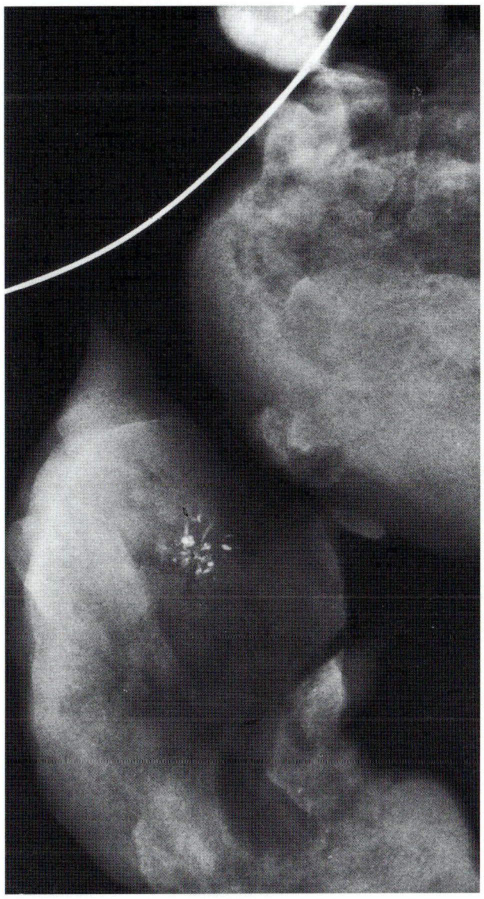

106D

107

Die 47jährige Patientin hatte selbst einen Tumor im oberen äußeren Quadranten der rechten Brust entdeckt.

Körperliche Untersuchung

Der Tumor scheint maligne zu sein. Vergrößerte axilläre Lymphknoten.

Mammographie

Abb. 107A: Rechte Brust, mediolaterale Schrägprojektion. Dichte Brust mit allseits disseminierten Kalzifikationen. Kein entsprechender Tumorschatten auszumachen.
Abb. 107B u. C: Rechte Brust, mediolaterale Schrägprojektion. Vergrößerungsmammographien der kranialen (107B) und kaudalen Mammaabschnitte (107C).

Analyse
(vor allem der Ausschnittvergrößerungen)

Form: ausgesprochen unregelmäßig, teilweise granulär und länglich konfiguriert; in der Brusthälfte finden sich einige astförmig verzweigte Kalkteilchen.
Schattendichte: sehr unterschiedlich.
Verteilung: gruppierter Mikrokalk findet sich über den gesamten Brustbereich verstreut.

Folgerung

Die granulären und ausgußartigen Verkalkungen sind mammographisch maligne und lassen aufgrund ihres Verteilungsmusters auf ein multizentrisches Karzinom schließen.

Histologie

Multizentrisches, wenig differenziertes invasives duktales Karzinom mit gleichzeitig nachweisbarem und den Kalzifikationen entsprechendem multifokalem Carcinoma in situ. Axilläre Lymphknotenmetastasen mit kapselüberschreitendem Wachstum.
Abb. 107D: Teilansicht eines invasiven, praktisch das gesamte Präparat einnehmenden Herdes mit begleitender In-situ-Komponente.
(HE-Färbung, 20fache Vergrößerung)
Abb. 107E: Vergrößerter Ausschnitt der Abb. 107D, Querschnitt durch einen Milchgang mit Carcinoma in situ G2
(HE-Färbung, 200fache Vergrößerung)
Abb. 107F: Tumorzellembolus in einem ektatischen Lymphgefäß, umgeben von fibrosiertem Stroma.
(HE-Färbung, 300fache Vergrößerung)
Abb. 107G: Axilläre Lymphknotenmetastase.
(HE-Färbung, 12,5fache Vergrößerung)

Follow-up

Die Patientin starb 4 Jahre später im Alter von 51 Jahren an einem metastasierenden Mammakarzinom.

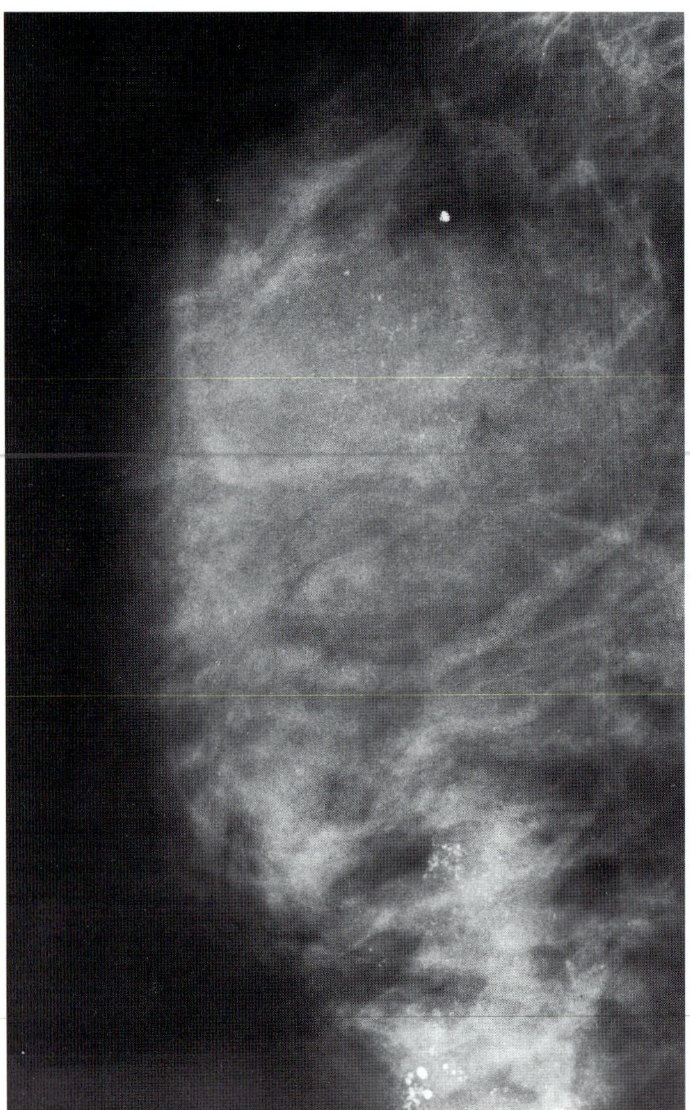

107A

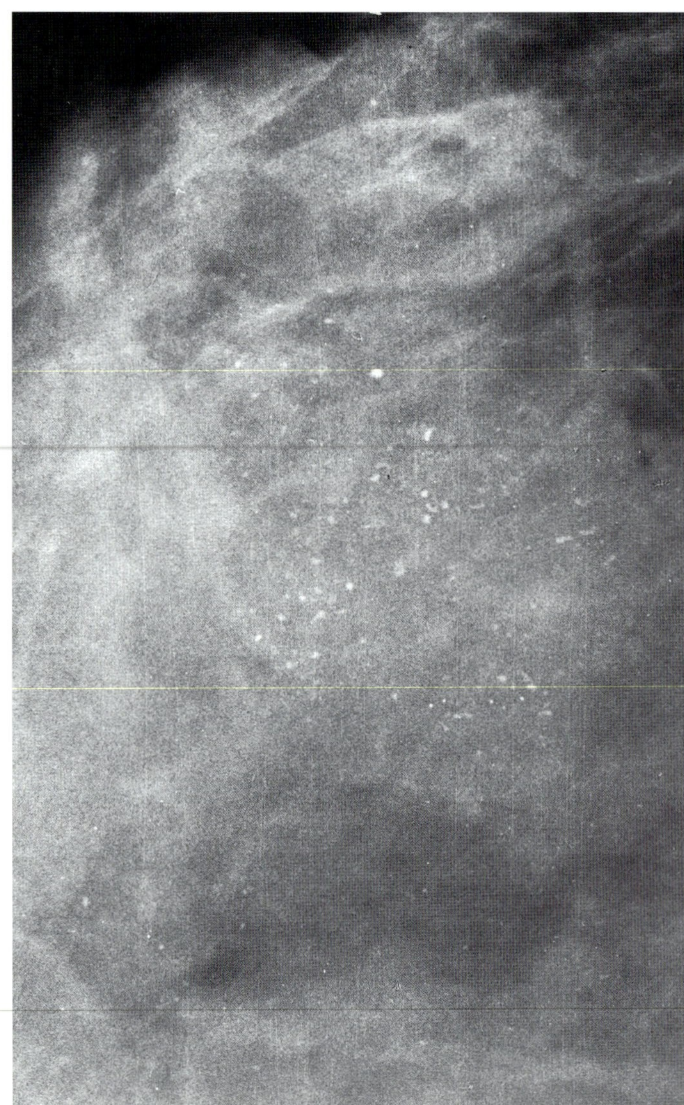

107B

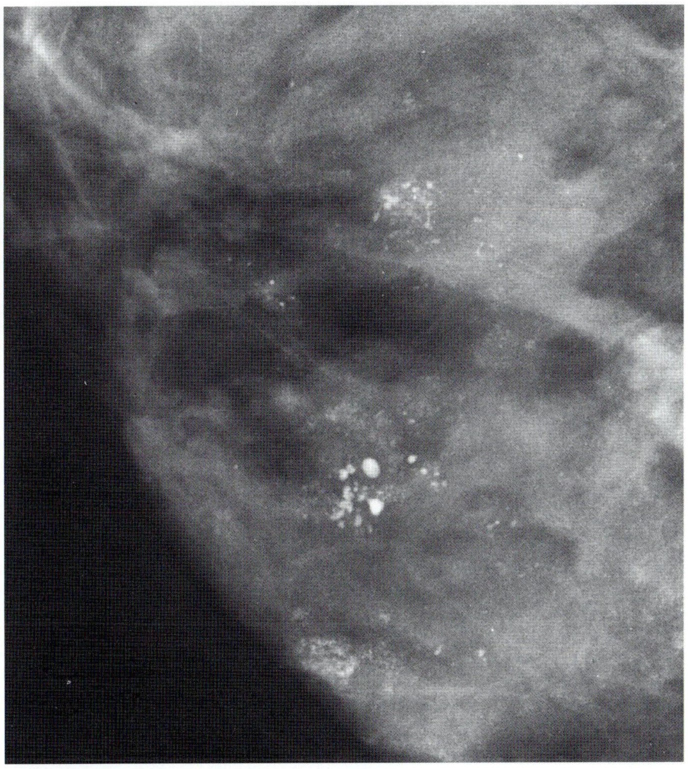

107C

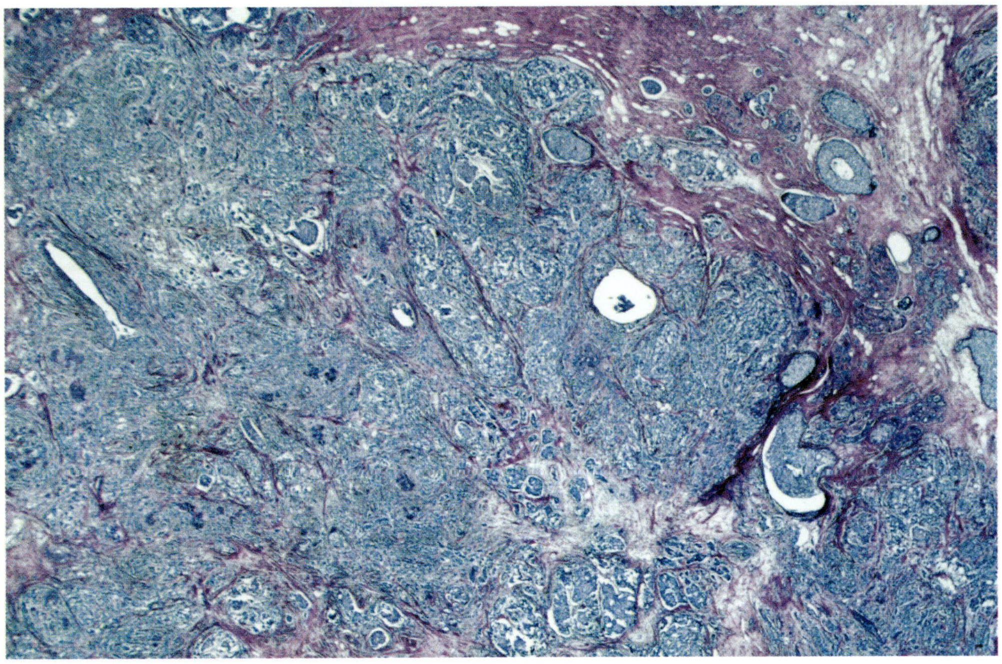

107D

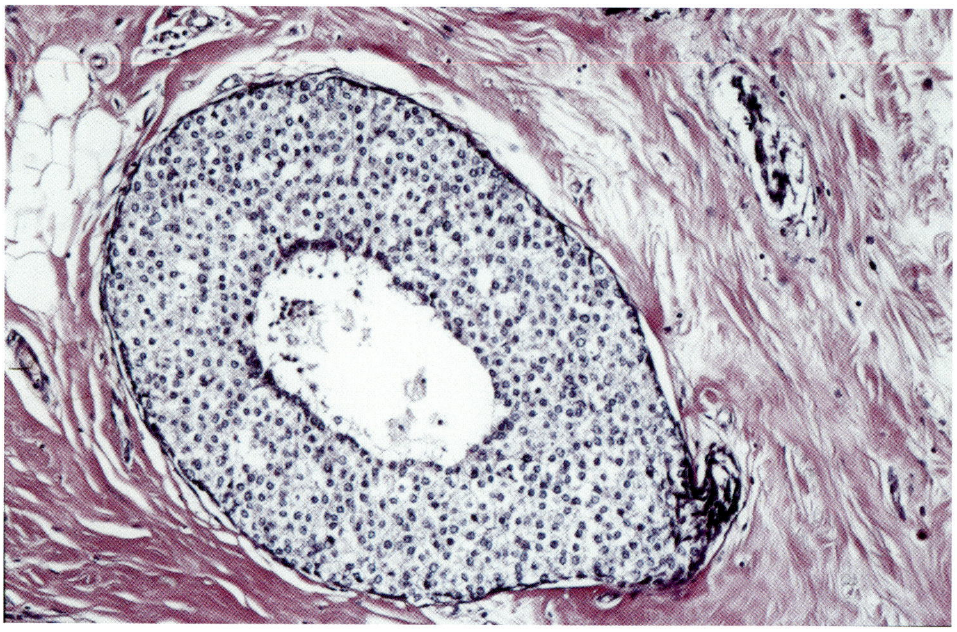

107E

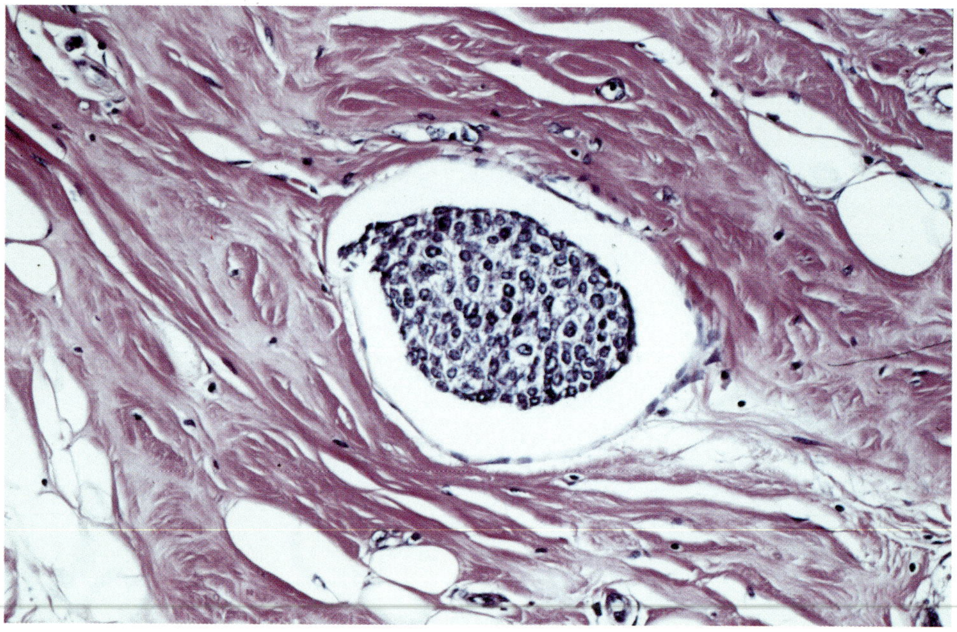

107F

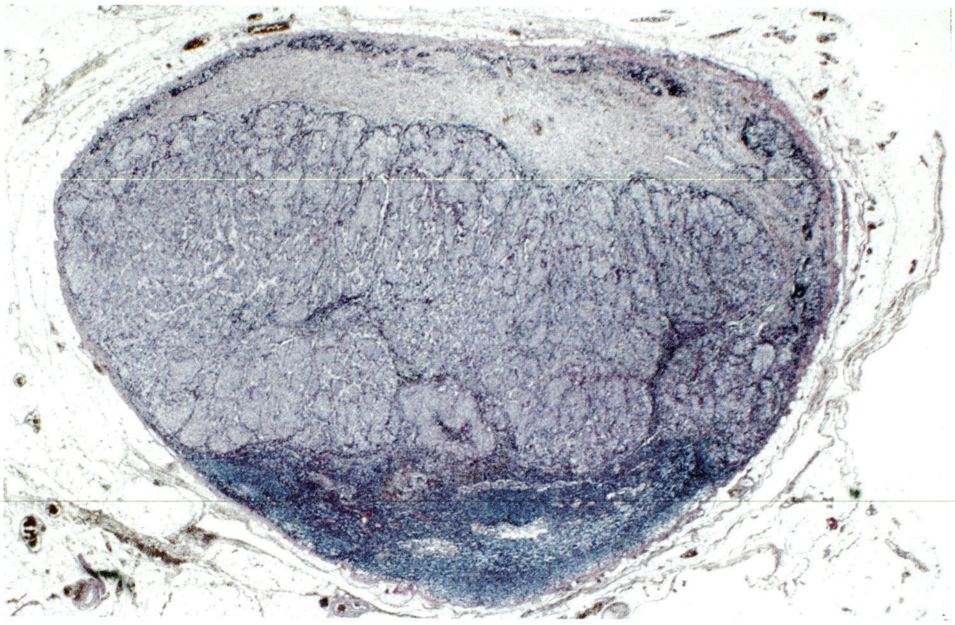

107G

108

Die 43jährige Patientin war wegen eines kurz zuvor in der rechten Brust entdeckten klinisch malignitätsverdächtigen Knotens zur Mammographie überwiesen worden.

Mammographie

Abb. 108A u. B: Rechte Brust, mediolaterale Schrägprojektion, Kontakt- und Vergrößerungsmammographie. Gruppierter Kalk ist in direkter räumlicher Beziehung zu einem Tumorschatten zu erkennen.

Analyse der Verkalkungen

Form: unregelmäßig, gemischt granulärer und ausgußartiger Kalk.
Größe: stark variierend.
Schattendichte: sehr unterschiedlich.
Verteilung: gruppierte Anordnung.

Folgerung

Typisches mammographisches Erscheinungsbild malignen Kalks vom granulären und ausgußartigen Typ bei gleichzeitig vorhandener schwer abgrenzbarer Tumormasse.

Histologie

Wenig differenziertes invasives duktales Karzinom mit zusätzlicher In-situ-Komponente und axillären Lymphknotenmetastasen.
Abb. 108C: Histologisches Übersichtspräparat mit invasivem Tumoranteil (rechte Bildhälfte) und In-situ-Anteil (linke Bildhälfte). (HE-Färbung, 40fache Vergrößerung)

Follow-up

Die Patientin verstarb 7 Jahre später im Alter von 50 Jahren am metastasierenden Mammakarzinom.

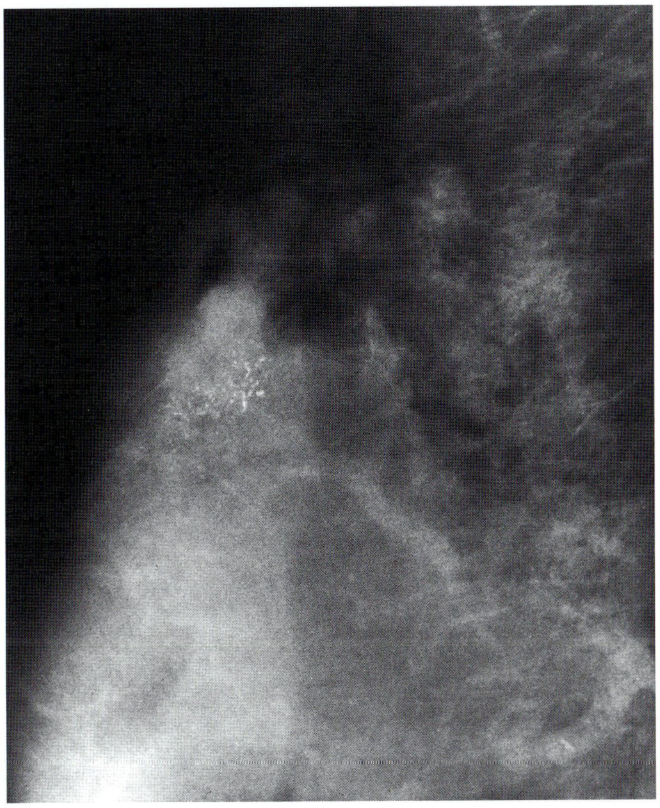

108A

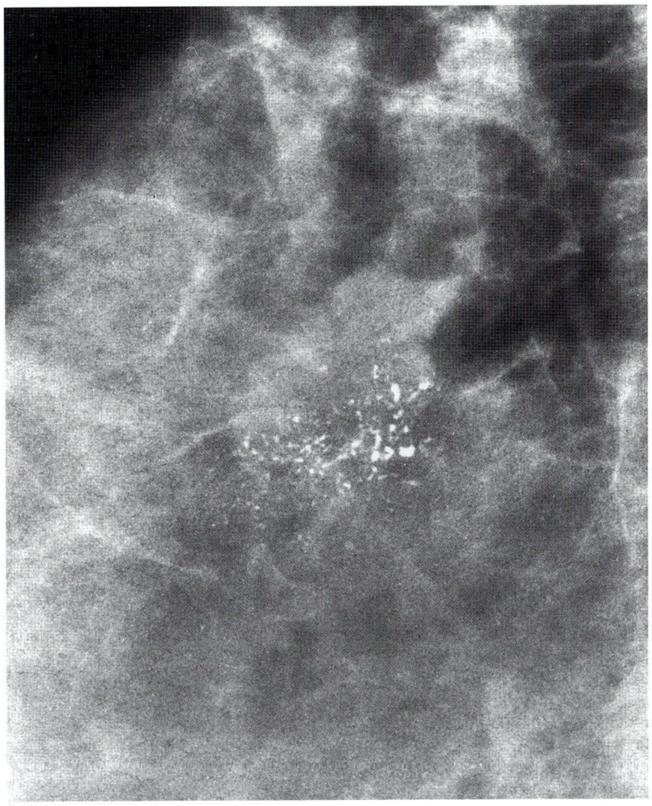

108B

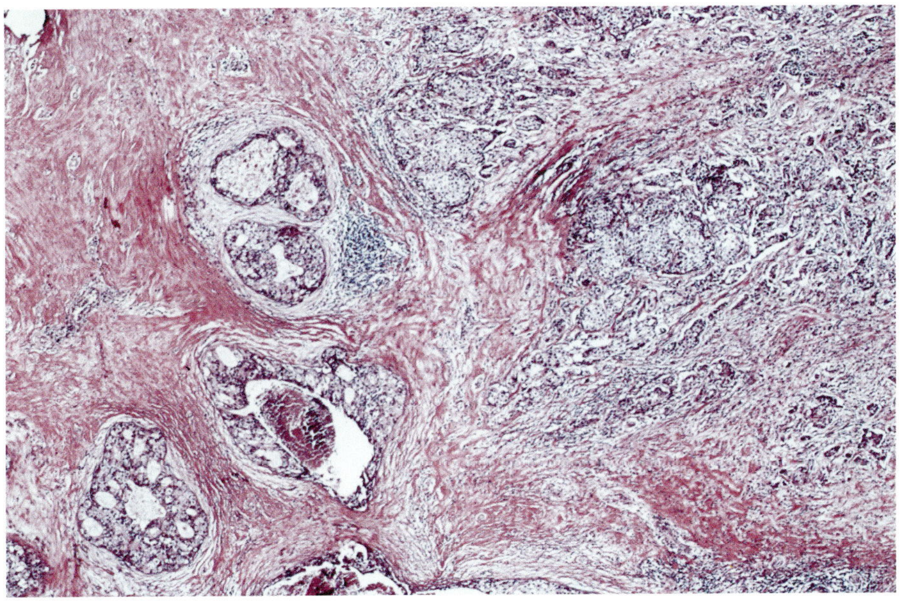

108C

109

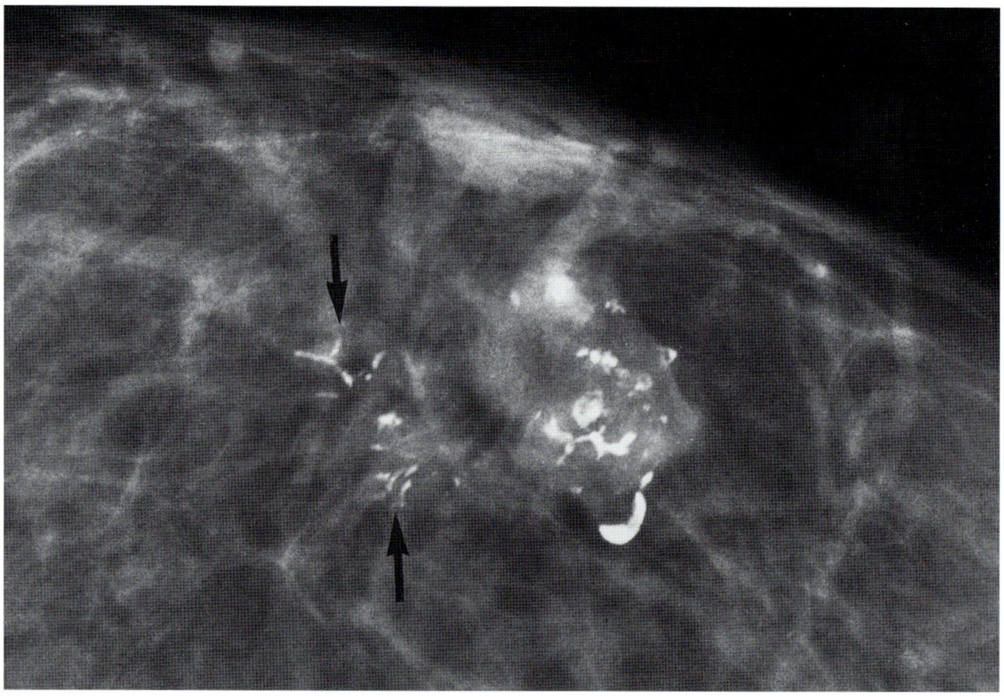

Erstes Screening bei einer 77jährigen asymptomatischen Frau.

Mammographie

Abb. 109: Ausschnitt einer Aufnahme im kraniokaudalen Strahlengang. Vergrößerungsmammographie der retroareolären Region. Ein retroareolär gelegener Tumor mit begleitenden grobscholligen Verkalkungen ist zu erkennen.
1 cm medial vom eigentlichen Tumor ist ein kleines Kalknest ohne entsprechenden Tumorschatten auszumachen (Pfeile).

Analyse des Tumors

Form: oval, gelappt.
Kontur: unscharf.
Schattendichte: wenig ausgeprägte Schattengebung.

Analyse der intratumoralen Kalzifikationen

Form: unregelmäßig, grobschollig.
Größe: wechselnd.
Schattendichte: ausgeprägt.
Verteilung: innerhalb und in unmittelbarer Nachbarschaft des Tumors.

Folgerung

Mammographisch benigne imponierender Kalk innerhalb eines relativ transparenten Tumorareals. Sehr wahrscheinlich handelt es sich um ein verkalktes Fibroadenom.

Analyse des dem Tumor angelagerten Kalks

Form: unregelmäßig, astförmig verzweigt, z. T. elongiert, fragmentiert, ausgußartig.
Schattendichte: wechselt innerhalb ein und desselben länglich ausgezogenen Kalkherdes.

Folgerung

Ausgußartige Verkalkungen, typisch für ein duktales Karzinom.

Histologie

Die Tumormasse mit ihren Verkalkungen entspricht einem partiell kalzifizierten Fibroadenom. Die ausgußartigen Kalkherdchen fanden sich innerhalb eines DCIS G3 bei einem gleichzeitig zu beobachtenden kleinen invasiven duktalen Karzinom.

Benigne intraduktale und intralobuläre Verkalkungen

Normale Lobuli sind mittels Galaktographie in Abb. 110 dargestellt und mit **A** markiert. Pathologisch erweiterte, d. h. zystisch dilatierte TDLEs kommen ebenfalls mit Hilfe der Galaktographie in Abb. 111 zur Darstellung, wobei hier die Entstehungsorte möglicher benigner Kalzifikationen demonstriert werden sollen. Die eigentliche *Kalkverteilung* in gruppierter/multipel gruppierter Anordnung weist auf den lobulären Ursprung der Kalzifikationen hin. Aufgabe des Pathologen ist u. a. die Differenzierung der benignen pathologischen Entitäten, die zu intralobulärem Kalk führen (z. B. fibrozystische Mastopathie, sklerosierende Adenose, Blunt-duct-Adenose).

Form

Bei der am häufigsten anzutreffenden Form benigner intralobulärer Verkalkungen handelt es sich um Folgeerscheinungen einer Sekretretention in den Drüsenläppchen, häufig in Verbindung mit einer fibrozystischen Mastopathie vorkommend. Durch Kalzifikationen in dieser Flüssigkeit kommt es zu Sedimentbildungen, welche die Struktur der sie matritzenartig umgebenden Gewebsformation annehmen. Wenn die frei innerhalb dieser sog. Kalkmilch flottierenden Partikel sedimentieren, kommen sie bei seitlicher Ansicht als halbmondförmige oder schalenförmige Kalzifikationen zur Darstellung, die im Horizontalschnitt Ähnlichkeiten mit einer **Teetasse** aufweisen (Abb. XXVIII E u. F) (25). Von kraniokaudal her imponieren diese Verkalkungen als rundliche, z. T. nur schwach durchgezeichnete, strahlenundurchlässige, klecksartige und an eine Teetasse in der Aufsicht erinnernde Strukturen (53).

Der gesamte Inhalt eines erweiterten Ganges oder Läppchens kann in einen festen Aggregatzustand übergehen, also erstarren und damit zu **punktförmigen bzw. stippchenartigen Verkalkungen** (BI-RADS: „punctuate") führen, wobei es sich um *winzige, homogen strukturierte, gleichmäßig verteilte, scharf umrissene, kugelig bzw. birnenartig konfigurierte schattendichte Formationen* handelt (Abb. XXVIII B u. C) (Fälle 112, 113, 115, 116, 121, 122, 141).

Bei der sklerosierenden Adenose kann es zu zahllosen psammomkörperartigen Kalzifikationen kommen, welche ihrerseits zu **multiplen Grüppchen** puderartiger Verkalkungen führen, die sich nicht von jenen im Zusammenhang mit einem G1 In-situ-Karzinom zu beobachtenden unterscheiden (Abb. XXVIII D) (Fälle 119,121).

Benigne Kalzifikationen innerhalb von Milchgängen und ihren Verzweigungen werden als *plasmazellmastitistypische Verkalkungen* bezeichnet. Es handelt sich dabei um nadelförmige intraduktale Verkalkungen mit regulärer Form, glatter Kontur und ausgeprägter, gleichförmiger Dichte (Fall 118).

Größe

Bei der zystischen Hyperplasie führen die sackförmigen Erweiterungen der Lobuli (Abb. 111) zu Hohlformen unterschiedlicher Größe. Je größer die jeweilige Kavität ist, desto unwahrscheinlicher wird deren vollständige Kalzifizierung (Fälle 113, 114, 120).

Bei der sklerosierenden Adenose sind die einzelnen Kalkpartikel zu klein, um eine Abgrenzung gegeneinander zu ermöglichen. Die involutionsartigen, punktförmigen, zum Teil winzigen Verkalkungen lassen sich dennoch mammographisch aufspüren (Fälle 122, 141).

Die Ausdehnung plasmazellmastitistypischer Verkalkungen ist abhängig vom Volumen der die Milchgänge erweiternden Flüssigkeit.

Dichte

Verkalkungen in größeren, taschenartig erweiterten Hohlräumen weisen zum Teil größenabhängige Dichteunterschiede auf. In kraniokaudaler Projektion kommen diese Sedimentierungen relativ transparent zur Darstellung, wohingegen sie in lateromedialer bzw. horizontaler Projektion wesentlich dichter imponieren. Die für die sklerosierende Adenose typischen extrem kleinen Kalzifikationen lassen sich häufig nur gerade eben ausmachen, selbst wenn derartiger Kalk in mehreren Lagen übereinander geschichtet ist. Kleine perlenartige Kalkherdchen weisen in der Regel gleiche Dichte auf und kommen typischerweise bei der Involutionsmamma vor. Die großen, zum Teil länglich ausgezogenen Verkalkungen bei der Plasmazellmastitis haben charakteristischerweise eine sehr hohe, gleichförmige Dichte.

Anzahl und Verteilung

Die gutartigen intralobulären Verkalkungen können in großer Zahl und über weite Parenchymabschnitte disseminiert vorkommen. Bei der Plasmazellmastitis ist in der Regel eine bilaterale gleichförmige Kalkverteilung entlang dem Verlauf der Milchgänge zu beobachten.

Erläuterung

Die zystische Hyperplasie kommt selten einmal zufällig gleichzeitig mit einem lobulären Carcinoma in situ vor. In den meisten Fällen wurden solche simultanen Befunde zufällig bei Serienschnitten in einiger Entfernung von den Verkalkungen diagnostiziert. Eine treffsichere Diagnose des lobulären In-situ-Karzinoms ist mammographisch nicht möglich.

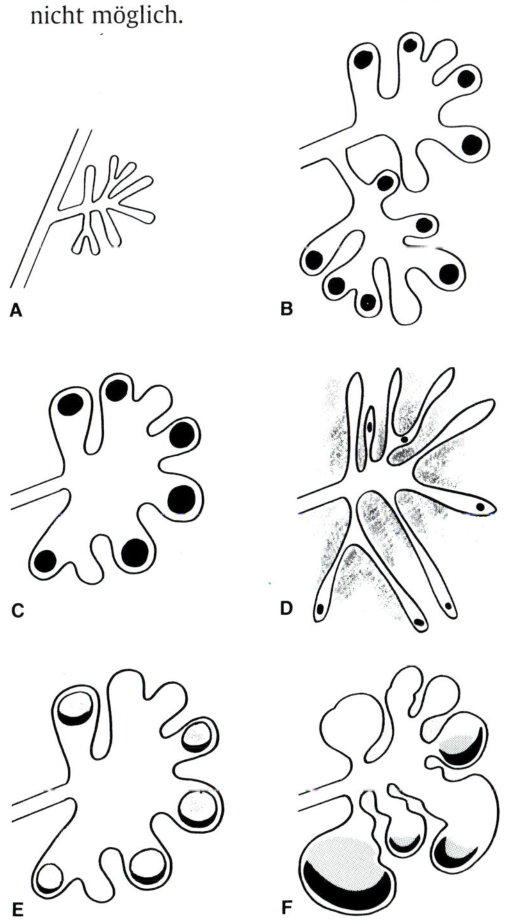

Abb. XXVIII A-F: Lobuläre Verkalkungstypen.
A: normales Drüsenläppchen;
B u. C: Adenose;
D: sklerosierende Adenose;
E u. F.: fibrozystische Mastopathie.

110
111

In diesen beiden Fällen werden mittels Galaktographie der Hauptmilchgang und seine Verzweigungen und einige TDLEs innerhalb eines einzelnen Drüsenlappens dargestellt.
Normale Läppchenstruktur: Abb. 110, mit A gekennzeichnet.
Pathologisch erweiterte, taschenförmige, runde Drüsenläppchen, in Abb. 110 mit B und C markiert, auch in Abb. 111 zu sehen. Die zystenartigen Erweiterungen enthalten rückgestaute Flüssigkeit, die schließlich kalzifiziert.

Folgerung

Sind im Mammogramm ein erheblicher fibrotischer Umbau und disseminierte, runde, ovale oder teetassenförmige Kalkherde zu erkennen, welche sich bezüglich Form, Größe und Dichte nur wenig voneinander unterscheiden, so sind solche Verkalkungen mit großer Wahrscheinlichkeit auf eine zystische Hyperplasie zurückzuführen. Ein weiterreichendes diagnostisches Vorgehen ist in der Regel nicht zwingend erforderlich. Bei bioptischer Abklärung finden sich in den allermeisten Fällen andere hyperplastische Mammaveränderungen wie z. B. eine sklerosierende Adenose oder eine Bluntduct-Adenose mit einem mehr oder minder ausgeprägten Grad epithelialer Zellproliferation.

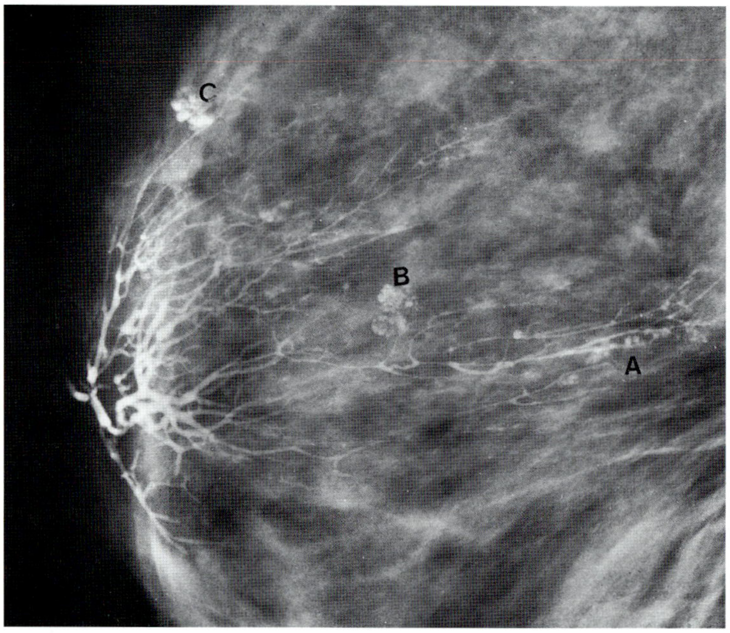

110

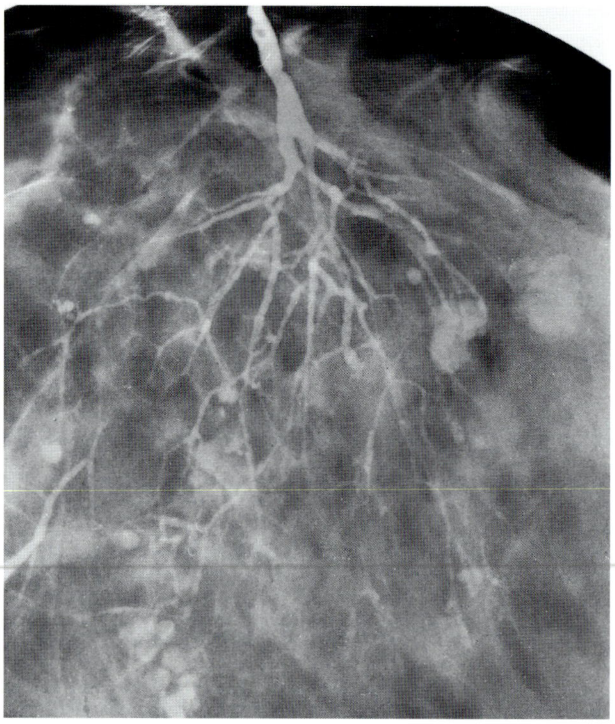

111

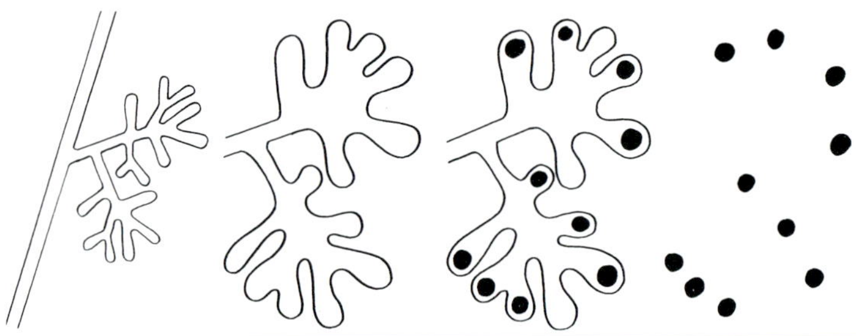

Abb. XXIX: Involutionstypische Verkalkungen. Pathogenetisch liegt eine mäßig ausgeprägte zystische Hyperplasie mit Verkalkungen vor. Infolge einer Atrophie der Läppchen bleiben später lediglich Kazifikationen im Stroma erhalten.

Verschiedene andere Kalkmuster

Verkalkungen von arteriellen Gefäßen

Verkalkungen im Bereich der arteriellen Strombahn sind normalerweise leicht zu erkennen, weil die kalzifizierten Arterienwände ein typisches röntgenologisches Erscheinungsbild aufweisen. Ist dieses Kalkbild nur spärlich entwickelt, so ist der arterielle Gefäßursprung dieser intermittierend auftretenden Kalkherde nur schwer auszumachen.

Periduktale Mastitis

(Duktale Ektasie, Plasmazellmastitis)

Die periduktale Mastitis zeichnet sich durch eine typische mammographische Erscheinungsform aus. Dieser pathologische Zustand ist das Ergebnis einer Extravasation intraduktaler Absonderungen, die dann zu einer sog. periduktalen chemischen Mastitis führt. Charakteristisch für diese sterile entzündliche Reaktion sind Plasmazellen, die das dilatierte Gangsegment umgeben. Daraus resultieren dann schließlich eine periduktale Fibrose sowie intraduktale und/ oder periduktale Verkalkungen.
Diese Kalkablagerungen weisen normalerweise folgende Lokalisationen auf:

- (am häufigsten) umgeben sie erweiterte Milchgänge, sie kommen aber auch
- im Lumen selbst oder
- in der Duktuswandung vor.

Form

- Ein kalzifizierter Ring liegt innerhalb des den dilatierten Gang umgebenden fibrösen Gewebes. Das Lumen des jeweiligen Gangs ist dabei deutlich innerhalb des kalzifizierten Rings zu erkennen (Fälle 117, 125).
- Erstreckt sich die Kalzifikation entlang des Milchgangs bzw. um ihn herum, so erscheint sie mammographisch ovalär oder länglich. Diese innen augenscheinlich hohlen Kalzifikationen werden von einer Fibrose begleitet.

Dichte

Sowohl ringförmige als auch längliche Kalkformationen weisen in Abhängigkeit vom jeweiligen Milchgangslumen Zentren mit unterschiedlicher Röntgendurchlässigkeit auf. Die Peripherie dieser Kalzifikationen ist sehr dicht.

Anzahl und Verteilung

Entsprechende Verkalkungen zeichnen sich durch multiples disseminiertes Auftreten, oft beidseitig mit Orientierung in Richtung Mamille, dabei dem Verlauf der Milchgänge folgend, aus.

Talgdrüsenverkalkungen

Diese sind leicht zu erkennen und eigentlich nicht mit anderen Kalktypen zu verwechseln (Fall 124). Zwei unterschiedliche und ganz charakteristische mammographische Erscheinungsformen sind zu beobachten und zwar abhängig davon, ob es sich beim Ausgangsort der Verkalkung um die Atheromwandung (ringförmiger oder rundlicher Kalk) oder die Pore selbst (punktförmiger Kalk) handelt.

Anzahl und Verteilung

Talgdrüsenverkalkungen treten im allgemeinen in großer Zahl auf, finden sich jedoch nur innerhalb der Haut.

Eierschalenartige Verkalkungen

a) **Ölzysten** (Fälle 4, 134–136)
Folgen eines Traumas sind häufig Hämatome im Fettgewebe der Mamma unter Ausbildung mehr oder minder großer kugeliger oder eiförmiger Hohlräume. Enzymatisch wirksame Blutproteine sind in der Lage, Fettgewebe in Glycerin und Fettsäuren zu spalten. Eine fibrotische Kapsel umgibt dann diese ölhaltigen Gebilde. An der Kapseloberfläche fallen die Fettsäuren als Kalziumseifen aus und formen schließlich eine dünne, die Ölzyste umgebende Kalkschicht . Dieses Phänomen führt mammographisch zu der typischen eierschalenartigen Kalkdarstellung.
Form: rund oder oval.
Größe: variabel, bis zu mehreren Zentimetern groß.
Schattendichte: Die Läsion wird von einem eierschalenartigen Kalkmantel umgeben, der ölige Inhalt ist jedoch strahlendurchlässig. Aufgrund dieser charakteristischen Eigenschaft ist das mammographische Bild nicht zu verwechseln.

b) **Eine größere Zyste mit eierschalenartiger Verkalkung** ist ein seltener Befund (Fälle 136, 137). Obgleich eierschalenartige Verkalkungen nahezu immer auf gutartige Prozesse zurückgehen, gibt es doch eine seltene Ausnahme, und zwar eine kleinere, retroareoläre, eierschalenartige Verkalkung, welche mit einem intraduktalen, intrazystischen Papillom oder einem intrazystischen Karzinom assoziiert sein kann (Fall 137).

c) **Ein Fibroadenom mit eierschalenartigem Kalkmuster** kommt ebenfalls selten vor. Der Tumorschatten ist zentral relativ wenig transparent. Die Verkalkungen sind grobschollig und schattendicht. Das mammographische Erscheinungsbild ist ganz charakteristisch. Eine weitergehende Abklärung ist nicht erforderlich (Fall 138).

Papillome, multiple Papillome (Papillomatose)

Gelegentlich sind auch hier Verkalkungen zu sehen. Das mammographische Erscheinungsbild ist normalerweise typisch: rundliche bzw. ovale Struktur mit kleinen Lobulierungen (vergleichbar mit einer Himbeere). Die kalzifizierten Areale weisen zum Teil einheitliche Dichte auf, wechseln häufig jedoch mit kleineren transparenteren Abschnitten ab. Papillome kommen einzeln vor und sind dann zentral oder retroareolär lokalisiert. Bei multiplem Auftreten (Papillomatose) sind sie innerhalb eines Drüsenlappens verstreut (Fälle 127, 128, 130–132).

Fibroadenome

Bei Fibroadenomen kann man drei bzw. vier unterschiedliche Kalkmuster beobachten:

1) Grobschollige, unregelmäßig strukturierte, aber scharf umrissene, sehr dichte Kalkherde. Dieses popkornartige bizarre Bild ist charakteristisch für ein altes Fibroadenom, welches myxoid degeneriert ist. Der Kalk findet sich dabei in bestimmten Abschnitten bzw. im ganzen Fibroadenom verteilt (Fälle 142–144).
2) Periphere Fibroadenomverkalkungen weisen eine ausgeprägte und relativ gleichförmige Schattendichte auf und kommen eierschalenartig (Fall 138) oder fleckförmig gesprenkelt zur Darstellung (Fälle 145–149).
3) Kleine, eben noch unterscheidbare, irreguläre Kalkherdchen, die wie Miniaturschotter imponieren, können erhebliche differentialdiagnostische Probleme bereiten. Das Erscheinungsbild ahnelt sehr dem eines G2 In-situ-Karzinoms. Häufig hilft hier eine stanzbioptische Klärung weiter.
4) Einen Sonderfall stellt das Karzinom innerhalb eines Fibroadenoms dar. Enthält ein augenscheinlich benigner Tumor maligne imponierenden granulären oder ausgußartigen Kalk, so besteht Malignitätsverdacht (Fall 103).

Hämangiome

Bei Hämangiomen (Fälle 23, 151) findet man in der Regel kleine, in Form und Größe unterschiedliche oder aber größere, bizarr strukturierte Kalkherde.

Warzen

Warzen weisen selten Verkalkungstendenz auf. Beim Vorliegen von Kalk kann dieser jedoch zu mammographischen Fehlinterpretationen führen (Fall 152).

Praktische Analyse von Verkalkungen

(Fälle 112–152)

112

43jährige Patientin mit Mastodynie beiderseits. Aus mehreren Milchgängen der rechten Brust entleerte sich ein graues Sekret.

Mammographie

Abb. 112: Rechte Brust, Detailansicht, kraniokaudale Projektion (Vergrößerungsmammographie). Zahlreiche Verkalkungen unterschiedlicher Größe sind innerhalb des fibrösen Gewebes verstreut.

Anmerkung

Ein Vergleich mit den Fällen 110 und 111 bietet sich an, wo das erweiterte Läppchensystem mittels Galaktographie dargestellt wird.

Analyse der Verkalkungen

Form: kugelig, zum Teil auch gelappt; die größeren Kalkeinlagerungen weisen eine septierte Struktur auf; sie finden sich in den zystenartig erweiterten Ductuli terminales. Nur partiell kalzifizierte zystenartige Erweiterungen präsentieren sich als gerade noch erkennbare Flecken, da sie im vertikalen Strahlengang *en face* zur Betrachtung kommen. Im horizontalen Strahlengang nehmen die gleichen Kalkherde halbmondförmige bzw. teetassenartige Gestalt an.
Größe: unterschiedlich.
Schattendichte: geringe, gleichförmige Schattengebung.
Verteilung: disseminierter Kalk.

Folgerung

Eine derart ausgeprägte Fibrosierung mit in zystisch dilatierten Lobuli disseminiertem Kalk ist typisch für eine fibrozystische Mastopathie.

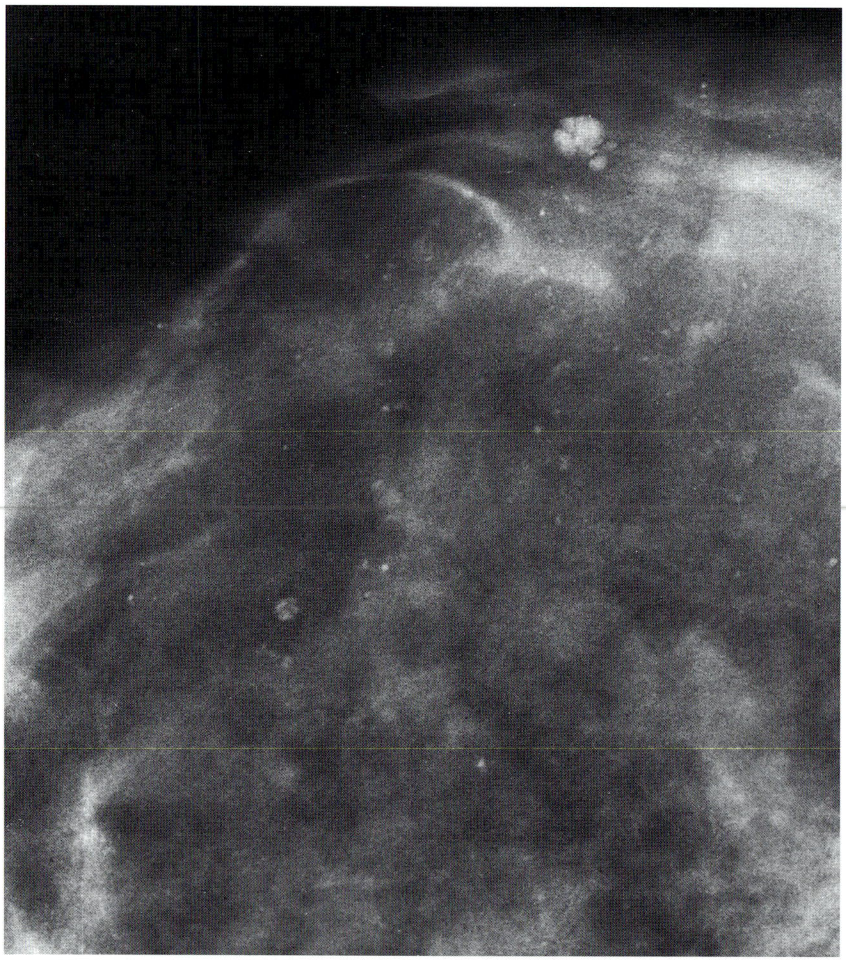

113

Erstes Screening bei einer 52jährigen Patientin, bei der bereits zuvor eine Biopsie im Bereich der rechten Mamma erfolgt war. Kein Tumor tastbar.

Mammographie

Abb. 113A: Rechte Brust, mediolaterale Schrägprojektion. In großen Bereichen der Brust findet sich eine ausgedehnte Fibrose mit zahlreichen Kalkeinlagerungen. Ein Tumorschatten ist nicht zu sehen.
Abb. 113B: Vergrößerungsmammographie, mediolaterale Schrägprojektion. Drei verschiedene Kalkmuster kommen zur Darstellung.

Analyse der Verkalkungen
(vorzugsweise anhand der Vergrößerungsmammographie)

- Die linearen Kalzifikationen (ausgezogene Pfeile) finden sich im Gebiet der vorangegangenen Biopsie. Sie sind glatt begrenzt, außerordentlich dicht und nicht malignitätsverdächtig. Möglicherweise handelt es sich hier um die Folge einer posttraumatischen Fettnekrose.
- Die punktförmigen Kalkherde (einzelner offener Pfeil) sind klein, rund, scharf umrissen und von einheitlicher Dichte. Sie finden sich innerhalb rundlicher dilatierter Lobuli und sind mammographisch als gutartig einzuordnen.
- Ferner kommen mehrere größere, runde bzw. ovale, teilweise verkalkte zystenartige Läsionen vor. Es handelt sich dabei um dilatierte Drüsenläppchen. Die Verkalkungen selbst sind halbmond- bzw. teetassenförmig und in den nachgeordneten kaudal gelegenen Abschnitten der dilatierten Lobuli zu finden (gebogene Pfeile).

Folgerung

Das mammographische Bild der zystischen Hyperplasie i. S. einer fibrozystischen Mastopathie beinhaltet eine extensive Fibrose mit gleichzeitig vorhandenen eingestreuten perlenartigen und teetassenförmigen Verkalkungen. Handelt es sich dabei um die einzigen mammographisch auffälligen Befunde, so liegt keine Indikation für eine operative Intervention vor.

Histologie

Fibrozystische Mastopathie ohne epitheliale Zellproliferation.

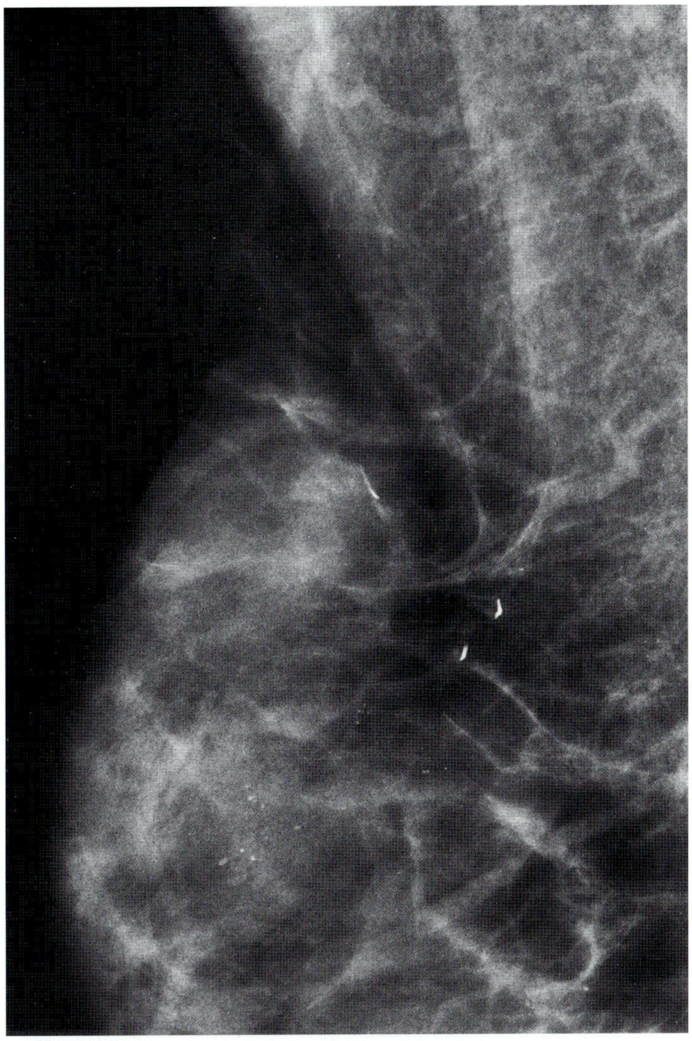

113A

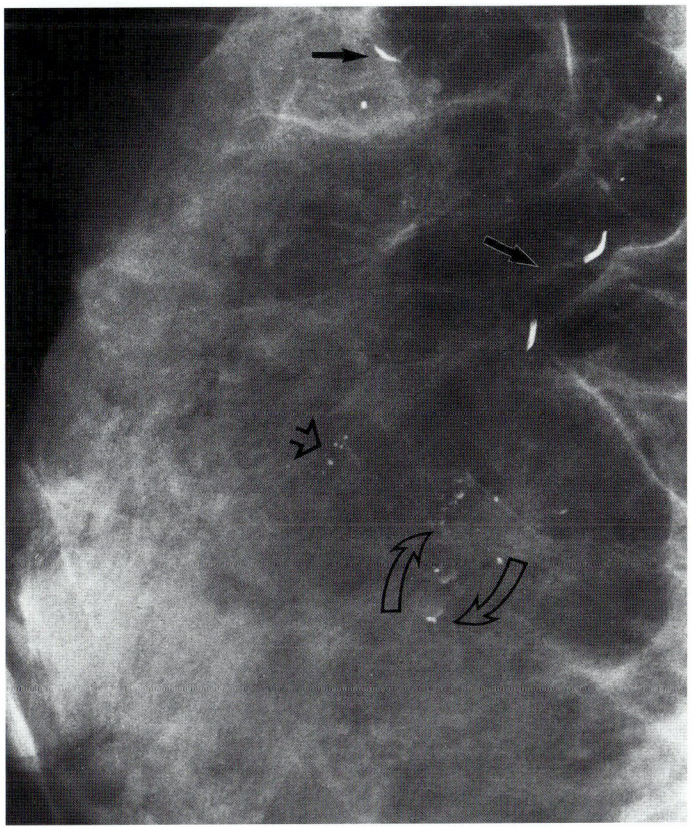

113B

114

Erstes Screening bei einer 48jährigen asymptomatischen Frau.

Körperliche Untersuchung

In beiden Mammae ist kein Tumor tastbar.

Mammographie

Abb. 114A: Rechte Brust, lateromediale Projektion. Zahlreiche über die gesamte Brust disseminierte Kalkpartikel. Kein dazugehöriger Tumorschatten.
Abb. 114B: Rechte Brust, Vergrößerungsmammographie, lateromediale Projektion.
Abb. 114C: Präparatradiogramm.

Analyse der Verkalkungen

Form: halbmondförmig, teetassenartig.
Schattendichte: einheitliche, ziemlich ausgeprägte Schattengebung.
Verteilung: über große Abschnitte der Brust verstreuter Kalk.

Folgerung

Dies ist das typische mammographische Erscheinungsbild der benignen Kalzifikationen, die man bei der zystischen Hyperplasie antrifft. Die halbmondförmigen Verkalkungen ähneln einer von der Seite betrachteten Teetasse. Die gleichen Kalkpartikel nehmen im Präparatradiogramm (bei vertikalem Strahlengang) eine runde bzw. fleckförmige Gestalt an und sehen dann wie eine Teetasse von oben aus.

Histologie

Fibriozystische Mastopathie ohne epitheliale Zellproliferation oder Atypie.
Abb. 114D: Zystisch erweiterte Milchgänge und Azini, darin zum Teil Präzipitationen eines kalkhaltigen Sekrets.
(HE-Färbung, 40fache Vergrößerung)

Anmerkung

In den späten 70er Jahren wurden zahlreiche vergleichbare Fälle operativ abgeklärt, was einen umfassenden kritischen Vergleich von Mammographie und Histologie ermöglichte. Mit den nachfolgenden Falldarstellungen soll demonstriert werden, daß aufgrund dieser charakteristischen mammographischen Befunde *keine* Indikation zur operativen Abklärung gestellt werden sollte.

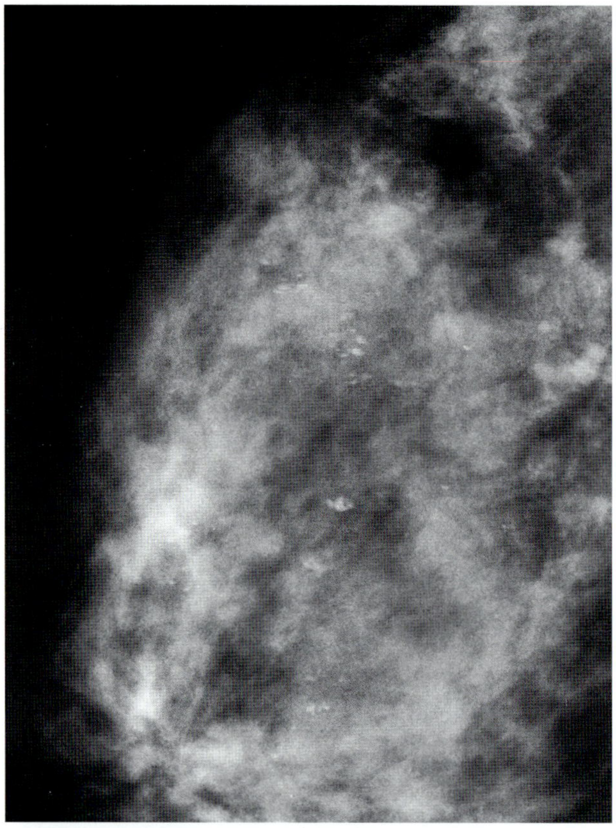

114A

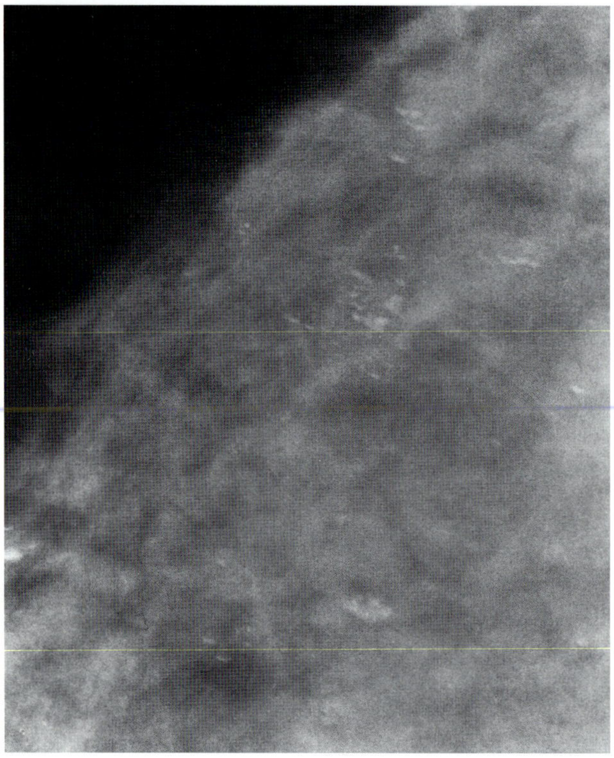

114B

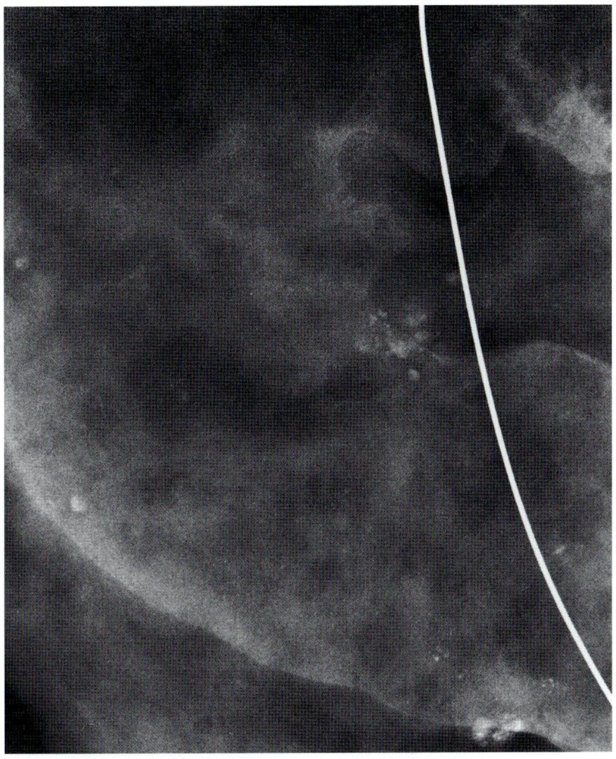

114C

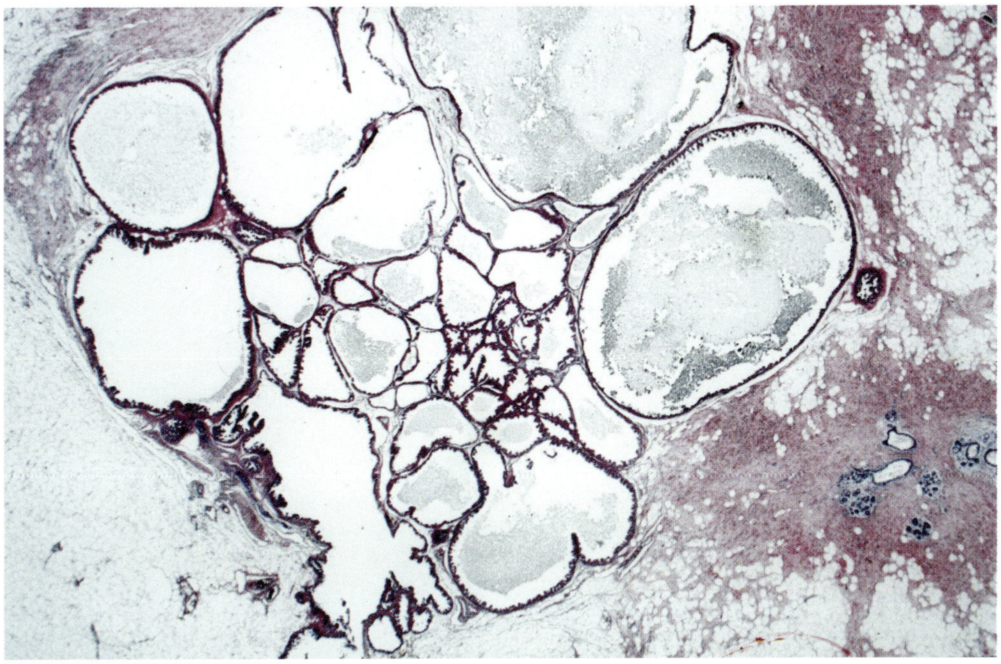

114D

115

54jährige asymptomatische Frau.

Körperliche Untersuchung

In beiden Mammae ist kein Tumor tastbar.

Mammographie

Abb. 115A: Vergrößerungsmammographie der kalkhaltigen Partie in kraniokaudaler Projektion.
Abb. 115B: Präparatradiogramm (Ausschnittvergrößerung).

Analyse der Verkalkungen

Form: rund, einige Kalkherde sind unregelmäßig geformt.
Schattendichte: läßt sich wegen der überlagernden dichten Fibrose nur schwer abschätzen; die Schattendichte sollte am besten am Präparat beurteilt werden, dort ist sie relativ gleichmäßig.
Größe: unterschiedlich.
Verteilung: innerhalb eines Drüsenlappens.

Folgerung

Mammographisch benigner Kalk in zystisch dilatierten Lobuli. Typisches Bild im Rahmen einer zystischen Hyperplasie.

Histologie

Fibrozystische Mastopathie mit Fibrose. Keine epitheliale Zellproliferation oder Atypie.
Abb. 115C: Dilatierter Milchgang mit amorpher Kalkformation, die allerdings zum größten Teil beim Zuschneiden des Präparats entfernt wurde. Zudem findet sich ein periduktales entzündliches Infiltrat. (HE-Färbung, 20fache Vergrößerung)

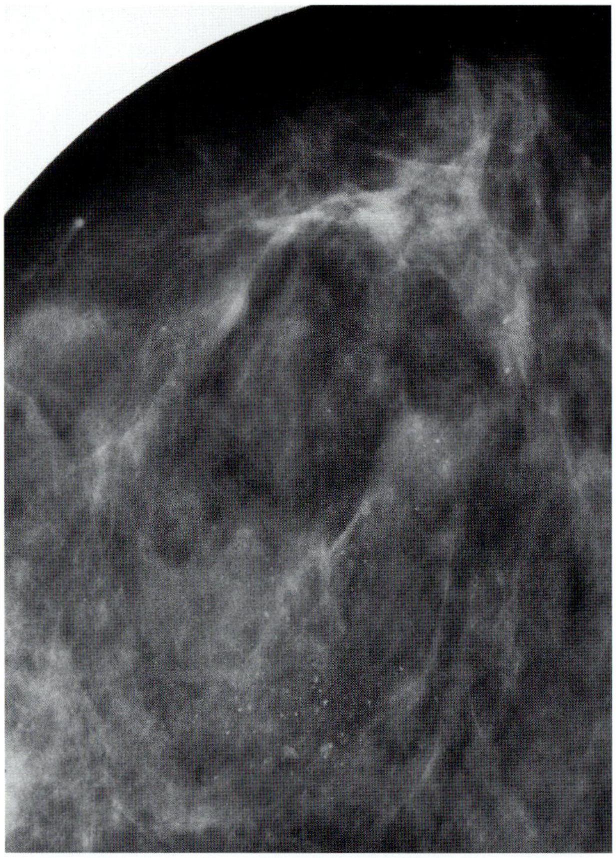

115A

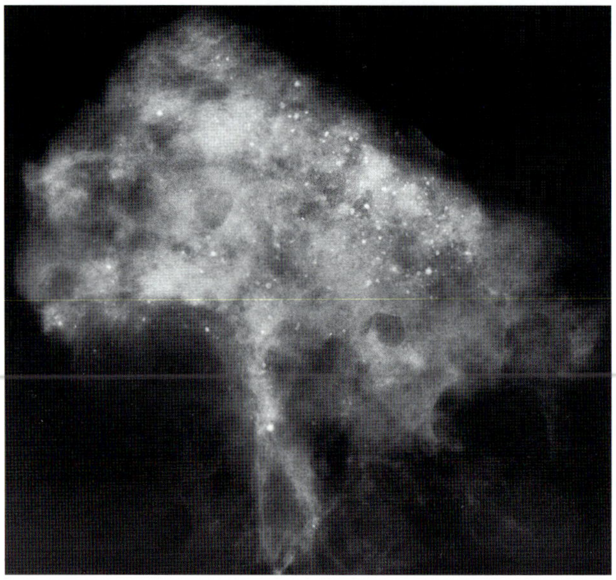

115B

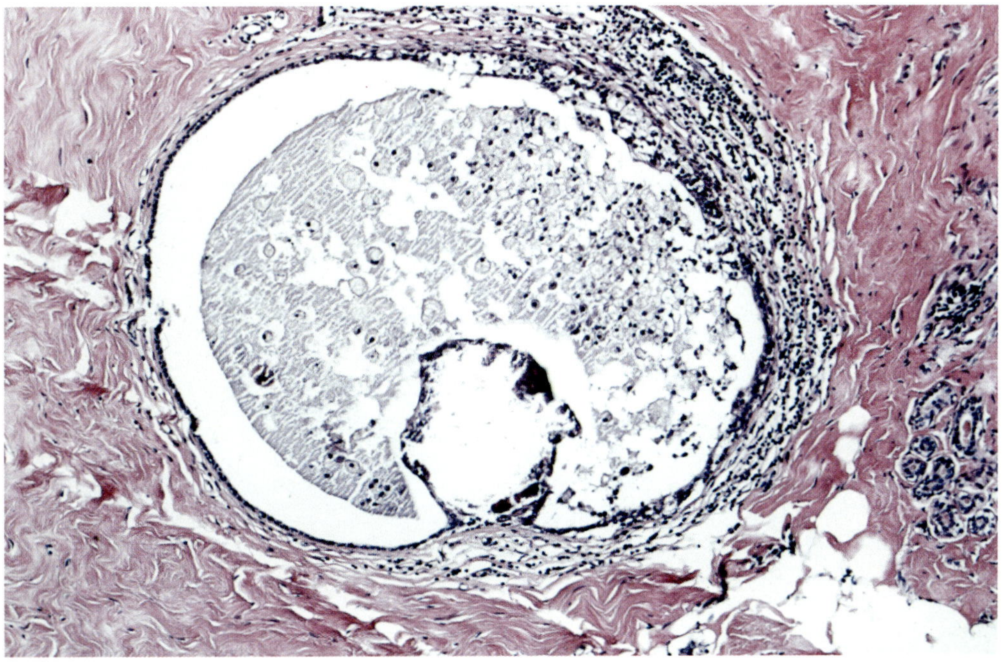

115C

116

Erstes Screening bei einer 59jährigen asymptomatischen Frau.

Körperliche Untersuchung

In beiden Mammae ist kein Tumor zu palpieren.

Mammographie

Abb. 116A u. B: Rechte Brust, mediolaterale Schräg- und kraniokaudale Projektionen. In großer Anzahl finden sich zentral gelegene gruppierte Kalzifikationen ohne dazugehörigen Tumorschatten (die linke Brust ist mammographisch unauffällig).
Abb. 116C u D: Rechte Brust, Vergrößerungsmammogramme, mediolaterale Schräg- und kraniokaudale Projektionen.

Analyse der Kalzifikationen

Form: rund, scharf umrissen.
Schattendichte: ausgeprägte, wenig wechselnde Schattengebung.
Verteilung: disseminiert innerhalb eines Drüsenlappens.
Größe: unterschiedlich, hauptsächlich jedoch sehr kleine Kalkherde.

Folgerung

Typisches Erscheinungsbild innerhalb mäßig dilatierter Drüsenläppchen verteilten Kalks, mammographisch gutartig. Verteilung und Aussehen lassen an eine fibrozystische Mastopathie denken.

Histologie

Involutionsmamma mit fibrozystischer Mastopathie und disseminierten Kalzifikationen. Kein Anhalt für Malignität.

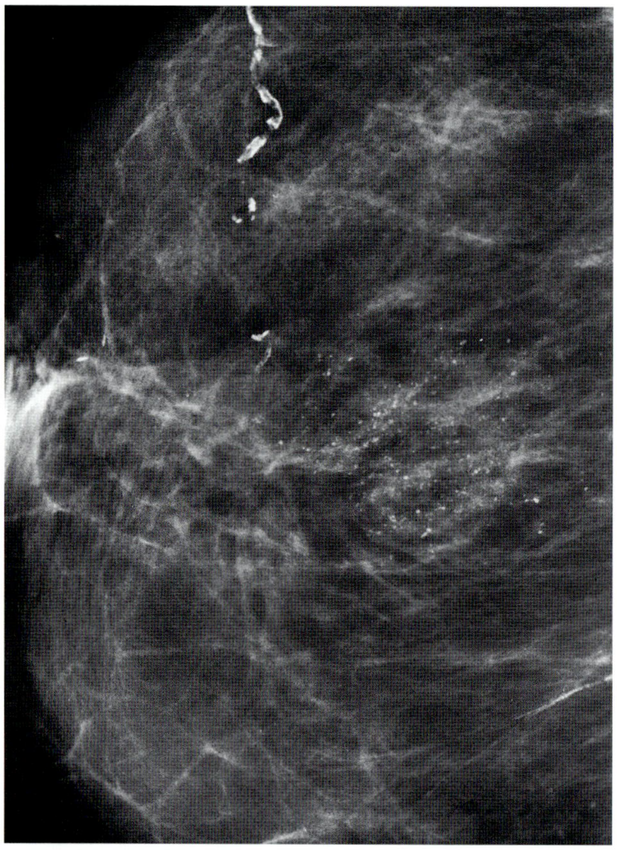

116A

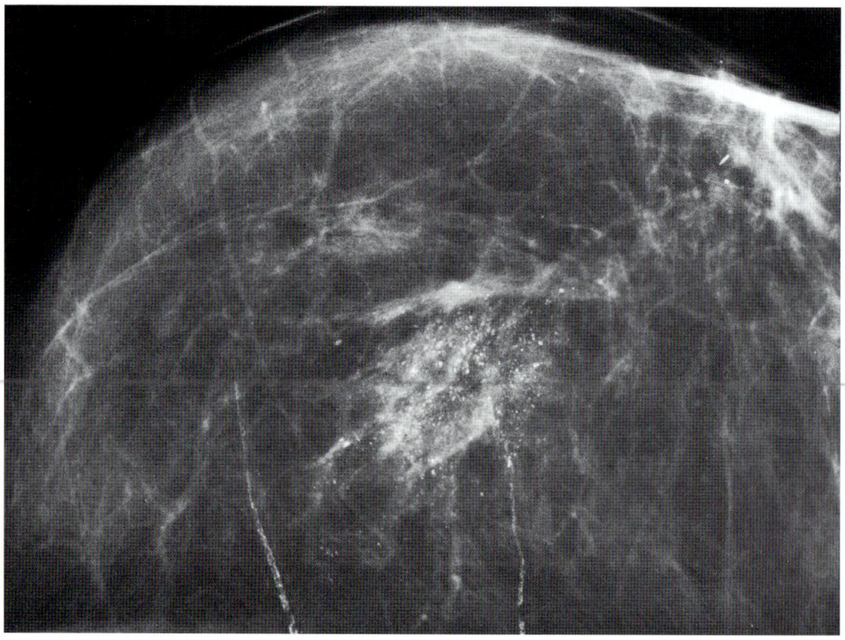

116B

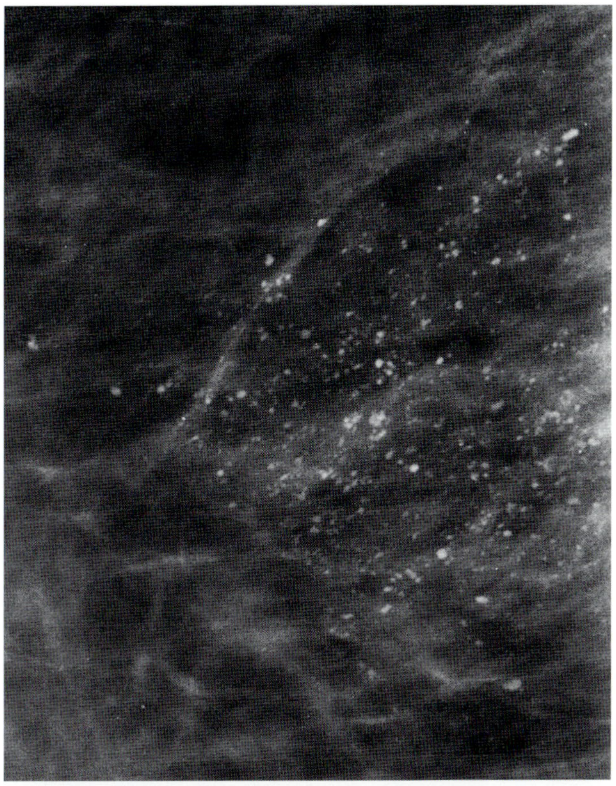

116C

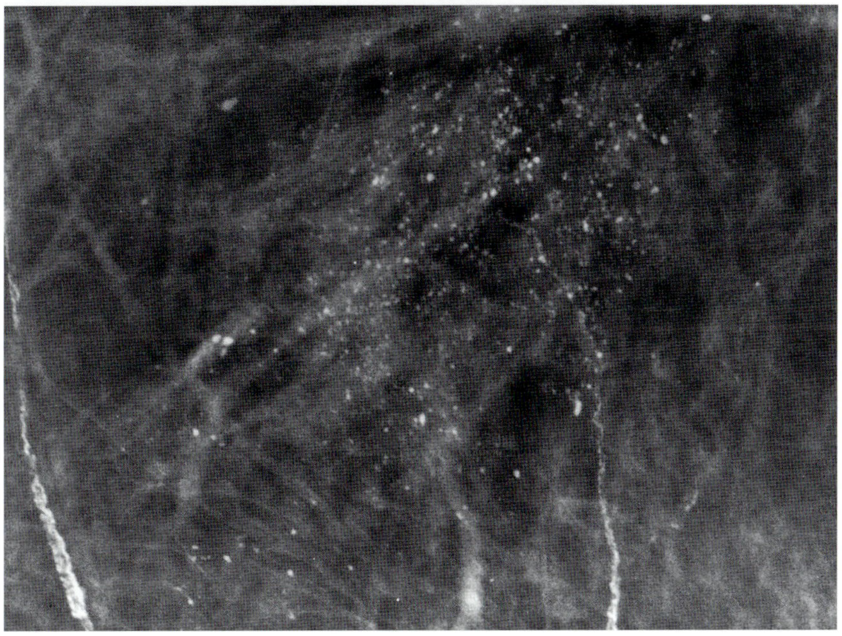

116D

117

Erstes Screening bei einer asymptomatischen 65jährigen Frau.

Körperliche Untersuchung

In beiden Mammae ist kein Tumor tastbar.

Mammographie

Abb. 117: Linke Brust, mediolaterale Schrägprojektion. Zahlreiche Kalkherde sind über den gesamten Brustbereich verstreut. Kein dazugehöriger Tumorschatten.

Analyse

Form: länglich ausgezogen, zum Teil gegabelt, teilweise auch nadelförmig. Ferner liegen einige ringförmige, zentral transparentere Verkalkungen vor. Alle Kalzifikationen sind scharf umrissen und glatt begrenzt.
Schattendichte: ausgeprägte Schattengebung. Zentral strahlendurchlässige Kazifikationen sind periduktal gelegen. Übriger Kalk ist homogen strukturiert.
Anordnung: dem Milchgangsverlauf folgend.

Folgerung

Typisches Bild von Verkalkungen, wie man sie bei einer Plasmazellmastitis findet.

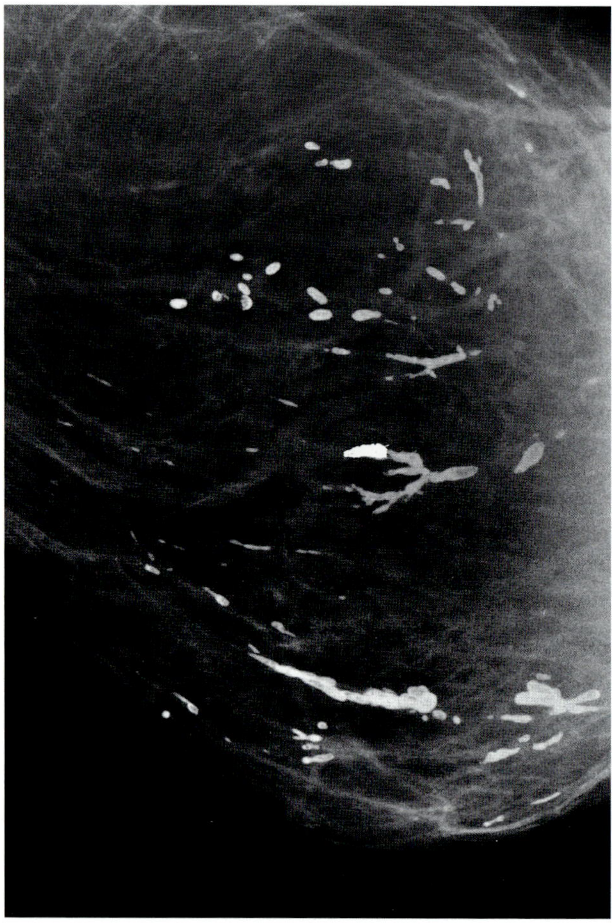

118

Erstes Screening bei einer 64jährigen asymptomatischen Frau.

Körperliche Untersuchung

In beiden Mammae ist kein Tumor tastbar.

Mammographie

Abb. 118A: Linke Brust, kraniokaudale Projektion. Im zentralen Brustabschnitt ist ein ungefähr 6 × 6 cm großer Bereich mit zahlreichen Kalkeinlagerungen zu erkennen. Kein dazugehöriger Tumorschatten.
Abb. 118B u. C: Vergrößerungsmammographie, kraniokaudale und mediolaterale Schrägprojektionen.

Analyse der Verkalkungen

Form: größtenteils länglich, scharf umrissen, glatt begrenzt; einige Kalkpartikel sind nadelförmig.
Schattendichte: ausgeprägte Schattengebung; einige der Kalkeinlagerungen weisen einen transparenten Zentralabschnitt auf (periduktale Kalzifikationen), die Mehrzahl besitzt jedoch eine homogene Dichte (solide intraduktale Verkalkungen).
Größe: unterschiedlich.
Anordnung: einige Kalkpartikel folgen dem Verlauf eines Milchgangs.

Folgerung

Es handelt sich hier um eine seltene Variante der Plasmazellmastitis, bei der die intraduktale Flüssigkeit verkalkt und so einzelne Abschnitte des Milchgangs zur Darstellung bringt.

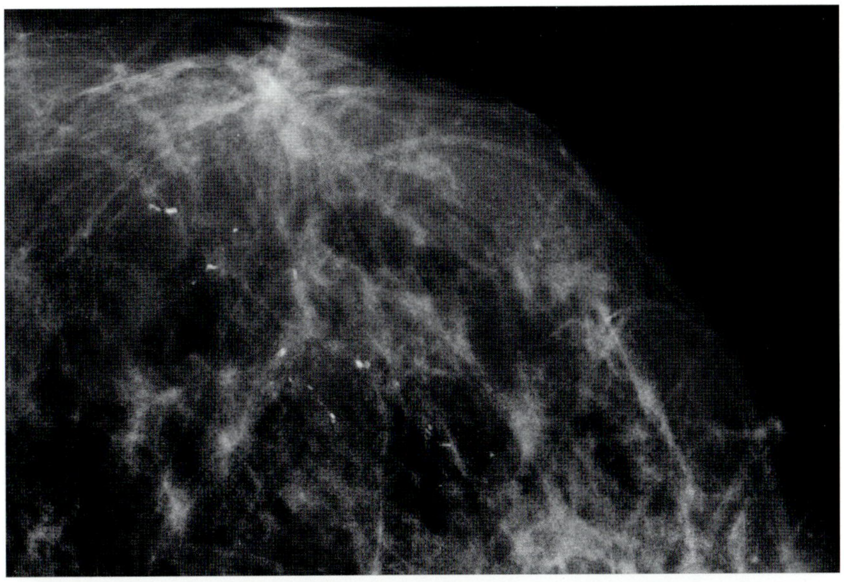

118A

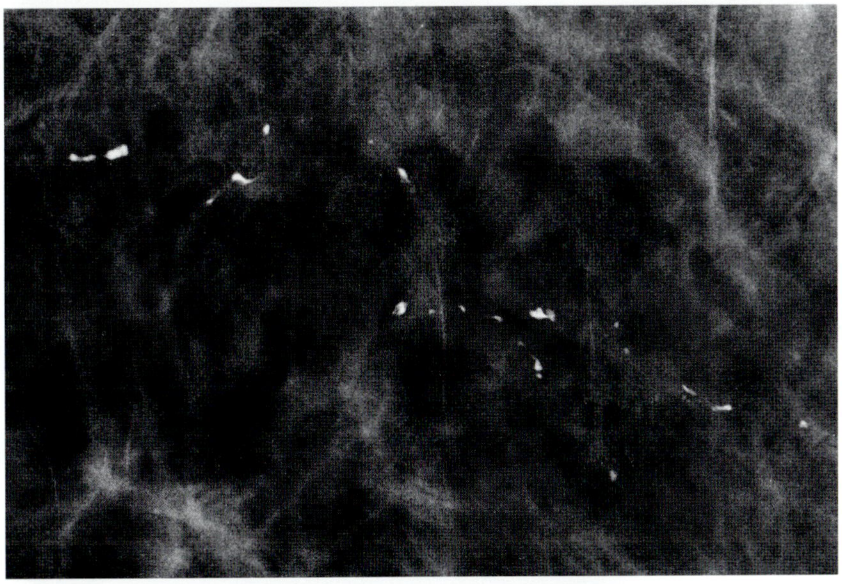

118B

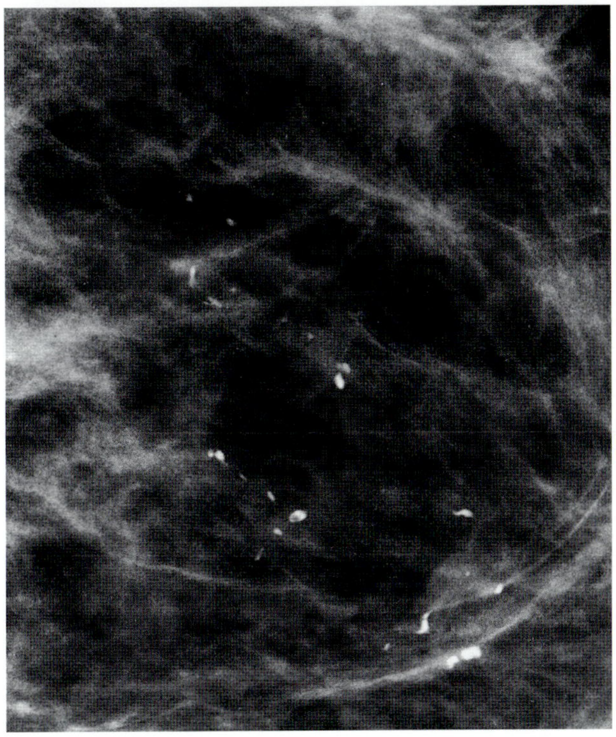

118C

119

35jährige Patientin mit Mastodynie links.

Mammographie

Abb. 119A: Linke Brust, kraniokaudale Projektion. In der lateralen Brusthälfte finden sich zahlreiche disseminierte Kalkherde innerhalb eines fibrotischen Areals. Eine dazugehörige Tumormasse zeigt sich nicht.
Abb. 119B: Vergrößerungsmammographie, kraniokaudale Projektion.
Abb. 119C: Präparatradiogramm in vergrößertem Maßstab.

Analyse der Verkalkungen

Form: rund, glatt begrenzt, scharf umrissen.
Schattendichte: ausgeprägte, insgesamt jedoch wechselnde Schattengebung, wobei Kalkpartikel vergleichbarer Größe ähnliche Dichte aufweisen.
Verteilung: im Gebiet eines oder zweier Drüsenlappen.

Folgerung

Typisches Bild mammographisch gutartigen Kalks, der sich innerhalb zystisch dilatierter Lobuli gebildet hat.

Histologie

Zystische Hyperplasie mit Kalzifikationen. Sklerosierende Adenose ebenfalls nachweisbar.

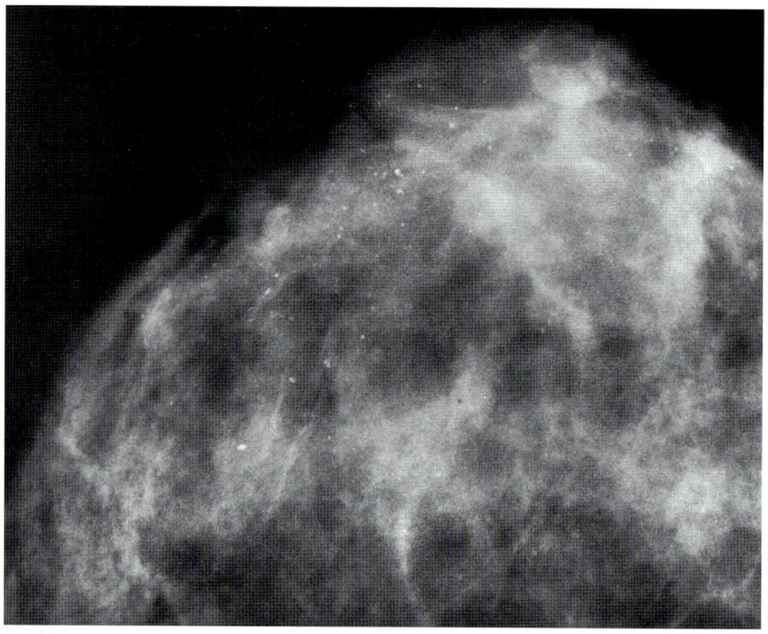

119A

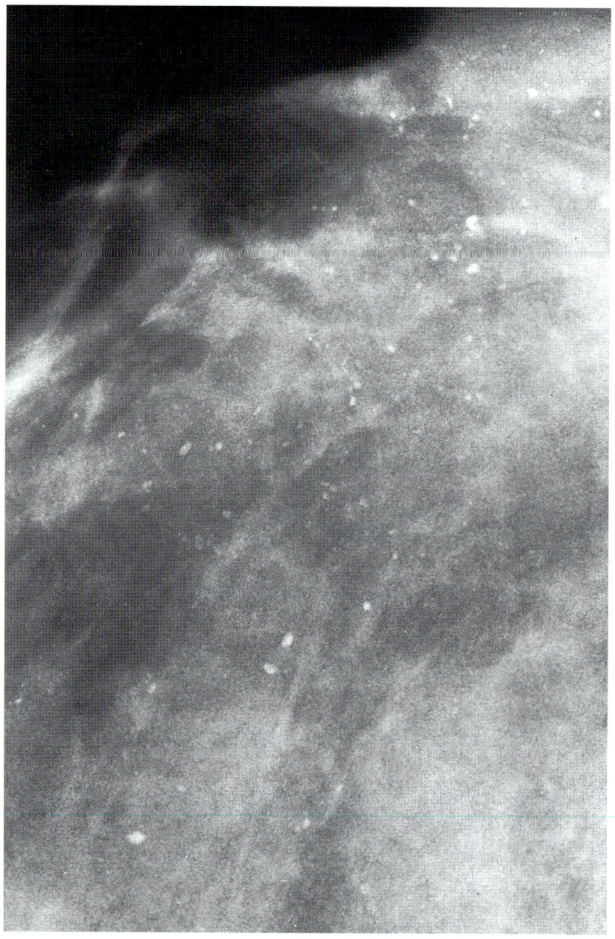

119B

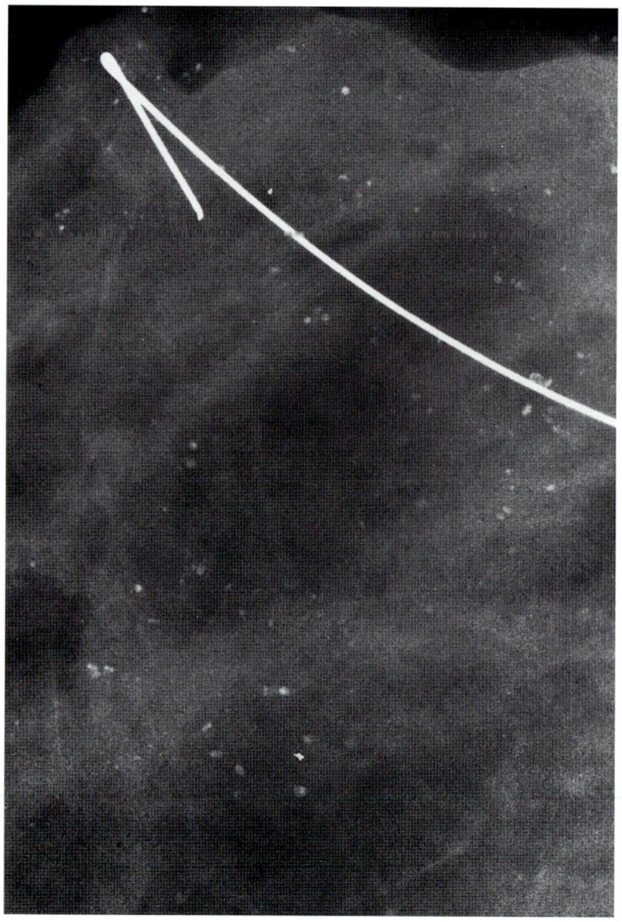

119C

120

Erstes Screening bei einer 49jährigen Frau.

Körperliche Untersuchung

In beiden Mammae ist kein Tumor tastbar.

Mammographie

Abb. 120A: Rechte Brust, mediolaterale Schrägprojektion. Fibrose, welche sich über die gesamte Brust erstreckt. Zahlreiche verstreute Kalkherde unterschiedlicher Größe.
Abb. 120B: Vergrößerungsmammographie, mediolaterale Schrägprojektion.

Analyse der Verkalkungen

Form: halbmondförmig, teetassenartig; winziger, punktförmiger Kalk ist ebenfalls erkennbar.
Schattendichte: wechselnde, größtenteils geringe Schattengebung.
Größe: variabel.
Anzahl und Verteilung: in großer Zahl über die gesamte Brust verteilte Kalkherde.

Folgerung

Die Fibrose mit Kalkpartikeln, die in nachgeordnete Abschnitte dilatierter Lobuli sedimentieren, ist typisch für das Bild einer fibrozystischen Mastopathie.

Histologie

Fibrozystische Mastopathie. Kein Anhalt für Malignität.

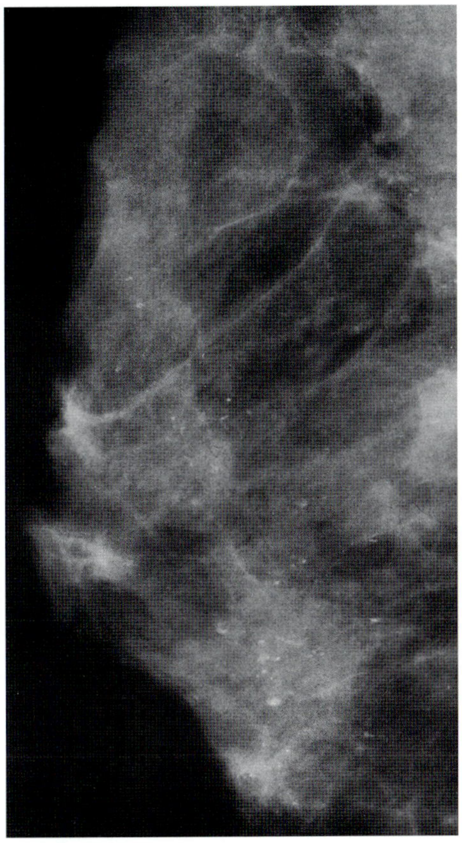

120A

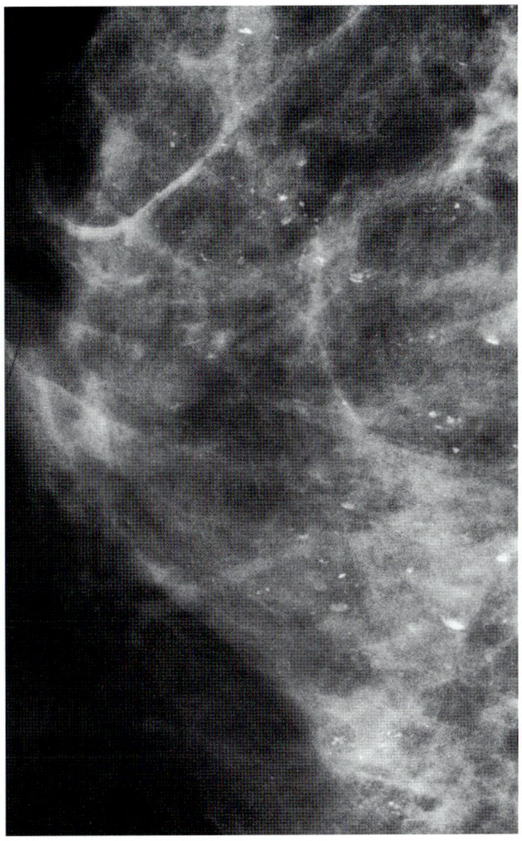

120B

121

Erstes Screening bei einer 51jährigen asymptomatischen Frau.

Körperliche Untersuchung

In beiden Mammae ist kein Tumor tastbar.

Mammographie

Abb. 121A u. B: Rechte Brust, mediolaterale Schrägprojektion, Kontakt- (A) und Vergrößerungsmammographie (B).
Abb. 121 C u. D: Rechte Brust, kraniokaudale Projektion, Kontakt- (C) und Vergrößerungsmammographie (D). Zahlreiche Kalzifikationen finden sich in einem 6 × 6 cm großen Areal. Kein dazugehöriger Tumor. Die Kalkherde finden sich nur in einer Brust.

Analyse der Verkalkungen

Form: rund, einige Kalkpartikel sind nadelförmig; insgesamt scharf umrissene, glatt begrenzte Kalzifikationen.
Schattendichte: ausgeprägte, ziemlich gleichförmige Schattengebung.
Größe: unterschiedlich.

Folgerung

Die mammographisch benignen rundlichen Kalzifikationen finden sich innerhalb zystisch erweiterter Lobuli. Die nadelförmigen Kalkherde mit homogener Dichte und glatter Begrenzung kommen durch verkalkte Flüssigkeit innerhalb kurzer Milchgangssegmente zustande.

Histologie

Fibrozystische Mastopathie mit Verkalkungen. Die weitere feingewebliche Untersuchung zeigte ferner eine sklerosierende Adenose und Papillomatose.

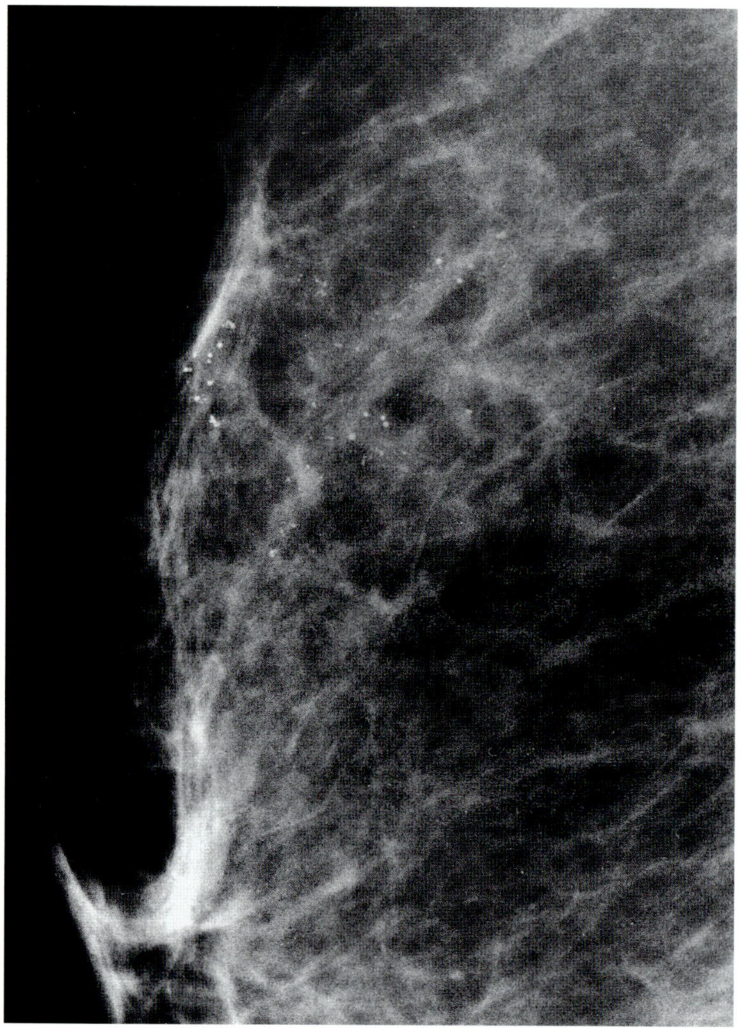

121A

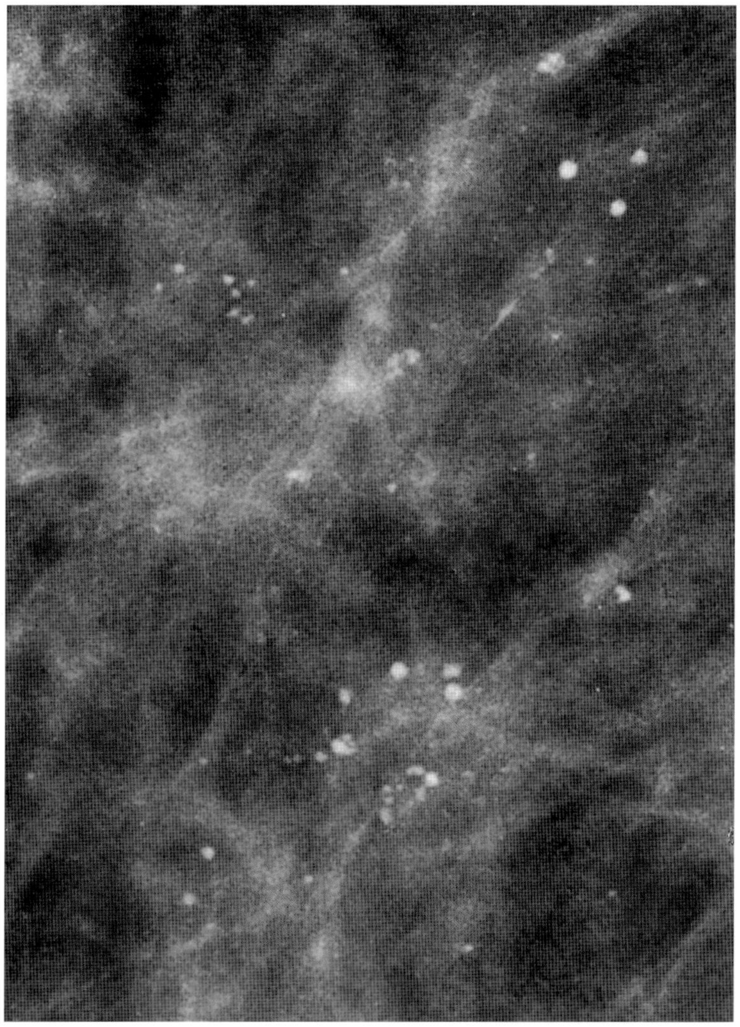

121B

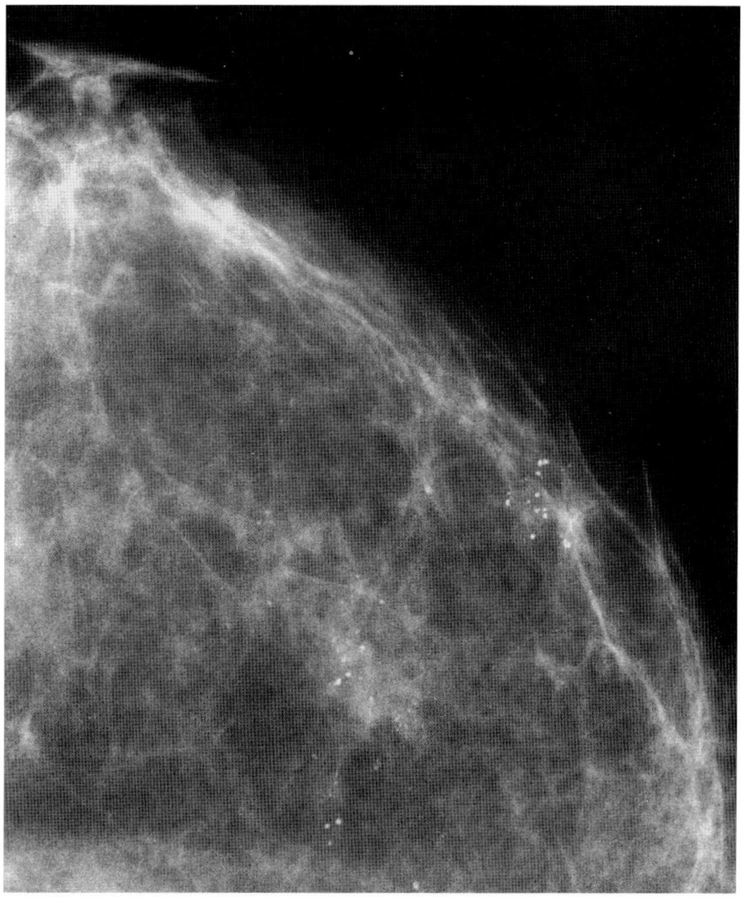

121C

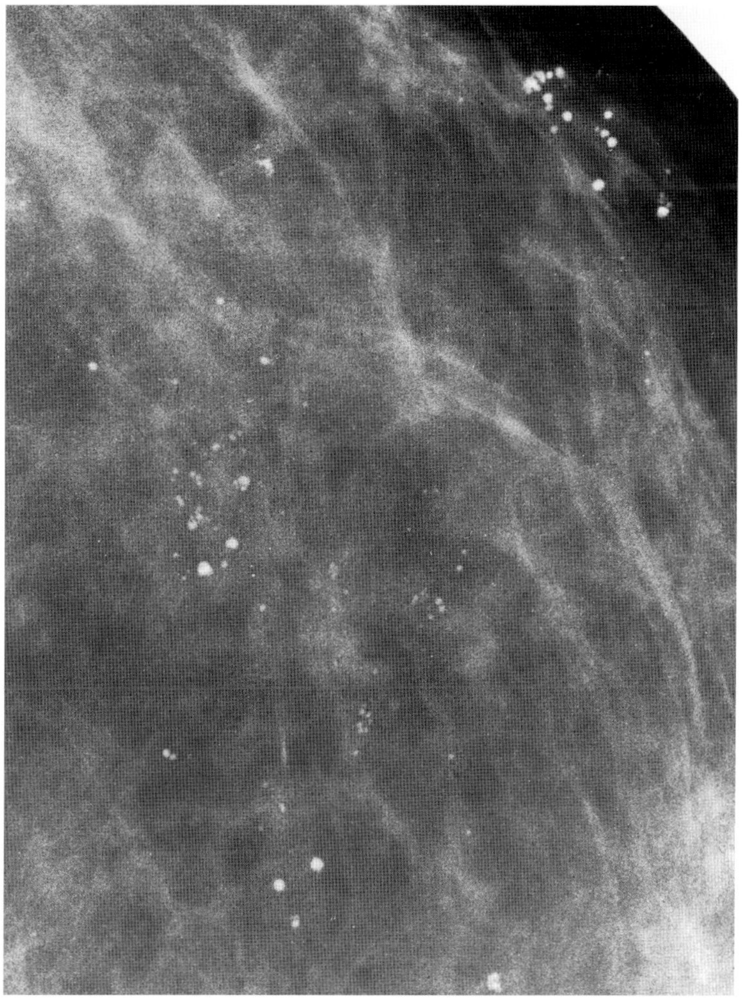

121D

122

Erstes Screening bei einer 52jährigen asymptomatischen Frau.

Körperliche Untersuchung

In beiden Mammae ist kein Tumor tastbar.

Mammographie

Abb. 122A u. B: Rechte Brust, mediolaterale Schrägprojektionen, Kontakt- (A) und Vergrößerungsmammographie (B). In der oberen Brusthälfte ist ein 4 × 2 cm großes Areal mit zahlreichen Mikroverkalkungen auszumachen. Kein dazugehöriger Tumorschatten.

Analyse der Verkalkungen

Form: punktförmig, glatt konturiert.
Schattendichte: ausgeprägte einheitliche Schattengebung.
Größe: unterschiedlich, insgesamt jedoch klein.
Verteilung: innerhalb eines einem Drüsenlappen entsprechenden Areals.

Folgerung

Mammographisch typisches Erscheinungsbild benigne imponierender Verkalkungen vom Involutionstyp.

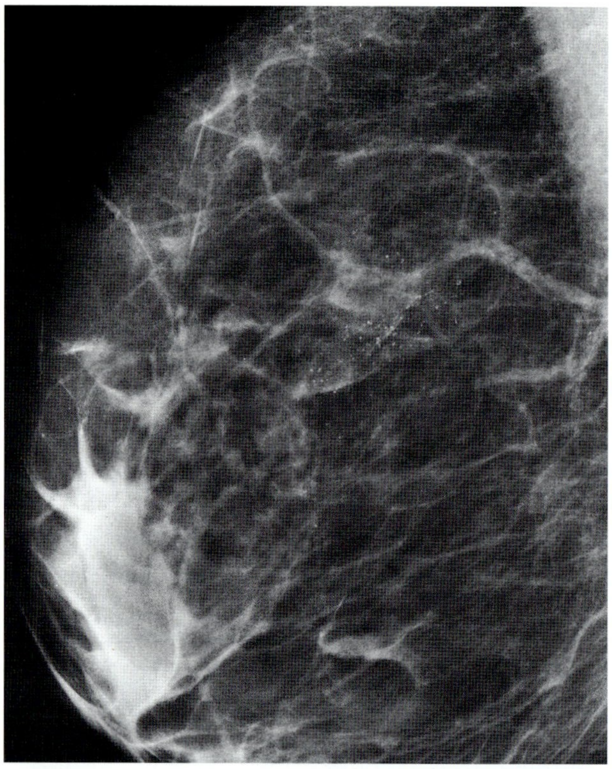

122A

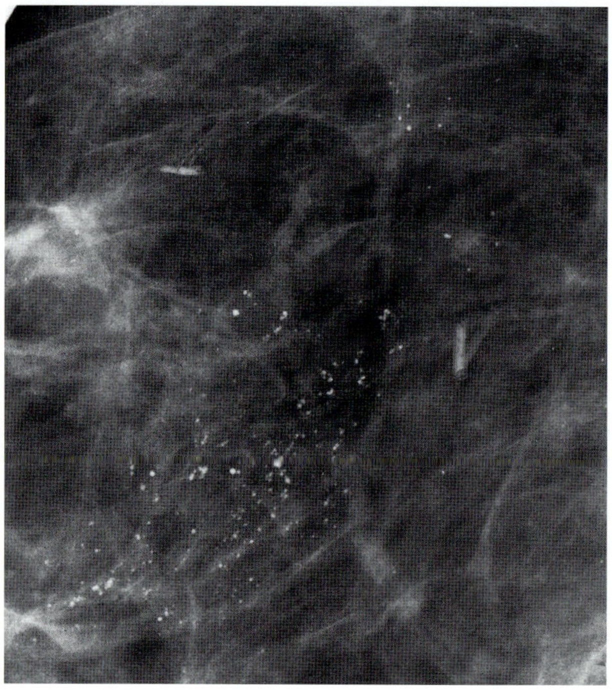

122B

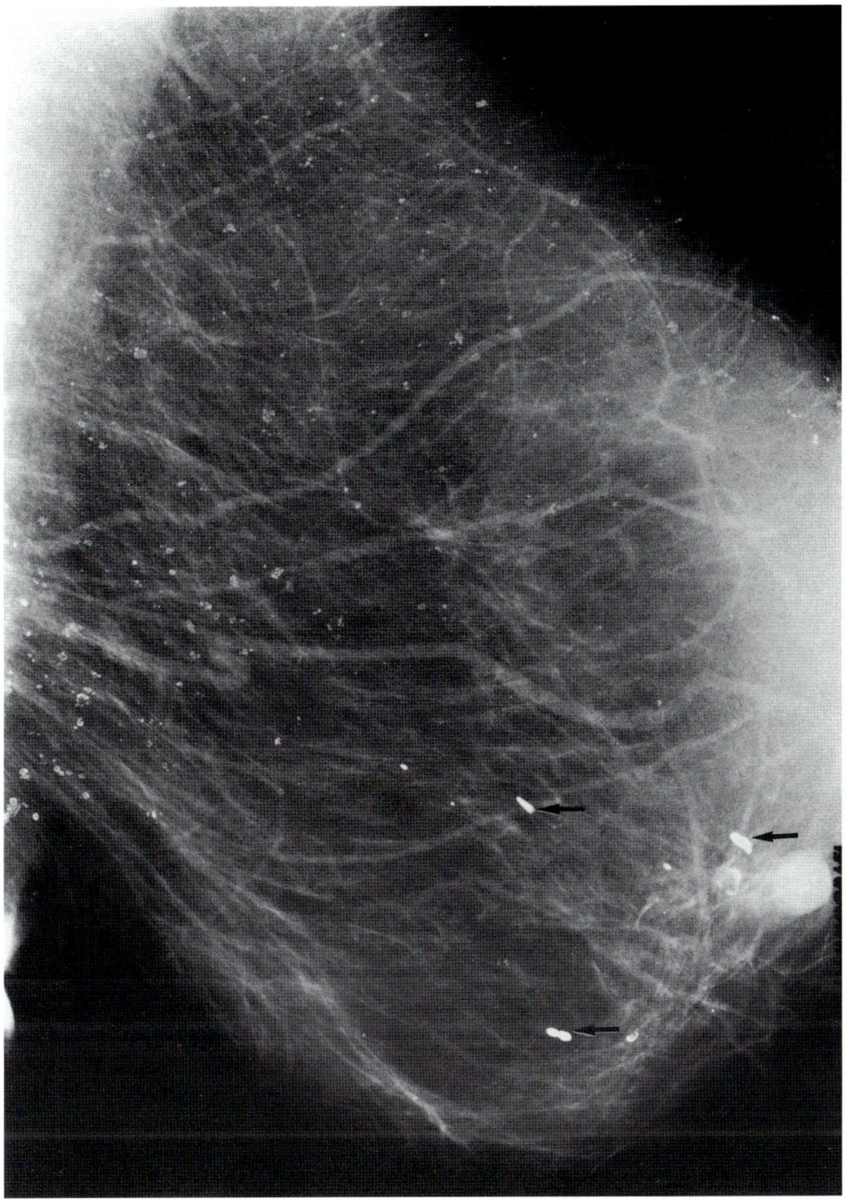

124B

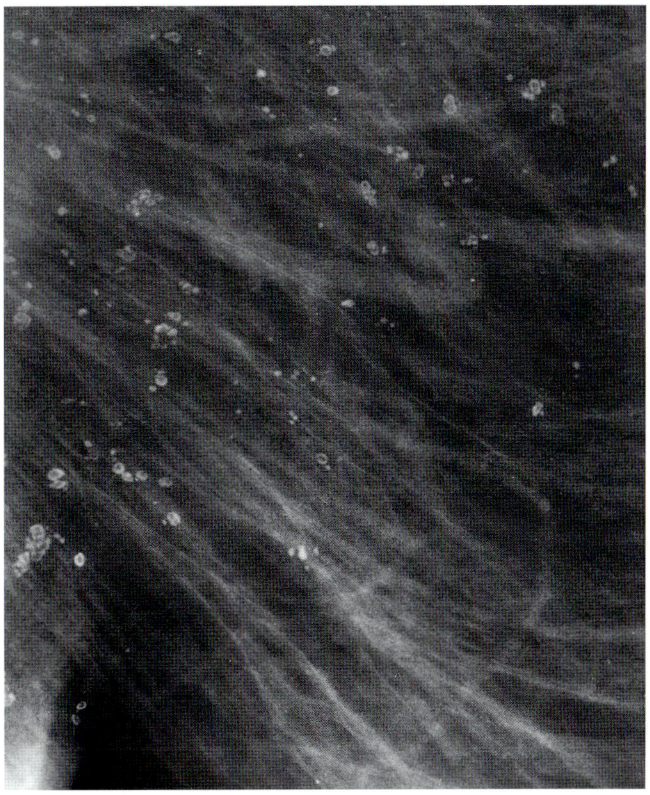

124C

125

Erstes Screening bei einer 62jährigen asymptomatischen Frau.

Körperliche Untersuchung

In beiden Mammae ist kein Tumor tastbar.

Mammographie

Abb. 125A u. B: Linke Brust, mediolaterale Schräg- und kraniokaudale Projektionen. Gruppierter Kalk in der unteren Brusthälfte. Kein dazugehöriger Tumorschatten.
Abb. 125C: Vergrößerungsmammographie, kraniokaudale Projektion.

Analyse der Verkalkungen

Form: unregelmäßig, scharf umrissen, bisweilen länglich ausgezogen.
Schattendichte: ausgeprägte Schattengebung; nahezu alle Verkalkungen weisen strahlendurchlässige Zentralpartien auf, was auf ihre periduktale Lokalisation hinweist. Alle anderen Kalkherde sind gleichmäßig kalzifiziert.
Verteilung: auf einen kleinen Raum beschränkt, wahrscheinlich dem Verlauf eines Milchgangs folgend.

Folgerung

Typisches Erscheinungsbild dicht angeordneter Kalkeinlagerungen, wie man sie bei der Plasmazellmastitis findet.

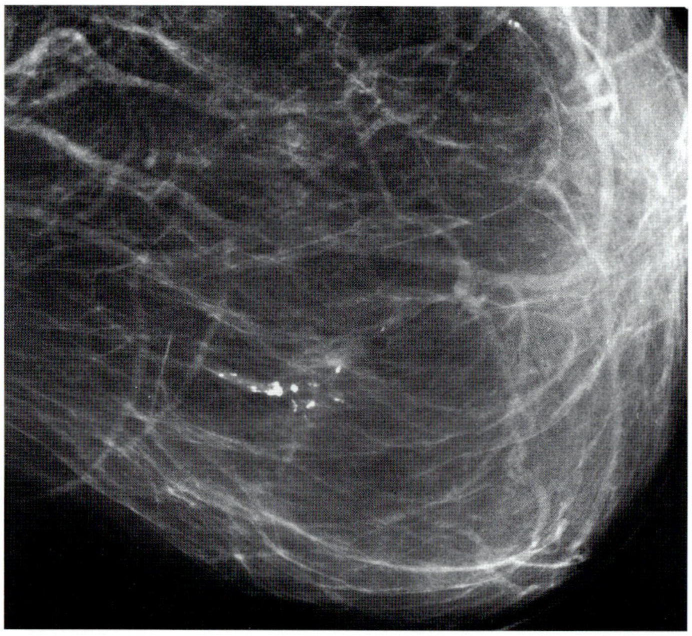

125A

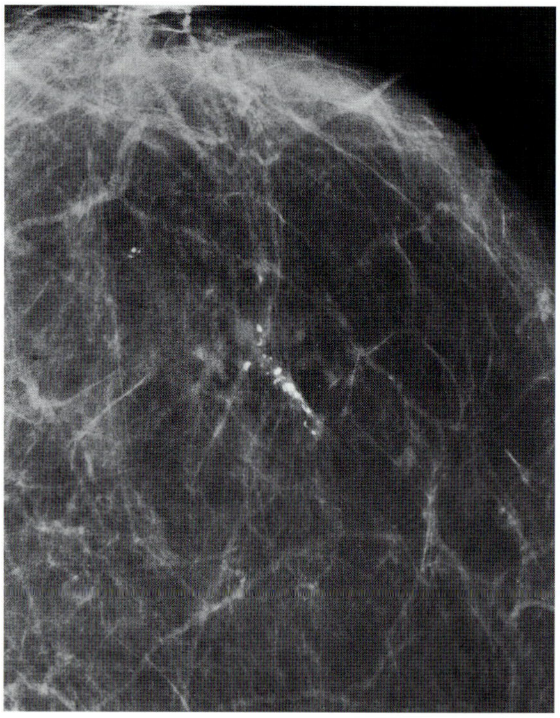

125B

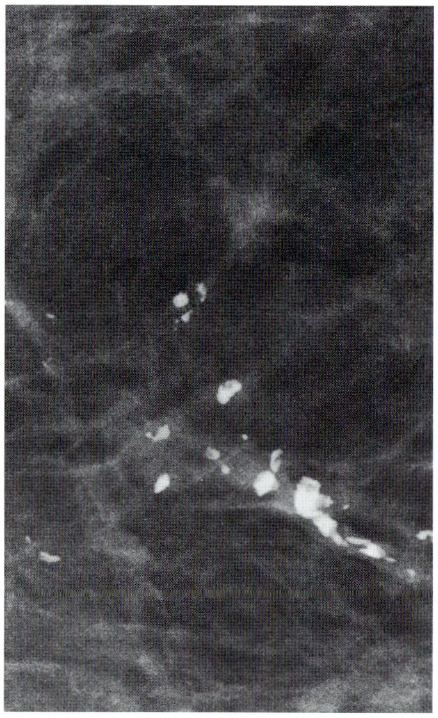

125C

126

Die 52jährige Patientin wurde wegen Kanzerophobie zur Mammographie überwiesen.

Körperliche Untersuchung

Unauffälliger Gesamtbefund.

Mammographie

Abb. 126A u. B: Linke Brust, Vergrößerungsmammographie, mediolaterale Schräg- und kraniokaudale Projektionen. Über den gesamten Brustbereich verstreute Kalzifikationen. Auch in der rechten Brust fand sich disseminierter Kalk bei extensiver Fibrose.

Analyse

Form: ganz unterschiedlich ausgeformte, irreguläre, zum Teil rundliche Verkalkungen.
Schattendichte: wechselnd.
Größe: variabel.
Verteilung: über das Parenchym verstreut.

Folgerung

Insgesamt hinsichtlich Größe, Form und Dichte derart unterschiedlich strukturierte Kalzifikationen erfordern eine überaus sorgfältige histologische Aufarbeitung und weitere mammographische Kontrollen. Die Gesamtschau läßt an eine fibrozystische Mastopathie mit epithelialer Zellproliferation denken.

Histologie

Fibrozystische Mastopathie mit intraluminalen Kalzifikationen. Sklerosierende Adenose. Atypische lobuläre Hyperplasie. Kein Anhalt für Malignität.

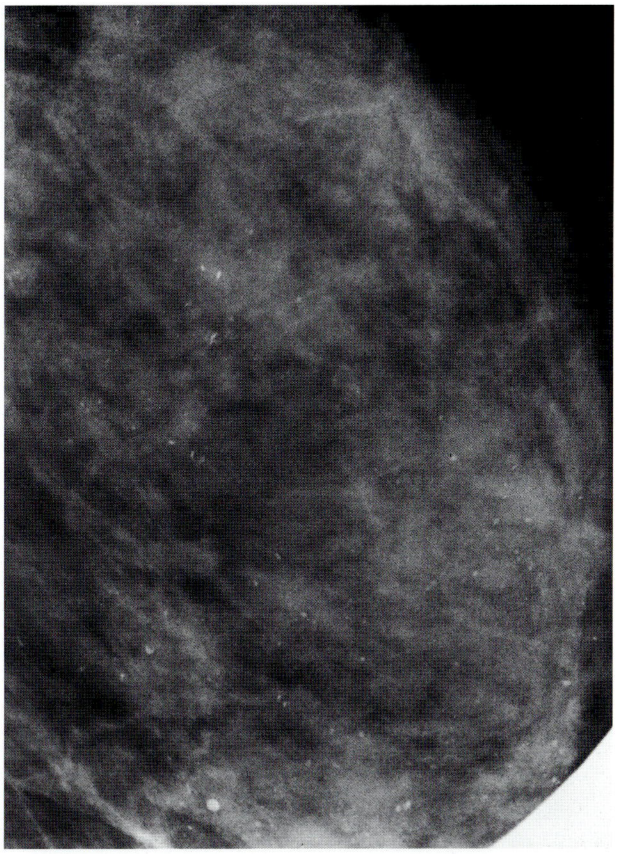

126A

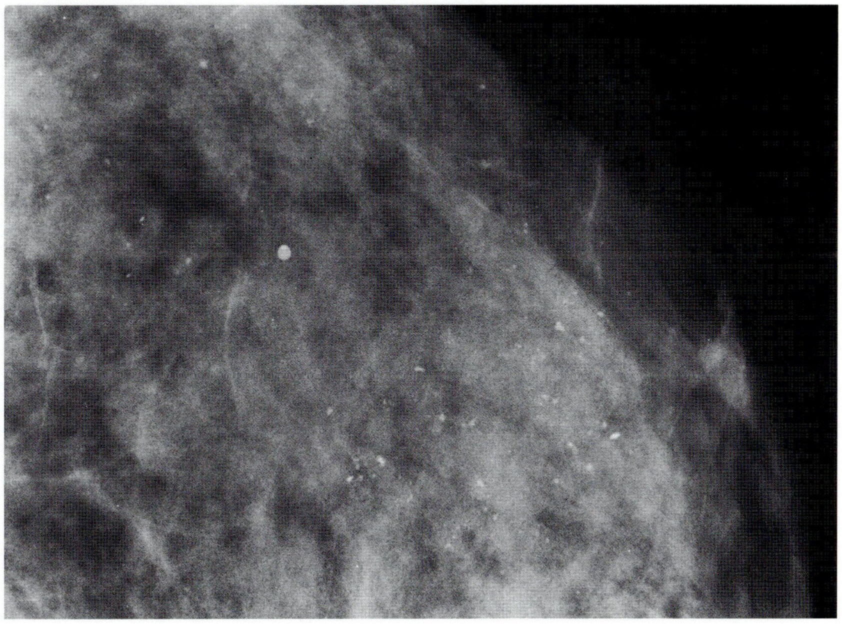

126B

127

Erstes Screening bei einer 52jährigen asymptomatischen Frau.

Körperliche Untersuchung

In beiden Mammae ist kein Tumor tastbar.

Mammographie

Abb. 127A u. B: Linke Brust, mediolaterale Schräg- und kraniokaudale Projektionen. Mehrere kalkdichte rundliche/ovaläre Herde sind im unteren äußeren Quadranten der Brust zu erkennen.

Analyse der Tumoren

Form: rund/oval, gelappt.
Schattendichte: geringe Schattengebung.
Größe: unterschiedlich, bis maximal 2 cm.
Anordnung: die Tumoren scheinen innerhalb des gleichen Milchgangsystems (innerhalb eines Drüsenlappens) zu liegen.

Folgerung

Multiple benigne Tumoren, möglicherweise innerhalb eines einzigen Milchgangs und seiner Verzweigungen.

Analyse der Verkalkungen

Form: unregelmäßig, schalenartig.
Schattendichte: unterschiedlich; größere Kalkpartikel sind sehr dicht, kleinere weisen eine wechselnde Dichte auf.
Größe: grobschollige, unterschiedlich große Kalzifikationen.
Verteilung: innnerhalb der Tumoren.

Erläuterung

Benigne imponierender Kalk.

Folgerung

Multiple teilweise verkalkte benigne Tumoren im Verlauf eines Milchgangs und seiner Seitenäste.

Histologie

Multiple Papillome, zum Teil verkalkt.

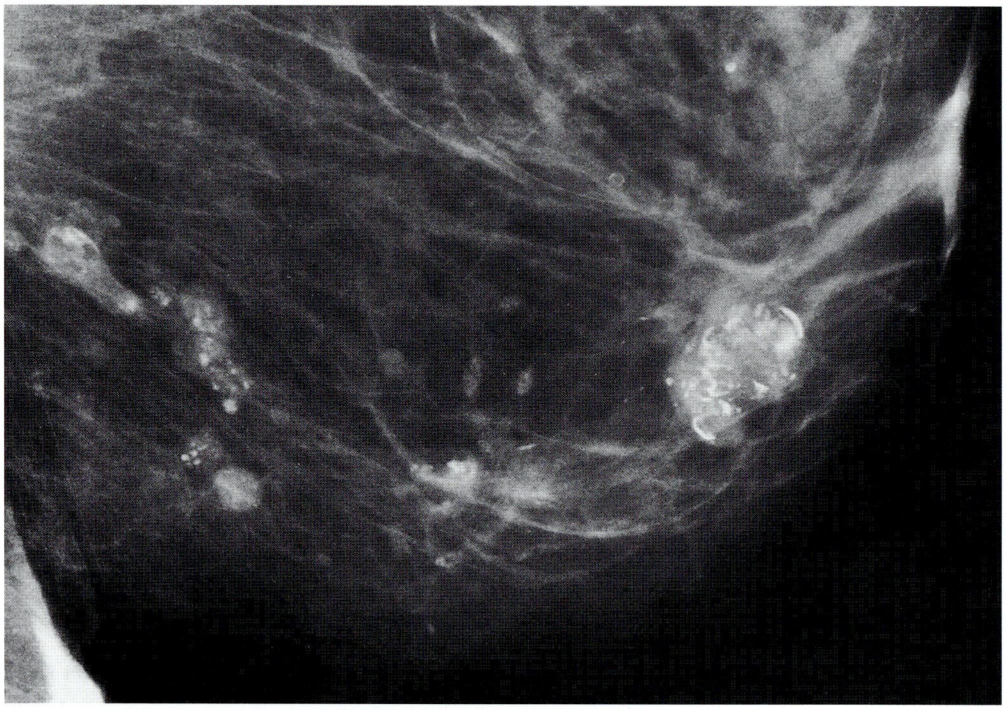
127A

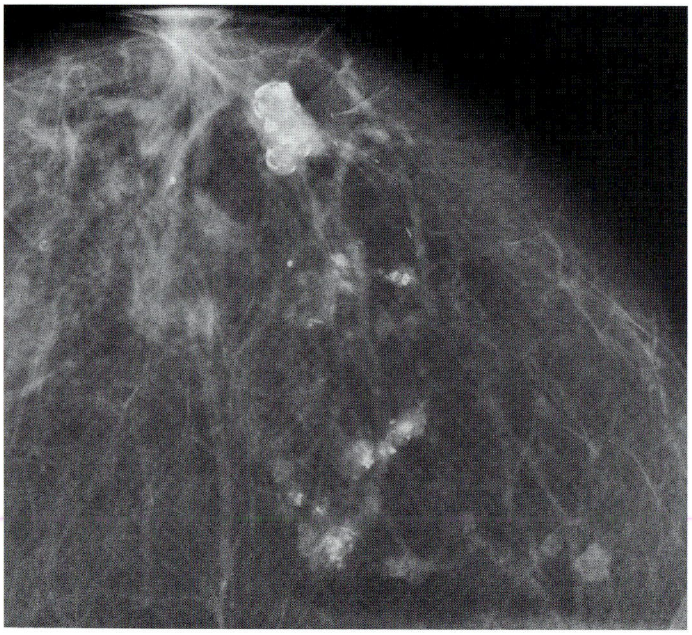
127B

128

Erstes Screening bei einer 65jährigen asymptomatischen Frau.

Körperliche Untersuchung

In beiden Mammae ist kein Tumor tastbar.

Mammographie

Abb. 128A: Rechte Brust, kraniokaudale Projektion; gruppierter Kalk inmitten eines Tumorschattens ist in 5 cm Entfernung von der Brustwarze zu erkennen.
Abb. 128B: Vergrößerungsmammographie, kraniokaudale Projektion.

Analyse des Tumorschattens

Form: oval.
Kontur: teilweise scharf umrissen, teilweise aber auch schlecht abgrenzbar, kein Halozeichen.
Schattendichte: geringe, mit dem Parenchym vergleichbare Schattengebung.

Analyse der Verkalkungen

Form: sehr unregelmäßig, aber scharf umrissen.
Schattendichte: ausgeprägte, ziemlich gleichmäßige Schattengebung.
Größe: wechselnde Größe der Kalzifikationen.
Anordnung: zwei dicht beieinander gelegene Kalkformationen, eine davon ist nicht dem Tumor zuzuordnen.

Folgerung

Benigne imponierender Kalk in einem ovalären Tumorareal mit geringer Schattendichte.

Histologie

Multiple intraduktale Papillome. Kein Anhalt für Malignität.

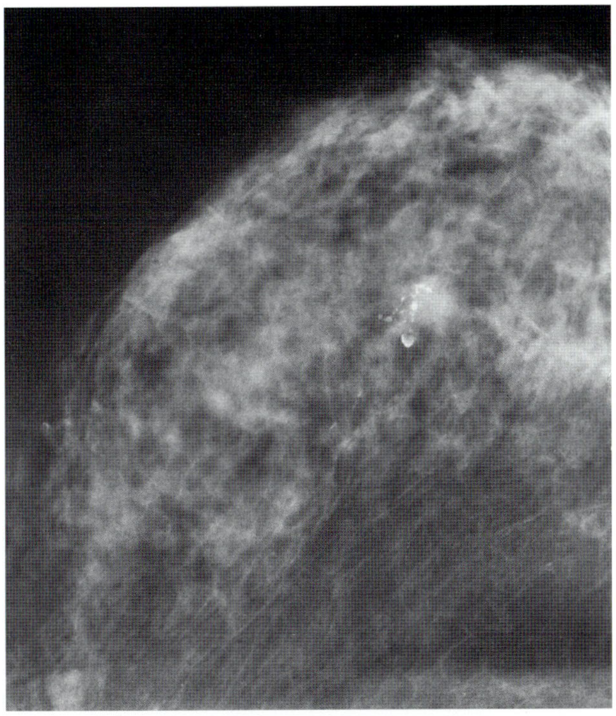

128A

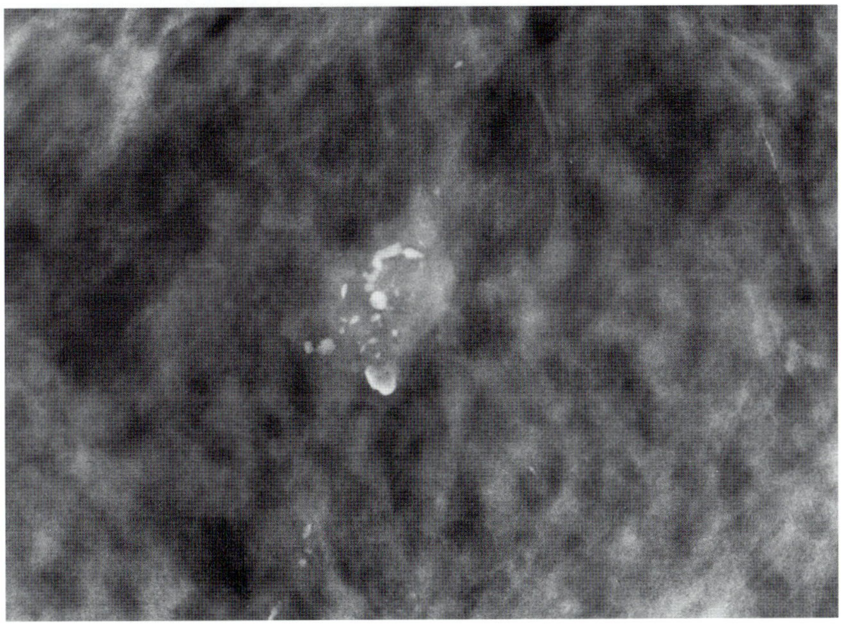

128B

129

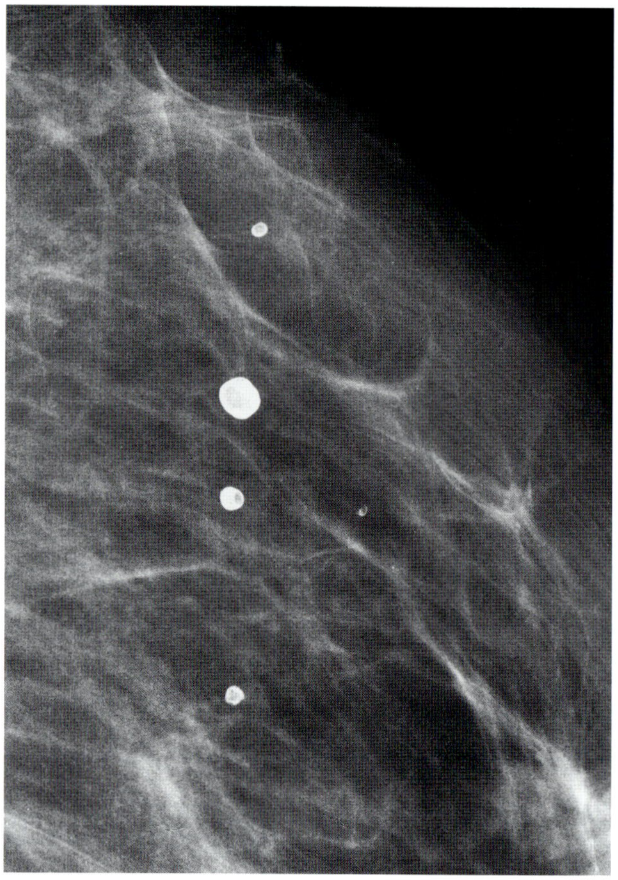

Abb. 129: Fünf ringförmige Kalkherde mit z. T. zentralen strahlendurchlässigen Partien. Scharf umrissener, ausgesprochen schattendichter Kalk ohne begleitenden Tumorschatten. Typisches Bild kalzifizierter Mikrohämatome.

130
131
132

Abb. 130, 131 u. 132: Drei typische mammographische Beispiele vollständig kalzifizierter solitärer intraduktaler Papillome.

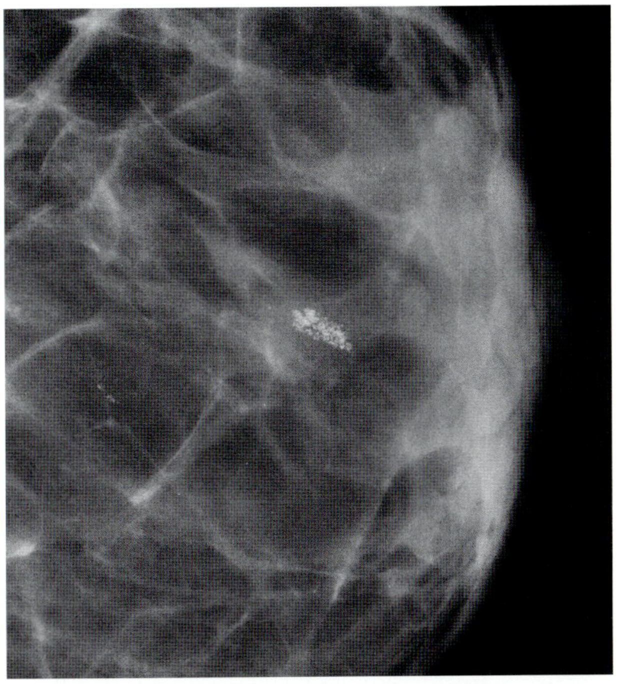

130

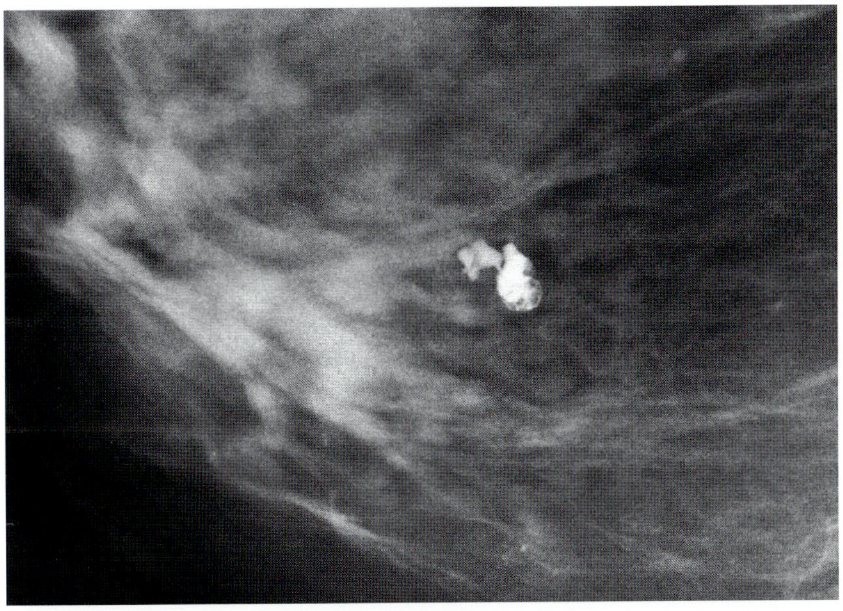

131

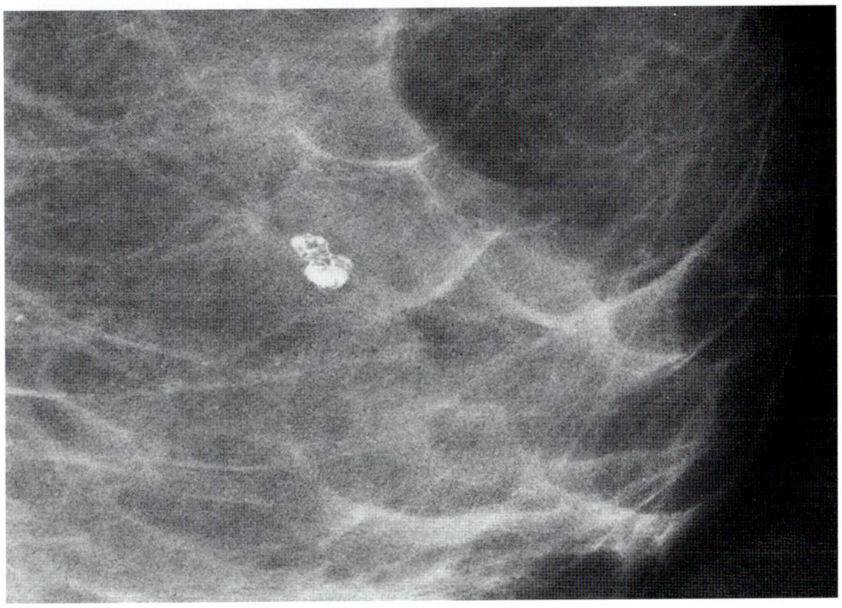

132

133

Erstes Screening bei einer 44jährigen asymptomatischen Frau.

Körperliche Untersuchung

Kein Tumor tastbar.

Mammographie

Abb. 133A u. B: Rechte und linke Mamma, mediolaterale Schrägprojektionen. Zahlreiche Kalkherde sind im gesamten Brustdrüsenbereich beidseits auszumachen.

Analyse

Form: rund.
Größe: variiert von sehr klein bis 3 mm Durchmesser.
Schattendichte: äußerst dichter Kalk mit zentralen strahlendurchlässigen Partien.
Verteilung: die meisten, möglicherweise alle Kalkherde befinden sich im subkutanen Fettgewebe.

Folgerung

Bei Kalkherden mit transparenterem Zentrum handelt es sich in der Regel um multiple kleine kalzifizierte Fettgewebsnekrosen (sog. Liponecrosis calcificans), hier interpretiert als kalzifizierte Mikrohämatome.

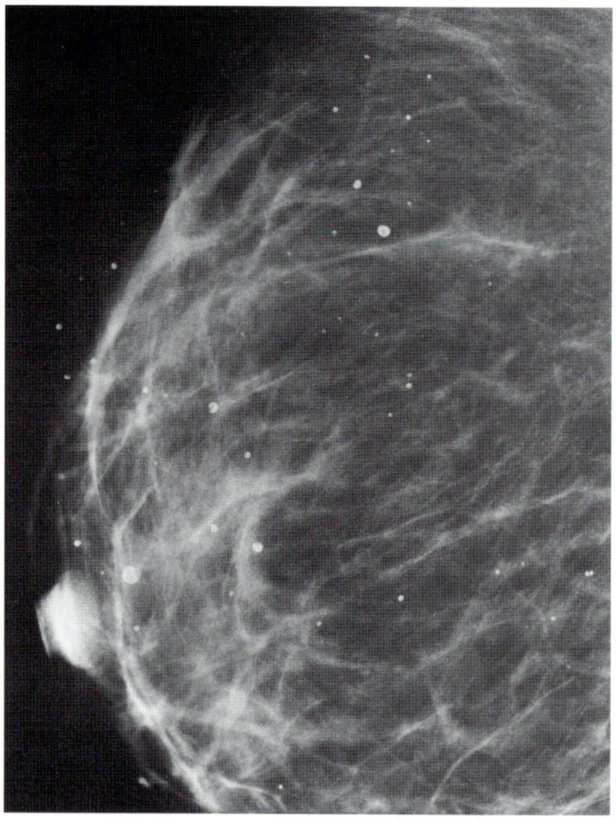

133A

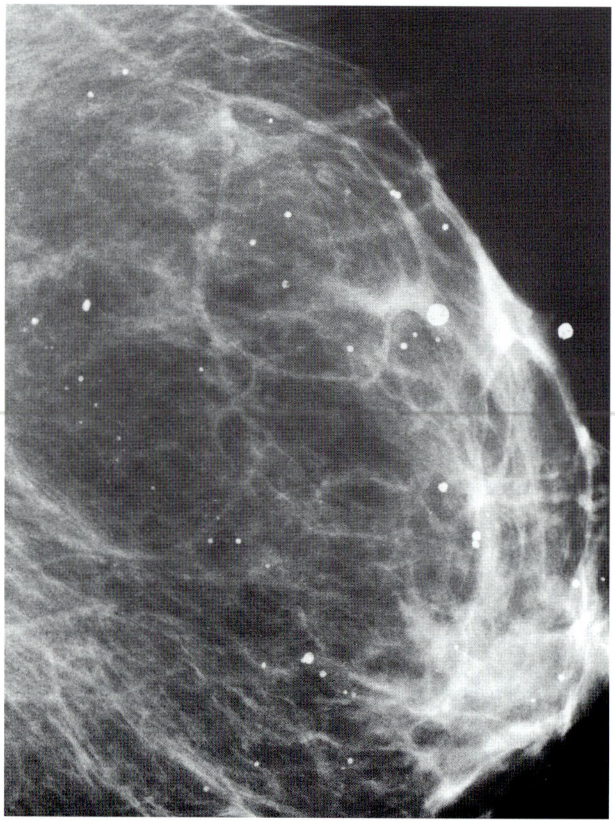

133B

134

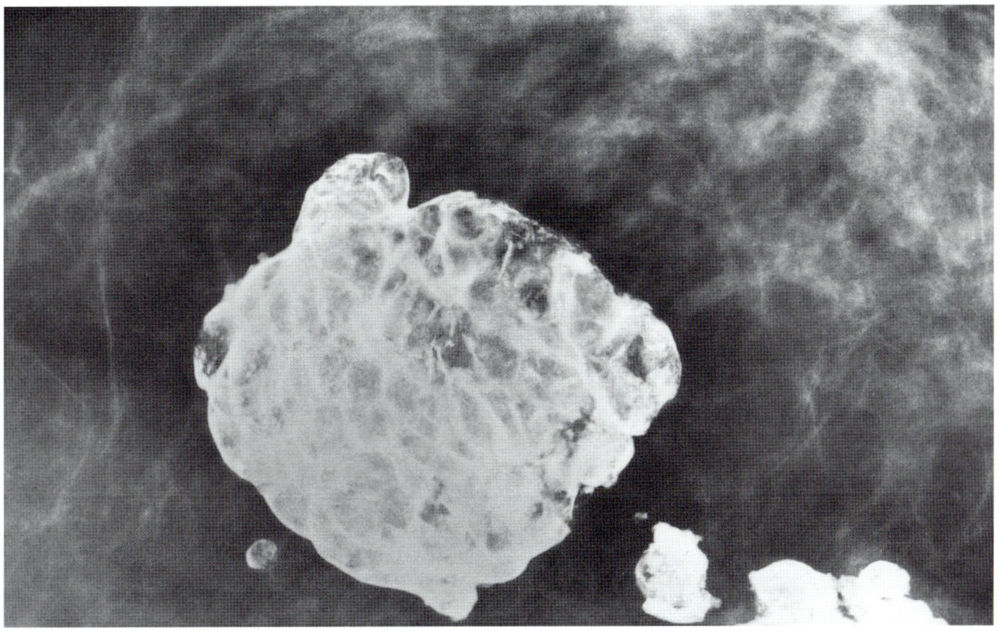

Mammabiopsie vor 15 Jahren.
Abb. 134: Detailansicht, kraniokaudale Projektion. Mehrere große, amorphe Kalkherde sind zu erkennen.
Form: unregelmäßig, eierschalenartig, scharf umrissen.
Schattendichte: ausgeprägte Schattengebung mit zahlreichen strahlendurchlässigen Partien.
Größe: unterschiedlich, der größte Kalkherd mißt 5 x 3 cm.

Folgerung

Die Vorgeschichte (Operation) und die zentralen strahlendurchlässigen Areale führen zur Diagnose einer Ölzyste auf der Grundlage eines kalzifizierenden Hämatoms.

135

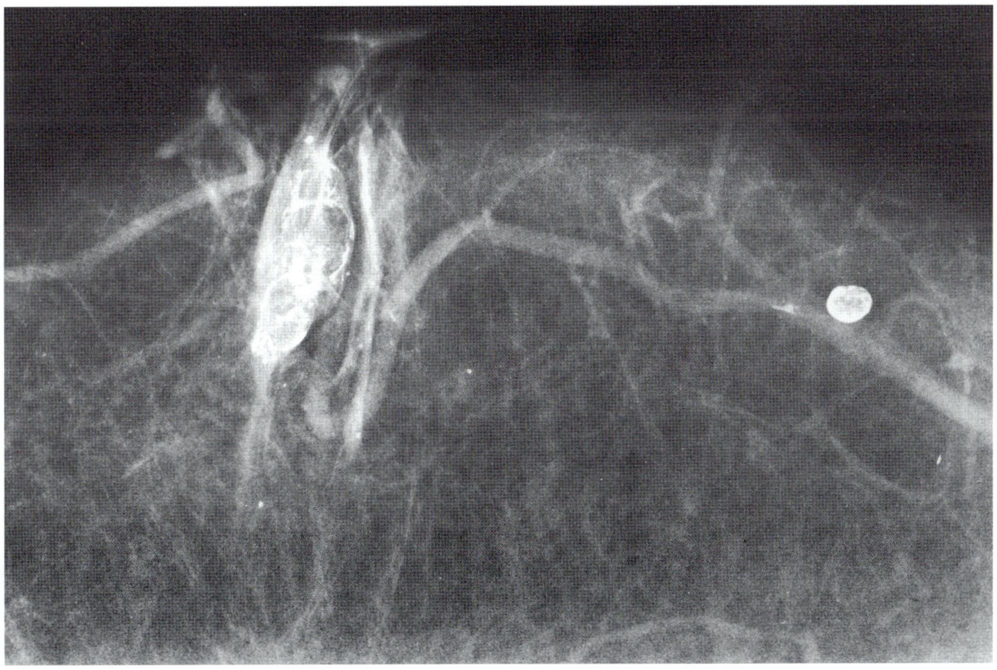

Erstes Screening bei einer 58jährigen Patientin, die sich 15 Jahre zuvor einem plastisch-chirurgischen Eingriff unterzogen hatte.

Mammographie

Abb. 135: Linke Brust, kraniokaudale Projektion. Eine lange subareoläre Narbe ist in unmittelbarer Nachbarschaft eines kalzifizierten Prozesses zu erkennen.

Analyse

Form: länglich, gelappt, eierschalenartig.
Größe: 3 x 1 cm.
Schattendichte: ausgeprägte Schattengebung, strahlendurchlässiges Zentrum.

Erläuterung

Sowohl Zysten und Ölzysten als auch Fibroadenome können eierschalenartige Verkalkungen aufweisen, aber nur die Ölzyste besitzt ein strahlendurchlässiges Zentrum.

Folgerung

Kalzifizierte Ölzyste. Die Anamnese (Operation) spricht ebenfalls für diesen diagnostischen Schluß.
Lateral kommt eine kleine kalzifizierte Ölzyste dort zur Darstellung, wo die Drainage lag.

136

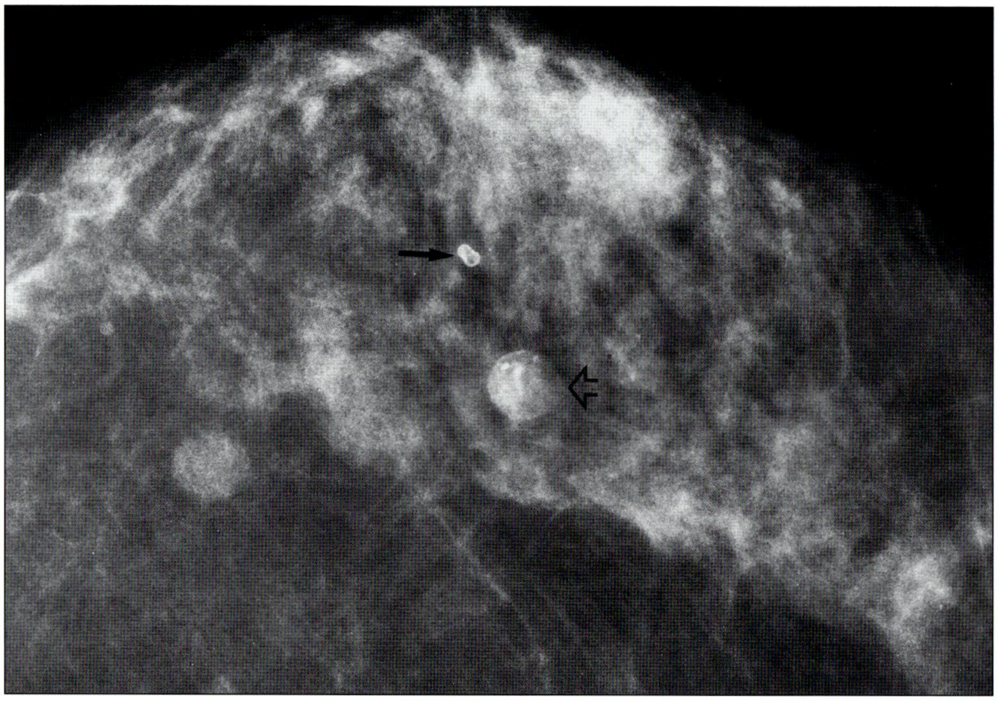

Abb. 136: Kraniokaudale Projektion. Ein 7 x 6 mm großer, ovalärer, umschriebener Tumorschatten kommt im zentralen Mammabereich (offener Pfeil) mit einem kalzifizierten Rand (eierschalenartig) zur Darstellung. Es handelt sich hierbei um eine partiell kalzifizierte Zyste. Auch ist ein einzelner ringförmiger Kalkherd zu erkennen (ausgezogener Pfeil) (kleines kalzifiziertes Hämatom).

137

Die 78jährige Frau wurde wegen eines ein Jahr zuvor entdeckten, derben retroareolären Tumors zur Mammographie überwiesen.

Mammographie

Abb. 137A u. B: Rechte Brust, mediolaterale Schräg- und kraniokaudale Projektionen. Ein einzelner kalzifizierter, retroareolär gelegener Tumor kommt zur Darstellung.

Analyse

Form: oval.
Kontur: scharf umrissen, mit eierschalenartiger Verkalkung.
Größe: 15 x 20 mm.

Erläuterung

Bei einem eierschalenartig kalzifizierten ovalen bzw. runden Tumor handelt es sich entweder um eine Ölzyste, ein verkalktes Fibroadenom oder eine verkalkte Zyste (mit oder ohne intrazystischen Tumor).

1) Eine Ölzyste läßt sich im vorliegenden Fall praktisch ausschließen, da kein strahlendurchlässiger Zysteninhalt nachweisbar ist.
2) Ein Fibroadenom weist häufig grobschollige Kalzifikationen auf, die sich erheblich von dem hier dargestellten Prozeß unterscheiden.
3) Zysten verkalken in ganz ähnlicher Form wie hier gezeigt. Die dünne, nur ganz schwach kalzifizierte Schale ist Folge einer Blutung, welche ihrerseits durch intrazystisches Wachstum, vor allem bei retromamillären Läsionen, bedingt sein kann.

Die Nadelbiopsie ermöglicht eine definitive Diagnose.

Zytologie

Nachweis maligner Zellen.

Histologie

Subareoläres papilläres Karzinom.

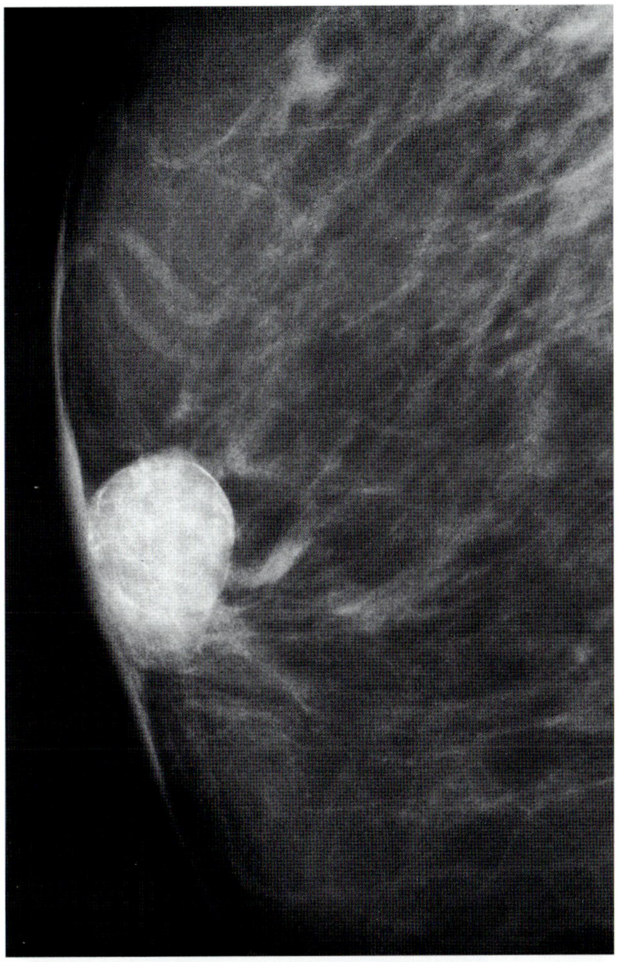

137A

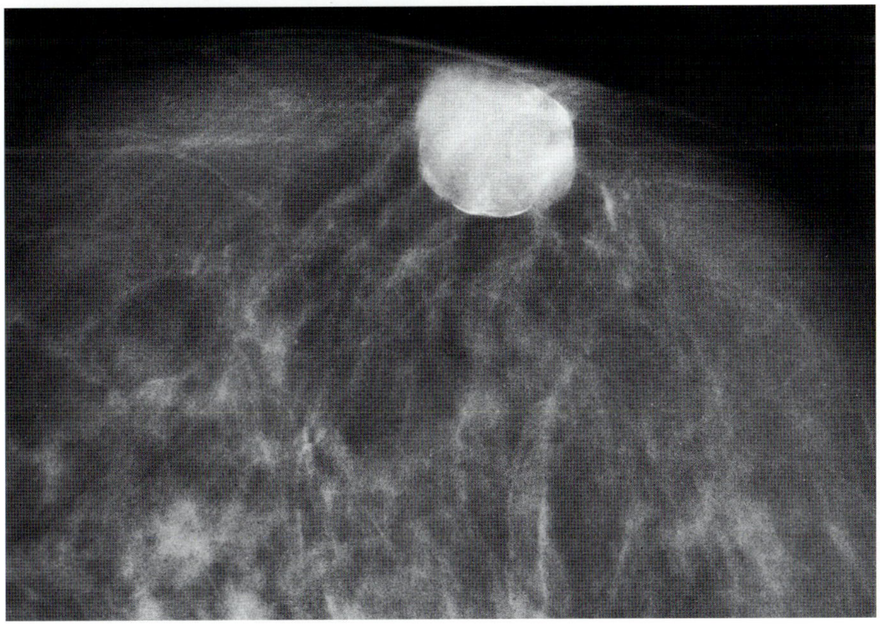

137B

138

Die 56jährige Patientin wurde wegen einer beim Thoraxröntgen entdeckten Kalzifikation zur Mammographie überwiesen.

Mammographie

Abb. 138A u. B: Linke Brust, Ausschnittvergrößerungen, mediolaterale Schräg- und kraniokaudale Projektionen. Unmittelbar hinter der Mamille ist ein großer kalzifizierter Tumor zu sehen.

Analyse des Tumors

Form: oval, gelappt.
Kontur: scharf umrissen (Pfeile).
Schattendichte: geringe, mit dem Parenchym vergleichbare Schattengebung.
Größe: 3,5 x 3 cm.
Lokalisation: retroareolär.

Analyse der Verkalkungen

Form: eierschalenartig, grobschollig.
Dichte: sehr dichte Verkalkungen.
Lokalisation: die Kalkherde umringen den größten Teil des Tumorschattens.

Folgerung

Benigne imponierender Kalk in einer benigne erscheinenden Läsion. In der Gesamtschau läßt sich mammographisch auf einen gutartigen Prozeß schließen, wobei hier das charakteristische Bild eines Fibroadenoms vorliegt.

Histologie

Kalzifiziertes Fibroadenom.

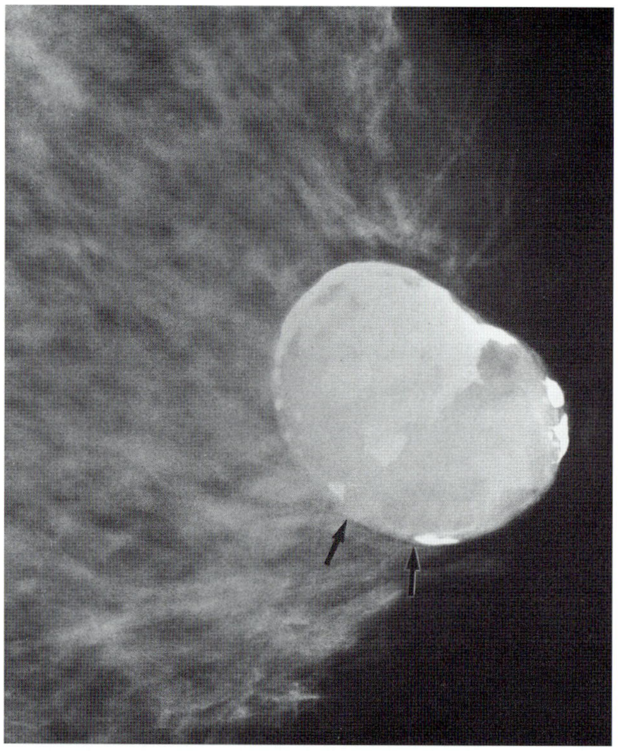

138A

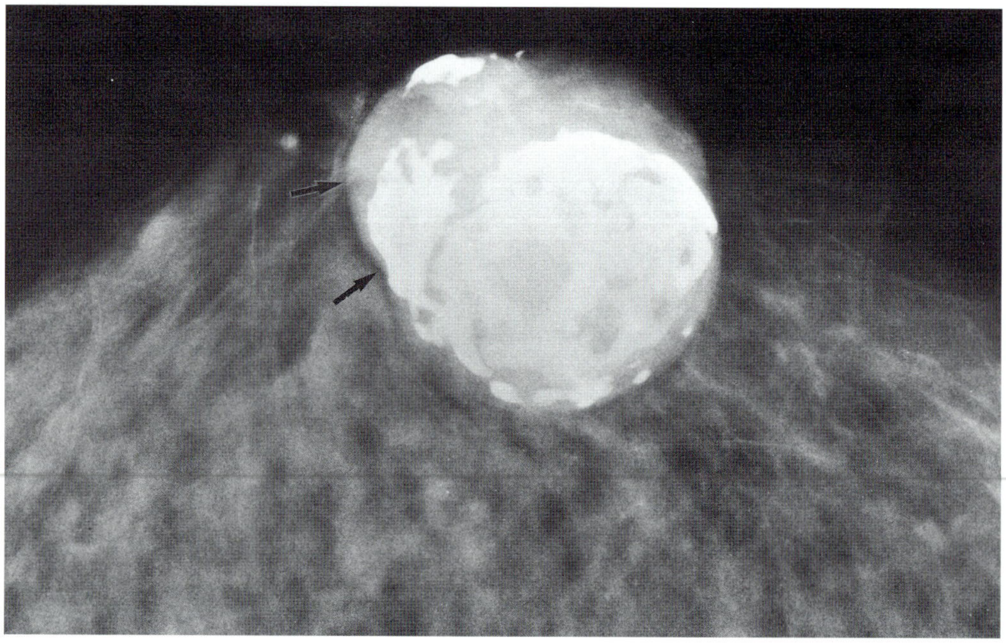

138B

139

Die 56jährige Patientin hatte sich 12 Jahre zuvor einem plastisch-chirurgischen Eingriff unterzogen. In der Folge beobachtete sie eine allmählich zunehmende Einziehung der Brustwarze sowie einen retroareolär gelegenen derben Tumor.

Mammographie

Abb. 139A u. B: Linke Brust, Vergrößerungsmammographien, mediolaterale Schräg- und kraniokaudale Projektionen. Kalkherde umgeben mehrere ovaläre, relativ transparente Läsionen. Ferner kommt eine retroareoläre Fibrose mit Mamillenretraktion zur Darstellung.

Folgerung

Eierschalenartige Verkalkungen und die entsprechende Anamnese (Operation) führen zur eindeutigen Diagnose einer Gruppe von Ölzysten.

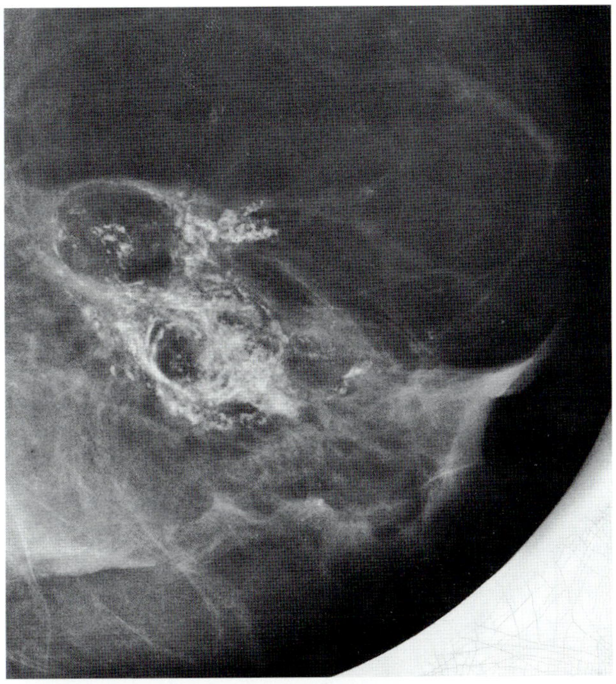

139A

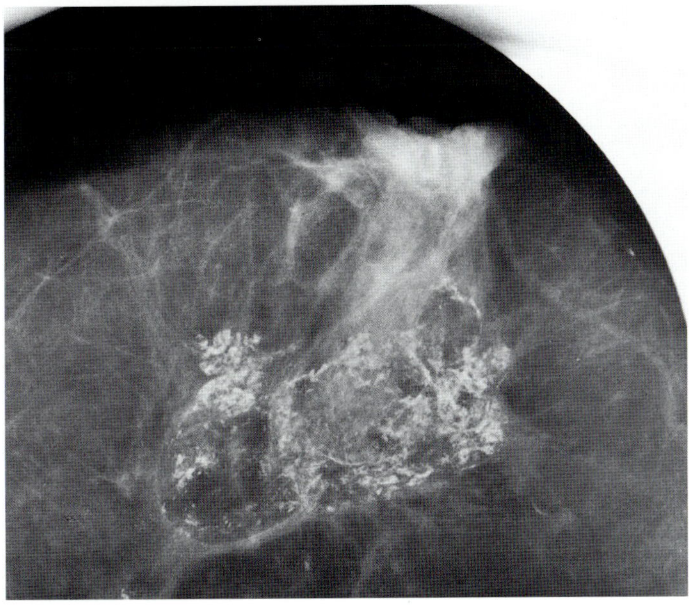

139B

140

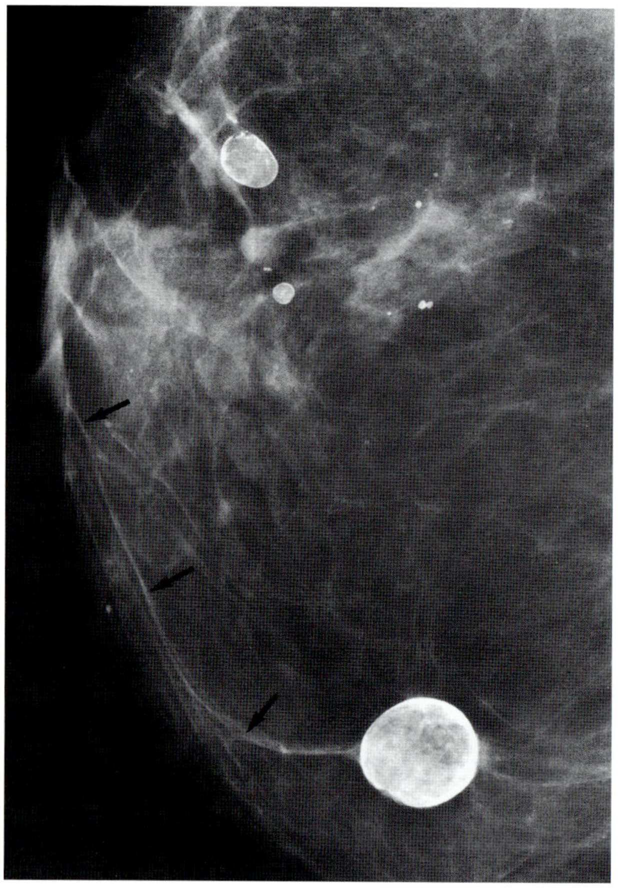

Abb. 140: Zustand nach plastischem Brusteingriff 15 Jahre zuvor. Mehrere eierschalenartige Verkalkungen sind zu erkennen, von denen die größte 15 mm Durchmesser aufweist. Von diesem Kalkherd aus erstreckt sich eine Narbe (Pfeile) zur Brustwarze. Die kalzifizierten Läsionen besitzen strahlendurchlässige Zentren. Es liegt das typische mammographische Erscheinungsbild kalzifizierter Hämatome (Ölzysten) vor.

141

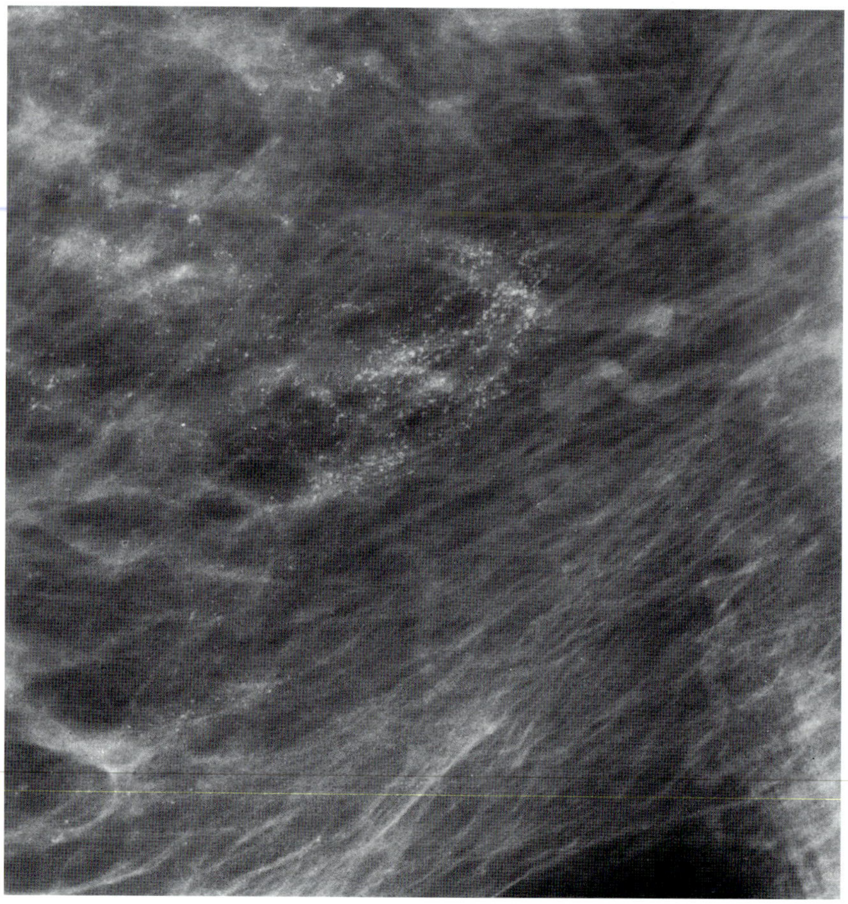

Abb. 141: Detailansicht, mediolaterale Schrägprojektion. Vergrößerungsmammographie. In einem mehrere Zentimeter durchmessenden Areal sind zahlreiche Kalkpartikel zu erkennen. Ein Tumorschatten ist nicht auszumachen.

Analyse

Form: punktförmig.
Schattendichte: ausgeprägte, gleichförmige Schattengebung.
Größe: größenmäßig einheitliche, insgesamt extrem kleine Kalkeinlagerungen.
Verteilung: innerhalb eines oder zweier Drüsenlappen.

Folgerung

Mammographisch benigne imponierender Kalk bei Involutionsmamma.

142
143
144

Abb. 142, 143 u. 144: Drei Beispiele hyalinisierter Fibroadenome. Die Kalkherde sind grobschollig, amorph, scharf umrissen und extrem schattendicht. Sie liegen jeweils innerhalb eines gelappten, weniger dichten Tumors.

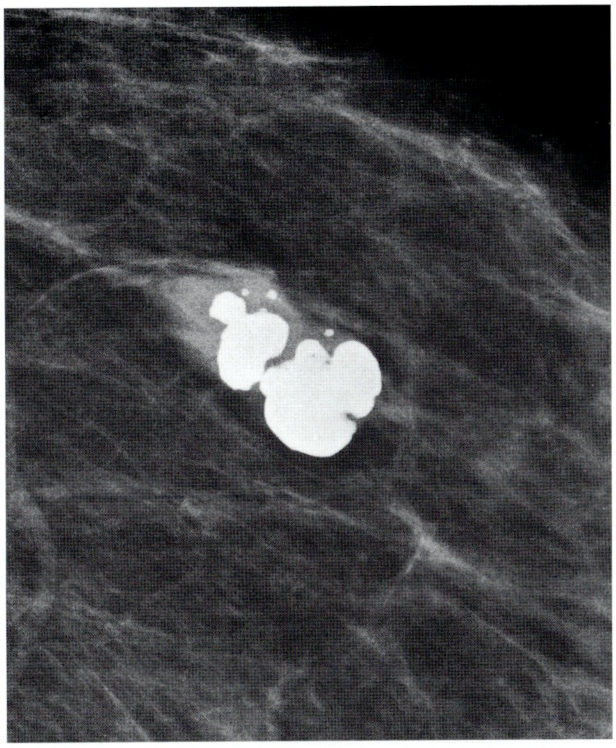

142

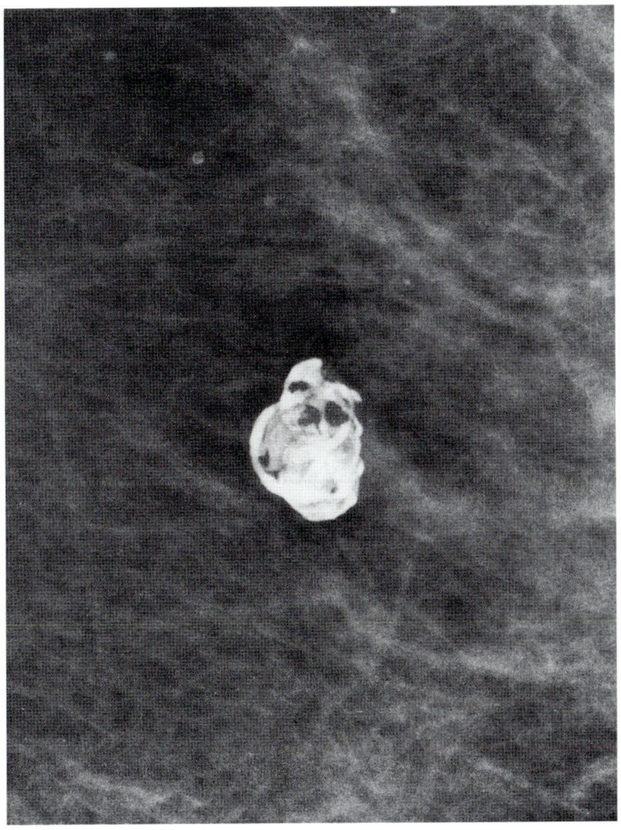

143

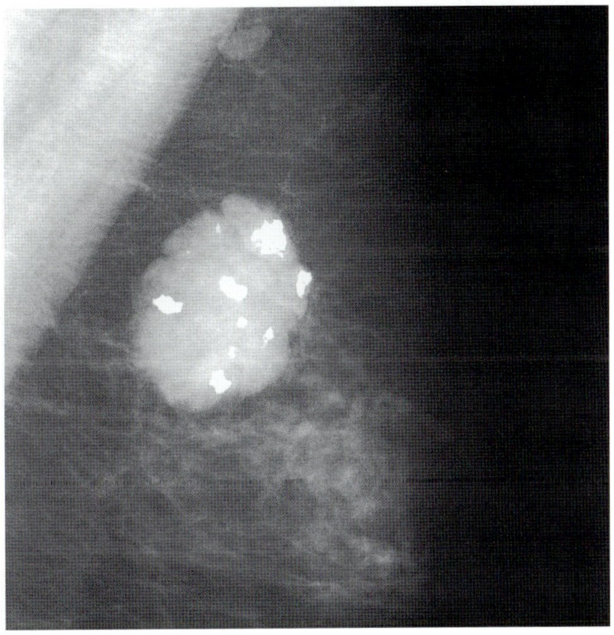

144

145–149

Abb. 145, 146, 147, 148 u. 149: Grobschollige popkornartige Verkalkungen im Zusammenhang mit Fibroadenomen bereiten in der Regel keine differentialdiagnostischen Probleme (Fälle 142–144). Diagnostische Schwierigkeiten bieten allerdings kleine, oberflächlich gelegene Verkalkungen innerhalb von Fibroadenomen (Abb. 145–149). Sie können leicht mit granulärem Kalk verwechselt werden, wie er beim Carcinoma in situ G2 vorkommt. Zur differentialdiagnostischen Abklärung ist die Stanzbiopsie zu empfehlen.
Abb. 148B: Ein sklerotisches Fibroadenom mit ausgeprägtem peripheren Mikrokalk in der Nähe einer Arterie.
(HE-Färbung, 12,5fache Vergrößerung)
Abb. 148C: Stärkere Vergrößerung eines kalzifizierten Stromaareals.
(HE-Färbung, 40fache Vergrößerung)

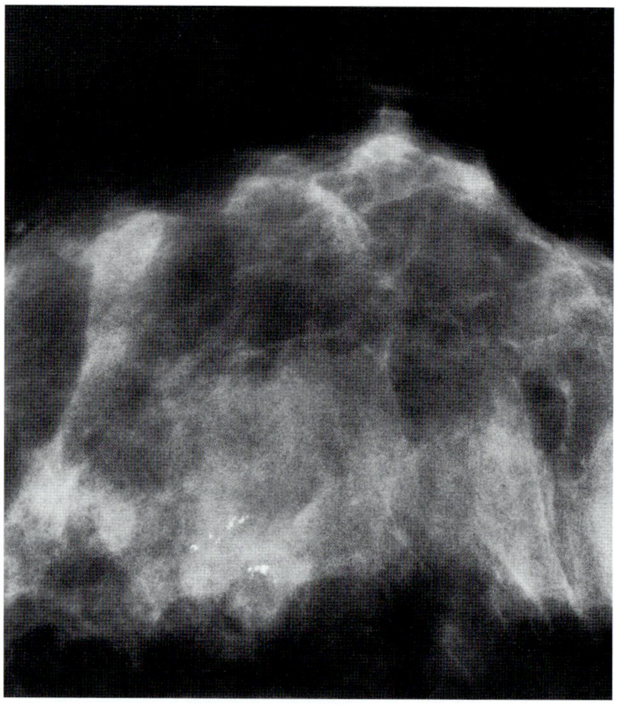

145 A

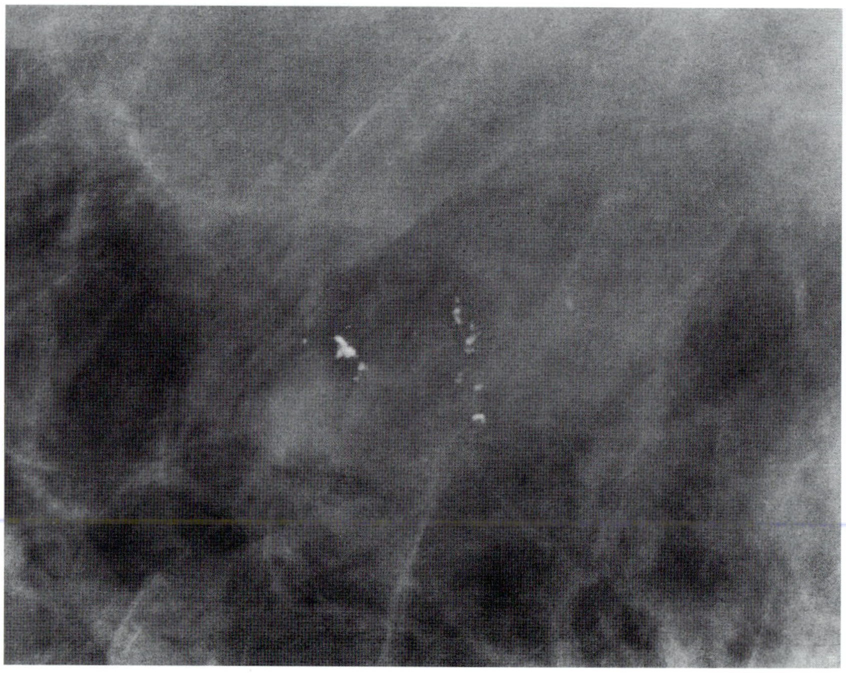

145 B

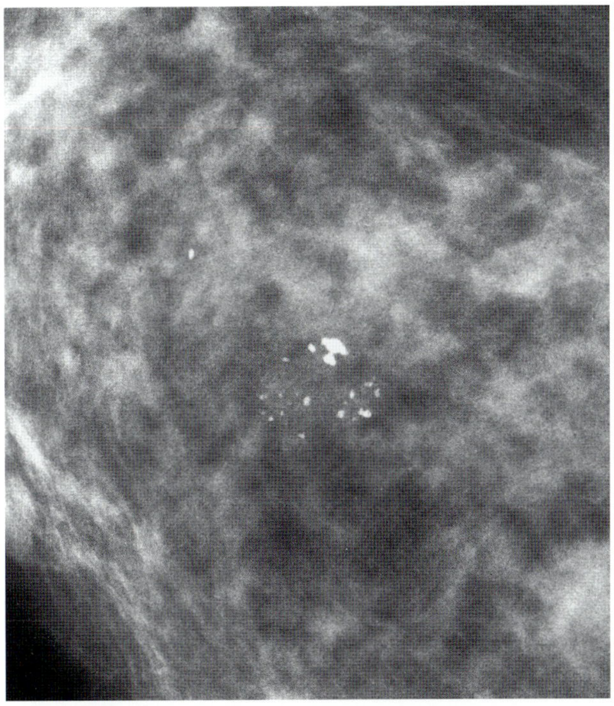

146 A

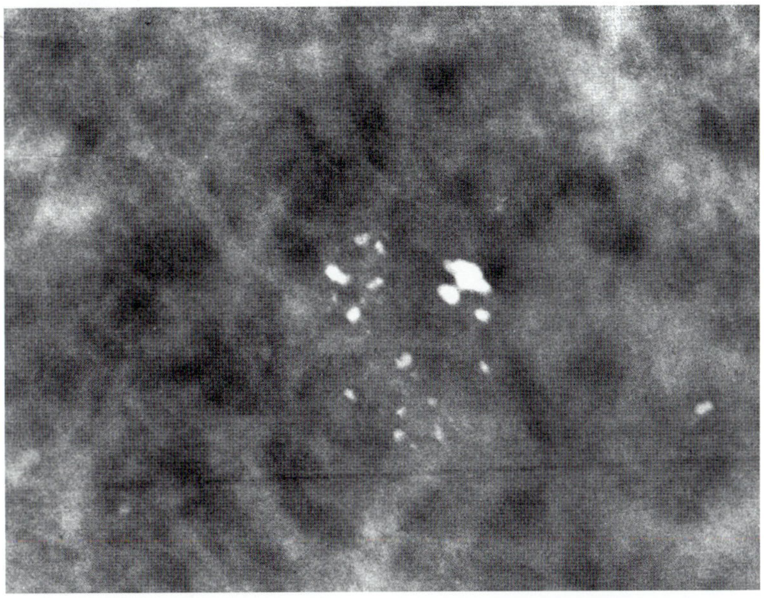

146 B

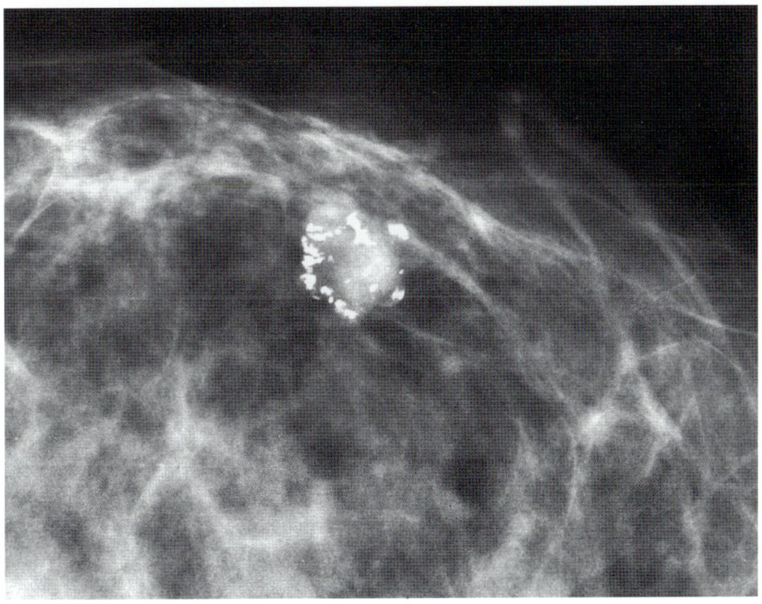

147

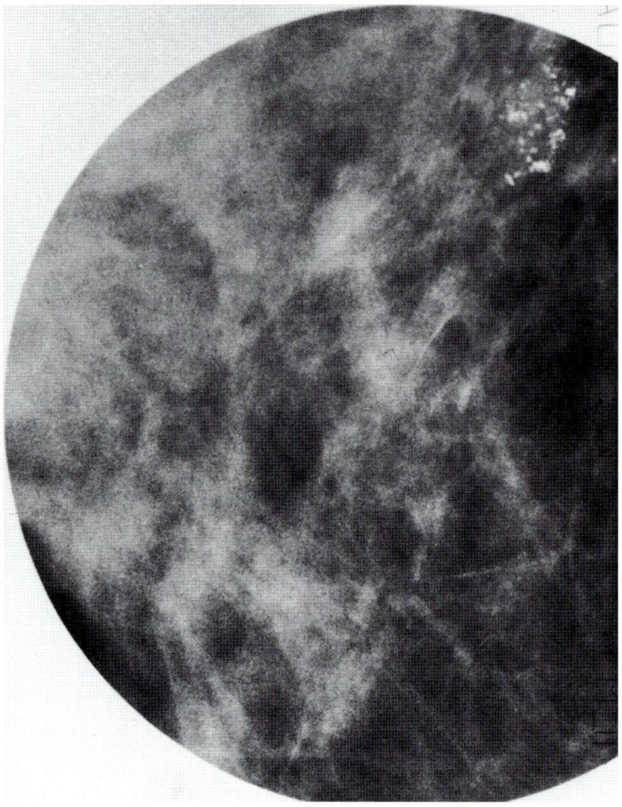

148 A

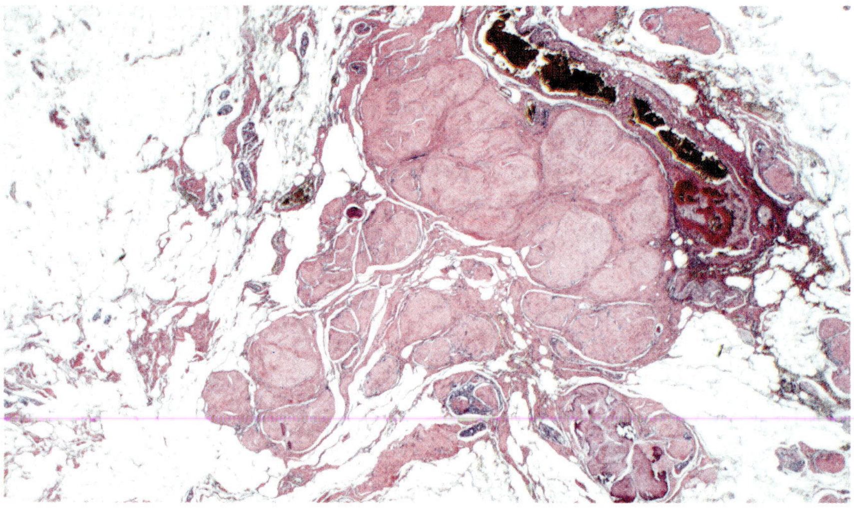

148 B

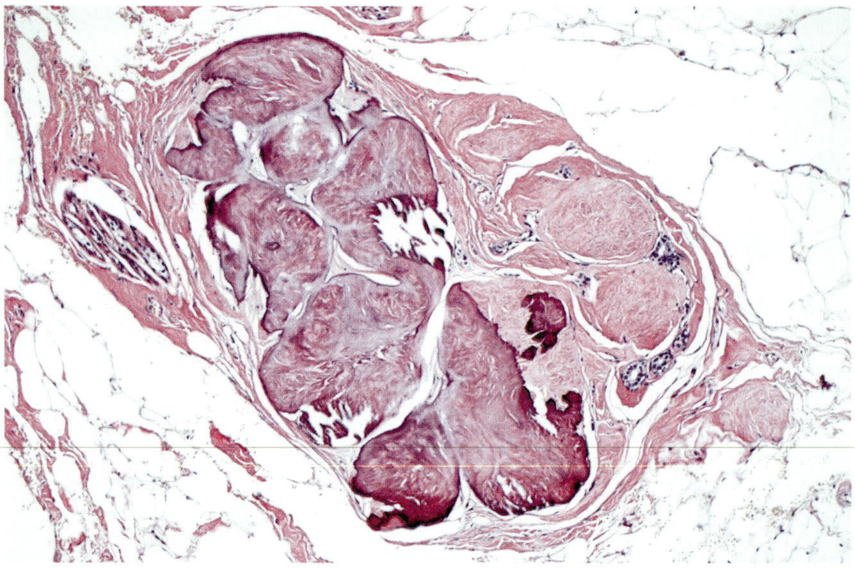

148 C

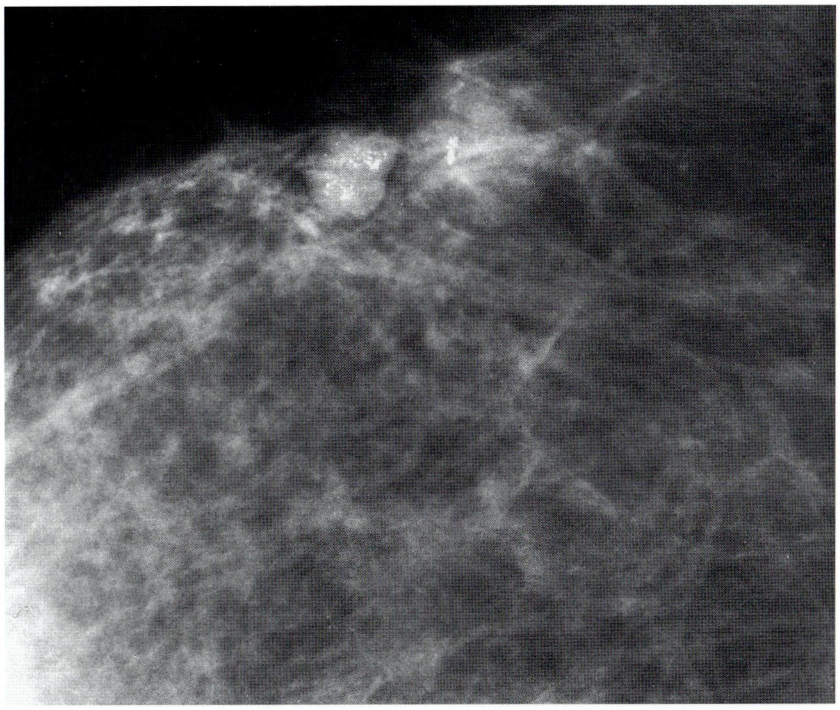

149 A

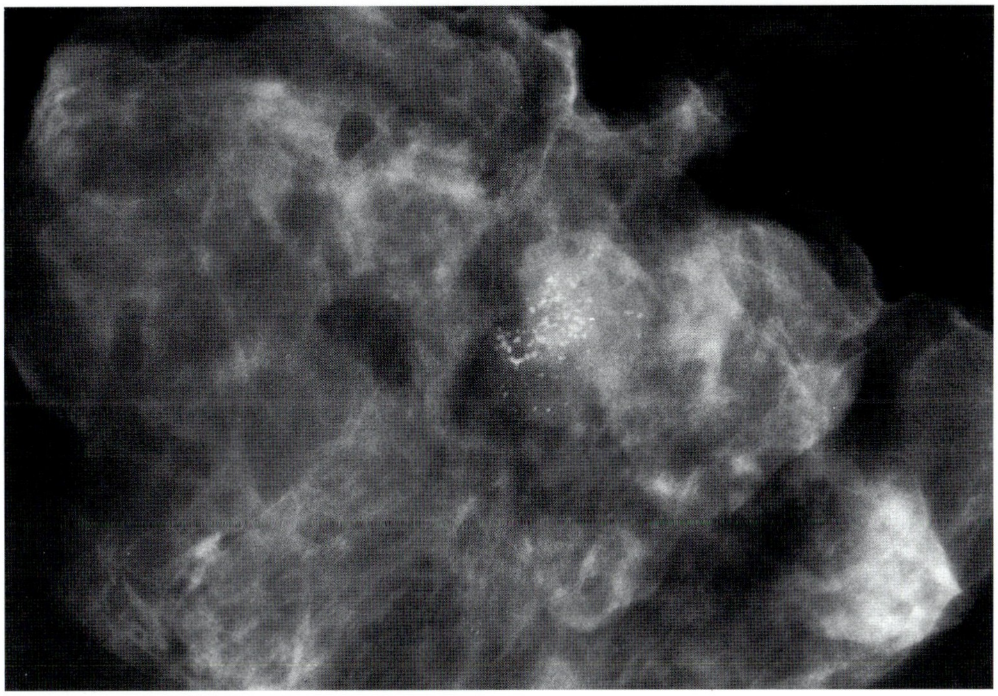

149 B

150

Die 63jährige Patientin hatte sechs Monate zuvor einen unterhalb der Areola gelegenen Knoten in der rechten Brust entdeckt.

Körperliche Untersuchung

Gut verschieblicher 1 cm großer Tumor, vom klinischen Eindruck her benigne.

Mammographie

Abb. 150A u. B: Tubuskompressionsaufnahmen. Der Tumorschatten kommt mit dazugehörigen Kalzifikationen zur Darstellung.

Analyse des Tumors

Form: oval, leicht gelappt.
Kontur: unscharf, kein Halozeichen; ein kleiner Kometenschweif ist zu erkennen (Pfeile, Abb. 150A).
Schattendichte: geringe Schattengebung.
Größe: 10 × 10 mm.

Analyse der Verkalkungen

Form: grobschollig, unregelmäßig.
Schattendichte: ausgeprägte Schattengebung.
Anordnung: (teilweise) eierschalenartig.

Folgerung

Die Verkalkungen sind mammographisch als gutartig einzustufen. Sie erinnern an ein teilweise verkalktes Fibroadenom. Der Tumor weist nur eine geringe Schattengebung auf, ist nicht scharf umrissen, das Halozeichen fehlt, und ein Kometenschweif ist zu erkennen. Der Gesamtaspekt macht eine histologische Abklärung erforderlich.

Histologie

Karzinom in einem alten hyalinisierten Fibroadenom.

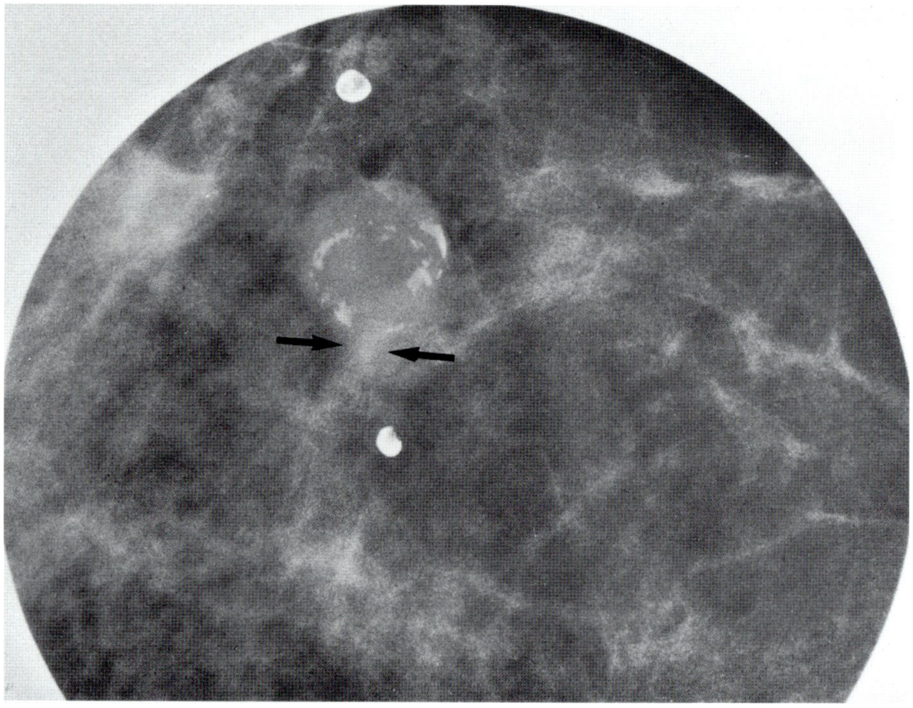

150A

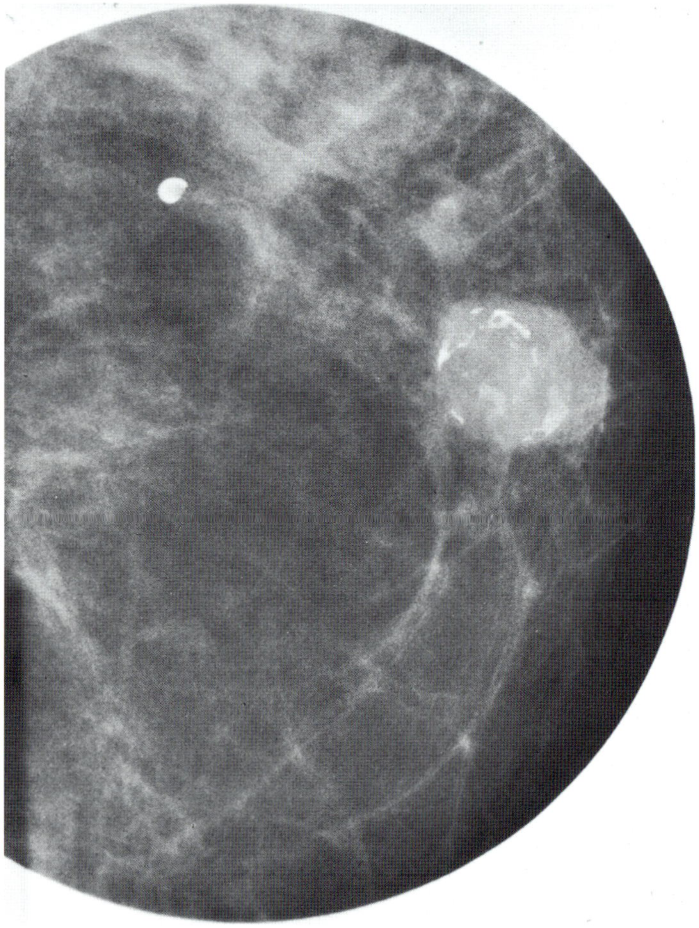

150B

151

Erstes Screening bei einer 61jährigen Frau.

Körperliche Untersuchung

Derber, gut verschieblicher Tumorknoten im oberen inneren Quadranten der rechten Brust. Der Tumor war seit 20 Jahren bekannt. Die über dem Tumor befindliche Haut weist einen bläulichen Ton auf.

Mammographie

Abb. 151A: Rechte Brust, kraniokaudale Projektion. Ein verkalkter Tumor ist im oberen inneren Quadranten zu erkennen.
Abb. 151B u. C: Kompressionsaufnahmen in Vergrößerungstechnik vor und nach Punktion.

Analyse des Tumors

Form: oval, gelappt.
Kontur: relativ scharf umrissen, teilweise ist ein Halozeichen auszumachen.
Schattendichte: relativ transparenter Tumorschatten, auf den sich parenchymale Strukturen projizieren.
Größe: sehr großer Prozeß, 4 x 3 cm.

Folgerung

Mammographisch gutartiger Tumor.

Analyse der Verkalkungen

Form: ausgesprochen unregelmäßig, bizarr.
Schattendichte: ausgeprägte Schattengebung.
Größe: grobschollig, unterschiedlich groß.
Lokalisation: innerhalb des eigentlichen Tumors.

Folgerung

Die extrem hohe Dichte und das grobschollige Kalkmuster lassen auf eine benigne Veränderung schließen.

Punktion

Mehrere Milliliter dunkles Blut wurden aspiriert. Auffällig ist der Gewebsdefekt an der Punktionsstelle (Pfeile).

Zytologie

Blut, keine epithelialen Anteile.

Histologie

Kalzifiziertes Hämangiom. Kein Anhalt für Malignität.

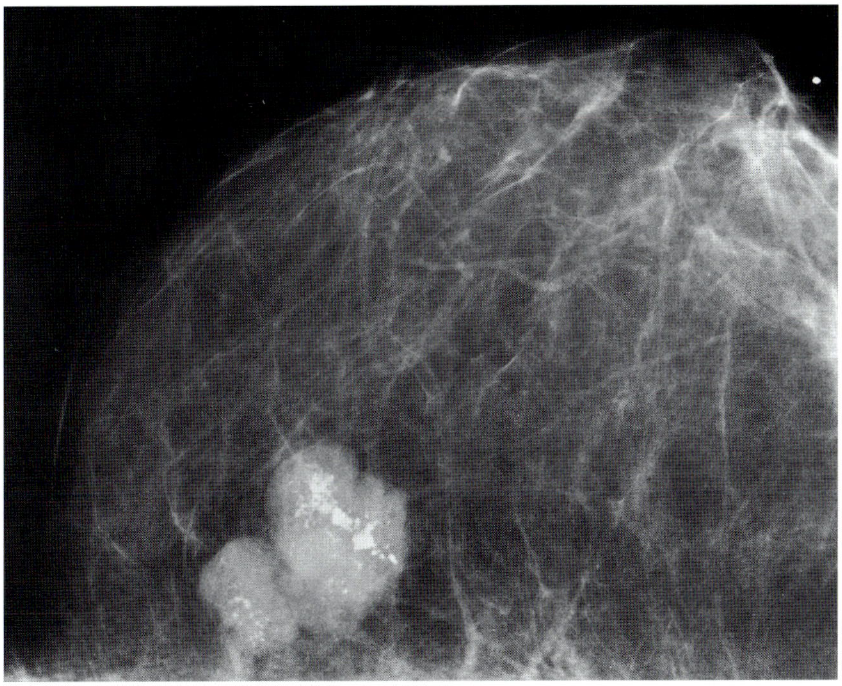

151A

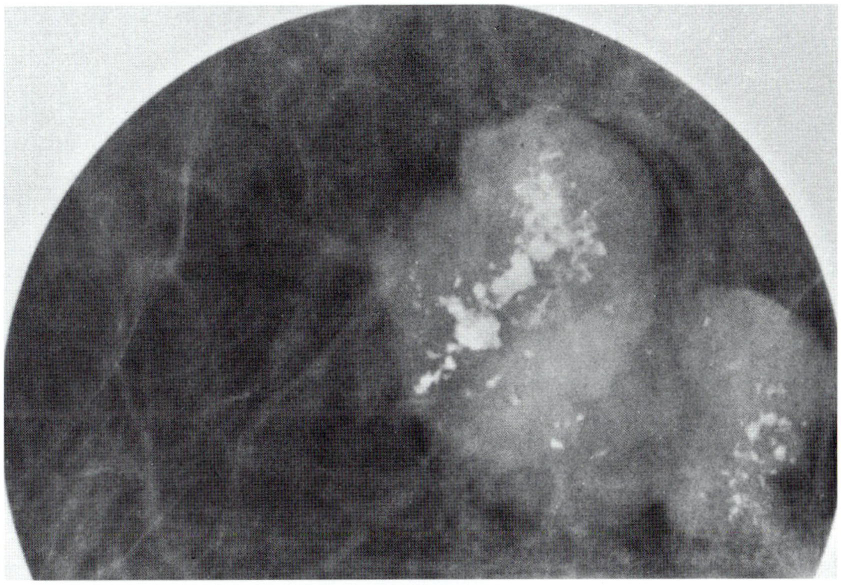

151B

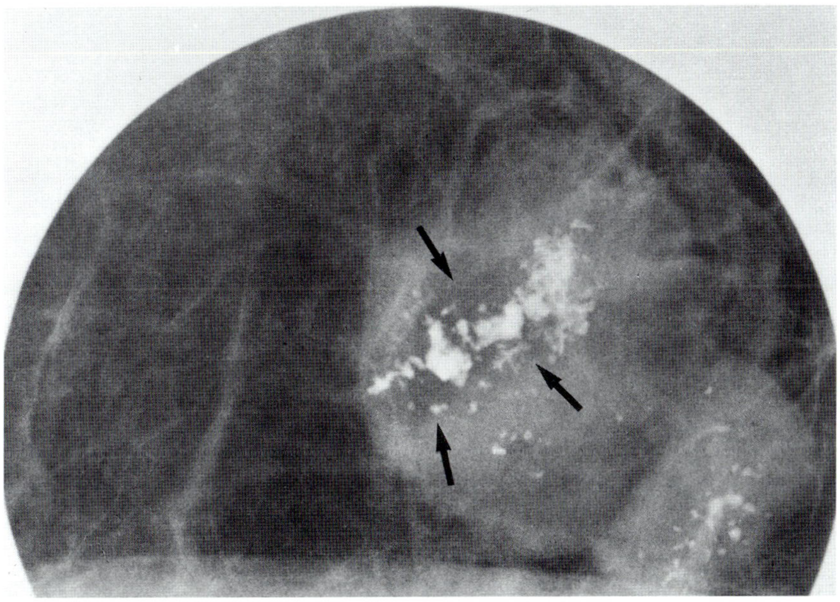

151C

152

Abb. 152A u. B: Kalzifizierte Warze in mediolateraler und kraniokaudaler Projektion. Derartige Kalzifikationen in verrukösen Läsionen können zu diagnostischen Fehlschlüssen führen. Eine entsprechende körperliche Untersuchung bringt in aller Regel Klärung. Bisweilen kann es erforderlich sein, die Warze mit einem Bleikügelchen zu markieren und die Mammographie zu wiederholen.

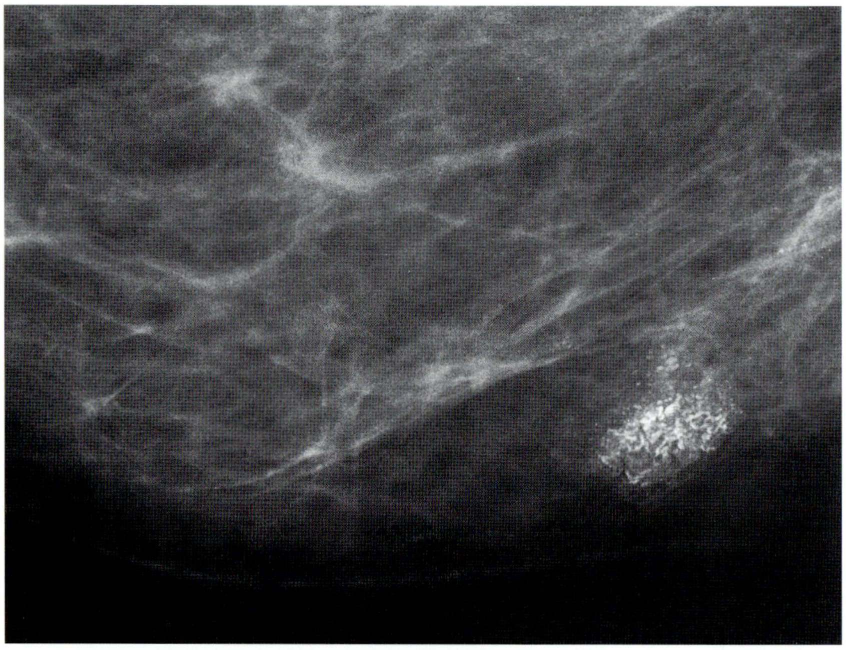

152A

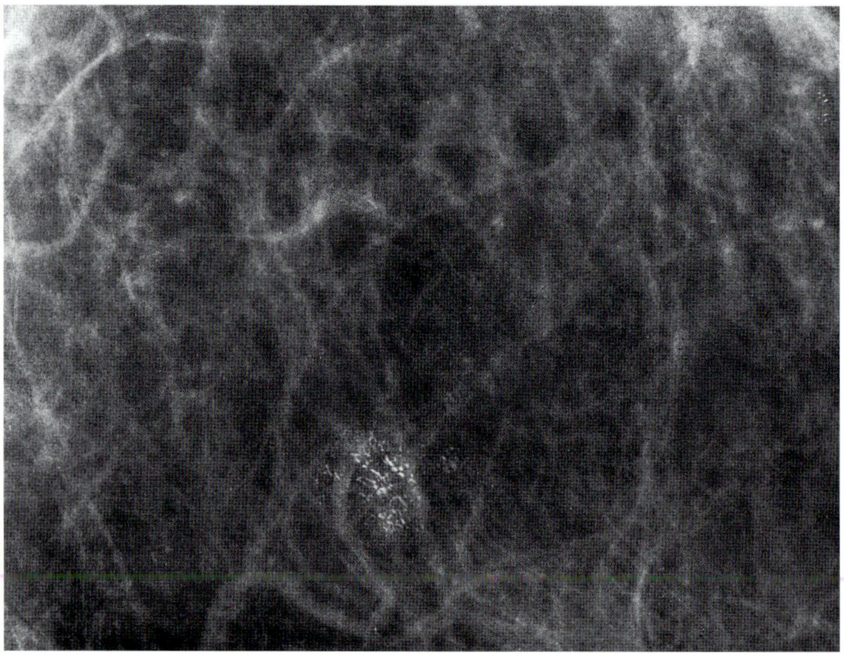

152B

7 Radiologisch relevante Mammahautveränderungen („thickened skin syndrome of the breast“ u. a.)

Zu den wichtigsten mammographisch erfassbaren Mammahautveränderungen zählt der im angloamerikanischen Schrifttum als *„thickened skin syndrome of the breast"* bezeichnete Symptomenkomplex. Es handelt sich hierbei eigentlich um ein klinisches Syndrom, welches durch ein Lymphödem infolge Obstruktion des axillären Lymphabflusses zustande kommt (Abb. XXX). Der eingedeutschte Begriff *Syndrom der verdickten Mammahaut* ist weit weniger geläufig und findet nur vereinzelt Anwendung. In der deutschsprachigen Fachliteratur wird bei radiologisch relevanten Mammahautveränderungen in aller Regel auf Einzelphänomen (z. B. Induration, Orangenhaut usw.) abgehoben. Nicht gemeint sind in diesem Zusammenhang sonstige rein dermatologische Krankheitsbilder, die auch im Mammahautbereich beobachtet werden, denen pathogenetisch jedoch keine Brustdrüsenerkrankung zugrunde liegt.

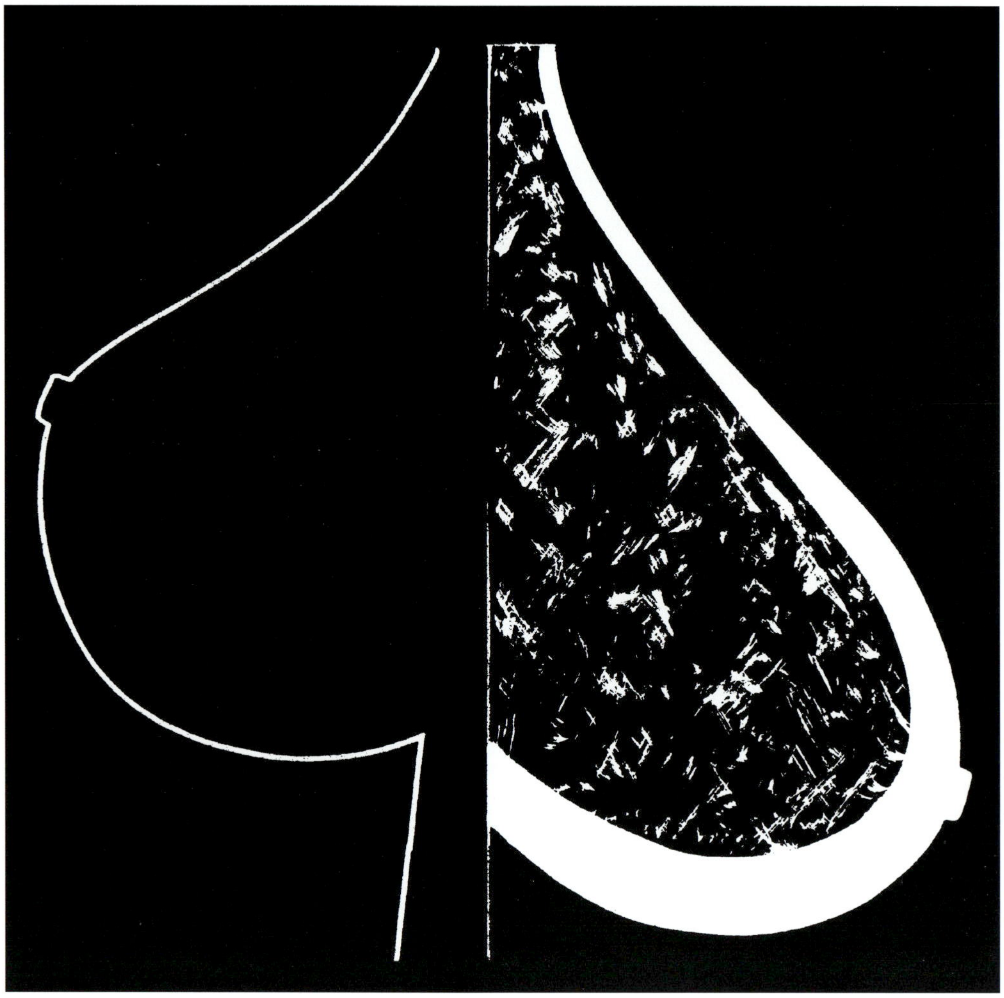

Abb. XXX: Sog. *„thickened skin syndrome of the breast" (Syndrom der verdickten Mammahaut).* Die Hautverdickung findet sich über dem größten Teil oder der gesamten Brust. Einher geht eine verstärkte Schattendichte sowie eine retikuläre Zeichnung.

Körperliche Untersuchung

a) Die betroffene Brust ist größer und schwerer aufgrund des erhöhten Flüssigkeitsgehaltes.
b) *Peau d'orange*, das sog. Orangenhautphänomen, ist deutlich zu erkennen.
c) Häufig sind vergrößerte axilläre Lymphknoten zu tasten.
d) Beim sog. inflammatorischen Karzinom weist die Haut Entzündungszeichen auf, ebenso bei der akuten Mastitis und häufig auch bei Abszessen.

Mammographisches Erscheinungsbild

a) Die Haut ist offensichtlich verdickt, in der Regel um ein Vielfaches der normalen Hautstärke. Dies ist schon früh und am ausgeprägtesten in der herabhängenden Brustpartie zu beobachten.
b) Die Gesamtdichte der Brust nimmt aufgrund des erhöhten Flüssigkeitsgehaltes zu. Im Vergleich mit der kontralateralen Brust ist im Mammogramm eine grobe retikuläre Zeichnung zu beobachten.

Ätiopathogenese des Lymphödems

a) Obstruktion des axillären Lymphgefäßsystems, was zu einer Blockade des Lymphabflusses der jeweiligen Brust führt. Ein derartiger Zustand wird beobachtet als Folge von:
   1) Metastasen eines Mammakarzinoms. Ein aggressives Karzinom kann sich häufig über den gesamten Brust- und Axillarraum ausbreiten (Fall 153). Ein Karzinom kann auch im obersten Abschnitt des axillären Ausläufers der Brust selbst lokalisiert sein und von dort direkt in die axillären Lymphknoten metastasieren;
   2) malignen lymphatischen Primärerkrankungen (Lymphomen etc.);
   3) fortgeschrittenen malignen gynäkologischen Tumoren (z. B. des Ovars oder des Uterus), welche ihrerseits in selteneren Fällen selbst zu einer Behinderung des primären Lymphabflusses im kleinen Becken führen können (37). Ein ungehinderter Abfluß kann dann zunächst über thorakohypogastrische Kollateralen erfolgen, woraus allerdings später eine sekundäre Überlastung des axillären und supraklavikulären Lymphgefäßsystems resultiert (Fall 154).
   4) Ein fortgeschrittenes Bronchial- oder Ösophaguskarzinom kann ebenfalls den mediastinalen Lymphabfluß so blockieren, daß es zu einem *„thickened skin syndrome of the breast"* einer oder beider Brüste kommt.
b) Lymphatische Streuung von Mammakarzinomzellen von der Mastektomieseite zur kontralateralen Brust. Auf diese Weise kann es zur Blockade des intrakutanen und intramammären Lymphstroms in der belassenen Brust kommen.
c) Entzündungen. Besonders große retromamilläre Prozesse führen zu einer Hautverdickung über der Areola und dem unteren Brustbereich. Als wichtiges Differenzierungsmerkmal dient der axilläre Brustabschnitt, bei dem im Mammogramm dann keine retikuläre Zeichnung zu erkennen ist (Fälle 38, 42).
d) Rechtsherzinsuffizienz, chronische Niereninsuffizienz, Anasarka. Bei einer bettlägerigen Patientin, die im Extremfall immer auf einer Seite liegt, kann das Lymphödem dann auf eine Brust beschränkt sein.

153

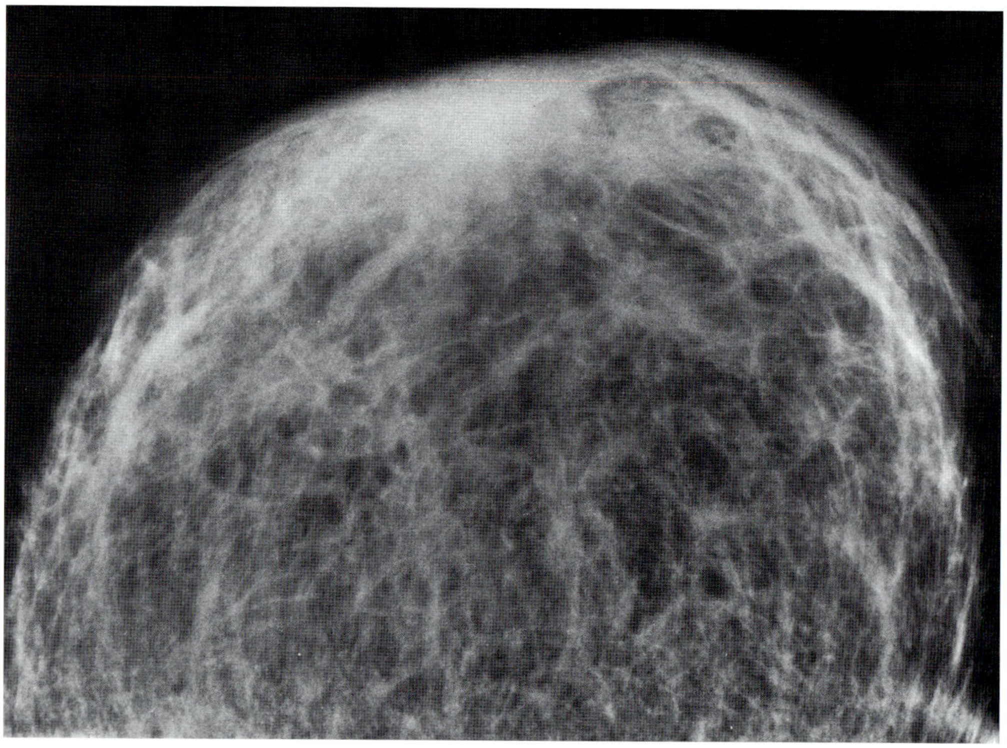

Die 62jährige Patientin hatte in den vergangenen sechs Monaten eine Größenzunahme der rechten Brust bemerkt.

Körperliche Untersuchung

Die rechte Brust ist gerötet, sie ist schwerer und erheblich größer als die linke. Ein Orangenhautphänomen (*peau d'orange*) ist zu beobachten. Ferner läßt sich ein vergrößerter axillärer Lymphknoten tasten. Die linke Brust ist unauffällig.

Mammographie

Abb. 153A: Rechte Brust, kraniokaudale Projektion. Extreme Verdickung der Haut über der gesamten Brust. Ausgedehnte, insgesamt sehr auffällige retikuläre Zeichnung. Kein lokalisierbarer Tumor. Keine entsprechenden Kalzifikationen.

Folgerung

Einer extensiven retikulären Zeichnung liegt in der Regel ein Lymphödem infolge eines behinderten axillären Lymphabflusses zugrunde. Ein derart massives Lymphödem ist normalerweise das Resultat einer axillären Lymphgefäßobstruktion auf dem Boden eines malignen Geschehens. Bei mammographisch nicht nachweisbarem Tumorschatten sollte man an ein diffus infiltrierendes Mammakarzinom denken.

Histologie

Diffus infiltrierendes Mammakarzinom mit axillärer Lymphknotenmetastasierung.

154

Die 72jährige Patientin war vier Monate zuvor wegen eines metastasierenden Ovarialkarzinoms operiert und bestrahlt worden.

Körperliche Untersuchung

Vergrößerte axilläre und supraklavikuläre Lymphknoten. Beide Brüste sind schwer und zeigen eine erythematöse *Peau-d'orange*-Effloreszenz (Orangenhautphänomen).

Mammographie

Abb. 154A: Linke Brust, mediolaterale Schrägprojektion.
Abb. 154B: Rechte Brust, kraniokaudale Projektion.
Extreme Hautverdickung auf beiden Seiten, verstärkte Schattengebung und ausgedehnte retikuläre Zeichnung in beiden Brüsten. Kein lokalisierter Tumor, keine entsprechenden Kalzifikationen.

Folgerung

Hier ist die Anamnese von entscheidender Bedeutung. Fortgeschrittene maligne gynäkologische Tumoren (z. B. des Uterus und der Ovarien) können wie in diesem Fall zu einer Blockade des lymphatischen Systems im kleinen Becken führen. Der Lymphabfluß erfolgt dann über thorakohypogastrische Kollateralen, was zu einer Überlastung des axillären und supraklavikulären Lymphgebietes führt. Folge ist ein Lymphstau in den Mammae, welcher für das oben beschriebene klinische und mammographische Bild verantwortlich ist.

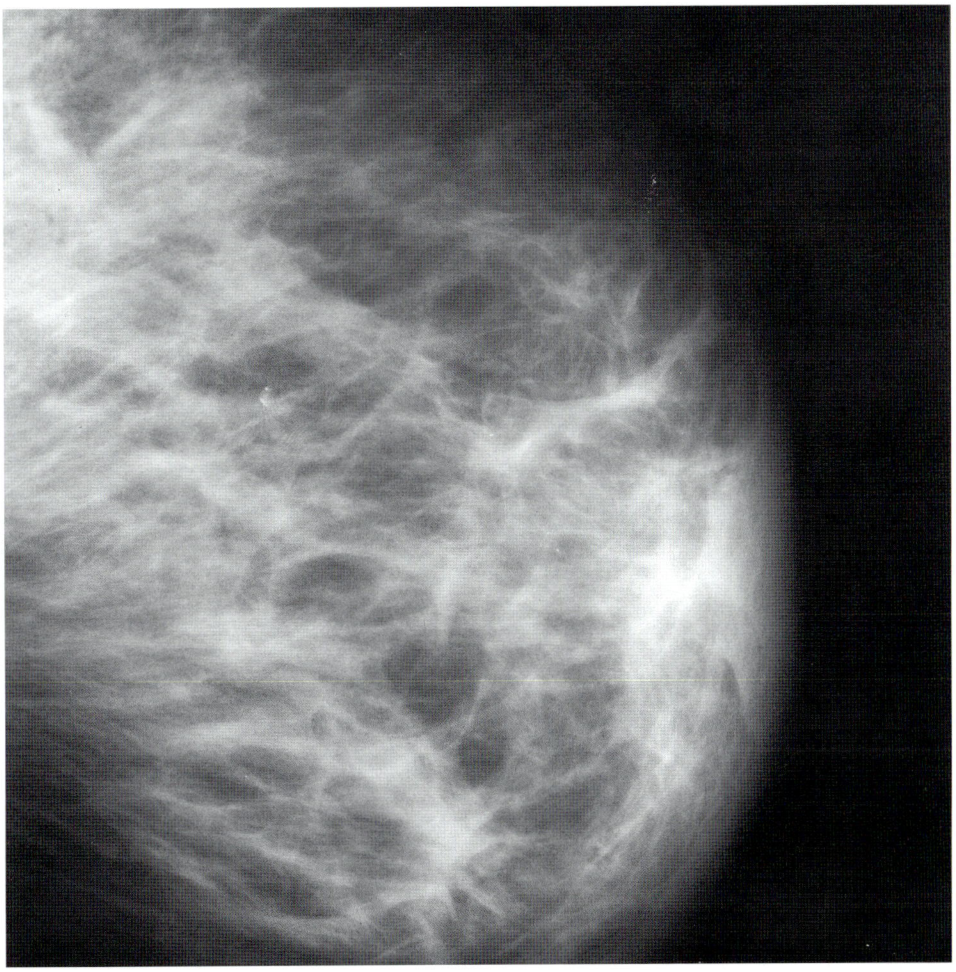

154A

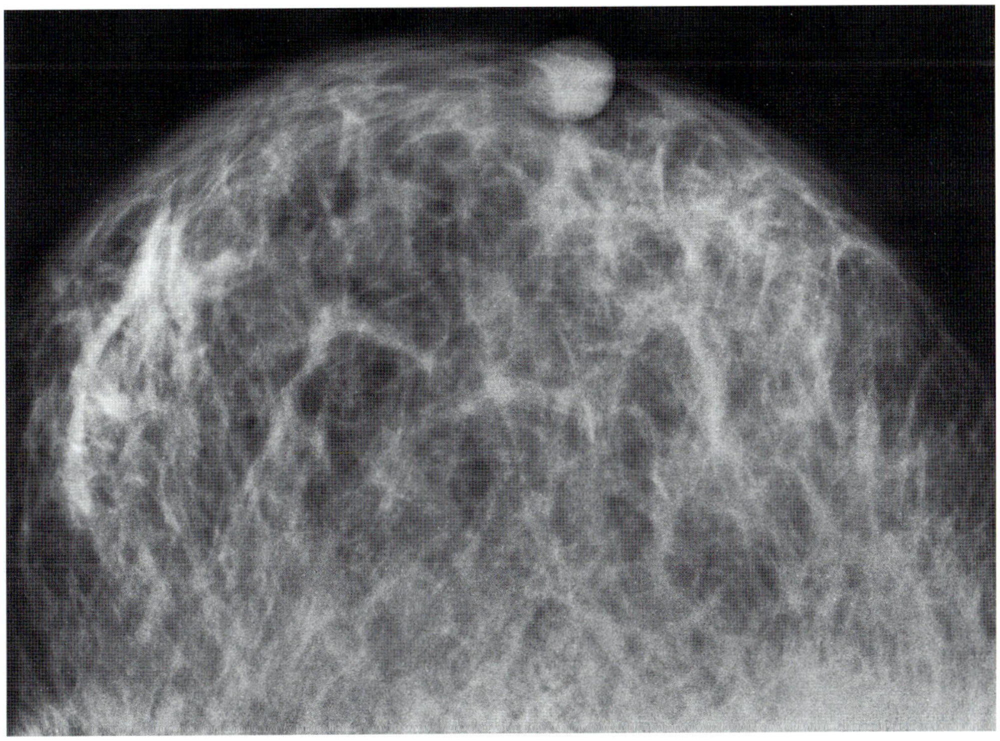

154B

8 Generelles diagnostisches Vorgehen

Das **Erkennen** pathologischer Prozesse in der Brust, insbesondere sternförmiger Läsionen, erweist sich oft als schwierig. Hervorragende Bildqualität, optimale Betrachtungsmöglichkeiten und das systematische Durchmustern der Mammogramme sind Grundvoraussetzungen, um Abweichungen von der Norm zu erkennen.
Die sorgfältige **Analyse** des betreffenden Herdes sollte folgendermaßen durchgeführt werden, wobei das jeweilige diagnostische Vorgehen abhängig von der Art des Tumors ist:

a) *Zirkuläre/ovaläre Tumoren:* Sie sind in aller Regel nicht schwer zu erkennen. Eine sorgfältige mammographische Analyse in Kombination mit gezieltem Einsatz von Feinnadel- und Stanzbiopsie machen eine weitergehende operative Abklärung oft überflüssig. Zu den häufigsten Veränderungen in dieser Gruppe zählen Zysten und die große Mehrzahl der Fibroadenome.
b) *Sternförmige Läsionen:* Die überwiegende Zahl aller Mammakarzinome kommen mammographisch als sternförmige Läsionen zur Darstellung. Bei 92% der mittels Mammographie identifizierten Tumoren handelt es sich um invasive Karzinome. Die übrigen Prozesse stellen radiäre Narben, postoperative narbige Veränderungen oder – allerdings selten – duktale In-situ-Karzinome dar. Hier erweist sich die mammographische Differentialdiagnose häufig als außerordentlich treffsicher und entscheidend für das weitere Vorgehen. Allerdings stellen karzinomatöse Frühstadien (<10 mm) den Radiologen nicht selten vor erhebliche diagnostische Probleme.
c) Benigne Prozesse sind für die meisten *Verkalkungen* in der Brust verantwortlich. Da für *nur 20%* der nachfolgend biopsierten Kalknester ein malignes Grundgeschehen ursächlich ist (9, 12), können mit Hilfe der sorgfältigen mammographischen Analyse und häufigem Einsatz der Stanzbiopsie unnötige invasivere chirurgische Prozeduren vermieden werden. Eine operative Abklärung erfordern allerdings alle puderartigen Verkalkungen.
d) Beim sog. *„thickened skin syndrome of the breast“* imponiert ein auffälliges klinisches und mammographisches Erscheinungsbild. Die diesem Syndrom jeweils zugrundeliegende Ursache läßt sich mit Hilfe einer sorgfältigen Analyse des klinischen und mammographischen Bildes eruieren.

Literatur

1 Ahmed, A.: Calcifications in human breast carcinomas: ultrastructural observations. J Pathol 117:247–251, 1975
2 Ahmed, A.: Atlas of the ultrastructure of human breast diseases. Churchill Livingstone, Edinburgh & New York 1978
4 Azzopardi, J. G.: Problems in breast pathology. Saunders, Philadelphia 1980
5 Baclesse, F., A. Willemin: Atlas of mammography. Literaire des Facultés, Paris 1967
5 a Barth, V.: Mammographie. Intensivkurs und Atlas für Fortgeschrittene. Enke, Stuttgart 1994
5 b Bassett, L.: Diagnosis of Diseases of the Breast. Saunders, Philadelphia 1996
8 Black, J. W., B. Young: A radiological and pathological study of the incidence of calcification in diseases of the breast and neoplasms of other tissues. B J Radiol 38:506, 1965
8 a Bright, R. A., A. S. Morrison, J. Brisson, N. A. Burstein, N. S. Sadowsky, D. B. Kopans, J. E. Meyer: Relationship between mammographic and histologic features of breast tissue in woman with benign biopsies. Cancer 61:266–71, 1988
9 Citoler, P.: Microcalcifications of the breast. In: Grundmann, B., ed.: Early diagnosis of breast cancer. G. Fischer, New York 1978, pp 113–118
9 a Cornford, E. J., A. R. Wilson, E. Athanassiou, M. Galea, I. O. Ellis, C. W. Elston, R. W. Blamey: Mammographic features of invasive lobular and invasive ductal carcinoma of the breast: a comparative analysis. Br J Radiol 68:450–3, 1995
11 Egan, R. L.: Mammography. Thomas, Springfield, Ill. 1964
12 Egan, R. L., M. B. Mc Sweeney, C. W. Sewell: Intramammary calcifications without an associated mass in benign and malignant disease. Radiology 137:1, 1980
12 a Elson, B. C., M. A. Helvie, T. S. Frank, T. E. Wilson, D. D. Adler: Tubular carcinoma of the breast: mode of presentation, mammographic appearance, and frequency of nodal metastases. AJR 161:1173–6, 1993
13 Evans, K. T., I. H. Gravelle: Mammography, thermography and ultrasonography in breast diseases. Butterworths, London 1973
13 a Farahmand, S., D. F. Cowan: Elastosis in the normal aging breast. A histopathologic study of 140 cases. Arch Pathol Lab Med 115:1241–6, 1991
14 Fenoglio, C., R. Lattes: Sclerosing papillary proliferation in the female breast. A benign lesion often mistaken for carcinoma. Cancer (Philad.) 33:691, 1974
15 Fisher, E. R., A. S. Palekar, N. Kotwol, N. Lipana: A nonencapsulated sclerosing lesion of the breast. Am J Clin Pathol 71:240, 1979
16 Frank, H. A., F. M. Hall, M. L. Steer: Preoperative localisation of non-palpable breast lesions demonstrated by mammography. New Engl J Med 295:259, 1976
17 Frischbier, H. J., U. Lohbeck: Frühdiagnostik des Mammakarzinoms. Thieme, Stuttgart 1977
19 Gershon-Cohen, J.: Atlas of mammography, Springer, Berlin 1970
20 Goes, J. S., Jr., J. C. G. S. Goes: Diagnostico Radiologico das doeucasda mama. Livraria Editora, 1979
22 Gros, Ch. M.: Les maladies du sein. Masson, Paris 1963
23 Haagensen, C. D., N. Lane, R. Lattes: Neoplastic proliferations of the mammary lobules. Surg Clin North Amer 52:497, 1972
23 a Helvie, M. A., C. Hessler, T. S. Frank, D. M. Ikeda: Atypical hyperplasia of the breast: mammographic appearance and histologic correlation. Radiology. 179:759–64, 1991
24 Hoeffken, W., M. Lányi: Mammography. Thieme, Stuttgart 1977
25 Hoeffken, W., M. Lányi: Erkrankungen der Brustdrüse. In: Schinz: Lehrbuch der Röntgendiagnostik, Band II, Teil 2. Thieme, Stuttgart 1981, pp 969–1041
25 a Holland R., J. H. Hendriks, A. L. Vebeek, M. Mravunac, J. H. Schuurmans Stekhoven: Extent, distribution, and mammographic/histological correlations of breast ductal carcinoma in situ. Lancet 335:519–22, 1990
25 b Holland R., J. H. Hendriks: Microcalcifications associated with ductal carcinoma in situ: mammographic-pathologic correlation. Semin Diagn Pathol 11:181–92, 1994
25 c Hughes, L. E., R. E. Mansel, D. J. Webster: Aberrations of normal development and involution (ANDI): a new perspective on pathogenesis and nomenclature of benign breast disorders. Lancet 2:1316–9, 1987
25 d Ikeda, D. M., M. A. Helvie, D. D. Adler, L. A. Schwindt, A. E. Chang, M. Rebner: The role of fine-needle aspiration and pneumocystography in the treatment of impalpable breast cysts. AJR 158:1239–41, 1992
26 Ingleby, H., J. Gershon-Cohen: Comparative anatomy, pathology and roentgenology of the breast. University of Pennsylvania Press, Philadelphia 1960
26 a Jackson, V. P., K. A. Dines, L. W. Bassett, R. H. Gold, H. E. Reynolds: Diagnostic importance of the radiographic density of noncalcified breast masses: analysis of 91 lesions. AJR 157:25–8, 1991
26 b Lányi, M.: Diagnosis and Differential Diagnosis of Breast Calcifications. Springer-Verlag, Berlin 1986
28 Leborgne, R. A.: Esteatonecrosis quistica calcificata de la mama. Torax 16:172, 1967
29 Leborgne, R. A.: Diagnosis of tumors of the breast by simple roentgenography: calcifications in carcinomas. AJR 65:1, 1951
30 Leborgne, R. A.: The breast in roentgen diagnosis. Impresora Uruguaya, Montevideo 1953
31 Levitan, L. H., D. M. Witten, E. G. Harrison: Calcification in breast disease. Mammographic-pathologic correlation. AJR 92:29, 1964
31 a Lev-Toaff, A. S., S. A. Feig, V. L. Saitas, G. C. Finkel, G. F. Schwartz: Stability of malignant breast microcalcifications. Radiology 192:153–6, 1994
32 Linell, F., O. Ljungberg, I. Andersson: Breast carcinoma. Aspects of early stages, progression and related problems. Munksgaard, Copenhagen 1980
33 Lundgren, B.: Malignant features of breast tumors at radiography. Acta Radiol Diagn 19:623, 1978
34 Luzzatti, G., B. Salvadori, E. Tavani: Xeromammography. Excerpta Medica, Amsterdam 1979
34 a Martin, J. E., H. S. Gallager: Mammographic diagnosis of minimal breast cancer. Cancer 28:1519–26, 1971
36 Millis, R., R. Davis, A. J Stacey: The detection and significance of calcifications in the breast: a radiological and pathological study. Br J Radiol 49:12, 1976
37 Martin, J. E., M. Moskowitz, J. R. Milbrath: Breast cancer missed by mammography. AJR 132:737, 1979
38 Molnár, Z., G. Keller: Kollaterale Lymphbahnen der Thoraxwand bei tumoröser Blockade im kleinen Becken. Fortschr Röntgenstr 111:854, 1969
40 Péntek, Z., J. Balogh, B. Bakó, et al: Maligne Papillomatose in einer riesigen Brustzyste. Fortschr Röntgenstr 120:756, 1974
41 Rickert, R. R., L. Kalisher, R. V. P. Hutter: Indurative mastopathy: a benign sclerosing lesion of breast with elastosis which may simulate carcinoma. Cancer 47:561, 1981
41 a Rosen, P. P.: Rosen's Breast Pathology. Lippincott – Raven, Philadelphia 1997
41 b Salamon, A.: Beiträge zur Pathologie und Klinik der Mammakarzinome. Arch Klin Chir 103:573–668, 1913
42 Sickles, E. A.: Microfocal spot magnification mammography using xeroradiographic and screenfilm recording systems. Radiology 131:599, 1979
42 a Sickles, E. A.: Mammographic features of "early" breast cancer. AJR 143:461–4, 1984
42 b Sickles, E. A.: Mammographic features of 300 consecutive nonpalpable breast cancers. AJR 146:661–3, 1986
42 c Silverstein, M. J., Ed.: Carcinoma in Situ of the Breast. Williams & Wilkins, Baltimore 1997
42 d Swinford, A. E., D. D. Adler, K. A. Garver: Mammographic appearance of the breasts during pregnancy and lactation: false assumptions. Acad Radiol 5:467–72, 1998
43 Tabár, L., P. B. Dean: Intervential procedures in the investigation of lesions of the breast. Radiol Clin North Am 17:607, 1979
44 Tabár, L., Z. Péntek: Pneumocystography of benign and malignant intracystic growth of the female breast. Acta Radiol Diagn 17:829, 1976
45 Tabár, L., Z. Péntek, P. B. Dean: The diagnostic and therapeutic value of breast cyst puncture and pneumocystography. Radiology 141:659, 1981
46 Tabár, L.: Detection of early breast cancers with complex roentgenologic methods (In Hungarian). Dissertation. Univ of Pécs, Hungary 1978
46 a Tabár, L., P. B. Dean, Z. Péntek: Galactography: the diagnostic procedure of choice for nipple discharge. Radiology 149:31–8, 1983
46 b Tabár, L., H. H. Chen, S. W. Duffy, M. F. Yen, C. F. Chiang, P. B. Dean, R. A. Smith: A novel method for prediction of long-term outcome of women with T1a, T1b and 10–14 mm invasive breast cancers: a prospective study. Lancet 355:429–33, 2000
46 c Tabár, L., P. B. Dean, S. W. Duffy, H. H. Chen: A new era in the diagnosis of breast cancer. Surg Oncol Clin N Am 9:233–77, 2000
46 d Tabár, L., P. B. Dean, T. Tot: The pressing need for better histologic-mammography correlation of the many variations in normal breast anatomy. Virchows Archiv 437 (in press)
48 Wellings, S. R., H. M. Jensen, R. G. Marcum: An atlas of subgross pathology of the human breast with special reference to possible precancerous lesions. J Natl Cancer Inst 55:231, 1975
49 Wellings, S. R., J. N. Wolfe: Correlative studies of the histological and radiographic appearance of the breast parenchyma. Radiology 129:299, 1978
50 Wellings, S. R.: Development of human breast cancer. Advances in cancer research. Vol. 31, pp 287–314, 1980
51 Willemin, A.: Mammographic appearances. Karger, Basel 1972
52 Wolfe, J. N.: Mammography. Thomas, Springfield, Ill. 1967
53 Sickles, E. A., J. S. Abele: Milk of calcium within tiny benign breast cysts. Radiology 141:655, 1981
54 Sickles, E. A., D. L. Klein, W. H. Goodson, III, T. K. Hunt: Mammography after needle aspiration of palpable breast masses. Am J Surg 145:395, 1983
55 Tabár, L., P. B. Dean, Z. Péntek: Galactography: the diagnostic procedure of choice for nipple discharge. Radiology 149:31, 1983

Sachverzeichnis